前列腺癌诊断治疗学

第 2 版

主　　编　邢金春
主　　审　叶章群　叶定伟
副 主 编　胡志全　陈凌武　齐　琳　薛学义
主编助理　张开颜
编写秘书　王志华　黄海超

人民卫生出版社

图书在版编目(CIP)数据

前列腺癌诊断治疗学/邢金春主编. —2 版. —北京:
人民卫生出版社,2018
ISBN 978-7-117-26936-0

Ⅰ.①前… Ⅱ.①邢… Ⅲ.①前列腺疾病-癌-诊疗
Ⅳ.①R737.25

中国版本图书馆 CIP 数据核字(2018)第 127344 号

人卫智网	www.ipmph.com	医学教育、学术、考试、健康,
		购书智慧智能综合服务平台
人卫官网	www.pmph.com	人卫官方资讯发布平台

前列腺癌诊断治疗学
第 2 版

主　　编:邢金春
出版发行:人民卫生出版社(中继线 010-59780011)
地　　址:北京市朝阳区潘家园南里 19 号
邮　　编:100021
E - mail:pmph @ pmph.com
购书热线:010-59787592　010-59787584　010-65264830
印　　刷:北京顶佳世纪印刷有限公司
经　　销:新华书店
开　　本:889×1194　1/16　印张:25
字　　数:792 千字
版　　次:2011 年 4 月第 1 版　　2018 年 9 月第 2 版
　　　　　2018 年 9 月第 2 版第 1 次印刷(总第 2 次印刷)
标准书号:ISBN 978-7-117-26936-0
定　　价:158.00 元

打击盗版举报电话:010-59787491　E -mail:WQ @ pmph.com
　　　(凡属印装质量问题请与本社市场营销中心联系退换)

编者名单（以姓氏笔画为序）

王 涛	厦门大学附属第一医院	李毅宁	福建医科大学附属第二医院
王 潇	浙江大学医学院附属第一医院	杨 斌	厦门大学附属第一医院
王永锋	厦门大学附属第一医院	杨 毅	厦门大学附属第一医院
王志华	华中科技大学同济医学院附属同济医院	杨宇峰	厦门大学附属第一医院
王宝森	厦门大学附属第一医院	杨盛华	厦门大学附属第一医院
王俊杰	北京大学第三医院	肖克峰	深圳市人民医院
王雪刚	厦门大学附属第一医院	吴 华	厦门大学附属第一医院
王惠强	厦门大学附属第一医院	吴 准	厦门大学附属第一医院
艾 青	中国人民解放军总医院	吴卫真	南京军区福州总医院
叶友新	厦门大学附属第一医院	吴群立	美国哈佛大学附属麻省总院
叶烈夫	福建省立医院	何延瑜	福建省立医院
叶定伟	复旦大学附属肿瘤医院	张 旭	中国人民解放军总医院
叶章群	华中科技大学同济医学院附属同济医院	张开颜	厦门大学附属第一医院
史涛坪	中国人民解放军总医院	陈 元	华中科技大学同济医学院附属同济医院
白培德	厦门大学附属第一医院	陈 斌	厦门大学附属第一医院
邢金春	厦门大学附属第一医院	陈 亮	华中科技大学同济医学院附属同济医院
毕小军	华中科技大学同济医学院附属同济医院	陈志阳	厦门大学附属第一医院
庄 炫	厦门大学附属第一医院	陈实新	厦门大学附属第一医院
刘 菲	厦门大学附属第一医院	陈贵兵	厦门大学附属第一医院
刘昌明	福建医科大学附属闽东医院	陈凌武	中山大学附属第一医院
刘双林	华中科技大学同济医学院附属同济医院	陈跃东	厦门大学附属第一医院
刘荣福	厦门大学附属第一医院	苟 欣	重庆医科大学附属第一医院
齐 琳	中南大学附属湘雅医院	林 勤	厦门大学附属第一医院
江 玮	福建医科大学附属协和医院	林东旭	福建医科大学附属第二医院
安汉祥	厦门大学附属第一医院	林国文	复旦大学附属肿瘤医院
许 宁	福建医科大学附属第一医院	林焕懿	中山大学附属第一医院
许恩赐	福建医科大学附属协和医院	罗 鹏	厦门大学附属第一医院
苏新辉	厦门大学附属第一医院	周 鑫	厦门大学附属第一医院
苏耀武	华中科技大学同济医学院附属同济医院	周中泉	厦门大学附属第一医院
李 伟	厦门大学附属第一医院	周芳坚	中山大学肿瘤医院
李 鸣	新疆维吾尔自治区人民医院	郑 松	福建医科大学附属协和医院
李夷民	厦门大学附属第一医院	郑清水	福建医科大学附属第一医院
李有元	华中科技大学同济医学院附属同济医院	郑嘉欣	厦门大学附属第一医院
李惠长	福建医科大学附属闽东医院	赵 明	华中科技大学同济医学院附属同济医院

编者名单

胡志全	华中科技大学同济医学院附属同济医院	鲁海洋	华中科技大学同济医学院附属同济医院
胡道予	华中科技大学同济医学院附属同济医院	曾　星	华中科技大学同济医学院附属同济医院
段　波	厦门大学附属第一医院	曾彦恺	厦门大学附属第一医院
秦晓健	复旦大学附属肿瘤医院	谢立平	浙江大学医学院附属第一医院
秦家轩	厦门大学附属第一医院	蓝儒竹	华中科技大学同济医学院附属同济医院
徐胤烨	厦门大学附属第一医院	蔡伟忠	福建医科大学附属协和医院
高祥勋	福建省立医院	管　维	华中科技大学同济医学院附属同济医院
黄海超	厦门大学附属第一医院	潘铁军	广州军区武汉总医院
梅　骅	中山大学附属第一医院	薛学义	福建医科大学附属第一医院
章宜芬	南京大学医学院附属南京市鼓楼医院	穆　鑫	福建医科大学附属第二医院
谌　科	华中科技大学同济医学院附属同济医院	戴　波	复旦大学附属肿瘤医院
董　培	中山大学肿瘤医院	魏　勇	福建医科大学附属第一医院
韩云峰	华中科技大学同济医学院附属同济医院	魏　强	四川大学华西医院

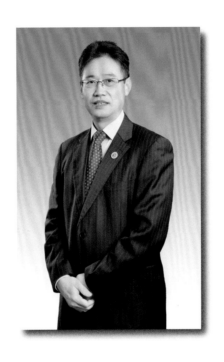

　　邢金春,医学博士,主任医师,教授,厦门大学附属第一医院泌尿外科主任、厦门市泌尿系统疾病诊治中心主任,厦门市泌尿系肿瘤和结石重点实验室主任。

　　现任中华医学会泌尿外科学分会委员兼女性学组副组长、海峡两岸医药卫生交流协会常务理事兼泌尿外科专业委员会候任主任委员、中国抗癌协会泌尿男生殖系肿瘤专业委员会常务委员兼前列腺癌学组副组长、中国医师协会男科医师分会常务委员、福建省医学会泌尿外科学分会副主任委员兼结石学组组长、厦门市医学会泌尿外科学分会主任委员、厦门市医学学术与技术带头人、厦门市拔尖人才。

　　任《中华泌尿外科杂志》《现代泌尿外科杂志》《临床泌尿外科杂志》《国际泌尿系统杂志》《现代泌尿生殖肿瘤杂志》《微创泌尿外科杂志》《JCO 中文版-泌尿男生殖系统肿瘤专刊》等杂志编委。

　　获省部级科技进步二等奖 2 项、三等奖 4 项、市级科技进步奖一等奖 2 项。以第一负责人获得省部级重点项目 3 项、市级重点项目 12 项、高校合作项目 6 项,并指导国科金青年项目 3 项、省部级重点项目 12 项、市级重点项目 4 项。获国家实用新型专利 5 项。曾获 CUA 2012 年度"钻石奖"和 CUA 2016 年度"女娲奖"。

　　以第一作者或通讯作者在国内外核心期刊发表百余篇论文,其中 SCI 30 余篇。参编学术专著 12 部、译著 2 部、指南 7 部和共识 6 项,其中主编 2 部、副主编 6 部。参与《中国泌尿外科疾病诊断治疗指南》等多部相关指南和共识的编写工作。

主审简介

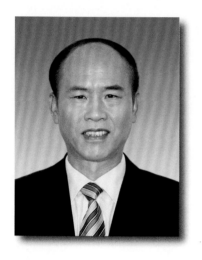

叶章群，医学博士、教授、主任医师、博士生导师。

现任中华医学会泌尿外科学分会前任主任委员、中华医学会泌尿外科学分会泌尿系结石学组组长、湖北省医学会泌尿外科学分会主任委员、湖北省泌尿外科研究所所长、武汉同济医院泌尿外科研究所所长、湖北省医学领军人才、国际尿石联盟主席、中意马可波罗泌尿外科学会主席、中国泌尿系结石联盟主席、国务院政府特殊津贴享受者。《现代泌尿生殖肿瘤杂志》主编、《中华泌尿外科杂志》副总编、《临床泌尿外科杂志》副主编、《临床外科杂志》副总编。获得国家科技进步二等奖、卫生部科技进步三等奖等多项奖项。获得国家自然科学基金6项，主编专著10部。2006年荣获"吴阶平泌尿外科医学奖"、2008年荣获"全球华人泌尿外科突出贡献奖"。主要研究方向为泌尿系结石及泌尿系肿瘤。

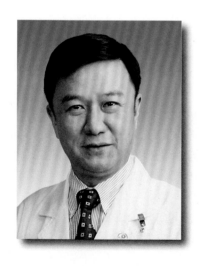

叶定伟，医学博士，主任医师，教授，复旦大学附属肿瘤医院副院长、复旦大学前列腺肿瘤诊治研究中心主任，上海市抗癌协会前列腺肿瘤诊治中心主任。

现任中国抗癌协会泌尿肿瘤专业委员会候任主任委员、上海市泌尿外科学会副主任委员、中国临床肿瘤学会常务理事和肾癌专家委员会副主任委员、中国抗癌协会家族遗传性肿瘤协作组副主任委员、海峡两岸医药卫生交流协会泌尿外科专业委员会常委、NCCN肾癌诊治指南中国版编写组副组长、NCCN前列腺癌、膀胱癌和肾癌亚洲共识第2版编写专家委员会委员、上海市抗癌协会理事长、中国肿瘤医院泌尿肿瘤协作组（UCOG）主任委员、国家自然科学基金终审专家、中华医学科技奖评委、亚太前列腺癌学会（APPS）执行委员、亚洲冷冻治疗学会副主席。国家卫健委突出贡献医学专家，享受国务院特殊政府津贴。

主持国家级、省部级科研基金30余项。发表论文404篇（SCI 182篇）。主编、主译专著8本，发明专利6项。以第一完成人获上海市科技进步一等奖、教育部科技成果一等奖、上海市医学科技奖一等奖、中华医学奖二等奖，中国抗癌协会科技二等奖，2012年获国家科技进步一等奖（第三完成人）。获"吴阶平泌尿外科医学奖""上海市领军人才""上海市医学领军人才""上海市优秀学科带头人"称号。

胡志全，医学博士，华中科技大学同济医学院附属同济医院泌尿外科教授，主任医师，博士生导师。

任海峡两岸医药卫生交流协会泌尿外科分会常委、中国抗癌协会泌尿男生殖系肿瘤专业委员会委员、中国抗癌协会泌尿男生殖系肿瘤专业委员会微创学组副组长、中华医学会泌尿外科分会肿瘤学组委员、湖北省抗癌协会泌尿生殖系肿瘤专业委员会副主任委员、湖北省医学会泌尿外科分会肿瘤学组副组长、湖北省泌尿外科研究所肿瘤研究室主任、武汉市中西医结合学会泌尿外科分会副主任委员、湖北省中德医学协会会员。主要研究方向为泌尿系肿瘤的基础与临床新技术。

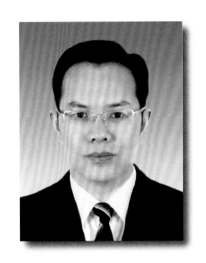

陈凌武，医学博士，中山大学附属第一医院泌尿外科主任，手术麻醉中心主任，教授，主任医师，博士生导师。

现任中华医学会泌尿外科分会女性学组委员，海峡两岸医药卫生交流协会泌尿外科专业委员会副主任委员，中国研究型学会泌尿外科专业委员会常委，中国中西医结合协会泌尿外科专业委员会委员，广东省医学会泌尿外科分会副主任委员，广东省医师协会泌尿外科专业委员会副主任委员，广东省中西医结合协会泌尿外科专业委员会副主任委员，广东省泌尿生殖协会腹腔镜分会副主任委员，广东省泌尿生殖协会泌尿结石病学分会副主任委员，广东省医学会泌尿外科分会肿瘤学组副组长，广东省委干部保健专家。《现代泌尿生殖肿瘤杂志》副主编，《中华腔镜泌尿外科杂志》《中华实验外科杂志》等7种杂志编委。

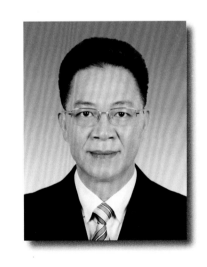

从事泌尿外科疾病医疗、科研、教学、工作30多年，擅长泌尿外科常见病、疑难复杂病的诊断与治疗。特别擅长机器人辅助腹腔镜及腹腔镜手术如肾癌、膀胱癌、前列腺癌根治术及一些少见疑难病，如重复肾畸形、肾盂输尿管畸形、腔静脉后输尿管、巨输尿管、膀胱憩室等手术。主编《泌尿外科手术学》，参与编写《吴阶平泌尿外科学》等专著20多部，获中国高校科学技术二等奖1项，广东省科学技术进步二等奖1项。2013—2016年获"岭南名医"、省医学会泌尿外科分会"金刀奖""羊城好医生"称号。

副主编简介

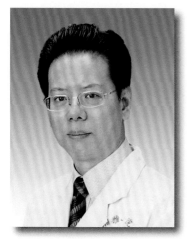

齐琳，医学博士，教授、主任医师，博士生导师，中南大学首届"湘雅名医"，2015年度"吴阶平泌尿外科医学奖"获得者。中南大学泌尿外科研究所所长，湘雅医院泌尿外科主任。

现任国家卫健委国家临床重点建设专科学术带头人，中华医学会泌尿外科学分会常务委员，中国医师协会泌尿外科分会常务委员，中国抗癌协会泌尿男生殖系肿瘤专业委员会常务委员，海峡两岸医药卫生交流协会泌尿外科专业委员会常委、湖南省泌尿外科疾病医疗质量控制中心主任，湖南省医学会泌尿外科学专业委员会主任委员，湖南省抗癌协会泌尿男性生殖系肿瘤专业委员会主任委员，《国际泌尿系统杂志》主编，《现代泌尿外科杂志》副主编，国家卫健委泌尿外科医师准入专家委员会湖南专家组组长，湖南省医学会泌尿外科专业委员会肿瘤学组组长。

一直致力于泌尿男生殖系肿瘤基础与临床研究，并且大力推广泌尿生殖系肿瘤的规范化诊治及微创治疗技术。擅长腹腔镜下"孤肾癌及中央型肾癌肾部分切除术""膀胱全切+盆腔淋巴结清扫+原位膀胱术""前列腺癌根治术""腹膜后淋巴结清扫术""全盆腔脏器切除术"等多种泌尿外科高难度复杂手术。迄今主刀施行泌尿生殖系肿瘤的腔镜手术超1000例，拥有丰富的腹腔镜泌尿外科手术病例的治疗经验，是目前国内较早开展泌尿男生殖系肿瘤腹腔镜外科治疗和泌尿生殖系肿瘤基础研究的专家。

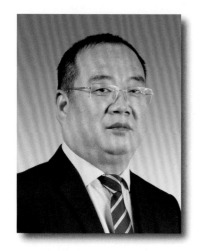

薛学义，主任医师、教授、硕士研究生导师，福建医科大学附属第一医院泌尿外科主任。

现任海峡两岸医药卫生交流协会泌尿外科专业委员会常务委员，中华医学会泌尿外科学分会肿瘤学组委员，中国泌尿男科医学技术与装备创新联盟委员，中国研究型医院学会泌尿外科专业委员会委员，中国医师协会整合医学分会整合盆底专业委员会副主任委员，中国医师协会男科学分会前列腺专家咨询委员会委员，福建省医学会泌尿外科分会副主任委员，福建省医学会器官移植分会常委，《现代泌尿生殖肿瘤杂志》《临床泌尿外科杂志》编委，《福建医科大学学报》编委，SIU和EAU成员，国际尿石症联盟、中国膀胱癌和肾癌联盟委员，国家卫健委泌尿外科专科医师准入专家委员会委员。长期从事泌尿外科专业，擅长泌尿外科疾病的诊治，临床经验丰富，技术精湛。参与编写2014年版《中国泌尿外科疾病诊断治疗指南》。获福建省卫生计生委和福建省科技厅及吴阶平基金会多项科研项目，发表多篇SCI论文，研究方向为泌尿男生殖系肿瘤和前列腺疾病。

我很高兴看到这本由国内顶尖学者编写的前列腺癌诊疗方面的专著付梓。

在过去的几十年间,我国前列腺癌的发病率和死亡率都出现了显著的上升,现已成为最重要的泌尿系统恶性肿瘤之一,故其规范的诊断和治疗是我们应该尤为关注的问题。

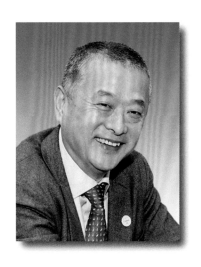

邢金春教授主编的这部《前列腺癌诊断治疗学》,详细地介绍了前列腺癌从流行病学、解剖学到临床诊断及手术治疗等多个方面的内容。我认为这本书具有实用性,书中内容紧贴临床同时兼顾领域内的最新进展,对于住院医生能够很快地熟悉疾病,对于高年资的医生,可以较为深入地理解前列腺癌的整体诊疗体系和思维。同时,我认为这本书具有很强的时代性,特别是在诊断和治疗方面加入了一些最新的临床证据、诊疗理念,给临床医生以最新的观点来辅助临床决策。

这本书的出版丰富了我国泌尿外科界关于前列腺癌的专著的知识体系,其清晰的章节结构以及翔实的知识内容,造就了一本"低年资医生读起来容易,高年资医生看起来有味"的高质量参考书。

希望这本书可以帮助更多的有志于在前列腺癌诊疗方面有所了解和有所建树的泌尿外科医生及相关科室的医生。

再次向本书的正式出版表示衷心的祝贺!

孙颖浩

中国工程院院士
中华医学会泌尿外科学分会主任委员
中国医师协会泌尿外科医师分会候任会长

第1版序

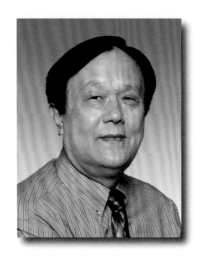

　　既往前列腺癌在我国发生率较低。近年随着我国人民生活水平的提高，饮食结构的改变以及诊断技术水平的提高，前列腺癌的诊断率呈快速上升趋势。已经成为泌尿外科临床经常处理疾病之一。

　　由于前列腺癌生物学特性复杂，尽管人们进行了大量临床和基础的研究，各种前列腺癌诊疗治疗方法不断涌现，但是前列腺癌的发生发展规律还有许多不明之处，诊断和治疗方法也还不够规范，许多观念还在不断更新。

　　邢金春教授是近年我国泌尿外科学界涌现出的优秀中青年专家之一，多年致力于前列腺癌研究，邢金春教授主编的《前列腺癌诊断治疗学》是目前国内一部较为全面系统论述前列腺癌的专著。该书详细介绍了前列腺癌的解剖学、组织胚胎学、病理学及病因流行病学，尤其是病理学的论述，内容翔实，体现了该领域的最新进展，为泌尿外科医生提供了一个清晰的病理学视角。在诊断和治疗方面，着重探讨了在"PSA时代"，前列腺癌的早期诊断、风险评估和预后判断，对目前存在争议的PSA临床应用进行了较全面的述评，进而详细讲述了前列腺癌的各种治疗方法，采用热点述评的方式对当今热点问题进行了探讨，使读者能够及时把握学科发展的前沿。

　　本书兼顾了系统性和实用性，不仅适合泌尿外科、男科同仁，对肿瘤科、病理科的同仁，以及相关学科的研究生和进修生都是一部很有价值的参考书。相信本书的出版会给我国泌尿外科和相关学科的同仁带来收获和喜悦。

中华医学会泌尿外科学分会主任委员

第2版前言

时间飞逝,《前列腺癌诊断治疗学》(第1版)出版至今已经7年了,感谢广大读者对该书的厚爱。从PSA时代到后PSA时代,再到精准医学时代,关于前列腺癌的诊断治疗进展日新月异。为此我们再次组织国内该领域的顶级专家,对《前列腺癌诊断治疗学》进行再版修订。

基础篇新增前列腺癌的消匿现象及更贴近临床的前列腺癌5级评分系统。雄激素双相调节机制为前列腺癌新的治疗思路带来了理论基础。雌激素在前列腺癌发生发展作用的重新阐述也有望成为前列腺癌治疗的新手段。

诊断篇体现了前列腺癌影像学检查的新进展。尤其是多参数MRI、各种融合影像技术及人工智能超声CT应用下的前列腺穿刺活检让人耳目一新。同时,对前列腺癌穿刺活检技术进一步规范和优化,提高了本书的实用性。

治疗篇体现了精准医学模式下对前列腺精细解剖新认识的临床应用。着重介绍了目前前列腺癌主流的手术方式及各种改进手段。本篇对去势抵抗性前列腺癌(CRPC)的治疗进行了深入讨论。同时对前列腺癌寡转移、淋巴结转移诊断治疗等热点问题进行了重点介绍。新增前列腺癌多学科诊疗(MDT)模式和全程管理一章,相信能够使读者在前列腺癌规范化诊疗上进一步获益。

总之,前列腺癌的诊断治疗一直存在各种争议。然而,医学就是在不断的争议下推动发展的。对前列腺癌诊断治疗过程热点问题的探讨仍是本书的特点。挂一漏万,限于篇幅,本书涉及的问题不可能面面俱到。我们希望能够将最贴近临床实践的内容呈现给读者,这也是本书编著的初衷。

邢金春
厦门大学附属第一医院
2017年12月

第 1 版前言

　　目前前列腺癌的发病率显著增长,在美国前列腺癌的发病率已经超过肺癌,成为第一位危害男性健康的肿瘤。据美国癌症协会统计,2008 年在美国大约有 186 320 例新发前列腺癌病例,有 28 660 例死于此病。在欧洲,每年得到确诊的新发前列腺癌病例约有 260 万人,前列腺癌占全部男性癌症人数的 11%,占全部男性癌症死亡人数的 9%。前列腺癌是欧美国家男性中发病率最高、病死率第二位的恶性肿瘤。亚洲前列腺癌的发病率远远低于欧美国家,但近年来呈现上升趋势。中国 1993 年前列腺癌发生率为 1. 71 人/10 万人口,死亡率为 1. 2 人/10 万人口;1997 年发生率升高至 2. 0 人/10 万人口,至 2000 年为 4. 55 人/10 万男性人口。近年来,随着医学技术的发展,其检出率逐年增加。因此,寻找规范的诊断治疗标准显得尤其重要。

　　近 10 多年来,随着生命科学与技术的发展,一方面,各种新技术和新设备应用于临床,大大拓宽了前列腺癌诊断和治疗的视野,提高了人们对前列腺癌的认识;另一方面,在循证医学模式的指导下,各种诊断和治疗手段也面临着考验。由于前列腺癌疾病自身的特点,随着研究的深入,新的问题不断涌现,很多传统的观念受到质疑。目前国内外在前列腺癌的许多研究领域仍属于探索阶段,至今仍没有找到比较理想的前列腺癌诊断标志物,对不同时期前列腺癌的合理治疗仍是一大难点,各种治疗缺乏系统规范的标准,部分前列腺癌的治疗效果仍不是很理想,这些都是我们亟待解决的问题。同时,目前国内外对前列腺癌的诊断治疗的很多问题仍有一定的争议,例如,在诊断方面:①如何制定前列腺癌筛查的规范和标准;②如何在过度诊断和延误诊断间找到理想的平衡点。在治疗方面上:①如何界定前列腺癌观察等待和积极治疗的临界点,有效防止延误治疗和过度治疗;②在前列腺癌手术治疗方面,各种手术方法有何不同的优缺点和适应证;③前列腺癌根治术能否保留精囊;④T3 期肿瘤是否手术治疗、什么时候是最佳手术时机、手术方式该如何选择;⑤在内分泌治疗方面,早期内分泌治疗与延迟内分泌治疗有何不同;⑥内分泌治疗的药物交替如何进行;⑦局限前列腺癌是否需要进行新辅助内分泌治疗;⑧进展期前列腺癌内分泌治疗的时机是何时;⑨内分泌治疗是否可作为局限前列腺癌的一线治疗;⑩在放射治疗上,内照射与外照射疗效有何不同;⑪放疗与根治手术哪种方面对患者更有益;⑫前列腺癌放疗与内分泌治疗是否应该联合等。随着网络信息化的发展,我们日常工作中在对某一问题进行检索时往往会得到极为丰富的文献,但是我们常常不知道该相信何种学术观点,也不知道哪种方法最适合患者,因而显得无所适从。

　　目前国内外还没有比较全面反映前列腺癌诊断治疗最新进展的专著。上述问题都是我们在这本书中要深入分析讨论的。我们邀请了国内著名的前列腺癌方面的专家,他们带着高度的责任心对这些热点问题进行了深入分析,以期为前列腺癌的诊断和治疗的各种问题提供最新的指导意见。

　　全书分为三大部分,共 23 章,对前列腺癌的基础和临床进行了详细阐述,并向读者介绍了关于前列腺癌的最新研究进展,对当今国内外前列腺癌的热点问题进行了分析评论。第一篇为基础部分,包括了前列腺的解剖及其意义、组织胚胎发生、病理、病因流行病学等,尤其介绍了当今前列腺癌分子生物学和免疫学方面的研究热点,如各种前列腺癌相关基因和生长因子,前列腺癌的细胞信号转导通路等;第二篇为诊断部分,详细介绍了生物学标志物、超声、磁共振、放射性核素扫描、前列腺穿刺活检等在前列腺癌诊断中的应用,分析了前列腺癌的早期诊断、风险评估和预后判断,尤其对 PSA 的相关指标进行了深入分析,并介绍了最近较为热门的其他几种分子生物学标志物。同时也对前列腺癌筛查的争议进行了评论。第三篇为治疗部分,为本书的重点部分,分章节详细讲述了前列腺癌的治疗,包括观察等待治疗、前列腺癌根治手术、放射治疗、内分泌治疗、化学治疗等,对各种治疗方法的当今热点问题进行了深入探讨,如前列腺癌根治术是否保留精囊,内分泌治疗是否可作为局限性前列腺癌的一线治疗,放疗与根治手术哪种方面对患者更有益,前列腺癌放疗与内分泌治疗是否应该联合等。另外,也介绍了前列腺癌骨转移的治疗及前列腺癌根治术后复发治疗的相关进展。

本书注重理论与实践、基础与临床相结合,各章内容融会贯通,对前列腺癌诊疗中的热点问题进行评论是本书的特色之一,我们期望该书的出版将会给从事临床实践的泌尿外科医师及患者带来较大的帮助。在此,感谢那彦群教授为本书作序,感谢叶章群教授详细的审阅及指导意见,同时要感谢以张开颜为代表的青年医生对本书撰写过程中的工作协调及书稿的编排整理等琐碎工作做出的无私奉献。

由于时间仓促,我们水平有限,本书不足之处在所难免,恳请读者同仁提出宝贵意见,使得再版时更臻完善。

邢金春
厦门大学附属第一医院
2010 年 10 月

目　录

第一篇　基　础　篇

第二篇　诊　断　篇

目　录

第三篇　治　疗　篇

目　录

网络增值服务

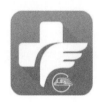

人卫临床助手

中国临床决策辅助系统

Chinese Clinical Decision Assistant System

扫描二维码，
免费下载

第一篇

基 础 篇

第一章 前列腺的解剖学
与组织胚胎学

第一节 前列腺的解剖学

一、前列腺的解剖关系

前列腺是不成对的实质性器官,外形呈板栗状,围绕在男性尿道的起始部,部分为腺体组织,部分为纤维肌性组织,重量8~20g,左右径约4cm,前后径约2cm,垂直径约3cm。前列腺位于小骨盆的下部,耻骨联合下缘和耻骨弓的后方,直肠壶腹的前方,膀胱和尿生殖膈之间(图1-1),肛门指诊时通过直肠壶腹可以摸到前列腺。

前列腺上方是前列腺底或膀胱面,下方是前列腺尖,尖部与底部之间为前列腺体部,有4个面,分别是前面、后面和2个侧面。前列腺底大部分与其上方的膀胱颈相接触,尿道在靠近前列腺底的前缘处进入前列腺。前列腺尖部,在下方与尿道括约肌和会阴腹横肌上面的筋膜相接触。前列腺体部前面隆凸,后面平坦,朝向后下方,前列腺后部正中有一条浅沟,称为前列腺沟,亦称中央沟。常被认为是分隔前列腺为左右两侧叶的标志,此沟与前列腺底交叉处凹陷,称为前列腺切迹。前列腺的前面从前列腺尖伸展到前列腺底,横向窄而凸,在耻骨联合的后方约2cm处有许多静脉丛和疏松脂肪组织

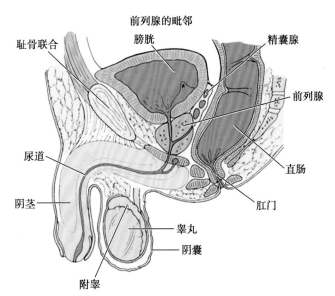

图1-1 前列腺的形态和毗邻

图中标注: 前列腺的毗邻、耻骨联合、膀胱、精囊腺、前列腺、尿道、直肠、阴茎、肛门、睾丸、阴囊、附睾

将前列腺与耻骨联合分开,在近前列腺的上界处,耻骨前列腺韧带将前列腺连到耻骨下方。尿道在前列腺尖的前上方从前面穿出。前列腺的后面横向较平,垂直面比较凸出,借前列腺和外面的疏松结缔组织和直肠分隔。前列腺的后面近上(膀胱)缘处有一压迹,两个射精管从此处斜形穿过腺体约2cm,最后开口于精阜中央的前列腺小囊两侧,并将此面分为上下两部,下部较大。上部的大小变化较大并经常被看成是中叶的外面,后面下部的正中沟,将前列腺分隔为左右两侧叶,侧叶形成前列腺的主要部分并在尿道后方延续。在尿道的腹侧有一纤维肌性组织,常被称为前叶,它比前列腺其余部分含有的腺组织少。前列腺的外侧面与肛提肌的前部相隔,借着前列腺纤维鞘内静脉丛将它们隔开。前列腺底部与膀胱颈、精囊腺及输精管壶腹相接,前列腺尖部向前下方与尿生殖膈上筋膜相接,前列腺前面距耻骨联合下缘2cm处有阴部静脉丛、脂肪和疏松结缔组织。前列腺尖部与尿道相移行,后面借疏松结缔组织和膀胱黏膜与直肠接触。前列腺的下外面与肛提肌前部接触,并有前列腺静脉丛包绕。前列腺表面包有由结缔组织和平滑肌构成的被膜,为前列腺囊。在前列腺固有囊的外面还包绕着由盆内筋膜脏层,称为前列腺包膜(prostatic capsule),或称

前列腺鞘,在两者之间有前列腺静脉丛(图1-2)。前列腺包膜向前借耻骨前列腺韧带与耻骨联合相互连接,下方与尿生殖膈上筋膜相交织,前列腺包膜的后壁为直肠膀胱黏膜,包膜的两侧与膀胱后韧带相连续。肛提肌的前部肌束由耻骨向后附着于前列腺包膜的两侧,成为前列腺提肌,其对前列腺的固定起很重要的作用。

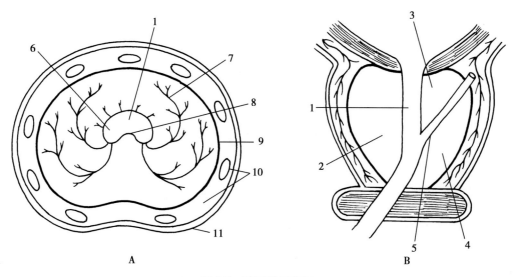

图1-2 前列腺示意图
A. 水平切面;B. 矢状切面

1. 尿道前列腺部;prostatic urethra 2. 前叶;anterior lobe 3. 中叶;median lobe 4. 后叶;posterior lobe 5. 射精管;ejaculatory duct 6. 前列腺窦;prostatic sinus 7. 前列腺腺体;glands of prostate 8. 尿道嵴;urethral crest 9. 前列腺囊;capsule of prostate 10. 前列腺静脉丛;prostatic venous plexus 11. 前列腺筋膜鞘 fascial sheath of prostate

二、前列腺的结构

Lowsley 根据前列腺的组织胚胎学胚胎期的来源不同,分为前叶、后叶、中叶和两侧叶 5 个部分(图 1-3),前叶较小位于尿道前方,临床上通常无重要意义。中叶呈楔形,位于尿道前列腺部和射精管之间,左右两侧叶分别位于尿道前列腺部和中叶的两侧。老年人因激素平衡失调,前列腺结缔组织增生而引起前列腺肥大,常发生在中叶和两侧叶,从而压迫尿道,造成排尿困难和尿潴留。后叶位于中叶和侧叶的后方,是前列腺癌好发部位,直肠指诊时所触及者即为此叶。后来由于其他分叶方法的出现,分叶方法的混淆和易变,使得前列腺的分叶问题至今还没有统一的标准,目前仍然保留这种简单的分叶方法,同时国内医学院校教科书也一直沿用这种分叶方法。Tisell 和 Salander 在解剖了 100 例人的前列腺后宣布已肯定有一个辨认叶的结构,可以辨认出两个大的外侧叶,但认为它们不在背(直肠)侧面,而背侧面是成对的背侧叶。背侧叶向外侧伸展形成前列腺尖,中叶围绕尿道(在前列腺尖部除外),在背侧叶和外侧叶的深面,和组织学上的内带一致,并肯定所有的 3 对叶可以解剖分离,这种看法与其他的分叶方法无法统一,因此分叶问题有待进一步解决。

三、前列腺的血液供应

(一) 前列腺动脉

主要来自于膀胱下动脉、阴部内动脉和直肠中动脉。

1. 膀胱下动脉(inferior vesical artery) 前列腺主要的动脉血供来自膀胱下动脉,其起源于髂内动脉。膀胱下动脉(图1-4)的分支分别供应精囊的下后方、膀胱底部和前列腺。供应前列腺的动脉分别形成前列腺尿道组和前列腺包膜组,前列腺尿道组血管于膀胱前列腺结合部后外侧进入前列腺,主要供应膀胱颈和前列腺的尿道周围腺体;前列腺包膜组血管于盆侧筋膜内沿盆壁下行,经过前列腺的后侧壁并发出

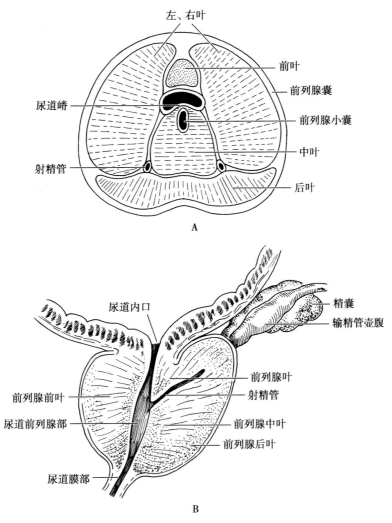

图1-3 前列腺分叶示意图
A. 前列腺横断面；B. 前列腺矢状面

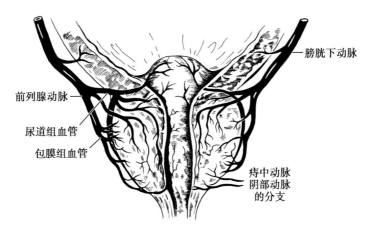

图1-4 前列腺动脉血供

分支至前列腺的腹侧和背侧，主要供应前列腺的外周部分。前列腺包膜组动、静脉被神经网广泛包裹，构成血管神经束，可作为识别由盆腔神经丛发出的到阴茎海绵体分支的标志。

2. **直肠中动脉**（middle rectal artery） 髂内动脉前干分支，常与膀胱下动脉共同发出，除与直肠上动脉和直肠下动脉吻合外，并有分支与膀胱下动脉吻合，其主要供应精囊和前列腺。

3. **阴部内动脉**（internal pudendal artery） 在坐骨大孔下支的外侧下行，在梨状肌和尾骨肌之间离开盆部进入臀区,然后弯曲地环绕坐骨棘背面,通过坐骨小孔进入会阴,发出分支营养会阴区结构。

（二）前列腺静脉

形成围绕在前列腺的两侧和前列腺底部的静脉丛,在接受阴茎背深静脉的静脉血,最后注入髂内静脉（图1-5）。

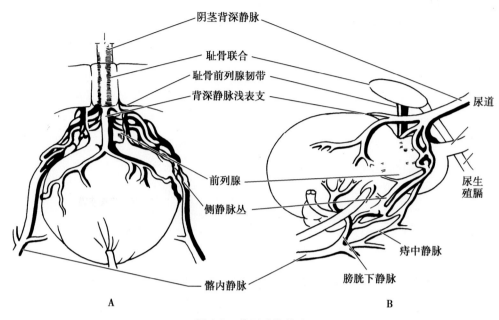

图1-5　前列腺的静脉

前列腺静脉丛（prostatic venous plexus）包埋于前列腺外面筋膜鞘之中,位于耻骨弓状韧带的后方,耻骨联合的下部及膀胱和前列腺的前方。其主要属支是阴茎背深静脉,也接受膀胱和前列腺支,其在穿过尿生殖膈后分成3个分支,即浅表支走行于耻骨前列腺韧带之间,并分布于前列腺和膀胱颈的中部;两侧静脉丛分布于前列腺的后外侧,与闭孔静脉、膀胱静脉丛和阴部内静脉相交通,最终回流至膀胱静脉和髂内静脉。前列腺静脉丛包埋于前列腺外面筋膜鞘之中,由于其与盆腔其他静脉分支广泛交通,因此任何静脉分支破裂均会引起广泛出血。

阴茎背深静脉（deep dorsal vein）是阴茎背静脉（dorsal veins of the penis）深支,位于阴茎纤维鞘内,接受阴茎头和阴茎海绵体的血液,于成对的阴茎背动脉之间沿中线后行,在阴茎根部穿入阴茎悬韧带深部并通过耻骨弓状韧带与会阴筋膜前缘之间的间隙,分为左、右两支,在耻骨联合下方连接阴部内静脉之后汇入前列腺静脉丛。

膀胱静脉丛（vesical plexus）围绕膀胱下部及男性前列腺基底部,并与前列腺静脉丛相交通,膀胱静脉丛回流入数条膀胱静脉,它们通常结合在一起汇入髂内静脉。

阴部内静脉（internal pudendal veins）是阴部内动脉的伴行静脉,起自前列腺静脉丛,伴随其动脉,汇合成单一静脉终于髂内静脉,他接受来自尿道球部、阴囊的静脉及直肠下静脉。阴茎背深静脉与阴部内静脉相连,主要终于前列腺静脉丛。

直肠中静脉（middle rectal vein）起源于直肠静脉丛和来自膀胱、前列腺和精囊的属支,其大小各异,行于肛提肌盆面的两侧,终于髂内静脉。

四、盆筋膜

盆筋膜（pelvic fascia）为腹内筋膜的延续。按照其部位不同可分为如下。

1. 盆壁筋膜（parietal pelvic fascia）　覆盖在盆壁的内面,向上与腹内筋膜相延续,位于骶骨前方的部分称为骶前筋膜,它与骶骨之间有丰富的静脉丛。覆盖梨状肌内面的部分为梨状肌筋膜,而在闭孔内肌内面的部分成为闭孔筋膜。耻骨体盆腔面到坐骨棘的闭孔筋膜呈线形增厚,称为肛提肌腱弓（tendinous arch of levator muscle of anus)，为肛提肌和盆膈上、下筋膜提供起点和附着处。临床上强调盆膈上筋膜表面有一腱弓，称为盆筋膜腱弓，勿与闭孔内肌筋膜的肛提肌腱弓混淆，位于肛提肌腱弓的下方，盆内筋膜脏层自此腱弓发出。因此位于前列腺囊外侧的只是盆筋膜腱弓下方的盆膈上筋膜，属于盆筋膜壁层，也称前列腺外侧筋膜。在前列腺切除时，必须确认盆筋膜腱弓，在腱弓的外侧剥离前列腺外侧筋膜，可以避免损伤静脉丛。前列腺囊的后外侧有血管神经束，内有海绵体神经，剥离前列腺外侧筋膜时应在血管神经束之前停止，避免神经损伤，以免引起阳痿。在男性耻骨体后面有耻骨前列腺韧带(puboprostatic ligament)(图1-6)张于耻骨体与前列腺鞘和膀胱颈部之间，是维持膀胱、前列腺和尿道位置的重要结构。

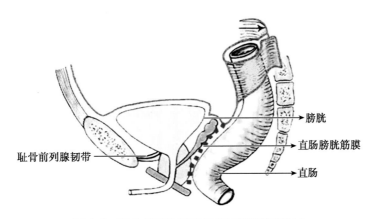

图 1-6　耻骨前列腺韧带和直肠膀胱筋膜位置

2. 盆膈上筋膜(superior fascia of pelvic diaphragm)　覆盖于肛提肌与尾骨肌上表面的筋膜，前方和两侧附着于肛提肌腱弓，后方与梨状肌筋膜、骶前筋膜相延续，在内脏器官穿经盆膈处与盆脏筋膜相融合。

3. 盆膈下筋膜(inferior fascia of pelvic diaphragm)　位于肛提肌与尾骨肌下表面的筋膜，前端附着于肛提肌腱弓，后端与肛门外括约肌的筋膜融合，构成坐骨直肠窝的内侧壁。

4. 盆脏筋膜(visceral pelvic fascia)　在盆腔内脏器穿过盆膈或尿生殖膈时，由盆壁筋膜向上返折，呈现鞘状包裹脏器形成。包裹前列腺的部分成为前列腺鞘(fascial sheath of prostate)，鞘的前部和两侧部内含有前列腺静脉丛，向上延续形成膀胱筋膜包裹膀胱。在直肠与膀胱、前列腺、精囊及输精管壶腹之间有一冠状位结缔组织膈，称为直肠膀胱膈(rectovesical septum)，或称直肠膀胱筋膜(denonvillier's fascia)(图1-6)，上起自直肠膀胱陷凹，下达盆底，两侧附着于盆侧壁。直肠膀胱筋膜和前列腺囊之间有平滑肌连接，不易分离，而与直肠筋膜之间则以疏松结缔组织相连，容易分离。

五、前列腺的淋巴引流

前列腺的淋巴管起自前列腺实质和前列腺囊内的毛细淋巴管。实质内的毛细淋巴管网发出的淋巴管，在小叶间结缔组织内与血管伴行，至前列腺包膜内，在前列腺囊内相互吻合成淋巴管丛。前列腺前部的集合淋巴管沿膀胱上动脉的分支至膀胱的前面，经膀胱前淋巴结和膀胱外侧淋巴结注入髂内淋巴结(internal iliac lymph nodes)，有时也直接汇入髂内淋巴结或髂外淋巴结。前列腺的前外侧部的集合淋巴管，向后上方回流，经直肠的外侧注入骶岬淋巴结或骶淋巴结(sacral lymph nodes)。前列腺后部的集合淋巴管，与精囊腺的淋巴管汇合，沿输精管并越过脐动脉注入髂内淋巴结，或沿膀胱下血管汇入骶淋巴结。髂外淋巴结(external iliac lymph nodes)有3条淋巴链：外侧链由3~4个淋巴结组成，位于髂外动脉的外侧；中链由2~3个淋巴结组成，位于髂外静脉的前面；内侧链由3~4个淋巴结组成，位于髂外静脉的下方，是主要的回流通道。内侧链有一附属淋巴链，位于闭孔神经周围，即闭孔神经淋巴结，一般认为此为前列腺癌淋巴结转移的第一站(图1-7)。

六、前列腺的神经支配

前列腺的神经支配主要来自下腹下神经丛，即盆腔神经丛(图1-8)，位于腹膜后的直肠两侧，距肛

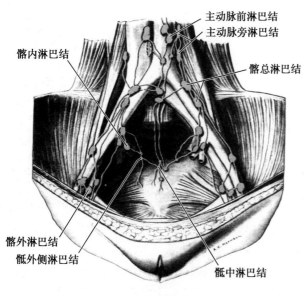

主动脉前淋巴结
主动脉旁淋巴结
髂内淋巴结
髂总淋巴结
髂外淋巴结
骶外侧淋巴结
骶中淋巴结

图1-7 盆腔淋巴结分布

门5～10cm,从矢状面看盆腔神经丛位于精囊水平,此神经丛来自 S_2-S_4 副交感神经节前输出神经纤维和来自 T_{11}-L_2 的交感神经纤维组成。多数神经纤维于前列腺底部之上离开血管神经束,并于脂肪组织内向内侧呈扇形进入前列腺囊。部分神经纤维继续内行越过前列腺底部支配前列腺的中央区。而其他神经纤维继续远行成一斜角进入前列腺包膜。有少部分神经纤维下行至前列腺尖部,并直接穿入前列腺包膜。在前列腺实质内,一些小的神经分支位于腺导管及腺泡附近,而其他神经纤维则在基质内平滑肌束之间形成神经丛。盆丛还发出重要的海绵体神经支配阴茎的勃起。海绵体神经自盆丛最尾侧发出,与血管一起行经过直肠膀胱筋膜的两侧,并于前列腺的后外侧与直肠之间、前列腺静脉丛和前列腺外侧筋膜之外下行,然后

经前列腺尖的前外侧穿尿道膜部括约肌,经耻骨联合下方到达阴茎根部的背面,在行前列腺手术时易在前列腺尖部受损,引起术后阳痿。支配前列腺平滑肌的神经既有胆碱能神经又有去甲肾上腺素能神经,胆碱能神经也支配前列腺包膜的平滑肌。一般认为,前列腺内的副交感神经刺激腺泡的分泌,而交感神经则促进精液排入尿道内。前列腺的神经支配比较丰富,尿道周围的前列腺由周围的神经支配。前列腺包膜被许多神经纤维和神经节覆盖,神经纤维和神经节形成前列腺神经丛。正常人的前列腺中,神经密度最大的部位在前列腺近侧部的中央,其次在包膜的前部和前列腺底,前列腺周围部神经的密度最少。前列腺内还含有许多神经多肽的神经纤维,如血管活性多肽、神经多肽、P物质等,它们起神经调节因子或神经介质的作用。

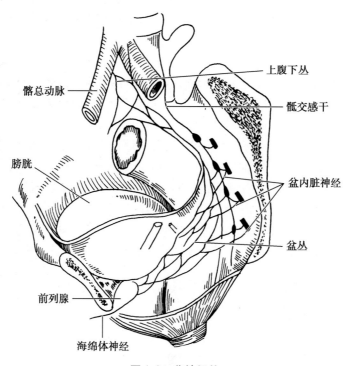

髂总动脉
膀胱
前列腺
海绵体神经
上腹下丛
骶交感干
盆内脏神经
盆丛

图1-8 盆神经丛

第二节　前列腺的组织胚胎学

胚胎第 28 天时,泄殖腔被尿道直肠膈分开,第 44 天时出现原始尿生殖嵴。原始尿生殖嵴靠近中肾管的部分发育成膀胱和尿道,而远离中肾管与膀胱相连的尿生殖嵴部分发育成前列腺和膜部尿道。在胚胎第 10 周前后,在胚胎睾丸分泌的睾酮的刺激下,前列腺开始生长发育。12 周时,前列腺发育成 5 组实质性上皮芽并伸长、分支,最后形成前列腺的导管系统,构成前列腺的大部,腺泡仅表现为导管末端的一个小芽,各组小管称为叶。小管腔上皮和前列腺尿道上皮相似,由 2～4 层低柱状、方形或者多角细胞组成。细小管形成纤维肌性间质,此间质在婴儿时发育成熟。在胎儿早期,各叶互相分开,随着胎儿的生长而互相靠拢。出生时除后叶外各叶界限不清。前列腺部尿道从射精管开口到膀胱间的这一段的上皮来自尿生殖窦的膀胱尿道管的内胚层。结缔组织和平滑肌来自邻近脏层间充质。前列腺部尿道的其他部分和尿道膜部的上皮来自尿生殖窦骨盆部的内胚层。前列腺部尿道的颅侧部的黏膜,与膀胱三角区相似,早期来源于中胚层,但后来被内胚层上皮所替换。

前列腺的结构与年龄有密切关系,其大小与重量也随年龄而变化。在出生时由于母体的雌激素可以进入胎儿血液,故在出生之前,前列腺导管、精阜和前列腺小囊的上皮会出现增生鳞状上皮化生。但是在出生后经过一段回归期之后进入一个持续时间为 12～14 年的静止期。

在 14～18 岁的青春期前列腺进入一个持续时间约为 12 个月的成熟期,腺体体积由于腺泡发育会扩大若干倍,腺泡一部分来自导管末端的小芽,另一部分直接由导管发育而来。上皮索的形态发生和分化从上皮原基的中心部位开始,然后向腺体的尿道部和被膜下部扩展。扩展到被膜下部的时间大约在 17 岁或 18 岁。开始时腺上皮为复层扁平或者立方上皮,然后变为由基底部的外分泌细胞和神经内分泌细胞组成的假复层上皮。外分泌细胞中的黏液细胞在腺体成熟时候消失,它是暂时的,剩下的外分泌细胞可分泌多种物质,包括酸性磷酸酶、前列腺特异性抗原(prostate specific antigen,PSA)和参与精液液化的纤维蛋白溶酶如 β-微精液蛋白(β-microsemino protein)。前列腺的导管和腺泡细胞均分泌 PSA 和酸性磷酸酶,而中央带的导管和腺泡的分泌细胞还分泌胃蛋白酶原和组织纤溶酶原激活因子等。外周带、移行带与中央带的腺泡相比,腺细胞细胞核较小,排列整齐,胞腔内缘排列较疏松。在前列腺各带内还存在散在旁分泌细胞含有 5-羟色胺颗粒、神经元特异烯醇酶,部分细胞还含有各种肽类激素,这些细胞在神经的刺激下,调节成熟腺体的分泌,对前列腺的生长和分化起一定作用。

在 20～30 岁,腺上皮细胞增生,形成许多突入腺泡腔内的不规则的上皮性皱襞。30～50 岁这段时间,腺体大小无明显变化,上皮皱襞逐渐消失、腺泡轮廓变得较规则,淀粉样小体的数量增加,这些都是前列腺退化的信号。50 岁以后的中老年人,可能会出现前列腺的良性肥大,腺体的体积逐渐增大,此时可能出现前列腺增生,也可能会出现进行性萎缩。

前列腺主要由纤维肌肉和腺体组成,其中纤维肌肉组织占 30%,其他部分为腺体组织,腺体的导管及腺泡由柱状上皮覆盖。前列腺的外表包被有一层薄而坚韧的纤维性被膜,被膜外面还有一层来自盆筋膜的结缔组织鞘,鞘内有静脉丛存在,被膜紧贴在腺体的表面,并与尿道嵴的中隔相联系,将前列腺分为左右两份,被膜还与广泛分布于腺组织中的纤维肌性小隔相联系。

纤维肌肉组织主要为平滑肌,在尿道的腹侧呈弯曲状,与纤维肌性小隔中的肌细胞群相延续。在其上方与膀胱的平滑肌相连续,平滑肌的前方有一横向的半月形骨骼肌,该骨骼肌向下与尿道括约肌相延续,横向穿入被膜并通过部分弥散的胶原纤维束由侧面固定于被膜,另有一些胶原纤维束从前列腺背侧中部穿入与前列腺中的纤维肌小隔和尿道嵴小隔合并,该肌肉有会阴部神经分布,其功能可能与压缩尿道、向前牵拉尿道嵴使尿道扩张有关。

腺组织主要由大量腺泡组成,腺泡间通过疏松结缔组织连接,并被毛细血管丛所包绕,纤维性被膜的延伸部分和肌间基质对其支持作用,这些腺泡开口于细长的腺泡小管,12～20 条小管相互连接融合形成排泄管,腺泡和腺泡小管均被覆柱状上皮。

1968 年 McNeal 通过比较来自尸解的成人及婴幼儿的前列腺发现前列腺 4 个不同的带,并根据各带在前列腺分布的部位不同,分为前列腺纤维肌肉基质带、外周带、中央带和移行带(图1-9)。前列腺纤维肌肉基质带:位于前列腺的腹侧,约占前列腺的1/3;外周带约占前列腺腺体成分的70%,此带组成了前列腺的外侧、后侧和背侧,形态上像漏斗,其尖端组成前列腺的尖部而与楔状的中央带远端相接,外周带腺导管开口于尿道前列腺部的远端,是前列腺癌的好发部位;中央带类似楔形包绕射精管,约占前列腺腺体的1/4,其尖部位于精阜处,其底位于膀胱颈之下,因此其远端被外周带包裹,中央带腺体导管开口于近精阜的尿道前列腺部,与外周带类似中央带也似漏斗状围绕在前列腺部的近端,但两者均未延及被纤维基质占据的前列腺腹侧;移行带约占前列腺腺体的5%~10%,是前列腺各带中最小的一个带,良性前列腺增生好发于此带,由两个独立的小叶组成,两侧小叶的腺体导管起自尿道壁后外侧邻近尿道前弯部位和前列腺前括约肌下缘的隐窝处,移行带导管向两侧绕过此括约肌的远端,并树枝状分布于前列腺前括约肌外的膀胱颈。

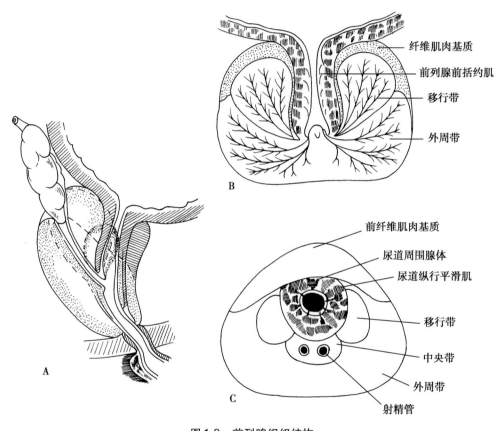

图1-9 前列腺组织结构
A. 前列腺侧面透视图;B. 通过膀胱颈及精阜的冠状切面;C. 通过精阜上方的横切面

(王宝森 周中泉 邢金春)

参 考 文 献

1. 杨琳,高英茂. 格氏解剖学. 第38版. 沈阳:辽宁教育出版社,1996.1504-1627.

2. 柏树令. 系统解剖学. 北京:人民卫生出版社,2001.173-176.

3. 彭裕文. 局部解剖学. 第5版. 北京:人民卫生出版社,2001.153-161.

4. 钟世镇. 现代临床解剖学丛书. 济南:山东科学技术出版社,2001.22-110.

5. 陈孝平. 外科学. 第7版. 北京:人民卫生出版社,2002.853-855.

6. 吴阶平. 吴阶平泌尿外科学. 济南:山东科学技术出版社,2004.71-75.

7. 钟世镇. 泌尿外科临床解剖学图谱. 济南:山东科学技术出版社,2005.84-219.

8. 陈少豪,许宁,薛学义,等. 全盆底筋膜重建技术对腹腔镜根治性前列腺癌切除术后尿控恢复的影响. 中国男科学杂志,2015,29(5):31-35.

9.　Schlomm T,Heinzer H,Steuber T,et al. Full functional-length urethral sphincter preservation during radical prostatectomy. Eur Urol,2011,60(2):320-329.

10.　Montorsi F,Wilson TG,Rosen RC,et al. Best practices in robot-assisted radical prostatectomy:recommendations of the Pasadena Consensus Panel. Eur Urol,2012,62(3):368-381.

11.　Schatloff O,Chauhan S,Sivaraman A,et al. Anatomic grading of nerve sparing during robot-assisted radical prostatectomy. Eur Urol,2012,61(4):796-802.

12.　Srivastava A,Chopra S,Pham A,et al. Effect of a risk-stratified grade of nerve-sparing technique on early return of continence after robot-assisted laparoscopic radical prostatectomy. Eur Urol,2013,63(3):438-444.

13.　Walz J,Epstein JI,Ganzer R,et al. A Critical Analysis of the Current Knowledge of Surgical Anatomy of the Prostate Related to Optimisation of Cancer Control and Preservation of Continence and Erection in Candidates for Radical Prostatectomy:An Update. Eur Urol,2016,70(2):301-311.

第二章　前列腺癌的流行病学

第一节　前列腺癌流行病学

前列腺癌是老年男性常见的恶性肿瘤,在世界范围内是男性第二大常见癌症,在欧美国家发病率极高,在高龄男性中发病率仅次于肺癌,但是在我国较少见,随着人均寿命的不断增长,近年来发病率迅速增加。

前列腺癌的发病率有明显的地理和种族差异,澳大利亚、新西兰、北美、西欧、北欧发病率最高,包括中国的东南亚地区及东欧、南欧地区发病率最低。美国黑种人前列腺癌发病率为全世界最高,目前美国前列腺癌的发病率已经超过肺癌,成为第一位危害男性健康的肿瘤。据美国癌症协会估计,2004 年在美国约有 230 110 例新发前列腺癌,预计有 29 900 例将死于此病。在欧洲,每年得到确诊的新发前列腺癌病例约有 260 万人,前列腺癌占全部男性癌症人数的 11%,占全部男性癌症死亡人数的 9%。亚洲前列腺癌的发病率远远低于欧美国家,但近年来呈现上升趋势。

前列腺癌的死亡率在世界范围内的差异并没有像其发病率那么明显,相较而言,黑种人较高,美国居中,亚洲最低。前列腺癌粗死亡率提示着人群中侵袭性癌症的比例。虽然地区间发病率差异明显,但前列腺癌在美国的死亡率并没有显著不同于其他发达国家,提示前列腺癌在美国的良好预后。而死亡率在亚洲偏低也与亚洲的低发病率相符合。随着医疗水平的提高,能够在肿瘤较早阶段做出诊断并提供更好的治疗,使得前列腺癌的死亡率在一些发达国家降低,但长远来看,对于主要涉及老年人的前列腺癌,未来人口老龄化的影响可能会掩盖死亡率本身的下降趋势。

中国 1993 年前列腺癌发病率为 1.71 人/10 万人口,死亡率为 1.2 人/10 万人口;1997 年发病率升高至 2.0 人/10 万人口;2000 年发病率为 4.55 人/10 万男性人口;2011 年发病率为 7.10/10 万人口;2012 年发病率为 8.14/10 万人口,死亡率为 3.42 人/10 万人口。1979 年中国台湾地区仅有 98 位前列腺癌新病例;1995 年已上升至 884 位,年龄标准化发生率达 7.2 人/10 万人口,2000 年有 635 人死亡,死亡率为 5.59 人/10 万人口。我国前列腺癌发病率在城乡之间存在较大差异,2008 年城市人口发病率为农村人口的 3.7 倍,2009 年为 4.4 倍。我国超过 60 岁的男性前列腺癌发病率明显增加。

前列腺癌的危险因素包括年龄因素、种族因素、遗传因素等,其他如激素、高度、体重、膳食等,以及外源性因素如性行为、吸烟和饮酒被推测为前列腺癌的危险因素(详见第九章第三节)。总的来讲,这些因素与前列腺癌发生之间的关系还没有得到一致的观点。

(秦家轩　张开颜　邢金春)

第二节　遗传性前列腺癌

大约 10% 的前列腺癌患者被确认是遗传性的,美国 Mayo 医学中心对 162 个北美家族遗传性前列腺癌家庭的研究发现第 20 号染色体第 13 区段的突变与癌的发生有关,也有更多相关基因的报道,这是一个很复杂的遗传体系。根据瑞典、丹麦和芬兰对 44 718 对双胞胎癌症发病率的统计学分析,发现在统计学上有典型遗传因素的最常见癌症是前列腺癌,高于结肠癌和乳腺癌。

　　Smith 等通过对瑞典和美国 91 家高危前列腺癌症家庭分析,鉴定在 1 号染色体(1q24-25)长臂上存在易感基因,有此基因的人往往在较年轻时易患前列腺癌。在具有家族遗传性前列腺癌病史的瑞士家庭中,患有 1 号染色体相关的遗传性前列腺癌(hereditary prostate cancer 1)患者的发病年龄小于 65 岁,相似的发现在 2000 年被国际前列腺癌遗传学协会报道,后者证实了 1 号染色体相关的遗传性前列腺癌患者的家族成员中有 5 个或 5 个以上的成员患病的平均年龄小于 65 岁。

　　通过对高风险家庭的研究发现多个潜在的易感位点的基因,这表明可能有一个以上的遗传性前列腺癌的基因(即基因位点异质性)。Berthon 等通过对法国和德国 47 个前列腺癌高发病率家庭的研究发现与 1 号染色体 1q42. 2-43(PCAP)有关,与 HPC1 基因一样,研究人员注意到这个位点的基因亦与前列腺癌的早期发病有关。Sesttle 小组还报道了一种罕见的易感位点在 1p36(CAPB),CAPB 基因同时与前列腺癌和颅脑肿瘤发生有关。

　　人口普查研究表明一些家庭中前列腺癌发病与 X 染色体相关。Xu 等通过对来自北美、瑞士和芬兰的 360 个前列腺癌家庭研究鉴别出一个与性染色体有关的前列腺癌的易感基因 Xq27-28。与 X 染色体相关的遗传性前列腺癌大约占家族性前列腺癌的 16%。

　　遗传性前列腺癌是个复杂的问题,前列腺癌相关基因的鉴别也因前列腺癌高危因素家庭准确分类的困难性显得比较复杂,PSA 筛查对前列腺癌的早期的诊断具有重要的意义,但是它混淆了前列腺癌早发性的定义。同样由于前列腺癌的高发病率使得在区分家庭中遗传性和散发性前列腺癌比较困难,随着人类基因组测序的完成,对遗传性前列腺癌将会有更深入的认识。

(王宝森　周鑫　邢金春)

参 考 文 献

1. 吴阶平. 吴阶平泌尿外科学. 济南:山东科学技术出版社,2004:1035-1090.

2. 周利群. 前列腺癌的病因、诊断和治疗进展. 继续医学教育,2006,28(8):85-91.

3. 那彦群. 中国泌尿外科疾病诊断治疗指南. 2007 年版. 北京:人民卫生出版社,2007:30-32.

4. Xu J,Meyers D,Freije D,et al. Evidence for a prostate cancer susceptibility locus on the X chromosome. Nat Genet,1998,20:175.

5. Narla G,Heath KE,Reeves HL,et al. KLF6,a candidate tumor suppressor gene mutated in prostate cancer. Science,2001,294(15):2563-2566.

6. Karan D,Lin MF,Johansson SL,et al. Current status of the molecular genetics of human prostatic adenocarcinomas. Int J Cancer,2003,103(3):285-293.

7. Drobnjak M,Melamed J,Taneja S,et al. Altered Expression of p27 and Skp2 Proteins in Prostate Cancer of African-American Patients. Clinical Cancer Research,2003,9:2613-2619.

8. Zhou Z,Flesken-Nikitin A,Nikitin AY. Prostate Cancer Associated with p53 and Rb Deficiency Arises from the Stem/Progenitor Cell-Enriched Proximal Region of Prostatic Ducts. Cancer Resserch,2007,67(12):5683-5690.

9. Leland W. K. Chung,William BI,Jonathan WS. Prostate Cancer:Biology,Genetics,and the New Therapeutics. 2ed. New Jersey:Humana Press Inc,2007:63-70.

10. Chen W,Zheng R,Zeng H,et al. The incidence and mortality of major cancers in China,2012. Chin J Cancer,2016,35(1):73.

第三章　前列腺癌的病理学

前列腺癌的临床诊断、治疗及预后在很大程度上依赖病理诊断,病理医师在评估前列腺癌的分期、分级等方面发挥了重要的作用。本章将对与前列腺癌有关的诸多临床病理问题做一简要的阐述,包括前列腺上皮内瘤变、前列腺非典型性小腺泡增生、前列腺癌的病理诊断及免疫组化特征、前列腺癌的 Gleason 分级、组织学亚型、前列腺癌治疗后的形态学变异及疗效评估、特殊类型的前列腺癌、病理分期及临床分期,对细针穿刺活检及根治性前列腺标本的处理,这些对泌尿外科医师在阅读病理报告后处理患者是很重要的。

第一节　前列腺上皮内瘤

1965 年 McNeal 提出前列腺腺泡上皮的异型增生可能是前列腺癌的前期病变;1986 年 McNeal 和 Bostwick 首次命名为"导管内异型增生(intraductal dysplasia)",将此病变分为 3 级(Ⅰ、Ⅱ、Ⅲ级)。1989 年,美国癌症协会(AJCC)和国家癌症研究所(NCI)将前列腺导管和腺泡被覆上皮的异型增生更名为前列腺上皮内瘤(prostatic intraepithelial neoplasia,PIN),根据其组织结构和细胞特征将 PIN 分成 2 级,取代了以前应用的 3 级分级系统:低级别 PIN(low grade PIN,LGPIN,以前的 Ⅰ 级)和高级别 PIN(high grade PIN,HGPIN,以前的 Ⅱ、Ⅲ级)。前列腺上皮内瘤在诊断标准及术语上在近年才有了精确的定义,以前文献中用过的其他名称如导管内异型增生、导管腺泡异型增生、大腺泡不典型增生、重度异型增生等现在均称为 HGPIN。

低级别 PIN 在病理报告中不必注明。因为其临床和生物学意义不明确,与癌的发生无明显相关性,如穿刺活检标本中诊断 LGPIN 的患者与穿刺活检标本诊断良性前列腺组织的患者相比,前者重复穿刺活检时患癌的风险没有增加;另外低级别 PIN 缺乏形态特征性,病理医师对 LGPIN 及良性前列腺组织鉴别诊断的重复性差。

HGPIN 是目前唯一被公认的前列腺癌的癌前病变,与前列腺癌的关系非常密切。两者具有形态学相关性及分子遗传学相关性:在形态学上,HGPIN 及前列腺癌都好发于外周区,发病率及病变的广泛程度均随着年龄增长而增加;在有前列腺癌的标本中 HGPIN 的发生率、病变的广泛程度均较高;随着 HGPIN 量的增加,多灶性癌的数目也增加;HGPIN 和前列腺癌在形态学上有过渡移行;HGPIN 和前列腺癌的生物标记及分子遗传学上的改变也很相似。

一、PIN 的病理形态学特征

前列腺上皮内瘤(prostate intraepithelial neoplasm,PIN)是指前列腺导管或腺泡的结构是良性的形态,保留了固有导管或腺泡的大小和轮廓,但导管或腺泡上皮细胞具有异型性,表现为上皮细胞核增大及核仁增大。即细胞学异型的细胞仅限于上皮层内,腺泡周围仍有连续或间断的基底细胞层存在,且基底膜完整。根据腺泡结构复杂程度和细胞异常程度,特别是核仁增大程度的不同将 PIN 分为低级别和高级别两种。

　　低级别 PIN(LGPIN)的导管和腺泡的被覆上皮簇状增生,细胞拥挤,局部区域细胞核的层次增多,腺管内腔面不规则;核的大小和染色质明显不一致,可见小核仁,但核仁常不明显,少数情况下核仁较明显。前列腺导管和腺泡周围的基底细胞层保持完整。病理诊断时对 LGPIN 与正常及良性增生型前列腺上皮的鉴别诊断重复性差。

　　高级别 PIN(HGPIN)的腺泡及导管被覆上皮细胞密集,核均匀一致增大,空泡状,出现明显增大的核仁,核染色质可粗大、聚集成块,其中核仁增大为主要特征。核仁单个或多个,偏位或靠近核膜。HGPIN 保留了固有导管或腺泡的大小和轮廓,呈良性形态,但腺泡结构与正常腺泡相比较为复杂。根据其腺泡的不同结构,将 HGPIN 分成 4 种不同的主要组织学类型:簇状型(或驼峰型)、微乳头型、筛状型和平坦型(图 3-1)。

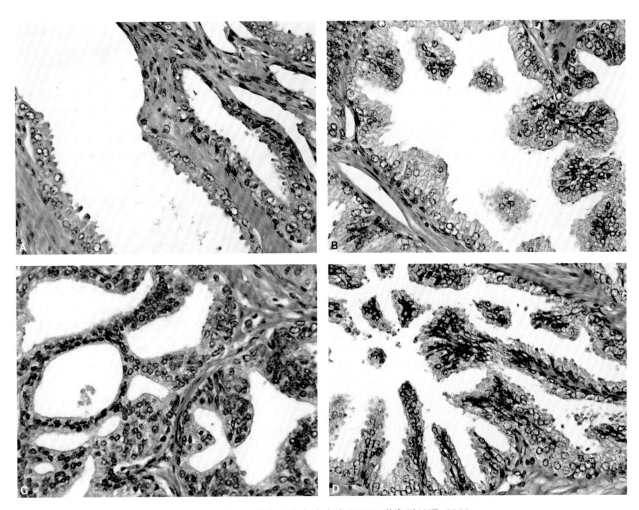

图 3-1　前列腺高度上皮内瘤变常见组织学类型(HE×200)
A. 平坦型;B. 簇状型;C. 筛状型;D. 微乳头型

　　HGPIN 还有一些比较少见的组织学类型,包括内翻型、印戒细胞型、黏液型、泡沫状腺体型、小细胞神经内分泌型等。

　　HGPIN 的不同组织学类型与随后活检发现前列腺癌的比例的关系尚有争议。有学者认为两者有关,初次活检发现平坦/簇状型为主的 HGPIN,在随后的活检中发现前列腺癌的比例为 16.7%;而初次活检发现微乳头状/筛状型为主 HGPIN 的病例,在随后的活检中发现前列腺癌的比例为 58.3%。但也有作者认为两者之间关系不明显,初次活检发现平坦/簇状型的为主的 HGPIN,在随后的活检中发现前列腺癌的比例为 31.9%;而初次活检发现微乳头状/筛状型为主 HGPIN 的病例,在随后的活检中发现前列腺癌的比例为 22.0%,两者之间无显著差异,认识这些类型对诊断的价值高于对随后发现前列腺癌的预测价值,所以大多数病理医师在诊断 HGPIN 时不报告其组织学类型。

二、HGPIN 的临床意义

文献报道穿刺活检标本中 HGPIN 的检出率差异很大（0～25%），与活检标本的数目没有明显相关性，可能因为观察者之间的判断标准不同。区分 LGPIN 及 HGPIN 主要是根据细胞核核仁的大小程度，不同的病理医师的标准可能会有所不同。PIN 不能依靠直肠指诊及超声进行诊断，其本身不会引起血清 PSA 值的升高，只能依靠病理学诊断。一般来说，HGPIN 在前列腺穿刺活检标本中的检出率为 4%～6%，在经尿道切除前列腺组织中的检出率为 2%～3%，而前列腺根治手术标本中 HGPIN 的检出率高达 85%～100%。

前列腺穿刺活检标本诊断 HGPIN 的患者，在随后的活检复查中发现癌的风险是 16%～44.6%，平均风险为 26.4%。大多数研究发现血清 PSA 水平、直肠指诊的结果、经直肠超声检查的发现并不能预测哪些患者重复活检时更可能发现癌。在 8 个比较前列腺穿刺活检标本诊断 HGPIN 或良性前列腺组织后活检复查发现癌的风险的研究中，6 个研究发现两者发生癌的风险无明显差异，因此认为在首次超过 6 针穿刺活检诊断 HGPIN 的患者，若无其他提示癌的临床指标，则没有必要在第 1 年内重复活检。Lefkowitz 等发现第一次 12 针穿刺活检标本诊断 HGPIN 的 31 例患者，随访 3 年后行重复性 12 针活检，前列腺癌的发生率为 25.8%，他们早期的一个研究发现 HGPIN 患者 1 年内重复活检发现癌的概率仅为 2.3%。因此他们推测 HGPIN 患者经过 3 年的间隔，原来没有活检到的与 HGPIN 相关的小灶癌生长到重复活检能检测到的大小，或者 HGPIN 病变经过 3 年的间隔进展为前列腺癌。因此对前列腺穿刺活检标本发现 HGPIN 的患者是否应重复活检、重复活检的间隔时间还需要进一步的研究。如果需重复前列腺穿刺活检，则应对整个前列腺进行取材而不是仅仅在先前发现 HGPIN 的区域进行 6 针活检。穿刺活检诊断为 HGPIN 的患者应进行随访，包括血清 PSA 检测、直肠指诊、经直肠超声检查及再次活检。目前的原则是对穿刺活检中有孤立性 HGPIN 的患者不进行治疗，但不论其血清 PSA 水平及直肠指检结果如何都应在 6 个月内重复活检。

经尿道前列腺切除标本中发现 HGPIN 提示患者发生癌的风险更高，但这方面的研究比较少。如在经尿道前列腺切除标本中发现 HGPIN，应对患者进行前列腺穿刺活检，尤其是较年轻的患者。

第二节 前列腺癌病理诊断

前列腺癌的临床诊断、治疗及预后在很大程度上依赖于病理诊断，病理医师应提供尽量多的信息，临床医师根据病理资料决定患者的下一步治疗。

一、前列腺癌的病理形态特征

（一）部位

前列腺任何部位都可发生癌，但绝大多数在外周区。一般认为前列腺癌约 70% 起源于外周区，15%～25% 起源于移行区，5%～10% 起源于中央区。临床 T_2 期的癌及 85% 的细针活检诊断的未触及肿块的癌（T_{1c} 期）主要发生在外周区。超过 85% 的前列腺癌患者为多灶性病变。

（二）病理形态

前列腺癌很少出现出血、坏死、明显间质反应等改变，大体改变常不明显。85% 的前列腺癌呈多灶性生长，有时可形成较大的结节，呈灰白或灰黄色，质地较硬，切面缺乏海绵状孔隙，但这种改变是非特异性的，很难与炎性结节或间质增生性结节鉴别。大多数前列腺癌是通过前列腺穿刺活检进行显微镜下诊断的。因良性前列腺增生而切除的前列腺组织中偶然发现的 T1 期的癌，肉眼改变很不明显，几乎都是在显微镜下诊断。

在显微镜下，前列腺腺癌与其他部位的癌一样，具有组织结构的异常、细胞学的异常、肿瘤细胞的单一性生长等病理形态特点。

1. 组织结构的异常 正常前列腺为复管泡状腺，由大腺泡构成，腺泡体积大，有分支，腔内有上皮性乳头，腺腔规则梅花状，腺腔内见同心圆结构的淀粉样小体。低倍镜下腺泡呈分叶状结构，小叶由纤维平滑肌间质分隔。

前列腺腺癌缺乏上述正常的结构特征。约70%的前列腺腺癌以小腺泡结构为主,腺体的体积明显小于正常腺泡,大多呈圆形、卵圆形,腺体的轮廓清楚,缺乏腔内乳头,腔缘比较平直,腔内常无淀粉样小体。随着肿瘤分化程度的降低,增生的小腺泡互相背靠背、共壁、搭桥,形成大片融合性腺泡群;分化程度更低的前列腺腺癌腺样结构基本消失,形成实性巢状、片状、条索状或单细胞性结构。除了小腺泡及融合性腺泡群结构外,前列腺腺癌也有大腺泡结构,如筛状、乳头状、肾小球样等结构(图3-2)。

前列腺癌具有恶性肿瘤的基本特征即浸润性生长方式。除分化最好的Gleason 1级癌外,其他前列腺癌都有浸润。但Gleason 1级癌一般仅出现于移行区,通常是在尸检或因良性前列腺增生症而切除的前列腺组织中由病理医师偶然发现的,被认为是一种生物学行为惰性的前列腺偶发癌或T1期癌。在外周区的穿刺活检组织中几乎看不到Gleason 1、2级的呈膨胀性生长、边界十分清楚的癌。穿刺活检中的癌都是3级或3级以上的浸润性生长的癌,其中以间质浸润最常见。

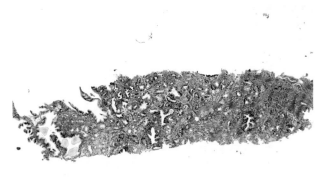

图3-2　前列腺癌组织呈小腺泡结构,浸润前列腺纤维肌性间质(HE×100)

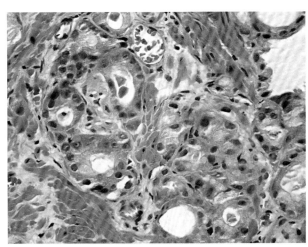

图3-3　前列腺腺癌细胞核仁增大明显(HE×400)

也就是各种结构异常的肿瘤性腺体或细胞和细胞巢在正常腺泡之间的纤维平滑肌间质内进入,这种浸润性生长的腺泡结构松散、分布随意、缺乏边界。

除间质浸润外,前列腺外组织的浸润如前列腺外脂肪组织、横纹肌组织、膀胱和精囊腺组织内浸润及血管和淋巴管浸润,这些对前列腺癌的预后有重要价值。

2. **细胞学的异常**　前列腺癌的细胞核与周围良性前列腺上皮细胞的核相比差常仅有轻度的异型性,只有少数的前列腺癌具有明显恶性的细胞学异型性。前列腺癌核的多形性主要见于经治疗后复发或已广泛播散的终末期病例。前列腺癌的核中常有明显增大的核仁(图3-3)。

因此国际通用的前列腺癌Gleason分级系统对肿瘤的细胞学异型性几乎忽略不计,而完全按低倍镜下肿瘤细胞的排列方式、腺泡分化程度和浸润程度进行分级。

3. **肿瘤细胞的单一性生长**　良性前列腺腺泡由分泌细胞和基底细胞两种成分构成,前者呈单层扁平或立方状,后者呈单层立方、柱状或假复层。而前列腺腺癌是由前列腺腺泡的分泌细胞发生而来,为单一的肿瘤细胞构成,正常的基底细胞消失。

除了上述的病理形态特征外,前列腺癌还可出现肾小球样结构、黏液性纤维增生(mucinous fibroplasia)或称胶原小结(collagenous micronodules)等特异性的形态特征;前列腺癌腺腔内可出现一些异常物质如嗜酸性结晶体、嗜碱性黏液或粉染浓聚的颗粒状分泌物,癌细胞质染色较深、嗜双色性,腺腔腔缘比较平滑,还可出现凝固性坏死、核分裂及细胞的异型性等(图3-4)。

二、前列腺癌的免疫组织化学特征

有很多良性的病变及结构组织学形态上类似于前列腺腺癌,基底细胞消失是诊断前列腺癌的重要形

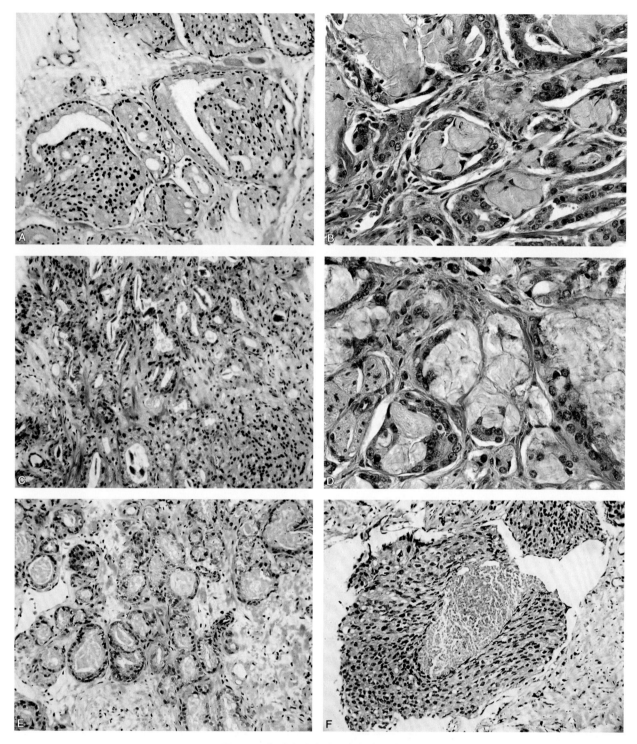

图3-4　前列腺腺癌的一些形态学表现
A. 肾小球样结构；B. 胶原小结；C. 腔内嗜酸性结晶体；D. 嗜碱性黏液；E. 腔内粉染颗粒状分泌物；F. 凝固性坏死

态学依据。在苏木素-伊红切片中判断基底细胞是否存在有时很困难，因此基底细胞标记就成为前列腺良恶性鉴别诊断的重要手段之一。基底细胞的标志物有多种，如高分子量细胞角蛋白（HMWCK，常用的是34βE12、CK5/6）及p63。但基底细胞消失和免疫组化标记阴性并非诊断前列腺癌的特异性指标，存在一些例外的情况，如20%～30%的前列腺导管腺癌和筛状癌周围可以有连续或不连续的基底细胞；一部分良性前列腺病变如腺病和不完全性萎缩的腺泡周围基底细胞可以部分甚至完全消失。因此，基底细胞免疫组化标记结果必须结合苏木素-伊红染色切片中的其他形态特征来综合判断（图3-5）。

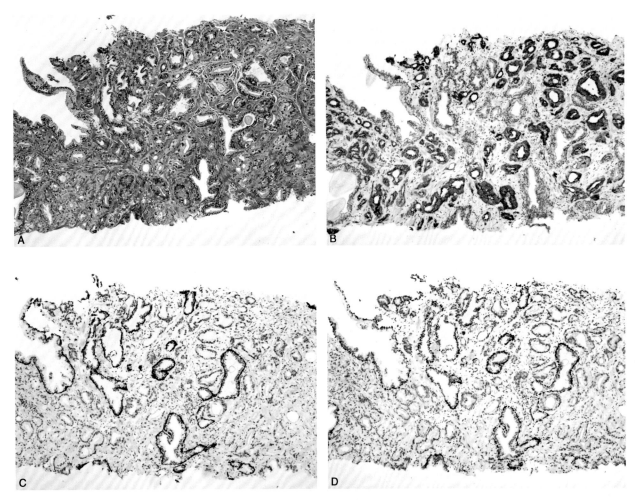

图 3-5　前列腺腺癌的免疫组化

A. HE 染色；B. 免疫组化染色前列腺癌细胞表达 AMACR 阳性；C. 免疫组化染色前列腺癌的腺管周围 34βE12 阴性，而良性腺体周围 34βE12 阳性；D. 免疫组化染色前列腺癌的腺管周围 p63 阴性，而良性腺体周围 p63 阳性

　　前列腺癌细胞表达正常前列腺上皮细胞的一些标志物，如前列腺特异性抗原（prostate specific antigen，PSA）、前列腺酸性磷酸酶（prostate acid phosphatase，PAP）、人腺体激肽释放酶 2（human kinase 2，hK2）、前列腺特异性膜抗原（prostate specific membrane antigen，PSMA）、P501S（也称 Prostein）及 NKX3. 1（又称雄激素相关肿瘤抑制基因或前列腺特异性雄激素调节同源异形盒基因）蛋白，这些标志物可提示肿瘤来自前列腺。

　　α-甲酰基辅酶 A 消旋酶（AMACR/P504S）是用基因芯片技术筛选出的基因产物制备的单克隆抗体，2002 年 Jiang 等首先用免疫组化方法将 AMACR 用于前列腺的良恶性病变的病理鉴别诊断，结果显示其检测前列腺癌有高特异性和敏感性。2004 年 WHO 认为 AMACR 对前列腺癌标记的阳性率达 80% 以上，某些类型前列腺癌如泡沫状腺癌、萎缩性癌、假增生性癌和治疗后前列腺癌的阳性率比较低。但在 12% 的良性结节性增生、17. 5% 的前列腺腺病、萎缩性腺体及 90% 以上的高级别 PIN，AMACR 标记也呈阳性反应。前列腺以外的肿瘤如膀胱癌、结肠癌、肾癌（尤其是乳头状肾细胞癌）、卵巢癌、乳腺癌、肺癌、淋巴瘤、恶性黑色素瘤及良性的肾源性腺瘤 AMACR 也可以阳性。因此对 AMACR 标记结果的判断也必须结合苏木素-伊红切片和基底细胞标记结果综合判断，用于鉴别前列腺腺癌与前列腺良性病变，而不是用于前列腺癌与非前列腺来源癌的鉴别。

三、不典型小腺泡增生

　　前列腺穿刺活检是发现和确诊前列腺癌的重要手段，但在穿刺活检标本中有时会见到少量排列紧密

的小腺泡群,这些腺泡的形态类似分化较好的
前列腺癌,但因缺乏充分的病理诊断特征(如病
灶位于穿刺组织条的边缘或尖端,无法判断其
是否在良性腺体间浸润。此时,如腺体没有明
显的细胞和组织结构的异型,则不能确诊为癌)
或者腺泡数量太少,只能怀疑而不能被确诊为
癌,此时病理医师会报告不典型小腺泡增生
(atypical small acinar proliferation,ASAP)。

　　在早期文献中被称为不典型腺体(atypical
gland)或疑似癌。ASAP 不是一个独立的疾病
或特定的诊断,也不是癌前病变,是许多疑似癌
而又不能确定为癌的非典型小腺泡增生性病变
的总称,作为一种病理诊断曾备受争议。在诊
断 ASAP 时,病理医师应注明为何该灶提示癌
但诊断依据不充分,建议再次活检。

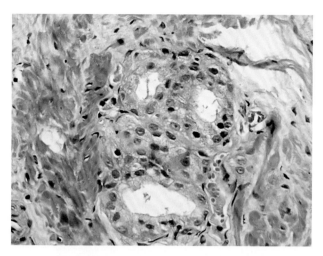

图 3-6　前列腺穿刺活检标本中的 ASAP(疑似癌),但数量太少(10 针穿刺标本中仅此一灶)

　　文献报道 ASAP 的发生率平均为 7.6%,中位为 5.2%,42% 的病例在随后的活检复查中确诊为癌。
ASAP 提示癌的危险性超过 HGPIN,也超过血清 PSA 升高(>4μg/L)和年龄(>65 岁)等其他危险因素。因
此 ASAP 越来越引起临床和病理医师的重视。也有学者提出 ASAP 的名称缺乏警示意义,不足以引起患者
和临床医师的重视,应恢复使用"疑似癌"的名称。因此专家建议,对诊断为 ASAP 的所有患者不论其血清
PSA 是否升高,都应在 3 个月内重复穿刺活检,重复穿刺活检应增加原来 ASAP 部位的取样针数(图 3-6)。

四、前列腺癌的 Gleason 分级

　　前列腺腺癌的分级是前列腺病理学的一个重要组成部分,对前列腺腺癌有很多种分级系统,如
Gleason 分级、Mostofi 分级和 MD Anderson 医院分级等,其中 Gleason 分级系统是目前前列腺癌应用最广泛
的组织病理学分级系统。Gleason 分级系统(5 级 10 分制)是由美国 Donald F. Gleason 于 1966 年在总结了
4000 多例前列腺癌标本的组织学特点和临床特征的基础上,首先提出仅根据低倍镜下肿瘤的形态结构
(腺体分化和浸润程度)来分级,不考虑细胞学特征如细胞核的异型性和细胞分化程度。1993 年 WHO 推
荐 Gleason 分级系统作为前列腺癌的标准病理分级系统,认为该分级系统与前列腺癌的生物学行为和预后
有良好的相关性,2004 年版 WHO 泌尿与男性生殖系统肿瘤分类正式将 Gleason 分级纳入其中,目前已成
为前列腺癌最常用最重要的组织病理学分级系统。

　　Gleason 分级系统根据低倍镜下肿瘤腺体结构的分化程度,分为 5 种结构(5 个级别),即 1～5 级(1 级
分化最好,5 级分化最差)。由于肿瘤的异质性,在同一标本中常见到一种以上的结构(pattern)/级别
(grade),即存在主要的(占优势的)结构和次要的(占第二优势的)结构,两者均影响患者预后。为了更准
确地反映前列腺癌的生物学行为,Gleason 提出了联合分级(Gleason 评分),即将常规 HE 切片中肿瘤的主
要结构及次要结构分别分级,两者相加得出 Gleason 评分。例如,若一个前列腺癌标本大部分区域为
Gleason 4 级,少部分区域为 Gleason 3 级,那么其 Gleason 评分为 4+3=7。若只有一种结构,则主要结构和
次要结构的分级相同,如一个只有 Gleason 3 级的前列腺癌,其 Gleason 评分为 3+3=6。Gleason 评分范围
包括完全由 Gleason 1 级构成的肿瘤即 Gleason 评分 2(1+1=2)到完全未分化的肿瘤构成的 Gleason 评分
10(5+5=10),共 9 个等级。即使只有很少量的肿瘤,绝大多数病理医师仍倾向于报告主要及次要结构,这
样不至于造成误解。例如,病理医师仅报告"Gleason 4 的前列腺癌"可理解为 Gleason 结构 4(高级别癌)
或 Gleason 评分 4(低级别癌)。

(一)2005 年国际泌尿病理学协会(ISUP)修订的 Gleason 分级标准

　　Gleason 分级系统于 1966 年提出后,医学及前列腺癌的研究及认识均发生了非常巨大的变化。在 20
世纪 60 年代,尚没有血清 PSA 检测、直肠 B 超和 MRI 等检查手段,诊断主要靠肛门指诊检查,Gleason 研

究的多为晚期前列腺癌（86%）。前列腺组织的获得方法也有明显不同，当时穿刺方法是靠肛指触及肿块后经直肠用粗针穿2针，直至20世纪80年代才有目前采用的经直肠B超引导下6针及更多针的多点细针穿刺活检，因此在Gleason时代没有对前列腺多点及细针穿刺组织条的Gleason评分问题。Gleason时代前列腺癌根治手术相对少见，对前列腺标本的取材也不像现在那样完整及广泛，因此对前列腺根治标本中多个结节如何进行Gleason评分及第三成分如何评价等问题没有阐述，也缺乏穿刺和根治标本之间的对照分析资料。由于缺乏基底细胞免疫组化标记，当时诊断的Gleason评分1+1=2的"腺癌"现在大多诊断为良性的腺病，许多当时被诊断为3级的大腺泡结构癌现在认为是HGPIN。Gleason分级系统对随后陆续发现的各种前列腺癌形态学变异（组织学亚型），如黏液腺癌、导管腺癌、泡沫状癌和假增生型癌等没有提出分级标准，对前列腺腺癌的某些结构如肾小球样结构、黏液性纤维增生（胶原小结）也没有提出分级标准。基于以上的局限性，Gleason分级系统逐渐在变化，2005年国际泌尿病理学协会（ISUP）对前列腺癌Gleason评分标准化问题进行了讨论并达成了新的共识，对原有的Gleason分级标准做了一些必要的修改和补充（图3-7）。

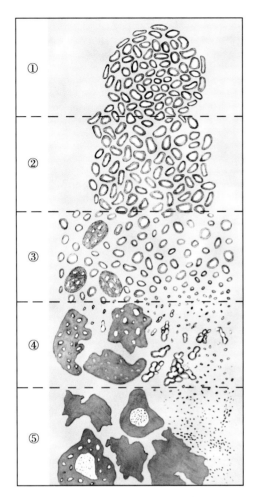

图3-7　修订的Gleason分级系统模式图
（引自 Epstein, J. I., W. C. Allsbrook, Jr., M. B. Amin, et al. The 2005 International Society of Urological Pathology (ISUP) Consensus Conference on Gleason Grading of Prostatic Carcinoma. Am J Surg Pathol, 2005, 29(9): 1228-1242., 图片引用得到作者授权）

2005年修订的Gleason分级标准：

1. **Gleason 1 级**　肿瘤形成界限清楚、膨胀性生长的结节，结节内腺体排列紧密，大小形状均匀一致，为圆形、卵圆形中等大小腺体（比Gleason 3级的腺体大），彼此分离，腺体之间的间质成分少，肿瘤不浸润周围良性前列腺组织。腺上皮细胞呈单层立方状，细胞核较小，可查见明显核仁，胞质丰富、淡染。

2. **Gleason 2 级**　与Gleason 1级相似，肿瘤结节边界比较清楚，但边缘可有微小浸润。与Gleason 1级相比，2级的腺体排列比较松散，腺体大小形态也较不一致，腺体圆形、卵圆形，保持独立。腺体之间的间质成分较多，但一般不超过一个腺体大小。1级癌及2级癌大多发生在移行区，很少位于外周区。

3. **Gleason 3 级**　①完全独立分散的腺体，典型的比Gleason 1或2级的腺体小，在良性腺体之间的间质内呈浸润性生长，没有边界，腺体大小形态各异，但单个腺体的轮廓清楚，保持独立，周围有间质围绕；②边界清楚、外形光滑圆钝、大小不超过正常腺泡的筛状和乳头状大腺泡结构的腺体，腺体呈膨胀性生长，没有间质浸润。

4. **Gleason 4 级**　①融合性小腺泡群，呈不规则的互相吻合的筛状或乳头状结构；②低分化腺癌：由成簇细胞构成，腺腔形成不好，较小或没有腺腔，边缘不清楚；③大于正常腺泡的筛状结构腺体，边缘不规则；④肾上腺样结构，表现为胞质透亮、核小而深染的肿瘤细胞形成片状结构，似肾透明细胞癌。

5. **Gleason 5 级**　①基本没有腺体分化，肿瘤呈实性片状、条索状结构或单个肿瘤细胞；②粉刺癌：中央有粉刺状坏死，周围为乳头状、筛状或实性结构。

（二）Gleason分级中的注意问题

在某些前列腺癌中，除了主要及次要结构以外，还存在第3种结构。如果第3种结构为低级别的癌（Gleason 1~3级）则忽略不计；如果为高级别的癌（Gleason 4、5级），则根据标本类型不同而进行不同的评

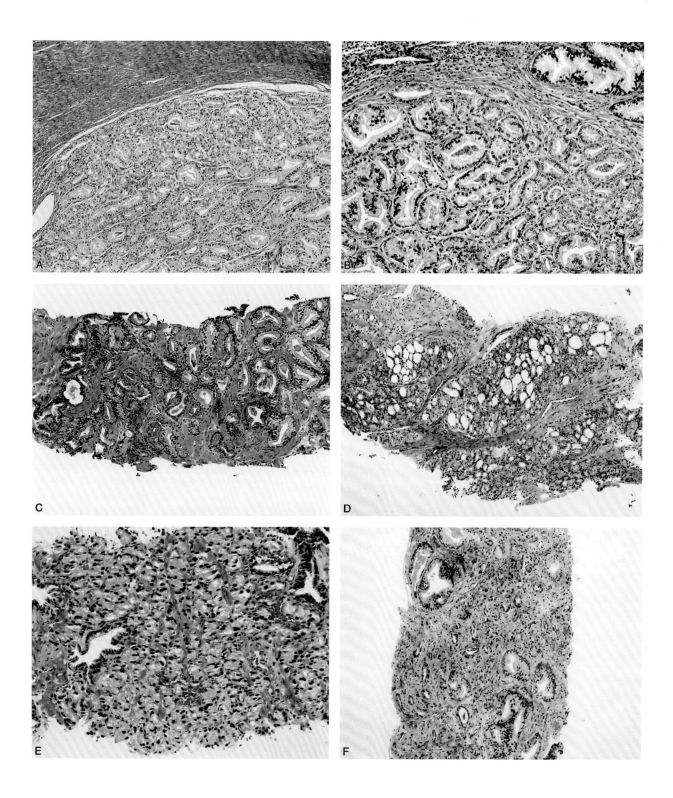

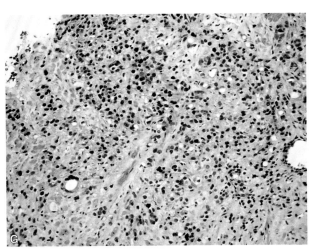
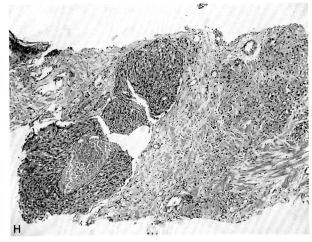

图 3-8　前列腺癌 Gleason 分级

A. Gleason 评分 1+1；B. Gleason 评分 1+2；C. Gleason 评分 3+3；D. Gleason 评分 4+4；E. Gleason 评分 4+4；F. Gleason 评分4+3；G. Gleason 评分 5+5；H. Gleason 评分 5+5

分。研究表明在根治性前列腺切除标本中，如果第 3 种结构为 Gleason 高级别的癌，则对前列腺癌的生物学行为起负作用，但预后并不总与最主要结构与第 3 结构的 Gleason 分级的和相平行。因此在根治性前列腺切除标本中，如果存在第 3 种结构是高级别的癌，则按肿瘤量占主要和次要结构的分级进行 Gleason 评分，将第 3 种结构的分级在备注中加以说明。针刺活检标本中，肿瘤常由不同比例的 Gleason 3、4 及 5 级组成，则将主要结构及最高级别结构的分级相加得到 Gleason 评分，可以诊断为 Gleason 评分为 3+5＝8 或者 Gleason 评分为 3+4+5＝8。在活检标本中任何肿瘤量的高级别肿瘤在前列腺切除标本中都可能有更明显的高级别肿瘤。

活检标本的 Gleason 分级与随后的前列腺切除标本的 Gleason 分级相关性较好。最常见的导致分级不符合的原因是肿瘤的分级介于两个级别之间。在活检标本中几乎从不诊断 Gleason 评分 2~4 分的前列腺癌，由于该类前列腺腺癌少见，几乎仅见于移行区，而穿刺活检标本主要在外周区取材；Gleason 1 级及 2 级的肿瘤结节通常较穿刺针直径大，其边界在穿刺活检中难以确定；过去大多数在活检标本中诊断为 Gleason 评分 2~4 分的前列腺腺癌在现在诊断为 Gleason 评分 5~6 分；Gleason 评分 2~4 分的前列腺腺癌癌生物学行为惰性，易使临床医师低估肿瘤的恶性潜能，并延误治疗（图 3-8）。

五、前列腺癌的组织学亚型

经典型前列腺腺癌除了 Gleason 5 级的癌以外，或多或少都有小腺泡的存在。但有些前列腺腺癌则不一定仅为小腺泡结构，而出现一些形态学的变异，即前列腺癌的组织学亚型。这些组织学亚型只是经典型前列腺癌的一种组织学变异，不是单一的或独立的组织学类型，常常和普通型前列腺癌混合存在。病理医师在报告这些组织学亚型时应同时报告相当的 Gleason 评分。

（一）黏液癌

前列腺的黏液癌（mucinous carcinoma）是最少见的形态学亚型之一，又称胶样癌（colloid carcinoma），组织学上肿瘤有细胞外黏液湖形成，黏液湖内漂浮腺样、筛状或条索状癌细胞，且这种形态占≥25% 的肿瘤量（图 3-9）。

在活检标本中，有大量细胞外黏液的癌应诊断为具有黏液性特征的癌，而不宜诊断为黏

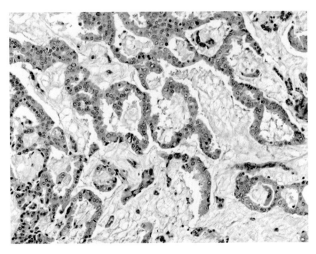

图 3-9　前列腺黏液癌

黏液湖内漂浮肿瘤细胞呈条索状、腺样结构，部分腺体融合

液癌。诊断前列腺原发性黏液癌应首先排除转移性黏液癌。免疫组化染色显示癌细胞表达 PSA、PAP、PSMA 和 AMACR 阳性,CEA 阴性。对黏液癌进行 Gleason 评分仍有争议,目前尚无一致意见,有待于进一步的研究确定。目前有两种方法对前列腺黏液癌进行 Gleason 评分,一种方法是忽略细胞外黏液的存在,按漂浮在黏液湖中肿瘤细胞的基本组织结构特征进行 Cleason 评分,大多数黏液癌为 Gleason 评分 4+4=8 的癌,也可以是 Gleason 评分 3+3=6 的癌;另一种方法则是认为所有的前列腺黏液癌都是 Gleason 评分 4+4=8 的癌。该肿瘤生物学行为侵袭,多发生骨转移,在进展期时血清酸性磷酸酶及 PSA 升高。

(二) 前列腺印戒细胞癌

原发性前列腺印戒细胞癌(signet ring carcinoma)十分罕见,在所有前列腺癌中不到 1%。组织学特征为肿瘤细胞胞质内空泡将细胞核推挤至细胞一侧质核呈新月形,细胞呈印戒样(图 3-10)。

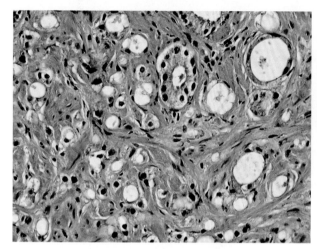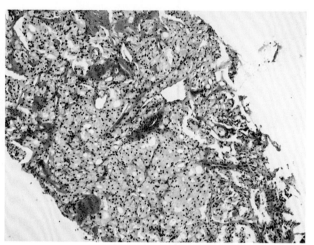

图 3-10 前列腺印戒细胞癌
胞质内空泡将质核推挤在一侧,细胞呈印戒样

图 3-11 前列腺泡沫状腺体型癌
Gleason 评分 4+4

肿瘤细胞内的空泡大多不含黏蛋白。高级别前列腺癌常可出现少量印戒样细胞,当印戒细胞癌成分超过肿瘤量的 25% 时方可诊断为印戒细胞癌。与黏液癌相似,诊断前列腺原发性印戒细胞癌前应首先排除转移性或浸润性印戒细胞癌,原发性者或多或少同时存在经典型前列腺腺癌成分,免疫组化标记显示癌细胞表达 PSA、PAP、PSMA、AMACR 和 AR 阳性,CEA 大多阴性。印戒细胞癌本身根据印戒样癌细胞是否有腺管形成也可以进行 Gleason 分级,大多数印戒细胞癌属于 5 级,少数为 4 级,预后较差。

(三) 泡沫状腺体型癌(黄色瘤样癌)

前列腺泡沫状腺体型癌(prostatic foamy gland carcinoma)或称黄色瘤样癌(xanthomatous carcinoma)的肿瘤细胞具有丰富的泡沫状胞质,细胞核小而深染,核浆比小,少数细胞有明显核仁(图 3-11)。

1996 年 Nelson 等首次报道时描述为有丰富黄色瘤样胞质的前列腺癌。泡沫状腺体型癌的胞质内为细小的空泡,不含脂质,免疫组化标记显示组织细胞标记 CD68 阴性,基底细胞标记 34βE12、p63 阴性,低分子量 CK 如 CK7 或广谱 CK、AMACR、PSA、PAP、PSMA 和 AR 阳性。泡沫状腺体型癌根据癌细胞排列的组织结构可按 Gleason 分级系统分为 3 ~ 5 级,即 Gleason 评分 6 ~ 10 分。

(四) 假增生型前列腺癌

假增生型前列腺癌(pseudoproliferative prostatic adenocarcinoma,PHPA)是指由类似于良性增生型腺体的恶性腺体构成的癌。组织学上肿瘤以大、中腺体增生为主,腺体有分支和(或)腔内乳头状内折,腔缘呈波浪状或呈囊状扩张;腺腔内常有嗜酸性结晶体和嗜酸性颗粒状物,甚至有淀粉样小体残留;腺上皮细胞呈柱状,核位于基底部,总能找到明显增大的核仁(图 3-12)。

肿瘤性大、中腺体常大量紧密挤压在一起,可有间质浸润、神经周围浸润、腺外浸润和远处转移。免疫组化染色显示癌细胞表达 AMACR 阳性,肿瘤性腺体基底细胞标记如 p63、34βE12 等阴性。

绝大多数 PHPA 与普通前列腺癌合并存在,而且肿瘤量在癌总量中占少数,因此有学者认为 PHPA 的

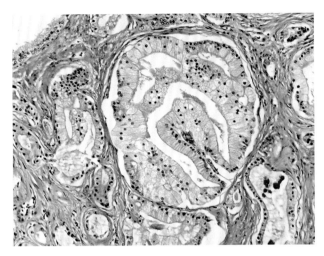

图 3-12　前列腺假增生型癌
Gleason 评分 3+3

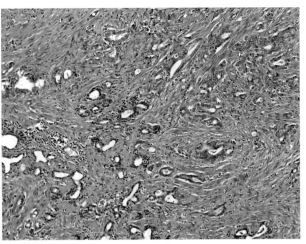

图 3-13　前列腺萎缩型癌
Gleason 评分 4+3

比例至少要在一个组织块中占癌的大多数（>60%）。PHPA 如何进行 Gleason 分级以及其生物学行为评判目前尚无定论，多数学者认为将其归入 Gleason 3 级比较合适。

（五）萎缩型癌

前列腺萎缩型癌（atrophic carcinoma of prostate）是一种少见的组织学亚型，肿瘤性腺体类似良性不完全性萎缩或萎缩后增生的改变。

但某些特征与经典型前列腺腺癌相似，如细胞核增大、有明显核仁、呈浸润性生长、免疫组化特征（缺乏基底细胞）等。萎缩型癌以小腺体结构为主，癌细胞胞质少甚至缺乏，类似良性萎缩性的腺体，无治疗史。根据癌细胞排列的组织结构，按 Gleason 分级标准进行分级，萎缩性癌大多属于 3 级，少数为 4 级（图 3-13）。

还有一些特殊的组织学亚型包括嗜酸细胞癌、淋巴上皮瘤样癌及肉瘤样癌等均极其少见，可根据癌细胞排列的组织结构进行 Gleason 分级。

六、不同前列腺标本的病理评价

（一）前列腺穿刺活检标本的评价

从前列腺不同区域取材的穿刺活检标本者，应放在不同的容器内或者标明部位（如用不同颜色标记）送到病理科。病理医师在取材时应将每一不同区域的组织制作 1 个蜡块，不能将所有活检组织制作 1 个蜡块或一侧的组织制作一个蜡块，除非所有穿刺标本均放在一个容器内且没有注明部位。病理医师将对每一条组织报告其 Gleason 评分；如果所有穿刺组织均放在一个容器中无法区分部位，则给每一条组织一个单独的评分，或给一个总的 Gleason 评分。

前列腺穿刺活检标本中的前列腺癌的 Gleason 分级高、肿瘤量大常提示前列腺根治标本中肿瘤的 Gleason 分级高及肿瘤的量大。但由于取样误差，穿刺活检标本中 Gleason 分级低或肿瘤量少在前列腺根治标本中并不一定能得到同样的结果。病理医师在穿刺活检报告中还会提供前列腺癌的组织学类型、肿瘤的量，有无脂肪、血管、淋巴管、神经甚至精囊腺组织的浸润。前列腺癌有许多组织学类型，有些组织学类型如导管腺癌、小细胞癌、鳞形细胞癌、腺鳞癌、基底细胞癌等生物学行为不同于普通的前列腺腺癌，对内分泌治疗缺乏反应，应单独诊断。穿刺活检标本中肿瘤量的测量包括阳性组织条的数目，所有组织条中总的癌的长度（mm）或每一组织条中癌的百分比，也可以给出所有送检标本中癌的总百分比，没有哪一种测量方法更为优越。穿刺活检标本中若发现神经周围侵犯，提示在前列腺切除标本中发现前列腺腺外侵犯的风险高；如有脂肪、精囊腺组织的浸润，提示肿瘤已有前列腺腺外侵犯；如有血管、淋巴管的浸润，则提示肿瘤发生转移的概率高。

（二）经尿道前列腺电切标本的病理评价

对经尿道前列腺电切标本(TURP)，病理医师应尽可能多的取材。推荐的取材方法是将送检的标本称重，12g 以内的组织用 4~6 个蜡块全部包埋，超过 12g 的组织则每增加 5g 增加一个蜡块。病理报告中应提供前列腺癌的组织学类型、Gleason 评分、肿瘤的量及肿瘤侵犯情况。根据肿瘤累及标本的百分比，5% 是区分 T_{1a} 及 T_{1b} 的界限。研究发现 TURP 标本如包埋 6~8 个蜡块，所有 T_{1b} 的肿瘤都能被发现；如包埋 8~10 个蜡块，超过 90% 的 T1a 病变可被发现。<65 岁患者的 T_{1a} 期肿瘤也应采取积极的治疗，因此这些患者的所有 TURP 标本必须全部检查。

（三）根治性前列腺切除标本的评价

由于前列腺癌缺乏其特征性的大体表现，因此对根治性前列腺切除标本，应对每一象限进行检查。病理医师在报告中应提供肿瘤的组织学类型、Gleason 分级、肿瘤累及前列腺的范围、有无侵犯前列腺外脂肪组织、切缘情况、有无精囊腺、神经、血管、淋巴管等受累等情况，如有盆腔淋巴结清扫标本则注明淋巴结转移情况（图 3-14）。

1. 前列腺外浸润　前列腺缺乏组织学上独立的包膜，它的外周是一层不完整的纤维肌性组织，这层组织与前列腺腺内的纤维肌性间质连续，因此病理很难对包膜浸润或包膜穿透做出明确定义。在描述肿瘤浸润超出前列腺的范围至前列腺周围软组织时，用"前列腺外浸润(extraprostatic extension)"这个名称优于用"包膜穿透"。在确信肿瘤侵及"包膜"但未扩展到前列腺外时，有些作者用"包膜侵犯"这个词。如在前列腺纤维肌性组织外的脂肪组织或神经血管束中有癌组织浸润，是前列外腺外浸润的标志。当肿瘤浸润腺外脂肪组织并引起促结缔组织增生性间质反应时，病理医师往往难以判断位于纤维间质中的癌是在前列腺内还是前列腺外，这种情况在经过内分泌治疗或放疗后再切除的前列腺癌中比较多见。前列腺前叶和近膀胱颈部前列腺外的脂肪组织较少，诊断前列腺外浸润也较困难。因此前列腺外浸润的诊断有时还要结合临床手术所见和影像学资料做综合判断。前列腺尖端横纹肌间质内有癌浸润不是前列腺外浸润的依据。前列腺外浸润的程度判断常以 2 个高倍视野为标准，少于 2 个高倍视野为局灶性前列腺外浸润，超过 2 个高倍视野则为广泛前列腺外浸润。

2. 精囊腺侵犯　当癌组织浸润至精囊腺的肌层时方可诊断精囊腺侵犯。根据这一定义，肿瘤侵犯精囊腺提示预后差。侵犯精囊腺最常见的通路是肿瘤在前列腺基底部穿透至前列腺外，在精囊腺周围软组织生长扩散，最终侵入精囊腺。少见的情况下，肿瘤可通过射精管直接扩散到精囊腺或者从前列腺基底直接侵入精囊腺。前列腺癌局部扩散还可侵犯直肠，此时很难与原发的直肠肿瘤鉴别，这种情况很罕见。

3. 神经周围侵犯　神经周围空隙是前列腺外周区腺癌从前列腺内向前列腺外浸润的重要通道之一。在根治性前列腺标本中发现神经侵犯本身并不提示预后更差，因为神经周围侵犯仅代表肿瘤沿着阻力小的地方扩散而不是侵入淋巴管。

4. 脉管侵犯　在根治标本中是否有血管淋巴管浸润不影响病理分期，也不作为独立的预后指标，但存在脉管侵犯增加根治性前列腺切除术后复发的风险，如有脉管侵犯则应报告给临床。

5. 肿瘤量　要计算前列腺根治标本中的肿瘤量必须将整个根治标本全部取材，从学术角度来看有这样做的必要，但在实际工作中不太现实，也不需要这样做。将前列腺组织全部包埋或将大部分外周区及小部分前列腺前叶组织包埋，两者对发现癌的分级、分期符合率达 97.5%。多数研究发现如考虑到 Gleason 分级、病理分期及切缘情况，肿瘤的量不能作为独立预测根治性前列腺切除术后肿瘤的进展因素。因此，目前尚不建议为临床治疗目的计算根治性前列腺切除术中肿瘤的量，但至少要将两侧外周区肉眼可见的可疑癌灶和可能阳性的切缘全部取材，如果第一次取材组织中没有发现癌，则将剩余的组织全部包埋。

6. 切缘情况　切缘阳性与患者术后进展有关，增加肿瘤局部复发的危险性。根治性前列腺切除标本在取材前用墨水将周围均涂上颜色，当墨水着色处有癌组织（癌组织同样被墨水着色）时才判断为切缘阳性。前列腺尖端切缘（下切缘）和靠近膀胱颈部的切缘（上切缘）的切缘阳性对临床和预后有更重要的意义，常据此决定患者是否需要行术后放疗。即使组织学上是阳性切缘，再次加切组织并不总能发现肿瘤，因此仅约 50% 阳性切缘患者在根治性前列腺切除术后发生肿瘤进展，也有证据表明肿瘤紧靠切缘并不一

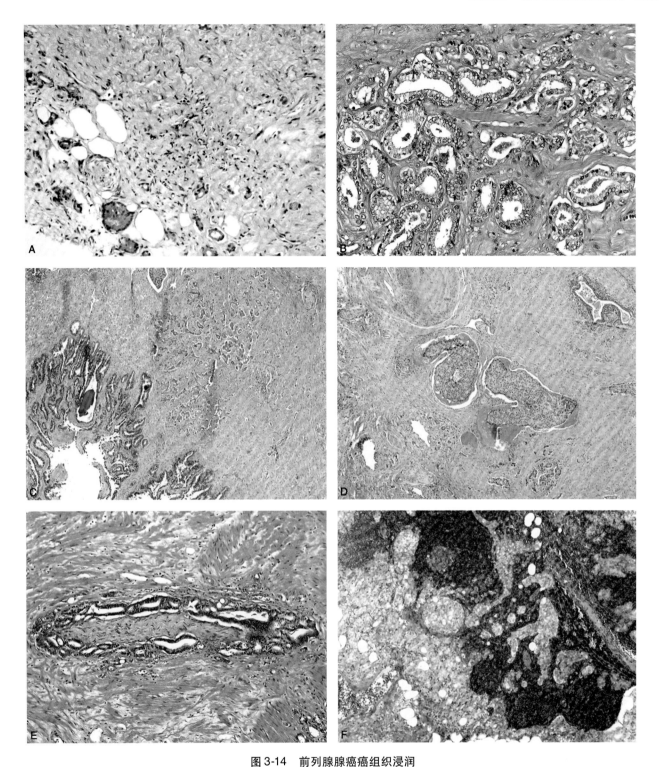

图 3-14　前列腺腺癌癌组织浸润
A. 浸润脂肪组织；B. 浸润横纹肌组织；C. 浸润精囊腺；D. 脉管内癌栓；E. 浸润神经纤维；F. 淋巴结内前列腺癌转移

定有更高的复发风险。如果术后病理发现切缘不是前列腺外脂肪组织或纤维肌性组织，而是正常的前列腺腺体，病理报告中应注明，因为若手术时前列腺组织未切净，留有的小块前列腺组织，则术后患者的血清 PSA 仍可能维持在一个比较低的水平，而不一定是因为肿瘤复发所致。

　　7. 盆腔淋巴结　淋巴结转移是预后不良的重要标志，转移灶常为多灶性小结节或弥漫的淋巴管扩散而非大的转移灶，对清扫的盆腔淋巴结应连同淋巴结周围脂肪组织一起包埋行常规病理检查，以免遗漏小的转移灶。

在多参数分析中,Gleason 评分、前列腺外侵犯、手术标本切缘是预测肿瘤进展(即术后血清 PSA 水平升高)强而独立的因素。Gleason 评分 2~4 分的患者几乎均可被手术治愈。Gleason 评分 8~10 分的患者前列腺切除后预后差,淋巴结转移与否是主要的预后决定因素。Gleason 评分 5~分 7 的肿瘤占精囊腺及淋巴结阴性的根治性前列腺切除术切除的病例的 88%,其预后可通过多种临床及病理参数来进行判断。

前列腺癌最常见的转移部位是淋巴结和骨,可转移至左膈上淋巴结。前列腺癌肺转移在尸检时非常常见,几乎所有病例同时伴骨侵犯。临床上,前列腺癌转移到肺常无症状。尸检中发现在淋巴结、骨和肺之后,其次常见的转移部位包括膀胱、肝脏及肾上腺。

七、前列腺癌的消匿现象

(一) 定义

"前列腺癌的消匿现象"(vanishing prostate cancer phenomenon,VPCa),又称 pT_0 前列腺癌,是指通过前列腺穿刺活检和(或)经尿道前列腺电切标本诊断为前列腺腺癌的患者接受根治性手术后前列腺标本中没有发现癌组织存在或者仅在根治性前列腺切除术标本中发现微小癌(直径≤2mm)的临床病理现象。1995 年 Goldstein 等首次提出 VPCa 的概念,并报道了 13 例术后初始常规病理诊断没有发现癌组织存在。经过对初始活检标本切片复查,根治性前列腺切除术标本的阴性率明显下降,最后共 11 例标本发现了肿瘤,平均肿瘤大小仅 $0.019cm^3$。

(二) 流行病学

由于 PSA 筛查的广泛开展,越来越多的低分期和小体积的前列腺癌被诊断出来。随着手术例数的增多,多位学者报道了手术切除后的标本在病理学检查时只含有很少的肿瘤组织或者不含有肿瘤组织。Bostwick 等发现 38 例前列腺癌全切术后病理诊断为 pT_0,发生率为 0.6%,其中 97% 的患者是通过经尿道前列腺电切诊断。加拿大的研究发现,在 1351 例标本总共有 11 例病理诊断为 pT_0,发生率为 0.8%。意大利的研究报道了 1328 例标本中有 8 例病理诊断有 pT_0,发生率为 0.6%。Descazeaud 等分析了 1950 例前列腺全切术后标本共有 11 例病理检查未发现肿瘤,发生率为 0.5%。美国 Johns Hopkins 医院的数据显示 VPCa 的发生率在 1997 年、2004 年和 2005 年的概率分别为 0.07%、0.13% 和 0.34%。在我国,pT_0 前列腺癌也被称为前列腺一针癌或一点癌,近年来的报道显示 VPCa 发生概率在 0.07%~4.2%。

(三) 诊断

发生 VPCa 的原因是多方面的,不仅可以归结为术前,术中和术后的各种因素,也应当考虑病理取材、病理检查与评估、病理医师与临床医师之间的沟通等因素。具体的因素可能有:①贴错标签或标本混淆,若怀疑标本混淆,可以借助多种技术予以排除;②术中含有前列腺癌的组织标本未被手术完全切除;③术前行新辅助治疗可能会造成肿瘤分期的降低;④最初前列腺活检或前列腺电切标本前列腺癌诊断出现假阳性,或术后前列腺切除标本诊断出现假阴性;⑤含有前列腺癌的组织未被手术完全切除等;⑥前列腺活检或前列腺电切时虽然含有肿瘤组织已经被完全取出,但是组织包埋后小灶性肿瘤组织减少或者丢失;⑦明显的前列腺结节性增生掩盖了小灶性肿瘤的存在;⑧激素治疗,放射治疗等新辅助治疗或继发严重前列腺炎,导致小灶性癌组织的"消匿"。为了防止这种现象的发生,即在前列腺全切术后病理检查无肿瘤组织的现象,全部的前列腺组织都应该包埋并且做病理学评估。留做科学研究的新鲜组织也应取回做病理学评估。通常在常规病理学检查中,因为石蜡块每隔 3~5mm 做一张切片,有时较小的前列腺癌组织是无法识别的,容易漏诊。因此只有部分标本被常规采样进行病理学评估,即使病理科医生连续地完全地切片并且将前列腺切除标本完全包埋也是如此。对于真正完整的连续切片,整个 37g 前列腺需要切成 2678 个切片,这极大地增加了病理学家的工作量,在临床实践中可行性很低。Duffield 等建议,当前列腺全切标本的初步病理学检查没有发现肿瘤组织。那么第一步是重新评估活检结果,然后在可疑标本中使用免疫组化的方法进一步评估。如果两者均显示无肿瘤组织存在,则下一步是对具有高级别前列腺上皮内瘤变的区域和对应于阳性活检位点的区域进行检测。该方法能够在 75% 的首次检查中未发现肿瘤的标本中发现前列腺癌组织。但是,这些繁琐的步骤会耗费大量的时间、财力和物力。目前,许多学者对是否需要广泛寻找微小肿瘤灶的必要性仍未达成一致意见。

（四）VPCa 的预后及预测因素

多项研究报道了 pT_0 前列腺癌的长期预后，结果并不一致。一般来说，pT_0 前列腺癌的预后较好。Bostwick 等报道，前列腺癌在 9.6 年的随访中无复发。但是，在一项大于 500 例前列腺全切术后的标本研究中，有 2 例 pT_0 病，尽管手术后 PSA 检测不到，但随访过程中 PSA 升高并发生骨转移。Kollermann 等报道了 36 例新辅助内分泌治疗的患者中 7 例 pT_0 期患者的中位随访时间为 31 个月。Prayer-Galetti 等报道在 24 例 pT_0 前列腺癌患者中，有 3 例患者生化复发。这 3 例均行有新辅助内分泌治疗，因此，新辅助内分泌治疗后"pT_0"可能比 pT_0 未经新辅助内分泌治疗的患者的预后更差。Gurski 等最近报道了在 23 例 pT_0 患者中出现了 6 例（26%）生化复发。研究发现前列腺的重量≥60g，Gleason 评分<7 分的前列腺腺癌并伴有 1 针活检阳性和肿瘤直径≤2mm 为 VPCa 的预后的预测因子。穿刺活检标本仅为<3mm 的单个癌灶，Gleason 评分≤6 分，发生前列腺癌进展的风险很低，应建议此类患者动态监测，必要时再进行根治性前列腺切除术。

（五）VPCa 与单病灶前列腺癌的关系

Herkommer 等研究提示大多数 VPCa 患者的穿刺活检标本都仅具有一针阳性，称为单病灶前列腺癌，又称局灶癌，微灶癌或微小癌。随着 PSA 筛查的开展和影像学的进步，越来越多的早期前列腺癌被检出，因此，穿刺活检标本证实的单病灶前列腺癌不断出现，是泌尿外科医师将面临的问题。对于医师来说，是否需要对这类前列腺癌患者进行治疗，以及穿刺活检结果与根治性切除前列腺病理结果不一致是两大难题。

（六）pT_0 前列腺癌的临床病理再评估

对于被诊断为 VPCa 的患者，通过积极寻找前列腺内部可能的残余肿瘤是解决问题的关键。虽然明确对 VPCa 的诊治仍未有统一的标准，但是一般建议首先对穿刺活检前列腺标本进行再评估，确认手术前的病理诊断。同时通过对初始活检标本切片复查，对可疑腺体采用免疫组化进行基底细胞标志物的检测（如 p63 及 AMACR 抗体染色，甚至可以进行 DNA 相关检测）。通过系列评估后，根治性前列腺切除术标本的阴性率明显下降，约 76% 原先诊断为 VPCa 的患者最终可以发现隐匿的癌灶。

（许宁　薛学义）

第三节　特殊类型的前列腺癌

特殊类型的前列腺癌包括导管腺癌、尿路上皮癌、神经内分泌癌、鳞形细胞癌，不适合用 Gleason 分级系统来判断其分化及恶性程度。大部分肿瘤对内分泌治疗反应比普通型前列腺癌差，恶性程度较高，患者常在短期内转移或死亡。

（一）导管腺癌（图 3-15）

单纯的前列腺导管腺癌占前列腺腺癌的 0.4% ~ 0.8%。以往认为前列腺导管腺癌来自于精阜前列腺囊的 Müllerian 结构，形态与子宫内膜样癌相似，因此曾被称为子宫内膜样癌。但随后研究发现睾丸切除术对肿瘤的治疗反应好，超微结构研究、组织化学及免疫组织化学研究均证实其来自于前列腺。

前列腺导管腺癌有两种生长方式：①发生于中央区的导管腺癌表现为息肉状或菜花状突出于前列腺部尿道的外生性肿块，多数生长于精阜内或精阜周围，出现排尿梗阻症状或血尿。肿瘤起自于尿道周围大的初级导管。②外周区的导管腺癌表现为前列腺实质内弥漫浸润性生长，类似于普通的前列腺（腺泡）腺癌的生长方式，可在细针穿刺标本中诊断。组织学上表现为乳头状、筛状、腺管状结构的大腺泡；细胞呈高柱状，胞质丰富，嗜双色性或透明，胞核位于细胞基底部，呈单层或假复层排列，排列拥挤相互重叠，细胞异型性较经典型前列腺癌明显，有的病例细胞仅有轻度异型。

导管腺癌 PSA 及 PAP 免疫组化染色呈强阳性，基底细胞标记如 34βE12、p63 多为阴性，但有部分导管腺癌基底细胞标记显示断续的阳性。

大多数研究发现导管腺癌的生物学行为与 Gleason 评分 4+4＝8 的腺泡癌的相似，且导管腺癌常表现为

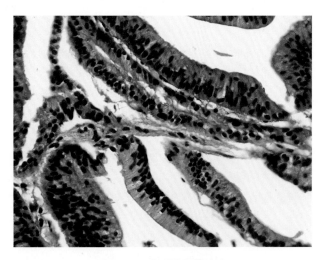

图 3-15　前列腺导管腺癌
Gleason 评分 4+4

筛状、乳头状结构特征,因此病理诊断应为前列腺导管腺癌,Gleason 评分为 4+4＝8。在导管腺癌和腺泡癌混合存在时,导管腺癌应认为是 Gleason 4 级的结构。也有人认为前列腺导管腺癌不适合进行 Gleason 评分。直肠指诊及血清 PSA 水平常为正常,因此临床常过低诊断。多数前列腺导管腺癌发现时已是侵袭性进展期肿瘤。

(二) 尿路上皮癌

尿路上皮癌很少原发于前列腺,大多由原发于膀胱或尿道的尿路上皮癌沿前列腺导管向前列腺实质内浸润形成实性或假腺样癌巢,原前列腺导管和腺泡的基底细胞层可长时间保存。在膀胱癌根治手术标本中,35%～45% 的病例见癌组织累及前列腺,若将前列腺全部取材前列腺受累率可能会更高。若膀胱癌根治术标本中仅见前列腺导管受累,患者的预后仍有膀胱癌的分期决定;若存在前列腺间质浸润,则预后较差。

前列腺近端导管被覆尿路上皮细胞,可发生前列腺原发性尿路上皮癌,占前列腺癌的 1%～4%,其形态与膀胱的尿路上皮癌相似,细胞核明显异型,核分裂象多见,常有鳞状上皮化生。诊断原发性前列腺尿路上皮癌必须首先排除膀胱或尿道的尿路上皮癌的浸润。前列腺原发尿路上皮癌几乎均有间质浸润,易浸润膀胱颈及周围软组织,超过一半的病例是 T3 或 T4 期的肿瘤。20% 的病例发生转移,骨、肺及肝是最常见的转移部位。与前列腺腺癌相反,骨转移多为溶骨性的。T3 期肿瘤经放疗 5 年存活率约为 34%。少数局限于前列腺(T2 期)的肿瘤,根治性手术可使一些病例获得长期的无病生存。免疫组化染色显示癌细胞可表达 34βE12、CK7、CK20、Thrombomodulin 及 Uroplakins,而 PSA、PAP、AR 常为阴性。

(三) 鳞形细胞癌(图 3-16)

完全的前列腺原发性鳞形细胞癌(pure squamous cell carcinoma,PSCC)罕见,占前列腺癌的 0.5%～1%。来源尚不明,可能起源于尿道旁前列腺导管上皮的鳞状上皮化生或前列腺腺泡基底细胞的鳞状上皮化生。组织学形态与其他部位的鳞形细胞癌一样。

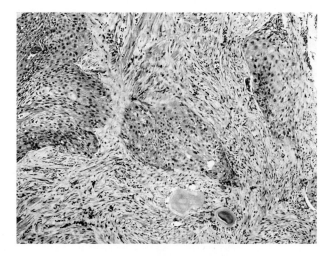

图 3-16　前列腺鳞形细胞癌

免疫组化染色显示 PSA、PAP 阴性。Mott 认为诊断原发性前列腺鳞形细胞癌的标准包括:①明显恶性肿瘤证据包括浸润、生长方式及细胞的间变;②鳞状上皮的特征,如角化、角化珠和细胞间桥;③缺乏腺体分化的特征;④无其他部位原发性鳞形细胞癌的证据,尤其是膀胱。前列腺鳞形细胞癌预后差,常转移至骨(主要为溶骨性病变)、肝及肺,诊断后预计生存时间为 14 个月。目前尚无一致治疗方法,治疗手段包括根治性手术、放疗、化疗、内分泌治疗或综合疗法。如为器官局限性肿瘤应行根治性切除手术;可采取内分泌治疗、化疗、放疗等综合性治疗措施。转移的病例亦无血清 PSA 的升高。更常见的情况是,腺癌经内分泌治疗后出现原发灶或转移灶的鳞状上皮化生。

(四) 基底细胞癌(图 3-17)

前列腺基底细胞癌(basal cell carcinoma of the prostate)是来自前列腺基底细胞的恶性肿瘤,其组织学形态多样:①类似于皮肤的基底细胞癌,可见大的基底细胞样细胞巢,其外周细胞呈栅栏状排列,可见坏

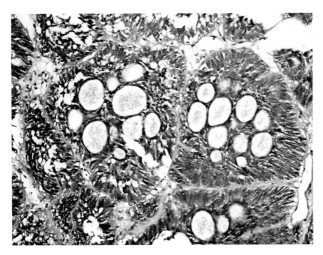

图 3-17　前列腺基底细胞癌,类似腺样囊性癌样结构

死;②类似于旺炽型基底细胞增生或腺样囊性癌样。

细胞排列成腺样、小梁状、筛状及实性结构。肿瘤细胞胞质少,细胞核染色深,可有空泡形成。部分病例有灶性鳞状上皮化生、尿路上皮细胞样和腺样分化。诊断基底细胞癌的组织学标准包括浸润性生长、侵犯至前列腺外、神经周围侵犯、坏死及间质的促结缔组织增生性反应。免疫组化染色显示癌细胞表达基底细胞标记如 34βE12、CK14、CK5/6 及 p63,而 PSA、PAP 阴性。基底细胞癌 Bcl-2 强阳性表达,ki67 指数高,有助于与基底细胞增生鉴别。由于病例很少,随访时间短,目前基底细胞癌的生物学行为及治疗方法尚不明确。

（五）神经内分泌肿瘤

前列腺癌的神经内分泌分化包括:①经典型前列腺腺癌伴灶性区神经内分泌分化,临床意义尚不确定,对预后的影响尚有争议;②类癌（WHO 高分化神经内分泌肿瘤）,十分罕见,因病例少,尚不清楚其生物学行为;③小细胞癌（WHO 新分类中分化差的神经内分泌癌）。

前列腺的小细胞癌是高度恶性神经内分泌肿瘤,不到前列腺癌的 1%。组织学形态类似肺小细胞癌,都可发生于年轻患者,肿瘤细胞呈弥漫性片状、巢状浸润,癌巢中央有大片凝固性坏死。癌细胞核小、燕麦状或圆形,染色质细而均匀,核仁不明显,胞质很少。免疫组化显示神经内分泌标记如 Synaptophysin、Chromogranin A 及 NSE 等阳性,电镜可见神经内分泌颗粒,但部分病例为未分化性小细胞癌则缺乏神经内分泌分化特征。一般癌细胞不表达 PSA、PAP、P501S 及 PSMA。约 50% 的病例为小细胞癌与经典型腺癌混合存在,预后不良。前列腺小细胞癌内分泌治疗无效,治疗以手术为主,可辅以化疗。完全性小细胞癌患者与混合性小细胞癌及腺癌患者的预后相比无明显差异,平均存活期不到 1 年。

除了上述的神经内分泌肿瘤外,前列腺的大细胞神经内分泌癌也有报道,但病例少。前列腺的大细胞神经内分泌癌的诊断标准类似于肺的大细胞神经内分泌癌:①细胞体积大,多边形,胞质丰富,细颗粒状,嗜酸性,核/浆比较小;②核染色质粗,核仁常见;③核分裂象>10 个/10HP;④大片坏死;⑤免疫组化或超微结构显示神经内分泌分化。报道的病例中多数是发生于前列腺腺癌经抗雄激素治疗后,少数为开始即为大细胞神经内分泌癌。因病例数少,其生物学行为尚有待进一步观察。

第四节　前列腺癌的分期

前列腺癌的病例分期是仅次于 Gleason 分级的重要指标,也是临床制定术后治疗方案的重要依据,目前由世界卫生组织（WHO）、美国癌症协会（AJCC）和国际抗癌协会（UICC）推荐使用的是 TNM 分期。

前列腺癌的病理分期是仅次于 Gleason 分级的重要预后指标,也是临床制订术后治疗方案的重要依据,目前由世界卫生组织（WHO）、美国癌症协会（AJCC）和国际抗癌协会（UICC）推荐使用的是 TNM 分期（T 代表肿瘤,N 代表淋巴结,M 代表转移）,2009 年修订成第 7 版,2010 年 1 月 1 日开始使用（表 3-1）。

表 3-1　组织学分期/预后分组

分期	T	N	M	PSA（ng/ml）	Gleason 评分
I 期	T_{1a-c}	N_0	M_0	<10	≤6
	T_{2a}	N_0	M_0	<10	≤6

分期	T	N	M	PSA（ng/ml）	Gleason 评分
	T_{1-2a}	N_0	M_0	X	X
ⅡA 期	T_{1a-c}	N_0	M_0	<20	7
	T_{1a-c}	N_0	M_0	≥10<20	≤6
	T_{2a}	N_0	M_0	<20	≤7
	T_{2b}	N_0	M_0	<20	≤7
	T_{2b}	N_0	M_0	X	X
ⅡB 期	T_{2c}	N_0	M_0	任何 PSA	任何评分
	T_{1-2}	N_0	M_0	≥20	任何评分
	T_{1-2}	N_0	M_0	任何 PSA	≥8
Ⅲ 期	T_{3a-b}	N_0	M_0	任何 PSA	任何评分
Ⅳ 期	T_4	N_0	M_0	任何 PSA	任何评分
	任何 T	N_1	M_0	任何 PSA	任何评分
	任何 T	任何 N	M_1	任何 PSA	任何评分

注：如无 Gleason 评分或 PSA 值，应综合 T 分期及可获得的 Gleason 评分或 PSA 值进行分组

（一）TNM 分期

1．T(原发肿瘤)

临床(T)：

T_x:原发肿瘤无法评估。

T_0:无原发肿瘤的证据。

T_1:临床检查肿瘤不明显(触诊及影像学检查均不能发现)。

T_{1a}:组织学检查偶然发现的肿瘤,占≤5%的切除前列腺组织。

T_{1b}:组织学检查偶然发现的肿瘤,占>5%的切除前列腺组织。

T_{1c}:前列腺穿刺活检发现的肿瘤(如因血清 PSA 升高)。

T_2:肿瘤局限于前列腺内(穿刺活检在一叶或两叶内发现肿瘤,但触诊或影像学均未发现者,应归为 T_{1c} 期)。

T_{2a}:肿瘤累及前列腺一叶的一半以内。

T_{2b}:肿瘤累及前列腺一叶的一半以上,但未累及两叶。

T_{2c}:肿瘤累及前列腺两叶。

T_3:肿瘤侵犯至前列腺外(侵犯前列腺尖部或前列腺被膜但未穿透,应归为 T2 期而不是 T3 期)。

T_{3a}:前列腺被膜外扩散(单侧或双侧)。

T_{3b}:肿瘤侵犯精囊腺。

T_4:肿瘤固定或侵犯精囊腺以外的邻近结构(包括外括约肌、直肠、膀胱、提肛肌和/或盆壁等)。

病理(pT)：

没有病理 T_1 期分类。

pT_2:肿瘤局限于前列腺内。

pT_{2a}:单侧,累及前列腺一叶的一半以内。

pT_{2b}:单侧,肿瘤累及前列腺一叶的一半以上,但未累及两叶。

pT_{2c}:双侧病变。

pT₃:前列腺外侵犯。

pT₃ₐ:前列腺外侵犯或显微镜下侵犯膀胱颈[手术切缘阳性应描述为R1(显微镜下残留病变)]。

pT₃♭:侵犯精囊腺。

pT₄:侵犯直肠、肛提肌和(或)盆壁。

2. 区域淋巴结(N)

临床:

Nₓ:区域淋巴结无法评估。

N₀:没有区域淋巴结转移。

N₁:区域淋巴结转移。

病理:

pNₓ:区域淋巴结未取材。

pN₀:没有阳性区域淋巴结。

pN₁:区域淋巴结转移。

3. 远处转移(M)　当一个以上部位出现转移时,应该用最高分类,pM1c是最高分类。

M₀:没有远处转移。

M₁:远处转移。

M₁ₐ:非区域性淋巴结转移。

M₁♭:骨转移。

M₁c:伴或不伴骨转移的其他部位的转移。

(二) 预后因素(部位特异性因素)(建议注明)

要求用于分期:前列腺特异性抗原,Gleason评分。

临床有意义:第1及第2级Gleason结构,第3级Gleason结构,临床分期步骤,活检组织条的数目,活检阳性组织条的数目。

(三) 组织病理学分级(G)

由于考虑到分级系统反应前列腺癌内在形态学的异质性,且研究表明其具有预后价值,因此建议在分期时考虑Gleason评分。第1及第2级结构(每一结构均分为1~5分)分别给出Gleason分级,然后将两者相加得出Gleason评分。因此Gleason评分2~10分理论上均可能存在。穿刺活检标本诊断的前列腺癌绝大多数为Gleason评分6分及以上(如果病变仅见一种结构,应评为同样的两个级别。例如,如果仅见Gleason结构3级的病灶,应报告为Gleason评分3+3=6)。在前列腺根治标本中,如存在第3种结构,应注明但不在Gleason评分中反映出来。建议前列腺根治标本应按器官结构有序取材,确定主要结节或散在的肿瘤结节。如果存在主要种肿瘤结节,应对该结节独立评分,因为该结节常为最高的Gleason评分和(或)肿瘤分期。

Gleason x:不能进行Gleason评分。

Gleason评分≤6分:高分化(轻度间变)。

Gleason评分7分:中分化(中度间变)。

Gleason评分8~10分:低分化/未分化(明显间变)。

(四) 组织病理学类型

该分期适用于前列腺腺癌及鳞形细胞癌,不适用于肉瘤或移行细胞(尿路上皮)癌。用于描述前列腺腺癌的名词包括黏液癌、印戒细胞型癌、导管腺癌及神经内分泌包括小细胞癌。前列腺的移行细胞(尿路上皮)癌应按尿道肿瘤进行分期,在组织学上确定该病变。

(章宜芬　吴群立)

第五节　前列腺癌五级评分系统

依据2005年国际泌尿病理学协会(ISUP)修订的Gleason分级标准,通常我们将Gleason评分(GS)分为三组,即 GS 2~6 分、GS 7 分、GS 8~10 分,并结合血清 PSA 和临床分期将前列腺癌分为低、中、高危(表 3-2),用以指导治疗和判断预后。但这种三级评分系统存在不足,如:虽然 GS 3+4=7 和 4+3=7 总分一致,但患者有不同的预后,而此系统无法将其区分开来。

表 3-2　前列腺癌低、中、高危评价标准

评价指标	低危	中危	高危
PSA(ng/ml)	<10	10~20	>20
Gleason 评分	≤6	7	≥8
临床分期(cT)	≤T_{2a}	T_{2b}	≥T_{2c}

因此,Jonathan 等学者基于目前的 Gleason 评分系统,提出了新的 5 级评分系统。

1 级　GS≤6,仅由单个分离的、形态完好的腺体组成。

2 级　GS 3+4=7,主要由形态完好的腺体组成,伴有较少的腺体形态发育不良或融合腺体或筛状腺体组成。

3 级　GS 4+3=7,主要由发育不良的腺体或融合腺体或筛状腺体组成,伴少量形态完好的腺体。

4 级　GS 4+4、3+5、5+3=8 分,仅由发育不良的腺体或融合腺体或筛状腺体组成;或者以形态完好的腺体为主伴少量缺乏腺体分化的成分组成;或者以缺少腺体分化的成分为主伴少量形态完好的腺体。

5 级　GS 9~10,缺乏腺体形成结构(或伴坏死),伴或不伴腺体形态发育不良或融合腺体或筛状腺体。

Jonathan 等学者的研究纳入了 2005—2014 年期间 20 845 名接受根治性前列腺癌切除术的患者(未接受放疗和内分泌治疗),主要结局指标为生化复发(BCR)。相比于 GS6(参照组,Ref.),GS 3+4、GS 4+3、GS 8 及 GS 9~10 的复发风险比(HR)分别为 1.9、5.1、8.0 和 11.7,组间差异显著。新分级从 1 分组到 5 分组,手术人群 5 年生化无复发率分别为 96%(95% 置信区间为 95~96)、88%(85~89)、63%(61~65)、48%(44~52)、26%(23~30)。无论在术前穿刺活检病理中,还是在术后病理中,5 级评分系统的组间差异都很明显。在纳入的 2005—2014 年间的 3656 名接受放疗的患者(未接受内分泌治疗)中,5 年生化无复发率亦存在组间差异,但没有上述手术组中那么明显。在这项研究中,由于纳入 GS8 分组中的患者大部分为 4+4,所以作者未能讨论 4+4、3+5、5+3 的差异。在 Jonathan 等学者的另一项研究中显示,无论在术前穿刺活检病理中,还是在根治性手术术后病理中,GS 9~10 的前列腺癌特异性生存率都要明显低于 GS8,该研究基于 1984—2014 年间的 23 918 名患者,其中 721 名患者通过术前穿刺活检评级为 GS 8~10、1047 名患者通过术后病理评级为 GS 8~10。Huynh 等学者的研究纳入了 1998—2012 年期间 462 名 GS 8 的前列腺癌患者,这些患者治疗方案为近距离放射联合外放射治疗和(或)雄激素阻断治疗,研究人员在调整年龄、已知的前列腺癌预后因素、治疗等因素后,发现 GS 3+5 加 5+3 组的前列腺癌特异性死亡率、总体死亡率皆显著高于 GS 4+4,提示包含单项 Gleason 5 分的 GS 8(3+5、5+3)可能与 GS 4+4 预后不同。

这种新的 5 级评分系统,在 2014 年 ISUP 的前列腺癌 Gleason 分级会议上被提出,也被 EAU 2017 版指南推荐(表 3-3)。

表 3-3　EAU 2017 版指南对局限性、局部进展性前列腺癌生化复发的危险分组

低危	中危	高危	
PSA < 10ng/ml 和 GS ≤ 6 和 $cT_{1~2a}$	PSA10~20ng/ml 或 GS = 7 或 cT_{2b}	PSA > 20ng/ml 或 GS ≥ 8 或 cT_{2c}	任何 PSA 任何 GS $cT_{3~4}$ 或 cN+
局限性			局部进展性

cT. 临床分期;GS. Gleason 评分;PSA:前列腺特异性抗原

为了避免使用过程中产生混乱,新系统可能需要与 2005 年版 Gleason 分级系统联合使用,目前对 5 级评分系统仍需持谨慎态度,直到它为大家广泛接受并得到实践认可,并有可能需要进一步完善。

（秦家轩 王永锋 张开颜 邢金春）

参 考 文 献

1. 张惠箴,蒋智铭,施琳.假增生型前列腺癌的病理学特征.中华病理学杂志,2007,36:742-745.

2. 蒋智铭.前列腺诊断病理学.上海:上海世纪出版股份有限公司,上海科技教育出版社,2008:32-90.

3. 张祥华.pT0 前列腺癌的临床诊治特点[J].中华临床医师杂志:电子版,2011,5(3):4-6.

4. Epstein JI,Allsbrook WC,Amin MB,et al. The 2005 International Society of Urological Pathology (ISUP) Consensus Conference on Gleason Grading of Prostatic Carcinoma. Am J Surg Pathol,2005,29(9):1228-1242.

5. Gokden N,Roehl KA,Catalona WJ,et al. High-grade prostatic intraepithelial neoplasia in needle biopsy as risk factor for detection of adenocarcinoma:current level of risk in screening population. Urology,2005,65(3):538-542.

6. Schlesinger C,Bostwick DG,Iczkowski KA. High-grade prostatic intraepithelial neoplasia and atypical small acinar proliferation:predictive value for cancer in current practice. Am J Surg Pathol,2005,29(9):1201-1207.

7. Epstein JI,Herawi M. Prostate needle biopsies containing prostatic intraepithelial neoplasia or atypical foci suspicious for carcinoma:implications for patient care. J Urol,2006,175(3 Pt 1):820-834.

8. Evans AJ,Humphrey PA,Belani J,et al. Large cell neuroendocrine carcinoma of prostate:a clinicopathologic summary of 7 cases of a rare manifestation of advanced prostate cancer. Am J Surg Pathol,2006,30(6):684-693.

9. Ali TZ,Epstein JI. Basal cell carcinoma of the prostate:a clinicopathologic study of 29 cases. Am J Surg Pathol,2007,31(5):697-705.

10. Chuang A-Y,DeMarzo AM,Veltri RW,et al. Immunohistochemical differentiation of high-grade prostate carcinoma from urothelial carcinoma. Am J Surg Pathol,2007,31(8):1246-1255.

11. Arista-Nasr J,Martinez-Benitez B,Camorlinga-Tagle N,et al. Foamy gland microcarcinoma in needle prostatic biopsy. Ann Diagn Pathol,2008,12(5):349-355.

12. Orihuela E,Green JM. Ductal prostate cancer:contemporary management and outcomes. Urol Oncol,2008,26(4):368-371.

13. Gurski J L,Chen Y,Zhao J,et al. pT0 is not benign disease:there is risk of progression in patients with no cancer in radical prostatectomy specimens. Journal of Urology,2009,181(4):208.

14. Wang W,Epstein JI. Small cell carcinoma of the prostate. A morphologic and immunohistochemical study of 95 cases. Am J Surg Pathol,2008,32(1):65-71.

15. Duffield AS,Epstein JI. Detection of cancer in radical prostatectomy specimens with no residual carcinoma in the initial review of slides. Am J Surg Pathol,2009,33(1):120-125.

16. Epstein JI,Zelefsky MJ,Sjoberg DD,et al. A Contemporary Prostate Cancer Grading System:A Validated Alternative to the Gleason Score. Eur Urol,2016,69(3):428-435.

17. Huynh MA,Chen M-H,Wu J,et al. Gleason Score 3 + 5 or 5 + 3 versus 4 + 4 Prostate Cancer:The Risk of Death. Eur Urol,2016,69(6):976-979.

18. EAU-ESTRO-SIOG Guidelines on Prostate Cancer. Part 1:Screening,Diagnosis,and Local Treatment with Curative Intent. Eur Urol. 2017 Apr;71(4):618-629. http://uroweb.org/guideline/prostate-cancer/. http://uroweb.org/guideline/prostate-cancer/.

第四章　前列腺癌的生物学基础

迄今为止前列腺癌的病因尚不明确,其发生可能跟生活环境、饮食习惯、职业因素、前列腺感染以及遗传有关,最近的观点认为,前列腺癌的发生和发展与多种癌基因、抑癌基因和生长因子密切相关。目前随着科学技术的发展和进步及在此研究领域资金的大量注入,在分子生物水平上对前列腺癌病因学的研究已经取得巨大的突破。

第一节　前列腺癌分子生物学

一、雄激素受体与雄激素代谢

临床前列腺癌呈明显的种族、地区高发的特点,美国黑种人前列腺癌的发病率较高,为137/10万人;而中国人、日本人临床性前列腺癌发病率较低。近年来通过对上述现象的研究,发现与前列腺癌雄激素受体(androgen receptor,AR)有关。除脾外,AR几乎在人类所有组织中都有不同水平的表达。AR为单拷贝基因,位于Xq11-12,长度约90kb,含有8个外显子。第一外显子中的CAG重复序列长度与AR转录调节活性存在负相关性,CAG重复长度越短,AR转录活性越高,使DHT生物活性增高,前列腺上皮细胞受到过度刺激而生长,从而增加了前列腺癌发生的危险性。与拥有长CAG重复重复序列的患者相比,有18个CAG重复的等位基因的男性患高级、晚期前列腺癌的风险将会增加2倍。对多个种族正常人群的比较研究发现,CAG平均重复长度为:亚洲人>墨西哥裔美国人>美国白种人>美国黑种人,这与不同种族间前列腺癌发病率的差异相吻合。

雄激素通过AR介导产生对靶器官的作用,在前列腺癌组织中,AR介导雄激素促进前列腺癌细胞增殖。前列腺癌的雄激素受体位于细胞质内,AR是雄激素依赖性转录因子和重要的启动因子,在没有激素作用下,AR与热休克蛋白(HSP)结合,HSP有稳定AR的作用;当AR与雄激素如双氢睾酮(DHT)等结合后,AR-HSP复合体分开,DHT与AR结合形成DHT-AR复合物,复合物与特定的DNA区域(雄激素反应元件)结合,调节特定的mRNA转录和表达,从而对靶器官产生生物学效应。

血清睾酮在前列腺内由5α-还原酶转换成双氢睾酮(DHT),睾酮来源于睾丸的Leydig细胞,其合成受垂体分泌的黄体生成素(LH)控制,而后者则为下丘脑释放的黄体生成素释放激素(LHRH)所调节,这一内分泌调节轴在垂体及下丘脑水平均有负反馈抑制作用。除睾酮外,血清内尚有5%～10%的弱雄激素来源于肾上腺,这类弱雄激素主要是脱氢表雄酮(DHEA),其分泌受垂体合成促肾上腺皮质激素(ACTH)控制,而后者则接受来自下丘脑的促肾上腺皮质激素释放激素(CRH)调节。来自肾上腺的弱雄激素虽然数量不多,但由于其在前列腺内可以转变为活性雄激素DHT,因此对前列腺癌的生长仍具有重要的意义。

正常或癌变的前列腺上皮细胞需在雄激素刺激下生长和增殖。并非所有前列腺癌细胞对雄激素的反应都是相同的,根据细胞凋亡与雄激素的关系,可将前列腺癌细胞分为以下3类:①雄激素依赖性细胞(androgen dependent cells),这类细胞的生存需要雄激素的存在,而去除雄激素后,细胞将发生凋亡;②雄激素敏感性细胞(androgen sensitive cells),这类细胞的生存并不需要雄激素的存在,但雄激素的存在可使细胞发生增殖;③雄激素不敏感性细胞(androgen insensitive cells),这类细胞的增殖和凋亡与雄激素的存在与否无关。

雄激素依赖性前列腺癌可以演变为非雄激素依赖性前列腺癌,这与 AR 基因表达扩增、基因突变、AR 辅助调节因子异常及不依赖配体的 AR 活化有关。

二、癌基因

癌基因是指能导致细胞恶性转化的核酸片段,它在细胞的正常生长、分化中起重要作用。与前列腺癌的发生发展密切相关的癌基因主要有以下 4 种。

(一) Bcl-2 基因

Bcl-2 基因位于染色体 18q21.3,全长 230kb,含 3 个外显子,通过染色体易位而激活,易位使得 Bcl-2 基因序列与 Ig 位点的强调控元件相结合,导致易位细胞中的 Bcl-2 基因表达失控。Bcl-2 蛋白是一个跨膜蛋白,位于核周间隙、内质网及线粒体外膜。其特点是通过抑制细胞的程序性死亡而不是通过促进细胞分裂来延长细胞的存活,其过度表达可以抑制细胞程序性死亡而阻碍或延迟正常细胞分化,从而延长细胞的寿命,使癌变效应得以累积,增加基因突变的发生概率,而这些基因突变的细胞大多数是靠凋亡来清除的,由于 Bcl-2 的凋亡抑制作用,使得这些前列腺细胞无法及时清除,增加了这些基因异常细胞的积累,从而加速了前列腺癌的发生发展。正常成年人前列腺分泌上皮细胞不表达 Bcl-2 蛋白,在 69%(95/138)的前列腺癌患者中,Bcl-2 基因呈阳性表达,Bcl-2 的表达增加前列腺癌的恶性程度而导致预后不良,其表达水平与癌细胞的分化程度相关,分化越低的前列腺癌表达越高。

(二) C-myc 基因

C-myc 基因属于 myc 家族,人 C-myc 基因定位于染色体 8q24,含 3 个外显子。原癌基因 C-myc 编码一种位于核内的转录调控因子,C-myc 原癌基因产物参与调控正常细胞的增殖、转化及分化。它在非转化的正常细胞中的表达依赖于生长因子,是调节细胞周期变化的关键因素。C-myc 基因在被激活为癌基因后,表达异常增高,驱使细胞由 G_0、G_1 期向 S 期转化,使细胞脱离正常生长,具有高度增生潜能,开始向恶性表型转化,抑制细胞的分化。在前列腺癌细胞中可以发现 C-myc 发生了扩增、重排等改变,C-myc 蛋白产物的表达与前列腺癌关系密切,可能与患者的预后有关。

(三) Ras 基因

Ras 基因家族包括 H-ras、K-ras、N-ras,每一种 Ras 基因都编码一种低分子量 G 蛋白。Ras 基因的点突变通常发生在第 12、13 及 61 位密码子,这些位点的突变使 Ras 从原癌基因转变为癌基因。Ras 蛋白在细胞增殖分化信号从激活的跨膜受体传递到下游蛋白激酶的过程中起作用。突变的 Ras 蛋白可降低自身内源性 GTP 酶的活性,还降低了它们与 GTP 酶活化蛋白的结合能力,导致 Ras 蛋白与 GTP 的持续结合并有促进细胞生长的作用。研究发现,Ras 突变能激活苏氨酸激酶的蛋白质 ras/(mitogen-activated protein kinase,MAPK)途径,提高雄激素受体(AR)对激素的敏感性,减少前列腺癌细胞 LNCaP 生长所需的雄激素,同时也减少前列腺素特异抗原(prostate-specific antigen,PSA)的表达。Ras 家族能促使前列腺癌进入激素高敏感性阶段,通过对 AR 转录因子的翻译后修饰(如磷酸化作用)调节其功能,使 AR 即使在很低浓度的激素作用下也能起作用,AR 在非激素依赖性的前列腺癌中依然存在,而 AR 在低于生理水平的雄激素中如何起作用的机制是解释非激素依赖性前列腺癌的关键所在。

(四) HER-2/neu

HER-2/neu 属于具有酪氨酸蛋白激酶(TPK)活性的表皮生长因子(EGF)受体家族。HER-2/neu 基因位于染色体 17q11.2-12,其编码的 p185neu 是个跨膜糖蛋白,正常时许多分泌性上皮细胞都有低水平的表达。初步认为,HER-2/neu 的过表达可以通过交叉激活(transactivation)AR 而引起肿瘤。HER-2/neu 基因在前列腺癌中有扩增,与不依赖雄激素的生长有关,且与复发呈正相关。体外试验表明,HER-2/neu 在依赖雄激素的前列腺癌细胞中高表达将导致在无雄激素时 AR 的激活,同时,HER-2/neu 抗体能显著地抑制前列腺癌细胞系的生长。这些研究表明,HER-2/neu 基因参与了前列腺癌的形成。

三、抑癌基因

（一）Rb 基因

Rb 基因是最早发现的抑癌基因,定位于染色体 13q14,编码 110KD 具有 DNA 结合能力的核磷蛋白,后者在细胞周期的调节中起主导作用,参与细胞周期的调节,对细胞生长起负调控作用,同时还可调控与细胞增殖有关的原癌基因的表达。Rb 去磷酸化后与转录因子 E2F 结合,抑制它的活性,抑制细胞从 G_1 期进入 S 期,使细胞停滞在 G_1 期,从而抑制细胞增殖,诱导细胞凋亡。而 Rb 基因的磷酸化,使转录因子 E2F 解离下来,促使 DNA 合成相关的酶的转录启动,使细胞从 G_1 期进入 S 期,引起细胞增殖。Rb 基因的缺失和突变使 Rb 基因不能表达或异常转录无功能的 Rb 蛋白,Rb 功能的缺失将导致细胞周期的失调,引起细胞的非控制性增殖而导致肿瘤的发生。在 60% 前列腺癌临床病例可观察到 Rb 杂合子的丢失。Maddison 等的研究表明,Rb 的失活引起 E2F 表达增多,可引起早期前列腺癌,促进前列腺癌的发展进程和转移。Rb 基因可能与前列腺癌细胞的分化过程有关,在低分化前列腺癌中 Rb 基因的缺失和突变更为常见。

（二）p53 基因

p53 基因定位于人 17p13.1,其产物 p53 蛋白是由 393 个氨基酸所组成的核磷蛋白,是一细胞周期相关蛋白。p53 蛋白可分为野生型 wt-p53 及突变型 mt-p53 两种。p53 基因通过 p21 基因而间接作用于细胞周期。wt-p53 重要作用是监视细胞基因组的完整性,如果 DNA 遭受破坏,p53 蛋白将大量积累并促使 DNA 复制进入 G_0 静止期,抑制细胞增殖。野生型 p53 蛋白是一种顺序特异性的 DNA 结合蛋白,能结合 p21 基因的启动子,诱导 p21 基因的转录。p21 基因定位于人 6p21.2,其产物 p21 蛋白可直接结合 CDK 或多种 CDK-Cyclin 的复合物而抑制 CDK2、CDK4、CDK6 活性,而 CDK 被抑制就不能使 Rb 蛋白磷酸化,从而使细胞周期抑制在 G_1 期,从而发挥细胞周期的负调节功能,避免突变的 DNA 复制。在 p53 基因出现突变或功能性缺失时,可造成 p21 基因表达水平及 p21 蛋白与 Cyclin-CDK 复合体的结合能力下降,带着损伤 DNA 的细胞将会进入 S 期,因为遗传不稳定性,细胞将发生突变和染色体畸变,产生肿瘤。mt-p53 可以灭活 wt-p53 的功能,导致细胞转化和过度增殖而产生肿瘤行为。并且 wt-p53 尚可以抑制雄激素受体(androgen receptor,AR)的活性,而 AR 在前列腺癌发生、发展中起重要作用,因此,p53 的突变或缺失可能与前列腺癌浸润、转移有关。

（三）p16 基因

p16 基因又称多肿瘤抑制基因(multiple tumor suppressor 1,MTS1)。p16 基因全长 8.5kb,编码细胞周期依赖性激酶 CDK4 的抑制蛋白,该蛋白的分子量为 15.8kDa,故称为 p16。p16 作为 CDK4 的抑制蛋白,对正常细胞起负反馈调节作用,p16 蛋白和细胞周期素 D(cyclin D)竞争性地与 CDK4 结合,p16 蛋白能特异性地抑制 CDK4 的活性,使 Rb 蛋白不被 CDK4 磷酸化,非磷酸化的 Rb 蛋白能与促进细胞分裂的某些转录因子(如 E2F)结合,抑制转录,使细胞不能从 G_1 期进入 S 期而阻止细胞分裂增殖。p16 基因缺失、突变或甲基化而表达缺失时,常可以刺激细胞分裂增殖,甚至发生癌变。p16 在维持细胞自身稳定、消除突变细胞和防止肿瘤发生等方面起着非常重要的作用。研究发现,p16 表达缺失的前列腺癌患者 5 年生存率明显降低,且肿瘤局部进展和远处转移的可能性显著增加。因此,p16 基因的表达可以作为前列腺患者预后的指标之一。

（四）PTEN 基因

PTEN 基因定位于染色体 10q23.3,全长为 200kb,是一个具有双重特异性磷酸酶活性的抑癌基因,含有 9 个外显子,8 个内含子,其蛋白产物与张力蛋白和辅助蛋白具有同源性。PTEN 的 N 端含有一个蛋白酪氨酸磷酸酶(PTP)的功能区,PTPase 可使酪氨酸/丝氨酸/苏氨酸的残基去磷酸化,在多种信号途径和细胞周期中发挥作用。PTEN 通过 3-磷酸磷脂酰肌醇激酶(PIP3)途径对细胞恶变起负向调节作用。当磷脂酰肌醇 3-羟激酶(PI3K)被一些细胞生长因子激活后可使 PIP2 磷酸化为 PIP3,后者通过蛋白激酶 B(PKB)和(或)丝/苏氨酸激酶(Akt)促使细胞进入细胞分裂周期,促使肿瘤细胞增殖和存活。PTEN 可逆转 PIP2 向 PIP3 转化的过程,通过磷脂酰肌醇依赖性激酶 1(PDK1)作用于丝/苏氨酸激酶(Akt),诱导细胞程序性凋亡。PTEN 蛋白的蛋白磷酸酪氨酸酶结构域与张力蛋白具有广泛的同源性,能与肌动蛋白纤维细丝发生局部黏附,以局部黏附的形式调节肿瘤细胞的浸润和转移。此外有研究表明 PTEN 有抑制肿瘤血管生成的作用。前列腺癌 PTEN 的杂合子性缺失较多见,PTEN 的表达异常可以促进前列腺癌的生长、浸润和转移,抑癌基因 PTEN 表达缺失可以作为晚期前列腺癌预后不良的标志物。

四、其他相关基因

(一) 前列腺癌诱导基因-1(PTI-1)

人 PTI-1 是从人前列腺癌细胞系 LNCaP 中克隆获得的发挥显性作用的肿瘤诱导基因。研究表明,PTI-1 基因具有癌基因特性,在调控前列腺癌演变过程中发挥重要作用,前列腺癌患者外周血中可检测到 PTI-1 的 cDNA。Sun 等用反转录-聚合酶链反应(RT-PCR)分析的方法在前列腺癌患者的血样中发现其表达,并证明 PTI-1 为前列腺癌发生的特异性表达基因,其中 PCa 组织有较高的阳性表达率,而在 BPH 组织及 NP 组织中均为阴性。因此,该基因具有极高的检测特异性,对于 PCa,BPH 的鉴别诊断具有较大意义。

(二) 前列腺癌特异性基因

前列腺癌特异性基因(human prostate-specific gene-1 ,HPG-1)在前列腺正常和异常的生长中均起作用,对于早期特异性诊断和治疗前列腺癌是必需的。目前的研究,用差异显示 PCR 技术可获取一个 339bp 的前列腺特异性 cDNA 片段,使用这个片段筛选人类前列腺 λgt10 基因文库,可检索到一个全长 1468bp 的人类前列腺特异性基因,该基因有 127 个氨基酸的开放阅读框。广泛的数据库检索显示 HPG-1 有个新型的核苷酸/氨基酸序列,定位于人类染色体 3q26 位点,这是一个已经被证明与前列腺癌相关联的区域。使用 HPG-1 基因在体外转录和翻译可表达一种分子量约 15kDa 的蛋白,该产物是一种跨膜蛋白。用 Northern 杂交、RT-PCR 对 19 个不同的人体组织进行分析显示 HPG-1 只在前列腺组织中特异性表达。为了研究其在前列腺癌发生中的作用,对 3 种前列腺癌上皮细胞系进行了检查,雄激素敏感型(LNCaP)和雄激素不敏感型(DU-145 和 PC-3)被检查 HPG-1 的表达。用 Northern 杂交和定量 RT-PCR 检测发现 LNCaP 的 HPG-1 mRNA 转录产物的水平比 DU-145 细胞系高 2～3 倍,而 PC-3 不表达。使用反义和不义寡核苷酸在体外进行 LNCaP 细胞培养时,降低了 HPG-1 mRNA 的水平和抑制了细胞的生长,这种抑制呈浓度依赖性,在 72 小时时有 86% 细胞生长被抑制。HPG-1 mRNA 的在 LNCaP 细胞的表达被发现呈雄激素依赖性。HPG-1 基因,对雄激素敏感而且只在前列腺中特异性表达,可能与前列腺癌的发生有关,或许能应用于特异性诊断和治疗前列腺癌。

DD3(PCA3)基因是前列腺癌特异性基因的一种,是一种功能为非编码 RNA 的基因,定位于人类染色体 9q21-22,全长约 25kb,由 4 个外显子和 3 个内含子组成。DD3(PCA3)为前列腺癌特异性标志基因,其 mRNA 仅表达于前列腺组织。正常的前列腺表达水平很低。但在前列腺癌细胞和 LNCaP 细胞株中呈高度表达。而其他组织、其他肿瘤组织和细胞系中均无同源性表达,其敏感性及特异性均高于 90% ,DD3(PCA3)有望成为一个前列腺癌早期诊断和预后监测有价值的标志物。

(三) KLF6

KLF6 是最近报道一个的候选抑癌基因,定位于染色体 10p。研究者采用基因微卫星标志物分析法检出约 55% 的前列腺癌患者存在 KLF6 基因的缺失,杂合性丢失分析(LOH)显示,77% 的被检标本中 1 个 KLF6 的等位基因丢失,测序显示 71% 标本中 KLF6 基因发生突变,KLF6 基因在人体内广泛分布,在其羧基端有 3 个 C_2H_2 锌指结构,是一种转录因子;在调节细胞生长和分化中有普遍的作用。研究显示,KLF6 可通过非 p53 依赖性途径上调 p21 的表达,同时还可以通过激活转录因子-3(ATF3)诱导前列腺癌细胞的凋亡,从而抑制细胞的生长。

(四) RAS 相关区域家族 1A 基因(RASSF1A)

2000 年,Dammann 等采用酵母双杂交筛选方法在 3p21.3 上克隆出一个与鼠 RAS 效应蛋白 Norel 和 Maxpl 高度同源的 cDNA,命名为 RAS 相关区域家族 1A 基因(RAS association domain family gene 1A),即 RASSF1A 基因。RASSF1A 已被认为是一种新型候选抑癌基因,它编码一组 RAS 效应蛋白,在多种恶性肿瘤的发生和诱导细胞凋亡的过程中发挥作用。RASSF1A 蛋白能与 Ras 效应蛋白 Nore1 以其非同源区域结合形成异源二聚体,再通过 Nore1 与 Ras 或 Ras 相似的 GTP 酶相互作用,介导相关效应而发挥抑癌作用。RASSF1A 启动子异常甲基化引起 RASSF1A 表达的缺失,可促进肿瘤的发展。有研究报道,前列腺癌患者肿瘤组织 RASSF1A 基因甲基化率高达 71%,且甲基化水平与肿瘤的分化程度和侵袭性显著相关,可见 RASSF1A 基因的甲基化状态与前列腺的预后密切相关。

(五) 前列腺错配修复基因

DNA 错配修复是广泛存在于真核细胞与原核细胞中的,对 DNA 在复制、重组过程中所发生的错误进行修复,以保持遗传稳定性的一整套监控机制。DNA 错配修复基因的缺陷可以通过 MMR 蛋白表达的丢失(主要为 PMS1 和 PMS2)和(或)异位的微卫星不稳定灶的出现反映出来。在具有 DNA 错配修复缺陷的肿瘤细胞中微卫星序列具有极高的不稳定性。这种微卫星不稳定性是突变子表现型的一个标志物及 DNA 错配修复旁路缺陷的一个衡量标志。错配修复基因的缺陷或功能丧失,可以导致 DNA 在正常修复过程所发生的错误产生积累,引起基因的不稳定,与肿瘤的发生发展有关。错配修复基因在前列腺癌组织中的表达有不同程度的降低,该基因的表达水平与前列腺癌的发生发展密切相关。

(六) 缺氧诱导基因(HIF-1)

人体多数实体肿瘤中存在低氧微环境,瘤细胞为耐受缺氧可发生自身调节和适应。缺氧诱导基因编码的缺氧诱导因子-1(hypoxia inducible factor1,HIF-1)由一个 α 亚单位和一个 β 亚单位组成,其中 HIF-1α 是低氧诱导的,HIF-1α 广泛存在于实体肿瘤组织中,参与启动与肿瘤适应缺氧有关的多种基因转录。当肿瘤肿瘤细胞增长较快,血供相对不足导致局部缺氧时,HIF-1α 表达升高,激活编码葡萄糖转运、糖酵解的酶基因,从而增强糖的分解,使肿瘤细胞在相对缺氧状态下获得更多的能量供应,以维持细胞的存活与增殖。同时,HIF-1α 可通过调控编码血管内皮生长因子(VEGF)基因的转录使 VEGF 呈高表达,并进一步促使血管生成,在肿瘤对缺氧的适应中发挥着重要作用。HIF-1α 在前列腺癌细胞中普遍高表达,下调 HIF-1α 的表达可以抑制肿瘤细胞的增殖并诱导其凋亡。

(七) p27

p27 基因位于人染色体 12p13 处,其蛋白产物是一个热稳定蛋白,是高度保守的蛋白分子。p27 对细胞周期起负向调节作用,通过阻止细胞 G_1/S 期的转换,使细胞周期停滞于 G_1 期,抑制细胞的增殖,使细胞有机会修复损伤的 DNA 或纠正 DNA 复制中产生的错误。p27 有诱导细胞凋亡的作用,用腺病毒载体转染乳腺癌细胞系 MDAMB2231,可使 p27 过表达,导致细胞凋亡明显增加。同时,p27 参与对细胞分化的调控,可诱导未成熟细胞进行分化。实验证明 p27 与肿瘤的发生有关,如 p27 蛋白缺失的小鼠易发生垂体瘤。研究表明,p27 蛋白在肿瘤组织中的表达水平与前列腺癌的分化程度呈显著正相关,且与前列腺癌患者的临床分期明显负相关。

五、生长因子

(一) 血管内皮细胞生长因子

血管内皮细胞生长因子(vascular endothelial growth factor,VEGF)是目前公认的刺激肿瘤血管生长的最主要因子,在许多恶性肿瘤组织中高表达。VEGF 主要表达在肿瘤细胞的胞质与细胞膜及一些血管内皮细胞中。它可以通过与血管内皮细胞膜上的受体结合而发挥其内皮相关功能,促进内皮细胞的分裂、游走和增殖,诱导宿主毛细血管新生并长入肿瘤组织。VEGF 的表达又受多种因子的调节,p53 基因的抑制肿瘤作用通过调节肿瘤组织 VEGF 的表达水平,具有促进肿瘤血管形成的作用。有研究显示即 VEGF 的表达程度也随着前列腺癌临床分期的增高而增加,说明 VEGF 与前列腺癌的生长转移密切相关。

(二) 转化生长因子-β

转化生长因子-β(TGF-β)是一种多功能的多肽,有 $TGF-\beta_1$、β_2、β_3 3 个亚型。$TGF-\beta_1$ 为二聚体多肽,主要在内皮细胞、血细胞、结缔组织细胞和上皮细胞中表达。$TGF-\beta_1$ 作为生长因子,具有调节细胞增殖、分化和凋亡等多种生物活性。它也是强烈的趋化因子,可吸引巨噬细胞和成纤维细胞,并释放成纤维细胞生长因子(bFGF)、血小板衍生因子(PDGF)和肿瘤坏死因子(TNF-α)等多种血管活性因子,促使血管生成,导致肿瘤转移。有研究表明,在前列腺癌组织中,$TGF-\beta_1$ 及其受体均有表达,而且表达水平高于癌周组织。

（三）表皮生长因子

表皮生长因子（EGF）通过表皮生长因子受体（EGFR）发挥作用。EGFR 基因位于第 7 号染色体的短臂上,其表达产物存在于细胞膜上的一种跨膜糖蛋白,其分子量为 170KD。EGF 是细胞信号传递过程中的重要物质,通过自分泌和旁分泌途径,EGF 刺激 EGFR 自磷酸化,导致其下游的信号通路活化,从而促进细胞增殖,侵袭和抗凋亡等功能。EGFR 的过度表达,可以导致细胞之间错误信息传递,导致肿瘤的发生或进展。体内外试验已经证实,通过选择性地抑制表皮生长因子受体（EGFR）酪氨酸激酶活性,可以抑制前列腺癌的生长、转移和血管生成,并增加前列腺癌细胞的凋亡。

（四）碱性成纤维细胞生长因子

碱性成纤维细胞生长因子（basic fibroblast growth factor,bFGF）是由 146 个氨基酸组成的多肽生长因子,是一种常见的内皮细胞分裂原,通过自分泌或旁分泌机制促进血管的生成、组织再生、抑制细胞凋亡及增强细胞侵袭能力等,与许多疾病的发生发展关系密切。研究表明,bFGF 在前列腺癌和前列腺增生的发生发展过程中也发挥着重要作用。前列腺癌患者血 bFGF 含量明显高于非前列腺癌患者,免疫组织化学染色显示,bFGF 主要存在于前列腺癌的基质细胞中,上皮细胞亦有少量表达。

（五）血小板衍生生长因子

血小板衍生生长因子（platelet-derived growth factor,PDGF）是多种细胞产生的内源性肽类生长因子,它可促进细胞从 Go 进入 S 期,刺激其 DNA 合成及细胞增殖。PDGF 有一个酪氨酸激酶区与数个癌基因的激活有关。PDGF 与其受体结合后,可通过 Ras 通路和 Ras 非依赖性通路将信号传递至核内,导致相关基因的表达,最终刺激细胞的分裂与增殖。PDGF 作为一种血管生成因子可以通过促进肿瘤的血管生成,间接地影响肿瘤细胞增殖,参与肿瘤的发展。PDGF 在前列腺癌中过度表达并可能与骨转移有关。在前列腺癌的骨转移过程中,PDGF 能够直接或间接通过依次激活 PKB/Akt 和 MAPK/ERK 信号途径,将细胞生存信号传入核内,促进增殖,抑制凋亡。

六、前列腺特异性抗原、前列腺特异膜抗原和前列腺干细胞抗原

（一）前列腺特异性抗原

前列腺特异性抗原（prostate-specific antigen,PSA）是 20 世纪 70 年代发现的一种分子量 30kDa 的丝氨酸蛋白酶,定位于染色体 19q13.4,属于人类组织激肽释放酶基因家族（tissue kallikrein family）主要由前列腺上皮细胞合成。最初认为 PSA 具有前列腺特异性,只由前列腺细胞产生,但进一步的研究发现,在其他非前列腺组织如女性乳腺中也检出 PSA。PSA 在外周血中的浓度较底,血清中的 PSA 以游离态和结合态存在,大多数 PSA 和 α_2-巨球蛋白、α_1-抗糜蛋白酶等结合形成复合物,而只有少量以游离状态存在。PSA 在精液中有较高浓度,它的功能是使射精后的精液凝块液化。PSA 水平受雄激素受体水平的调节。在正常生理条件下,由于前列腺腺泡与淋巴系统之间存在着由内皮层、基底细胞层和基底膜构成的屏障作用使 PSA 主要局限于前列腺组织内,维持了血循环中 PSA 的低浓度。当前列腺肿瘤或其他疾病破坏了这道屏障时大量的 PSA 进入机体的血液循环,升高的血清 PSA 成为前列腺病理改变的重要标志物。

（二）前列腺特异性膜抗原

前列腺特异性膜抗原（prostate-specific membrane antigen,PSMA）是一种前列腺细胞膜上的 II 型跨膜糖蛋白,特异的表达于前列腺上皮,在前列腺癌及其转移灶中表达增高,在前列腺外组织只有少量表达。用 Western blot、ELISA 方法测定血清中 PSMA 含量,在前列腺癌患者、良性前列腺增生（BPH）患者、正常男性血清中均可检测到 PSMA,前列腺癌患者（特别是临床进展期患者）血清 PSMA 含量显著高于对照血清,提示血清 PSMA 可用于前列腺癌的筛选与检测。PSMA 位于细胞膜上,具有前列腺组织特异性,因此在前列腺癌的早期诊断、发现不明显的转移灶（如淋巴结、骨等）及复发灶,判断病情进展及预后,以及在前列腺癌的靶向治疗中具有重大意义。

（三）前列腺干细胞抗原

前列腺干细胞抗原（prostate stem cell antigen,PSCA）是在研究前列腺癌基因表达的过程中发现的,是一种前列腺特异性表达的细胞膜表面抗原,其基因 30% 与干细胞抗原-2（stem cell antigent,SCA-2）同源,

并由此而得名,是 Thy-1/Ly-6 膜抗原家族成员之一。PSCA 基因位于染色体 8q24.2。PSCA 是表达在前列腺上皮细胞表面的糖蛋白,通过糖基磷脂酰肌醇(GPI)共价锚定在细胞表面,而不形成分泌形式。PSCA 具有高度的前列腺特异性,虽然 PSCA 在胎盘、肾、小肠内呈低水平表达,但其表达水平不足正常前列腺的 1%。PSCA 在正常前列腺组织、良性及恶性前列腺病变中均有不同程度的表达。PSCA 基因位于染色体 8q24.2 区中癌基因 C-myc 附近,而 C-myc 则在 >20% 的复发性和转移性 PCa 中扩增。因此,PSCA 蛋白的过表达与 PSCA 和 C-myc 基因在 PCa 中的共同扩增有关。PSCA 作为一个很有希望的、新的细胞表面抗原,可能在人 PCa 的诊断治疗及预后判断方面具有潜在的应用价值,如前列腺活检标本中 PSCA 的过表达可能用于甄别复发或转移性的 PCa 高危患者。

七、前列腺癌细胞信号传导通路(酪氨酸激酶途径等)

随着分子生物学的进展,人们发现许多癌基因编码产物具有酪氨酸激酶活性,与肿瘤的发生关系密切。前列腺癌中酪氨酸激酶简称 PTKs(protein tyrosine kinase),具有催化许多重要蛋白质的酪氨酸残基磷酸化而活化的作用。PTKs 在细胞增殖甚至恶性转变过程中起着重要的作用。

PTKs 包括受体型 PTKs(receptor tyrosine kinase RTKs)和非受体型 PTKs 两大类。RTKs 有一个跨膜区和可变的胞外区,而胞内区存在具有内在酪氨酸激酶活性的功能区。PTKs 包括上皮生长因子(EGFR)、胰岛素样生长因子受体(IGF-R)、纤维细胞生长因子受体(FGFR)、血管内皮细胞生长因子受体(VEGFR)等受体。非受体型 PTKs 包括 Src 酪氨酸激酶家族和存在于细胞质内的酪氨酸激酶,通常都含有与亚细胞或特异性蛋白质相结合的序列,但具有显著的结构差异。具有重要生物学功能的生长因子如 EGF、VEGF、FGF 和 IGF 等与特异性的 RTKs 结合,会引起该受体形成稳定的二聚体,并使位于细胞内的受体区域自动磷酸化,该磷酸化的区域是细胞内含有 src 同源-2(SH-2)结构蛋白的结合位点,可激活细胞内多种信号通路的如丝裂原活化蛋白激酶(mitogen-activated protein kinase,MAPK)介导的 Ras/Raf-MAPK-ERK1/2 信号转导通路、磷脂酰肌醇-3-激酶(phosphorinositide-3-kinase,PI3K)介导的信号转导通路、Stat 3 介导的信号转导通路等而发挥着不同的生理学作用。配体的过量表达与酪氨酸激酶的活性增高可以促进肿瘤细胞的增殖。临床研究针对酪氨酸激酶信号通路的靶向抑制剂取得了一定的成果。

八、前列腺肿瘤干细胞

肿瘤干细胞(cancer stem cells,CSCs)是存在于肿瘤内的极少数细胞,这些细胞具有无限增殖、自我更新及多向分化潜能。目前发现的前列腺肿瘤干细胞表面标志包括 CD44、整合素 $\alpha_2\beta_1$ 和 CD133,前列腺肿瘤干细胞表面共同表达这 3 种标志。这些细胞表面标志与正常前列腺成体干细胞的表面标志一致。

(一)CD44

CD44 是一个糖基化的细胞表面黏附分子,是接受细胞外基质糖基化、透明质酸化信息的受体,广泛表达于一些正常人的上皮细胞、间质细胞或特定的肿瘤细胞表面,参与免疫识别、淋巴细胞归巢和细胞与细胞、细胞与基质之间的特异性粘连过程及细胞的迁移运动。免疫组化发现 PCa 组织中的表达明显低于良性前列腺组织,并随着 Gleason 分级的增加而降低,表明 PCa 的发病可能与 CD44 表达降低有关。

(二)CD133

CD133 是一种分子量为 120kDa 具有 5 个跨膜区的糖蛋白。CD133 选择性地在骨髓和外周血造血干细胞及内皮祖细胞表达,未成熟的造血干/祖细胞的标志,但在成熟内皮细胞上不表达。CD133 可以促进新生血管生成,参与信号传递。在多种肿瘤细胞系上发现有 CD133mRNA 的表达。进一步观察发现,前列腺癌干细胞发生分化后,CD133 表达大大下降。

(三)整合素 $\alpha_2\beta_1$

整合素是细胞表面的一种重要的黏附分子,是由 a、β 两条链经非共价键连接而成的异二聚体跨膜蛋白。主要介导细胞与细胞及细胞与细胞外基质之间的相互黏附,并介导细胞与细胞外基质之间的双向信号传导,对细胞的黏附、增殖、分化、转移和凋亡起到重要的调控作用。在肿瘤的侵袭、转移中发挥重要作用。整合素 $\alpha_2\beta_1$ 是前列腺癌肿瘤干细胞标志之一,在前列腺癌远处转移灶的形成中可能起重要作用。

九、前列腺间质细胞在前列腺癌发生发展中的作用

前列腺基质及其上皮之间的交互信号是器官发育和体内平衡的基础。肿瘤细胞和基质成分之间的相互作用在肿瘤细胞侵袭、传播和远端生长中对致癌和恶性肿瘤生长具有重要作用。在上皮性肿瘤的情况下,前列腺基质经历表型变化,丧失了分化良好的平滑肌细胞群和癌相关成纤维细胞群体的扩张。

现有观点认为,肿瘤上皮细胞引起临近的间质细胞有氧糖酵解,这些与肿瘤相近的间质细胞可以分化,产生大量的乳酸和丙酮酸,肿瘤上皮细胞重新摄取这些能量丰富的物质,并且利用他们进行三羧酸循环,并产生大量的 ATP,而这些 ATP 是有氧氧化产生的,并且导致肿瘤细胞的高增殖性。同时上皮间质转化可能促进了细胞具备干细胞的潜力,进而引起肿瘤的发生、发展和转移。

PZ 间质细胞可以促进肿瘤细胞的生长,其可能机制是促进的肿瘤细胞的有氧糖酵解和有氧氧化。至于其具体的调控机制还有待于深入研究。

（王志华　王涛）

十、雄激素的双向调节机制

（一）雄激素依赖模式和雄激素剥夺的分子机制

自从 1941 年,Huggins 等发现了前列腺癌(PCa)生长依赖于血清睾酮(T)的浓度,雄激素依赖模式已被广泛接受。这也是目前晚期前列腺癌主流的雄激素剥夺治疗方式的依据。通过与雄激素受体(AR)的特异性相互作用,雄激素可以调节前列腺组织生长和功能。睾酮转化为双氢睾酮(DHT)与雄激素受体(AR)结合的后续相互作用启动了一系列信号通路,其中涉及 AR 共激活因子的募集,导致基因表达增加和细胞代谢及细胞生长的调节。雄激素剥夺治疗激素敏感前列腺癌的初步行为是通过程序性细胞死亡途径,最终导致前列腺癌细胞的细胞周期阻滞和凋亡。在分子水平上,雄激素受体构成复制复合物(replication complexes,RCs)的一个组件,在基因组中的特定位点组装。在前列腺癌细胞中,这些复合物作为授权因子,确保每个片段的基因组只复制一次。每个细胞分裂后,这些因子重新回收。最初,雄激素剥夺在去势敏感的前列腺癌细胞中迅速清除能够与 RCs 结合的受体池,这些关键因素的耗尽导致细胞分裂停止,通过众多机制,促使细胞死亡迅速发生。

然而,该模式无法解释一些现象。Wright 等研究了不同剂量的睾酮对阉割 55 天以上的 Sprague-Dawley 大鼠前列腺再生长的影响。结果显示,在低睾酮剂量下,前列腺重量随着睾酮浓度的升高而升高,但随后在较高剂量时达到平台,无法进一步增长。在 Bologna 等的一组实验中,前列腺癌细胞仅在最低测试浓度的睾酮和 DHT(0.001mmol/L)下才能增强生长速率和细胞倍增时间,而较高的浓度则导致不显著的生长抑制。

人体试验结果表明,在没有前列腺癌的男性中,将血清睾酮浓度或前列腺内 DHT 浓度降低至去势水平会导致 PSA 水平发生实质性的一致快速降低,并且使前列腺体积缩小到一定程度。相反,从去势到正常雄激素浓度的变化存在类似的实质性变化,PSA 水平成倍升高。这些结果表明雄激素浓度在去势或接近去势范围内对前列腺组织的影响最大。

内源性睾酮浓度对已知前列腺癌男性的影响已有大量研究。Monath 等调查了 150 名无前列腺癌患者内源性睾酮浓度对 PSA 水平的关系。患者平均年龄 60.1 岁(41~79 岁),平均 PSA 水平为 2.0ng/ml,平均血清睾酮浓度为 458ng/dl,其中 96% 的睾酮浓度在正常范围内。结果显示睾酮浓度与 PSA 水平无相关性($r=0.054,P=0.515$)。来自马萨诸塞州男性老龄化研究,该研究入组了更大的样本($n=1576$),发现 PSA 水平与睾酮浓度之间无相关性。以上说明生理范围内内源性睾酮浓度的变化不影响 PSA 水平。对正常或性腺功能低下的男性应用睾酮补充治疗的结果显示,接近生理到超生理范围内血清睾酮浓度变化对前列腺没有影响。

这些研究表明,前列腺癌或者与高睾酮浓度无关,或者低内源性睾酮浓度反而与前列腺癌的危险特征之间存在关联,如高 Gleason 评分,手术中包膜侵犯的风险和更差的生存。睾酮缺乏甚至与正常 PSA 水平的性腺功能低下男性阳性活检的风险增加相关。

由于每个细胞存在有限数量的结合位点,DHT 与 AR 的结合的特征在于高立体定向性,高亲和力和有限的能力。由于雄激素对前列腺组织的主要作用是通过结合 AR 发生,因此一旦 AR 饱和,高雄激素浓度的存在不应引起任何进一步的生物化学反应。

（二）饱和模型

Morgentaler 等于 2009 年提出了一个饱和模型来代替传统的睾酮依赖模型。饱和模型的证据直接来自动物、细胞系和人类的研究。该模型认为睾酮及其细胞内代谢物 5α-DHT 是前列腺组织生长的关键因素,但在生理血清睾酮浓度下存在过量。在一些称为饱和点的临界血清睾酮浓度以下,睾酮或 DHT 相对稀缺,导致雄激素浓度成为前列腺细胞增殖中的限速步骤。在该饱和点之上,血清睾酮浓度的变化对前列腺细胞生长,恶性或良性几乎没有或没有影响。动物数据表明,饱和度点处于近去势范围,人类的情况也类似。前列腺细胞对于接近去势范围或低于去势范围（雄激素依赖期）的雄激素浓度具有较高的敏感性,而在高于该水平的情况下（雄激素独立期）则敏感性很弱。基于长期观察,雄激素与 AR 的最大结合发生在低雄激素浓度。

饱和模型解释了为什么具有高峰期睾酮浓度的年轻人不会发展出前列腺细胞大量良性增生,并且不经常发展为临床意义的前列腺癌。饱和模型进一步解释了为什么提高比生理范围高几倍的睾酮浓度,在没有癌症的男性中测量不到 PSA 水平或前列腺体积的变化。前列腺癌预防试验（PCPT）的结果也支持了饱和模型。雄性激素剥夺的男性（非那雄胺组）和正常雄激素男性（安慰剂组）相比,发生前列腺癌的比率降低了 25%,这与雄激素浓度降至饱和度以下的比率一致。

值得一提的是,饱和模型的概念不是雄激素和前列腺独有的。在类固醇激素与特异性受体结合的其他系统中也得到证实,例如子宫中的雌激素。

（三）类固醇的双相作用

除了饱和现象外,人们在研究中进一步发现虽然肿瘤的生长依赖于激素,在特定条件下激素反而能够抑制肿瘤的生长。这就是类固醇的双相作用。

在 MCF-7 乳腺和 LNCaP 前列腺癌细胞系中,分别观察到雌激素和雄激素的双相作用。当 MCF-7 细胞系经历长时间的雌激素撤除时,通过不同的机制,暴露于 17β-雌二醇,产生经历凋亡的增殖变体。放置在长期（8~20 个月）雄激素缺乏的细胞培养条件下的 LNCaP 细胞类似地在体外和体内获得雄激素可抑制的增殖表型。随着时间的推移,当再次暴露于类固醇时,MCF-7 和 LNCaP 细胞系分别具有恢复雌激素和雄激素刺激的表型能力。

研究证明,雄激素可以抑制 AR 阴性前列腺癌细胞系模型中的细胞增殖;非 AR 表达前列腺癌细胞中 AR 的活化可以减少细胞生长。在雄激素敏感的 LNCaP、CWR22Rv1 和 LAPC-4 人类前列腺癌细胞中,AR 在有丝分裂中降解,而在非恶性表达 AR 的正常人前列腺基质细胞中,AR 用作转录因子而不是许可 DNA 复制因子,在整个细胞周期中 AR 的表达保持不变。在正常的 AR 水平,癌细胞能够完全降解核内 DNA 结合的 AR,允许通过有丝分裂,要么进入 G1 期进入另一轮的细胞分裂,要么退出细胞周期。然而,在较高的细胞水平的 AR,见于 CRPC 患者前列腺癌细胞,睾酮治疗产生雄激素水平的急性升高,导致足够稳定的 DNA 结合 AR 蛋白,不足以在有丝分裂过程中完全降解。在有丝分裂中没有及时和完全降解的 AR,是 DNA 复制的起源,仍然保持 AR 绑定,因此终止 DNA 的重新授权,最终导致细胞增殖停止。

另外,研究表明对雄激素缺乏前列腺癌细胞补充雄激素也可以产生显著的 DNA 双链断裂,导致染色体和基因重排,包括 TMPRSS2-ERG 融合。在相关的研究中,Ju 等表明雌激素信号在乳腺癌细胞中涉及一起招募雌激素受体和拓扑异构酶Ⅱβ（top2b）至雌激素受体的靶位点,其中 top2b 介导瞬态双链断裂。最近的证据表明,雄激素同样诱导 top2b 介导 AR 靶基因的双链断裂。

在较低剂量下,类固醇激素可以诱导细胞增殖,但在高生理浓度下,细胞增殖被抑制。因此,提高类固醇高生理剂量可能具有治疗价值。饱和模型和雄激素的双相作用为应用雄激素双相疗法（bipolar androgen therapy,BAT）治疗去势抵抗性前列腺癌（CRPC）提供了理论依据,并开辟了一个新的治疗前景。雄激素双相疗法将在后一章节阐述。

（张开颜 邢金春）

十一、雌激素及其受体在前列腺癌发生发展中的作用

芳香化酶在男性体内扮演着重要的角色,是男性体内雄激素转化为雌激素过程中的关键酶。研究发现前列腺细胞核内的雌激素受(ER)体信号传导系统是雌激素在体内的主要作用机制。雌激素受体有两种亚型,分别为 ERα 和 ERβ。在前列腺癌的发生发展过程中,ERα 和 ERβ 两种亚型的受体扮演着不同的作用。其中,ERα 在前列腺腺癌及癌前病变的发生发展过程中扮演着非常重要的角色,起致癌作用,促进癌症的发生发展。但是,ERβ 的作用与 ERα 相反,起抑癌的作用,抑制癌症的发生发展。有研究报道表明,ERβ 通过肿瘤坏死因子 α 与 Caspase-8 共同作用,诱导前列腺细胞的凋亡,并且 ERβ 可以通过非经典激活途径抑制细胞增殖,发挥抑制癌症的作用。综上所述,ERα 和 ERβ 因其在前列腺癌的发生发展过程中扮演的特殊角色。有研究报道,ERβ 的雌激素特异性激活剂研究取得一定的进展,并获得了良好的效果,有望成为前列腺癌治疗的新手段。

（一）雌激素可以诱导上皮细胞的癌变

研究发现胎儿的前列腺暴露于母体的雌激素之中,可以出现严重的鳞状上皮化生,虽然这种化生大多在出生后 1 个月发生逆转。但是,胎儿时间在母体子宫内雌激素所造成的前列腺腺体结构异常是无法恢复的。这是成人后发生前列腺炎、前列腺异常增生、肿瘤等病理生理过程的重要因素。

Friedman 报道了正常人前列腺上皮中因 DNA 高甲基化而无芳香化酶的表达。如果芳香化酶基因突变或者甲基化失败导致芳香化酶异常表达,则会促进雄激素像雌激素的转化,此种现象在前列腺癌组织和癌旁组织中常见。Duenas 等研究表明芳香化酶 mRNA 的表达与患者的生存时间有相关性,该酶水平越高,恶性肿瘤的级别越高,间接提示雌激素在人前列腺上皮的发生和发展中具有调控作用。Ellem 等研究亦支持雌激素对前列腺癌的发生发展具有调控作用。McPherson 等敲除了小鼠体内芳香化酶基因使小鼠体内长期处于高雄激素但缺乏雌激素。研究发现,敲除芳香化酶基因后将会引起前列腺的过度肥大和增生,但不能诱导前列腺癌的发生。Huang 等研究发现,烯雌酚和高剂量的雌二醇暴露可导致在生长发育过程中出现前列腺炎、异常增生和前列腺上皮内瘤变和癌前病变,甚至发生癌变。Goodwin 等研究发现,变性人在使用雌激素的过程中,前列腺上皮组织出现鳞状上皮化生,前列腺癌的发病风险大大增加。

（二）雌激素引起前列腺癌变的机制

1. **基因毒性** 雌激素可以造成 DNA 的损伤,主要因为雌激素造成活性氧的增加,导致脂质的过氧化,从而导致 DNA 损伤。

2. **高泌乳素血症促进细胞增殖** 雌激素能促进泌乳素分泌,进一步促进肿瘤的生长。Fernandez 等研究表明泌乳素能够增强肿瘤对于化疗抵抗。Li 等研究报道表明前列腺癌细胞的 stat5 基因异常激活可以促进泌乳素分泌增多,从而促进细胞增殖,间接证明了雌激素在前列腺癌的发生发展中的作用。

3. **雌激素能诱发炎症改变** 实验观察表明,给予雌激素后,前列腺组织中出现 CD4[+]、CD8[+] 的 T 细胞和巨噬细胞的浸润。实验研究表明,成年的 Waster 大鼠进行雌激素处理后,可以观察到一系列的炎症因子(包括白介素-1、白介素-6、巨噬细胞炎症因子等)增加。炎症通过氧化应激反应及自由基的形成,引起 DNA 的损伤,机制与基因毒性机制中的活性氧增加造成 DNA 的损伤类似。并且炎症因子和前列腺与血管的生成相关,这是肿瘤生长的重要因素。

4. **雌激素能够促进前列腺癌的转移** 间质细胞中的烯醇化酶可因雌激素的增加释放增加,从而促进前列腺癌的转移。

（三）雌激素受体在前列腺癌发生发展中的作用

1. **雌激素受体的分布** ERα 主要分布在正常前列腺的间质细胞中。ERβ 则表达于正常的前列腺上皮组织中,随着前列腺癌的发生发展过程逐渐减低。特别是高级别的前列腺癌中的表达明显降低。刘余庆等分析研究了 ERα 和 ERβ 在前列腺癌、癌旁组织中的表达分布特点发现,ERα 表达在癌旁无肿瘤组织间质细胞显著增加,而癌组织中 ERα 表达低于癌旁无肿瘤组织间质细胞,此现象提示癌旁组织中的 ERα 在相同的肿瘤微环境中可能参与了癌变的过程。同时 ERβ 在前列腺增生上皮细胞中的表达较间质细胞显著升高,但是在前列腺癌组织中,并未观察到上皮细胞中的 ERβ 的表达高于间质细胞,这可能与 ERβ 在

癌上皮细胞中的表达的下降有关。癌旁组织间质细胞的 ERβ 表达与前列腺癌增生组接近,较前列腺癌显著升高。此现象提示,在前列腺癌旁非肿瘤组织中,间质细胞的 ERβ 仍然发挥着抑制癌症的作用。Horvath 等报道 ERβ 表达于 95% 的正常前列腺上皮,24.2% 表达癌旁组织,而在前列腺癌组织中,仅有 1.3% 的表达,上述研究提示 ERβ 可能在前列腺癌的发生发展过程中起到抑制作用,是一种肿瘤抑制受体。然而,Daniels 等研究表明,ERα 在前列腺癌间质中可见其表达下降,但是在上皮组织中可见其高表达,肿瘤的分期和分级与 ERα 的表达水平呈正相关关系,上述研究提示,ERα 在前列腺癌的发生发展过程中起到促进作用。

2. **ERβ 发挥作用的机制**　Zellweger 等研究表明,ERβ 的缺失可以诱导上皮细胞向间质细胞的转化,ERβ 表达量与前列腺癌患者的预后呈负相关。在癌旁组织的微环境中,间质细胞来源的雄激素前体物质经过前列腺癌细胞代谢后能够生成 ERβ 配体,而 ERβ 配体与 ERβ 结合后能够发挥对 E-Cadherin 的转录调控作用,因而起到降低癌旁组织细胞增殖活性的作用。Yun 等研究表明,ERβ 的活化还可以诱导前列腺癌细胞的凋亡。McPherson 等报道,ERβ 敲除小鼠通过上调 Bcl-2 的表达从而抑制凋亡,用 ERβ 受体激动剂处理芳香化酶缺失的小鼠,可以选择性地抑制前列腺的肥大和增生。Verma 等报道 ERβ 可通过抑制端粒酶的作用减少肿瘤细胞的增殖。

3. **ERα 发挥作用的机制**　Chen 等研究表明敲除 ERα 基因的小鼠前列腺细胞的凋亡增加,ERα 与前列腺间质部分的增生和发育密切相关。早期的研究发现使用雄激素和雌激素共同处理可以诱导前列腺癌的产生,但在敲除 ERα 的小鼠中就不能再使用雄激素和雌激素共同处理来诱发前列腺癌的发生。Prossnitz 等研究表明 G 蛋白偶联受体与细胞膜的 ERα 结合产生级联信号,促进癌细胞的增生和转移。Bonkhoff 等研究证实,在前列腺癌旁非肿瘤组织中,ERα 表达活性可能产生"场效应",共同参与早期癌变的过程。Taylor 等发现 ERα 在癌旁组织中高表达,是由于其剪接变异体 ERαΔ 的高表达造成的,但是其他的变异体的表达未见明显的升高。ERαΔ 是一种缺失变异的受体,发挥着竞争性阻断 ERα 的 DNA 结合位点,因此起到了阻止癌旁细胞癌变的作用,但是实验观察到 ERαΔ 在癌旁组织中的表达升高,反映了环境致癌因素对肿瘤的进展影响较强。

4. **雌激素受体激动剂的研究进展**　Piccolella 等研究表明,雌激素拮抗剂可以抑制癌细胞的增殖和转移能力。三羟异黄酮可以与 ERβ 相结合从而抑制前列腺癌的侵袭和转移。选择性的 ERβ 激动剂雷洛昔芬也可以抑制前列腺癌细胞的增殖和转移。在正常人体内睾酮转化为 3β-Aiol,5α-androstane 的效率非常高,它们可以与 ERβ 相结合,抑制前列腺癌的增殖和侵袭转移。

总之,雌激素与多种激素依赖性肿瘤的发生发展密切相关,雄激素促进前列腺的生长,并不会造成前列腺组织结构的改变。然而,雌激素促进前列腺的增生造成前列腺组织结构不可逆性的改变。阐明雌激素在前列腺癌发生发展中的作用,对于去势抵抗性前列腺癌治疗效果不佳的患者,是十分迫切的。

(郑清水　薛学义)

十二、其他

(一) 维生素 D

近年研究发现 $1\alpha,25$-二羟维生素 D_3(骨化三醇)与前列腺癌的发生有密切关系,它除参与矿物质代谢外,还具有抗增殖、促分化、免疫抑制及诱导人前列腺肿瘤细胞凋亡的作用。皮肤可以在紫外线作用下合成维生素 D,其活性成分即 $1\alpha,25$-二羟维生素 D_3(骨化三醇)。流行病学调查显示美国黑种人前列腺癌发病率高,被怀疑与其肤色较深不利于内源性维生素 D 的合成有关,日光照射的多少与前列腺癌的发生呈反比,血中骨化三醇水平降低是前列腺癌发病的危险因素。体外试验表明,骨化三醇抑制肿瘤细胞生长的重要机制是抑制肿瘤细胞周期进展,在骨化三醇的作用下,LNCaP 细胞停止在 G_1 期。骨化三醇可以引起 p21 的表达增加,后者通过抑制 CDK 的活性而使 Rb 蛋白不被 CDK4 磷酸化,非磷酸化的 Rb 蛋白能抑制转录,使细胞不能从 G_1 期进入 S 期而阻止细胞分裂增殖。骨化三醇也可通过一些前癌基因如 C-fos 和 C-myc 抑制肿瘤细胞生长。骨化三醇还具有诱导人前列腺细胞分化、凋亡的作用。临床上常用人工合成的骨化三醇(cal-citriol)治疗前列腺癌骨转移也被证明疗效肯定。

(二) 化学致癌物

化学致癌物是指能增加动物和人类肿瘤发病率或死亡率的化合物。现在已知的化学致癌物有 1000 多种,包括天然的和人工合成的,常见的有多环性碳氢化合物(如煤焦油、沥青、粗石蜡、杂酚油、蒽油等)、染料(如偶氮染料、乙苯胺、联苯胺等),亚硝胺,真菌毒素等。化学致癌物质长期反复作用后,积累到了一定的量,才能够对机体产生影响,导致肿瘤的发生。国际环境致突变物致癌物防护委员会(ICPEMC)指出化学致癌物可以导致机体 DNA 完整性的改变(形成加合物、断裂、交联),基因突变,染色体结构或数目改变。人类化学致癌物的确定主要根据流行病学调查结果和动物致癌实验结果的支持。目前已经明确的前列腺癌化学致癌物有硒、木质素类和异黄酮等。

第二节　前列腺癌的染色体异常

前列腺癌的发生发展过程既涉及某些癌基因的活化,同时也涉及相关抑癌基因的失活,而抑癌基因的失活常与染色体上某一片段的丢失有关。染色体杂合性缺失(LOH)是指一个位点上两个多态性等位基因中的一个出现缺失,通过检测肿瘤细胞染色体上某一区域等位基因位点的缺失,常被用来寻找并定位与肿瘤发生相关的肿瘤抑制基因。染色体特定位点或区域等位基因的高频率丢失预示着该区存在与肿瘤的发生密切相关的抑癌基因。研究已证实,在前列腺癌中较常出现 LOH 的染色体区域为 8p、10q、13p、16p 及 18q,其中 8 号染色体尤其是 8 号染色体短臂(8p)的杂合性缺失是多种肿瘤常见的染色体改变。Washburn 等对 45 例前列腺癌患者 8 号染色体上的 15 个微卫星位点进行检测,发现 62% 的病例发生 LOH,其中 43% 的缺失区域集中在 8 号染色体,并且发生缺失的患者预后明显差。Oba 等检测了 42 例前列腺癌 8p 区 LOH 情况,有 69% 的病例发现有 LOH,缺失频率最高的两个区域分别为 8p21.3-p22 及 8p21.1-p21.2。8p21.3-p22 区的缺失与前列腺癌的分级有密切关系,而 8p21.1-p21.2 区的缺失则与肿瘤的转移密切相关。故他们认为 8p21.3-p22 区的缺失在前列腺癌的分化方面起重要作用,而 8p21.1-p21.2 区的缺失在前列腺癌的演进方面起重要作用。

第三节　前列腺癌的分子遗传学

(一) 单核苷酸多态性(SNP)

SNP 是指染色体基因组水平上单个核苷酸变异引起的 DNA 序列多态性,有单碱基的转换、颠换、插入和缺失等形式,25% 的 SNP 是发生于 CpG 位点的 C-T 转换。SNP 在人类基因组的平均密度约为 1/1000bp,在整个基因组的分布达 3×10^6 个,可以在任何一个待研究基因的内部或附近提供一系列标记。某些位于基因内部的 SNP 有可能直接影响蛋白质结构或表达水平,它们可能代表疾病遗传机制中的某些作用因素。人类基因序列的变异大多数是单个核苷酸的突变,而在不同的人群中,SNP 的分布存在差异,这些差异可以代表某一种族或某种人群间的遗传变异。因此,研究 SNP 有助于解释个体的表型差异、不同群体和个体对疾病,特别是对复杂疾病的易感性以及对各种药物的耐受性和对环境因子反应的差异。前列腺特异性抗原的应答元件、酶类、激素及其受体、细胞周期调节蛋白、细胞因子及黏附分子等基因的 SNP 与 PCa 高度相关,而有的位点 SNP 随种族、地区不同而不同,因此需要对多个位点、不同地区分别研究。随着有关 SNP 研究的不断深入,如果确定了某 SNP 的基因型或单倍型与 PCa 的相关性,对 PCa 的诊断和治疗将可以更有针对性,甚至做到个体化。在流行病学调查中确定 PCa 的高危人群,以及进行患病危险程度的评价,可有助于建立有效的预警系统,达到有效的一级预防目的。

近年来 SNP 的研究越来越受到重视,人们对 SNP 的研究方法也进行了许多探索和改进。传统的方法有限制性片段长度多态性、单链构象多态性分析、直接测序等。新的方法包括 TaqMan 探针技术、基因芯片技术、变性高效液相色谱、微测序技术、动态等位基因特异性杂交法(DASH)等。

（二）DNA 的甲基化

DNA 甲基化是一种重要的表遗传修饰,它由 DNA 甲基化酶催化。DNA 甲基化后核苷酸的顺序未变,但基因表达受到影响。DNA 甲基化改变包括超甲基化和低甲基化两类,任何一种改变均可导致转录因子基因沉默或染色体不稳定。异常的 DNA 甲基化是多种恶性肿瘤(包括 PCa)发生发展的重要原因之一,表现为基因组整体水平的低甲基化和某些特定区域的高甲基化。基因组整体水平的低甲基化可导致染色体的不稳定;而特定区域如细胞周期调控、凋亡和 DNA 修复基因等的高甲基化可使转录抑制,从而导致细胞增殖和分化的相关基因表达异常。研究发现,DNA 甲基转移酶(DNMTs)的表达水平与 PCa 的发生发展密切相关。DNA 甲基转移酶有两大类功能:一是建立新的甲基化模式;二是维持和复制已经有的甲基化模式。前列腺癌中的 DNMT1 是前列腺增生(BPH)和正常前列腺组织中的 2~3 倍。与激素敏感型前列腺癌比较,DNMT3a 和 DNMT3b 酶在激素抵抗型前列腺癌中是上调的,这提示甲基化的改变可能是前列腺癌转变成激素抵抗型的重要原因。

（三）组蛋白修饰

通过组蛋白氨基末端残基的修饰对染色体结构和基因转录进行调控,是目前表观遗传学研究领域的重要部分。这些修饰主要包括磷酸化、甲基化、乙酰化、泛素化及 ADP 核糖基化等。通过组蛋白赖氨酸 N 端的乙酰化,可以使得染色体的结构松弛,从而有利于基因的转录和翻译。一般是通过组蛋白乙酰化酶(HATs)对组蛋白的 H3、H4、H2a 进行乙酰化修饰。通过组蛋白去乙酰化酶(HDACs)可以使得组蛋白赖氨酸去乙酰化,HDACs 在前列腺癌细胞中通常是上调的。有研究发现前列腺癌细胞中 HDACs 的 mRNA 和蛋白水平是 BPH 中的 2~3 倍,激素抵抗型前列腺癌细胞中 HDAC1 的表达亦很高。这些都提示表观遗传的改变在激素抵抗型前列腺癌中的重要作用。另一种组蛋白修饰形式是组蛋白的甲基化。组蛋白甲基化一般发生在赖氨酸(K)残基和精氨酸残基(R)上。组蛋白的甲基化是由组蛋白甲基转移酶完成的。组蛋白赖氨酸的甲基化主要有 3 种形式:单甲基化、双甲基化和三甲基化。组蛋白甲基化影响前列腺癌细胞生长最著名的例子是,EZH2 可以使得 H3K27 发生甲基化,而 H3K27 发生甲基化又是基因发生转录的标记。在激素抵抗型前列腺癌中 EZH2 水平是上调的,而在 EZH2 的上调又可预示着前列腺癌 PSA 水平的上升和复发。

第四节　前列腺癌相关基础实验

一、前列腺癌细胞原代和传代培养

（一）前列腺癌细胞的原代培养

前列腺癌细胞原代培养的关键在于:取材、成纤维细胞的排除、选用适宜的培养液等几个方面。在具体培养方法方面,肿瘤与正常组织并无原则差别,关键技术如下。

1. 取材　材料主要来源于外科手术或活检瘤组织,取材时避免用坏死组织,要挑选瘤细胞集中和活力较好的部位,瘤性转移淋巴结或胸腔积液、腹水是较好的培养材料。取材后尽快培养,因故不能立即培养者,可贮存于 4℃ 中,但不宜超过 24 小时。

2. 成纤维细胞排除　在肿瘤组织中常混杂有一些成纤维细胞,培养时能与瘤细胞同时生长,并常压过癌细胞,导致癌细胞生长受阻以至消失,应仔细排除。排除方法常有:机械刮除法、反复贴壁法、消化排除法、胶原酶消化法等。

机械刮除法是用不锈钢丝末端插有橡胶刮头(用胶塞剪成三角形插以不锈钢丝)或裹少许脱脂棉制成,装入试管中高压灭菌后备用(也可用特制电热烧灼器刮除)。刮除程序:①标记,镜下观察,用不脱色笔在培养瓶皿的背面圈下生长肿瘤细胞的部位;②刮除,弃掉培养液,把无菌胶刮伸入瓶皿中,肉眼或显微镜窥视下,刮除无标记空间;③用 Hanks 液冲洗 1~2 次,洗除被刮掉的细胞;④注入培养液继续培养,如发现仍有成纤维细胞残留,可重复刮除至完全除掉为止。

反复贴壁法是根据肿瘤细胞比成纤维细胞贴壁速度慢的特点,并结合使用不加血清的营养液,把含有两类细胞的细胞悬液反复贴壁,使两类细胞相互分离,操作方法与传代相同。步骤:①待细胞生长达一定数量后,倒出旧培养液,用胰酶消化后,Hanks 冲洗 2 次,加入不含血清的培养液,吹打制成细胞悬液。②取编号为此 A、B、C 3 个培养瓶;首先把悬液接种入 A 培养瓶中。置温箱中静止培养 5～20 分钟后,轻轻倾斜培养瓶,让液体集中瓶角后慢慢吸出全部培养液,再接种入 B 培养瓶中后;向 A 瓶中补充少许完全培养液置温箱中继续培养。③培养 B 瓶中细胞 5～20 分钟后,接处理 A 的方法,把培养液注入 C 培养瓶中;再向 B 瓶中补加完全培养基。④当 3 个瓶内都含有培养液后,均在温箱中继续培养。如操作成功,次日观察可见 A 瓶主要为成纤维细胞,B 瓶两类细胞相杂,C 瓶可能主要为癌细胞。必要时可反复处理多次,直至癌细胞纯化为止。

胶原酶消化法是利用成纤维细胞对胶原酶较为敏感的特点,通过消化进行选择。步骤:①可用 0.5mg/ml 的胶原酶消化处理,边消化边在倒置显微镜下窥视,当发现成纤维细胞被除掉后,即终止消化;②用 Hanks 洗涤处理一次后,更换新培养液,继续培养,可获纯净肿瘤细胞。如成纤维细胞未被除净,可再次重复。

3. 培养基　肿瘤细胞对培养基的要求不如正常细胞严格,一般常用的 RPMl1640 或 DMEM 等培养基皆可用于肿瘤细胞的培养。肿瘤细胞对血清的需求比正常细胞低,正常不加血清不能生长,肿瘤细胞在低血清培养基中也能生长。肿瘤细胞对培养环境适应性较大,是因肿瘤细胞有自泌性产生促生长物质之故。但这并不说明肿瘤细胞完全不需要这些成分,应根据细胞种类不同选用不同的促细胞生长因子,如胰岛素、氢化可的松、雌激素等。肿瘤细胞与正常细胞之间、肿瘤细胞与肿瘤细胞之间对生长因子的需求都存在着差异。但大多数肿瘤中仍需要生长因子。总之,原代培养肿瘤细胞仍需加血清和相关生长因子以提高成功率。

(二) 前列腺癌细胞的传代培养

传代细胞是指来自人或动物的肿瘤组织或正常组织的细胞,其染色体组型发展为非整倍体或二倍体低于 75%,这种非整倍体细胞在体外具有无限传代的生命力,通常具有异种移植的能力和较广泛的病毒敏感性。传代细胞的特性:①具恒定繁殖特性,少数细胞即有繁殖能力,在琼脂内能形成克隆;有的为贴壁生长,有的悬浮生长。②染色体组型为异倍体,大多数人源细胞染色体为 60～70 条。③保留种属特异性,但组织分化性与脏器特性均消失。④具致癌性。由于传代细胞繁殖迅速,易获取、易保存,已为各实验室广泛采用。

具体方法与步骤(以 PC-3 为例)如下。

1. 选生长良好的 PC-3 细胞 1 瓶,轻轻摇动培养瓶数次,悬浮起浮着在细胞表面的碎片,然后连同生长液一起倒出,用 PBS 液洗 1 次。

2. 加入 0.25% 胰蛋白酶液或胰蛋白酶-EDTA 消化液 4～5ml,翻转培养瓶,浸没细胞 1 分钟左右。

3. 翻转培养瓶,放置 5～10 分钟,为促进细胞的消化,可以暂时放入 37℃ 培养箱内,待肉眼观察细胞面出现布纹孔状为止。

4. 倒出消化液,如系 EDTA 消化,需沿细胞层的对面加 PBS 液 4～5ml 洗涤,洗涤时轻轻转动培养瓶,让液体在瓶内慢慢流动,以洗掉消化液;如系胰蛋白酶消化,倒掉胰酶后可不洗涤。

5. 沿细胞面加入适量新配制的培养基,洗下细胞,并用吸管吹打数次,使细胞分散开,按 1:3 或 1:4 传代培养。

6. 放入 37℃ 培养,接种后 30 分钟左右可贴壁,一般 2～3 天可形成单层,形成单层后再换维持液供试验用。

二、人前列腺癌研究模型的建立

前列腺癌动物模型的研究,特别是利用分子手段建立的各种动物模型,将是现今和未来进行前列腺癌研究的重要内容之一。前列腺癌动物模型按照建立的方法特点可分为 4 类:自发和诱发动物模型;同种或异种种植模型;转基因小鼠模型和基因敲除动物模型。自发性前列腺癌动物模型的潜伏期较长,且这种模型也不具备理想的前列腺癌模型特性,因此,在实际中应用较少。下面简单介绍一下后 3 类动物模型的建立。

（一）同种或异种种植模型

同种种植即利用已建立的同种同系前列腺癌细胞株进行同种动物种植所建立的模型。异种种植动物模型即用已建立的人前列腺癌细胞株种植于免疫缺陷动物体内所建立的动物模型。免疫缺陷动物系的建立是异种种植模型建立的基础，目前常用的动物包括裸鼠和重症联合免疫缺陷性小鼠。按照种植的部位可分为皮下种植、尾静脉种植、腹腔内种植和靶器官原位种植。常用的人前列腺癌细胞系有 LNCaP、PC3和 DU145 等。这一类动物模型在研究前列腺癌转移机制、药物疗效和前列腺癌由雄性激素依赖型向非依赖型演进等方面不失为有用的工具。

（二）转基因小鼠模型

将外源基因导入小鼠受精卵，产生携带外源基因的小鼠品系，并能通过生殖细胞将外源基因传递给后代的小鼠，称为转基因小鼠。SV40 病毒产生的肿瘤蛋白可以阻断两个重要的抑癌基因 P53 和 RB 的作用通路，在前列腺癌中也存在这一通路的突变和异常。因而利用 SV40 病毒可以建立多种转基因小鼠的肿瘤模型。Probasin 是鼠配体携带蛋白家族的一员，特异性地定位表达于前列腺的背侧和腹侧叶，雄激素和少量皮质激素及交配行为可使其表达增强。有研究者将 Probasin 启动子中的一段 454 个碱基的序列与 SV40序列连接，转入小鼠受精卵细胞，建立了转基因小鼠前列腺癌模型 TRAMP。观察 TRAMP 发现 10～20 周时，100% 的转基因小鼠发生局灶性前列腺癌，大部分发生于背侧叶，并表现出前列腺癌演进的各个阶段。将 SV40-T 抗原基因插入 Crypdin-2 基因启动子的控制下，所建立的转基因小鼠可出现具有很强侵袭能力的前列腺腺癌并具有神经内分泌功能。

（三）基因敲除动物模型

基因敲除又称基因打靶，是指用外源基因与受体细胞顺序相同或非常接近的基因发生同源同组，使之在体内定点整合并替代原有基因的技术。利用此技术产生的去除特定基因的动物模型称为基因敲除动物模型。这对于认识单一基因或数个基因在疾病发生中的作用，为一理想的模型。在前列腺癌的模型中，目前已建立了敲除特异性的抑癌基因如 PTEN 的动物模型，和敲除高度保守的同源框基因模型。随着研究的深入，基因敲除动物模型必将成为更为有效的前列腺癌研究工具。

（刘双林　邢金春　胡志全）

参 考 文 献

1. Li H,Ahonen TJ,Alanen K,et al. Activation of signal transducer and activator of transcription 5 in human prostate cancer is associated with high histological grade[J]. Cancer Res,2004,64(14):4774-4782.

2. Brooke GN,Parker MG,Bevan CL. Mechanisms of androgen receptor activation in advanced prostate cancer:differential co-activator recruitment and gene expression[J]. Oncogene,2008,27(21):2941-2950.

3. Hara T,Miyazaki H,Lee A,et al. Androgen receptor and invasion in prostate cancer[J]. Cancer Res,2008,68(4):1128-1135.

4. Ricciardelli C,Jackson MW,Choong CS,et al. Elevated levels of HER-2/neu and androgen receptor in clinically localized prostate cancer identifies metastatic potential[J]. Prostate,2008,68(8):830-838.

5. Thomas R,Kim MH. HIF-1 alpha:a key survival factor for serum-deprived prostate cancer cells[J]. Prostate,2008,68(13):1405-1415.

6. Bray K,Chen H-Y,Karp CM,et al. Bcl-2 modulation to activate apoptosis in prostate cancer[J]. Mol Cancer Res. 2009 Sep;7(9):1487-1496.

7. Kudahetti S,Fisher G,Ambroisine L,et al. p53 immunochemistry is an independent prognostic marker for outcome in conservatively treated prostate cancer[J]. BJU Int,2009,104(1):20-24.

8. Mao H-L,Zhu Z-Q,Chen CD. The androgen receptor in hormone-refractory prostate cancer[J]. Asian J Androl,2009,11(1):69-73.

9. Mathew P,Pisters LL,Wood CG,et al. Neoadjuvant platelet derived growth factor receptor inhibitor therapy combined with docetaxel and androgen ablation for high risk localized prostate cancer[J]. J Urol,2009,181(1):81-87;discussion 87.

10. Mazzucchelli R,Barbisan F,Santinelli A,et al. Immunohistochemical expression of prostate stem cell antigen in cystoprostatectomies with incidental prostate cancer[J]. Int J Immunopathol Pharmacol,2009,22(3):755-762.

11. Nariculam J, Freeman A, Bott S, et al. Utility of tissue microarrays for profiling prognostic biomarkers in clinically localized prostate cancer: the expression of BCL-2, E-cadherin, Ki-67 and p53 as predictors of biochemical failure after radical prostatectomy with nested control for clinical and pathological risk factors[J]. Asian J Androl, 2009, 11(1): 109-118.

12. Ellem SJ, Risbridger GP. Aromatase and regulating the estrogen: androgen ratio in the prostate gland[J]. J Steroid Biochem Mol Biol, 2010, 118(4-5): 246-251.

13. Fernandez I, Touraine P, Goffin V. Prolactin and human tumourogenesis[J]. J Neuroendocrinol, 2010, 22(7): 771-777.

14. Fernández-Balsells MM, Murad MH, Lane M, et al. Clinical review 1: Adverse effects of testosterone therapy in adult men: a systematic review and meta-analysis[J]. J Clin Endocrinol Metab, 2010, 95(6): 2560-2575.

15. Jiang Q, Xia S-J. Zonal differences in prostate diseases[J]. Chin Med J, 2012, 125(9): 1523-1528.

16. Siegel R, Naishadham D, Jemal A. Cancer statistics, 2013[J]. CA Cancer J Clin, 2013, 63(1): 11-30.

17. Zellweger T, Stürm S, Rey S, et al. Estrogen receptor β expression and androgen receptor phosphorylation correlate with a poor clinical outcome in hormone-naive prostate cancer and are elevated in castration-resistant disease[J]. Endocr Relat Cancer, 2013, 20(3): 403-413.

18. Daniels G, Gellert LL, Melamed J, et al. Decreased expression of stromal estrogen receptor α and β in prostate cancer[J]. Am J Transl Res, 2014, 6(2): 140-146.

19. Verma V, Sharma V, Singh V, et al. Designed modulation of sex steroid signaling inhibits telomerase activity and proliferation of human prostate cancer cells[J]. Toxicol Appl Pharmacol, 2014, 280(2): 323-334.

20. 刘棚越, 周娟, 彭御冰, 等. 正常前列腺间质细胞对前列腺癌细胞糖代谢水平的影响[J]. 中华男科学杂志, 2015(6): 489-493.

21. Yun H, Xie J, Olumi AF, et al. Activation of AKR1C1/ERβ induces apoptosis by downregulation of c-FLIP in prostate cancer cells: A prospective therapeutic opportunity[J]. Oncotarget, 2015, 6(13): 11600-11613.

22. Yang Z, Peng Y-C, Gopalan A, et al. Stromal hedgehog signaling maintains smooth muscle and hampers micro-invasive prostate cancer[J]. Dis Model Mech, 2017, 10(1): 39-52.

第二篇
诊 断 篇

第五章　前列腺癌的临床表现

随着人们对前列腺癌的重视和对疾病认识的逐渐加深,20年前与前列腺癌相关常见的局部和全身表现渐渐成为历史。1986年,肿瘤标志物前列腺特异性抗原(prostate specific antigen,PSA)应用于临床,并被美国FDA批准用于前列腺癌治疗后监测和前列腺癌早期诊断的常规策略。由于PSA监测的广泛应用,大部分前列腺癌病例在出现临床症状前即被发现和诊断,因此前列腺癌已经逐渐成为一种在诊断和治疗后随访上几乎完全依靠实验室检测的一种疾病。实际上,随着血清PSA的应用及影像学检查的发展,由于前列腺癌临床症状和体征往往不能提供有意义的诊断信息,其重要性逐渐被人忽视。然而,患者的症状和体征仍是建立诊断和判断疾病的进展程度的途径之一。

第一节　前列腺癌的症状

前列腺癌的临床表现和良性前列腺增生症类似,以排尿障碍为主,晚期则为局部浸润或远处转移症状为主。

(一) 下尿路症状

前列腺癌患者的下尿路症状一般呈渐进性或短时期内迅速加重,表现为尿频、排尿费力、尿线变细、排尿不尽感、夜尿增多、排尿困难或尿失禁。起源于外周带的前列腺癌对后尿道管腔压迫较少且较晚,因此排尿障碍的症状不易察觉;而来自尿道周围腺体的前列腺癌患者可早期出现下尿路梗阻症状。当外周带前列腺癌患者出现排尿障碍时,预示前列腺癌已经发展至晚期。

(二) 局部浸润性症状

近80%的前列腺癌最初起源于前列腺的后方(其中70%~75%位于外周带,5%~10%位于中央带),因此膀胱直肠间隙的器官,如精囊、输精管、膀胱颈以及输尿管下端是最先受累的区域。肿瘤侵犯后尿道、膀胱颈时,可产生血尿,甚至引起严重的肉眼血尿,易与膀胱癌混淆。当肿瘤侵犯精囊腺时可出现血精。因此,老年人突然出现血精时应考虑前列腺癌的可能。如果肿瘤侵犯并压迫输精管会引起患者腰痛以及患侧睾丸疼痛,部分患者还可出现射精痛。肿瘤突破包膜侵犯阴茎海绵体的盆腔神经丛的分支时,可出现会阴部疼痛及勃起功能障碍等症状。前列腺癌较少浸润和破坏尿道外括约肌,故真性尿失禁少见。前列腺癌向后方直肠浸润压迫时,可出现便秘、腹痛、便血或间断性腹泻等类似直肠癌的异常表现。前列腺癌还可以向膀胱方向发展并浸润膀胱三角区,引起不同程度的膀胱出口和(或)输尿管开口梗阻,发生急、慢性尿潴留或肾积水。当出现双侧肾积水时,表现为上尿路梗阻症状,最终将导致肾功能不全,表现为少尿、无尿、全身水肿、腹水、高钾血症等。

(三) 转移所致症状

前列腺癌发病较隐匿,转移性症状往往是前列腺癌首诊的原因,其中以转移性骨痛最明显,而无下尿路梗阻表现。最常见的转移部位是全身骨骼及盆腔内淋巴结群。

1. 骨骼转移　常见的转移部位依次是胸椎、腰椎、肋骨、骨盆,股骨、胸骨和颅骨转移比较少见。临床表现为持续的、剧烈的腰、背、髋部疼痛及坐骨神经痛,疼痛严重程度可影响预后。病理性骨折以股骨和肱骨为多见,脊椎骨折少见,不过可引起截瘫。部分患者出现骨髓抑制症状,表现为出血、白细胞水平低下或贫血。80%的前列腺癌骨转移为成骨性改变。

2. **淋巴结转移**　常无明显症状。髂窝淋巴结肿大压迫髂静脉导致下肢水肿和阴囊水肿。腹主动脉旁淋巴结肿大可压迫输尿管或局部病变浸润开口,可引起单侧或双侧肾积水,继发少尿、腰痛、尿毒症等。

3. **远处实质器官转移**　肝转移表现为肝大、黄疸、肝功能异常;胃肠道转移表现恶心、呕吐、腹痛,便血等;肺转移表现为咳嗽、咯血、呼吸困难、胸痛、胸腔积液;肾上腺转移表现为肾上腺功能不全、乏力;睾丸转移表现为睾丸、精索结节样变。

4. **神经症状**　前列腺癌脊椎转移侵犯压迫脊髓可产生神经症状。压迫部位常在马尾神经以上,胸椎T_1-T_6最多见。临床上表现为疼痛、感觉异常、肛门括约肌功能失常、四肢乏力等。颅脑转移多数无明显症状,部分可引起头痛、嗜睡、复视、吞咽困难等。

5. **内分泌症状**　前列腺癌可出现库欣综合征和抗利尿激素分泌异常,表现为疲乏、低钠血症、低渗透压、高钙血症或低钙血症。

6. **恶病质**　前列腺癌晚期会出现全身情况恶化,极度消瘦、弥散性血管内凝血、严重贫血等表现。

第二节　前列腺癌的体征

在前PSA时期,直肠指诊(digital rectal examination,DRE)为前列腺癌的诊断提供重要信息。通过直肠指诊不仅可以初步筛查前列腺癌,而且可以指导手术的适应证。

直肠指诊有助于前列腺癌的诊断和分期,通常在患者的首次就诊时进行。检查要注意肛门括约肌和直肠壁情况,是否有粘连、增厚、溃疡、管腔狭窄等。检查前列腺时,应对前列腺的大小、形状轮廓做出估计,从而准确描述前列腺。

典型的前列腺癌直肠指诊征象是前列腺坚硬如石头、边界不清、不规则结节、无压痛、活动度差,但病变差异大、浸润广、高度恶性的癌灶可能相当软。前列腺结节还必须与前列腺结石、肉芽肿性前列腺炎、结核性前列腺炎等良性病变相鉴别。直肠指诊可发现前列腺周缘区的病灶,而中央区、前列腺前部及移行区的肿瘤,尤其是<0.5cm的肿瘤病灶,就难以触及。如果确诊为前列腺癌时,直肠指诊可以对前列腺癌提供初步分期依据。

前列腺癌出现局部或远处转移时可出现相应的临床体征。如脊椎转移可出现椎体压痛等;盆腔淋巴结转移可以引起下肢水肿;晚期前列腺癌则可出现恶病质表现。

（张开颜　叶友新　邢金春）

参 考 文 献

1. 那彦群,郭震华.实用泌尿外科学[M].北京:人民卫生出版社,2009:362-363.

2. Miller DC,Hafez KS,Stewart A,et al. Prostate carcinoma presentation,diagnosis,and staging:an update form the National Cancer Data Base[J]. Cancer,2003,98(6):1169-1178.

3. Catalona WJ,Richie JP,Ahmann FR,et al. Comparison of digital rectal examination and serum prostate specific antigen in the early detection of prostate cancer:results of a multicenter clinical trial of 6,630 men[J]. J Urol,1994,151(5):1283-1290.

第六章　前列腺癌的生物学标志物

第一节　前列腺特异性抗原

一、前列腺特异性抗原概述

Ablin 等最早于 1970 年研究人前列腺组织特异性抗原,Hara 等于 1971 年从精浆中发现一种前列腺抗原,1979 年 Wang 和他的同事分离并提纯出同一种抗原,并证明是前列腺所特有,而不存在于其他组织中,并将它命名为前列腺特异性抗原(prostate specific antigen,PSA)。以后研究发现,尽管正常人血清中 PSA 浓度很低,但通过免疫学检测方法仍能被查出,而且大多数 PCa 患者血清 PSA 水平超过正常值,有的可达到正常值的百倍。

PSA 是一带有糖链的糖蛋白,分子量为 34kDa,共含有 343 个氨基酸,具有中性丝氨酸蛋白酶的活性。按其结构应归属于腺性激肽释放酶家族,它的特异性与糜蛋白酶相似,可以缓慢地在酪氨酸 COOH 终端和亮氨酸残基分裂某些多肽链。PSA 是一种能催化肽类物质水解的蛋白酶,使蛋白质裂解成小分子物质。所有蛋白酶均具有一定的特异性,即它们不是无选择地分解所有肽类物质形成蛋白质,而仅对一些特定的氨基酸,例如肽链中邻近氨基酸残基中的特征性顺序进行作用。但肽链中一处断裂,几乎总是伴随着它所修饰的蛋白质生物学功能的改变或丧失。然而蛋白酶不只是降解代谢酶,大多数蛋白酶都有重要的调节功能。

PSA 能分解精液中由附属性腺分泌的几种重要蛋白,如 Seminogelin I 和 Seminogelin II、纤维黏合素(Fibronektins)及凝胶样蛋白等。通过水解这些蛋白质参与使精液凝块液化,促进精子的活动。研究表明 PSA 通过其激肽释放酶样活性而在精液中合成缓激肽或缓激肽样代谢产物,这些物质能诱导平滑肌收缩,因而在射精过程中通过诱导阴道和子宫平滑肌收缩使精子活动力增加,更有利于精子前冲上移。所以 PSA 有重要的生殖生理学功能。

二、前列腺特异性抗原的代谢特点

PSA 是由前列腺腺泡和导管上皮细胞产生,其底物包括生精蛋白 I、生精蛋白 II 和纤维连结蛋白。这些蛋白质水解导致精液液化和精子的游动。通常情况下,PSA 释放入前列腺导管腔内,但有少量扩散入血清,以数种分子形式存在。70% ~90% 的 PSA 经共价键与 α_1-抗糜蛋白酶(α_1-antichymotrypsin,ACT)络合。极少量 PSA 与丝氨酸蛋白酶抑制剂成员(抑制物)超家族的一些成员结合,如 α_1-蛋白酶抑制剂(α_1-protease inhibitor,API)和蛋白质 C 抑制剂(protein C inhibitor,PCI),但这些形式没有临床意义。PSA 也与另外一个与 ACT 类似的蛋白酶抑制剂——α_2-巨球蛋白(α_2-macroglobulin,A2M)结合。但由于 PSA 的抗原决定簇被 A2M 封闭,这种形式的结合不能被目前的免疫分析检测到。剩下占总 PSA 10% ~30% 的血清 PSA 以非结合形式存在,称为游离 PSA(free PSA,fPSA)。临床上,总 PSA 和游离 PSA 之间的差额等于结合 PSA(complexed PSA,cPSA)。即:fPSA[ng/ml]+cPSA[ng/ml]=tPSA[ng/ml]。游离 PSA 与总 PSA 的比值,即:f/tPSA=fPSA[ng/ml]/tPSA[ng/ml]×100% 。

目前已知 fPSA 存在 3 种亚型,即良性前列腺特异性抗原(benign prostatic specific antigen,BPSA)、失活 PSA(inactive prostatic specific antigen,iPSA)和前酶 PSA(precursor of PSA,pro-PSA)。其中 BPSA 被认为与良性前列腺增生有关,占血清 fPSA 的 20% ~30%;pro-PSA 是 PSA 前体,以一种失活性的 PSA 形式存在,占血清 fPSA 的 30% ~40%;pro-PSA 被认为与前列腺癌密切相关。当前列腺增生(主要是前列腺移行带增生)时,iPSA 和 BPSA 含量升高并释放入血,使外周血清 fPSA 比例增加。通常情况下,pro-PSA 很快转化为 PSA,但是在前列腺癌组织中,pro-PSA 水平是升高的。

BPSA 和 pro-PSA 的临床意义包括:①检测 proP-SA、proPSA/fPSA 对前列腺癌的诊断较 tPSA、fPSA/tP-SA、cPSA 等具有更高特异性和敏感性,尤其是对 PSA<4ng/ml 的患者;②通过检测 BPSA、BPSA/fPSA、proPSA、proPSA/fPSA、proPSA/BPSA 对前列腺癌与良性前列腺增生的鉴别具有重要的临床意义。Khan(2004)对 161 例临床 PSA 筛查血标本进行研究,结果显示其中 66 例(41%)患者诊断为前列腺癌。通过 pro-PSA/BPSA 与 fPSA/tPSA 比较研究发现前者明显改进了诊断,pro-PSA/BPSA 的敏感度为 90%,特异度为 46%。有关 BPSA 和 pro-PSA,目前尚处于研究阶段,有望成为更具特异性和更高敏感性的前列腺癌肿瘤标志物。

PSA 进入外周循环后,大概经过以下两个主要的代谢途径:①占血清总 PSA 的 5% ~40% 在分泌过程中失活。这种失活的形式,即游离 PSA,是不能与外周循环中的抗蛋白酶形成复合物。游离 PSA 通过肾小球滤过,半衰期为 12 ~18 小时。②大部分(60% ~95%)的 PSA,进入外周血后与主要生理蛋白酶抑制剂,如血清 α_1-抗糜蛋白酶(ACT),α_1-抗胰蛋白酶(API),以及另一类蛋白酶抑制剂,包括 α_2-巨球蛋白(A2M)和妊娠区蛋白(pregnancy-zone protein,PZP)形成稳定的共价复合物而活化。完好活化的 PSA 优先与 A2M 结合(约比 PSA-ACT 复合物的结合快 20 倍)。然而,PSA-A2M 通过肝代谢机制的迅速被清除,半衰期仅为 6.7 分钟。此外,PSA-A2M 由于所有的 PSA 抗原表位被 A2M 分子包埋,因而不具备免疫原性。PSA-ACT 复合物在循环中的清除相对较慢,半衰期约为 3 天,相当于每天大约减少 1ng/ml。因此,PSA-ACT 在外周循环中聚集形成能够检测到的复合 PSA 的主要形式。另一种相对较少的形式是 PSA-API(占 0.5% ~5%)。两种复合形式共同构成了具有活性的 cPSA。

值得一提的是,体外的存储条件明显影响 tPSA 和 fPSA 的含量。在-20℃ 存储较长时间时,cPSA 含量下降,而 fPSA 含量升高,因此 f/tPSA 值升高。由于 fPSA 在短期内(60 分钟内)具有一定的热稳定,因此用加热的方法(58℃),可使 fPSA 与 ACT 分离。通过这种处理后检测的 fPSA 值可以提高 fPSA 鉴别 BPH 和前列腺癌的能力。

三、PSA 分析前注意事项

由于血清 PSA 是一个精确而灵敏的指标,许多临床检查、炎症及药物等都会对 PSA 水平有一定影响,在测定 PSA 前,必须考虑到这些因素可能产生的偏倚,选择适当的检查时机以排除这些影响因素。

1. 经直肠操作　包括经直肠指诊(DRE)、前列腺按摩及经直肠超声检查,可能会导致 PSA 透过前列腺导管系统和毛细血管等生理屏障而扩散到血液。Crawford 对 2754 个 40 岁以上的健康人 DRE 前后的血清 PSA 水平进行比较,按 DRE 前 PSA 水平分为 4 组,即≤4.0ng/ml、4.1 ~10ng/ml、10.1 ~20.0ng/ml 和≥20.0ng/ml。前两组 DRE 前后 PSA 无显著差异,第三组 DRE 有统计学上显著差异的倾向,≥20.0ng/ml 则有显著差异。Thomson 对 2376 例患者的 PSA 进行研究发现,有约 2% 的患者 PSA 水平由小于 4.0ng/ml 升高到大于 4.0ng/ml,增加值不到 5.0ng/ml。多项研究表明,DRE 前后 PSA 水平只有一个较小的增加,多数情况下并无临床意义;但患者最初 PSA 水平较高时,这个变化被放大了。由于检查前并不知道患者 PSA 水平,为尽量避免经直肠操作的影响,应在经直肠操作前采血检查 PSA;经直肠操作后 EAU、NCCN 及 CUA 的指南均推荐 1 周后采血。

2. 经尿道操作　Oesterling 的一项研究显示膀胱镜操作对 PSA 并无大的影响,但临床实际工作中可能会因操作出现尿道水肿、出血甚至感染,一般仍建议尿道操作 1 周后采血。

前列腺穿刺活检对 PSA 的影响较大,并且时间较长。前列腺穿刺活检后由于组织创伤及形成酶漏出,PSA 值并不是按 PSA 的半衰期降至正常,一般要 4 周左右才能恢复正常。

3. 经尿道前列腺切除术(transurethral resection of prostate, TURP) 前列腺增生症患者行 TURP 术后短期内血清 PSA 与 PAP 值均明显升高,而前列腺癌患者行 TURP 术后血清 PSA 与 PAP 值的升高却并不明显。TURP 术后的 PSA 升高要 1 个月以上才逐渐恢复到正常水平。

4. 泌尿系感染 特别是前列腺炎对 PSA 的影响较大,1992 年 Neal 发现一组急性前列腺炎患者 PSA 均升高。可能与细菌性炎症导致前列腺组织的破坏而形成酶漏出,要等到验证完全控制后,PSA 才能开始慢慢恢复正常水平。对于泌尿系感染者应先抗感染治疗,再采血;如果是急性前列腺炎应该在感染控制 4 周后采血,如果 PSA 仍高,可考虑行前列腺穿刺活检。

5. 药物 非那雄胺是一种 5α-还原酶抑制剂,能抑制睾酮向双氢睾酮转化,临床常用于治疗前列腺增生引起的排尿梗阻症状。患者使用 12 个月后,PSA 约降低至使用前的 50%,监测其 PSA 无须停药,一般将所测值乘 2 即可。

四、PSA 的临床应用

前列腺癌的早期诊断和治疗在一个世纪之前就已提出,当时的学者们发现如果能早期发现,大多数的前列腺癌能够得到治疗和治愈,但是当在出现症状之后诊断为前列腺癌,通常已经出现转移。在使用 PSA 作为肿瘤标志物之前,前列腺酸性磷酸酶(prostatic arid phosphatase, PAP)被用作为前列腺癌的肿瘤标志物,尽管在检查晚期前列腺癌方面有一定作用,但在局限性前列腺癌检测上的低灵敏度限制了它在前列腺癌筛查中的应用。

PSA 于 1986 年首次应用于临床之后,很快取代了 PAP 而成为前列腺癌最重要的肿瘤标志物,在前列腺癌的诊断、分期及监测和随访中得到广泛应用。早期对 PSA 临床应用的观察发现:①内分泌治疗后 PSA 水平下降呈现出与治疗的反应相关联;②治疗后 PSA 水平升高出现在前列腺癌复发之前;③前列腺癌根治性切除术后,PSA 应当检测不到;如果能检测得到,肿瘤就很可能会复发。

PSA 的发现,对前列腺癌的诊断和治疗监测具有划时代的意义。PSA 广泛的应用于临床以后,使得:①前列腺癌诊断年龄提前,<70 岁的前列腺癌患者明显增加;②早期局限前列腺癌的发现率明显增加;③前列腺癌根治手术的比例明显提高;④前列腺癌根治术后无 PSA 复发和无转移生存率增加。

五、PSA 检测在目前诊断前列腺癌时的地位

(一) 临界值的争议

PSA 并非前列腺癌的特异性标志物,其不仅可由前列腺癌细胞所表达,正常的前列腺细胞及前列腺增生的细胞也可表达。多种因素和疾病可影响 PSA 的水平,其他如良性前列腺增生、前列腺炎及活动等均可导致过多 PSA 释放入血,这些都导致了 PSA 水平有所波动。

目前公认的 PSA 正常和异常的临界值为 4ng/ml,但在前列腺癌高发国家和地区研究发现大约 1/4 的前列腺癌患者血清 PSA≤4ng/ml。因此,许多研究者提议将 PSA 临界值降至 2.5ng/ml,以便发现更多的早期前列腺癌。由于随着年龄的增加 PSA 水平也增高,这一现象可能是前列腺亚临床感染或细胞非典型增生的微小病灶所导致的,于是提出了年龄标准化 PSA 的概念。年龄标准化 PSA 的应用有助于提高筛查≥60 岁男性前列腺癌的特异性,也有助于增加检测<60 岁男性前列腺癌的敏感性。Catalona 等研究证实,年龄标准化 PSA 对 50~59 岁男性前列腺癌的检出率可以提高 15%,但是要增加 45% 的活检操作;年龄>70 岁的男性,采用年龄标准化的 PSA 后,减少了 44% 的活检,但导致将近一半的局限性前列腺癌被漏诊。

另一方面,研究表明如 PSA 临界值为 4ng/ml 时,将有 150 万 40 岁以上美国男性 PSA 异常,如将 PSA 临界值降至 2.5ng/ml,将有额外 180 万(共 330 万)40 岁以上美国男性被划为 PSA 异常人群,而这额外的 180 万男性人群将遭受前列腺穿刺及反复的 PSA 复查和癌症的恐惧感等痛苦。经分析美国 40 岁以上男性在未来 10 年中死于前列腺癌的仅占 0.3%。即使这 180 万男性中有 45 万人经穿刺被诊断为前列腺癌(约 1/4),大多数为低危而非临床重要疾病的前列腺癌,同时有 135 万人经受了不必要的穿刺。如果将这 45 万前列腺癌患者做根治术,将会造成大约 18 万男性阳痿,4 万男性中度以上尿失禁和大约 1000 人死于医疗操作。基于以上数据,有学者认为,将 PSA 临界值降低至 2.5ng/ml 使得部分前列腺癌患者被过度诊

断和过度治疗,并不主张将 PSA 临界值降低至 2.5ng/ml。

(二) PSA 的敏感性和特异性

大多数标准认为如果 PSA≥4ng/ml 则为异常,这一数值检测前列腺癌的敏感性约为 75%,而特异性仅为 40%,这意味着如果对所有 PSA≥4ng/ml 的男性进行前列腺穿刺活检,将有超过一半的人结果为阴性。PSA 在 4~10ng/ml 时特异性较差,只有 20%~30% 的被检者真正患有前列腺癌,这意味着 70%~80% 的人经受了不必要的前列腺活检手术。目前认为 PSA≤4ng/ml 为正常水平,但实际上 PSA≤4ng/ml 并不能排除前列腺癌的可能性,有研究报道血清 PSA≤4ng/ml 的被检测者约有 15% 前列腺活检后证实为前列腺癌。因此,目前与过去所认为的有所不同,血清 PSA 并没有一个单一明确的临界值可以提示进一步的活检操作,所有检出的 PSA 值均可能提示存在前列腺癌的风险。

尽管目前学者对于 PSA 的临界及 PSA 的敏感性和特异性值存在一定的争议和分歧,但仍无一种新的肿瘤标志物可以取代 PSA 在临床广泛应用。近年来,文献报道了一些新的前列腺癌标志物,但大多数是通过免疫组化、PCR 等分子生物学手段研究前列腺癌组织中某种基因的表达与正常前列腺组织的差异,应用于临床有待研究,PSA 仍然是目前前列腺癌早期诊断和治疗随访的最为重要的肿瘤标志物。

(三) PSA 预测危险因素

CUA 根据血清 PSA、Gleason 评分和临床分期将前列腺癌分为低、中、高位 3 类,其中 PSA 项为 PSA<10ng/ml 为低危,PSA 介于 10~20ng/ml 为中危,PSA>20ng/ml 为高危。PSA 是当前前列腺癌筛查最常用的方法,PSA 的危险度分层对于指导临床诊断和治疗都有重要的意义。

尽管 PSA 浓度不能单独用来判断骨转移,但可以根据 PSA 浓度范围确定是否需要进行全身核素骨显像。研究发现,对于中低危患者,骨扫描探测到骨转移的可能性小,对于 PSA<20ng/ml 并且 Gleason 评分<8 的患者骨扫描有 1%~13% 是阳性的。其他研究发现 PSA<10ng/ml 并且没有骨骼系统症状的骨扫描检查到骨转移的阳性率很低,因而不需要把它作为常规检查,除非肿瘤进入 T3 或 T4 期,或者 Gleason 评分≥8。通常把 PSA>15~20ng/ml 作为是否需要做骨扫描检查的分界点,但是对于那些有骨骼系统症状、Gleason 评分较高或者肿瘤进展期的患者骨扫描评估是必不可少的。有研究显示 PSA<20ng/ml、分期低于 T2 和 Gleason 评分≤6 分的患者淋巴结转移的机会<10%。

(四) PSA 与预后关系

内分泌治疗后 3 个月和 6 个月的 PSA 水平与预后相关,治疗后 3 个月和 6 个月 PSA 水平越低,可能对治疗反应性持续时间更长。然而因患者个体不同,这个标准并没有绝对价值。

尽管 PSA 水平与肿瘤的恶性程度呈正相关,但其与病理分期之间并无直接关系,目前仍没有一种可信的证据证明 PSA 可作为单一的分期指标。PSA 倍增时间及 PSA 速率可作为预测前列腺癌死亡风险的一种指标。一些研究也指出较低的游离/总 PSA 比值(f/tPSA)可能提示存在侵袭性疾病,血清 PSA 水平在 2~3.9ng/ml 范围内时,f/t PSA<10% 的人群中有 90% 发现了肿瘤特征物质,f/t PSA 在 10%~15% 的人群中则有 54% 发现了肿瘤特征物质,含有该肿瘤特征的人群比例随着 f/tPSA 的增高而稳定下降。与此类似,另外一项目前的研究对于一些 PSA 大于 10ng/ml 和低 f/t PSA 的人群进行了根治性前列腺切除术,结果证实其与病理特征、疾病生化发展和恶化转移很相关。

You B 等对 55 例已行前列腺癌根治术的患者 PSA 的动态路径进行分析,这些 PSA 做回归分析发现 PSA 清除率取决于根治术后第 1 个月的 4 个 PSA 相关指标,该清除方程能预测肿瘤生化复发的风险,因而能早期识别需要做辅助治疗的高危患者,但这一预期仍有待证实。

(苏耀武　邢金春　胡志全)

六、PSA 之争

现阶段在健康男性中有选择地进行 PSA 检测有助于降低前列腺癌特异性死亡率。通过恰当的临床决策,大量无谓的前列腺穿刺及对惰性前列腺癌的诊断是可以避免的。其他需要与筛查带来的获益相权衡的问题还有生活质量、筛查费用及筛查的成本效益比。可以通过提高 PSA 干预值或者延长筛查间隔的方法减少筛查的费用。但是已有研究证明,即使将 PSA>3ng/ml 作为干预值,仍将漏诊 67.8% 的前列腺癌,其中 42.4% 为潜在有侵袭性的前列腺癌。经证实侵袭性的前列腺癌可以表现为低 PSA 值。虽然能短期降低医疗费用,但是远期转移治疗费用将远远增加。除了改进术式,显著改善患者勃起功能障碍,提高生活质量,同样可以通过选择主动监测的方法减少不必要的治疗,ERSPC 研究中已有 25% 的患者将其作为治疗选项。

目前以血清 PSA 检测为前列腺癌筛查或许对于前列腺癌的诊断缺乏足够的特异性和敏感性,但是其仍然是现阶段最成熟的筛查标志物。对于 1 名 50 岁,PSA<1.5ng/ml 的男性,他在随后 7~8 年间发生前列腺癌的风险<5%。而 PSA 为 2.5ng/ml 的男性,其发病风险大于 20%;当 PSA 达到 4ng/ml 时,其发病风险接近 40%。目前的趋势是在 40 岁男性中就开始进行基线 PSA 评估以求早期发现侵袭性前列腺癌,一味延后诊断注定这部分患者要承担更大的风险。

我国前列腺癌的分期构成和治愈率显著不同于欧美的报道:欧洲筛查研究中非筛查组仅 7.9% 的前列腺癌患者出现转移,前列腺癌患者死亡率仅 9%;而同期国内前列腺癌患者的转移率达 70%,长期生存率仅 30%。总体来讲,我国进行前列腺癌筛查的基础与欧美发达国家存在较大差异。基于 PSA 的前列腺癌筛查在欧美发达国家虽提高了前列腺癌的早期诊断比例,但也带来了较严重的过度诊断和过度治疗;而在我国尚未开展大规模基于 PSA 的前列腺筛查之前就否定 PSA 用于筛查的意义还为时尚早。因此,USPSTF 的结论不能照搬用于国内。

(王志华　胡志全)

第二节　前列腺特异性抗原的相关指标

直肠指诊和血清总 PSA(tPSA)的联合检查用于前列腺癌早期发现的初步筛选是由美国泌尿学会和美国肿瘤协会推荐的现行标准。血清 tPSA 的正常参考范围为 0~4.0ng/ml。然而约 65% 的男性虽然 tPSA>4.0ng/ml,却没有患前列腺癌,而 30%~40% 的男性存在器官局限性前列腺癌 tPSA 水平却在参考范围内。除了前列腺癌,其他许多因素也可能导致 tPSA 升高,包括:直肠指诊,前列腺活检,膀胱镜检查,经尿道前列腺电切术,或者其他良性病变,如良性前列腺增生症、尿潴留和前列腺炎。高纤维饮食,某些药物如非那雄胺、抗雄激素制剂和雌激素,肝功能不全和射精也可以影响血清 tPSA 值。此外,除了前列腺外,其他组织也可以产生极少数量的 PSA。随着高敏感的免疫荧光检测的应用,在胰腺癌、结肠癌、卵巢、肝、肾、肾上腺、腮腺肿瘤和妇女中高达 30% 的乳腺癌患者中也可以检测到 PSA。目前,这些研究结果的生物学意义尚未阐明。正因为前列腺癌与其他疾病存在广泛的总 PSA 重叠,尤其是在所谓的总 PSA"中间带"或"灰区"(4.0~10.0ng/ml),因此有必要开发总 PSA 测定的其他衍生工具,以提高血清 tPSA 的特异性,从而减少不必要的前列腺穿刺活检。

一、游离 PSA 和游离/总 PSA 比值

自从 Stenman 等第一次报道 cPSA 在前列腺癌患者中明显比前列腺增生患者高,导致 f/t PSA 比值相对较小以来,f/t PSA 比值就被用来作为首次活检结果阴性患者是否需要再次活检的依据。

(一)前列腺癌中 f/t PSA 比值低的原因

为什么 cPSA 在男性前列腺癌比例较高,目前还没有令人满意的解释。ACT 在细胞外液里通常以 10^4~10^5 倍摩尔数存在。虽然肝增加生产可以使血清的 ACT 水平升高,但这与血清中 cPSA 水平或 f/t PSA 比值没有相关性。

前列腺癌患者 f/t PSA 比值较低的可能原因如下。

1. BPH 产生的 PSA 主要是 BPSA,主要与 A2M 结合,不能够被检查到,使循环中 cPSA 相对减少而 f/t PSA 比值较高。

2. 前列腺癌细胞的 ACT 含量较 BPH 前列腺细胞高。虽然 ACT 主要由肝合成,但研究表明前列腺组织也可以合成 ACT。在前列腺癌组织产生的 ACT 比增生前列腺组织高,并且 PSA-ACT 在释放入外周血之间就已经形成稳定的结合,因此释放入血的 fPSA 相对较少,导致 f/t PSA 比值较低。

（二）游离 PSA 的临床应用

多数研究表明 fPSA 是提高 tPSA 水平处于灰区前列腺癌检出率的有效方法。当血清 tPSA 介于 4.0 ~ 10.0ng/ml 时，fPSA 水平与前列腺癌的发生率呈负相关。研究表明，当 f/t PSA 临界值设为 14% ~ 28% 的，可以避免 19% ~ 64% 不必要的活检，同时保留了 71% ~ 100% 前列腺癌的检测灵敏度。Brawer 等比较了 tPSA 和 f/t PSA 在不同的敏感性的特异性，保持 80% 的敏感性时，tPSA 临界值为 4.11ng/ml 的特异性为 35.6%，而 f/t PSA 临界值为 19% 特异性为 46.2%；保持 90% 的敏感性时，tPSA 临界值为 3.4ng/ml 的特异性为 25.3%，而 f/t PSA 临界值为 24% 的特异性为 26.2%。

另外，研究表明 f/t PSA 也适合应用在 PSA 水平较低的情况。当 PSA 在 2 ~ 4ng/ml 的较低范围内，仍有 22% 的患者最终诊断为前列腺癌。在这一范围的 PSA，当 f/t PSA 临界值设为 27% 时，可以检测出 90% 的肿瘤，同时避免了 18% 的不必要的活检。一些作者指出，可以使用 18% ~ 20% 的 f/t PSA 临界值来筛选 PSA 在 2 ~ 4ng/ml 范围内的前列腺癌。采用这一方法仅仅轻度增加了活检次数，活检数和前列腺癌检出数比为 3:1 ~ 4:1。

f/t PSA 特别适用于首次活检结果阴性但 PSA 仍持续增高可疑前列腺癌的患者。当 f/t PSA 临界值定为 25% 时，检出前列腺癌可以达到 95% 的敏感性和 80% 的特异性。另外，f/t PSA 比值还可以作为前列腺癌预后的预测指标。

虽然一些研究提示 fPSA 可能与前列腺癌的分期存在一定的关系，但目前证据还不足够证明 fPSA 在前列腺癌分期的价值。在巴尔的摩一项纵向研究中显示，f/t PSA 能够在诊断前 15 年区分患前列腺癌和没有患前列腺癌的人群，而 tPSA 仅在诊断前 5 年提示升高。另外，在该研究中，12 名 T_3 或 T_4，Gleason 7 分以上或者前列腺癌根治术后切缘阳性的患者 f/t PSA 相对较低。

（三）游离 PSA 的临床应用的注意事项

1. 前列腺体积影响前列腺癌患者 fPSA 的比例。当前列腺体积较小时，良性前列腺和和前列腺癌患者游离 PSA 的比例存在显著性差异。然而，随着前列腺体积的增加，这种差异逐渐缩小。当前列腺达到一定的体积时，这种差异将无法区分。研究发现将前列腺体积<35ml 与前列腺体积≥35ml 进行比较时，小前列腺 f/t PSA 的临界值取 14%，而大前列腺 f/t PSA 的临界值需取 25% 才能获得同样 95% 的前列腺癌诊断敏感性。

2. 由于血清游离 PSA 不稳定，为减少误差，检测前标准的处理十分重要，包括迅速分离血清和争取 24 小时内完成检测。前列腺相关操作，如直肠指诊、前列腺穿刺活检、经尿道操作等可以导致 fPSA 水平升高，从而导致总 PSA 增加。因此，在测量 fPSA 前 48 ~ 72 小时应避免各种前列腺相关的操作。

3. 另外，由于检测方法的不同，组间差异不能忽视。

4. 总之，当总 PSA 在 2 ~ 10ng/ml 范围时，f/t PSA 提高了诊断前列腺癌的特异性同时保持了较高的敏感性。由于受多种因素影响，游离 PSA 比值的临界值不能完全具体明确，通常采用 14% ~ 25% 的范围（表 6-1）。到现在还无法将这个范围缩小到一个最佳的、广泛被接受的临界值。因此采用什么样的临界值需要医生在了解患者情况后做出决定：要么提高灵敏性，为避免漏诊，增加可能不必要的活检；要么提高特异性，要么存在漏诊的风险，减少不必要的活检。我国泌尿外科疾病指南（2009 年版）推荐的临界值是 16%。

表 6-1 游离 PSA 调整后直肠指诊阴性患者初始前列腺活检的阳性率

PSA	fPSA（%）	活检阳性率（%）
4 ~ 10ng/ml	0 ~ 10	56
	>10 ~ 15	28
	>15 ~ 20	20
	>20 ~ 25	16
	>25	8

二、前列腺特异性抗原密度

前列腺特异性抗原密度(PSA density,PSAD),即血清 PSA 浓度与前列腺体积的比值,前列腺体积一般指通过经直肠超声测量的体积。PSAD 的概念形成于 1990 年,由于观察到血清 PSA 与前列腺体积存在相关性,因此引入 PSAD 用于鉴别前列腺增生和前列腺癌。Stamey 等首次报道,单位体积的前列腺癌组织所致的血清 PSA 升高比单位体积的前列腺增生组织所致的血清 PSA 高。然而,这并不是意味着前列腺癌组织分泌的 PSA 比正常或增生的前列腺组织分泌的 PSA 多;相反地,前列腺肿瘤细胞由于分化差,其分泌的 PSA 比前列腺增生细胞少,但前列腺癌组织分泌的 PSA 大部分直接排入基质中,故血清 PSA 比前列腺增生的血清 PSA 高。

由于大部分 PSA 是由前列腺移行带产生,这也是前列腺增生大多数发生的区域,并且通过直肠 B 超测量前列腺移行区相对于测量整个前列腺体积精确,所以引入了 PSA 移行区密度(PSA transition zone density,PSATZD)的概念。PSATZD 是 PSAD 的改良,可以提高前列腺癌诊断的特异性。

(一) PSAD 的临床应用

临床上 PSAD 和 PSATZD 主要用于指导前列腺活检,提高活检的阳性率。文献报道 PSAD 临界值为 0.15 时可以保留测试的灵敏度,并减少 24% ~ 42% 不必要的前列腺活检。这在 PSA 灰区并且首次活检阴性时更有意义,可以减少 31% 的重复穿刺,而仅仅遗漏 10% 的肿瘤。PSATZD 临界值为 0.3 的特异性为 88%,敏感性为 57%。然而 PSAD 的应用也存在争议。Catalona 等报道使用 0.15 的临界值将导致一半的肿瘤漏诊。Brawer 等研究 107 名 PSA 在 4 ~ 10ng/ml 的患者,发现使用 0.15 的临界值,不能区分活检阴性者和阳性者。

(二) PSAD 的局限性

由于计算 PSAD 和 PSATZD 需要通过经直肠超声测量前列腺体积,因此两者均不能作为理想的筛查指标。事实上,在筛查人群的研究中,并没有得到 PSAD 在前列腺癌患者上存在显著性差异。由于 PSA 仅由前列腺内皮组织产生,因此不同前列腺组织构成(内皮与基质的比例)也影响到 PSAD。另外,通过超声测量的前列腺体积并不是十分准确,这也影响到了 PSAD 和 PSATZD 的应用。

三、PSA 速率

PSA 速率(PSA velocity,PSAV)是指血清 PSA 水平的年均升高幅度,它反映了一段时间内血清 PSA 的动态变化。由于大部分前列腺癌都出现 PSA 升高,可以理解 PSA 上升的速率在前列腺癌患者中明显增大。然而,由于血清 PSA 并不具备肿瘤特异性,并且存在个体间和组间差异,因此 PSAV 的临床使用受到限制。

在早期的研究中,Carter 等是通过在至少 18 个月周期内 PSA 水平的线性回归分析来计算 PSAV 的。此后,许多作者各自报道了各种不同的计算 PSAV 的方法,这些方法均未得到广泛认同。最近 Connolly 等在一个大样本数据库比较了 3 种最常用的计算 PSAV 的方法。这 3 种方法分别如下。

1. 线性回归分析,使用公式:$p = at + b$。

2. PSA 随时间变化的算术公式:$[1/(n-1)] \times (\sum_{i=2}^{n} p_i - p_{i-1}/t_i - t_{i-1})$。

3. 仅使用 PSA 的初始值和终末值来计算 PSA 变化:$(p_n - p_1)/(t_n - t_1)$。

注:p = PSA 值,t = PSA 测量时间(年),a = 线性斜率(相当于 PSA 速率),b = 截距,n = PSA 测量次数。

研究表明,个体 PSA 速率随着计算方法的差异而不同,因此在比较时必须采用统一的方法。作者认为使用线性回归方法可以分析所有的 PSA 值、减少 PSA 的短期变异,建议采用。然而,为了便于使用,临床上多采用算术公式计算。Yu 等比较了各种不同的计算方法,显示当 PSA 测量时间限制在 12 个月内时,使用两个点的计算方法(PSA2 - PSA1/时间 2 - 时间 1)与使用线性回归的方法显著相关。另一项研究报道进一步证实了单用两个点计算 PSAV 的方法的可行性。

应用 PSAV 可以使 10% ~ 30% PSA 升高或者初次活检阴性的患者避免不必要的活检。与 PSA、PSAD 和年龄特异性 PSA 相比,PSAV 特异性较高,但敏感性较低。以每年 0.75ng/ml 为临界值,PSAV 的特异性高达90%以上,而敏感性为仅为55%～75%。另外,研究表明:正常初始PSA与异常初始PSA的PSAV临界值是不同的。当初始PSA正常,PSAV的预测能力在年轻人群中更好。当PSA>4.0ng/ml时更有意义。Smith等建议当初次活检阴性时,可使用较低的PSAV临界值(每年0.4ng/ml)作为PSA升高患者的优化监测指标。

荟萃研究显示,当PSA低于4.0ng/ml时,由于个体PSA水平的变异,PSAV的使用受到限制。另外,PSA的每日变异也影响了PSAV的使用。

研究显示,治疗前PSAV是高级别和晚期前列腺癌的一个显著预测指标。PSAV与活检Gleason分级存在显著相关性。PSAV>每年2ng/ml时,发生前列腺癌病理分级在T_3以上,手术切缘阳性和评分在4/5级以上的概率大于PSAV<每年2ng/ml。

PSAV除了可以预测前列腺癌的病理分期和进展外,也是前列腺癌根治术后或放射治疗后复发的预测指标之一。Patel等报道一组前列腺癌根治术病例,PSAV>每年2ng/ml与前列腺癌根治术后PSA短期复发存在显著相关性,其复发的风险是PSAV<每年2ng/ml的3倍;PSAV<2ng/ml组,5年无疾病生存率为89%,而PSAV>2ng/ml组,5年无疾病生存率降为73%。

总结:PSAV在长时间随访中可能有益于发现前列腺癌,但是PSAV的敏感性太低,对于PSA升高的患者,尚不能提供避免初次活检的依据。PSAV在初次活检阴性或PSA<4.0ng/ml的病例中作用最明显。

四、PSA倍增时间

PSA倍增时间(PSA doubling time,PSADT)是指PSA水平升高1倍的时间。但是如何计算PSADT目前仍没有一个标准的方法。研究发现在PSA复发早期,PSA呈一级动力学样指数上升。欧洲泌尿外科学会(EAU)指南(2009年版)也指出:PSADT反映的是PSA随时间变化的呈指数性上升,具有规律性。因此,在一个时间段里测量两次血清PSA水平来计算PSADT是可行,只要这个时间段足够长,可以避免短期PSA的变异或实验误差导致计算出的PSADT值急剧的变化。通常可通过公式PSA1/(PSA2-PSA1)×t来计算,其中PSA1为第一次测量PSA值,PSA2为第二次测量PSA值,t为两次相隔的时间。例如:PSA在3个月内由2ng/ml上升到3ng/ml,则PSADT=2ng/ml/(3ng/ml-2ng/ml)×3个月=6个月。然而,这种计算方法是基于PSA>0.2ng/ml基础上的(使用常规检测方法),应用超灵敏检测方法检测血清PSA水平是否适用这种计算方法目前尚不清楚。部分作者认为,血清PSA水平从不能够测量升到0.2ng/ml的时间可作为PSADT。

PSADT有助于提高预测肿瘤生物表型的能力。PSADT小于3个月预示前列腺癌术后或放疗后肿瘤相关死亡率较高。另外,治疗前检测PSADT小于2年提示肿瘤局部进展的可能性较高。

五、年龄相关PSA

年龄是影响前列腺癌诊治的一个重要因素。我们通过所说的血清PSA正常范围在0～4ng/ml并没有考虑到年龄问题。研究表明PSA与年龄存在显著相关性。总的来说,PSA每年大约升高2.6%。为了改善PSA作为前列腺癌标志物的敏感性或特异性引进了年龄特异性PSA参考范围(age specific PSA reference,ASPRRs)这一概念,临床应用上简称年龄相关PSA。通常年龄相关PSA在高年龄组可以提高特异性,在低年龄组可以提高敏感性。在40～49岁年龄组使用2.5ng/ml的临界值,在50～59岁年龄组使用3.5ng/ml的临界值,在60～69岁组使用4.5ng/ml的临界值,在70～79岁年龄组使用6.5ng/ml的临界值,可以得到95%的特异性。

但是由于年龄相关PSA的应用是基于年龄与疾病的相关性,Kirollos发现年龄小于60岁时,这种相关性较强,应用ASRRs比较有意义;当年龄>60岁时,这种相关性就比较弱,因此应用ASRRs就存在统计学缺陷。然而,在一项对6600名男子早期诊断的大样本研究显示,标准的PSA临界值适合所有的年龄。Littrip等也认为使用标准的临界值可以达到最有效、最经济的诊断价值。因为在年轻组使用较低的临界值可能导致一些不必要的活检并且增加保健成本;而对年长组使用较高的临界值可能增加漏诊率。

另一方面,由于通常局限性前列腺癌疾病进展较缓慢,生存预期小于 10 年的患者,早期诊断前列腺癌并不能带来与疾病相关的益处,因此使用血清 PSA 作为监测手段应充分考虑到年龄因素。

目前年龄相关 PSA 在不同年龄组的应用还存在争议。为了提高阳性率,建议在低年龄组中应用;为了减少不必要的活检,建议在高年龄组中应用。较低的 PSA 临界水平能够提高敏感性,早期发现肿瘤,可能对于年轻患者比较有益。但是,这也造成需要进一步检查的人数成倍增加。

PSA 随年龄增长而升高可能的主要原因是与年龄增长伴随的前列腺体积的增大($r = 0.56$)。前列腺体积每年增加 1.6%,对于一个 60 岁的男性,相当于每年增加 0.5ml。前列腺体积每增加 1ml,血浆 PSA 升高约 4%,对于一个体积约 30ml 的前列腺,相当于每增加 1ml 体积,PSA 升高 0.04ng/ml。正常前列腺组织,每克前列腺组织对应 0.1ng/ml 的血清 PSA;前列腺增生组织,每克前列腺组织对应 0.3ng/ml 的血清 PSA;前列腺癌组织,每克前列腺组织对应 3.5ng/ml 的血清 PSA。Oesterling 等使用年龄相关 PSA 发现 PSA 的敏感性下降了 9%,但是特异性和阳性预测值分别升高了 11% 和 5%。

六、前列腺癌治疗后 PSA 的应用

血清 PSA 在前列腺癌的诊断和治疗上发挥着重要的作用。前列腺癌根治术后或放射治疗后能够检测到 PSA 或 PSA 不断升高,提示治疗失败。血清 PSA 的变化是决定是否进行干预性治疗的关键。PSA 倍增时间提供了与肿瘤进展风险或疾病相关死亡有关的重要预后信息。

超灵敏的 PSA 测量方法提高了监测前列腺癌局部治疗后生化复发的能力。这些方法 PSA 的最低检出值可达 0.001ng/ml,对前列腺癌生化复发的检出率可以提高 10 倍的敏感性。

(一) 前列腺癌根治术后 PSA

PSA 的定期复查是发现前列腺癌根治术后早期复发最有效的手段。前列腺癌根治术后大部分患者的血清 PSA 在 1 个月内降至无法检测到的水平(普通检测方法,<0.1ng/ml)。如果无法降至这一水平往往提示肿瘤残留。故通常在前列腺根治术后 1 个月复查血清 PSA 水平。早期血清 PSA 水平的升高可能由于残留在膀胱壁或前列腺尖部的前列腺腺体成分。而血清 PSA 进行性升高则提示前列腺癌肿瘤细胞的存在。前列腺癌根治术后 5 年内生化复发率为 20% ~ 30%,10 年复发率为 25% ~ 50%。

患者术前血清 PSA 水平及术后 PSA 倍增时间(PSADT)可以用来预测无疾病生存和肿瘤复发模式,从而指导相应的治疗。Pound 等分析 1997 名前列腺癌根治术后患者,平均随访时间 5.3(0.5 ~ 15)年。术前血清 PSA 10.1 ~ 20.0ng/ml 和 4.1 ~ 10.0ng/ml 的患者 5 年的无复发率分别为 72% 和 82%。术后 PSA 的快速升高提示肿瘤转移并且与术后病死率相关。Patel 等报道 PSADT 预测肿瘤复发时间比术前 PSA、临床分期和病理分级好。术后 PSADT 不超过 6 个月提示肿瘤转移。尽管术后出现可检测到的 PSA,但 PSADT>6 个月时,有 80% 的患者临床上仍为无疾病生存状态,而 PSADT<6 个月时则仅有 64% 为无疾病生存。Pound 等采用 10 个月的临界值也得出相似的结论。作者反对对 PSADT 长的患者进行过早的治疗,因为大部分人在有疾病复发证据前仍能生存好几年。

(二) 放射治疗后 PSA 的应用

放射治疗后 PSA 的水平界定尚未得到共识。通常情况下,前列腺癌放射治疗后 PSA 水平下降较慢,中位 17 个月内未能降到最低点。在一部分患者,完整治疗后 12 个月内可能发生 PSA 水平的一过性升高,随后再逐渐下降。通常可通过两种方法来评估患者的预后。第 1 个方法:PSA 最低值降至 0.5ng/ml 对应 5 年无生化复发。美国放射和肿瘤治疗学会推荐另外一种方法,即:生化复发定义为每 3 ~ 6 个月间期连续 3 次 PSA 超过最低点。

(三) 局部治疗后 PSA 增高的模式

局部治疗后 PSA 升高模式在局部和远处复发分别有不同的表现。如果前列腺癌根治术后如果 PSA 在 12 个月内上升或倍增时间小于 6 个月,提示肿瘤远处复发。相反如果治疗后这 PSA 在 24 个月后才能检测到,提示局部复发。

(张开颜　陈斌　邢金春)

第三节　其他分子生物学标志物

一、常见的分子生物学标志物

（一）人类腺激肽释放酶

人腺激肽释放酶（human glandular kallikrein，hk2）是由人组织激肽释放酶基因家族编码的一组丝氨酸蛋白酶中的一种。人组织激肽释放酶基因家族位于染色体 19q13.3-q13.4。目前已明确人组织激肽释放酶基因至少由 15 个基因（KLK1～KLK15）组成。此前一直认为只有 3 个基因：①KLK1，编码胰腺或肾脏激肽释放酶（hk1）；②KLK2，编码人腺激肽释放酶；③KLK3，编码前列腺特异性抗原（PSA，hk3）。雄激素与其受体的羧基端结合并转运至细胞核内，通过受体的氨基端与 hk2 基因的启动子及增强子区雄激素反应元件结合，激活 KLK2 基因表达 hk2 分子。hk2 主要由前列腺上皮细胞分泌，但在甲状腺、涎腺及女性乳腺组织中亦有表达。hk2 在带有 24 个氨基酸的激活肽（phk2）作用下，水解 hk2 前体形成具有 237 个氨基酸的活性 hk2 和仅有 7 个氨基酸的 phk2。hk2 主要存在于血液、精液及尿液中，正常情况下在血液及尿液中的含量甚少。hk2 与 PSA 一样，在血清中存在的基本形式相同，一种为游离 hk2（fhk2），另一种为复合 hk2（chk2）。复合 hk2 主要与一些蛋白酶抑制剂如 α_1-抗糜蛋白酶（ACT）、α_2 巨球蛋白，以及 c1 灭活剂等结合。但是其在精液中主要与蛋白 C 抑制剂结合。hk2 的功能目前尚未完全明确，体外试验发现，hk2 有激活 PSA 的功能，能将无活性的 PSA 前体转变成有活性的 PSA 分子。并可与 PSA 一同分泌到前列腺腺泡的导管中。体外 hk2 还能激活酶原或单链尿激酶型纤溶酶原激活物（uPA），而 uPA 可促进肿瘤的转移，据此认为 hk2 可能对前列腺癌的转移起作用。

有学者对 122 例前列腺癌患者血清进行分析，发现血清中 hk2 的浓度随肿瘤分级分期的增加而升高，其他学者对不同病理分级，不同临床分期的肿瘤进行分析亦得出相同结果，并且发现局灶性前列腺癌患者血清 hk2/fPSA、hk2/（fPSA/tPSA）的比值较前列腺增生症血清中 hk2/fPSA、hk2/（fPSA/tPSA）的比值高，认为 hk2/fPSA、hk2/（fPSA/tPSA）比值的高低有助于肿瘤扩散和转移的判断。有研究者用免疫荧光测定来研究 hK2 对 PCa 的特异性，连续采取 319 份血标本，其中 Pca 74 例，BPH 193 例，带有留置导尿管的 BPH（BPHcat）52 例。用免疫荧光测量法测定 hK2、游离 PSA（F）和总 PSA（T）血清浓度和它们的比例。结果，Pca 组 hK2 浓度中位数为 0.23，BPH 和 BPHcat 组分别为 0.05 和 0.06，差异有高度显著性。在 PCa 组 hK2/PSA 比值为 12.1%，BPH 组为 22.4%，差异有高度显著性，但 BPH 和 BPHcat 组间差异无显著性。全组的 hK2 值和各种形式的血清 PSA 值高度相关，fPSA 的 $r=0.79$，tPSA 的 $r=0.75$，与 α_2 抗糜蛋白酶结合的 PSA 的 $r=0.70$。在 tPSA 为 4～10ng/ml 灰区组中，PCa 18 例，BPH 58 例，Pca 组 F/T 比值为 12.2%，BPH 组为 21.5%（$P<0.0008$），PCa 组 hK2/fPSA 比值为 13.9%，而 BPH 组为 7.5%（$P<0.000003$）。在敏感性为 94.4% 时，hK2/F 比值特异性为 60.3%，而 F/T 比值仅 27.6%；在敏感性 100% 时，hK2/F 特异性为 48.2%，故半数患者不需做活检。由此得出结论：hK2/fPSA 比值能明显改善 PSA 灰区（4～10ng/ml）诊断的特异性。有研究者随机抽取了 5853 名门诊患者进行血清 PSA 测定，tPSA 水平高于 3.0ng/ml 者行经直肠超声检查与活检等进一步的检查。行活检的 611 名患者中有 604 人进行了血清 hK2 检测，并同时测定其中的 tPSA 与 fPSA 含量。行活检的 611 名患者中有 18% 直肠超声检查阳性，tPSA 3.0～220ng/ml，有 144 名前列腺癌患者。在 541 名 tPSA 在 3.0～10.0ng/ml 的患者中活检示 BPH 者 439 位，他们的 hK2 平均值 0.057（0.029～0.45）ng/ml，活检为 PCa 者 102 名，其 hK2 测定值为 0.068（0.029～0.40）ng/ml，$P=0.008$。结合 tPSA 与 fPSA 的值，hK2/fPSA（%）在 BPH 中为 7.6（1.4～70.0），Pca 中为 10.9（2.5～46.0），$P<0.0001$。hK2×tPSA/fPSA（ng/ml）在 BPH 中为 0.31（0.077～3.1），在 Pca 中为 0.57（0.12～1.8），$P<0.0001$。因此，他们认为 hK2 与 fPSA、tPSA 结合分析可以提高前列腺癌诊断的敏感性，hK2 为早期诊断前列腺癌提供了新方法。

（二）前列腺特异膜抗原（PSMA）

PSMA 基因定位于 11p11-p12，序列全长 93 525bp，其中主要功能序列为 62 035bp，cDNA 长 2.65kb，其

中 1250～1700 核苷酸编码区有 54% 与人的转铁蛋白受体 mRNA 编码区同源。研究证实,PSMA 基因序列由 19 个外显子和 18 个内含子组成,PSMA 特异性启动子,定位于转录启动位点上游 166bp,全长 1244bp。PSMA 增强子(prostate-specific membrane antigen enhancer,PSME)定位于第 3 个内含子序列内,大约 2000bp。PSMA 是一种前列腺细胞膜上的 II 型跨膜糖蛋白,相对分子质量 100 000Da,由 3 个结构域组成,其氨基端位于细胞膜内,共含 750 个氨基酸,其中胞内段 19 个,跨膜段 24 个,胞外段 707 个,其胞内段和胞外段有多个抗原表位,与多种蛋白有着密切联系。起初研究者发现,PSMA 存在于前列腺癌细胞系(LN-CaP)细胞膜中,能被单克隆抗体 7E112C5 识别,但仅能识别 PSMA 的胞内段;后来的研究者陆续研制出 4 种不同的抗 PSMA 单克隆抗体(J591、J533、J415 和 E99),它们可以结合 PSMA 胞外的结构域。免疫组化显示,PSMA 在前列腺的正常组织、良性增生组织、上皮内增生(PIN)、癌组织中均有表达,且表达强度依次上升,在 PCa 中表达强度最高;在 PCa 淋巴结转移灶、骨转移灶中表达也呈阳性。Western 印迹法发现前列腺、PCa 组织提取液及精液中含有 PSMA,大部分非前列腺组织不含有 PSMA,只在脑、唾液腺、小肠中有少量表达;在多种非前列腺的恶性肿瘤也有一定的表达,这些肿瘤主要包括肾透明细胞癌、膀胱移行细胞癌、结肠腺癌、胰导管癌、非小细胞肺癌、软组织肉瘤、乳腺癌等。在非前列腺部位的 PSMA 具有蛋白酶的活性,在中枢神经系统参与天冬氨酸谷氨酸(NAAG)的代谢;在近端小肠能从多聚 γ 谷氨酸叶酸盐水解末端的谷氨酸。同其他许多膜表面受体一样,PSMA 可通过受体介导的内化作用参与营养物质转运和跨膜信号转导。PSMA 是一种前列腺肿瘤细胞的膜蛋白,较少脱落入血,故从患者血清不易检测到。血清 PSMA 检测通常有两种方法,一种是竞争性 ELISA 法,另一种是 Western 印迹分析。第一代的 ELISA 法使用了两个单克隆抗体,7E112C5 和 9H102A5,通过比较血清样品和 LNCaP 细胞与特异性抗体反应的能力,得到相对抑制率,两者的比较可提示血清 PSMA 有否增高。Western 印迹方法较以上的 ELISA 法更加直观,而且可进行半定量检测。Murphy 等对 153 例前列腺根治术后及 31 例未发生转移的患者行动态的血清 Western 印迹分析,表明 PSMA 的增高与肿瘤的术后复发、发生雄激素抵抗及较差的预后呈正相关,但与肿瘤本身大小无关。为了解辅助内分泌治疗(neoadjuvant hormonal therapy,NHT)后 PCa 根治术(radical prostatectomy,RP)的患者盆腔淋巴结微转移的重要性,有学者收集了 52 例经历了 NHT 的 RP 患者术中清扫的 989 枚淋巴结,采用实时定量 RT-PCR 方法检测 PSMAmRNA 及 PSAmRNA。结果显示:病理检查发现 4 个患者共 11 枚淋巴结阳性,而实时 RT-PCR 发现没有淋巴结侵犯病理证据的 19 例患者的共 40 枚淋巴结发生了微转移;11 例病理阴性患者的 19 枚淋巴结被免疫组化染色证实为阳性。该项研究表明:采用实时定量 RT-PCR 方法检测 PSMAmRNA 及 PSAmRNA 对 NHT 后 RP 患者淋巴结微转移的诊断起重要作用,并且提示盆腔淋巴结的微转移在那些经历了 NHT 后行 RP 患者的肿瘤生化复发中可能起着重要的作用。由于 PSMA 具有膜结合性及前列腺组织特异性,在前列腺癌特别是激素不敏感前列腺癌中表达升高,因此被认为是免疫导向治疗中最有意义的靶蛋白。

现已开展的临床试验以 PSMA 作为抗原,以自体树突状细胞(DC)作为抗原递呈细胞,制备出前列腺癌疫苗用于前列腺癌治疗,以产生抗 PSMA 的特异性免疫反应,PSA 水平下降 50%,或经放射免疫闪烁扫描证实病变明显减轻作为病情好转的标准。结果如下:①37 例复发的患者经此方法治疗后,11 例(30%)产生免疫反应,病情明显好转;②33 例对激素治疗不敏感的前列腺癌转移患者,8 例(24%)在治疗后产生免疫反应,病情明显好转;③对上述 19 例有免疫反应者进行临床跟踪实验,发现转移组患者平均免疫反应持续期为 149 天,复发组为 187 天,大部分(11/19,58%)病例在试验结束时仍有免疫反应(对两组患者的跟踪期分别为 291 天和 557 天。由此可以看出,以 PSMA 为靶向蛋白的免疫导向治疗在前列腺癌的治疗中具有广阔前景。

（三）PCA3 意义与现状

PCA3 即新型前列腺癌抗原 3,是非编码信使核糖核酸(mRNA)片段,定位于第 9 号染色体上(9q21-22)。PCA3 全长约 25kb,包含 4 个外显子和 3 个内含子:1 号内含子(20kb)、2 号内含子(873bp)和 3 号内含子(227bp);4 个外显子分别为外显子 1、2、3、4。外显子 2 发生选择性交替拼接,外显子 4 由 4a、4b 和 4c 3 个亚单位选择性多聚腺苷酸化组成。通过 RNA 印迹(Northern blot)分析可得到 3 种不同的转录产物(PCA3mRNA),长度分别为 0.6kb、2kb 和 4kb,其中外显子 1、3、4a、4b 所组成的 cDNA(2kb)克隆频率出现最高,占 60%,是最主要的转录产物;外显子 2 也是 3 种转录产物的一部分,但因其发生选择性交替拼接,故转录产物有限,只有 5% 存在 cDNA 克隆;外显子 4c 则仅存在于最大的转录产物(4kh)中;外显子出现在两个较大的转录产物中(2kb 和 4kb)。外显子 1、3、4a 都存在于 3 种转录产物中。PCA3 的 3 个读取框架交叉的终止密码子的多样性,以及缺乏延伸的开放读取框架,表明 PCA3 是不编码蛋白质的非编码 RNA。最近,发现了 PCA3 的新基因结构和新的侧面和重叠基因转录产物(如 PCA3-TS4 同种型)。

PCA3 在 95% 的检测的全部前列腺癌中过度表达,可从癌变前列腺细胞中无害测定,准确度接近 100%。在前列腺外组织(良性和恶性)中尚未检测到 PCA3 转录,证明 PCA3 是目前已知前列腺癌最具特异性 PC 标志物。不像血清 PSA、PCA3 不受年龄、前列腺体积或其他前列腺病(前列腺炎)的影响。正常前列腺、良性前列腺增生和前列腺癌细胞及其转移灶发现,PCA3 基因特异性地高表达于人类前列腺癌细胞和转移坏死灶中,在正常前列腺、良性前列腺增生细胞中不表达或低表达。且 PCA3 mRNA 的表达水平与前列腺癌 Gleason 病理分级有关。相比之下,在良性和恶性前列腺疾病的患者之间,PSA mRNA 水平差异无显著性。

临床意义 PCA3 试验可能能解决以下 PSA 困境:①PSA 升高,一个或更多阴性活检结果;②正常 PSA,有前列腺癌家族史;③正常 PSA,活检阳性;④PSA 升高,有前列腺炎;⑤PSA 升高,PCa 前体病变;⑥积极监测微病灶病。潜在临床应用包括检测根治性前列腺切除术或放射疗法后局部复发和监测服用影响血清 PSA 的药物(即 5α-还原酶抑制剂)的患者。

PCA3 满足许多 PCa 生物标志物的要求,在临床实践中有用:①生物样本取样简便(DRE 后尿液);②方法在检测实验室之间可复现(有可用的商业试剂盒);③统计学准确度良好(经研究不同来源人口的几个团队证实)。使用 PCA3 指导选择重复活检的有效方法是在前列腺活检时采集 PCA3 样本("反射 PCA3")。如果活检结果阴性,无须患者返回就能执行 PCA3 检测。

(王志华　邢金春　胡志全)

二、各种分析方法的应用

(一)基因表达分析方法

基因芯片技术可以提供每一类肿瘤的基因表达谱信息,将来能够对某一肿瘤患者的基因组进行描述。互联网上储存着大量微阵列和基因组资料,以便研究人员查询。美国国立癌症研究所(NCI)已经建立了肿瘤基因组解剖计划(CGAP),目的是比较和发布主要肿瘤的 cDNA 全长序列。华盛顿大学的分子生物学系与病理系联合研究了卵巢癌中基因表达谱的变化,将 5766 个基因探针固定于芯片上,其中 5376 个分别选自卵巢癌、卵巢表面上皮细胞及正常卵巢的 cDNA 文库中;另外还有 342 个来自 EST 克隆,包括一些已确定的看家基因、细胞因子和因子受体基因、生长因子和受体基因、与细胞分裂相关的基因及新近确定的肿瘤相关基因。从正常卵巢组织中获得 Cy32 标记的 cDNA 和卵巢癌组织中获得的 Cy52 标记的 cDNA 与芯片杂交结果显示,两者之间有 30% 的 cDNA 表达水平表现出 2 倍的差别,9% 的 cDNA 表达水平表现出 3 倍以上的差别。根据这些差别,研究小组从中挑选出 726 个 cDNA 克隆作进一步测序和比较分析,找出在卵巢癌组织中过度表达的 30 个有 GenBank 收录的基因,如高表达的有 CD9(GenBank 录入号:M38690)、Epithelial 糖蛋白(GenBank 录入号:M32306)、P27(GenBank 录入号:X67325)等,另外还发现曾经报道过的卵巢癌标志物之一 HE4 蛋白激酶抑制物基因在基因芯片上也表现出过度表达信号。这些数据不但为以前其他方法获得的研究结果提供了进一步参照,而且有助于研究肿瘤发展过程中参与的分子机制及寻找肿瘤诊断和治疗的靶分子,同时也证明了利用基因芯片分析复杂生物体系中分子变化的可行性。由于基因芯片能同时检测多种基因,操作便利,大大提高了工作效率,同时微量测定也降低了成本。与其他分析方法相比较,基因芯片还具有平行、快速的优越性。美国密歇根大学的生物学家对前列腺癌基因表达谱的变化进行了详尽的研究。提取正常前列腺组织(包括癌旁正常组织)、前列腺增生组织、肿瘤组织及 3 个常用细胞株(DU-145、LNCaP、PC3)的总 RNA,反转录成荧光标记的 cDNA,与具有 9984 个点阵的高密度 cDNA 微阵列(包括 5520 个已知基因和 4464 个 ESTs)杂交,放射自显影后,对扫描杂交信号的灰度强弱进行分析,建立了不同组织的基因表达谱。选择增生组织做对照是因为前列腺良性生长伴随着上皮细胞增殖率的显著增加,上皮细胞的增殖并不意味着恶性进展,所以比较前列腺癌和前列腺增生的基因表达可以提供前列腺细胞恶性转化的重要信息。通过对表达谱的比较发现,前列腺癌较相应正常组织,许多基因呈现异常表达,其中最有意义的发现是 Hepsin 基因(编码一种转膜丝氨酸蛋白酶)和 Piml 基因(编码一种丝氨酸苏氨酸激酶)的上调表达。这两个基因的上调表达经 Northern 印迹检测得到证实。为了评价 Hepsin 和 Piml 的预后意义,研究人员对不同组织中 Hepsin 蛋白和 Piml 蛋白的表达水平进行了免疫组化检测,发现大多数前列腺癌组织中 Hepsin 蛋白和 Piml 蛋白呈强阳性染色,而且与 Gleason 分级呈负相关,前列腺癌根治术后的 PSA 升高与 Hepsin 和 Piml 免疫染色的缺失密切相关。研究结果表明,Hepsin 和 Piml 可以作为判断前列腺癌预后的分子标志物。Luo 等分析了 16 个前列腺癌和 9 个前列腺增生组织的基因表达谱,采用的 cDNA 微阵列包括 6500 个人类基因。发现前列腺癌和增生组织的基因表达谱存在明显差异。与增生组织相比,共有 210 个基因在癌组织中呈现表达差异,其中包括许多以前未曾认识的基因,如 Hepsin。Hepsin 在前列腺癌组织呈高表达,而在增生组织中呈低表达或缺失表达。前列腺上皮细胞的癌变可能是异常分子不断累积的结果,增生则代表更多正常上皮的过生长而很少发生基因改变。因此认为,由于前列腺区带结构的存在,进一步的研究应对区带特异性基因表达进行分析,这样有助于阐明前列腺细胞良性和恶性生长区带差异的机制。

(二) 蛋白质组学

蛋白质组(proteome)是对应于一个基因组的所有蛋白质构成的整体,而不是局限于一个或几个蛋白质。同一基因组在不同细胞、不同组织中的蛋白质表达各不相同,即使同一细胞,在不同的发育阶段、不同的生理条件,甚至不同的环境下,其蛋白质的存在状态也不相同。因此,蛋白质组是一个在空间和时间上动态变化着的整体,远比基因组更为复杂。蛋白质组学(proteomics)是以细胞或机体全部蛋白质的表达及其活动方式(包括翻译后修饰、转运定位、结构变化、蛋白质间及其他相互作用等)为研究对象,采用高分辨率的蛋白质分离手段,结合高通量的蛋白质鉴定技术,全面研究在特定情况下蛋白质表达谱,从细胞水平和整体水平研究蛋白质的组成及其变化规律,从而深入认识机体的各种生理和病理过程。蛋白质组学研究的内容主要包括表达蛋白质组学和细胞图谱蛋白质组学。前者是利用各种技术研究机体在生长发育、疾病和死亡的不同阶段,细胞与组织蛋白质组分的变化;后者则通过分离蛋白质复合物,系统研究蛋白质间的相互作用,从而建立细胞内信号转导通路的网络图。

有研究者用蛋白芯片系统检测血清中前列腺特异性膜抗原(prostate specific membrane antigen,PSMA),再用重组 PSMA 做标准曲线定量检测,发现 PCa 患者血清 PSMA 含量与良性前列腺增生、正常人明显不同。利用树型分析方法处理 SELDI-MS 蛋白芯片系统,分析 PCa 患者血清与非 PCa 的对照组血清所得到的蛋白质谱,用其中的 21 个蛋白质作为 1 个诊断组,诊断 PCa 的敏感性和特异性可达 97%,且随诊断组中蛋白数的增加,敏感性和特异性最终可达 100%。Adam 等用 SELDI 技术分析了 167 例 PCa、77 例良性前列腺增生和 82 例健康老年男性的血清标本,结合人工智能分析,用血清蛋白质指纹图谱从良性前列腺增生和健康者中区分出 PCa,检测的灵敏度为 83%,特异性为 97%,阳性预测值为 96%。目前正在进行纵向分析,追踪 5~10 年的 PCa 患者血清标本,有望将 PCa 的诊断较 PSA 提前 5 年以上。有学者采用直径为 30μm 的激光从不均一的前列腺组织切片中显微切割特异性细胞,通过计算每例标本所捕获细胞 PSA 的分子量,发现在前列腺正常上皮、上皮肉瘤和浸润性癌中 PSA 含量依次增高。但该方法所需样本量大、处理时间长,而不适于临床快速诊断。采用激光捕获纤维切割技术(Laser capture microdissection,LCM)将 PCa 基质、上皮、癌细胞纯化后,分别取 500~1000 个新鲜的纯化细胞,经 Protein Chip TM system 分析,发现分子量为 4300Da 的蛋白质在肿瘤细胞中的表达明显增加,且具有较高的可重复性。由于 Protein Chip TM system 将多种未知标志物集中于一个芯片上,不需详细查找芯片上的每一种结合蛋白,只要明确相关特异蛋白表达谱就能直接用于联合检测,可大大缩短诊断时间,而且单一的标志物也不会影响诊断的敏感性和特异性。

研究者采用 LCM 将 1500 例 PCa 患者上皮、癌前病变、侵袭组织和正常的上皮细胞分离,发现分子量为 20 000~30 000Da 的两种蛋白质随前列腺病变的进展,其表达量发生相应的变化,并且从癌前病变的组织中分析出蛋白表达图谱,同时显示了正常蛋白和肿瘤相关蛋白的表达模式。联合应用 cDNA 微阵列和组织微阵列技术研究 PCa 和良性病变的基因表达,发现类胰岛素生长因子结合蛋白-2(IGFBP-2)基因和 HSP27 基因高表达。100% 的激素抵抗型肿瘤、30% 的原发肿瘤表达 IGFBP-2,良性病变无 1 例表达 IGFBP-2;31% 的胰岛素抵抗型肿瘤、5% 的原发性肿瘤表达 HSP27,良性病变无 1 例表达 HSP27。美国国立癌症研究所早期诊断研究协作组织已构建乳腺癌和 PCa 的高密度组织微阵列,这一技术的应用将发现更多的肿瘤标志物。

多种蛋白质组学技术应用于 PCa 的研究,一方面发现了新的 PCa 标志物,为探讨发生机制提供理论基础,另一方面 PCa 相应数据库的建立也是对蛋白质组学的重要补充。利用蛋白质组学技术鉴定 PCa 特异的肿瘤标志物,不仅在生物医学的基础研究方面具有重要的价值,也将在 PCa 的早期诊断和预防中发挥重要的指导作用。

(三) 其他

1. **DNA 甲基化生物标志物**　在前列腺肿瘤中已经鉴定出多个基因 CpG 岛的过度甲基化,导致启动子失活和基因沉默,这些基因编码的蛋白质参与重要的细胞过程或肿瘤抑制活动,DNA 的损伤修复、肿瘤细胞侵袭转移和细胞周期控制的途径往往被 CpG 岛的过度甲基化干扰,这些基因功能的丧失对前列腺癌的起始、发展和转移有重要意义。前列腺癌的形成是一个多步骤过程,有些甲基化发生在肿瘤发生的早期阶段,有些与临床阶段的病理分级相关,而有些对肿瘤侵袭、转移和激素非依赖性有重要作用。近几年发现在前列腺癌中由于 DNA 过度甲基化造成失活的基因有很多,其中谷胱甘肽 S 转移酶 P1(glutathione S transferase P1,GSTP1)的研究较多,有望成为新的前列腺癌标志物。

2. **单核苷酸多态性(single nucleotide polymorphism,SNP)**　SNP 是美国麻省理工学院(MIT)提出的新一代多态性标记系统。SNP 作为第 3 代遗传标记,具有比第 1 代、第 2 代遗传标记密度高、稳定和易于分型检测的优点。SNP 是在人群中只有两个等位基因的基因,又称双等位基因标记,检测时只要通过一个简单的"+/-"分析即可进行基因分型,这使基于 SNP 的检测、分析方法易于实现自动化。随着有关 SNPs 研究的不断深入,如果确定了某 SNP 的基因型或单倍型与 PCa 的相关性,对 PCa 的诊断和治疗将可以更有针对性,甚至做到个体化。在流行病学调查中确定 PCa 的高危人群,以及进行患病危险程度的评价,可有助于建立有效的预警系统,达到有效的一级预防目的。

(刘双林　胡志全)

参 考 文 献

1. 冯陶. 前列腺特异性抗原及其应用/夏同礼[J]. 前列腺癌的基础与临床. 2000:69-88.

2. 黄循. 前列腺癌的诊断-PSA/顾方六[J]. 现代前列腺病学. 2002:346-360.

3. 李鸣. 前列腺特异性抗原及其他肿瘤标志物在前列腺癌早期检测中的应用[J]. 中国医师进修杂志,2006,29(2),5-7.

4. Cao K-Y,Mao X-P,Wang D-H,et al. High expression of PSM-E correlated with tumor grade in prostate cancer:a new alternatively spliced variant of prostate-specific membrane antigen[J]. Prostate. 2007 Dec 1;67(16):1791-1800.

5. Setlur SR,Royce TE,Sboner A,et al. Integrative microarray analysis of pathways dysregulated in metastatic prostate cancer[J]. Cancer Res. 2007 Nov 1;67(21):10296-10303.

6. Stephan C,Jung K,Lein M,et al. PSA and other tissue kallikreins for prostate cancer detection[J]. Eur J Cancer,2007,43(13):1918-1926.

7. 马逸,陈斌. 现阶段 PSA 在诊疗前列腺癌中的作用[J]. 中国卫生检验杂志,2008(4):766-768.

8. Jiang M,Li M,Fu X,et al. Simultaneously detection of genomic and expression alterations in prostate cancer using cDNA microarray[J]. Prostate,2008,68(14):1496-1509.

9. Woodson K,O'Reilly KJ,Hanson JC,et al. The usefulness of the detection of GSTP1 methylation in urine as a biomarker in the diagnosis of prostate cancer[J]. J Urol,2008,179(2):508-511;discussion 511-512.

10. Abrahamsson P-A,Artibani W,Chapple CR,et al. European Association of Urology position statement on screening for prostate cancer[J]. Eur Urol,2009,56(2):270-271.

11. Andriole GL,Crawford ED,Grubb RL,et al. Mortality results from a randomized prostate-cancer screening trial[J]. N Engl J Med,2009,360(13):1310-1319.

12. Antunes AA,Leite KR,Sousa-Canavez JM,et al. The role of prostate specific membrane antigen and pepsinogen C tissue expres-

sion as an adjunctive method to prostate cancer diagnosis[J]. J Urol,2009,181(2):594-600.

13. Baden J,Green G,Painter J,et al. Multicenter evaluation of an investigational prostate cancer methylation assay[J]. J Urol,2009,182(3):1186-1193.

14. You B,Girard P,Paparel P,et al. Prognostic value of modeled PSA clearance on biochemical relapse free survival after radical prostatectomy[J]. Prostate,2009,69(12):1325-1333.

15. Erbersdobler A,Isbarn H,Dix K,et al. Prognostic value of microvessel density in prostate cancer:a tissue microarray study[J]. World J Urol. 2010 Dec;28(6):687-692.

16. Pinsky PF,Blacka A,Kramer BS,et al. Assessing contamination and compliance in the prostate component of the Prostate,Lung,Colorectal,and Ovarian（PLCO）Cancer Screening Trial[J]. Clin Trials,2010,7(4):303-311.

17. Wolf AMD,Wender RC,Etzioni RB,et al. American Cancer Society guideline for the early detection of prostate cancer:update 2010[J]. CA Cancer J Clin,2010,60(2):70-98.

18. Etzioni R,Gulati R,Tsodikov A,et al. The prostate cancer conundrum revisited:treatment changes and prostate cancer mortality declines[J]. Cancer,2012,118(23):5955-5963.

19. 韩苏军,张思维,陈万青,等. 中国前列腺癌发病现状和流行趋势分析[J].临床肿瘤学杂志,2013(4):330-334.

20. 叶定伟,顾成元. 从大样本临床研究看 PSA 筛查检出前列腺癌的意义[J].现代泌尿外科杂志,2014(2):75-79.

21. Pang KH,Rosario DJ,Morgan SL,et al. Evaluation of a short RNA within Prostate Cancer Gene 3 in the predictive role for future cancer using non-malignant prostate biopsies[J]. PLoS ONE,2017,12(4):e0175070.

第七章 前列腺癌的影像诊断

第一节 前列腺癌的超声诊断

一、经直肠超声成像特点

（一）灰阶超声

前列腺癌特征性声像图是在均匀中等回声的周缘区内出现低回声结节，Salo 等认为这可能是恶性腺泡的紧密聚集加之基质介入所致。Littrup 等认为前列腺癌的回声与癌肿大小有关，小的前列腺癌灶多呈低回声，肿瘤生长是向周围腺体组织侵犯，在逐渐侵吞周围组织时呈等回声。至于高回声病灶是因为肿瘤所生长的前列腺部位本身含有淀粉样小体。而 Rifkin 等认为高回声癌肿病灶是由于癌肿发展中产生结缔样组织和基质纤维化组织所致。还有一些筛状腺癌伴弥漫性营养不良钙化的癌肿，其回声也是增强的。在 3 种类型的肿瘤回声中，以低回声最多见，占 60% ~ 70%（图 7-1），等回声病灶最多可达 40%，极少数呈高回声病灶。

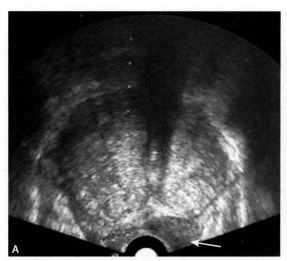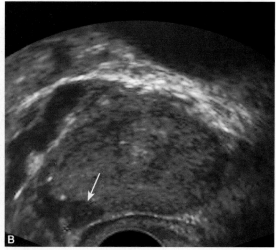

图 7-1　经直肠超声检查（箭头所示低回声区提示前列腺癌可能）

前列腺癌按其肿瘤生存方式可分为结节型、结节浸润型和浸润型。除结节型低回声病灶外，其余类型在实际声像图上难以辨认。

前列腺的包膜隆起是前列腺癌的一个重要征象，前列腺包膜隆起、变薄甚至回声中断等表现，也是前列腺癌分期的重要信息，表明癌肿已经侵犯或传出包膜。

虽然前列腺癌的典型声像图特征很明确，但对前列腺癌尤其是早期前列腺癌诊断的总体敏感性、特异性和准确率并不高。其原因在于多达 40% 的病灶呈等回声，难以被检出。另外移行区的前列腺癌常夹杂在回声不均的增生组织内不易发现。周缘区的低回声癌肿与其他良性结节鉴别亦存在困难。

（二）彩色多普勒

彩色多普勒可实时现实组织器官血液供应基本情况，可从血流动力学的角度检测分析肿瘤病灶。正常情况下，前列腺近包膜处和尿道周围的彩色血流信号明显多于其余的前列腺部位，前列腺左右相对应区域的血流呈对称性分布。

前列腺癌与其他恶性肿瘤一样，多伴有肿瘤血管的增多，这为彩色多普勒方法检测前列腺癌病灶提供了理论依据（图7-2）。前列腺内发现血流异常增多，尤其是局限性增多，是彩色多普勒诊断前列腺癌可疑病灶的依据。而对于发生在移行区的前列腺癌，由于该区域是前列腺增生好发部位，而前列腺增生部位的血流也较丰富，难以与前列腺癌鉴别，有学者研究认为前列腺增生结节血流分布呈结节周围环抱型，而前列腺癌为结节内簇状血流。

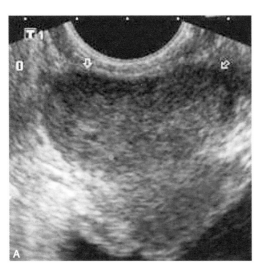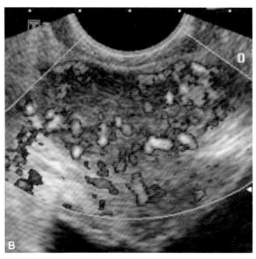

图7-2　彩色多普勒检查
A. 左侧叶外周带低回声区；B. 彩色多普勒提示血流异常增多

近年来，对彩色多普勒在前列腺癌诊断的应用上已从单纯地要求提高病灶的检出率转为对其预后判断的价值，因为前列腺癌的转移与肿瘤的微血管密度相关。

二、超声造影

前列腺恶性肿瘤发生、发展与新生血管网的形成有密切关系，而其新生血管无论在形态或血流动力学方面均异于正常组织。前列腺癌的新生血管使病变处血液供应明显增加，虽然经直肠彩色多普勒超声在理论上能检测到异常增多的前列腺癌病灶，但由于前列腺癌病灶的血管极细、流速极低，往往超出彩色多普勒的检测能力。超声造影（contrast-enhanced ultrasound，CEUS）是一种低侵入性检测病灶血管及其血流灌注的新方法，其成像的原理是通过血管注射造影剂，利用造影剂中的微气泡成分，增加组织与血管的声阻抗差提高界面反射率，使含有丰富血管的癌肿病灶的回声明显增强，大大提高了超声检查对病灶的检出及诊断能力。超声造影采用如Sono Vue等第二代新型造影剂，经周围静脉注入人体血液并可通过肺循环到达前列腺组织，使含有丰富血管的癌肿病灶的回声明显增强，从而达到病灶检测的目的（图7-3）。同样由于前列腺癌的微血管密度与肿瘤的分级、转移等有关，因此超声造影还有预测前列腺癌预后及前列腺癌非手术治疗疗效评估的作用。

三、超声弹性成像

超声弹性成像（elastosonography）是利用"组织弹性"的成像方法。近年发展的实时组织弹性成像（realtime tissue elastography，RTE）是将受压前后回声信号移动幅度的变化转化为实时彩色图像。肿瘤的细胞

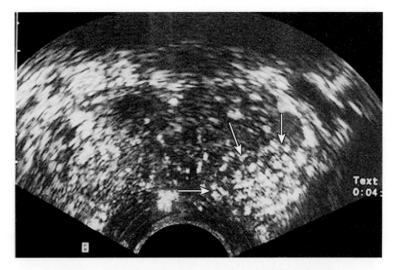

图 7-3 静脉注射造影剂后左侧叶病灶回声明显增强

密度大于周围的正常前列腺组织,因此,前列腺癌的组织弹性有别于正常组织,这与 RTE 的工作原理相符。研究结果表明,实时弹性成像可有效地检测出硬度更大的前列腺癌,使得前列腺穿刺活检的靶向性更强。研究结果还表明,RTE 与常规的诊断方法联合应用可降低前列腺组织活检的假阴性,从而提高组织活检诊断前列腺癌的敏感性。国外将 RTE 应用于前列腺癌的诊断较早,但国内鲜有此类临床报道。

(毕小军)

第二节 前列腺癌的 CT 诊断

一、检查方法

(一)常规 CT 扫描检查

1. 扫描前准备 扫描前 2~3 小时口服 1%~2% 的泛影葡胺 500ml,以充盈小肠和结肠,形成良好对比;必要时扫描前以直肠注入 1%~2% 泛影葡胺 300ml,以充盈直肠、乙状结肠和结肠形成对比;扫描前需充盈膀胱,若患者膀胱尚未胀满时,再让患者大量饮水,待膀胱胀满时再扫描。扫描时患者保持静止,勿晃动,如昏迷或精神异常、烦躁等危重患者需有人护理,必要时给予镇静药。

2. 平扫 是前列腺疾病的常用检查方法,但对前列腺癌的诊断及鉴别诊断有一定限度。能够显示前列腺的大小和形态改变;能够发现前列腺增生所致的腺体体积增大,但很难确定其内是否存在早期前列腺癌;对已确诊的前列腺癌,能够明确有无被膜外侵及淋巴结和(或)骨转移等,有助于肿瘤的临床分期。

3. 增强扫描 主要用于鉴别腹盆腔内及腹膜后增大的淋巴结和血管。可用于前列腺癌中晚期的诊断及分期诊断,对早期前列腺癌的诊断和鉴别诊断有一定限度。对比剂多选用非离子型碘对比剂。

(二)CT 灌注成像

CT 灌注成像是静脉团注水溶性碘对比剂,对选定层面进行连续快速动态扫描成像,以层面内每一个像素的增强率计算其灌注值,并以灰阶或伪彩图像显示,形成组织灌注的定量或半定量图像的一种方法。测量前列腺组织的血流灌注量的指标包括血容量,血流量,平均通过时间,达峰时间等,通过不同的数学模型计算出前列腺组织的局部血流灌注量,以此来评价其灌注状态。前列腺是盆腔内器官,相对静止,不受呼吸运动的影响,是灌注研究的理想器官之一。

二、前列腺的正常 CT 表现

(一)前列腺

前列腺周围有低密度的脂肪组织围绕,CT 可以清楚地显示。

1. **位置**　前列腺紧邻膀胱下缘（耻骨联合下缘以下）。

2. **形态和密度**　前列腺呈圆形或横置椭圆形，边缘光滑，与周围脂肪分解清晰，呈均匀软组织密度，老年人可见钙化。无论增强还是平扫，CT扫描均不能区分前列腺的解剖分带，也不能识别被膜。

3. **大小**　前列腺体积随年龄而增大。年轻人，前列腺平均上下径、横径和前后径分别为3.0cm、3.1cm和2.3cm，而老年人分别为5.0cm、4.8cm和4.3cm。

（二）精囊角

精囊角是指两侧精囊前缘与膀胱后壁之间各有一对尖端向内的锐角脂肪低密度区。精囊角的变化对前列腺癌的分期具有重要作用。精囊角变钝、模糊或消失，多提示肿瘤侵犯精囊腺。

三、前列腺癌的CT表现

（一）平扫

主要是观察前列腺的形态及密度改变。当癌灶仅限于包膜内时称为早期前列腺癌，CT诊断较困难。主要表现为前列腺内密度稍低的癌结节及前列腺外形出现轻度隆起。但有一部分等密度的肿瘤与正常腺体组织无法区分，肿瘤较小时对前列腺外形的改变也不明显，容易漏诊，加之前列腺癌多发生于老年患者，均有不同程度的前列腺增生，加大了对鉴别肿瘤导致外形改变的难度，容易误诊。对于中晚期患者，主要表现为前列腺体积增大，轮廓不对称，局部突出或呈浅分叶状，肿瘤呈局限性/不规则低密度、等密度或混杂密度，出现坏死时可见更低密度，可有钙化；前列腺边缘可模糊，与周围脂肪组织分界不清，提示肿瘤已突破包膜；与精囊分界不清，膀胱精囊角变钝或消失提示侵犯精囊；邻近膀胱壁不规则增厚或软组织肿块，提示侵犯膀胱；盆腔内可见肿大淋巴结；发生远处转移时有相应改变，如骨转移可见骨质破坏等（图7-4）。

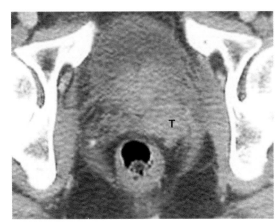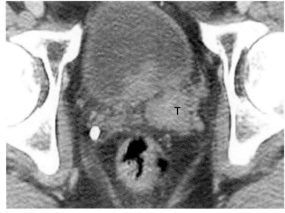

图7-4　前列腺癌（T）累及膀胱及左侧精囊腺

（二）增强扫描

平扫时肿瘤呈密度不均匀，低、等或混杂密度区，增强后更为清晰，肿瘤强化低于正常腺体组织而表现为相对低密度，这是由于前列腺癌为乏血供性肿瘤。增强扫描增加了对肿瘤的检出率，尤其增加了对平扫呈等密度肿瘤的检出。因此前列腺CT检查应常规行平扫加增强扫描并采用窄宽窗技术，有利于病灶的显示，可以提高前列腺癌的检出率。

（三）CT灌注扫描

尚处于研究阶段，其基本原理是肿瘤新生血管不仅能促进肿瘤的生长，还会引起血容量、灌注量及毛细血管通透性的变化，这些变化可以通过CT灌注成像的参数——组织的血流量、血容量、平均通过时间和峰值时间等来评价和反映。目前前列腺CT灌注的报道较少，初步研究表明，前列腺中央带与周边带的血流灌注不同，中央带的灌注明显高于周边带。Harvey等用CT灌注对前列腺癌放疗后的疗效评价，取得了很好的结果，得出了进行前列腺的灌注研究是可行的。

四、鉴别诊断

(一) 前列腺良性增生

前列腺癌主要是与良性前列腺增生进行鉴别。前列腺良性增生和前列腺癌均好发于老年患者,早期前列腺癌与良性前列腺增生鉴别困难,但以下征象对两者的鉴别具有重要价值。

1. 前列腺增生以中叶增生为主,形态多呈圆形、类圆形,形态规整,包膜光滑完整,极少数呈结节状或不规则形;而前列腺癌多发生于外周带,病灶多显示为结节状或不规则形,是前列腺变形。

2. 前列腺增生多呈等密度,密度均匀,可有钙化,多位于中心带,极少数增生病灶内显示低密度,增强检查增生的前列腺组织强化较一致而均匀;而前列腺癌则多呈低密度或混杂密度,钙化多位于周边,增强扫描病灶低于周围正常腺体组织呈相对低密度。

3. 前列腺增生较少引起膀胱壁增厚,但可向膀胱内呈双峰样突出;而前列腺癌多侵犯膀胱致使膀胱壁呈不规则局限性或弥漫性增厚。

4. 前列腺增生很少侵犯邻近组织和引起盆腔淋巴结肿大,也无远处转移征象;而前列腺癌多易侵犯邻近组织和转移,如侵犯精囊腺,全身多发骨转移,腹盆腔淋巴结转移及远隔脏器转移等。另外有文献报道 CT 动态增强扫描时间-密度曲线显示前列腺增生呈缓升-平台型;前列腺癌呈速升-缓降型;正常前列腺曲线形态与前列腺增生相似,也呈缓升-平台型,因此 CT 动态增强扫描时间-密度曲线对两者的鉴别诊断也有一定的价值。

(二) 前列腺炎性肉芽肿

在前列腺肿大的基础上有不规则低密度区,范围较大,边界模糊,但前列腺癌增强稍强化,而肉芽肿性前列腺炎几乎没有强化,对局限性肉芽肿性炎鉴别困难,需病理活检确诊。

(三) 前列腺结核

多与肾、附睾、膀胱结核并存。CT 显示早期前列腺多增大或正常,晚期多缩小,可见低密度区伴钙化,轮廓不清,需结合其他检查确诊。

(四) 后尿道球部肿瘤

表现为突出前列腺外的均匀软组织肿块,靠膀胱尿道镜检确诊。

(五) 膀胱癌侵犯前列腺

膀胱癌多直接侵犯前列腺,CT 常表现为与膀胱毗邻的前列腺局部突出肿块,密度减低。膀胱癌多有无痛性肉眼血尿,前列腺癌多无肉眼血尿。膀胱尿道镜检可确诊。

(陈亮　胡道予)

第三节　前列腺癌的 MRI 诊断

一、检查方法

(一) 常规 MRI 扫描序列

需要膀胱充盈状态下扫描,常规行盆腔轴位 SE 序列 T1WI 和 FSE 序列 T2WI 检查,必要时辅以矢状位和冠状位 FSE 序列 T2WI 检查,对前列腺尖部和底部病灶显示较好。扫描范围自髂骨上缘至耻骨下缘。层厚 3～5mm,层间隔 0.5～1.0mm。增强扫描的扫描参数与平扫相同。线圈一般用体部表面线圈(body surfase coil);为提高图像质量细致观察前列腺和精囊腺选用直肠内线圈(endorectal coil,ERC)。ERC 的使用是 MRI 检查前列腺技术的一个飞跃,ERC 是放置于直肠内只接收信号的线圈,与体线圈相比,可得到显示野更小、层厚更薄的图像,图像的分辨力较相控阵线圈 MR 高。但直肠内线圈 MRI 的显示野较小,仅能观察约 4cm 的深度,能观察的范围很小。目前可在 ERC 线圈上结合一个盆腔相控阵线圈(PPA)或腹部相控阵线圈(TORSOPA)可扩大显示野。

（二）LAVA 动态增强扫描

采用肝容积超快速（liver acquisition with volume acceleration，LAVA）三维成像序列，常规行 3 期扫描，加冠状面及横轴面压脂 FSPGR 延迟增强扫描。后处理可使用 ADW4.2 或 ADW4.3 工作站，Functool 软件包。对比剂多选用钆、锰等顺磁性对比剂。MRI 动态增强可提高肿瘤的诊断、鉴别诊断率和前列腺癌的分期准确率。

（三）DWI 序列

DWI（diffusion-weighted imaging）是唯一能在活体中评价分子扩散运动的无创性检查方法。水分子在人体内扩散的过程主要有随机扩散、浓度梯度扩散、分子跨膜扩散和主动转运等。水分子会与周围许多微小组织结构产生相互作用，其自由运动受到许多因素的影响和限制，如细胞膜、纤维结构和各种大分子等。当这些因素发生改变时，组织的扩散特性也会发生相应改变，从而反映出组织的病理生理过程。人体的组织扩散特性常用表观扩散系数（apprent diffusion coefficient，ADC）来表示，一般来说ADC 值与组织的内部结构有关，还受扫描参数扩散敏感因子（b 值）的影响。行前列腺 DWI 检查时，b值和序列的选择要结合本单位的设备特点。DWI 序列通常选用 EPI 序列，如低磁场不具备 EPI 扫描模式时，也可选用线性扫描。

（四）MRS 序列

MR 波谱（MR spectroscopy）是利用不同化合物中氢质子具有不同的共振频率，以检测正常前列腺及其疾病组织的代谢产物，从而进行疾病诊断和鉴别诊断的方法，是目前诊断前列腺癌的最佳技术，具有很高的敏感性和特异性。线圈可选用体部线圈或直肠内线圈（ERC）；依定位技术不同，可选用单体素波谱（single voxel spectroscopy，SVS）和多体素波谱（multi-voxel spectroscopy，MVS）。前者仅能获得单一体素的谱线，后者可以获得多个体素的谱线。检测的成分主要是枸橼酸盐（citrate，Cit），胆碱（choline，Cho）及肌酸（creatine，Cre）等。

二、前列腺的正常 MRI 表现

1. **常规扫描**　MRI 能够多方位观察前列腺，轴位是主要的显示位置。由于组织结构和含水量的差异，前列腺各解剖带在 T2WI 上信号强度不同，移行带位于尿道前外侧，中央带主要构成前列腺基底部，两者难以区分。周围带位于前列腺的后外侧和尖部（图 7-5）。前列腺被膜位于前列腺的周边，在 T2WI 上呈细线状环形低信号。前列腺静脉丛，为前列腺周围细线状、蜿蜒状结构，在 T1 上呈低信号，在 T2 上呈高信号。

2. **LAVA 动态增强**　正常前列腺组织强化均匀，中央带较周围带强化明显，出现钙化时钙化区不强化。

3. **b 值**　DWI 在不同的 b 值中，正常前列腺的外周带和中央腺显示清楚，外周带 ADC 值较中央腺体的 ADC 值低，因此外周带 DWI 信号较中央腺体的 DWI 信号高，中央腺体 DWI 信号呈等信号；同一 b 值时，外周带信号始终高于中央腺。b 值越高，图像信噪比越差，前列腺周围组织结构显示越模糊值。b 值须依据本单位设备的特点选用。

4. **MRS**　正常前列腺组织内含有较高浓度的枸橼酸盐（citrate，Cit），由腺体组织产生、分泌；胆碱（choline，Cho）及其化合物与肌酸（creatine，Cre）也是常用的测量指标，前者与细胞膜的合成与降解有关，后者参与能量代谢。周围带的 Cit 波峰最高，波峰（Cho+Cre）/Cit 的比值约为 60%，随年龄增长无明显变化；中央腺体的 Cit 波峰稍低，但不应低于 Cho 波峰，且随年龄增长，Cit 峰由于腺体增生而增高。

三、前列腺癌的 MRI 表现

1. **常规扫描**　前列腺癌在 T2WI 上表现为周围带内低信号区，与正常周围带的高信号有明显差异；在T1WI 上呈等信号或稍低信号，不易与正常腺体组织区分；早期前列腺癌包膜可完整，前列腺体积增大可不明显，可见局部结节状突起，当肿块位于中央叶时前列腺形态可无明显改变；当癌肿较大时可使前列腺体

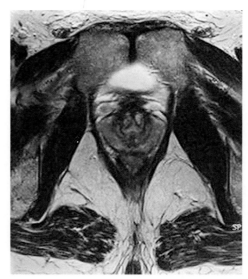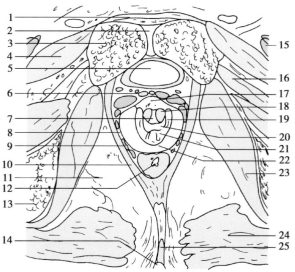

图 7-5　正常前列腺 MRI 及解剖

1. 阴茎悬韧带　2. 耻骨联合　3. 耻骨　4. 耻骨肌　5. 膀胱　6. 前列腺静脉丛　7. 尿道　8. 前列腺包膜
9. 血管神经束　10. 肛提肌　11. 盆膈下筋膜　12. 肛门　13. 坐骨　14. 尾骨　15. 股血管　16. 闭孔外肌
17. 前列腺（前纤维肌肉基质）　18. 前列腺（移行带）　19. 前列腺（中央带）　20. 前列腺（中叶及精阜）
21. 射精管　22. 前列腺（外周带）　23. 闭孔内肌　24. 臀大肌　25. 肛尾韧带

积明显增大，形态不规则，双侧增大不对称，可见明显的结节状突起；肿块坏死表现为 T1WI 低信号 T2WI
高信号；肿块内出血时 T1WI 呈高信号；MRI 对钙化的显示不敏感；包膜受侵时表现为在 T2WI 上包膜的线
状低信号模糊或不连续（图 7-6）；静脉丛受累时表现为前列腺两侧的静脉丛不对称，信号减低；周围高信
号的脂肪组织内出现低信号区，常提示肿瘤已侵犯周围脂肪组织；膀胱受侵时表现为患侧膀胱壁不规则增
厚或肿块信号影；精囊信号减低及前列腺精囊角消失，提示肿瘤侵犯精囊。晚期可出现腹盆腔淋巴结转
移、骨转移及远隔脏器的转移，均有相应的信号改变。增强检查癌肿呈轻度强化。

2. LAVA 动态增强　多数前列腺癌灶在
LAVA 动脉期呈明显强化；静脉期病灶仍有强化但
对比剂有所消退，呈等或稍高信号；平衡期病灶为
低信号。早期前列腺癌 LAVA 动脉增强扫描多表
现为对比剂快进快出的特点；而晚期前列腺癌部
分可表现为持续渐进式强化。

3. DWI　前列腺癌的癌肿由大量的肿瘤细胞
堆积而成，间质少，恶性上皮细胞与腺体组织排列
不规则，内部结构紊乱，限制了水分子扩散，同时
肿瘤细胞核比正常细胞大，大的核浆比也影响分
子的扩散运动，这些均导致癌肿区水分子的运动
能力显著降低，使 ADC 值降低。正常外周带含有
丰富的腺体和腺管结构，水分子运动有着较高的
自由性，ADC 值也相应较高。而前列腺癌时，腺上
皮的正常分泌功能被破坏，腺管结构被高密度排

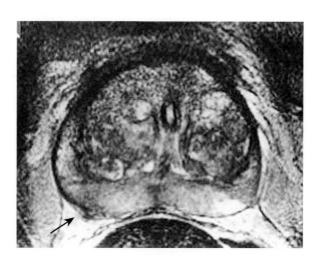

图 7-6　前列腺右侧叶外周带包膜不连续（前列腺癌突破
包膜）

列的癌组织所取代，加之癌细胞的高核浆比，使细胞内外的水分子运动明显受限，因而 ADC 值较正常前列
腺组织明显下降。前列腺癌的癌肿组织的 ADC 值降低，DWI 信号呈明显高信号。ADC 值受扩散敏感系数
b 值的影响，b 值差越小，灌注及 T2 等因素对 ADC 值的影响越大，当 b 值>400 时更能反映组织的 ADC 值，
但 b 值太大，会使图像的分辨率降低。DWI 及 ADC 图诊断前列腺癌的敏感性很高（与活组织检查对比），

尤其对>5mm 的病灶敏感性更高。

4. MRS 前列腺癌中内腺及外周带癌灶波谱均显示 Cit 峰不同程度下降,Cho 峰显著升高,少部分癌体素仅见到高耸的 Cho 峰,Cit 峰及 Cre 峰隐于噪声中,波峰(Cho+Cre)/Cit 的比值显著增高(图 7-7)。李飞宇等总结研究认为有两个前列腺癌的 MRS 的体素诊断标准:1.09 和 0.94。前者适用于不加区分的所有前列腺疾病患者,后者用于通过 MRI 已经基本除外 D 期前列腺癌患者。当前列腺癌灶较小、局限于前列腺局部时,MRI 对癌的定性诊断常较困难,此时 MRS 体素诊断以 0.94 作为临界点临床意义更大。并且认为炎性病变降低了 MRS 诊断前列腺癌的特异性。

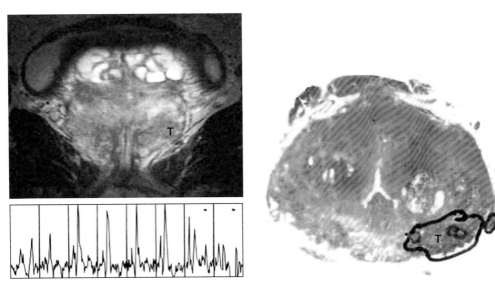

图 7-7 前列腺癌波谱

四、前列腺癌 PIRADS 评分

2012 年欧洲泌尿生殖放射学会(European Society of Uroradiology,ESUR)首次报道前列腺影像报告数据系统(prostate imaging reporting and data system,PI-RADS),通过对前列腺影像表现进行分级和评分,与前列腺多参数 MRI(multi-parametric MRI,Mp-MRI)结合为前列腺癌的诊断提供了一种半定量的量化标准。2014 年美国放射协会(American Committee of Radiology,ACR)联合 ESUR 和 AdMeTech 基金会(AdMeTech Foundation)提出第 2 版 PI-RADS(PI-RADS V2)。第 2 版 PI-PADS 淡化了动态增强 DCE 在前列腺癌诊断中的作用,将原来根据 DCE 3 种时间-强度曲线类型(流入型、平台型、流出型)进行评分改为 DCE 阳性和阴性,并在评分为 4 和 5 分中,强调了肿瘤大小的作用,并将最大肿瘤径大于或小于 1.5cm 作为 4 或 5 分的评分依据。在 PI-RADSV2 对总评分等级做了修改,调整 T2WI、DCE、DWI 3 个参数在 PI-RADS 总评分中的权重,修正了原来将 T2WI、DCE、DWI 各自评分相加,计算总分的评分方法。外周带主要参考 DWI 的评分,即 DWI 评分占主导地位;而中央腺体 T2WI 占主导地位,以 T2WI 评分为主。降低了 DCE 的权重,仅在外周带评分为 3 时作为加减分的依据。

PI-RADS V2 综合 Mp-MRI 中前列腺 T2WI、DWI 及 DCE 的表现,给出了具体的前列腺癌诊断评分标准:1~2 分为良性或正常,3 分为无法确定,4 分为可疑恶性,5 分为恶性。PI-RADS 评分为 4 或 5 分的患者应考虑活检。

(一) PI-RADS 中 T2WI 应用分类标准

1. 技术参数 以二维快速自旋回波序列 T2WI 行轴位和矢状位平扫,同时三维序列作为补充。层厚3mm,层间距 0,位置和 DWI、DCE 的相同。FOV 12cm×12cm~20cm×20cm,扫描范围包括整个前列腺和精囊。频率编码方向≤0.4mm,相位编码方向≤0.7mm。

2. PI-RADS V2 中前列腺移行带和外周带的具体 T2WI 评分标准(表 7-1)。

表 7-1 PI-RADS V2 的 T2WI 评分标准

PI-RADS 评分	外周带	移行带
1 分	呈均匀高信号	均匀中等信号强度（正常）
2 分	线状、楔形或弥漫性轻度低信号，边界不清	局限性低信号或不均匀有包膜的结节（前列腺增生）
3 分	信号界限不清或强度不均匀，呈圆形、中等低信号，包括其他不符合 2、4 或 5 分标准者	信号强度不均匀，边缘模糊，包括其他不符合 2、4 或 5 分标准者
4 分	局限于前列腺内，均匀中等低信号肿块或病灶，边界清楚，最大径<1.5cm	均匀中度低信号，呈透镜状或边界不清，最大径<1.5cm
5 分	影像表现同 4 分，有明确向前列腺外延伸或侵犯或最大径≥1.5cm	影像表现同 4 分，有明确向前列腺外延伸或侵犯或最大径≥1.5cm

（二）PI-RADS 中 DWI 应用分类标准

1. 技术参数 DWI 采用回波平面成像扫描，同时结合脂肪饱和序列。扫描层厚 3mm，层间距 0，位置和 T2WI、DCE 的相同。TR≤3000ms，TE≤90ms。FOV 16cm×16cm ~ 22cm×22cm，相位编码、频率编码方向均≤2mm。ADC 图：b 值取 100 ~ 1000s/mm^2（至少 2 个）；高 b 值图像：单一高 b 值≥1400s/mm^2，从较低 b 值的图像计算或直接获得。

2. PI-RADS V2 中前列腺移行带和外周带的具体 DWI 评分标准（表 7-2）。

表 7-2 PI-RADS V2 的 DWI 评分标准

PI-RADS 评分	外周带或移行带
1 分	在 ADC 图和高 b 值图像上无异常
2 分	ADC 图模糊低信号
3 分	在 ADC 图上呈局灶轻、中度低信号，在高 b 值图像上呈等、轻度高信号
4 分	在 ADC 图上呈局灶明显低信号，在高 b 值图像上呈明显高信号，轴面最大径<1.5cm
5 分	影像表现同 4 分，但最大径≥1.5cm，或有明确向前列腺外延伸或侵犯

（三）PI-RADS 中 DCE 应用分类标准

1. 技术参数 DCE 通常采用轴位 VIBE(volumetric interpolated breath hold examination)序列扫描，TR<100 毫秒，TE<5 毫秒，层厚 3mm，层间距 0，位置同 DWI 和 DCE 一致。FOV 扫描应包含整个前列腺和精囊。相位编码、频率编码方向均≤2mm。时间分辨率≤10 秒（首选<7 秒），标准含高弛豫含钆对比剂或同等钆对比剂，剂量为 0.1mmol/kg，注射流率 2 ~ 3ml/s。

2. PI-RADS 的 DCE 评分标准 ①DCE 阴性：扫描早期无强化；在 DWI 或 T2WI 上弥漫性增强但无相应的局灶性表现；呈局灶性增强，在 DWI 上对应病变表现为前列腺增生特征。以上三者之一判定为 DCE 阴性。②DCE 阳性：局灶性病灶，与 T2WI 和（或）DWI 相应可疑病变符合，与邻近正常前列腺组织同时强化或者更早强化。

（四）前列腺外病灶的 PI-RADS 评分标准

PI-RADS 作为前列腺 MRI 诊断的一个完整评价体系，同时也包括前列腺以外的典型特征参与评分。针对前列腺包膜外病变、精囊、直肠括约肌、膀胱颈解剖形态改变和信号改变作为评价指标，同时也使用 1 ~ 5 分制量化其病变的严重程度，具体标准见表 7-3。

表7-3　PI-RADS V2 中前列腺外病灶的具体评分标准

PI-RADS 评分	前列腺包膜外侵犯	精囊	直肠括约肌	膀胱颈
1 分	病变邻近包膜	膨胀	邻近肿瘤	邻近肿瘤
2 分	不规则	T2WI 上呈低信号	掩盖括约肌低信号	膀胱肌失去正常形态
3 分	神经血管束增粗	充满精囊角	异常增强信号延伸入括约肌	异常增强信号伸入膀胱颈
4 分	病变凸出,包膜变形	增强或者阻碍扩散	/	/
5 分	凸出包膜外的部分能够测量	/	/	/

(五) 前列腺癌 PI-RADS 评分取值的权重

DWI 是外周带的主导序列。T2W 是移行带的主导序列。基于以上特点,判断可疑区域位于外周带还是移行带至关重要。而且目前,MpMRI 对于检出移行带有临床意义前列腺癌的能力小于外周带。当 T2W 和 DWI 具有诊断意义时,DCE 对于 PIRADS 的评估意义较小。早期增强提供的信息有限,而 T2W/WDI 提示的可疑区域在弥散增强图像上没有局限性特征则应考虑为炎症。当 DCE 评分较低(1~2 分)或较高(4~5)的时候,其对总评分的影响有限。对于外周带 DWI 为 3 分的可疑灶,DCE 评分较高则更加提示其为有临床意义前列腺癌(PIRADS 评分曾至 4 分)其中外周带和中央带具体取值的权重标准见表 7-4 和表 7-5。

表7-4　PI-RADS 评分——外周带(权重)

DWI	T2WI	DCE	PIRADS
1	Any	Any	1
2	Any	Any	2
3	Any	−	3
		+	4
4	Any	Any	4
5	Any	Any	5

表7-5　PI-RADS 评分——中央带(权重)

T2WI	DWI	DCE	PIRADS
1	Any	Any	1
2	Any	Any	2
3	≤4	Any	3
	5	Any	4
4	Any	Any	4
5	Any	Any	5

Any. 1~5 分任意值

(六) PI-RADS 在临床中的应用

1. 增加前列腺癌诊断的准确性　目前我国对前列腺癌 MRI 检查和诊断提出了常规、最佳以及局部分期的 Mp-MRI 扫描方案,在临床应用中 PI-RADSV2 评分按标准照 5 分制,根据 Mp-MRI 得出精准数据行 PI-RADS 评分,T2WI、DWI 及 DCE 均制定有相应的评分标准,且有三者结合的整体评分标准,对病灶为有临床意义前列腺癌的可能性进行评估。同时为了放射报告中的内容和专业术语标准化,PI-RADS V2 制定了 Mp-MRI 扫描技术参数的范围,并且使用 Mp-MRI 扫描的一种功能序列与常规序列结合,显著提高了前列腺癌的检出率,且研究证实联合应用 T2WI、DWI 和 DCE 序列的 Mp-MRI 扫描进行 PI-RADS 评分,大大提高了前列腺癌的诊断特异度、敏感度及准确性。Junker 等回顾性研究证实 PI-RADS 评分对前列腺癌具有良好的诊断准确性,同时联合应用 T2WI、DWI 和 DCE 序列对 50 名前前列腺癌患者进行整体 PI-RADS 评分发现检出前列腺癌的 AUC 为 0.97,并且仅在 PI-RADS 评分为 4 分或 5 分时才出现高级别前列腺癌。李拔森等也研究表明 PI-RADS 评分能对肿瘤的侵袭性与前列腺癌的可能性做出评估,提高临床意义前列腺癌检出率。Woo 等对使用 PI-RADS 评分 Mp-MRI 对前列腺癌诊断价值的 Meta 分析,21 篇文献共 3857 名患者纳入研究,结果显示联合 PI-RADS V2 评分诊断前列腺癌汇总特异性为 0.73、灵敏度为 0.89,对于怀疑前列腺癌的患者,PI-RADS V2 对前列腺癌具有很好的诊断准确度,且高于 V1 版。Baur 等研究证实使用总评分(T2WI+DWI+DCE)对前列腺癌具有良好的诊断准确度。综上可见 PI-RADS 评分对前列腺癌检出具有良好的诊断准确度。

2. **在协助准确评估 Gleason 评分和前列腺癌主动监测中的应用**　前列腺穿刺活检 Gleason 评分作为临床决策的重要指导依据,与治疗方案的选择密切相关。对于低风险前列腺癌的患者,NCCN 指南推荐采用主动监测,而选择主动监测的必要条件是患者 Gleason 评分≤6。因此对于选择进行主动监测的患者,确定 Gleason 评分是否存在升级风险及概率至关重要。而研究发现对于选择根治性前列腺切除患者,术后 Gleason 评分升级发生率高达 36.30%,即术后大体标本 Gleason 评分较术前穿刺 Gleason 评分升高。因此准确获取 Gleason 评分在决定患者治方案中具有十分重要的作用。PI-RADS 评分与前列腺癌组织病理学具有显著相关性,对于临床低危型前列腺癌患者行 Mp-MRI 检查,进行 PI-RADS 评分有助于预测患者穿刺病理 Gleason 评分的准确性。其中 Abdi 等在前列腺癌术后 Gleason 评分升级影响因素分析研究时发现,PI-RADS 评分为其升级的独立预测因素。Kuru 等发现,对临床低危型前列腺癌患者,PI-RADS 评分有助于评估术前诊断的准确性,预测术后 Gleason 评分升级的可能性,且指出对于 PI-RADS 评分 5 分的患者术后其 Gleason 评分升级可能性大。瞿根义等也通过回顾性研究发现 PI-RADS 评分对于术后 Gleason 评分升级具有预测作用,且研究证实对于 PI-RADS 评分较高(≥4 分)而 Gleason 评分较低(≤6 分)的小体积前列腺癌患者其术后 Gleason 评分升级可能性大。目前大量研究也指出 PI-RADS 评分可应用于预测前列腺癌术后 Gleason 评分升级,且有助于评估患者术前穿刺病理 Gleason 评分的准确性,为患者提供恰当的治疗方案,使其得到准确有效的治疗。对于前列腺癌主动监测,Abdi 等对研究指出 PI-RADS 评分≥4 分可作为进行主动监测患者终止治疗的独立预测因素。

3. **在前列腺穿刺活检中的应用,减少不必要的穿刺**　基于 Mp-MRI 的 PI-RADSV2 评分对前列腺癌诊断具有重要临床应用价值,临床医师能通过精确的数据评价对前列腺癌的风险做出的评估,使得对前列腺癌诊断敏感性更高且更精确,避免漏诊,并能指导精准定位前列腺穿刺活检术。Roethke 等研究发现在 Mp-MRI 上,标准化的 PI-RADS 系统有利于判断发生前列腺癌的可能性,对针对性的穿刺定位具有非常重要的价值。Schimmoller 等研究证实总 PI-RADS 评分与前列腺癌的检出率之间具有很好的相关性,尤其对于恶性程度高的前列腺癌患者(Gleason 评分≥4+3),该研究纳入 235 例患者 566 个病灶,选择 MRI 引导下穿刺作对照,结果显示病灶总 PI-RADS 评分≤9 分中没有高级别前列腺癌,总 PI-RADS 评分 13～15 分出现在 88% 的前列腺癌中和 42% 的高级别前列腺癌中。Penna 等研究认为对于经直肠指检阴性、PSA 升高的初次前列腺穿刺患者,PI-RADS 评分对阳性穿刺结果能够提供阳性定位分层作用,该研究前瞻性分析了 118 例患者,根据 PI-RADS 总的评分分为 5 层,结果显示:评分 3～5 分,阳性穿刺结果的百分率是2.3%;评分 6～8 分,结果是 5.8%;评分 9～10 分,结果是 24.7%;评分 11～12 分,结果是 51.8%;评分13～15 分,结果是 72.1%;并且该研究指出 PI-RADS 能够明显提高前列腺癌诊断的敏感度和特异度,预测前列腺穿刺结果,可用作前列腺穿刺的引导、定位。PI-RADS 评分与肿瘤的 Gleason 分级具有正相关性,具有预测肿瘤恶性度的价值,减少前列腺癌患者不必要的穿刺活检,特别是位于灰区 PSA 的患者。因此在临床中采用 PIRADS 评分对前列腺癌的风险进行评估,减少临床医师主观诊断导致的前列腺活检的病例,减少不必要的穿刺活检,从而减轻患者的痛苦。并且 Mp-MRI 结合 PI-RADS 评分加靶向活检,能够增加具有临床意义前列腺癌的检出,具有重要的临床应用价值。

PI-RADS 改变了泌尿科医师对前列腺 MRI 报告的认识,精确的评价分数替代了模糊的描述,从而对疾病的评价和诊断更为客观。对前列腺疾病统一的认识促进泌尿外科医师与影像医师沟通,同时也对前列腺疾病随访研究提供了简便易行的方法。自 PI-RADS 第 2 版公布后,不少学者研究证实 PI-RADSV2 可显著提高前列腺癌诊断敏感度和特异性,同时减少不必要的穿刺活检,为前列腺癌患者临床治疗方案的制定提供重要指导依据。

(薛学义　许宁)

五、鉴别诊断

前列腺癌主要与良性前列腺增生(BPH)鉴别,研究表明,BPH 的 Cit 波峰水平与正常外周带相似,基质组织增生的 Cit 波峰水平较低,有时与前列腺癌类似。因此中央叶基质组织增生的(Cho+Cr)/Cit 值可与前列腺癌的相互重叠,进而增加了 MRS 检出中央叶内前列腺癌的难度。有关文献报道,中央叶前列腺癌的 Cit 波峰降至噪声水平 MRS 仅见到高耸的 Cho 峰,Cit 波峰及 Cre 波峰都不可区分,这是基质组织所不具有的特点,可作为诊断中央叶内前列腺癌的可靠依据。另外前列腺癌也需要与前列腺上皮内瘤鉴别,有文献报道初步显示 PIN 的 MRS 表现为轻微 Cho 峰上升及 Cit 峰下降,(Cho+Cre)/Cit 比值均值较正常外周带组织升高,但由于病例较少,还有待于进一步研究。

（陈亮　胡道予）

第四节　单光子发射型计算机断层成像术和正电子发射断层成像术

　　单光子发射型计算机断层成像术(single-photon emission computed tomography,SPECT)和正电子发射计算机断层成像术(positron emission tomography,PET)是核医学的两种检查技术,它们都是将放射性药物引入人体,经代谢后在脏器内外或病变部位和正常组织之间形成放射性浓度差异,仪器探测到这些差异,通过计算机处理再成像,故统称发射型计算机断层成像术(emission computed tomography,ECT)。

　　前列腺癌的影像学检查在前列腺癌诊断中具有重要作用,但基于形态结构的传统影像学方法(如超声、CT、MRI 等)存在不足,核医学分子影像因高灵敏度及可定量分析等优点,在前列腺癌诊断中具有重要价值。SPECT 和 PET 作为核医学两种检查技术,都可以利用各种肿瘤探针进行前列腺癌诊断,但由于 PET 具有更佳的空间分辨率和采集效能,是目前临床应用最广泛的核医学诊断技术。

　　早期的 SPECT 或 PET 装置由于不能很好地显示病灶的解剖学结构,限制了其应用;而 CT 或 MRI 可以很好地对病灶的解剖结构进行成像。因此联合两种显像方法的装置(SPECT/CT、PET/CT 或 PET/MRI)可以提供最佳的融合图像,它能通过一次成像显示 SPECT 或 PET 所检测到的病灶功能情况和由 CT 或 MRI 提供的解剖结构图像,极大地提高了对前列腺癌的诊断水平(图 7-8 和图 7-9)。目前图像融合显像已经成为核医学影像检查的标准方法,越来越多地应用于日常临床工作。

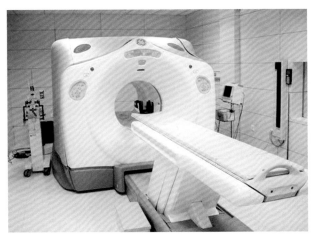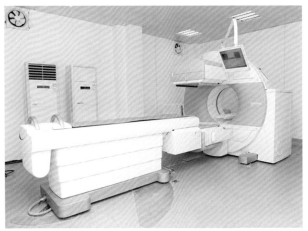

图 7-8　PET/CT 扫描仪　　　　　　　图 7-9　SPECT/CT 扫描仪

　　SPECT/CT、PET/CT 或 PET/MRI 仅仅只是检查设备和扫描方法,是属于分子影像检查的硬件部分;而其对前列腺癌的诊断水平更多依赖于针对前列腺癌细胞本身特质的各类特异性分子探针。近年来,基于前列腺癌组织代谢及特异靶点的分子影像为肿瘤病灶探测提供了技术手段,并开发出多种分子探针,对前列腺癌的临床诊治产生了重要影响。但由于前列腺癌肿瘤细胞克隆的异质性、基因组的不稳定性及特殊的肿瘤微环境等因素,目前单一靶向分子难以全面反映前列腺癌的生物学特征,多靶点联合显像可能有助于提高前列腺癌病灶的探测效率。当下 SPECT/CT 在临床日常工作还是主要应用在前列腺癌骨转移的诊断及对肿瘤的疗效评价等方面,对于原发灶的诊断目前还只是在少数单位小规模应用,验证其临床应用价值阶段,比如当下比较热门的单光子核素结合前列腺癌特异性抗原(prostate specific membrane antigen,PS-MA)对前列腺癌原发灶的诊断价值等,在此就不进行展开讨论了。当前临床应用较成熟的诊断前列腺癌原发灶的分子影像显像剂多是 PET 显像剂,常见有[18]F-FDG、[18]F-胆碱/[11]C-胆碱、[11]C-乙酸盐、氨基酸类显像剂等。现简要介绍如下。

一、[18]F-脱氧葡萄糖

[18]F-脱氧葡萄糖(^{18}F-fludeoxyglucose,[18]F-FDG)是反映肿瘤葡萄糖代谢的显像药物,能够被糖代谢旺盛的病灶或正常组织摄取,是一种广谱的肿瘤非特异性显像剂,常用于肿瘤的良恶性诊断和肿瘤分期诊断,已被广泛应用于临床实践,被誉为"世纪分子"。但经验表明,其在前列腺癌的早期诊断和分期方面的作用是有限的。究其原因可能是前列腺癌组织纤维成分多,癌细胞负荷相对较少;且前列腺癌细胞大多分化好,葡萄糖代谢较低,因此[18]F-FDG PET 显像常难以区分前列腺的良恶性结节(图7-10)。此外,[18]F-FDG 经泌尿系统排泄,膀胱放射性滞留也会影响邻近部位前列腺病灶的观察。因此,[18]F-FDG PET 检查并不作为前列腺癌诊断的首选方法。但以上事实也表明[18]F-FDG PET 显像对前列腺癌诊断的局限性与技术因素的关系不大,而主要是由前列腺癌本身的生物学特性所决定的。

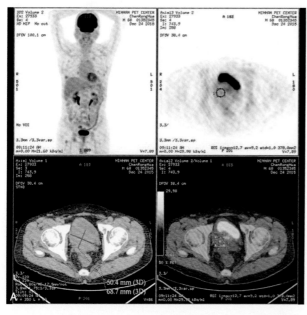
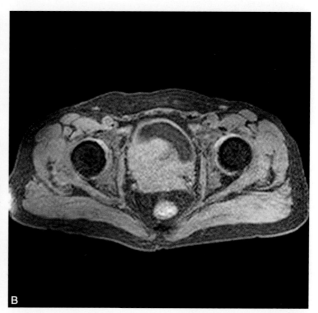

图 7-10　前列腺癌
A. ^{18}F-FDG PET 显像未见占位明显摄取显像剂;B. MRI 考虑前列腺癌并累及双侧精囊腺、膀胱

二、[18]F-胆碱和[11]C-胆碱

胆碱是合成磷脂酰胆碱的前体,后者是细胞膜磷脂的组成成分。在细胞增殖过程中胆碱合成明显增加,正电子核素([18]F 或[11]C)标记胆碱可用于探测肿瘤细胞的增殖状态。[18]F-胆碱、[11]C-胆碱是目前临床上应用于前列腺癌诊断较为成熟的 PET 显像药物,在前列腺癌的诊断、分期及预后评估中均有一定价值。静脉注射显像剂后,经过特异性载体转运进入肿瘤细胞并整合到细胞膜上,使病变部位呈现为高代谢。但作为肿瘤代谢显像剂,胆碱代谢显像在一定程度上仍难以区分前列腺癌病灶与良性前列腺结节,存在误诊与漏诊的可能性。近年来,PET/MRI 的临床应用提高了胆碱代谢显像在前列腺癌诊断中的价值,有研究显示,[18]F-胆碱 PET/MRI 对前列腺癌病灶的检出率明显高于[18]F-胆碱 PET/CT。

三、[11]C-乙酸盐

乙酸盐参与体内脂肪酸等多种生化代谢,而前列腺癌细胞常表现为脂肪酸的高代谢。[11]C-乙酸盐 PET

显像在临床前列腺癌的诊疗中应用多年,显示了一定的临床应用价值。Mohsen 等对文献进行 Meta 分析发现,^{11}C-乙酸盐 PET 显像对前列腺癌原发病灶检出的灵敏度为 75.1%,特异度为 75.8%。与胆碱 PET/CT 相比,两者前列腺癌病灶检出率相似。

四、氨基酸类似物

前列腺癌细胞表面氨基酸转运体高表达,氨基酸可被前列腺癌细胞大量摄取。因此,利用正电子核素标记氨基酸可进行前列腺癌 PET 显像。除 ^{11}C 标记蛋氨酸(^{11}C-MET)外,还有其他氨基酸类 PET 显像药物,如 ^{18}F-fluciclovine(^{18}F-FACBC)等。^{18}F-FACBC 是 ^{18}F 标记的亮氨酸类似物,已广泛用于前列腺癌的临床诊疗研究,但其非特异性摄取是特异度受限的主要原因。Schuster 等研究表明,^{18}F-FACBC 在前列腺癌探测中具有较高的灵敏度(90%),但因假阳性较高,其特异度仅 40%。但对晚期前列腺癌而言,^{18}F-FACBC 具有重要价值。如 Nanni 等对 28 例晚期前列腺癌患者比较 ^{18}F-FACBC 与 ^{11}C-乙酸盐/胆碱的应用效果,结果显示 ^{18}F-FACBC 明显优于后两者。目前,美国食品药品管理局(Food and Drug Administration,FDA)已批准 ^{18}F-FACBC(Axumin TM)应用于前列腺癌的诊断。

五、肿瘤特异性靶向显像

以前列腺特异性膜抗原(prostate specific membrane antigen,PSMA)、前列腺干细胞抗原(prostate stem cell antigen,PSCA)、整合素 $\alpha_v\beta_3$、尿激酶型纤溶酶原激活物受体(urokinase type plasminogen activator receptor,uPAR)为靶点的 PET 显像目前尚处在临床早期应用验证其诊断价值阶段,大规模临床应用尚需时日。

六、基于 PET 的多模态显像

PET 显像虽是目前最佳的分子影像学方法,但其他影像学方法在反映脏器功能方面也在不断取得进展。因此,如何克服不同影像学方法的局限性,为临床提供病灶的多方面信息,指导肿瘤的个体化治疗,人们进行了多种尝试,研发具备多种成像性能的多模态显像剂成为分子影像学研究方向之一。多模态成像有各自优点,弥补各种成像方法的不足,可能有助于肿瘤病灶的探测及评估,这也是未来医学影像学发展的方向之一。

(吴华 邢金春)

第五节 前列腺癌转移的影像学检查

前列腺癌是老年男性常见的恶性肿瘤,生长缓慢,生存期长。早期症状多不明显,并且与前列腺良性增生的表现相似,容易被误诊,延误最早的治疗时机。因此有 20%~30% 的患者在初诊时已有转移。

前列腺癌转移途径有 3 种:①向附近组织或邻近器官浸润,首先侵及两侧叶,穿破被膜,至输精管壶腹、精囊、膀胱颈和后尿道。②淋巴转移最早发生在闭孔及腹下淋巴结区,经髂内、髂外、腹股沟淋巴结转移,可延及下腔静脉、纵隔及锁骨下淋巴结。癌分化越低则淋巴转移率越高。③血行转移最为常见,癌细胞随血运行到骨骼、肺、肝、肾及肾上腺,也可转移至胸膜、脑等内脏器官。骨转移最为常见,依次为骨盆、腰椎、股骨、胸椎、肋骨等,晚期会有剧烈疼痛,可发生病理性骨折,癌分化愈差,骨骼转移愈多。骨转移灶多表现为成骨性改变,但也有溶骨性或混合型改变者。

针对前列腺癌转移的影像学检查包括核医学(全身骨显像及 PET/CT)、超声、X 线、CT、MRI 等,各种影像学方法都存在自身的优势及局限性。以下做一简要分述。

一、全身骨显像

(一)概述

全身骨显像是临床核医学的主要工作内容之一,其对前列腺癌骨转移的诊断价值已为临床所公认,因其早期检出病变的敏感性较高,已成为目前诊断前列腺癌骨转移瘤的首选影像学方法,主要应用于前列癌患者的肿瘤分期和根治术后的复发监测。

全身骨显像不仅能一次检查显示全身各个骨骼的形态,而且能反映各个局部骨骼的血供和代谢状况。骨骼病变早期只要有骨代谢、骨血流和骨交感神经功能状态的改变,即可出现骨显像的异常。该检查与放射学检查相比,发现骨骼病灶不仅早,而且多,无绝对禁忌证,检查方法简便无创,费用相对较低,临床应用的效价比佳。

（二）正常显像表现

正常骨显影清晰,放射性摄取呈对称性分布。脊柱放射性摄取最高,胸骨、肋骨、骨盆及四肢关节次之;成人长骨干放射性最低,儿童和青少年可见骨骺放射性浓聚,成年后消失;老年人可见肋软骨骨化显影;有时颈椎下段显影稍浓(颈椎退行性病变引起);双肾及膀胱显影。肾显影后位比前位清楚(图7-11)。

（三）异常显像表现

1. 异常放射性浓聚灶（热区） 是指与周围骨组织或对侧骨骼正常放射性分布比较,表现为局部放射性摄取异常增高。凡能引起骨骼局部血流增加、骨盐代谢增强或成骨细胞活跃的病变,都能引起骨骼局部离子交换功能和吸附能力增强,从而使病变部位呈放射性"热区",放射性浓聚是骨显像最常见的异常表现,可见于骨骼的多种良、恶性病变。依据放射性浓聚灶分布的数目和范围不同,可表现为单发和多发、局限性和弥漫性、对称性和无规律性。有些放射性浓聚表现具有一定特殊性,如全身性骨骼放射

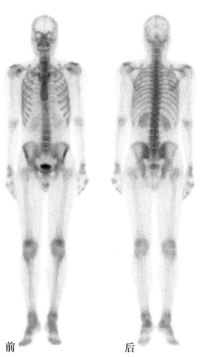

前　　　　　后

图7-11　正常全身骨扫描

性分布异常增高(超级骨显像)、病变部位摄取骨显像剂增强与临床症状好转不"匹配"(闪耀现象)、四肢长骨骨皮质对称性放射性浓聚(平行轨或双条征)等。对单个放射性异常浓聚病灶的诊断需要特别慎重,特别要注意与代谢性骨病、良性骨病变等相鉴别,需结合临床资料、相关影像学检查和对病灶跟踪随访,甚至骨穿刺组织学结果来做出诊断。多处不对称的异常放射性浓聚灶,是转移性骨肿瘤常见的特征性表现,较X线提前3个月以上早期发现病变。对容易发生骨转移的肿瘤患者,应定期做骨显像跟踪随访。

2. 异常放射性减低区（冷区） 是骨显像剂不能或难以进入骨骼病变区域的结果,虽比异常放射性浓聚少见,但更具有病理意义,提示骨骼病损以破坏或溶骨过程占优势。凡是可产生骨骼组织血供减少、骨质溶解或溶骨性病变等均可表现为异常放射性"冷区",在"冷区"周围可以见到反应性新骨形成的"热区"。对颅骨和脊柱骨的局限性放射性缺损区,首先要排除骨转移或原发性肿瘤所致,再考虑与其他病变相鉴别。同时,要注意与患者体内、体表"异物"所引起的假"冷区"相区分。需密切结合临床和相关影像学检查结果综合分析。

3. 异常浓聚灶与异常缺损区并存 是指一次骨显像同时可见放射性"热区"和"冷区"分布于不同部位或相邻部位,常见以溶骨性改变占优势的肿瘤,或溶骨性和成骨性反应同时存在的肿瘤或病变。

4. 全身骨摄取普遍异常增加 是指全身骨骼影像浓而清晰,骨与软组织本底呈高对比度,又称超级骨显像。超级骨显像可见于骨骼系统广泛性肿瘤转移和一些良性病变,前者多以躯干骨明显,后者多以颅骨和长骨明显。对肿瘤性病变所致的超级影像而言,仍可见放射性分布弥漫而不均匀或不连续的特点。

5. 骨外病变异常影像 骨旁病变或非骨疾病的软组织也可表现异常放射性浓聚,某些骨外病变可摄取骨显像剂,如有骨化或钙化成分的肿瘤和非肿瘤性病变、局部组织坏死、放射治疗后改变、炎症或脓肿等,应注意观察,以免漏诊或误诊。

（四）应用价值

全身骨显像对检出前列腺癌骨转移瘤的敏感性高,较X线片至少可提前3~6个月发现骨转移灶,在诊断前列腺癌骨转移方面具有独特而重要的临床价值(图7-12)。前列腺癌患者应常规做全身骨显像,其是寻找前列腺癌骨转移瘤临床首选的检查方法,主要用于判断有无骨转移、确定临床分期、估计预后、评价

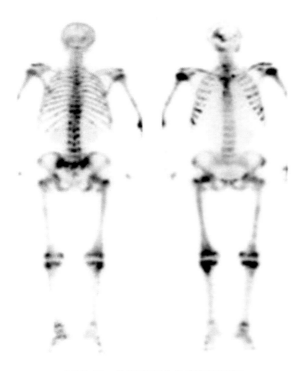

图7-12　前列腺癌全身广泛骨转移

疗效和探测病理性骨折的危险部位。骨显像敏感性高而特异性差,有一些规律或特点对诊断前列腺癌骨转移瘤有帮助:①新近出现的病灶;②复查时原有放射性浓聚灶增大、增多和浓聚程度增高;③骨显像呈现"热区"而X线片呈阴性结果;④炸面圈状或靶形损害,中央放射性减少而病变边缘放射性增加;⑤病变散在、多发、非对称性或无规律分布和累及骨髓腔;⑥具体解剖定位,如脊柱退行性病变多累及椎小关节面,转移瘤多侵犯椎体和椎弓根;⑦骨显像所见多发病灶很可能由两种以上病因造成,如手术创伤和肿瘤转移或复发并存,需逐个分析判断;⑧血清肿瘤相关标志物的异常增高,对肯定骨显像结果有帮助。

（五）全身骨显像的局限性及 SPECT/CT 的优势

全身骨显像的局限性表现为解剖定位有限;特异性低,假阳性率高;对单发病灶难以做出准确诊断。全身骨显像所发现的"热区"中,约10%为假阳性。全身骨显像假性较高的原因,可能与前列腺癌患者多数为老年人,骨骼及关节退行性病变易致假阳性有关。此外,全身骨显像也有一定的假阴性率,尤其对溶骨性骨转移瘤及转移灶仅局限于骨髓内的病变不敏感,原因可能为肿瘤破坏骨质较快,骨骼还来不及形成反应性新骨,从而导致局部显像剂摄取并不增高,造成假阴性。

目前临床上大部分核医学科室都配有SPECT/CT联合扫描仪,它将SPECT和CT组成部分都安装在同一机架上,在一次扫描过程中,患者无须移动,一次扫描完成后便可同时获得解剖结构和骨骼功能两种影像,CT提供的解剖结构图像能够准确地与SPECT图像匹配,图像融合不仅极为方便,同时也非常精确（图7-13）。随着同机CT融合显像设备的普及,SPECT/CT已经成为目前临床核医学科标配的设备。

由于SPECT/CT的推广应用,使骨显像的临床价值得到了更大程度上的提高。一方面提高了对放射性浓聚灶精确解剖定位的水平和病灶数目、范围判断的准确度,便于临床对前列腺癌患者进行更准确的诊断、分期和估计预后;另一方面,对骨外放射性浓聚病变的判断,或骨骼病变侵犯骨外软组织程度判定等均有较好的诊断价值。

前文提及的全身骨显像局限性中单发放射性浓聚灶的诊断难题,SPECT/CT可以有非常有价值的裨益。比如SPECT/CT所揭示的脊柱单发病灶是否累及椎体和（或）椎弓根,还是病变只累及椎小关节,或CT显示椎体和椎小关节的退行性或增生改变,对鉴别诊断很有必要,可避免常规全身骨显像所见阳性病变带来的过度诊断问题（图7-14）。同时也可以对常规骨显像多为阴性结果的溶骨性病变有较好的显示。临床初步经验说明两种或两种以上诊断信息的互相补充和印证,对肿瘤早期骨转移、不典型或复杂骨转移瘤的诊断很有必要。王新华等对237例可疑肿瘤骨转移和不明原因骨痛的患者行全身骨显像,对发现的可疑病灶立即行同机CT扫描,再行图像融合和分析,结果平面显像的肯定性诊断总符合率为95.30%,SPECT/CT的肯定性诊断总符合率为99.48%,表明SPECT/CT显像对骨转移瘤诊断的价值明显提高。

二、PET/CT 显像

PET/CT是集PET功能显像和CT解剖显像于一体的影像设备,能次进行全身检查,现有多种正电子显像剂可用于PET/CT显像。相对于常规影像,PET/CT在前列腺癌转移方面的诊断更有优势。

PET/CT显像能检测出全身骨显像阴性、CT正常的骨转移瘤病灶,可能是由于骨转移灶首先从骨髓发展起来;另一个原因可能是PET/CT的空间分辨率高,这对于脊柱病变尤其是较小的单发病灶诊断非常重

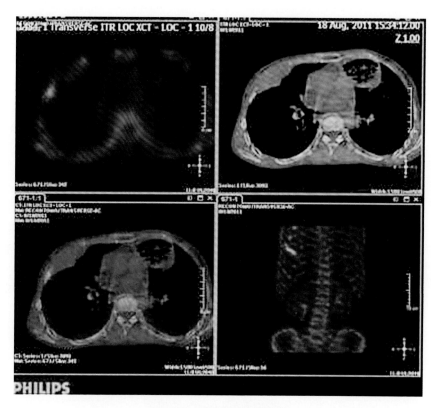

图 7-13 前列腺癌肋骨转移

可见右侧第 5 前肋放射性浓聚灶处骨质破坏,并局部软组织肿块

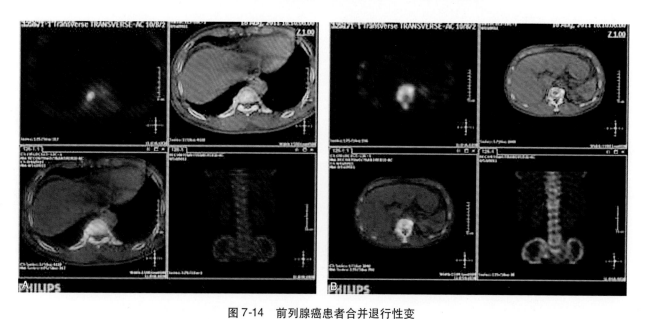

图 7-14 前列腺癌患者合并退行性变

A. 右侧第 12 肋椎关节放射性浓聚灶为局部小关节硬化;B. 第 1 腰椎浓聚灶为局部腰椎前缘骨赘

要。一项 403 例前列腺癌骨转移患者的检测结果显示,[18]F-FDG PET/CT 显像能比全身骨显像发现更多的病灶(图 7-15)。[11]C-CHO PET/CT 诊断前列腺癌复发患者骨转移的灵敏度也要高于全身骨扫描。但值得注意的是,PET/CT 显像的扫描范围常规包括头骨至股骨上端,临床工作中也会发生遗漏病灶的情况,这也表明 PET/CT 显像由于受其扫描常规范围不包括四肢远端的限制,不能完全替代全身骨显像。

对于前列腺癌的复发和转移灶,[18]F-FDG PET/CT 和 MRI 检测的阳性率分别 73.3% 和 26.7%。由于多数前列腺癌恶性程度并不是很高,肿瘤细胞糖酵解水平较低,[18]F-FDG 显像的灵敏度存在一定不足。

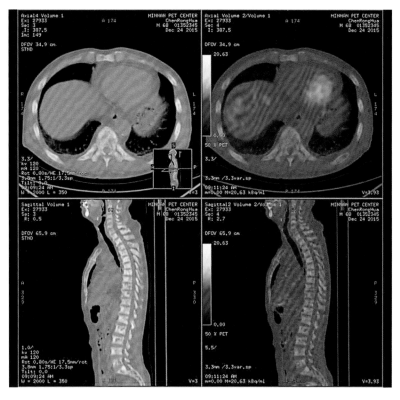

图 7-15　前列腺癌多发骨转移

　　临床上还可用胆碱进行 PET/CT 显像。Treglia 等分析文献发现,胆碱 PET/CT 显像诊断前列腺癌盆腔转移性淋巴结的灵敏度为 62%,特异度为 92%,可更改约 41% 患者的治疗方案。Karne 等研究发现,对多数患者来说,切除[11]C-胆碱 PET/CT 显像的阳性结节,术后患者无生化复发的中位时间达 20 个月,3 年内疾病无进展率和生存率分别为 46.9% 和 92.5%。与常规 MRI 和 CT 扫描比较,[11]C-胆碱 PET/CT 扫描在检测转移淋巴结,尤其是对<5mm 的淋巴结更有优势。上述研究显示,[11]C-胆碱 PET/CT 能较早地检测出前列腺癌的局部复发与转移病灶,为后续治疗提供可靠的诊断依据。也有报道显示,在前列腺癌局部复发和淋巴转移检测率上,[11]C-乙酸盐要优于[11]C-胆碱,但差异无统计学意义。可见,[11]C-乙酸盐 PET/CT 也是评估前列腺癌转移的有效手段。Schuster 等报道,反式-18F-氟环丁羧酸 PET/CT 在前列腺癌转移病灶的检测敏感性、特异性和准确性均为 100%,其在临床上的确切作用还需要进一步研究。

　　综上所述,对于前列腺癌转移的评估,[18]F-FDG、[11]C-乙酸盐、[11]C-及[18]F-胆碱、反式-18F-氟环丁羧酸等显像剂均有不同程度价值,多种显像剂联合应用,能提高转移灶检测的准确性,从而有效指导患者的个体化治疗,改善预后。随着更加优良的新显像剂出现,PET/CT 显像在前列腺癌转移灶检测的应用将会有更加光明的前景。

三、其他影像学方法

（一）超声检查

　　超声诊断无损伤性,检查方便,图像直观,故深受临床医师和患者的欢迎。它具备以下优点:第一,超声的扫查可以连贯地、动态地观察脏器的运动和功能,可以追踪病变、显示立体变化,而不受其成像分层的限制。第二,超声设备易于移动,没有创伤。第三,价格低廉,超声检查的费用一般为 140 ~ 150 元/次,这对于大多数需要经常检查随访的前列腺癌患者而言,是比较能够承受的。第四,超声对人体没有辐射。但超声诊断也有自身不足:由于成像原理不同,超声在清晰度、分辨率等方面,明显弱于 CT;超声对肠道等空腔器官病变易漏诊;气体对超声影响很大,患者容易受到患者肠气干扰等多方面因素影响检查结果;检查结果也易受超声医师临床技能水平的影响。

常规超声检查是在体表完成的,有些器官或病变位于盆腔等深部内,这时为了避免其他组织的影响可采用腔内探测方法,如经直肠检查前列腺,经阴道检查子宫、附件等。超声技术主要用于体内液性、实质性病变的诊断,应用极广。遍及颅脑、心脏、血管、肝、胆、胰、脾、胸腔、肾、输尿管、膀胱、尿道、子宫、盆腔附件、前列腺、精囊及眼、甲状腺、乳腺、唾液腺、睾丸、周围神经和四肢肌腱等。超声对前列腺癌转移的诊断起到一定的筛查作用,特别对腹盆腔脏器或腹膜后淋巴结的判断具有简便易行的优势。

(二) X线检查

若前列腺癌患者出现骨关节疼痛症状,可选择相应部位 X 线检查,由于 X 线检查的影像空间分辨率高,操作简便,价格低廉,辐射量比较小,应用范围广泛。X 线检查能够有效鉴别溶骨及成骨性破坏,且有较高的特异性,所显示的骨转移瘤的某些特征有助于与其他病变相鉴别。X 线检查还可以评估骨转移病灶发生病理性骨折的风险,为临床治疗提供依据。但 X 线对骨转移瘤的早期诊断有一定困难,必要时需结合全身骨显像、CT 及 MRI 检查。

(三) CT检查

CT 检查的特点是操作简便,对患者来说无痛苦,其密度分辨率高,可以观察到人体内非常小的病变,直接显示 X 线片无法显示的器官和病变,它在发现病变、确定病变的相对空间位置、大小、数目方面非常敏感而可靠。CT 增强扫描能够清晰的显示占位的富血管本质,同时能观测到占位与周围神经、血管之间的关系。CT 多平面重建及各种三维重建能够更清晰地显示转移灶的范围及与周围组织的关系。CT 灌注弥补了 CT 在功能成像方面的不足,能够为医生制定治疗计划提供转移瘤的性质和血供方面等信息。此外,在判断有无骨转移瘤方面,因正常脂肪组织被肿瘤组织替代而造成髓腔内密度明显增高,CT 检查能够显示早期局限于髓腔内但没有发生显著骨质破坏的一些转移灶。CT 检查的不足包括难以发现密度变化小的细小病变或局限于细胞水平的早期病灶;运动及金属易产生伪影,影响诊断;会产生电离辐射。

(四) MRI检查

在医学影像学检查方法中,MRI 最突出的优点就是具有良好的软组织分辨力,对比分辨率高。它可以清楚地分辨肌肉、肌腱、筋膜、脂肪等软组织结构,并可准确区分脑灰质和白质,是诊断前列腺癌脑转移的首选方法。MRI 具有多方位任意切层的能力(包括横轴位、冠状位、矢状位及任意斜位,而不必变动被检查者的体位)和多参数成像技术,因此可清楚地显示转移灶所在的部位、范围及和周围组织器官的相互关系。MR 灌注加权成像主要研究毛细血管床功能,了解肿瘤间质内血管分布情况。磁共振波谱成像是根据磁共振化学位移成像原理,从分子影像学水平探讨活体病变组织代谢及生化改变。另外,MRI 属无创性技术,无 X 线辐射损害,真正避免了其他影像学检查,如 X 线或放射性核素扫描显像等射线辐射对人体的损害。

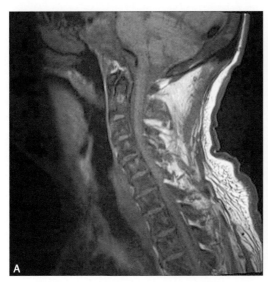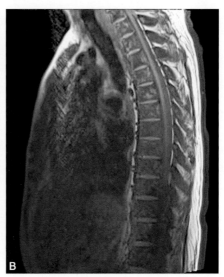

图 7-16　前列腺癌患者合并多发颈(A)、胸椎(B)骨转移

针对前列腺癌骨转移的诊断,由于前列腺癌通过血行转移到骨时首先侵犯骨髓,而骨髓中脂肪和高含水量的转移灶之间存在较为强烈的信号对比,MRI 能直接发现骨的早期转移灶。在脊柱转移瘤上表现更为突出,在无须行椎管造影的情况下,MRI 检查能清楚显示脊髓硬膜囊、神经根及脊髓受压情况(图 7-16)。实际诊断中,在全身骨显像反映出对局部放射性异常摄取前,患者的骨髓内就已经存在了一部分肿瘤细胞。学者的研究和临床实践均表明 MRI 检查较全身骨显像有更高的灵敏度(90.8% vs 70.6%)。

但 MRI 也有其不足和禁忌。MRI 设备和检查费用昂贵,是目前影像学检查中费用较高的,仅次于 PET;MRI 检查持续时间长,扫描速度远不如 CT,一般头部扫描需 30 分钟左右,特殊部位及脏器检查时间更长;MRI 对患者的身体移动非常敏感,易产生伪影;MRI 对骨皮质不敏感,由于骨皮内质不含质子或含量极少,故不能产生足够的 MRI 信号,不利于骨皮质病变的诊断和鉴别诊断。戴有心脏起搏器的患者绝对禁忌,因干扰可致停搏;体内有金属,如假肢、弹片、止血夹、人工心瓣膜、固定用钢板、螺钉、人工股骨头等,不可进行 MRI 检查,因金属异物的移动可能损害重要脏器和大血管。

(陈贵兵　吴华)

参 考 文 献

1. 李飞宇,王霄英,肖江喜,等.中国男性前列腺癌 MRS 体素诊断标准[J].中国医学影像技术,2009(05):833-836.
2. 沈国华,张文杰,贾志云,等.前列腺癌分子影像学的 PET 研究进展[J].中华男科学杂志,2014(11):1039-1042.
3. Hamoen EHJ,de Rooij M,Witjes JA,et al. Use of the Prostate Imaging Reporting and Data System (PI-RADS) for Prostate Cancer Detection with Multiparametric Magnetic Resonance Imaging:A Diagnostic Meta-analysis[J]. Eur Urol,2015,67(6):1112-1121.
4. 瞿根义,许宁,陈少豪,等.前列腺癌根治术后 Gleason 评分升级与术前多参数 MRI PI-RADS 评分的关系[J].中国介入影像与治疗学,2016(12):737-741.
5. 王朋,崔邦平,代文莉,等.不同正电子显像剂在前列腺癌中的应用[J].华中科技大学学报(医学版),2016(3):353-356.
6. Kasel-Seibert M,Lehmann T,Aschenbach R,et al. Assessment of PI-RADS v2 for the Detection of Prostate Cancer[J]. Eur J Radiol,2016,85(4):726-731.
7. Weinreb JC,Barentsz JO,Choyke PL,et al. PI-RADS Prostate Imaging-Reporting and Data System:2015,Version 2[J]. Eur Urol,2016,69(1):16-40.
8. Zhao C,Gao G,Fang D,et al. The efficiency of multiparametric magnetic resonance imaging (mpMRI) using PI-RADS Version 2 in the diagnosis of clinically significant prostate cancer[J]. Clin Imaging,2016,40(5):885-888.
9. Dola EF,Nakhla OL,Genidi EAS. Assessing the validity of Prostate Imaging Reporting and Data System version 2 (PI-RADS v2) scoring system in diagnosis of peripheral zone prostate cancer[J]. Eur J Radiol Open,2017,4:19-26.
10. Gorin MA,Rowe SP,Denmeade SR. Clinical Applications of Molecular Imaging in the Management of Prostate Cancer[J]. PET Clin,2017,12(2):185-192.
11. Hodolič M. Imaging of Prostate Cancer Using (18)F-Choline PET/Computed Tomography[J]. PET Clin,2017,12(2):173-184.
12. Reinfelder J,Kuwert T,Beck M,et al. First Experience With SPECT/CT Using a 99mTc-Labeled Inhibitor for Prostate-Specific Membrane Antigen in Patients With Biochemical Recurrence of Prostate Cancer[J]. Clin Nucl Med,2017,42(1):26-33.
13. Robu S,Schottelius M,Eiber M,et al. Preclinical Evaluation and First Patient Application of 99mTc-PSMA-I&S for SPECT Imaging and Radioguided Surgery in Prostate Cancer[J]. J Nucl Med,2017,58(2):235-242.
14. Su HC,Zhu Y,Ling GW,et al. Evaluation of 99mTc-labeled PSMA-SPECT/CT imaging in prostate cancer patients who have undergone biochemical relapse[J]. Asian J Androl,2017,19(3):267-271.
15. Witkowska-Patena E,Mazurek A,Dziuk M. 68Ga-PSMA PET/CT imaging in recurrent prostate cancer:Where are we now? [J]. Cent European J Urol,2017,70(1):37-43.

第八章　前列腺穿刺活检在前列腺癌诊断中的临床应用

目前,前列腺癌发病率呈逐年上升趋势,在美国男性前列腺癌发病率仅次于皮肤癌,死亡人数中前列腺癌仅次于肺癌,居男性肿瘤死亡的第二位原因。随着我国生活医疗水平的不断提高、人均寿命不断延长、人口老龄化及生活方式的改变,前列腺癌(PCa)的发病率也正逐步增高。前列腺癌早期诊断、精确分期及 Gleason 评分对治疗方式的选择及疗效意义重大。传统的前列腺穿刺活检术多采用经直肠示指引导下对可疑的前列腺结节进行穿刺活检,此种术式由于定位欠准确及阳性率过低而逐渐被临床弃用。而随着对前列腺癌发病机制认识的不断提高,特别是 20 世纪 80 年代以后前列腺特异性抗原(PSA)在临床广泛应用,加上超声引导下经直肠及会阴前列腺穿刺活检的应用,明显提高了前列腺癌的检出率及早期诊断率。系统性前列腺穿刺活检目前仍是诊断前列腺癌最可靠的检查,提升穿刺活检的阳性率和准确性对前列腺癌的诊断和治疗非常重要。

第一节　活检的适应证

过去认为只有存在前列腺结节或者转移性症状时才需要进行前列腺穿刺活检,由于 PSA 检查的出现,目前认为单纯 PSA 升高即是前列腺穿刺的指征,而不需要具有异常的症状或者直肠指诊结果。

通常认为,前列腺穿刺活检适应证如下。

1. 直肠指检发现前列腺结节,此为独立的决定因素,不管 PSA 水平是否增高。

2. B 超声发现前列腺低回声结节或其他影像学检查发现异常信号,任何 PSA 值。

3. PSA 升高　①PSA>10ng/ml,任何游离 PSA 和总 PSA 比值(f/tPSA)和 PSA 密度(PSAD),不论 DRE 和 TRUS 有无异常;②PSA 4~10ng/ml,f/tPSA 或 PSA D 异常。

(一) 直肠指诊

直肠指诊异常是前列腺穿刺活检绝对适应证,主要包括触及硬节,前列腺质地偏硬,活动度差。直肠指诊是常规操作,因为有些侵袭性前列腺癌患者会表现为直肠指诊可疑伴低 PSA 水平,敏感性为 59%,特异性为 89%。Richie 发现,直肠指诊异常患者中前列腺癌的检出率为 18%,如发现硬性结节或大部分前列腺质地偏硬时,无论血清 PSA 如何,应尽快活检。Carvalhal 则建议,PSA≥1.0ng/ml 的患者应行直肠指诊,对于直肠指诊可疑且 PSA 在 1~4ng/ml 的患者首次进行活检癌的发现率为 14%~30%。

(二) 影像学异常

B 超发现前列腺低回声结节或 MRI 发现异常信号是前列腺穿刺活检绝对适应证,前列腺穿刺活检出血影响影像学临床分期,因此前列腺穿刺活检应在 MRI 之后。

(三) PSA 值的检测

PSA 异常首先要排除相关影响因素,如感染、BPH、DRE、前列腺按摩、TRUS、药物、导尿、膀胱镜检等。PSA 检测应在射精 24 小时后;直肠指检、膀胱镜检查、导尿等操作 48 小时后;前列腺按摩 1 周后;前列腺穿刺 1 个月后进行。

对于 PSA 在 4~10ng/ml 而不具备其他的危险因素时是否需要活检,则仍存在争议。1992 年报告的

PSA 在 4 ~10ng/ml 而直肠指检正常的患者中前列腺癌检出率为 5.5%。最近数据显示 PSA 在 4 ~ 10ng/ml 的患者中前列腺癌的发现率为 20% ~30%。

1. **年龄相关 PSA 升高**　年龄相关的 PSA 在诊断前列腺癌方面可以提高较年轻男子的敏感性和老年男子的特异性。Oesterling 等指出年龄为 40 ~49 岁、50 ~ 59 岁、60 ~69 岁及 70 ~79 岁人群 PSA 的正常范围为<2.5ng/ml、3.5ng/ml、4.5ng/ml 和 6.5ng/ml。Caralona 指出 60 ~69 岁 PSA 参考值为 4.5ng/ml 时,可使活检减少 15%,但会漏诊 8% 的局灶性病变。70 岁以上定为 6.5ng/ml 时,活检减少,但会有早期病变的漏诊率。

2. **低"正常"PSA**　指的是 PSA 2.5 ~4.0ng/ml,因为有约 25% 的患者 PSA 在 2.5 ~4.0ng/ml 的人患有前列腺癌,所以有学者指出可以降低 PSA 值的诊断标准以提高肿瘤的早期发现率。欧美国家建议下调到 2.5ng/ml,国内学者也在这方面进行了大量的研究,发现 PSA<4.0ng/ml 阳性率为 18.1%,其中 GS 评分≤8 分占 84.6%;GS>8 分占 15.4%。因此认为 PSA 下限是否适合中国人尚有待进一步讨论。Catalona 等观察了 332 例患者后发现,73 人(22%)的 PSA 的水平在 2.6 ~4.0ng/ml;Smith 等报道了相似的结论,共发现 27% 患者 PSA 的水平在 2.6 ~4.0ng/ml。最初检查 PSA 水平在 2.5 ~4.0ng/ml 的患者,3 年和 5 年内前列腺癌的发现率分别为 13% 和 20%。大约 80% 的 PSA 在 2.5 ~4.0ng/ml 的前列腺癌患者具有显著临床意义。因此,对于 PSA 为 2.5 ~4.0ng/ml 的患者欲行前列腺穿刺活检的适应证包括:前列腺癌家族史(2 个或 2 个以上直系亲属患前列腺癌)、年龄相关 PSA 值升高、fPSA/tPSA<25% 和体格检查发现异常。

3. **游离 PSA 百分比(fPSA/tPSA)**　PSA 在血清中以 3 种不同的分子形式存在:①以游离分子形式存在的 PSA,即游离 PSA(fPSA);②与 α_1 抗糜蛋白酶形成复合物的 PSA,即 PSA-ACT;③与 α_2 巨球蛋白形成复合物的 PSA,即 PSA-α_2M。前列腺癌患者的血清游离 PSA 较低,血清游离 PSA 与总 PSA 比值(fPSA/tPSA)<15% 诊断前列腺的准确度可达 88.6%。因此,fPSA/tPSA 可提示哪些人需要做活检,特别是再次活检,但也有学者提出将 fPSA/tPSA≤0.25 ~0.27 作为诊断标准,可提高检出的敏感性,但这显然增加了不必要的前列腺穿刺,增加了并发症的发生率。

4. **PSA 密度(prostate specific antigen density,PSAD)**　PSAD = 血清 PSA(ng/ml)/前列腺体积(ml),相当于单位体积前列腺组织表达的 PSA 数量。PSAD 的优势在于考虑了前列腺体积的影响,认识到良性前列腺增生时虽然没有癌组织,但亦可引起 PSA 升高。PSAD 可提高 PSA 检测的特异度,PSAD 越大则前列腺癌的可能性越大。Seman 指出,如血清 PSA 介于 4 ~10ng/ml,那么 PSA 密度<0.15 才是正常的,否则需要进行穿刺活检排除前列腺癌。

5. **PSA 速率(prostate specific antigen velocity,PSAV)**　通过不同时段 PSA 生成速率的变化,可以对 PSA 做纵向分析。前列腺癌患者的血清 PSAV 往往高于正常人群。Cartar 在 1992 年对 PSAV 做了解释且指出 PSAV 每年升高若超过 0.75ng/ml 预示前列腺癌。Smith 和 Catalona 进行了一项前瞻性的研究,以 PSAV = 0.75ng/ml 和 PSA≤4.0ng/ml 为标准时得出敏感度 79%,特异度 66%;如血清 PSA>4.0ng/ml 时,那么敏感度为 63%,特异度为 62%。因此,应用 PSAV 的最佳人群是 PSA≤4.0ng/ml。

6. **几项新指标的应用**

(1) PSA 移行带密度(PSA-TZ):正常值≤0.26 ~0.35,由于前列腺增生主要发生在移行带、前列腺癌多发于外周带,而增生时 PSA 往往随移行带体积增大而升高,借此可对增生和肿瘤进行鉴别。目前临床应用尚处在开始阶段,尚待进一步研究。Jara Rascón J 等研究发现,将 PSA-TZ 临界值定为 0.18 最佳,其敏感度可达 95%,特异性为 27%,而同等敏感度水平上,PSA、PSAD 和 f/tPSA 的特异性仅为 5%、9% 和 16%。PSA-TZ 诊断前列腺癌不需考虑患者的年龄及指诊结果,但需要考虑前列腺的大小,即当体积>40ml 时临界值为 0.17;<40ml 时为 0.25。

(2) 结合型 PSA(cPSA):结合型 PSA(cPSA)就是血清中与各种蛋白结合形成复合物的 PSA。目前临床上仅能检测 PSA-ACT,所以我们讨论的 cPSA 就是指的 PSA-ACT。有学者认为,作为前列腺癌筛查的血清学检查,在 tPSA 值介于 4.0 ~10.0ng/ml 的患者中,cPSA 优于 fPSA/tPSA 和 tPSA,而同时考虑 fPSA/tPSA 和 cPSA 值,可使前列腺癌的诊断敏感性达 83%,特异性 54%。cPSA 正常值≤3.65ng/ml,cPSA/tPSA 正常值≤0.74。Jung K 等经分析了 1624 例患者后认为,cPSA 对前列腺癌的诊断价值优于 tPSA。

Babaian RJ 等认为,当 tPSA 值位于 2.5～6.0ng/ml 时,与 tPSA 定位于 2.5ng/ml 相比,将 cPSA 定位 2.2ng/ml 可减少不必要的活检,能提高检查特异性,是筛查前列腺癌的一线指标。Partin AW 等调查了 831 例患者后发现,将 cPSA 定为 1.5～8.3ng/ml 可发现 80%～95% 的前列腺癌,明显高于 tPSA 的预测水平。而将 cPSA 临界值定为 2.2ng/ml,对前列腺癌诊断的特异性为 35%,敏感度为 85%。也有研究发现,当 cPSA-TZ 临界值定为 0.31 时,其敏感性为 93%,特异性为 72%。当 c/tPSA 临界值定为 ≥0.72 时,敏感度为 93.8%。

综上所述,cPSA 及 c/tPSA 能有效区分前列腺增生症与前列腺癌,尤其在 PSA 灰区更为显著,将来可能取代 tPSA 成为新的诊断指标。

前列腺穿刺活检的禁忌证包括:发热期、高血压危象、心脏病心功能失代偿期、严重出血倾向疾病、糖尿病血糖不稳定期等。

第二节　相对适应证

除上一节所介绍的各指征外,以下情况也可以考虑行穿刺活检:①前列腺癌经有效治疗(前列腺根治性切除术、放疗、冷冻疗法等)后如触诊异常和(或)PSA 升高,需行活检来排除肿瘤局部复发;②对前列腺癌根治术的患者需行吻合口活检;③对放疗或冷冻治疗的患者如有复发或持续癌存在的证据时,可行前列腺穿刺活检;④评价非手术治疗的疗效,如行主动监测(active surveillance)方案的患者,需要定期穿刺活检,了解肿瘤有无进展;行放疗或其他疗法需要了解疗效如何;⑤原先穿刺活检提示高级别 PIN,不管 PSA 水平有无改变,都应在 3 年后再次穿刺活检。

第三节　禁　忌　证

前列腺穿刺活检的禁忌证包括:发热期、高血压危象、心脏病心功能失代偿期、严重出血倾向疾病、糖尿病血糖不稳定期等。

第四节　穿　刺　方　式

1930 年,Ferguson 做了世界上首例经会阴前列腺穿刺,经会阴径路是最先采用而且也是当时唯一的前列腺活检的方法,当时前列腺的手术也多采用经会阴途径。1937 年,Astraldi 才开始采用经直肠手指引导的前列腺穿刺活检。1980 年前经会阴前列腺穿刺一直占主导地位。但随着 PSA 筛查的出现,泌尿外科医师需要对直肠指诊阴性的患者进行前列腺的随机活检。1989 年 Hodge 等研究表明经直肠超声指引下的前列腺穿刺活检的阳性率高于手指引导下的穿刺活检,两者都采用 6 点法,此后经直肠超声指引下前列腺穿刺活检术一度成为标准操作。超声引导下经直肠前列腺六点穿刺仍有较大的缺陷,如位于前列腺外周带边缘的肿瘤将会被漏诊,于是人们开始对前列腺穿刺的途径、活检的数量及操作方式进行了不断的革新,开始探索使用经直肠 5 区前列腺穿刺、9 针、10 针、11 针、12 针穿刺及饱和穿刺等不同的穿刺方案。

近来,有作者认为经会阴前列腺穿刺仍然有其优越性,该方法对前列腺外周带及前叶的穿刺较方便,感染的发生率低于经直肠途径,作者认为应重新探讨经会阴前列腺穿刺活检,并发展其定位方法。

最近影像学技术的进步也促进了前列腺癌的穿刺活检技术的发展。其定位方式由最初的灰阶超声引导,到彩色多普勒双探头指引及三维超声定位,从超声增强到超声融合磁共振技术,大大提高了前列腺穿刺活检的阳性率。

一、经直肠前列腺穿刺活检

目前仍然是前列腺穿刺活检的主要方法。一般检查前需要灌肠,而且最好是清洁灌肠。口服抗生素预防感染。采用经直肠超声(灰介或彩色多普勒)指引下进行。穿刺针数常采用 6～12 针。穿刺后抗生素预防感染，必要时止血治疗。

前列腺的穿刺活检实际上就是对前列腺的抽样，必然会导致抽样误差。研究显示，采用 6 针穿刺法（图 8-1A），初次穿刺活检只能检出 70% 的肿瘤患者，而同样的患者群再次穿刺活检可检出 90% 的肿瘤患者，提示有一定的漏诊率。另外的研究表明，6 针法前列腺穿刺活检的阳性率与前列腺的体积成反比关系，前列腺体积 20ml、30ml、40ml、50ml、60ml、70ml 的活检阳性率分别为 40%、37%、29%、22%、15%、12%。

为降低抽样误差，提高前列腺穿刺活检的阳性率，需要增加穿刺针的数量。Eskew 报道 5 区域穿刺法（图 8-1B）：包括经典 6 针法的前列腺中线与左右叶边缘之间的中线区域（分别为区域 2 和区域 4），两侧叶边缘各加 2 针（区域 1 和区域 5），以及前列腺中线的顶端、中叶和基底部的 3 针（区域 3）。采用该法前列腺癌的阳性率达 40%，远高于经典 6 针法的 20% ~ 25%。但是，由于该方法中的 3 区实际上是穿透了尿道，因此肉眼血尿发生率高达 80%，而实际上该区域的阳性率并不高。由此另外有研究者提出在经典六针法的基础上两侧各加 2 针，去掉 3 区，形成 10 针法（图 8-1C）。作者又提出如果前列腺体积>50ml，则在移行区加 6 针，形成 16 针。与经典法比较，经典法能够检出所有前列腺癌患者中的 80%，而本法可以检出 96%。另有研究者提出 11 针穿刺法，包括经典的 6 针、两侧前角、两侧移行区及中线区（图 8-1D），较经典法检出率提高 31%，其中前列腺前角活检对阳性率贡献较大。

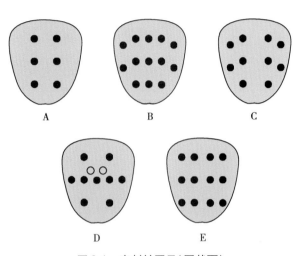

图 8-1　穿刺针图示（冠状面）

A. 标准 6 针法；B. 5 区域活检法；C. 10 针活检法；D. 11 针活检法；E. 12 针活检法

Gore 等报道 12 针法，包括经典的 6 针及其两侧的上、中、下针（图 8-1E），首次阳性率为 42%。

二、经会阴前列腺穿刺活检

一般不需要灌肠，至少不需要清洁灌肠，因为穿刺针不经过直肠。但目前仍然推荐在穿刺前几小时进行普通灌肠，以减轻超声探头推挤直肠粪块造成患者的不适感，另一方面也可以提高超声图像质量。麻醉方法分为局部浸润、神经阻滞或脊髓麻醉 3 种。

两种定位技术如下（图 8-2）。

1. 扇形定位技术　此技术又分为：经典扇形技术，即穿刺针反复出入穿刺，一针一针，此方法创伤较大；改良法，采用同心针穿刺，多针从同一径路进入，此法简便快捷，创伤较小。

2. 模板引导的立体定向技术　采用前列腺癌近距离放疗的模板定位装置，在三维空间定位指导下精确穿刺。该方法主要用于饱和性的穿刺活检，但也可用于初次穿刺活检，主要缺点是必须在脊髓麻醉或全麻下进行。

选择穿刺针的位置和数目目前仍然存在争论。由于经会阴的穿刺一般在麻醉下进行，所以穿刺针的数量较经直肠者多，具体从 12 ~ 50（图 8-3）。活检的阳性率与穿刺针的数量、PSA 水平和前列腺的体积有关。研究表明，即使采用相同的穿刺针数，经会阴穿刺活检的阳性率也显著高于经直肠者，几乎所有研究都显示经会阴法在活检阳性率方面的优越性。尤其是都采用饱和性前列腺穿刺活检时，经会阴法较经直肠法的阳性率显著为高，原因可能是经会阴法能够精确取材前列腺每个区域的组织，尤其是前列腺的前部。

尽管多数研究发现有这种趋势，但由于缺少大样本的多中心性、前瞻性、随机对照的研究，缺少疗效-费用比及其他方面的比较研究，目前尚不能完全肯定经会阴优于经直肠。

在并发症方面，严重的并发症是指严重血尿、急性尿潴留、发热及其他原因需要住院治疗者；轻微并发

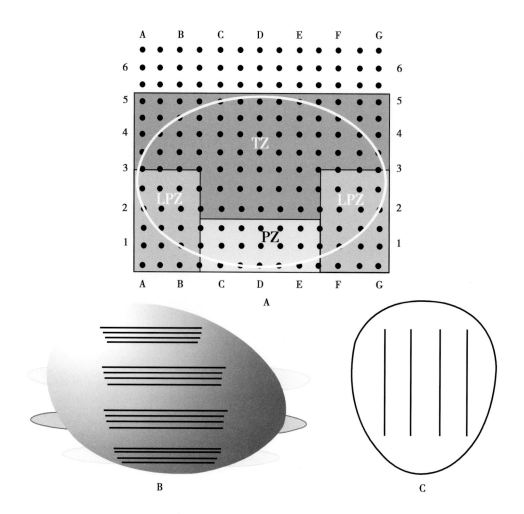

图 8-2　模板定位前列腺穿刺活检

A. 切面为前列腺中部水平面,LPZ. 侧面外周区;PZ. 外周区;TZ. 移行区;穿刺点用相应的坐标表示;B. 为三维图;C. 为冠状面活检针

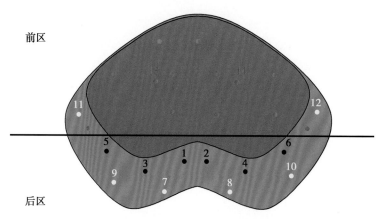

图 8-3　经会阴前列腺穿刺针的数目和位置

1 ~ 6 为 6 针法;7 ~ 12 为在 6 针两侧的 6 针;13 ~ 14 为移行区

症指自限性的血尿、血精、会阴区不适或会阴血肿等,不需要治疗。

三、饱和性穿刺活检

分为经直肠和经会阴两种,穿刺针前面已经叙述。

如图8-4,穿刺可以在门诊进行,但必须在麻醉下施行,平均穿刺23针(14～50针)。活检阳性率为34%,并发症发生率为12%,包括血尿、脓肿、尿潴留等。一般用于一次以上穿刺活检阴性而临床又高度怀疑前列腺癌患者,但也可用于初次活检。研究表明,第一次就用饱和性穿刺活检(24针)的阳性率并不比第一次用10针法穿刺活检的阳性率高。

四、影像技术用于前列腺穿刺活检

(一)超声技术

包括三维超声及超声增强技术、弹性成像技术。

1. **三维超声(Three-dimensional ultrasound)** 是由一系列二维图像重建而成,能同时显示2个B型切面图和一个C型冠状面图,并能对图像进行任意X、Y、Z轴的旋转,更直观地显示前列腺病灶的立体结构及其与周围组织的毗邻关系(图8-5)。在三维超声的指导下,能更准确地定位穿刺的部位,还可以将前列腺的整体图像和各个穿刺针的位置记录保存,便于以后的随访、检查和治疗。目前还有作者将三维实时超声称为四维超声,是在三维的基础上加上了时间这一维。

2. **超声增强即超声造影(Contrast ultrasound)** 采用微泡显示器官内血流及肿瘤(图8-6),该方法能更敏感地显示前列腺癌,用于显示肿瘤血管、肿瘤定位及肿瘤体积测定,可用于前列腺的穿刺活检。由于超声造影剂的发展,尤其是双靶向造影剂的使用,可以显著提高超声增强技术获得的图像质量,更能促进超声诊断水平的提高,从而提升穿刺活检的准确性。

3. **弹性成像** 是被测试组织在受到一定外力的作用后,该组织产生诸如移位、应变和速度的改变,其变化值与组织的弹性模量,即组织的软硬度有关。利用超声对组织进行激励,提取与组织弹性有关的参数进行成像的技术称为超声弹性成像。与直肠指检相比,能更客观反映局部组织的硬度,不受肿瘤位置及检查者经验的影响(图8-7)。Konig等将该方法运用于前列腺穿刺活检,发现151例穿刺诊断为前列腺癌的患者中127例是通过弹性成像而发现的,弹性成像能够发现常规B超不能发现的前列腺癌病灶。

4. **CT、MRI与B超的图像融合技术** 图像融合是指将几种医学成像设备所获取的图像,经过必要的变换处理,达到空间坐标上的匹配,叠加后获取互补信息,可弥补单一模式的不足。其过程一般经图像预处理、图像配准和图像融合3个过程,其中图像配准是图像融合的关键,其精度决定图像的质量。

由于CT对高密度组织敏感,不易变形,多排动态增强CT对前列腺癌诊断的敏感性和特异性明显增强。MRI图像分辨率高,边界显示清晰,对软组织尤其是浸润性肿瘤比较敏感,近来开发的磁共振波谱(magnetic resonance spectroscopy,MRS)技术、动态增强扫描技术(dynamic contrast-enhanced magnetic

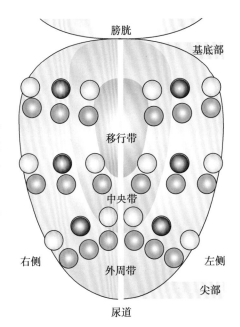

图8-4 饱和性前列腺穿刺活检
红色表示经典的6针法,加上蓝色的针则成为扩大的18针法;绿色针实际上是对上述部位的重新穿刺

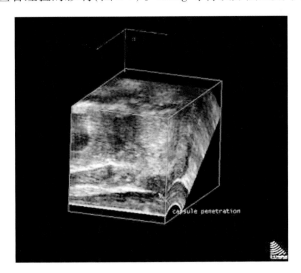

图8-5 三维超声(图中箭头指示包膜浸润)

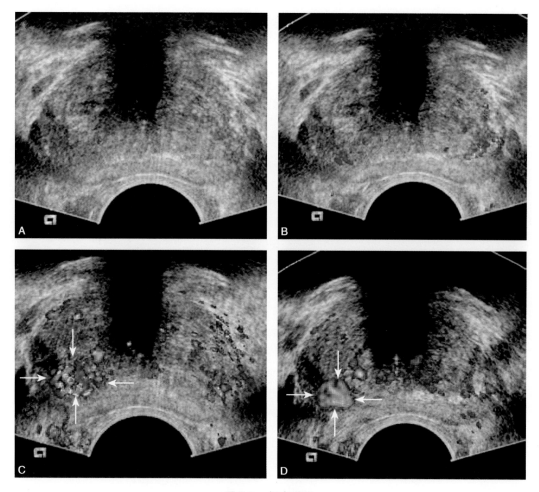

图 8-6　超声增强

A. 常规灰阶超声的前列腺横截面扫描图像,未见异常病灶。增强后图像,右图示彩色多普勒超声;
B. 彩超未见多血管病灶;C. 增强超声提示右侧多血管灶,病理学证实为前列腺癌;D. 同样的增强超声
提示右侧局部病灶(Radiologe,2003,43:455-463.)

resonance imaging,DCE-MRI)及弥散加权成像(diffusion-weighted imaging,DWI)等技术,显著提高了 MRI 对前列腺癌的敏感性。超声与 CT/MRI 图像融合技术近来得到关注。将此技术用于前列腺癌的穿刺活检,既能吸收 CT/MRI 对前列腺癌病灶的敏感性高的优点,又能在实时超声的监测下,对可疑病灶进行精确定位的穿刺活检,从而提高前列腺癌的检出率(图 8-8)。

　　5. 计算机三维模拟用于前列腺穿刺活检　计算机技术较早就运用于各种肿瘤(包括前列腺肿瘤)的诊断及肿瘤的分期等。目前前列腺癌的诊断涉及的数据较多,包括病史、体检、各种肿瘤标志物及影像学资料、随访资料等,需要综合运用多因素逻辑回归或单因素分析等统计学方法才能做出正确判断,于是人工神经网络(artificial neural network,ANN)由此诞生。研究表明 ANN 能够提高前列腺癌的诊断、分期及预后判断水平,减少不必要的穿刺活检次数和穿刺针数,现在已经运用于临床,但尚有待于进一步完善,新的敏感性和特异性高的肿瘤标志物可能会降低其应用的需求。支持向量机(support vector machine,SVM)是最近数理理论发展的新成果,形成于 1992—1995 年,其核心是以训练误差作为优化问题的约束条件,以置信范围值作为优化目标,是一种基于结构风险最小化准则的学习方法,其实质上类似于 ANN,也称之为支持向量网络。SVM 能够抓住关键样本,剔除大量冗余样本,简化了方法。最近有学者将其应用于前列腺癌的诊断及分期,对 ANN 已经构成挑战,但目前研究报道尚少。

　　计算机技术直接对穿刺技术的提高主要表现在其图像模拟技术及三维重建技术。由于前列腺癌在前列腺各个分区分布不均,因此片面增加穿刺针数并不能显著增加阳性率。利用计算机图像三维模拟技术,计算前列腺各区域肿瘤发生的概率,如此可增加肿瘤高发区域的穿刺活检,从而有效提升活检的阳性率,

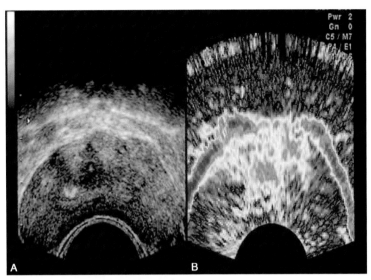

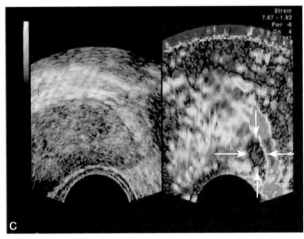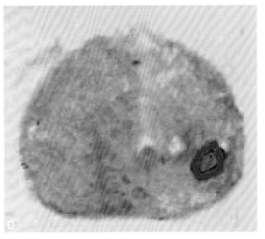

图 8-7 超声弹性成像

A. 正常前列腺普通超声;B. 正常前列腺超声弹性成像,正常前列腺呈红色,正常包膜呈蓝色;C. 前列腺癌普通超声未见异常,而超声弹性成像左侧硬性占位区域(红色);D. 组织学证实左侧前列腺癌,leason 评分 7 分

降低漏诊率。另外,还可进行虚拟的穿刺活检,以判断某部为的肿瘤是否能够被穿刺到;或者指导采用何种径路进行穿刺效果最好。

Crawdord 在研究临床未检出而尸检证实前列腺癌的病例时,采用计算机三维模拟建立前列腺模型,然后作经典的 6 针法穿刺活检,发现只有一半的病例能够被检出前列腺癌。其后许多研究表明,计算机模拟技术辅助前列腺穿刺活检,能够更好地选择穿刺针的位置,从而显著提升肿瘤检出率。

Opell MB 等对 281 例前列腺癌根治术的前列腺标本每隔 2.25mm 进行连续切片,切片厚度 4μm,每个切片进行病理学检查,辨认外科手术切缘、包膜、尿道、精囊及前列腺肿瘤组织。所有图像经计算机采样,沿着前列腺纵轴排列,建立前列腺 3D 模型。他们据此将前列腺分成对称的 24 个区域,YZ 平面为额状面,沿着 X 轴排列的 4 个区域分别命名为左侧(LL)、左中(LM)、右中(RM)和右侧(RL);XY 平面沿着 Z 轴又分为基地部、中部及顶部;XZ 平面沿着 Y 轴分为后部(P)和前部(A)。如此前列腺长度上分为 4 部分,厚度上分为 2 部分,高度上分 3 部分。由于前列腺大小形状不同,各区域大小形状亦各不相同(图 8-9)。

研究表明,前列腺癌在前列腺左右侧发病率基本相同;在前列腺后半部分,中央区较侧边高;但是在前半部分,侧边较中央区显著为高;基地部又较顶部为高。但是该模型由于各区域前列腺组织体积差很大,模型的建立是基于离体的前列腺,与活体组织存在差异,这有待于今后的研究进一步完善。

Narayanan R 等将 B 超图像进行 3D 重建,图像处理由专门的图像处理单元(GPU)来进行,能够在 12 秒以内完成图像采集、处理及模型建立,根据计算机模型制定 7 针和 12 针穿刺活检径路,肿瘤检出率分别

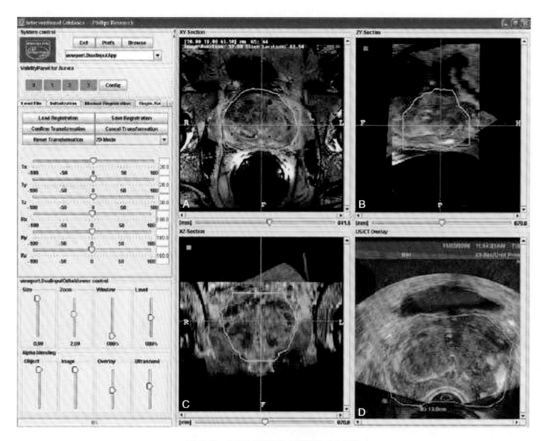

图8-8　MRI/TRUS图像融合过程

上两图及下左图分别示水平面、冠状面及矢状面的灰阶图像;右下图示实时二维超声与MRI的融合,其中MRI的图像用绿线圈出

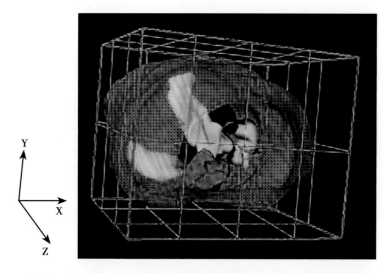

图8-9　前列腺的24区模型(绿色表示精囊腺;红色表示前列腺肿瘤)

为84.81%和89.97%,显著高于不用图像模拟的阳性率(70.5%)。但是超声声像具有先天性的不足,其信噪比较低,具有较多斑点状噪声信号,无法采用边缘分割(edge-based segmentation)或网格分割(texture-based segmentation)方法处理图像,大多采用模型分割法(model-based segmentation)。有时必须综合运用形变几何模型图像分割(deformable-contour-model-based approach)和统计模型图像分割法(statistical-model-based algorithm)进行图像处理,甚至手工处理,才能获得稳定的图像。Shen F认为计算机处理的3D超声能够指导穿刺活检,还可与其他图像融合,从而更精确地进行穿刺活检。

目前最满意的图像自动处理来自 MRI,因为在区分前列腺解剖结构和病理改变方面,MRI 图像质量远优于超声,图像分割和肿瘤病灶的检测水平也远高于超声。因此,目前 MRI 图像自动分析诊断前列腺癌的水平已基本接近熟练放射科专家的水平,随着病例的积累,技术水平的进步,今后完全可能取代人工而进行前列腺癌的诊断和分期分级的完全自动化,并进而应用于前列腺穿刺活检。

6. 机器人技术用于前列腺穿刺活检　由于前列腺远离横膈,周围有骨盆支持,因而前列腺的位置变化较小,这为图像导引的机器人操作提供了方便。

但是,呼吸仍然对前列腺的位置有少许影响,尤其是俯卧位时更明显。另外,肠蠕动、膀胱充盈、都可造成一定影响,据研究,20 分钟内可移动约 3mm。直肠内超声探头或磁共振线圈置入也可以造成移位,其中膨胀性线圈造成的移位更大。穿刺针也可以造成移位,旋转或快速进针可以减少移位。

定位方法可以采用三维或四维超声、CT 或 MRI 等,或上述的图像融合技术。但是机器人系统要求更严格,机器人必须与图像有良好的兼容性,而不会相互影响。这其中又以 MRI 的兼容性最好,也是最有前途的方法。但需要注意的是,图像的采集和机器人靠近 MRI 的部分都不能用强磁性的物质或者电磁性发动机,以避免电磁感应引起的热效应损伤、增加图像噪声或者其他互相干扰。因此钛、镍等非磁性物质目前已经运用到 MRI 机器上。但是,最理想的物质要求既是非磁性的,又是非导电的,如塑料、陶瓷、橡胶或玻璃。最好用压力能或者光能,以免电磁相互干扰。

传动器过去常采用压电传动器,由晶体在高压下发生形状改变所致,但需要的电压较高,而移动效率较低,当距离图像中心<0.5m 时可产生变形。后来又开发水压和气压传动器,其中气压对周围仪器干扰最小,但传动精确性不够。

与以往的手术机器人不同,那种机器人实际上是熟练的手术医生操作的,并非真正意义上的"自动"。现在探索的是持针机器人,即连接图像模块的机器人,采用针或者其他细长探条进行医疗介入。目标和路径必须根据计算预先设计好,机器人据此定位并将针刺入预定部位。

美国 Mozer PC 开发的 MrBot 机器人,可以完全自动地在 MRI 指导下经会阴前列腺穿刺或治疗。机器人与 MRI 都放在患者一侧,在 MRI 图像指导和反馈下进行精确操作。MrBot 机器人具有 6 个自由度,其中 5 个控制位置和方向,1 个控制穿刺深度。针刺速度很快,从而有效避免组织变形。该机器人是多图像兼容的,另外,穿刺时多针可以从同一个皮肤穿刺点进入。有此装置后,医生只要设定任务,而不必亲自进行穿刺操作(图 8-10)。

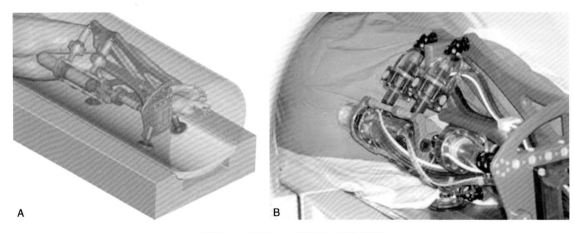

图 8-10　MrBot 机器人和 MRI 仪器
A. 计算机模拟图像;B. 照片

采用机器人作为穿刺针定位控制的主要手段,在计算机的控制下进行前列腺癌的穿刺活检,不但可以大大降低医生的劳动强度,还可以实现诊断过程的精确定位、高效率、自动化。

我国也有学者正在研究类似的机器人,取得了一定进展。哈尔滨理工大学智能机械研究所的张永德等开发出自己的前列腺活检机器人扎针机构。

整个机器人系统包括 Motoman 机器人、扎针机构及计算机。系统操作流程为:首先通过超声仪器,获得前列腺组织的超声图像数据,输入到计算机系统;再经过软件的专家模块计算生成靶点的位置数据,对机器人和活检针穿刺最佳路径进行规划;最后按照生成的路径进给,机器人到达扎针点后,扎针机构实施活检针的进给,完成活组织检测。与 MrBot 机器人相似,Motoman 机器人同样具有 6 个自由度,可以实现完成扎针的任意姿态;扎针机构具有一个自由度,用来实现活检针的进给(图 8-11)。

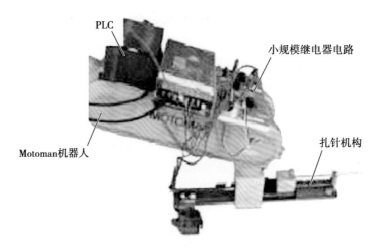

PLC

小规模继电器电路

扎针机构

Motoman机器人

图 8-11　前列腺活检机器人扎针机构

作者预测该系统的价格将在 10 万元以内,在大多数基层医院承担能力之内,因此,可能会产生极大的社会经济效益。但是,该技术还有待进一步完善,如何使之易于操作,如何设置参数从而安全有效地完成穿刺等,需要长期、多中心性的临床试验。

五、MRI 超声融合引导下前列腺靶向穿刺活检

前列腺癌是老年男性常见的恶性肿瘤之一,在美国其发病率已跃居男性恶性肿瘤第一位。当前通过经直肠超声(transrectal ultrasound,TRUS)引导下的前列腺穿刺活检进行病理诊断是确诊前列腺癌的主要方法。1989 年 Hodge 等首先提出了 6 点系统性穿刺活检,随后被广泛应用于临床。但随着研究的深入,很多研究者发现该方案的存在较高的漏诊率,并试图在经典的 6 点系统性穿刺活检的基础上增加穿刺取样点数以提高前列腺癌的检出率,然而,这种随机穿刺的方法容易带来误导性信息,即检测出临床意义不大的微小病灶。美国泌尿外科前列腺癌战略研究组织数据库的数据显示,目前检测到的病例中 46.4% 为低危前列腺癌,而一些高危的病灶却被漏检。有研究者指出,即便是 12 点系统性穿刺活检,甚至饱和穿刺活检,与根治性手术切除标本相比仍有 10% ~20% 的假阴性率。另外,系统性穿刺活检是针对整个前列腺进行的"盲穿",其最大问题是穿刺针数多,患者较痛苦。鉴于以上原因,目前临床医师开展了越来越多的研究,探讨并评估前列腺靶向穿刺。多参数磁共振成像(multiparametric magnetic resonance imaging,mpMRI)是目前公认的诊断前列腺癌的最佳影像学技术,其灵敏度为 85% ~90% ,特异度为 88% ~100% 。MRI 可精确定位可疑病灶区,从而达到靶向穿刺的目的。但实时 MRI 引导下的前列腺穿刺活检费时、费力且需特殊的专用穿刺设备,因此很难被广泛应用。近年来,许多学者将 MRI 数据和实时 TRUS 图像(MRI-TRUS)融合成像用于引导前列腺活检的方法,以解决上述问题。

(一) 前列腺 MRI 在前列腺癌评价中的应用

Hricak 等最先指出 MRI 可以显示前列腺组织内肿瘤病灶,他们发现在 0.35 T 的磁场条件下,MRI 图像中恶性前列腺肿瘤较周围正常前列腺组织的信号更强,认为 MRI 检测前列腺最大的潜在优势在于它能检测出局限于腺体内的病变组织。近几年,随着高场强 MRI 及直肠内线圈等在临床的运用,MRI 对前列腺疾病的诊断及鉴别诊断能力大幅提高,目前已经成为影像学研究的一个热点。

1. MRI 在检出前列腺癌中的价值　T1WI 上难以区分前列腺的组织结构,不能用于肿瘤的诊断;

T2WI 可用于肿瘤的定位、诊断和分期。外周带前列腺癌表现为正常高信号的外周带内出现低信号灶。但外周带低信号对前列腺癌的诊断特异度低,其他良性病变如急慢性前列腺炎、瘢痕、放化疗后改变等也可表现为低信号。由于中央腺体组织信号的掩盖及良性前列腺增生的干扰,单纯 T2WI 难以鉴别移行带内的前列腺癌,需结合其他序列,以提高前列腺癌诊断的灵敏度和特异度。目前用于检测前列腺癌的 MRI 最精确的形式是 mpMRI,即常规序列结合功能序列的 MRI 检查。常规序列主要指 T1WI、T2WI,功能序列主要包括 MR 扩散加权成像(diffusion weighted imaging,DWI)、MR 波谱成像和动态对比增强 MRI 等。文献报道,对低中危病变(Gleason 评分≤7),MRI 的检出率为 49%,对 Gleason 评分>8 的病变,mpMRI 对肿瘤的检出率为 100%。一项最新的 Meta 分析结果表明,mpMRI 中的前列腺影像报告和数据系统对前列腺癌检测的灵敏度可达 78%,特异度可达 79%。De Rooij 等综合 7 项研究包含 526 例患者的 mpMRI 和前列腺切除或活检资料的 Meta 分析结果,发现其灵敏度和特异度分别达到了 74% 和 88%,阴性预测值的范围为 65%~94%。

2. MRI 对肿瘤侵袭性的评估　前列腺癌可以表现为良性生物学特性:肿瘤生长缓慢;也可表现为恶性生物学特性:肿瘤生长迅速并发生转移。因此,准确判断前列腺癌的生物学特性对治疗方案的制定和预后的预测有重要意义。Gleason 评分是评估前列腺癌生物学特性的病理学标准:Gleason 评分高的前列腺癌侵袭性高,预后较差。临床上通过穿刺活检标本获得 Gleason 评分并用于评价前列腺癌生物学特性。但穿刺活检为有创性检查,并可能导致感染及脓毒血症等并发症,而且穿刺活检并不能对整个腺体进行评估,存在漏检的可能,不能准确评估多灶性前列腺癌的生物学特性。因此,无创、全面地评估前列腺癌生物学特性及预测其 Gleason 评分具有重要的临床意义。MRI 的 T2WI 和 DWI 的表观弥散系数(apparent diffusion coefficient,ADC)具有较高的敏感度,而动态对比增强 MRI 和三维光谱分析有较高的特异度。ADC 已被证明与活检的 Gleason 评分呈负相关,通过 ADC 可以无创评估肿瘤的侵袭性、鉴别高分化癌和中低分化癌,以指导临床医师为患者制定个体化的治疗方案。Vos 等研究发现,动态对比增强 MRI 的定量参数[转运常数(K_{trans})、速率常数(K_{ep})]可对外周带前列腺癌的侵袭性进行评估,外周带低级别前列腺癌与高级别前列腺癌的第 75 百分位 K_{trans} 值的差异有统计学意义($P=0.035$),K_{trans}、K_{ep} 与外周带前列腺癌的侵袭性显著相关;而中央带前列腺癌只有 K_{trans} 与肿瘤侵袭性显著相关($r=0.52,P=0.04$)。

3. MRI 在检出临床有意义前列腺癌中的应用价值　目前前列腺特异性抗原(prostate specific antigen,PSA)筛查、直肠指检和超声引导下系统性穿刺活检是前列腺癌的常规诊断途径,但其对于临床无意义的低风险的前列腺癌存在过度诊断和过度治疗的风险。因此,人们越来越重视临床有意义的前列腺癌的检测,这些肿瘤通常被定义为病理学上肿瘤体积≥0.5ml,亦有人提出不同的定义,如包含任何体积的 Gleason 评分≥4+3 的肿瘤的存在。欧洲泌尿生殖放射学会的 Barentsz 等指出,多参数成像能检测出有临床意义的前列腺癌。mpMRI 可以准确地检测出高级别和体积较大的肿瘤,这意味着其可能在检测临床有意义的肿瘤方面效力更佳;相反,MRI 靶向活检对于临床无意义的肿瘤的检出率低于系统性"盲目"活检。此外,MRI 可以用于鉴别中低危和高危的前列腺癌。因此,MRI 在检测有临床意义的肿瘤方面有较大价值。Hoeks 等在一项大样本(265 例)的研究中发现,87% 的 MRI 检测到的肿瘤均被活检证实。最近的一项研究报告表明,经过 5 年以上的随访,mpMRI 对于临床有意义的前列腺癌的阴性预测值达到 89.6%。Ueno 等分析认为,mpMRI 可检测临床有意义的前列腺癌,准确度高,有助于更好地获得前列腺癌的危险分层、制定治疗计划和随访,还可以减少不必要的活检和防止过度诊断和过度治疗。基于以往的研究结果,在各种前列腺癌的治疗方案中,mpMRI 将发挥更重要的作用。另外,前列腺 mpMRI 还可用于监测前列腺癌患者的病灶和重复取样,也许在未来可以用于局部病灶消融。MRI 对于前列腺癌病灶的显像能力使其有机会在 MRI-TRUS 融合引导下进行靶向前列腺穿刺活检。

(二) MRI 引导下前列腺靶向穿刺活检技术

MRI 引导有 3 种方法可用于靶向前列腺穿刺活检。①认知融合:患者先进行 MRI 扫描,寻找可疑病灶,之后操作者简单地根据 MRI 显示的前列腺病变区域,在超声引导下行目标部位穿刺;②MRI 直接引导下穿刺活检:在 MRI 管内进行;③软件配准存储的 MRI 与实时超声:利用融合装置行穿刺活检。每种方法均有其优缺点。到目前为止,尚无前瞻性研究比较这三种方法的效果。

认知融合穿刺活检(cognitive fusion biopsy,CFB)具有简单、快速的优点,除了 MRI 机器和常规 TRUS 设施,不需要额外的设备。专业培训与常规的 TRUS 引导下穿刺一样,无须额外培训。Moore 等对 22 项独立研究进行了综述,认为 CFB 的准确率高较传统系统性盲目活检高。但由于缺乏软件对 MRI 图像的融合,且无法实时匹配,因此在 MRI 图像转换至 TRUS 图像时可能出现潜在的人为错误,具有较强的主观性,穿刺时可能没有实际覆盖 MRI 检查可疑区域,存在漏诊可能。

MRI 直接引导下穿刺活检是在 MRI 管内进行,由放射科医师将之前预先扫描的显示病灶的 MRI 数据与实时扫描的 MRI 数据相融合,然后进行可疑区域的靶向穿刺,因此又称为 MRI—MRI 融合穿刺活检。通常采用经直肠途径,在取得活检样本后,患者需重新扫描,确认定位。通常情况下,只进行靶向抽样穿刺,而不进行系统性穿刺。Barentsz 等报道了 MRI 引导下穿刺活检的结果。这种方法的优点是定位精确,穿刺针数少,可减少临床无意义肿瘤的检出;缺点包括穿刺所需时间较长,需要 MRI 兼容的特殊穿刺设备,且扫描时间较长,需要接受 2 次 MRI 以获得活检标本,费用较高。此外,由于只对 MRI 图像上可疑病灶进行采样,而 MRI 图像上表现"正常"的组织并未采样,可能会导致假阴性。

MRI 引导下前列腺穿刺活检的第 3 种方法是 MRI-TRUS 融合。这种方法需要患者术前先行前列腺 mpMRI,预先存储在设备中,提前由放射科医师勾画出可疑病灶,术中应用磁场发生器及位于 TRUS 探头上的磁感应探头获取位置和定向信息,并通过融合软件使术中实时超声与预存储的 MRI 图像进行完全匹配融合,从而定位和跟踪活检部位。这种方法是间接的,需要使用一个额外的设备,并需要专门对操作员进行培训;但操作时间短,局部麻醉下几分钟即可完成,可在门诊进行,且使用常规的超声引导下穿刺技术。

(三) MRI-TRUS 融合引导下前列腺靶向穿刺活检的应用价值

MRI-TRUS 融合是近 10 年出现的新兴技术,首先应用于中枢神经系统和前列腺近距离放射治疗。2002 年 Kaplan 等首先提出 MRI-TRUS 融合前列腺穿刺活检的概念,认为这种技术可能提高前列腺癌的检出率。2007 年美国国家癌症研究所的 singh 等对 5 例患者行 MRI-TRUS 融合前列腺穿刺活检,认为这项技术不仅可行,而且快速、准确。从 2008 年开始美国国家癌症研究所对超过 1000 例患者应用 MRI-TRUS 融合靶向穿刺,结果显示超过 80% 的患者在 MRI 的可疑区域发现了前列腺癌。目前认为,首次活检阴性但 PSA 持续升高,或 MRI 异常的男性,或要求主动监测的早期前列腺癌患者,可能是靶向前列腺穿刺活检的最佳人群。

1. 在重复穿刺患者中的应用 Vourganti 等利用 MRI-TRUS 融合及系统穿刺技术对 195 例传统穿刺方法阴性但 mpMRI 异常的患者进行联合穿刺,其中 37%(73/195)的患者发现了前列腺癌,包括检测出了 9 例系统穿刺遗漏的高级别前列腺癌,38.4%(28/73)的患者出现了病理分级升高。Sonn 等利用 MRI-TRUS 融合靶向穿刺,在首次活检阴性但 PSA 持续升高的患者中,获得了 34% 的检出率,其中 72% 的患者为临床有意义的前列腺癌。因此,对于首次穿刺阴性但 PSA 持续异常或 MRI 异常的患者进行重复穿刺时,靶向穿刺活检较传统穿刺具有明显优势。2015 年欧洲泌尿外科指南和 2014 年英国国家卫生与临床优化研究所(UK National Institute for Health and Care Excellence, NICE)指南均推荐二次穿刺活检前行 mpMRI。此外,NICE 也不推荐对 MRI 阴性患者行二次穿刺活检,除非有存在高风险的特征(不典型小腺体增生、高级别上皮内肿瘤或直肠指检异常)。

2. 在主动监测的前列腺癌患者中的应用 随着 PSA 筛查的普及及系统性穿刺活检的广泛应用,更多的临床无意义的前列腺癌病灶被发现,这部分患者可以选择主动监测。对于进入主动监测的前列腺癌患者如何进行病情评价及确认至关重要。相比临床价值有限的 PSA 监测,更推荐进行验证性活检。Dall Era 等对 6 篇文献进行系统性综述,发现在主动监测的患者中进行验证性活检,24% ~50% 的患者未见癌,5% ~28% 的患者肿瘤级别升高,而 42% ~61% 的患者无疾病进展。Barzell 等对于主动监测的患者行全身麻醉下经会阴饱和穿刺活检(28~34 针),发现临床有意义的肿瘤病灶的检出概率远大于常规超声引导下穿刺活检。由于 mpMRI 在前列腺癌诊断中的灵敏度和特异度高,对主动要求监测患者推荐采用 mpMRI 评估,而对于 mpMRI 提示可疑病灶的患者,可采用 MRI-TRUS 融合靶向穿刺进行验证性穿刺活检,以决定患者是否继续主动监测或进行积极治疗。

3. 在前列腺前区肿瘤患者中的应用 最近的研究结果表明,在经会阴前列腺饱和穿刺诊断的前列腺癌中,80%发现有前区肿瘤。而传统的超声引导下经直肠前列腺穿刺对于前列腺前区肿瘤的漏诊率较高,常出现假阴性,即便多次重复穿刺,仍不易发现病灶,Lawrentschuk等称之为"前列腺前区肿瘤逃逸综合征"。但有研究者认为,当前列腺前区肿瘤进展至 pT_3 期,易出现切缘阳性,因此,前列腺前区肿瘤的早期诊断显得尤为重要。MRI-TRUS融合可靶向穿刺前区前列腺肿瘤,尤其对于大体积前列腺,较传统穿刺更具优势。

(四) 融合穿刺与传统系统性穿刺活检的比较

Pinto等对101例患者实行12点系统性穿刺活检,同时加上1~8点靶目标穿刺均为超声和(或)MRI检查发现的可疑病灶,发现与标准的TRUS引导下12点系统活检相比,MRI-TRUS融合成像引导活检阳性率更高,特别在高级别的前列腺癌组差异更大;但同时也发现,有18%的前列腺癌仅在12点系统性穿刺活检中才能被发现,而在附加的靶目标穿刺中并未发现。由此可见,系统活检仍不可或缺。在一项针对初次活检阴性但PSA持续升高的患者的研究中,Hoeks等利用多参数MRI仪器,包含3T磁场及一个体线圈(非直肠内的),发现靶向穿刺活检检出率是目前已报道的传统的超声引导下穿刺的2倍(41% vs 18%)。但Baco等认为,MRI-TRUS融合引导下2针前列腺靶向穿刺活检对于临床有意义的肿瘤的检出率与12针系统性穿刺活检相似。他们认为,对于临床有意义肿瘤的筛查,MRI-TRUS融合引导下2针前列腺靶向穿刺活检有望取代传统的12针随机穿刺,尤其是MRI检查提示前列腺病灶PIRADS评分为4~5分的患者。Pepe等认为,虽然mpMRI在诊断临床有意义的前列腺癌上准确率高(95%),但在对要求主动监测的前列腺癌患者的验证性活检上,mpMRI与超声融合靶向穿刺活检可能漏检病灶小但临床有意义的前列腺癌病灶,因此尚不能完全取代饱和穿刺活检。美国国立卫生研究院的Siddiqui等对1003例PSA升高或直肠指检异常且MRI检查至少发现一处病变的患者,分别进行MRI-TRUS融合靶向穿刺和12针常规系统性穿刺活检,结果显示两种活检方法检测到的患者数目大致相同,靶向活检方法却能够多发现30%的高风险癌症患者,少发现17%的低风险癌症患者;MRI-TRUS融合靶向穿刺能够多发现103例(22%)癌症患者,其中低危者占83%,中危者占12%,高危者占5%。即每200例可多检出1例高危前列腺癌患者,但同时亦有17例低危者被检出。因此,他们认为系统穿刺联合靶向穿刺作用有限。Wu等对包含3105例患者的14篇研究进行了Meta分析,结果显示MRI-TRUS融合穿刺较系统性穿刺活检可以检出更多前列腺肿瘤(46.9% vs 44.2%,P=0.03)。对于MRI显示中度和高度可疑的患者,MRI-TRUS融合靶向穿刺在诊断前列腺癌方面的效果更好(RR=1.46,P<0.05),可检测出更多临床有意义的肿瘤(RR=1.19,P<0.05)。因此,建议将MRI-TRUS融合前列腺穿刺活检用于检测前列腺癌,特别是在MRI检查结果显示中度和高度可疑病灶的患者。

(五) MRI-TRUS融合引导下前列腺靶向穿刺活检的不足

虽然MRI-TRUS融合引导下前列腺靶向穿刺活检较传统系统性穿刺具有明显优势,但其亦存在一定局限性。第一,对MRI技术及放射科医师的阅片能力依赖高,具有一定的主观性,从而影响其准确性;第二,对于mpMRI显示正常的前列腺癌病灶,容易造成漏诊,出现假阴性,仍需联合系统性穿刺;第三,MRI-TRUS融合穿刺需要专业的设备及先进的图像配准软件,费用高,需要进一步评估经济-效益比;第四,由于置入直肠超声探头可造成前列腺腺体挤压,使其与MRI扫描的前列腺无法完全匹配,造成一定的误差,为极小病灶的精确穿刺带来难度;第五,融合穿刺需要手术医师经过专业的培训,并具备一定的MRI阅片能力,学习周期长。

正是由于融合穿刺存在以上的局限性,目前MRI-TRUS融合引导下前列腺靶向穿刺尚无法大规模常规开展,如何选择合适的患者进行融合穿刺活检比较重要。通过对前列腺癌的精确定位,靶向前列腺穿刺活检有望彻底改变前列腺癌的诊断和治疗。在未来,MRI-TRUS融合技术可能会用于靶向治疗和对随访病灶的局灶性治疗。

(段波 陈跃东 邢金春)

六、人工智能超声 CT 前列腺穿刺活检

（一）概述

自 1990 年起,德国基尔大学的 Tillmann Loch 教授作为创立者,浙江大学医学院附属第一医院的谢立平教授作为参与者率先将人工神经网络(artificial neural network,ANN)技术运用于经直肠超声(TRUS)以用于前列腺癌的早期诊断。该技术的开发主要是为了解决传统 TRUS 面临的困境,即 TRUS 图像上前列腺良性和恶性病灶难以视觉鉴别。该技术自创立起,先后于德国、法国、瑞典、挪威等多国进行技术推广,医学权威著作《坎贝尔泌尿外科学》评价该技术时指出,人工神经网络技术能够提高 TRUS 图像对于前列腺癌的辨识度,能够发现人眼不能辨识的肿瘤,具有重要的研究价值。2013 年 11 月,在德国石荷州与中国浙江省州省合作框架协议的基础上,谢立平教授将该技术引入中国,并对该技术进行了优化与发展,进而在全中国进行技术推广。2015 年 11 月,谢立平教授根据中国人群前列腺癌发生发展的特点与该技术的特性,创造性地将该技术命名为人工智能超声 CT(Ultrasound CT with artificial intelligence,AI-US-CT,简称超声 CT)。

（二）原理

人工智能超声 CT 技术通过计算机数字化分析对 TRUS 图像进行参数化标记,利用透明映射技术将同一层面的病理大切片标本与参数化标记后的 TRUS 图像进行融合,采用 ANN 分析技术建立模型,通过大样本病例训练、验证、完善模型,最终应用于前列腺癌的诊断(图 8-12)。

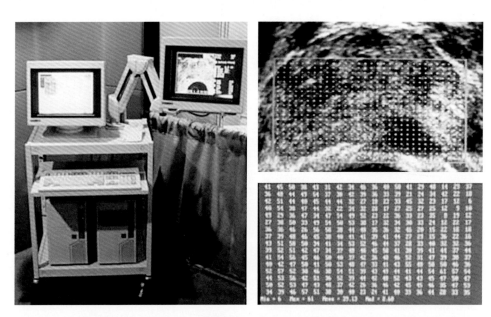

图 8-12　人工智能超声 CT 对通过经直肠超声生成前列腺横断面图像进行数字化评估(引自:Loch T. Computerized transrectal ultrasound(C-TRUS) of the prostate:detection of cancer in patients with multiple negative systematic random biopsies. World journal of urology,2007,25(4):375-380.)

操作者自前列腺尖部起,至精囊水平止,每隔 5mm 留取灰阶超声图像,储存于计算机备用。前列腺区被定义为关注区(region of interest,ROI),ROI 的像素分布及灰阶程度通过视窗性分析以获得并记录。每幅 TRUS 图像所包含的不可肉眼识别结构以 324 位像素方形矩阵的形式包含于 6 个输入神经元中(E、g、L、l、D 及 d),这些输入神经元对像素分布的数字形态测定关系进行了描述(E. number of edges;g. dispersion of edge intensity;L. average size of edges;l. dispersion of edge size;D. contrast intensity of edges;d. dispersion of edge contrast)。

与 TRUS 图像相对应层面的前列腺癌组织被制成病理大切片,每一层面上的肿瘤区域、前列腺囊、移行带边界等结构用黑色墨水标注,储存于计算机备用。在计算机上利用透明映射技术将病理大切片虚拟

覆盖于同一层面的 TRUS 图像上,并在 TRUS 图像上将对应良性组织区域、肿瘤组织区域等进行标注(图 8-13)。将标注好的每一层面的 TRUS 图像及其相应的 6 个输入神经元数据储存为单独的文件备用。

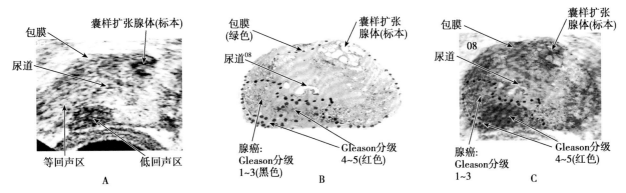

图 8-13 利用透明映射技术将同一层面的 TRUS 图像(A),病理大切片图像(B)进行融合(C)(引自:Loch T,Leuschner I,Genberg C,et al. Artificial neural network analysis (ANNA) of prostatic transrectal ultrasound. The Prostate,1999,39(3):198-204.)

利用 Neuroshell-2 软件(WardSystems Group,Inc.,Frederick,MD)将输入神经元(E、g、L、I、D、d)及输出神经元(病理结果)通过隐藏神经元进行关联,以完成 ANN 的构建。并通过 50 例样本的训练,500 例样本,2000 个层面的验证、评估及优化,最终建立人工智能超声 CT(图 8-14)。

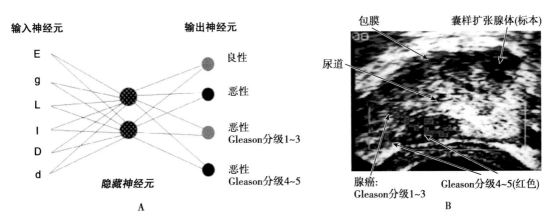

图 8-14 将输入神经元(E、g、L、I、D、d)及输出神经元(病理结果)通过隐藏神经元进行关联,以完成 ANN 的构建(A),红色区域高度怀疑前列腺癌(B)(引自:Loch T,Leuschner I,Genberg C,et al. Artificial neural network analysis (ANNA) of prostatic transrectal ultrasound. The Prostate,1999,39(3):198-204.)

(三) 工作步骤

患者取左侧卧位,自前列腺尖部起,至精囊水平止,每隔 5mm 留取超声影像(图 8-15)。将图像发往人工智能超声 CT 中心对超声图像进行实时在线分析(图 8-16)。根据分析结果对前列腺进行健康管理,评估前列腺穿刺必要性,指导靶向穿刺。

(四) 临床效果分析

针对人工智能超声 CT 的国际单中心及多中心研究结果显示,人工智能超声 CT 将前列腺癌的检出率提高至 41%～50%。人工智能超声 CT 可以通过趋势监测对前列腺进行健康管理。超过 10 年的随访数据观察表明,该技术能够清楚地展现前列腺癌的进展过程,其预测准确率达 96%(图 8-17)。

2013 年,在德国石荷州与中国浙江省州省合作框架协议的基础上,作为该技术早期研发的参与者,谢立平教授将该技术引入中国,初步研究结果发现,人工智能超声 CT 靶向穿刺能够将前列腺癌的检出率提高至 46.2%,其中,对于传统穿刺阴性的患者,人工智能超声 CT 仍能够检出 36.8% 的前列腺癌。在初步研究结果的基础上,谢立平教授团队进一步开展了一项比较人工智能超声 CT 靶向穿刺(超声 CT 组)、12

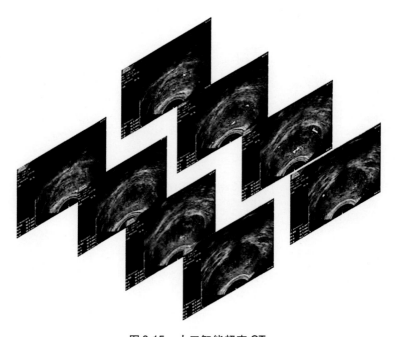

图 8-15 人工智能超声 CT

左下图：传统经直肠超声图像；右上图：人工智能超声 CT 图像，亮红色区域高度怀疑前列腺癌，用于指导靶向穿刺

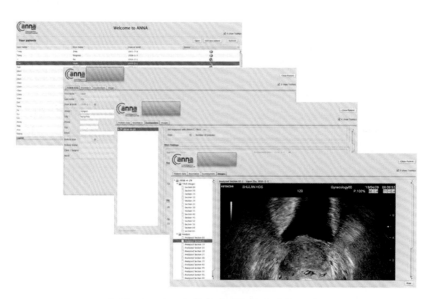

图 8-16 人工智能超声 CT 在线分析系统

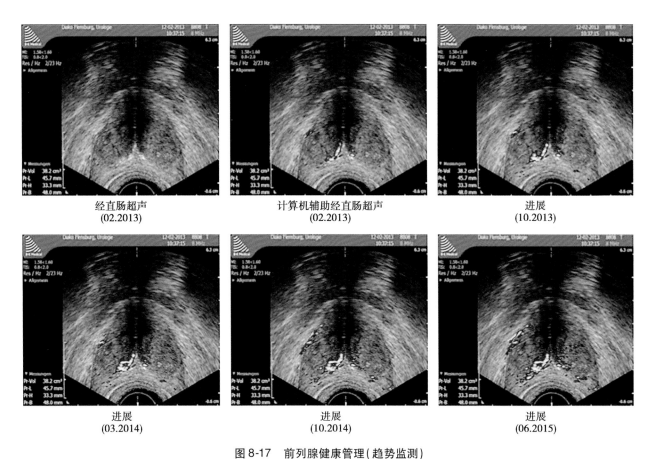

经直肠超声
(02.2013)

计算机辅助经直肠超声
(02.2013)

进展
(10.2013)

进展
(03.2014)

进展
(10.2014)

进展
(06.2015)

图8-17　前列腺健康管理(趋势监测)

人工智能超声 CT 对同一层面的 TRUS 进行监测,亮红色区域扩大提示前列腺癌进展风险(引自:Loch T, Fulgham PF. Active Surveillance Challenges in Men with Prostate Cancer:Role of Imaging Today and Tomorrow. European urology,2016,69 (6):1034-1036.)

针系统穿刺(系统穿刺组)及 mpMRI 辅助 12 针系统穿刺(mpMRI 组)的随机对照研究。这项针对 284 例患者的前瞻性随机对照研究结果发现:①超声 CT 组的前列腺癌检出率为 47.0%,而系统穿刺组和 mpMRI 组分别为 35.6% 和 35.7%($P>0.05$)。尽管尚未达到统计学意义,但超声 CT 组的前列腺癌检出率最高;②总穿刺患者中的每针阳性率,超声 CT 组为 22.7%(116/510),系统穿刺组为 11.3%(138/1212)($P<0.0001$),mpMRI 组为 13.4%(158/1176)($P<0.0001$);③确诊为前列腺癌的患者中的每针阳性率,超声 CT 组为 48.3%(116/240),系统穿刺组为 31.9%(138/432)($P<0.0001$),mpMRI 组为 37.6%(158/420)($P<0.0001$);④系统穿刺组和 mpMRI 组分别需要穿 33.7 针和 33.6 针才能诊断 1 例前列腺癌,而超声 CT 组只需穿 12.8 针即可诊断 1 例前列腺癌。

现有资料显示,人工智能超声 CT 通过指导前列腺靶向穿刺,能以较少的穿刺针数取得较高的前列腺穿刺阳性率,并能发现既往系统穿刺阴性的前列腺癌,同时能有效监测前列腺癌进展,具有重要的临床应用价值。

(王潇　谢立平)

第五节　再次穿刺的时机

初次活检阴性的患者如何处理常常困扰泌尿外科医生。由于前列腺肿瘤具有多中心发生的特点,而前列腺穿刺活检获得的标本量较少,尤其是以前的六针法,因此,漏诊的可能性较大。但是,在何种情况下进行再穿次,在何种情况下停止再穿刺仍然很难界定,需要长期、前瞻性的临床研究,除了要考虑肿瘤的检出率外,还要考虑穿刺活检带来的费用和并发症。

一、前列腺体积与再次活检

前列腺体积是决定再次活检与否的重要参数,因为前列腺体积越大,则穿刺"抽样"的比率越小,犯抽样误差的可能性就越大;实际的临床研究也表明,都采用 15 针法穿刺,前列腺体积增大能显著降低肿瘤检出率。另有研究表明,再次活检的患者中,采用相同部位穿刺,体积大的前列腺其肿瘤检出率是中、小前列腺的 2 倍,提示对大体积前列腺再次穿刺活检的必要性,尤其是以前的穿刺是采用的六针法者。有作者认为大体积前列腺再次活检应相应增加穿刺针,并且应在以前没有穿刺的部位增加针数,或者穿刺针应该更加偏于两侧,但具体方法目前仍然存在争论。

二、PSA 系列与再穿刺活检

9% 无症状性的患者经 PSA 筛查能够发现其 PSA 水平升高,但是其中只有 1/3 的患者在第一次活检中诊断出前列腺癌。问题是是否剩下的 2/3 患者的 PSA 升高就一定是 BPH、前列腺炎或不能检出的前列腺癌呢? Catalona 研究表明,2 次和 3 次活检肿瘤检出率分别为 19% 和 8%,而且这些患者都只做了外周带的穿刺活检。

研究表明,在二次活检证实为前列腺癌的患者中,其 PSA、PSA-TZ、PSAD 显著增高,而游离 PSA(以 30% 为限)较 PSA-TZ 能更好地预测再次活检中前列腺癌检出的可能性。运用游离 PSA、PSAD、PSA-TZ 能够显著提升再次活检的特异性和敏感性。但关于这一点仍然存在争论。

三、病理结果与再穿刺活检

增加前列腺穿刺次数或者针数是否导致临床无意义肿瘤(即肿瘤发展很慢或者不进展)的检出? 目前仍然存在争论。研究表明,大多数仅因 PSA 升高而病理证实的前列腺癌都是临床进展性肿瘤。再穿刺活检能够显著提高肿瘤检出率,所以对初次活检阴性的患者建议考虑再穿刺活检。但是,对肿瘤局限的前列腺癌而行根治性手术或者放射治疗的患者,初次活检与再次活检,肿瘤的病理分期分级并无显著差异,因而不推荐对活检阳性的患者再穿刺活检。

四、移行区活检与再穿刺活检

由于移行区初次活检阳性率很低,因此不推荐初次活检就对移形区进行常规穿刺活检;但对于初次活检阴性的患者,再次活检时,应该考虑增加对移形区的活检,尤其是再次也采用六针法穿刺的患者。

五、肿瘤位置与再穿刺活检

对初次活检与再次活检阳性的患者,将其活检阳性部位输入计算机进行 3D 重建,计算两者阳性部位的立体分布,发现:初次活检肿瘤几乎均匀地分布于整个前列腺;而再穿刺活检则更多地分布于顶部和背部区域。这提示再次活检时应注意修改穿刺部位,增加顶背部的穿刺。

六、PIN 与再穿刺活检

前列腺上皮内肿瘤(PIN)现被认为是一种癌前病变,前列腺活检时阳性率为 4%～25%。尽管高级别的 PIN 与前列腺癌之间的直接联系尚未建立,但多数学者认为发现 PIN 应高度重视,因为存在病理误诊可能,与肿瘤并存可能,及恶性转变可能。

研究表明,PIN 级别越高,再穿刺活检肿瘤阳性率越高。接近一半的高级别 PIN 再次活检时发现肿瘤,而只有 13% 低级别者再次活检发现肿瘤。这其中,PSA 水平越高,再次活检阳性率也越高。

因此,对高级别的 PIN,尤其是合并 PSA 水平增高,或合并 DRE 或 TRUS 异常时应考虑再穿刺活检。

穿刺的部位除考虑对原先 PIN 部位穿刺之外,由于肿瘤发生的多中心性,应对整个前列腺进行系统再穿刺活检。

再穿刺活检的时间,有作者推荐立即再穿刺活检。Taneja S 研究表明,PIN 阳性的患者,1 年内再穿刺活检阳性率只有 2.4% ;而 3 年后再穿刺活检阳性率达 25.8% ,提示 PIN 进展的渐进性,3 年的时间间隔较为合适。

七、再穿刺活检的次数

对二次穿刺活检均为阴性的患者如何处理,是泌尿外科医生常常面对而又困惑的问题。对 1051 例穿刺活检的患者的研究表明,1 次、2 次、3 次和 4 次穿刺活检肿瘤检出率分别为 22%、10%、5% 和 4%。显然,前面 2 次的活检阳性率都较高,而后面二次的活检阳性率非常低。因此,只有对那些高度怀疑前列腺癌的患者,才考虑 3 次或 4 次活检。另有研究显示,2 次以后活检出的前列腺癌,其 Gleason 分级评分、肿瘤体积、病理分期及肿瘤的多中心性都符合无临床意义特征的肿瘤,因此不推荐进行 2 次以后的穿刺活检。

八、其他

再次活检的并发症与第一次活检相似,有研究表明,第 2 次活检与第 1 次活检会阴部疼痛或不适的程度和发生率相似,但第 3 次和第 4 次活检,则发生率和程度显著增加,尤其以 60 岁以下的较年轻男性最为明显,对这类患者应在穿刺前后多作解释和安慰,必要时选择局部麻醉。另有研究表明,再次活检的急性前列腺炎发病率较初次活检高,作者推测反复抗生素应用导致细菌耐药是可能的原因之一,因此对初次活检时运用过喹诺酮类抗生素的患者,再次活检应选用头孢类或者氨基糖苷类抗生素。

再次穿刺活检的时间间隔,目前并无定论,与 PSA 水平变化、上次活检的病理类型等有关,一般应在 1 ~ 3 个月以上。

最近发现检测尿前列腺癌基因-3(prostate-cancer gene-3 ,PCA3)较 PSA 更能准确预测前列腺癌,从而指导再次活检。

第六节　穿刺活检的并发症

穿刺活检的并发症发生较少,一般并不严重,不需要临床特殊处理,但偶尔也有出现严重并发症甚至死亡的,应引起临床医师的重视。

（一）并发症分类

1. **轻度并发症**　不需要治疗,包括:血尿(22.6% ~ 62.0%);血精(10.0% ~ 50.0%);直肠出血(约 2.0%);持续性排尿困难(约 7.0%);尿道出血,血管迷走神经调节障碍(约 2.0%)。

2. **严重并发症**　需要立即治疗,最常见的为败血症,程度不一。其中发热(3.5%);败血症(0.1% ~ 0.5%),后者近年来并不少见;此外尚有需要治疗的有直肠出血(0.1%)和尿潴留(0.5%)。活检高危的患者包括抗凝治疗患者,免疫抑制治疗患者,6 周内有尿路感染史者。

（二）各种并发症及处理

1. **出血**　①血尿:由于穿刺针刺破尿道或膀胱而引起。文献报道血尿是经直肠超声引导前列腺系统穿刺活检术患者最常见的并发症。血尿的发生率>50%,持续时间多为 3 ~ 7 天。一般经对症处理后血尿消失。由于血小板的生理寿命约为 10 天,故许多作者认为患者在接受前列腺系统穿刺活检术之前至少 10 天,应停用抗凝药物。②血便:穿刺针刺破直肠黏膜可使患者出现血便。文献报道接受前列腺系统穿刺活检术患者血便发生率较低,多在术后很快消失,无须特殊处理。③血精:精液中有 95% 为前列腺液和精囊液,故接受前列腺系统穿刺活检的患者可有血精。报道显示接受前列腺系统穿刺活检患者血精的发生率平均约 30%。

2. **感染**　感染并发症的发生率虽然较低,但却是最严重的并发症。迄今为止,文献报道已有多例接受直肠超声引导前列腺系统穿刺活检术的死亡的报道。Thompson 等报道术后患者出现的菌血症、菌尿症多为无症状性且是自限的,有症状的感染多由大肠埃希菌引起。多数作者认为预防性抗生素的应用有助于降低感染的发生率。Rodriguez 等报道一组 128 例接受活检的患者,均预防性的服用抗生素,感染的发生率为 2.5%。

3. **疼痛** 过去认为,经直肠前列腺穿刺活检术只引起患者轻微的疼痛不适。近来研究表明,较多患者在接受穿刺活检术时感到明显疼痛(VAS 评分>5 分),患者的疼痛与其年龄有关,而与穿刺活检的取材部位或取材点数无关。大部分患者均能耐受,年龄较轻的患者对疼痛较为敏感,耐受性差。

4. **血管迷走神经反应** 血管迷走神经反应由 Rodriguez 等于 1998 年首先描述。作者报道一组 128 例接受经直肠前列腺穿刺活检术的患者,有 8% 出现不同程度的血管迷走神经反应,其中出现中度以上的血管迷走神经反应者占 5.3%。有 1 例患者出现严重的血管迷走神经反应,导致癫痫发作,短暂意识丧失。文献报道血管迷走神经反应的发生可能是由于超声探头扩张直肠下段,导致胃肠道脉管系统扩张、容量增加,从而引起脑灌流相对不足,精神紧张、疼痛可能加重该反应。

5. **其他** 如前列腺脓肿、局部血肿、尿潴留(前列腺水肿引起)、附睾炎(穿刺点数目增加可导致风险升高,多发生于穿刺后数周或数月后出现)、勃起功能障碍、DIC(晚期肿瘤释放促凝和纤溶物质)等,至于穿刺是否有可能引起肿瘤外周血扩散,尚有待进一步研究证实。

(蓝儒竹 胡志全)

第七节 前列腺穿刺阳性率预测因子的临床应用

传统的前列腺穿刺阳性预测因子如游离 PSA 与总 PSA 之比(fPSA/tPSA),PSA 密度,PSA 速率,PSA 倍增时间已在本章第二节部分做了较为详细的介绍,故不在此再次复述。本节将主要介绍一些新近发现的前列腺穿刺阳性预测因子,包括 PCA3,PSA 异构体([-2]proPSA),基于 PSA 异构体的前列腺健康指数(prostate health index,PHI),以及 4K score(four-kallikrein panel score)。

一、前列腺癌抗原 3

PCA3 是前列腺按摩后尿液沉渣中的一种前列腺组织特异的长链非编码 RNA(long non-coding RNA,lncRNA)。目前 PCA3 已被美国 FDA 批准用于前列腺癌的诊断,并已经有商业化的 PCA3 诊断试剂盒可供临床使用。研究表明,通过受试者操作曲线(ROC)提示 PCA3 在诊断 PSA 升高的男性前列腺癌患者上,其 ROC 曲线下面积明显大于 tPSA 及 fPSA/tPSA,表明使用 PCA3 作为前列腺癌诊断标志物比使用总 PSA,fPSA 比值等更能提高前列腺癌的诊断准确率。但目前关于 PCA3 在预测前列腺癌 Gleason 评分及其在前列腺癌主动监测治疗过程中的作用尚未被完全证实。因此,目前 PCA3 检验试剂盒主要适用于决定首次穿刺阴性的患者是否行二次穿刺。

二、PSA 异构体及基于 PSA 异构体的前列腺健康指数

研究表明,fPSA 可表现为截然不同的 3 种分子结构。其中,前列腺异构体,proPSA 与前列腺肿瘤相关。PSA 异构体[-2]proPSA 是新近发现的一种在血清中稳定存在的 PSA 异构体。一项最新的关于西方人群的[-2]proPSA 在诊断前列腺癌准确性的系统综述表明,对于 tPSA 为 2~10ng/ml 男性患者,[-2]proPSA 相较于 tPSA,fPSA/tPSA 在诊断前列腺癌方面具有更强的准确性。而近期,关于中国人群(包括中国大陆及中国香港)[-2]proPSA 在诊断前列腺癌的能力的研究也提示出相似的结果。

前列腺健康指数(PHI)是一项基于[-2]proPSA 的血液学检查。其主要指标包括血清[-2]proPSA、tPSA 及 fPSA。其计算公式可表达为([-2]pro PSA/fPSA]x√tPSA)。目前多中心的前瞻性研究表明 PHI 对比传统的 tPSA 及 fPSA/tPSA 可以明显提高 tPSA 水平在 4~10ng/ml 及 2~10ng/ml 患者前列腺癌诊断的准确性,同时提示 PHI 对于前列腺癌行主动监测的患者具有潜在的检测肿瘤进展的能力并辅助临床决策的建立。FDA 及 EMA 已经批准将 PHI 用于 50 岁以上男性,tPSA 水平在 4~10ng/ml,并且直肠指诊为阴性患者的前列腺癌的诊断。

三、4K 评分

4K 评分(four-kallikrein panel score,4K score)通过单克隆抗体及免疫分析,特异性的测定血液中 tPSA, fPSA,intact PSA,以及 human kallikrein-related peptidase 2,综合评估并预测前列腺癌及高级别前列腺癌（Gleason 评分≥7 分）的风险。一项最新的系统综述提示,该评分模型在预测前列腺癌及高级别前列腺癌的准确性上,同 PHI 评分一样,均具有较高的准确性。

此外,融合基因 TMPRSS2-ERG,中国人特异融合基因（USP9Y-TTTY15）,长链非编码 RNA MALAT-1 片段（MALAT-1 derived,MD）,miniRNA 等也在预测前列腺癌方面具有一定的价值。最近中性粒细胞与淋巴细胞之比,血小板数量与淋巴细胞数量之比也被发现具有预测前列腺癌的价值。

（黄海超　张开颜　邢金春）

第八节　如何优化前列腺穿刺活检

本节将通过探讨对比各种穿刺方式的肿瘤发现阳性率（CDR）,阴性预测值（NPV）,同根治手术术后病理的一致性,以及无临床意义肿瘤检出率,提出优化的前列腺穿刺针数。同时将对如何优化穿刺前后相关准备工作的方案（包括穿刺前肠道准备方案,麻醉方案,抗生素使用方案）进行探讨。

一、穿刺针数的优化

传统 6 针法与 10 ~ 12 针相对比:多项研究表明 10 ~ 12 针法在肿瘤发现率上较传统 6 针法高出19% ~ 33%。评判穿刺方式的好坏除了比较肿瘤发现率外,假阴性率也是一个重要的评判指标。据文献报道,传统的 6 针穿刺法的假阴性率为 15% ~ 34%。Hong 等发现,对于首次穿刺阴性的患者,如果首次穿刺选用的是 6 针法,则再次穿刺阳性率为 39%;如果首次穿刺选用 10 ~ 12 针法,则再次穿刺阳性率仅为 28%。提示 10 ~ 12 针穿刺方案在假阴性率上低于 6 针法。同时,10 ~ 12 针方案在术后病理一致性上明显优于 6 针法。文献报道 10 ~ 12 针方案的术后病理一致性可达 56% ~ 76%,而 6 针法仅为 41% ~ 63%。相较于 6 针法而言,在无临床意义肿瘤检出率上,10 ~ 12 针法可能高于前者,但目前临床上存在争议。Singh 等报道,12 针方案较 6 针方案而言可多检出 11.9% 的无临床意义肿瘤。Eskew 等的研究中,采用 5 区 13 针方案相较于 6 针法并不明显增加无临床意义肿瘤的检出率。10 ~ 12 针方案与 12 针以上方案对比:多项研究表明,当穿刺针数达到 12 针后,虽然进一步增加穿刺针数可以提高 CDR,但两者间并不存在统计学差异。对于假阴性率而言,目前的研究表明 12 针以上方案相较于 12 针方案并不能明显降低假阴性事件的发生。就术后病理一致性而言,文献报道采用 12 针以上方案相较于 12 针方案能明显提高术后病理的一致性。综上欧洲泌尿外科指南推荐:当前列腺体积为 30 ~ 40ml 时,推荐针数至少为 8 针;临床主要推荐使用 10 ~ 12 针方案;12 针以上方案不能明显提高诊断的准确性;不推荐使用 6 针法。

二、穿刺影像手段的优化

相较于通过优化前列腺穿刺针数的方案来提高前列腺穿刺诊断的准确性,另外一个方式就是通过精确地病灶定位来减少穿刺的针数。目前多参数磁共振显像技术的开展使得精确定位病灶成为可能。此外,虽然有研究报道,对比前列腺系统穿刺,MRI 引导下的前列腺穿刺在发现前列腺肿瘤病灶上略逊于前者（290/302 vs 236/302）,但两者间在发现临床有意义的病灶方面不相上下（236/249 vs 237/249）,几乎所有通过 MRI 引导下发现的肿瘤病灶都为临床有意义的病灶,这也减少了无临床意义病灶的检出率。

三、穿刺前后相关准备工作的优化

感染是前列腺穿刺常见的并发症之一,因此优化抗生素使用方案尤其重要。一项大样本随机对照研究表明,对于前列腺穿刺患者,口服环丙沙星相较于口服安慰剂者,其穿刺后感染率明显降低。另一项研究对比,穿刺前口服单次环丙沙星及甲硝咪唑,或者连用 3 天,每日 2 次,或者口服安慰剂三组患者的穿刺后感染率。发现前两组患者感染率显著低于后者,但前两者间无显著差异。近期多项研究也表明,单剂方案在控制感染率上并不逊色于三日方案。综上所述,欧洲泌尿外科指南推荐:穿刺前使用口服或静脉注射喹诺酮类抗生素;环丙沙星优于氧氟沙星;喹诺酮类药物耐药可能导致严重的穿刺后感染。此外。最新的

AUA 关于前列腺穿刺并发症的白皮书指出,每个患者穿刺前均应明确是否有氟喹诺酮类药物耐药的风险。感染出现时,可经验性使用碳青霉烯类,二代或三代头孢类抗生素。此外,最新的研究表明,穿刺前不同的灌肠方式直接影响术后感染的发生。Zhang 等对比了 1130 例经直肠前列腺穿刺患者,所有患者穿刺前均接受灌肠(肥皂水、聚乙二醇、聚乙二醇联合聚维酮碘),结果发现穿刺前接受聚乙二醇联合聚维酮碘灌肠的患者,其穿刺后感染的发生率明显小于前两组。Anastasi 等对前列腺穿刺是麻醉方式及麻醉药品的选择进行了对比,发现予以利多卡因直肠局部麻醉联合表面喷涂可以取得最佳的阵痛效果。

(黄海超 张开颜 邢金春)

第九节 前列腺穿刺活检标本的规范处理

一、临床资料收集的规范

来自不同部位的前列腺穿刺组织标本在进行病理组织学检查前需分装在不同的组织瓶中。并且由临床医师在组织瓶上标注穿刺的部位。对于穿刺组织部位来源的标注,可以提示前列腺癌灶在前列腺组织中的分布,不仅能为进一步手术及放疗的制定提供参考。同时对于本次穿刺提示可疑前列腺恶性病变的部位行二次穿刺提供定位参考。临床医师还应提供穿刺标本患者的人口学及临床资料,这将有利于病理医师对于所观察到的结果进行合理的解释。中华医学会病理学分会泌尿男性生殖系统疾病学组(筹)参照 2016 年版 WHO 泌尿系统及男性生殖器官肿瘤分类、国际泌尿病理协会(International Society of Urological Pathology,ISUP),制定了规范化的前列腺癌取材及病理诊断共识(简称共识)。共识对临床资料收集的规范化要求指出,接收标本后,必须仔细核对患者姓名、住院或门诊号、床位号、标本名称及部位等信息。

二、组织标本处理的规范

首先对于将多条组织标本包埋于同一蜡块的影响目前还存在争议。一部分研究建议一个蜡块仅能包埋一条穿刺组织,而另一些研究表明同一蜡块包埋 3 条组织并不会显著增加组织丢失的风险。近期一项对于欧洲病理医师调查表明,40% 的医师选择一个蜡块包埋一条组织;16% 及 17% 的医师选择包埋 2 条及 3 条组织。目前一般推荐同一蜡块最多可同时包埋 3 条组织,但不论同时包埋的组织条数,最重要的是需要保证组织标本不产生弯曲,为此可以在包埋过程中使用海绵或者纸片来使组织条拉伸平整。增加切面的层次可以提高小病灶的诊断率,目前推荐每条穿刺组织至少在 3 个层面上进行切片,每个层面相隔 15 ~ 20μm,两个层面间多余的切片可用于进行免疫组化染色。对于组织标本的规范化处理,共识要求分别描述不同穿刺部位标本的组织数量、大小和色泽,分别包埋、全部取材,3.7% 的中性甲醛液固定。

三、病理观察及报告的规范

病理医师在对组织切片进行观察前,应通过 HE 切片大致核对所观察标本与其所标注的对应的穿刺部位及组织长度是否一致。例如当发现所观察标本长度与标注的长度不一致,则应对蜡块再次切片,保证观察的切片内包含完整的组织切面。病理报告应使用通用的专业术语使其简洁明了。对于阳性诊断的者,一份完整的病理报告应包含病理类型;肿瘤分级(2014 ISUP Gleason 评分系统);尽可能包含肿瘤分期的信息(包括是否侵犯包膜外脂肪,淋巴血管侵犯以及精囊侵犯);并且应包含阳性的穿刺针术及每穿刺针内肿瘤所占百分数;是否出现周围神经侵犯;如果出现导管内癌也应进行报道,因为新近的研究表明穿刺标本内导管内癌的存在,是前列腺癌转移的独立危险因素。当诊断存在疑问时,应进行相应辅助染色并通过中心内部或外院会诊明确诊断。表一列举了共识推荐的病理报告书写模板。

四、预后相关分生物标志物

多项研究表明细胞增殖标志物 Ki-67 是前列腺穿刺标本中对于预后的独立危险因素,然而由于目前并没有标准的分界值来界定 Ki-67 的大小,因此限制了 Ki-67 在临床上的推广。最近,Prolaris®(Myriad Genetics)试剂盒可通过前列腺穿刺组织,测定 31 个细胞周期相关的基因的表达情况,对于临床决策(根治性手术或推迟手术)具有潜在的参考价值。此外,Oncotype DX® Prostate(Genomic Health,Inc.)试剂盒也被推荐应用于前列腺穿刺组织预测前列腺癌的侵袭性。

五、质量审查

一份前列腺组织穿刺病理报告是否合格应从以下几方面加以审核:是否包含充足的组织;病理切片操作规范与否;病理医师的诊断;病理报告是否规范。如果组织切片中未发现前列腺腺体组织,则将被认为组织取材不足。破碎的组织条块不宜过多,但目前并没有相应的标准。在质量审查过程中应记录组织条块的长度,以便后续对比。每个蜡块包埋的组织条数不应超过 3 条,每条组织长度不小于 10mm。同事间相互探讨有助于提高病理诊断的准确性。

（黄海超　张开颜　邢金春）

参 考 文 献

1. 中华医学会病理学分会泌尿男性生殖系统疾病病理专家组.前列腺癌规范化标本取材及病理诊断共识[S].中华病理学杂志,2016.45(10):676-680.

2. 谢立平,郑祥义,王潇,等.人工智能超声 CT 检查在前列腺癌早期诊断中的价值[J].中华泌尿外科杂志 2015,36(11):822-825.

3. Johnson LM,Turkbey B,Figg WD,et al. Multiparametric MRI in prostate cancer management[J]. Nat Rev Clin Oncol,2014,11(6):346-353.

4. Loeb S,Catalona WJ. The Prostate Health Index:a new test for the detection of prostate cancer[J]. Ther Adv Urol,2014,6(2):74-77.

5. Na R,Ye D,Liu F,et al. Performance of serum prostate-specific antigen isoform [-2]proPSA (p2PSA) and the prostate health index (PHI) in a Chinese hospital-based biopsy population[J].Prostate,2014,74(15):1569-1575.

6. Sonn GA,Chang E,Natarajan S,et al. Value of targeted prostate biopsy using magnetic resonance-ultrasound fusion in men with prior negative biopsy and elevated prostate-specific antigen[J]. Eur Urol,2014,65(4):809-815.

7. Stephenson SK,Chang EK,Marks LS. Screening and detection advances in magnetic resonance image-guided prostate biopsy[J]. Urol Clin North Am,2014,41(2):315-326.

8. Fossati N,Buffi NM,Haese A,et al. Preoperative Prostate-specific Antigen Isoform p2PSA and Its Derivatives,%p2PSA and Prostate Health Index,Predict Pathologic Outcomes in Patients Undergoing Radical Prostatectomy for Prostate Cancer:Results from a Multicentric European Prospective Study[J]. Eur Urol,2015,68(1):132-138.

9. Fütterer JJ,Briganti A,De Visschere P,et al. Can Clinically Significant Prostate Cancer Be Detected with Multiparametric Magnetic Resonance Imaging? A Systematic Review of the Literature[J]. Eur Urol,2015,68(6):1045-1053.

10. Gokce MI,Hamidi N,Suer E,et al. Evaluation of neutrophil-to-lymphocyte ratio prior to prostate biopsy to predict biopsy histology:Results of 1836 patients[J]. Can Urol Assoc J,2015,9(11-12):E761-765.

11. Hamoen EHJ,de Rooij M,Witjes JA,et al. Use of the Prostate Imaging Reporting and Data System (PI-RADS) for Prostate Cancer Detection with Multiparametric Magnetic Resonance Imaging:A Diagnostic Meta-analysis[J]. Eur Urol,2015,67(6):1112-1121.

12. Kawahara T,Fukui S,Sakamaki K,et al. Neutrophil-to-lymphocyte ratio predicts prostatic carcinoma in men undergoing needle biopsy[J]. Oncotarget,2015,6(31):32169-32176.

13. Siddiqui MM,Rais-Bahrami S,Turkbey B,et al. Comparison of MR/ultrasound fusion-guided biopsy with ultrasound-guided biopsy for the diagnosis of prostate cancer[J]. JAMA,2015,313(4):390-397.

14. Wu J,Ji A,Xie B,et al. Is magnetic resonance/ultrasound fusion prostate biopsy better than systematic prostate biopsy? An updated meta-and trial sequential analysis[J]. Oncotarget,2015,6(41):43571-43580.

15. Yao A,Sejima T,Iwamoto H,et al. High neutrophil-to-lymphocyte ratio predicts poor clinical outcome in patients with castration-resistant prostate cancer treated with docetaxel chemotherapy[J]. Int J Urol,2015,22(9):827-833.

16. Yuksel OH,Urkmez A,Akan S,et al. Predictive Value of the Platelet-To-Lymphocyte Ratio in Diagnosis of Prostate Cancer[J].

Asian Pac J Cancer Prev,2015,16(15):6407-6412.

17. 瞿根义,许宁,陈少豪,等.前列腺癌根治术后 Gleason 评分升级与术前多参数 MRI PI-RADS 评分的关系[J].中国介入影像与治疗学,2016(12):737-741.

18. Baco E,Rud E,Eri LM,et al. A Randomized Controlled Trial To Assess and Compare the Outcomes of Two-core Prostate Biopsy Guided by Fused Magnetic Resonance and Transrectal Ultrasound Images and Traditional 12-core Systematic Biopsy[J]. Eur Urol,2016,69(1):149-156.

19. Kweldam CF,Kümmerlin IP,Nieboer D,et al. Disease-specific survival of patients with invasive cribriform and intraductal prostate cancer at diagnostic biopsy[J]. Mod Pathol,2016,29(6):630-636.

20. Loch T,Fulgham PF. Active Surveillance Challenges in Men with Prostate Cancer:Role of Imaging Today and Tomorrow[J]. Eur Urol. 2016,69(6):1034-1036.

21. Pepe P,Garufi A,Priolo G,et al. Can MRI/TRUS fusion targeted biopsy replace saturation prostate biopsy in the re-evaluation of men in active surveillance? [J]. World J Urol,2016 Sep;34(9):1249-1253.

22. Mozer PC,Partin AW,Stoianovici D,et al. Robotic image-guided needle interventions of the prostate[J]. Rev Urol,2009,11(1):7-15.

第九章　前列腺癌筛查、风险评估与预后判断

第一节　前列腺癌筛查的现状

前列腺癌的筛查目前主要采用 PSA 检测和直肠指检两种方法。

直肠指检(digital rectum examination,DRE)最早由美国泌尿科医师 Hugh H. Young 于 1905 年提出,指出仔细地 DRE 能够发现前列腺的变化,能为早期诊断前列腺癌提供信号。在此后的 75 年中,直肠指检是唯一筛查前列腺癌的手段,但直肠指检对早期前列腺癌检出率很低。Thompson(1984)报道,2005 名男性采用直肠指检诊断为前列腺癌的患者中,2/3 的前列腺癌患者病变已超出了前列腺包膜,失去了最佳手术时机。

1986 年美国食品和卫生管理局(FDA)批准 PSA 用于检测前列腺癌。20 世纪 90 年代中期 PSA 检测广泛用于前列腺癌筛查。但 PSA 并非前列腺癌特异,前列腺增生症和前列腺炎都可致 PSA 值升高。4.0ng/L 是目前广泛采用的 PSA 阳性界值。美国 40 ~ 69 岁男性中,约有 150 万人 PSA 值高于 4.0ng/L。因此对 PSA 值进行细化,提高 PSA 检测诊断前列腺癌的特异性和敏感性意义重大。目前采用 PSA 密度、PSA 速率、PSA 倍增时间及游离 PSA 占总 PSA 的百分比来提高 PSA 检测诊断前列腺癌的效率。

自 1994 年开始,美国前列腺癌死亡率逐年下降了 30%,这主要归功于应用 PSA 检测发现早期病例比例增加。据统计,美国每年进行 2500 万 ~ 3500 万次 PSA 检测,其中有 120 万 ~ 160 万男性因 PSA 异常需前列腺穿刺活检,约 22 万人被诊断为前列腺癌。在我国,近年来前列腺癌发病率逐年升高,可能原因之一是 PSA 筛查的推广,提高了检出率。

采用 PSA 筛查能够检测出早期前列腺癌。最近,在瑞士和美国进行的病例对照研究均表明,对局限性前列腺癌积极治疗能降低前列腺癌死亡率。澳大利亚研究同样表明,PSA 筛查与前列腺癌死亡率降低之间存在联系。

目前已经证实,男性因前列腺癌死亡的危险度为 3% ~ 4%。研究发现,在美国 PSA>4.0ng/ml 的男性中约 25% 可能患有前列腺癌。但只有 1/30 的患者最终死于前列腺癌,大多数前列腺癌患者终身都不会出现症状或因前列腺癌死亡。

一、开始筛查的年龄

对非癌死亡的男性进行尸检发现普遍存在前列腺癌。Delongchamps 等(2007)对于尸检前列腺标本进行病理分析发现,40 ~ 49 岁的男性中 3% ~ 43% 存在前列腺癌;60 ~ 69 岁男性中 14% ~ 70% 存在前列腺癌;70 ~ 79 岁男性中 31% ~ 83% 存在前列腺癌。Yin 等(2008)的研究同样证实,60 ~ 69 岁男性中 1/3 有前列腺癌,70 岁以上男性 46% 存在前列腺癌。

多项研究表明,对普通危险度的男性进行常规前列腺癌筛查缺乏足够证据。Concato 等(2006)进行的一项大宗病例对照研究发现,没有证据表明 PSA 筛查能够降低前列腺癌死亡率。另外两项病例对照研究也得出了同样的结果。

美国癌症协会(ACS)前列腺癌顾问委员会特别强调临床医师和患者共同参与制定前列腺检测决策的

重要性,在充分考虑了与前列腺癌检测有关的利益、局限性和风险后,由患者做出进行检查的决定,才可以进行临床检查。

当前 ACS 推荐,对 50 岁以上、预期寿命大于 10 年的男性每年进行前列腺癌筛查,强调由医师和患者共同决定是否开始进行常规 PSA 检测和直肠指检。医师应该与患者讨论与检查有关的潜在益处、局限性和风险。在初次检查前,患者就应该有机会了解有关早期前列腺癌检测和治疗的利弊。对于直肠指检有困难的男性,可只进行 PSA 检测。

对于前列腺癌高风险男性,如撒哈拉以南非洲人后裔和有前列腺癌家族史的男性应于 45 岁开始进行前列腺癌检测。一级亲属中有多个前列腺癌患者的男性应在 40 岁开始进行检测,但是,如果其 PSA 不足 1.0ng/ml,45 岁前则不需额外检测。如 PSA 为 1.0~2.5ng/ml,应建议每年进行检测。如 PSA>2.5ng/ml,应考虑前列腺活检。

与 2004 年相比,现在早期前列腺癌检出率并无明显变化。应该高风险男性提供机会学习与早期前列腺癌检测和治疗有关的利益、局限性和危害等方面的知识。

二、筛查的频率

前列腺癌筛查频率必须遵循个体化原则。欧洲的研究发现,每 2 年筛查一次并不比每 4 年筛查一次频率更能降低侵袭性前列腺癌的发生率。该研究分析了 16 503 名年龄 55 岁以上、在瑞士哥德堡医疗中心接受 PSA 筛查的患者资料(其中每 2 年筛查一次 4202 人,每 4 年筛查一次 12 301 人),发现频繁筛查并不能更多地发现前列腺癌病例。因此研究人员指出,尽管目前一般推荐前列腺癌高危男性每年查 1 次 PSA,根据该研究结果,似乎没有必要对高危男性作过于频繁的检查。

Ito Kazuto 及其同事对 8595 名 PSA 值<4.0ng/ml、年龄>50 岁的男性进行为期 10 年跟踪,通过 PSA 测定、直肠指诊、经直肠超声检查或联合检查,对有异常发现者行前列腺穿刺活检。根据最初 PSA 水平,将参加者分为 3 组:PSA<1.0ng/ml 组,PSA 1.0~1.9ng/ml 组和 PSA 2.0~4.0ng/ml 组。结果发现 PSA<1.0ng/ml 的 4526 人中有 0.18% 发现前列腺癌,其中 25% 是通过 PSA 异常发现的,初查后 3 年内前列腺癌阳性率为 0.07%;PSA 1.0~1.9ng/ml 的 2724 人中有 1% 发现前列腺癌,其中 56% 通过 PSA 异常发现,初查后 3 年内前列腺癌阳性率为 0.24%;而 PSA 2.0~4.0ng/ml 的 1345 人中 3.6% 发现前列腺癌,其中 63% 通过 PSA 检测发现,初查后 3 年前列腺癌阳性率为 1.2%。

基于以上发现,Kazuto 等建议,鉴于直肠指检在某些病例中的价值,对 PSA<1.0ng/ml 男性,应每 3 年进行一次直肠指检和 PSA 测定。PSA 值为 1.0~1.9ng/ml 男性,PSA 的诊断价值似乎是直肠指检的 2 倍,应每年测定一次 PSA。PSA 值为 2.0~4.0ng/ml 的高危人群,应每年查 1 次 PSA,以求早期诊断前列腺癌并进行有效治疗。

但欧洲的研究认为,由于前列腺癌的长病程特性,以及首次筛查就能发现大多数的进展性、可能危及生命的前列腺癌,因此没有必要对大多数人群进行频繁前列腺筛查。他们建议对于普通人群在首次筛查后的 2~4 年进行复查。

三、终止筛查的年龄

美国预防医学服务工作组(the US Preventive Services Task Force,USPSTF)最近进行的一项系统回顾性研究评价了关于前列腺癌筛查的利弊,并更新了 2002 年的指南。报告指出,尽管有令人信服的证据表明,PSA 检测能够早期诊断一些前列腺癌病例,但对 75 岁以上的男性进行前列腺癌筛查的益处微乎其微,因此 USPSTF 不主张对 ≥75 岁男性进行前列腺癌筛查。

Schaeffer 等对 849 名老年男性(122 前列腺癌患者和 727 名非前列腺癌患者)进行纵向队列研究表明,年龄在 75~80 岁、PSA<3.0ng/ml 的男性没有一例死于前列腺癌。而在所有年龄段中,PSA>3.0ng/ml 的男性有着持续上升的前列腺癌死亡概率。年龄 75 岁左右,PSA 为 3.0~3.9ng/ml 和 PSA 为 4~9.9ng/ml 两组男性的死亡时间或进展为侵袭性前列腺癌的时间无显著差异。但 PSA<3.0ng/ml 组的死亡时间和进展为高风险前列腺癌的时间显著长于 PSA>3.0ng/ml 各组。由此得出结论,年龄为 75~80 岁,且 PSA<

3. 0ng/ml 的男性,不太可能在他们有生之年因前列腺癌死亡,对这部分男性不必要再进行 PSA 检测。

目前多个前列腺癌指南均不推荐对 75 岁以上男性再进行前列腺癌筛查。但有研究表明,年龄越大,检出侵袭性、有致死性风险的前列腺癌机会越大。而在较年轻男性中检出的前列腺癌多为早期局限性病变。当前这种只注重在年轻人群中前筛查列腺癌的策略,可能在某种程度上会延误对老年前列腺癌患者的诊断和治疗。

第二节　前列腺癌筛查的争议

一、过度诊断

2001 年,美国癌症协会(American Cancer Society,ACS)更新了早期前列腺癌筛查指导原则,认为 PSA 筛查有助于早期诊断前列腺癌,在 2001 年降低了约 30% 的前列腺癌死亡率。然而,PSA 检测作为早期检测前列腺癌的方法仍然存在争议。由于 PSA 本身的生物学差异和高度普及,常导致前列腺癌过度诊断和过度治疗。

目前,西方国家确诊的前列腺癌大部分处于早期局限阶段。约 30% 的前列腺癌患者终身都不会出现前列腺癌临床症状,也不会因前列腺癌死亡。但在诊断前列腺癌的患者中,约 85% 采用了积极性的治疗,如前列腺癌根治术等。因此,其中部分患者给予了过度治疗。

在过去 25 年中,根治性前列腺切除术是治疗局限性前列腺癌的金标准,据 2006 年 DRG(diagnosis related groups)统计数据表明,68% 年龄<70 岁的前列腺癌患者接受了根治性前列腺切除术。目前美国 50 岁以上男性每 6 个中就有一个诊断为前列腺癌,但只有 1/33 患者最终会死于前列腺癌。PSA 筛查显著提高了早期前列腺癌的诊断率,目前,美国 90% 以上新诊断为前列腺癌病例为早期患者,没有发生远处转移。从 1979—2002 年间,美国 65 岁以下男性前列腺癌发病率上升了 4. 2 倍,这与 PSA 筛查和早期病例诊断增加有关。

由于年龄、并存其他疾病和较好的肿瘤组织学表现,4/5 的前列腺癌患者在其生存时间不会经历临床相关的疾病进展。这些低风险的肿瘤,预后良好,无论治疗与否,Grade 1 级的前列腺癌 10 年生存率都超过了 90%。

最近的数据表明,德国 70% 的前列腺癌患者施行了根治性前列腺切除术。因为手术方式不同,术后并发症和后遗症发生率也不同。主要并发症为尿失禁(3% ~74%),勃起功能障碍(1% ~10%),下肢神经麻痹(>25%),大便失禁(18%),直肠损伤(11%)。有 15% ~30% 的患者接受了放射治疗,就低级别前列腺癌而言,80% 以上患者获得治愈。相对于根治性前列腺切除,放疗最常见的不良反应为:阳痿(>50%),直肠出血(≥Grade 2 级:2% ~25%);总照射剂量为 75Gy 的远期并发症直接影响膀胱和直肠功能。

目前许多诊断为前列腺癌的患者处于 I_c 期病变,仅通过前列腺穿刺活检获得诊断。依据患者年龄和肿瘤侵袭性的不同,这种临床上没有任何症状和体征的前列腺癌患者平均生存时间为 10 ~14 年。研究表明,在合并其他多种疾病的老年人,采用积极的侵入性治疗,并不能提高其生活质量。

前列腺癌根治术死亡率一般为 0. 5%,在年龄>75 岁的患者手术死亡率约为 1%。有证据表明,前列腺癌根治术后尿失禁、性功能障碍、甚至肠梗阻等并发症的症状随着时间延长而恶化。Thompson IM 等报道,放疗或近距离放疗后前列腺癌患者勃起功能障碍的发生率为 30% ~50%,尿失禁发生率为 0 ~60%,胃肠道毒性为 30%。

由于治疗所致的死亡和并发症随年龄增加,对低危的高龄前列腺癌患者存在过度治疗的风险。但实际情况是,目前对高龄男性进行 PSA 筛查仍然很普遍。Sirovich 等研究表明,在年龄>80 岁的男性中进行前列腺癌筛查的比例高于 50 ~59 岁的男性人群(56% vs 48%)。

另外有研究表明,年龄>85 岁的男性存活 10 年以上的机会很少,前列腺筛查并不能改变死亡率。Ciatto 等认为,对 55 岁男性用 PSA 筛查前列腺癌可导致 27% 的过度诊断,而在 75 岁男性,过度诊断率上升至 56%。

2002 年美国预防医学服务工作组（USPSTF）认为无论推荐或反对规律性的前列腺癌筛查缺乏足够证据。有证据表明 PSA 筛查能检出早期前列腺癌，但是否能改善患者的健康状态则无肯定性结论。因此，USPSTF 无法权衡规律性前列腺癌筛查的利弊。目前缺乏新的证据肯定无症状的男性检测 PSA 筛查前列腺癌的意义。

Kenneth 对 2002 年 1 月~2007 年 7 月间发表的英文文献进行回顾性分析，没有发现一项肯定前列腺癌筛查的高质量随机对照研究。而 PSA 检查现阳性结果对受试者产生长期的心理不良反应，PSA 检测的潜在益处还无法得到肯定。

Etzioni 等（2002）研究发现，大约 29% 的美国白种人和 44% 的美国黑种人前列腺癌患者属于过度诊断。这不仅导致了过度治疗，且影响了前列腺癌 5 年总生存率的统计，无法真实反映前列腺癌治疗的效果。

最近《新英格兰医学》杂志发表了分别在美国和欧洲进行的大规模临床研究，研究目的都是关于前列腺癌筛查是否对潜在的前列腺癌患者生存有益，美国的研究对 10 个研究中心提供的年度筛查的男性和进行常规检查的男性进行对比分析。筛查组共 38 343 名男性，进行了 6 年的年度 PSA 检查，4 年的直肠指检。常规检查组共 38 350 名男性，由于常规检查组中部分男性也进行了前列腺筛查，因此这项研究实际上是在对比研究高强度前列腺癌筛查和低强度前列腺癌筛查的问题。在高强度筛查组检测出的前列腺癌比低强度筛查组多 22%。在 7~10 年的随访后，高强度筛查组每 1 万人每年查出前列腺癌 116 例（各种肿瘤共 2820 例），低强度筛查组为 95 名（各种肿瘤总共 2322 例）（比例 1.22%；95% 可信区间为 1.16~1.29），在高强度筛查组，每 1 万人年的死亡率是 2.0%（50 名死亡），在低强度筛查组是 1.7%（44 名死亡），两组间比较无显著差异。

欧洲的研究纳入了 7 个研究中心 182 000 名年龄 50~74 岁的男性，随机分组，筛查组平均每 4 年接受 1 次检查，而对照组不接受类似检查。筛查组中 82% 的男性接受了至少 1 次筛查。在平均随访的 9 年时间中，筛查组中前列腺癌的累计发病率是 8.2%，对照组为 4.8%。筛查组中前列腺癌死亡率较对照组低 20%，两组死亡风险差异为 0.71/1000。这意味着，为了避免一人因为前列腺癌死亡，1410 名男性将要接受不必要的前列腺癌筛查，48 名前列腺癌患者需要接受治疗。在排除了依从性差的受试者后，对实际上接受了筛查的男性进行分析，结果前列腺癌死亡率为 0.73%。研究认为，前列腺癌筛查可降低前列腺癌死亡率，但同时伴随着过度治疗。

二、延误诊断

Thompson 等报道了口服非那雄胺化学预防前列腺癌的研究，2950 名健康男性随机分为试验组（非那雄胺组）和对照组（安慰剂组，研究前所有受试者均 PSA<3.0ng/ml，在随后的 7 年随访期中，PSA 始终低于 4.0ng/ml。结果是，PSA 值低于 0.5ng/ml 的男性中 6.6% 患有前列腺癌，PSA 值为 3.1~4.0ng/ml 的男性 26.9% 患有前列腺癌。先前认为 PSA 是正常的那些男性，有 15% 患前列腺癌。然而，有临床意义的前列腺癌占这些患者的比例却不清楚。

预期寿命长并可能受到前列腺癌危害的患者才可能从 PSA 筛查中获益。目前多项指南均建议对不同年龄人群采用不同 PSA 值作为前列腺穿刺活检的指征。年龄越大，越有可能发现侵袭性、有潜在致死风险的前列腺癌。在年轻男性检测出的多为早期局限性前列腺癌，而在高龄男性中检出的前列腺癌则晚期进展性的较多，有的由于诊断太晚而无法行根治性治疗。目前采用预期寿命来评价生存时间，如美国一位 78 岁男性其预期寿命为 88 岁，如果健康状态良好，则其预期寿命达 93 岁。美国前列腺癌患者死亡时平均年龄为 80~90 岁。他患前列腺癌的话可能会因为前列腺癌死亡。但目前多项指南均不推荐对 75 岁以上男性做前列腺癌筛查。这种只注重年轻人群前列腺癌筛查的策略，在某种程度上可能会延误老年人或高龄人群前列腺癌的诊断和治疗。

前列腺炎、前列腺增生症和前列腺癌是 3 种使血清 PSA 升高最常见的前列腺疾病。采用抗生素治疗可降低 30% 因前列腺炎引起的 PSA 升高。非那雄胺等 5α-还原酶受体阻滞剂能够降低 50% 的 PSA 值。

因此不仔细询问病史和考虑这些因素,仅依靠 PSA 值指导前列腺癌穿刺活检或筛查,可能导致部分前列腺癌漏诊或延误诊断。

第三节 前列腺癌的风险评估

一、前列腺癌的风险因素

年龄、种族和家族史是前列腺癌最确切的风险因子。其他风险因子,如生活习惯、环境背景和药物使用等也与前列腺癌的发病率密切相关。通过研究这些风险因素,有助于降低前列腺癌的风险暴露,减少疾病的风险。

(一) 年龄

年龄是前列腺癌的最重要的风险因素之一。相对于其他肿瘤,临床上前列腺癌的发病率随着年龄的增加而较快升高。大约 2/3 的前列腺癌发生在 65 岁以上男性。尸检研究也发现组织学前列腺癌发现率也随着年龄而增加,50 岁以上的占 15%～30%,而 80 岁以上的则高达 60%～70%。数据显示,虽然临床上前列腺癌的发病率存在地域性差别,但是年龄相关性组织学的前列腺癌发病率却无显著差异。这些资料提示初始前列腺癌的发生是一致的,并且与年龄相关,不同的是进展为临床性前列腺癌存在地域性差异。低发地区移民至高发地区后,前列腺癌发生率明显增高也支持这一理论。

(二) 种族

美国黑种人患前列腺癌的概率最高,终身危险性约 10%,高于同一背景的美国白种人 30%～50%,并且进展为晚期前列腺癌的概率明显增高;高加索人是风险第二高的人群,终身危险性约 8%;接下来是西班牙人;亚洲人患前列腺癌的危险最低。

(三) 家族史

研究显示前列腺癌存在家族遗传,有家族史的患者患者前列腺癌的概率明显增高。已证实 5%～10% 的前列腺癌病例和 30%～40% 的早发性前列腺癌病例(男性诊断前列腺癌时年龄<55 岁)是因为敏感性遗传基因的存在而致病。

一级亲属(父亲或兄弟)患有前列腺癌,其前列腺癌患病率是没有家族史的 2 倍。家族中有 2 个亲戚患前列腺癌,其患前列腺癌的概率是没有家族史的 9 倍;若家族中有 3 个和 3 个以上亲戚患有前列腺癌,其患前列腺癌的概率比无家族史的人增加 11 倍。如果家族成员 40 岁前即患有前列腺癌,其儿子或兄弟患前列腺癌年龄提前的概率明显增高。另外,母亲或姐妹患有乳腺癌者,其患前列腺癌的概率也较高。单卵孪生子前列腺癌发生的一致性高于异卵孪生子。

(四) 吸烟

吸烟是许多肿瘤的风险因素,国内外的研究者很早就关注吸烟和饮酒与前列腺癌的关系,但研究结果存在分歧。许多研究表明,吸烟与进展性前列腺癌存在正相关。梁彩花等研究显示,以前列腺增生为对照,吸烟量每天 20 支及以上者患前列腺癌的危险是不吸烟者的 2.19(0.87～5.52)倍;年吸烟量达 800 支以上者患前列腺癌的危险是不吸烟者的 2.08(0.81～12.679)倍。美国 Fred Hutchinson 肿瘤研究中心 Gong 等(2008)报道,独立于肿瘤分期等关键临床预后因素,确诊前列腺癌时吸烟患者的前列腺癌死亡危险较不吸烟患者显著增加。该研究对 752 例前列腺癌患者的资料进行分析,评估吸烟与前列腺癌病死率及其他原因所致死亡之间相关性的危险比。结果显示,与从未吸烟者相比,在诊断疾病时吸烟与显著增高的前列腺癌特化病死率风险具有相关性。在校正人口统计学特征、Gleason 分级、诊断分期和基础治疗等因素后危险比为 2.66。但一些荟萃研究并没有得到相似的结果。

Hichey 总结吸烟导致前列腺癌可能的生理机制包括:①烟草中镉的暴露;②激素环境的改变;③抑制免疫系统;④基因突发(如 p53)。另外,缺乏 GSTM1 基因的人更容易受吸烟不良反应的影响。

(五) 酒精

饮酒与前列腺癌的关系比较复杂。大多研究显示,中等酒精摄入量不增加患前列腺癌的风险。但是一项基于人群的病例对照分析显示,大量酒精摄入明显增加前列腺癌的风险。这种风险增加不受种族、饮酒时间(最近或过去)的影响;除葡萄酒外,也不受酒类影响(如啤酒、白酒)。红葡萄酒与白葡萄酒对前列腺癌的影响存在差异。研究显示,红葡萄酒能够降低前列腺癌的风险,而白葡萄酒则没有这种作用。这可能与红葡萄酒具有独特的化学成分有关。红葡萄酒具有丰富的多酚,其中包括白藜芦醇,后者已经被证实对前列腺癌具有显著的预防作用。

(六)体育锻炼

虽然大多研究显示体育锻炼与前列腺癌没有显著关系,Torti 和 Mathson 回顾了 1976—2002 年的研究提示大约体育锻炼与前列腺癌风险下降 10% ~30% 有关。并且,研究显示体育锻炼可以减少前列腺癌进展的风险。体育锻炼降低雄激素和胰岛素生长因子-1 水平,减少肥胖,提高免疫力和抗氧化防御系统。

(七)肥胖

随着肥胖人群的增多,肥胖与肿瘤的关系越来越受到人们的关注。最近的研究表明体重指数(body mass index,BMI)>40kg/m^2 与许多肿瘤的死亡率上升 1 倍相关,这也包括前列腺癌。

虽然仍存在争议,一些研究表明肥胖与血清 PSA 水平成反比。这与肥胖患者体内雄激素水平较低有关。另外,肥胖患者前列腺的体积也相对较大。

肥胖与前列腺癌的关系目前还没有得出结论性的结果。最近研究显示肥胖可以降低低级别前列腺癌的风险,但另一方面却增加高级别前列腺癌的风险。在前列腺癌预防试验(the Prostate Cancer Prevention Trial,PCPT)中 Gong 等报道与 BMI<25kg/m^2 的人相比,肥胖患者(BMI≥30kg/m^2)发生低级别前列腺癌的风险降低 18%,而发生高级别前列腺癌(Gleason 评分 8 ~ 10)的风险则升高 78%。肥胖对前列腺癌的这种影响的原因目前尚不清楚。由于肥胖患者血清 PSA 水平相对较低且前列腺体积相对较大,通过 PSA 及其相关指标的监测来筛查前列腺癌的阳性率较低,从而导致前列腺癌在被发现时已经是比较晚期。另外,有研究显示肥胖患者前列腺癌的复发率较高。

(八)饮食习惯

高动物脂肪饮食与前列腺癌存在正相关性。脂肪可以刺激雄激素和其他激素的产生。雄激素可以激活休眠的前列腺癌细胞并促进其生长。同时,高脂饮食者一般都伴有蔬菜水果等摄入不足,而后者具有前列腺癌预防作用。亚洲人患前列腺癌的概率较低除了种族因素外,与低动物脂肪和高大豆类的饮食结构也有关。大豆含有丰富的植物雌激素,有助于预防前列腺癌。

二、列线图和人工神经网络

前列腺癌的风险评估包括几个方面:诊断前评估、治疗前评估、复发评估和预后生存评估。在国内关于前列腺癌风险评估的研究较少。临床一般是根据血清 PSA、Gleason 评分和临床分期将前列腺癌分为低、中、高危 3 类,用于指导治疗和判断预后。国外关于前列腺癌风险评估的应用较普遍。通过对前列腺癌各个阶段的风险评估,提高前列腺癌诊疗的循证医学依据。由于前列腺癌的风险因素较多,为了正确评估前列腺癌的各种风险,研究人员设计了各种工具。表9-1 简单列举了各种风险预测工具的优缺点。

表 9-1　各种风险预测工具的优缺点

分析方法	优点	缺点
单因素分析	统计方法简单,便于临床应用	准确性不够
多因素分析 (如逻辑回归)	临床应用相对简便	涉及较多统计方法
人工神经网络	准确性高,整合复杂的多因素关系	临床应用困难,不够直观,不能进行单个因素分析
列线图	准确性高,临床应用方便	需要高级统计学支持

1. 列线图　列线图(nomograms)是一种功能图表,它代表一种包含几个预测模式用于分析多个连续

变量预测某一特定终点的算术公式。它的原理是基于传统的统计方法,如多因素回归分析或考克斯比例项危险模型。列线图由几组轴构成;第一个变量用一个刻度代表,用于反映这一变量对某一特定终点的预测价值。如图 9-1,PSA 的值按照不同的预测能力分布在各自不同的刻度上。通过综合不同的刻度,列线图可以计算出某一终点结果的连续可能性。列线图提供 0~100% 的预测刻度,可以直观地反映风险程度,便于比较。研究显示,应用不同的列线图可以达到 73%~83% 的预测准确率。不同的列线图模式是基于不同的研究设计成果的,可以通过软件程序的方式,直接输入变量后得出结果,便于临床使用。比较常用的是美国蒙特利尔大学癌症预测与健康结果小组(http://www. nomogram. org)和前列腺癌预防试验小组(Prostate Cancer Prevent Trial,PCPT)(http://www. compass. fhcrc. org/edrnnci/bin/calculator/main. asp)发布的风险计算器。

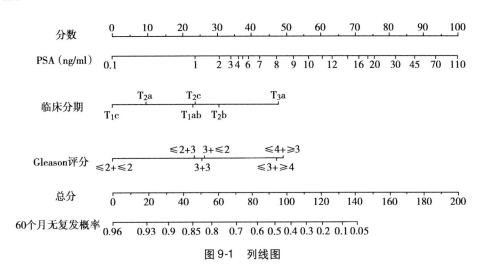

图 9-1　列线图

2. 人工神经网络　人工神经网络(artificial neural networks,ANN)是采用物理可实现的系统来模仿人脑神经细胞的结构和功能的系统;将生物神经网络的结构及工作方式用数学形式模拟出来,是用机器模拟人脑智能活动的杰出代表。它具有许多优点,如自适应性、容错性、模式识别性能、外推性、自动抽提功能等。适用于某些难以参数化的因素,对噪声和不完整信息的敏感程度低,且能够很好地完成多变量模式识别(图 9-2)。

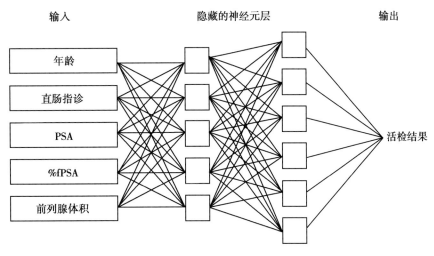

图 9-2　人工神经网络

前列腺癌的早期诊断和筛查是 ANN 主要应用领域。近年来,国外研究人员将人工神经网络原理同前列腺癌诊治中的其他指标相结合,应用于提高前列腺癌的诊断效率及前列腺癌治疗过程中的预测,取得了很好的效果。目前 ANN 在前列腺癌的诊断和短期治疗的结果预测上已经得到了美国 FDA 的认可。

文献结果表明 ANN 具有较高的准确率,并在不同程度上避免了不必要穿刺。Snow 等最先将 ANN 技术引入到前列腺癌的诊断中。在其文献中 ANN 的预测准确率为 87%。Finne 等采用了多层 ANN,减少了 68 例假阳性病例,占假阳性病例(508)的 13%。另外一组研究结果表明 ANN 减少了 74 例不必要穿刺,占总穿刺病例(151)的 49%,占不必要穿刺病例(74/114)的 63.6%。Stephan 等提到相对于单一变量,ANN 的特异性提高了 20%~30%,很大程度上避免了不必要的穿刺。Remzi 等利用 ANN 预测前列腺重复穿刺活检的结果,其中 ANN 特异性为 68%,敏感性为 95%,并且减少了 68% 的不必要重复穿刺。

然而 ANN 在临床上的应用仍然存在局限。第一,目前缺少前瞻性的研究。尽管很多文献指出基于 PSA、DRE 和前列腺体积等参数的 ANN 可以提高诊断准确率,但是这些结果多是回顾性的研究。在这些研究中,为了确保训练集与测试集的相似性,训练集与测试集是从研究对象中随机生成。但是现实生活中,测试集与训练集在诊断变量的分布上并不完全相同。这些差别存在的原因是测试集的数据总是在训练集数据之后。这也是在少数前瞻性研究中 ANN 的特异性相对较低的原因。因此需要不断的前瞻性的研究来验证 ANN;第二,虽然 ANN 在一定程度上提供了对前列腺癌的客观诊断,但是,ANN 的主要输入参数前列腺的体积和 DRE 仍然是主观依赖性很强的变量。在采用了这两个参数作为输入的研究中,由它们引起的误差是不可避免的;第三,目前关于 ANN 的研究多基于某一特定的人群,而这些人群会在年龄、种族或是病理等方面具有代表性。这在很大程度上限制了 ANN 在世界范围的应用推广;第四,训练时间长:人工神经网络需要长时间的训练,有时可能使之变得不实用。大多数简单问题的网络训练需要至少上千次迭代。根据网络的大小,训练过程可能需要主机时间几小时至几十小时;第五,需大量训练数据:人工神经网络在很大程度上取决于训练时关于问题的输入-输出数据,若只有少量输入-输出数据,一般不考虑使用人工神经网络。

3. 结论 与前列腺癌相关各种结果可以通过几种不同的方法进行预测,其中列线图和人工神经网络是两种用于个体预测的比较复杂的方法。总的来说,列线图和人工神经网络的预测准确率相仿。由于列线图使用较方便,无须借助计算机辅助,结果较透明,因此较为临床广泛接受。

第四节 前列腺癌预后判断

预后因子有助于了解前列腺癌疾病自然病史,并且可以用来预测各种治疗方法的各种不同的疗效。由于相当一部分通过 PSA 筛查诊断的前列腺癌不会进展为具有临床意义的肿瘤,因此对预后因子的研究就更具有重要的意义。

预后因子可能是疾病相关、患者相关或独立的变量。TNM 分期、PSA、Gleason 评分和术后切缘阳性率是前列腺癌显著的独立的肿瘤相关性预后因子。患者个体的因素,如年龄、种族、一般情况和伴发疾病也影响疾病的预后。值得一提的是,由于前列腺癌自然病程相对较长,诊疗过程患者的主观选择也影响着疾病的预后。在欧美国家,人们通过对大样本人群的研究,综合各种预后因子,形成了各种的预后判断模式。其中列线图是一种最常用的模式(详见第九章第三节)。

一、前列腺癌预后相关因素

1. 临床分期(TNM 分期) 是最重要的前列腺癌预后因素之一。研究显示前列腺癌越早期预后越好,反之亦然。Zincke 等报道对经前列腺癌根治术的患者随访 15 年,T_1 期患者 70% 无复发,T_{2a} 期患者 56% 无复发,而 $T_{2b/c}$ 者仅 47% 无复发。但临床分期实践中不易准确,使它的预后价值受到一定限制。

2. 肿瘤的体积和浸润范围 肿瘤体积是前列腺癌预后的一个重要预测因子,一些学者认为肿瘤的体积越大,前列腺癌预后越差。Bostwick 等报道肿瘤体积<0.5cm³ 前列腺包膜受累的概率为 10%,当肿瘤体积约为 4.0cm³ 时,精囊受累的概率为 10%;当肿瘤体积约为 5.0cm³ 时,出现远处转移的概率为 10%。另一组报告显示:肿瘤体积<3.0cm³ 的前列腺癌患者无淋巴结转移,而肿瘤体积>3.0cm³ 则 18% 有淋巴结转移。但与其他前列腺癌预后因素一起进行多因素分析证明肿瘤的体积不是一个独立的前列腺癌预后因素,并且临床上直接准确测量肿瘤体积存在困难,因此其应用受到限制。而肿瘤局部浸润范围则是前列癌独立的预后指标,它可以通过直肠指诊及经直肠 B 超、CT、MRI 等影像学检查来评估。前列腺癌的浸润范围可分为:①器官内肿瘤;②被膜浸润和(或)精囊受侵犯;③外科切缘阳性 3 种。Paulson 等报道,对行前列腺癌根治术患者经过 10 年随访,器官内肿瘤组仅 12% 复发,而被膜或精囊受侵犯组 30% 复发,切缘阳性组 60% 复发。

3. 病理分级 前列腺癌组织病理分级在判断疾病进展和总体生存率具有重要的作用。Gleason 评分是目前应用最广泛的病理分期系统。根据前列腺癌的生物学行为将 Gleason 评分分为 GS 2~4 分、GS 5~6 分、GS 7 分、GS 8~10 分,共 4 组;与 GS<7 分相比,GS≥7 分的前列腺癌血清 PSA 水平显著增高,中等以上肿瘤体积的比例增多,并且伴有被膜外侵犯、精囊腺浸润、阳性手术切缘和淋巴结转移的发生率显著升高;GS8-1 强烈提示有肿瘤淋巴结转移。随着各组 Gleason 评分的增高,患者的生存率降低。Gleason 评分中有 3 种因素与生物学行为密切相关:①GS 7 中主要分级为 4(GS 4+3)比主要分级为 3(GS 3+4)的前列腺癌预后更差。Lau 等对 263 例 GS 7 的前列腺癌病例分析发现,与 GS 3+4 相比,GS 4+3 具有更高级别的病理分期、更易发生精囊腺浸润(34%/18%)与被膜外侵犯(58%/38%)、更高的血清 PSA 水平(13ng/ml/9ng/ml)及更短的生存期。因此,GS 7 中主要分级 4 与预后不良相关。②具有 GS 4/5 级的前列腺癌比与不具有 GS 4/5 的前列腺癌生存期短,所以 GS 4/5 的百分比与前列腺癌的预后具有相关性。③当 Gleason 评分主要和次要的组织结构以外还存在所占比例位于第 3 位组织结构的肿瘤时,若第 3 位肿瘤的分级高于主要和次要组织结构分级,则前列腺癌的预后更差。目前普遍认为,Gleason 评分是判定前列腺癌预后的最重要指标之一。其他病理因素,如 DNA 倍体、微血管形成、周围神经浸润和穿刺活检阳性比率也与前列腺癌预后存在相关性。

4. 前列腺特异性抗原 前列腺特异性抗原(prostate specific antigen,PSA)广泛应用于前列腺癌的监测和诊断。同时,PSA 是前列腺癌一个良好的预后判断指标,可以在诊断或复发时,对局灶型前列腺癌或晚期进展型前列腺癌进行预后评估。PSA 倍增时间(PSA doubling time,PSADT)是前列腺癌根治术后的一个显著预后指标。然而由于 PSA 不具备肿瘤特异性,在疾病早期、血清 PSA 水平较低时使用应谨慎。血清 PSA 增高较明显提示肿瘤体积较大,肿瘤侵犯前列腺被膜、精囊或有盆腔淋巴结扩散。PSA 与前列腺癌根治术后生化复发存在显著相关性。前列腺癌根治术后血清 PSA 水平有助于判断术后切缘阳性率。

5. 年龄和预期寿命 虽然通常年龄是前列腺癌的已知的预后因子,但是其在预测局限性前列腺癌的作用存在争议,特别是对于年龄较大的患者。此时,预期寿命是一个比较理想的指标。不管是早期前列腺癌或晚期前列腺癌,与年龄相关的老年人全身系统其他并发症对于前列腺癌的预后具有显著的影响。

6. 其他因素 随着分子生物学的发展,越来越多的肿瘤标志物被证明与前列腺癌预后有关。但是这些肿瘤标志物目前大多处于研究阶段。另外,研究表明社会经济状态和患者受教育程度也影响前列腺癌的预后。

二、前列腺癌预后因子分类

根据 WHO(1999 年版)巴黎会议,将前列腺癌预后因子分为 3 类(表 9-2):①第一类,基于大宗临床试验证实具有预测预后作用的因子,建议作为常规监测指标;②第二类,基于多中心研究具有预测预后潜能,但必须进一步论证才能推荐的指标;③第三类,需要进一步研究证实的指标。临床上一般将血清 PSA 水平、Gleason 评分和临床 TNM 分期作为前列腺癌经典的预后因子,根据这三者可将前列腺癌预后风险分为低度危险、中度危险、高度危险 3 个等级,用于判断预后和指导治疗(表 9-3)。

表 9-2 WHO 前列腺癌预后因子分类(1999 年版)

分类 I	分类 II	分类 III
TNM 病理分期	DNA 倍性	不包括 I 类和 II 类的其他因素
病理分级(Gleason 评分和 WHO 核分级)	组织学类型	前列腺特异性膜抗原

续表

分类Ⅰ	分类Ⅱ	分类Ⅲ
外科手术切缘情况	活检标本肿瘤的容积	其他血清学检测（P5M,hK2,胰岛素样生长因子等）
术前 PSA 水平	根治术后前列腺标本肿瘤的容积	周围神经侵犯
治疗的病理影响		微血管密度
前列腺包膜内肿瘤的位置		雄激素受体
		基因标志物

表 9-3　前列腺癌风险分级

风险	PSA(ng/ml)	Gleason 评分	病理分级
低级（满足所有）	≤10	≤6	≤T_{2a}
中级（除外低级，满足其中一项）	≤20	7	T_1/T_2
高级（满足任一项）	>20	≥8	≥T_3

（张开颜　陈实新　邢金春）

参 考 文 献

1. 梁彩花,柳青,周芳坚,等. 前列腺癌与生活行为方式病例对照研究[J]. 中国公共卫生,2007(08):929-931.

2. 吕冬姣,张珏,王霄英,等. 人工神经网络在前列腺癌诊断中的应用[J]. 北京大学学报(医学版),2009,(04):469-473.

3. Tollefson MK,Leibovich BC,Slezak JM,et al. Long-term prognostic significance of primary Gleason pattern in patients with Gleason score 7 prostate cancer:impact on prostate cancer specific survival[J]. J Urol,2006,175(2):547-551.

4. Reed A,Ankerst DP,Pollock BH,et al. Current age and race adjusted prostate specific antigen threshold values delay diagnosis of high grade prostate cancer[J]. J Urol,2007,178(5):1929-1932;discussion 1932.

5. Thompson I,Thrasher JB,Aus G,et al. Guideline for the management of clinically localized prostate cancer:2007 update[J]. J Urol,2007,177(6):2106-2131.

6. Gong Z,Agalliu I,Lin DW,et al. Cigarette smoking and prostate cancer-specific mortality following diagnosis in middle-aged men[J]. Cancer Causes Control,2008,19(1):25-31.

7. Shariat SF,Karakiewicz PI,Margulis V,et al. Inventory of prostate cancer predictive tools[J]. Curr Opin Urol,2008,18(3):279-296.

8. Smith RA,Cokkinides V,Brawley OW. Cancer screening in the United States,2008:a review of current American Cancer Society guidelines and cancer screening issues[J]. CA Cancer J Clin,2008,58(3):161-179.

9. Vordermark D. Quality of life and satisfaction with outcome among prostate-cancer survivors[J]. N Engl J Med,2008,359(2):201;author reply 201-202.

10. Yin M,Bastacky S,Chandran U,et al. Prevalence of incidental prostate cancer in the general population:a study of healthy organ donors[J]. J Urol,2008,179(3):892-895;discussion 895.

11. Andriole GL,Crawford ED,Grubb RL,et al. Mortality results from a randomized prostate-cancer screening trial[J]. N Engl J Med,2009,360(13):1310-1319.

12. Antonelli JA,Jones LW,Bañez LL,et al. Exercise and prostate cancer risk in a cohort of veterans undergoing prostate needle biopsy[J]. J Urol,2009,182(5):2226-2231.

13. Draisma G,Etzioni R,Tsodikov A,et al. Lead time and overdiagnosis in prostate-specific antigen screening:importance of methods and context[J]. J Natl Cancer Inst,2009,101(6):374-383.

14. Schröder FH,Hugosson J,Roobol MJ,et al. Screening and prostate-cancer mortality in a randomized European study[J]. N Engl J Med,2009,360(13):1320-1328.

第十章　前列腺癌的转移

第一节　前列腺癌转移的分子生物学机制

一、前列腺癌转移相关基因

众所周知,前列腺癌的生物学习性具有多样性,如何准确判断哪些肿瘤将发生转移已成为研究的重要课题。但目前仍未找到判断前列腺癌细胞行为的敏感标志物。有证据表明,前列腺癌由非转移表型向转移表型演进过程中,部分基因功能的丢失或异常是一个重要的原因。随着研究的深入,不断发现有一些基因与前列腺癌细胞侵袭转移有密切的关系,被称为前列腺癌转移相关基因(metastasis-related genes)。

（一）肿瘤转移的抑制基因

1. **KAI1 基因**　该基因是第一个被确认的前列腺转移抑制基因,于 1995 年 Dong 等从人的染色体 11p11.2 中克隆出来的,命名为抗癌 1 号,即 KAI1 基因。该基因在正常及良性增生的前列腺组织中高表达,而转移的前列腺癌组织及部分原发前列腺癌组织中表达降低。由于该基因具有特殊的亲水结构,能够与肿瘤细胞表面黏附受体的结合,也可以与细胞膜上特异膜蛋白(包括钙黏素、表皮生长因子受体、整合素等)相互作用而抑制肿瘤的转移。

2. **CD44**　CD44 位于人体染色体 11p13 上,是整合在细胞表面的一类跨膜蛋白。其抑制肿瘤的转移机制与 CD44 作为黏附分子,参与周围细胞间质透明质酸的黏附作用及参与信号传递的作用相关,但也有学者研究表明了透明质酸在抑制作用中并非必需,而其与肌动蛋白的相关蛋白结合在转移作用中似乎更重要。然而在许多其他肿瘤中,如乳腺癌、胰腺癌及宫颈癌等,CD44 可以表达出促进肿瘤转移的作用,这可能与基因变异体的复杂性有关。

3. **MAPKK$_4$/SEK$_1$**　Yoshida 等证实了在人染色体上的 17p12 上,存在着前列腺癌的转移抑制基因,编码的产物为促分裂原活化蛋白激酶(MAPK)的激酶 4,它参与蛋白磷酸化和去磷酸化的过程,从而在细胞增殖和转化中起调控作用,但蛋白激酶在细胞内的信号传导通路极为复杂,所以 MA PKK4 抑制肿瘤细胞转移的机制尚有待进一步研究。

4. **nm23-H1 与 nm23-H2 基因**　其抑制肿瘤转移的机制可能是其产物调节三磷酸鸟苷的结合蛋白,参与 G 蛋白调控的信号传导,影响了有丝分裂纺锤体的形成,同时具有转录翻译调控及分化抑制等功能。同时 nm23-H1 基因,具有诱导细胞凋亡,提高肿瘤抗氧化能力的作用。

随着人类对前列腺癌抑癌基因的研究,越来越多的抑癌基因展现在我们面前,这些基因的缺失或变异,将对前列腺癌的转移过程中起了重要的促进作用。

（二）促进前列腺癌转移的基因

1. **前列腺干细胞抗原(prostate stem cell antigen,PSCA)**　1998 年 Reiter 等发现的一个前列腺癌相关的肿瘤抗原,因为它与干细胞抗原-2 有 30% 同源而被命名为前列腺干细胞抗原。PSCA 主要在前列腺上皮中表达,尤其以基底上皮细胞为主,具有很高的前列腺组织特异性。其生物学功能尚不明确,可能参与酪氨酸激酶信号传导和细胞与细胞之间黏附来促进前列腺癌转移,也可能与干细胞的凋亡和增殖有关。

2. **前列腺肿瘤诱导基因 1(prostate tumor inducing gene-1,PTI-1)**　前列腺肿瘤诱导基因-1 是 1992

年 Su 等将 LNCaP 细胞的基因组 DNA 进行剪切后转染鼠胚成纤维细胞系,发现其表达明显增强,进而克隆获得的新基因。该基因产物被推断可破坏正常核糖体识码读框功能,导致产生突变蛋白产物,影响真实转录性。最新的报道 PTI-1 与前列腺癌的恶性表型密切相关,对早期诊断和指导临床均有一定意义。

3. 基质金属蛋白酶(matrix metalloproteinases,MMP)　基质金属蛋白酶包括明胶酶、胶原酶等,是一个分解胞外基质的蛋白酶家族。一般认为,在肿瘤的发生阶段,MMP 可分解组织的基质结构,促进肿瘤增生;在肿瘤发生转移时,其可促使肿瘤组织结构松弛,便于癌细胞转移。此外,MMP 还有助于为新生血管的生长提供空间,促进肿瘤血管生成。

4. 胸腺素 B15(Thymosin B15)　Thymosin B 家族是一组 G2 肌动蛋白联接的螯合蛋白,胸腺素 B15 为新发现的成员,生物学的特点主要是促进细胞的游走和运动,从而参与肿瘤细胞的侵袭转移过程。临床研究报道,胸腺素 B15 的表达水平与前列腺癌患者的 Gleason 评分、分化程度和预后相关,并可作为临床评估前列腺癌转移风险的标志物。

(三) microRNA 与前列腺癌转移

microRNA(miR)是一类长度为 19 ~ 25 个核苷酸的非编码单链 RNA,其作用主要是通过其种子序列与靶基因 3′-非翻译端(3′-UTR)结合而在转录后水平调节靶基因的表达,参与细胞增殖、分化、凋亡、肿瘤细胞迁移、侵袭等过程。研究发现,在人类全基因组中,miRNA 中约有一半定位在肿瘤相关的基因脆性位点,表明 miRNA 在肿瘤的发生发展过程中发挥重要作用,而异常表达的 microRNA 也与前列腺癌进展密切相关。

1. 促前列腺癌转移的 microRNA

(1) miR-21:miR-21 在包括前列腺癌在内的多种肿瘤组织中高表达,转移性癌肿中升高尤为明显。在激素抵抗性转移性前列腺癌患者血清中,miR-21 表达水平也显著高于激素依赖性前列腺癌患者。miR-21 可通过多种途径促进前列腺癌转移。例如,miR-21 可通过靶向调节 MARCKS、PDCD4 和 TPM1 增强前列腺癌细胞 DU145 和 PC-3 的凋亡耐受和侵袭力。通过靶向 ANP32A 和 SMARCA4,miR-21 则可增强 LNCaP 的侵袭能力。此外,过表达 miR-21 通过靶向 PTEN,激活下游 AKT 和 ERK1/2 信号途径,使 HIF-1α 和 VEGF 表达增强,促进肿瘤细胞血管形成,为转移创造条件。由此可见,miR-21 在前列腺癌进展过程中与促癌基因的作用类似。

(2) miR-221 和 miR-222:miR-221 和 miR-222 均是由 X 染色体编码的 microRNA,其作用主要与前列腺癌雄激素抵抗有关。与肿瘤发生发展密切相关的转录因子 NF-κB 和 c-Jun 可结合于 miR-221 和 miR-222 启动子上游区域,促进 miR-221 和 miR-222 在前列腺癌细胞中表达。有研究表明,雄激素非依赖性前列腺癌细胞 LNCaP-A1 和 PC-3 与雄激素依赖性细胞 LNCaP 相比,miR-221 和 miR-222 表达水平更高。下调 miR-221 可降低细胞侵袭迁移能力,而过表达 miR-221 可促进 NSE 的表达,以促进神经内分泌分化的形成。此外,许多与肿瘤进展相关的基因如 ARH1、DVL2、SIRT1 等均受 miR-221 和 miR-222 的影响。

(3) DLK-DIO3 cluster:DLK-DIO3 cluster 包含 4 种 microRNA,miR-409-3p、miR-409-5p、miR-154 和 miR-379,它们在前列腺癌骨转移上皮间质转变(EMT)细胞株模型 ARCaP$_M$ 中的表达水平均高于对照组前列腺癌细胞株 ARCaP$_E$。这些 miR 可抑制多种抑癌基因的表达的,包括 STAG2、RBL2、NPRL2、RSU1 等,下调 DLK-DIO3 cluster miR 表达可逆转 EMT,而上调表达则促进 EMT 发生。这表明上述 4 种 miR 与前列腺癌的转移密切相关。

2. 抑制前列腺癌转移的 microRNA

(1) miR-205:miR-205 主要表达在前列腺基底细胞,而在前列腺癌细胞和前列腺组织中则表达降低,尤其是转移性前列腺癌(如淋巴结转移)中表达水平更低。在前列腺癌中,miR-205 与 EMT 关系密切,发挥着类似抑癌基因的作用,它在前列腺基膜形成与维持中起重要作用,通过调控 laminin-332 及其受体 integrin-β$_4$ 在基膜的沉积,促进基膜 3D 结构和正常腺泡样结构的形成,从而阻止前列腺癌细胞的迁移侵袭。此外,miR-205 还可以靶向抑癌基因 IL24 和 IL32 的启动子区域,上调两者的表达,进一步抑制前列腺癌的进展。

(2) miR-34a:miR-34a 受 p53 基因调控,并靶向调节多个转移相关基因。在转移性前列腺癌中 miR-34a 表达下调。它可以通过靶向 C-myc 和 c-Met 而抑制 C-myc-Skp2-Mizl 和 C-myc-pTEFB 转录复合物的活性,调控 RhoA、E2F1,进而影响前列腺癌细胞的迁移侵袭能力。此外,miR-34a 可直接靶向调控 CD44 从而限制 CD44 阳性前列腺癌祖细胞的转移功能,或靶向调控 Wnt 通路中的 TCF7 和 LEF1 而参与 EMT 过程。

（3）miR-143/145 cluster：在前列腺癌骨转移灶中，miR-143 和 miR-145 的表达较原发灶显著降低，且在前列腺癌中，低表达的 miR-143 和 miR-145 与血清 PSA 水平、Gleason 评分和骨转移呈负相关，而与生化复发和无病生存率呈正相关。不仅如此，miR-143 和 miR-145 可以抑制前列腺癌肿瘤干细胞标志物 CD133、CD44、OCT-4、Sox2、C-myc 和 KLF4 的表达，存在于 ZEB2 和 miR145 之间负反馈调控回路使 miR145 可以抑制 PC-3、DU145 和 C4-2B 细胞的迁移侵袭和 EMT 发生。

总之，随着分子生物学理论和技术的飞速发展，人们对前列腺癌的侵袭转移的机制认识逐渐加深，将不断有新的相关基因被发现，特别是阐述了相关基因的功能以及它们的网络联系机制，为临床上预防前列腺癌、早期前列腺癌的准确诊断和非依赖性雄激素的前列腺癌的治疗提供新的靶位点、新的技术和新的手段。

二、细胞周期调整与前列腺癌转移

前列腺癌在原发灶的进展是一个缓慢的过程，通常需要几年，甚至十几年，来形成一个转移的肿瘤。众所周知，前列腺癌的转移以骨骼的转移多见，但一旦发生转移后，转移灶的肿瘤增长的速度将会变快，而且一般在几年里成为致命的因素。因此，大家提出了为什么前列腺癌在原发灶及转移灶的进展速度会存在差异，最根本的原因是什么？答案是由于复杂的细胞因子的改变，影响着细胞周期的调控，刺激了正常的细胞或前列腺癌细胞不受限制的增殖，从而加快了疾病的进展。无限制的增殖只是前列腺癌的发生和多步骤过程中一个重要因素，其最终的结果是导致肿瘤的形成和恶性的转化。因此，在下面我们将阐述存在哪些因素，可以通过调控细胞周期变化来促进前列腺癌的转移。

（一）细胞周期

正常的机体细胞经过一系列固有的有序事件，而达到自身复制的过程，称为细胞周期。包括 G1-S-G2-M 期的进程和 M 期，M 期后将产生两个 G1 期子细胞，并可进入下一轮细胞周期的循环。研究发现细胞周期中至少存在 4 个关卡来调控周期的正常进展。而在这关卡的检查中，则是通过了周期蛋白、周期蛋白依赖性激酶（CDKs）、CDK 抑制因子（CKI）、Rb 蛋白等蛋白质来保证细胞周期正常的进展，确保细胞增生及凋亡的相对平衡。在 M 期和 G0 期中，低磷酸化 Rb 蛋白可以和相应的多种底物结合，抑制转录因子的功能。在 G1 期中，周期蛋白 D-CDK4/6 和 E/CDK2 可先磷酸化 Rb 蛋白，使其失去活性，释放出转录因子，让细胞完成 DNA 复制的准备，保证了细胞周期的顺利进行。

（二）影响细胞周期调控的因素

1. 雄激素受体　前列腺上皮细胞的正常生长必须依赖于雄激素的调控，因此在前列腺癌的发生、进展过程，雄激素的作用仍然是关键因素。前列腺中存在一个关键的核转录因子，即雄激素受体（androgen receptor，AR），是雄激素依赖性转录因子和重要的启动因子，通过刺激了周期蛋白依赖性激酶的生成，推动细胞周期的进行，从而促进了癌上皮细胞的增殖。AR 是转录因子核受体超家族中成员之一，由 C-末端配体结合域、一个 DNA 结合域及 N-末端转录激活区组成的。正常情况下，AR 的 C-末端配体结合域被热休克蛋白（HSP）所封闭，而处于无活性状态。当 AR 与雄激素如双氢睾酮等结合后，AR-HSP 复合体分开，使 AR 向细胞内传导，启动细胞转录并促进了靶基因的表达。目前较为公认靶基因有前列腺特异性抗原（PSA），因此在临床中常用 PSA 指标筛选前列腺癌。

2. CDK 抑制因子（CKI）

（1）p27/Kip：p27/Kip 是公认的细胞周期进程的抑制因子，位于染色体 12p13 区域，其机制通过阻止周期蛋白/CDK 复合物的形成，来参与细胞周期的调控。在通常情况下，细胞内 P27 蛋白水平较高，部分 P27 与周期蛋白 E/CDK 2 复合体结合使细胞周期停滞在 G1 期，继而进入细胞休眠的 G0 期。因此该染色体杂合子的丢失，将促进细胞的增殖，导致人类许多肿瘤包括前列腺癌的发生、进展。

（2）P16/INK4A：p16 基因是 1994 年分离鉴定出的一种抑癌基因，因对多种肿瘤有抑制作用而被命名为多肿瘤抑制基因。它编码的产物，参与细胞周期蛋白的调节，抑制细胞由 G1 期进入 S 期，对细胞周期起负调控作用。该基因的失活使细胞周期蛋白依赖性激酶活化，导致 Rb 蛋白持续磷酸化及细胞无限制增殖，从而参与多种肿瘤的发生、发展及预后。

3. 内源性多胺　它们属于人类前列腺里的正常表达的一种分子，并分泌进入前列腺液中，其中鸟氨酸脱羧酶是多胺生物合成过程中的限物酶。在细胞周期中，多胺含量的升高，可以刺激机体合成一种小分子调节蛋白称为抗酶,使得细胞停滞在 G1 期,并特异性结合鸟氨酸脱羧酶,抑制了多胺的合成。在前列腺癌中,升高的多巴胺无法刺激机体合成调节蛋白,使得鸟氨酸脱羧酶的含量过度表达,促进细胞恶性的转变,从而在前列腺癌的增殖和进展过程中起重要作用。

综上所述,在肿瘤的进展过程中,细胞周期调控无法起正常作用,癌细胞不再根据正常的有丝分裂信号来增殖。相反,往往通过积累各种突变来改变细胞周期的调控机制,促进细胞的无限制增殖。目前较公认的是细胞因子特别调控细胞周期的各种蛋白在这一过程中起关键作用。而且,这些蛋白也有促进异常细胞的协调性生长和转移的能力。

但是,对转移性疾病的进展是否是细胞周期调节异常的必然结果呢?这个问题值得我们去思考和探讨。近年来,对细胞周期的研究逐渐加深,特别是调控它的因素的研究,启发我们尝试通过恢复细胞周期的正常关卡,来恢复肿瘤细胞的正常生长或抵制转移的进展。这将为我们在肿瘤的治疗中提供新的思路。

(苟 欣)

第二节 前列腺癌骨转移的生物学特点

前列腺癌骨转移是一个有待解决的重大临床问题。前列腺癌是男性泌尿生殖系统常见的恶性肿瘤,在美国前列腺癌的发病率已经超过肺癌,成为第 1 位危害男性健康的肿瘤。我国前列腺癌的发病率虽远低于西方国家,但近年来呈显著升高趋势。前列腺癌易发生骨转移,美国前列腺癌患者中,有 8% 的白种人和 14% 的非洲裔美国人存在骨转移,死于前列腺癌的患者中 85% ~ 100% 合并骨转移。

一、骨转移的模式

总的来说,骨骼系统是恶性肿瘤转移的第 3 个常见的部位,而对于前列腺癌,核素显像研究显示,最常见的受影响的部位是中轴骨骼(尤其是腰椎、骨盆)(60%),肋骨(50%),附肢骨骼(38%)和颅骨(14%)等。

目前对前列腺癌转移的确切机制目前尚不清楚,但有两种转移模式被普遍接受,并且证据充分。一种是由于解剖学上的便利途径,前列腺癌细胞被选择性地传送到骨而不是别的器官。由于脊椎静脉丛无静脉瓣,胸腹腔、盆腔静脉、肋间静脉及静脉瓣少的四肢静脉与脊椎静脉丛彼此交通,组成脊椎静脉丛(即 Batson 静脉丛)。此静脉系统血液缓慢、压力低、容积大,有时可发生逆流,可在咳嗽、打喷嚏及肌肉牵拉等因素致胸腔压力增高,可使胸腹腔内静脉中的瘤栓子不经肺、肝而进入此系统,直接转移至脊柱、胸廓及骨盆等处。然而,转移发生率高的腰椎和骨盆可能由于解剖位置的接近和静脉回流的模式,使得骨髓本身的内皮细胞有较多机会接触由前列腺癌释放出来的癌细胞。另一方面,腰椎和骨盆中含有丰富的红骨髓,可以为癌细胞的浸润和增殖提供了最适宜的环境。正是这些因素的结合,导致了器官的特异性分布。

另一种是 Paget 的"种子和土壤"学说,认为前列腺癌细胞和骨的微环境成分之间存在特异、强烈的相互作用。骨释放的因子可特异性地吸引前列腺癌细胞向骨运动和转移;而且,癌细胞必须附着于骨的细胞外基质和实质细胞,转移灶才得以建立,从而使得癌细胞的增殖并形成新生血管。

二、骨转移的病理生理

转移性的癌细胞在入侵骨髓的过程中,首先要与骨髓的内皮细胞结合而被捕获。这是一种由整合素介导的快速结合,随后他们通过介导降解酶来发挥降解基质的作用,从而发生了积极迁移的过程。

前列腺癌骨转移的特征是成骨型,约 85% 为单纯成骨型骨转移,单纯溶骨型甚是少见,但两种现象也可同时发生。传统的观点认为,前列腺癌骨转移是一种成骨性的疾病,掩盖了存在骨破坏的事实。从细胞来看,转移的前列腺癌上皮细胞首先与成骨细胞发生反应,产生溶骨现象,为以后的成骨提供了必要的空间、营养物质、和钙离子;同时前列腺癌上皮细胞又与成骨细胞作用产生骨硬化。目前许多关于成骨性转移的刺激因子已经被确定,包括成骨形成蛋白、纤维细胞生长因子,β-转化生长因子,丝氨酸蛋白酶和内皮素-1 等。

正常机体里,骨不断地进行着重建,骨重建过程包括破骨细胞贴附在旧骨区域,分泌酸性物质溶解矿物质,分泌蛋白酶消化骨基质,形成骨吸收陷窝;其后,成骨细胞移行至被吸收部位,分泌骨基质,骨基质矿化而形成新骨。破骨与成骨过程的平衡是维持正常骨量的关键,并且破骨细胞直接参与骨吸收,是骨组织吸收的主要功能细胞。由于入侵的癌细胞导致了的可溶性生长因子异常改变,刺激破骨细胞的活性并异常表达,进而同时促进了骨吸收和骨形成的速度。因此有些学者提出了"恶性循环"和"骨拟态"的机制学说。

前者指,前列腺癌细胞分泌甲状旁腺激素相关蛋白作为主要刺激溶骨反应的重要因子,增加细胞表面核转录因 κB 受体启动子配体的表达,进而与溶骨细胞前体细胞表面特异性受体结合而诱导破骨细胞进行分化,并诱导溶骨反应的发生和骨质吸收,破骨细胞的分化也刺激了成骨细胞的生成及分化;而在骨质吸收过程中伴有 β-转化生长因子、骨形成蛋白等的释放,能够反过来刺激甲状旁腺激素相关蛋白的分泌增加,并刺激肿瘤生长。因此形成了恶性循环,导致了更进一步的骨破坏。

后者是指瘤细胞进入骨组织后,脱离雄激素的调控作用,但在细胞因子的调节下,瘤细胞和骨基质中均能显著表达核转录因子 κB 受体启动子配体和骨保护素;骨保护素通过竞争成骨细胞前体表面的核转录因子 κB 受体启动子配体受体结合位点,起重要的调节作用。因此通过此机制,我们可以明确解释原发灶癌细胞生长相对较缓慢,而一旦转移到骨,黏附到骨髓内皮细胞,就会加速生长。

综上所述,前列腺癌骨转移的生物学机制是复杂的,目前认为前列腺癌与骨的相互作用是这一机制的核心,理解肿瘤与骨转移之间的相互关系对识别化疗干预潜在靶点,从而终止肿瘤生长和骨转移具有一定的帮助。目前国内外对此的研究成果近几年也颇多,但众多影响因素的阐明仍有待于动物实验和临床研究的进一步探索。

（陈志阳　王惠强　邢金春）

参 考 文 献

1. Evan GI, Vousden KH. Proliferation, cell cycle and apoptosis in cancer[J]. Nature, 2001, 411(6835):342-348.

2. Kanoh Y, Akahoshi T, Ohara T, et al. Expression of matrix meta-Hoproteinase-2 and prostate-specific antigen in localized and metastatic prostate cancer[J]. Anticancer Res, 2002, 22(3):1813-1817.

3. Bao L, Zetter BR. Molecular cloning and structural characterization of the rat thymosin beta15 gene[J]. Gene, 2000, 260(12):37-44.

4. Hart CA, Scott LJ, Bagley S, et al. Role of proteolytic enzymes in human prostate bone metastasis formation:In vivo and in vitro studies[J]. Brit J Cancer, 2002, 86:11361-11364.

5. Lin KH, Wang WJ, Wu YH, et al. Activation of antimetastatic nm23-H1 gene expression by estrogen and its a-receptor[J]. Endocrinology, 2002, 143(2):467-475.

6. Kozlow W, Guise TA. Breast cancer metastasis to bone:mechanisms of osteolysis and implications for therapy. J. Mammary Gland Biol[J]. Neoplasia, 2005, 10:169-180.

7. De CA, Inze D. Cyclin-dependent kinase inhibitors in yeast, animals, and plants:a functional comparison[J]. Crit Rev Biochem Mol Biol, 2006, 41(5):293-313.

8. Wu FY, Wang SE, Sanders ME, et al. Reduction of cytosolic p27(Kip1) inhibits cancer cell motility, survival, and tumorigenicity[J]. Cancer Res, 2006, 66(4):2162-2172.

9. Richard JA, Wen GJ. Metastasis of Prostate Cancer[J]. Cancer Metastasis-Biology and Treatment, 2007, 10:253-275.

10. Iguchi H. Molecular mechanism and potential targets for bone metastasis[J]. Gan To Kagaku Ryoho, 2007, 34(1):1-10.

11. Miller RE, Roudier M, Jones J, et al. RANK ligand inhibition plus docetaxel improves survival and reduces tumor burdenin a murine model of prostate cancer bone metastasis. Mol[J]. Cancer Ther, 2008, 7:2160-2169.

12. Christgen M, Bruchhardt H, Ballmaier M, et al. KAI1PCD82 is a novel target of estrogen receptor-mediated gene repression and downregulated in primary human breast cancer[J]. Int J Cancer, 2008, 123(10):2239-2246.

13. Ma W, Chen J, Xue XY, et al. Alteration in gene expression profile and biological behavior in human lung cancer cell line NL9980 by nm23-H1 gene silencing[J]. Biochem Biophys Res Commun, 2008, 371(3):425-430.

14. Sandra C. The critical role of the bone microenvironment in cancer metastases[J]. Molecular and Cellular Endocrinology, 2009, 310:71-81.

15. Sofia Fili. Mechanism of bone metastasis:The role of osteoprotegerin and of the host-tissue microenvironment-related survival factors[J]. Cancer Letters, 2009, 283:10-19.

第十一章　前列腺癌的鉴别诊断

一、良性前列腺增生症

（一）概述

良性前列腺增生症（benign prostatic hyperplasia，BPH）是引起老年男性排尿障碍最为常见的一种良性疾病。在临床上主要表现有3组症状，即膀胱刺激症状、梗阻症状、梗阻的并发症。膀胱刺激症状主要表现为尿频、夜尿次数增多、尿急或急迫性尿失禁、尿痛、充溢性尿失禁；梗阻症状主要表现为排尿困难症状、急性尿潴留；梗阻并发症表现为血尿、泌尿系感染、膀胱结石、腹压增高所引起的症状如痔、脱肛、便秘和疝等，部分患者因慢性尿潴留而出现下腹部肿块，在出现严重的肾盂肾盏扩张、积水时，可表现为上腹或腰部肿块、上尿路扩张及肾功能受损。

（二）体格检查

直肠指诊是前列腺增生症的一种最简单而重要的诊断方法，应在排空膀胱后进行检查。检查时应注意前列腺大小、中央沟是否存在、表面状态、质地情况和活动度，同时还要注意精囊、直肠和肛门括约肌情况。正常前列腺如栗子大小，中央沟明显存在，表面光滑，质地不硬，有一定弹性，推移时略活动，精囊不能触及。前列腺癌指诊时可触及腺体表面有不规则结节，大小不一，质地坚硬、无压痛，或整个前列腺质坚如石，表面有异常隆起，边界不清，活动度差。累及精囊时，可触及精囊肿大，质地硬，或直肠前壁隆起，呈门槛样改变。

（三）辅助检查

1. 前列腺特异抗原（PSA）　PSA 作为前列腺癌的最好肿瘤标志物，亦可由良性前列腺上皮细胞产生。但 BPH 及前列腺癌组织分泌的 PSA 方式不同，使血清 PSA 有着较大的差异。以每克组织对血 PSA 入水平的影响程度来讲，前列腺癌组织使血 PSA 水平升高程度是正常前列腺组织的 30 余倍，是 BPH 组织的十余倍。这可能是由于 BPH 和前列腺癌组织中 PSA 进入血液循环的机制不同所致。正常前列腺的 PSA 主动分泌入腺管而流入精液，使精液中 PSA 浓度高过血 PSA 的 100 万倍以上，PSA 仅通过逆向渗漏进入细胞外间隙。继而弥散入血液循环。当前列腺管上皮细胞的结构及极性被癌组织破坏时，就失去了向正常腺管内分泌的特性，使 PSA 主动分泌至细胞外间隙，进而大量进入血液。许多 BPH 患者伴有血清 PSA 升高，而约有 14% 的前列腺癌患者血清 PSA 水平在正常范围之内。为提高 PSA 对 BPH 与前列腺癌的鉴别能力，PSA 水平与前列腺体积及不同分子形式 PSA 的测定等已应用于临床。

2. B 超

（1）前列腺增生的声像图特点：各径线增大，形态饱满，向膀胱腔凸出，中叶增生者更为明显；内、外腺比例达到 2.5：1 ~ 7：1；伴有前列腺结石时，由于内腺增生，把结石推移到内、外腺之间排列成弧形，此为前列腺增生的一个特征；出现增生结节，其声像图特点为圆球形等回声结节，有清楚完整的低回声边界，易与前列腺癌的回声区别；彩色血流图显示较正常前列腺血流增多；膀胱壁小梁小室形成，严重者出现膀胱憩室；残余尿和尿潴留的出现；其他并发症如膀胱结石、输尿管积水和逆流及两侧肾积水均可在声像团中显示；尽管前列腺增生达到很大的程度，但包膜总是完整的，呈高回声，左右两侧基本对称，前列腺内除有增生结节和结石光点外,其余部分回声均匀。

(2)前列腺癌的声像图特点:病变位于外周带,呈结节状、形态不规则、回声偏低、分布不均的异常团块。体积较大的前列腺癌局限性的发展使前列腺的整体形态失常。被膜受侵犯时,表现为中断、缺损,失去连续性。虽然前列腺癌的病灶在声像图中多表现为低回声,但也有回声增强,其回声团的特征与前列腺增生症的增生结节显然不同,回声的光点松散分布,病灶边缘也不清晰,也有的表现为全无界限,病变处呈一团杂乱无章的散在光点。前列腺癌的病变可以很大,占据前列腺癌的大部,甚至整个前列腺中难以找出正常的前列腺组织。应用彩色多普勒超声检查对前列腺癌进行诊断分析,在前列腺癌的病变处表现为血流信号增多,病变处周围血管受压狭窄,血流速度增加,与前列腺增生表现不同。

3. CT CT检查发现前列腺内低密度结节,在两者的鉴别上有一定意义,前列腺癌形成肿块多位于前列腺后叶包膜下区且常使相应区域的前列腺外凸变形。而前列腺肥大的结节多位于中央区,前列腺的外形在横轴位上多无明显改变。增强扫描均可出现不均匀强化。前列腺癌侵及包膜后容易累及到膀胱壁,对膀胱壁的浸润多表现为膀胱壁的不均匀增厚,边缘毛糙。膀胱壁的浸润增厚对前列腺癌的诊断有肯定的价值。前列腺肥大多无此征象。前列腺癌或前列腺肥大均可形成软组织肿块突入膀胱腔内,CT上前列腺癌多从膀胱后壁两侧向前,如不伴前列腺肥大时,则呈球形向膀胱腔内突出;伴前列腺肥大时可呈双峰或多峰状向膀胱腔内突起。前列腺增生肥大引起膀胱壁的改变主要以推移为主,增生结节较大时可突入膀胱内,边缘多较光滑,突出的部位多从膀胱下壁的中央区向上或向前,呈双峰状突出。前列腺癌累及精囊腺表现为精囊增粗、双侧不对称,膀胱精囊角变钝、消失,甚至局部形成软组织肿块。

4. MRI

(1)前列腺增生MRI表现:在T_1加权像上呈长T_1低信号影,在T_2加权像上呈等或高信号影;增生的前列腺压迫周围组织形成一个低信号环,好似一个假囊,弥漫性增生也可压迫周围组织,但不形成假囊征;增生的前列腺可向前压迫并突入膀胱,在矢状面上轴面上显影清楚。

(2)前列腺癌MRI表现:MRI检出和显示前列腺癌主要靠T_2加权像,主要表现为周围带内有低信号缺损区,与正常高信号的周围带有明显差异。当肿瘤局限在前列腺内时,前列腺的外缘完整,与周围静脉丛的界限清楚。前列腺的包膜在T_2加权像上为线样低信号,当病变侧显示包膜模糊或中断、不连续,则提示包膜受侵。前列腺周围静脉丛位于包膜的外围,为一薄层结构,在4~5点和7~8点的位置比较明显,正常情况下两侧对称,T_2加权像上其信号等于或高于周围带,如果两侧静脉丛不对称,与肿瘤相邻处信号减低则被认为是受侵的征象。肿瘤侵犯前列腺周围脂肪表现为在高信号的脂肪内出现低信号区,尤其在前列腺的外侧,称为前列腺直肠角的区域,此结构的消失是典型前列腺周围脂肪受侵的表现。精囊正常时双侧基本对称,表现为双侧精囊信号均减低或一部分精囊为低信号所取代,则可能已被肿瘤侵犯。

二、前列腺结核

临床上最常见的男性生殖系结核是附睾结核,但从病理检查的结果来看,最常发生结核的部位是前列腺。前列腺结核大多同时侵犯双侧,早期为卡他性病变,血管周围有小而密的结核结节,黏膜下病变进一步发展,可致腺体上皮破坏消失,形成结核肉芽肿、干酪化。最后液化或形成脓肿,坏死组织自前列腺管排出而遗留空洞。修复时纤维组织替代结核组织,整个腺体纤维化,致使前列腺呈结节状且不规则、与周围器官紧密粘连,坚硬度与癌肿相似。病变严重时可扩展到前列腺周围组织,使精囊正常组织消失,病变广泛,还可使输尿管末端狭窄。前列腺结核多无明显症状,直到附睾结核出现临床症状,行直肠指诊时才发现前列腺、精囊硬结。前列腺结核引起前列腺不规则、有坚硬的结节且固定,不易与前列腺癌区别。实际上,直肠指诊时,前列腺癌的肿块质地较结核更为坚硬,且有大小不等的结节。若癌肿已侵犯至前列腺包膜外,则肿块固定。测定血清前列腺特异性抗原、酸性磷酸酶及经直肠行前列腺针吸活检有助于诊断。

三、肉芽肿性前列腺炎

肉芽肿性前列腺炎是一种罕见的疾病,多为非特异性,常与近期的尿路感染有关。多半病例直肠指诊可及前列腺硬结或弥漫性硬块,与前列腺癌不易区分,鉴别要点:肉芽肿性前列腺炎多有下尿路感染的症状,结节发生于感染症状过程中或之后,发展快,大而弥漫,有弹性,软硬不一。抗感染治疗后症状好转,结节缩小变软,PSA缓慢下降。病理活检对鉴别诊断非常必要。个别病例镜下仍不易区分,需行免疫组化染色。

四、前列腺脓肿

前列腺脓肿一般继发于急性细菌性前列腺炎,但临床上并不多见。该病多见于50~60岁,大多有糖尿病病史或机体免疫力低下。表现为急性尿潴留、尿频、排尿困难、直肠不适、血尿、尿道流脓,有的伴有附睾睾丸炎。直肠指检前列腺病侧增大,触之软,有波动感。直肠超声被认为是较好的诊断方法。前列腺脓肿声像图为前列腺不对称肿大,内部出现不规则低回声区,脓肿液化后,在脓肿内出现漂浮回声,翻身后尤为明显。CT扫描显示前列腺不规则增大。其内见不规则低密度区。可清晰显示脓肿大小及与周围组织的关系。诊断困难时可采取细针穿刺,如抽出脓液可明确诊断。

五、前列腺上皮性良性肿瘤

（一）前列腺肾源性腺瘤

前列腺肾源性腺瘤(nephrogenic adenoma)是少见病,是肾盂至尿道内衬尿路上皮的良性病变。10%~15%的病例主要发生在膀胱、尿道,在输尿管和肾盂也能见到。尿道的肾源性腺瘤,主要发生在球部尿道或前列腺尿道部,也可同时发生在尿道憩室内。患者既往常有手术或创伤、感染、结石、肾移植等病史。病灶通常较小,为0.5~2cm,但也有报道病变占据大部分膀胱的。约20%的病例是在膀胱镜检查,或是在病理检查时偶然发现的。大部分患者的症状和体征是非特异性的。检查TURP标本时,可能发现肾源性腺瘤。如果肾源性腺瘤存在于前列腺尿道部,常和前列腺腺癌相混淆,两者鉴别通常无困难,一般组织形态学可以区分鉴别。鉴别诊断困难的病例,应用PAP和PSA免疫组化方法可以帮助鉴别。

（二）硬化性腺病

硬化性腺病(sclerosing adenosis)是近年才被认识的疾病,曾经以腺瘤样瘤、纤维上皮结节、假性腺瘤样瘤等名称报道。前列腺硬化性腺病是少见病,其特征是大小不等的腺体增生,通常发生在细胞间质的小腺体内,由于组织学表现出肌上皮分化(正常前列腺缺少肌上皮组织特征),非常类似腺癌。硬化性腺病不是癌前病变。病变通常很小,范围为1.5~11.0mm(平均4.2mm)。在TURP或切除的前列腺标本中可以发现,和其他增殖性良性病变相似,均位于移行带,大部分病变周围界限完整,但无包膜。有些病例,可观察到病变向周围有小的浸润现象。主要和前列腺小腺泡腺癌进行鉴别诊断。

（三）前列腺尿道息肉

前列腺尿道息肉(prostatic urethral polyp)是在前列腺尿道部偶尔发现前列腺组织内息肉样病变,特别是精阜区域多见,膜部尿道、输尿管开口、膀胱三角区则少见。其形态为绒毛样结构。发病年龄通常较年轻,一般在30~40岁。常见症状有血精、血尿,血尿常与阴茎勃起有关。前列腺尿道息肉是青年男性血尿的主要原因之一,前列腺尿道息肉曾经被命名为前列腺尿道腺瘤样息肉、前列腺尿道乳头状腺癌、前列腺肉阜等名称,目前确切病原学仍不清楚。前列腺尿道息肉病变组织学形态酷似导管性子宫内膜样癌,后者的主要病理学特点是细胞核退行性变、核仁分裂象及肿瘤坏死现象显著。少数前列腺尿道息肉出现"肾源性"腺瘤样结构。一般采用经尿道电灼治疗,局部容易复发。

六、前列腺间质良性肿瘤

（一）前列腺平滑肌瘤

前列腺平滑肌瘤(leiomyoma of the prostate)是由增生的平滑肌包绕形成的孤立肿瘤。1876年报道了首例,至1988年大约仅有50余例孤立的前列腺平滑肌瘤。多数病例发病年龄>48岁,少数不足40岁。前列腺平滑肌瘤和发生在其他部位的平滑肌瘤组织学上相同,其中有不同数量被胶原分割的梭形细胞。一些前列腺平滑肌瘤表现为平滑肌增生,并有分散存在的非典型细胞。这种现象已见诸文献,并冠以不同的名称报道:非典型平滑肌瘤、奇异性平滑肌瘤(bizarre leiomyoma)、共质性平滑肌瘤(symplastic leiomyoma)。

前列腺平滑肌瘤表现两种主要临床症状,一是前列腺引发尿路梗阻,应和 BPH 鉴别;另一是前列腺增大导致顽固性便秘,严重时出现肠道梗阻和呕吐等症状。前列腺平滑肌瘤主要与肉瘤和肉瘤样癌进行鉴别诊断。肉瘤通常表现为有丝分裂明显活跃、肿瘤细胞坏死及肿瘤细胞多形性。肉瘤样癌的特点为,肉瘤样成分表现出典型的多形性有丝分裂增殖活跃。并合并有癌的成分。

(二) 前列腺色素病变

前列腺色素病变罕见,其中有前列腺蓝痣(blue nevus)和黑变病(melanosis)。黑素只局限于前列腺间质的黑素细胞内,称之为蓝痣;如果在间质黑素细胞和腺上皮均发现黑素,则称为黑变病。大约 2/3 的色素病变是蓝痣,1/3 是黑变病。组织发生学病因不清。大多数学者认为,在间质内,迁移的黑素细胞产生黑素,然后再转移到腺上皮。在腺上皮出现黑素色素时,要警惕腺癌病灶内也有可能存在黑素。发病年龄在 20 ~ 80 岁,平均 68 岁。最常见的临床表现是尿路梗阻,在临床上经常被误诊为前列腺增生症。大约 50% 病例的大体标本可见黑色或棕色的病变,前列腺弥漫性深染,偶尔被误认为恶性黑色素瘤。显微镜检查。可见色素沉着的长树突状梭形细胞,梭形细胞分散在围绕前列腺腺泡的间质内,梭形细胞质含有棕或黑色色素细颗物、辨认前列腺色素病变的色谱有非常重要的意义,可以和恶性黑色素瘤进行鉴别。

(三) 前列腺叶状型瘤

前列腺叶状型瘤(phyllodes-type tumor)形态类似乳腺纤维腺瘤。其特征为间质和腺体增生,细胞无非典型性特征,类似腺管周围或腺管内纤维腺瘤。多为 23 ~ 78 岁成人发病,通常伴随前列腺增生,并可发生尿潴留、血尿和排尿困难,大多数患者临床被诊断为 BPH。病变最大直径可达 15cm。仅有 4 例报道前列腺叶状型瘤组织学有恶性证据,其特点为多形性细胞核。分裂象明显增多,病变经初次治疗后容易复发。前列腺叶状型瘤的病原学尚不明了。前列腺叶状型瘤与恶性叶状型癌和前列腺肉瘤的鉴别点在于,前列腺叶状型瘤的间质细胞缺少有丝分裂现象,也无肿瘤细胞坏死。前列腺叶状型瘤还应与前列腺肉瘤样癌进行鉴别,前列腺肉瘤样癌的癌组成成分酷似叶状型瘤,但根据前列腺肉瘤样癌的癌组成成分就可以确定癌的性质。

(四) 假肉瘤性纤维黏液样瘤

假肉瘤性纤维黏液样瘤(psendosarcomatons fibromyxoid tumor)少见,假肉瘤性梭形细胞增生和手术后梭形细胞结节相似,但前者可以无泌尿系统外科手术史。假肉瘤性纤维黏液样瘤也有许多名称,如炎性假瘤、假性肉瘤等。假肉瘤性纤维黏液样瘤罕见,也很难正确诊断。可以发生在尿路任何部位,特别易发生在膀胱和前列腺。自 1980 年 Roth 报道首例膀胱假肉瘤性纤维黏液样瘤以来,见诸文献报道的膀胱和前列腺假肉瘤性纤维黏液样瘤大约有 36 例,前列腺假肉瘤性纤维黏液样瘤仅有 4 例。前列腺假肉瘤性纤维黏液样瘤的病原学不清楚。显微镜下可观察到颗粒状血管分布、大量的炎性细胞成分等组织学现象,所有报道的病例均表现为良性临床过程,有力表明了该疾病过程是反应性或假瘤形成过程。假肉瘤纤维黏液样瘤非常类似结节性筋膜炎。Nochomovitz 和 Orenstein 认为这种病变是内脏型结节性筋膜炎。主要应与各种黏液性疾病进行鉴别诊断,亦应注意与其他恶性肿瘤鉴别,例如,肉瘤样癌、神经纤维肉瘤、纤维肉瘤、炎性纤维肉瘤和恶性纤维组织细胞病。但这些恶性病变肿瘤细胞的非典型性及有丝分裂现象很明显,依此可与良性病变鉴别。

(五) 前列腺横纹肌瘤

前列腺横纹肌瘤(rhabdomyoma of the prostate)起源于心脏外的横纹肌瘤,是非常少见的良性肿瘤。1864 年,Zcnker 首先报道,至 1992 年文献复习仅发现 66 例,心脏外的横纹肌瘤与心脏横纹肌瘤性质不同,后者常合并结节性硬化症,预后不佳。良性心脏外横纹肌瘤根据细胞分化程度分为成人型和胎儿型。胎儿型又分为黏液样和细胞型两种组织学亚型。典型的成人型横纹肌瘤表现为肿瘤包膜完整,细胞为大的圆形、多角形,胞质内含行大量嗜伊红颗粒及数量不等的横纹。通常在大细胞核的中央有一突起的核仁,并有大量的线粒体。典型的胎儿黏液样型无包膜,间质、横纹明显多于成人型,线粒体成分则很少。胎儿细胞型横纹肌瘤组织学表现为肿瘤细胞丰富,其中不成熟细胞和形态各异的细胞共存,极易被误诊为梭形细胞肉瘤。文献报道,成人型横纹肌瘤在男性成人,几乎全都发生在头、颈区(93%),胎儿黏液样型,通常发生在中年女性的外阴、阴道区域;男性婴儿则发生产心房后方。胎儿细胞型同于成人男性,倾向发生在头颈区。横纹肌瘤是良性肿瘤,因为尚无局部侵袭性生长或转移的报道,治疗采用局部切除。

（六）前列腺非典型纤维黏液样瘤

前列腺非典型纤维黏液样瘤(atypical fibrous myxoid tumor of the prostate)是少见疾病,极易和胚胎性横纹肌肉瘤(葡萄状肉瘤,botryoid sarcoma)混淆。其细胞为成纤维细胞,肿瘤细胞有丝分裂不活跃,在光学显微镜或电镜下未发现成横纹肌细胞。目前认为这种肿瘤是良性临床过程。

（七）前列腺软骨瘤

前列腺组织中出现软骨组织是一种罕见的现象。它可能是软骨肉瘤远处扩散的结果,通常是来自耻骨联合。有报道认为,前列腺内亦可出现软骨组织化生,形成前列腺软骨瘤。

（八）其他前列腺良性肿瘤

文献报道的前列腺良性肿瘤尚有前列腺的嗜铬细胞瘤、血管外皮细胞瘤、纤维肌瘤、纤维瘤、软化斑、黄色瘤等,这些更是极罕见疾病。

七、前列腺肉瘤

前列腺肉瘤极少见,好发于青年人,约30%发生于10岁以内,75%发生于40岁以内。起源于生殖束之中胚层,其病因可能与胚胎发生、发育畸形,前列腺炎和会阴部创伤有关。前列腺肉瘤病理结构形态各异,生物学行为大致相似,是一种极度恶性的肿瘤。前列腺肉瘤生长迅速,体积较大,很少在5cm以内,最大直径可为20cm,可填满整个骨盆腔。肿瘤常环绕膀胱颈部,易发生完全性尿潴留,如朝向会阴或直肠可引起排便障碍。巨大者可压迫下端输尿管引起肾、输尿管积水。侵犯骨盆可引起溶骨性破坏。早期引起血管淋巴浸润。产生局部淋巴转移,通过血行可转移至肺、肝、骨骼等。75%病变可局部扩展至尿道、膀胱、精囊等。

本病早期不出现症状,当症状出现时肿瘤已相当大。一般早期症状是膀胱颈部梗阻,肿瘤压迫膀胱颈或侵及尿道可影响排尿,表现为尿频、尿痛及排尿困难,常并发急性尿潴留,合并上尿路积水可致肾功能损害。严重时压迫直肠引起排便困难及会阴坠胀不适。晚期症状为疼痛,明显消瘦,肿瘤可侵犯尿道及膀胱,出现肉眼血尿,容易转移至肺、肝、骨。直肠指诊可触及肿大的前列腺,其大小不等,体积较一般的前列腺腺癌大,多数表面光滑、质软,呈圆形或椭圆形,体积较大的占位多为囊性或有波动感,无明显触痛。肿瘤体积增大明显时,肿块可突向腹部,临床可发现下腹部隆起,耻骨上区触及活动受限的肿块。手术后肿瘤标本剖面呈"鱼肉状"。

苏木精-伊红(HE)染色光镜下前列腺肉瘤的基本特征是肿瘤实质和间质难以区分,与前列腺癌的实质和间质泾渭分明的组织结构特征是截然不同的。前列腺肉瘤具有不同的免疫表型和可以识别的标志物,标志物有一定的敏感性和特异性。PSA和PAP存在于正常、增生和癌变的前列腺分泌细胞中,可用以判断病变是否来源于前列腺上皮;波纹蛋白是正常间叶细胞及其来源肿瘤的特异性标志物,可用以诊断间叶来源的恶性肿瘤。绝大多数前列腺肉瘤患者前列腺特异抗原正常,仅极少数轻度增高。在肿瘤有转移时X线骨盆平片检查显示有骨破损病变,前列腺肉瘤骨转移不同于前列腺癌的骨转移,肉瘤骨转移较前列腺癌更为广泛,为溶骨性破坏,而前列腺癌的骨转移常为成骨性表现。B超检查前列腺肉瘤是前列腺间质发生的肿瘤,在前列腺内弥漫性生长增大,在超声图像上表现为前列腺弥漫性增大,形态不规则,内部回声呈不均质低回声,高回声与低回声可交错存在,肿瘤浸润包膜,表现为包膜不光滑或中断。超声很难区别前列腺癌和前列腺肉瘤。采用直肠彩色多普勒超声可以利用血供提供一定的鉴别诊断依据。前列腺癌血供相对较少,难以记录血流多普勒频谱,即使偶尔探查到血流多普勒信号,所测动脉阻力指数也较高,而前列腺肉瘤起源于间质组织,血供丰富,可记录到多普勒频谱,动脉血流指数亦较低。前列腺肉瘤在CT扫描上表现为均一密度肿块,同时可见侵及直肠和周围脂肪组织。膀胱颈部和三角区肉瘤在CT上很难与前列腺肉瘤相区别。新型CT扫描机可提供具有更大分辨力的更薄的断层,可更精确敏感地显示矢状面、冠状面甚至是三维空间结构,有助于区别判断肿瘤发生的部位。在肿瘤有骨转移时行核素骨扫描可见骨破损病变。前列腺肉瘤在MRI上表现为外形不规则,体积显著增大,常占据整个盆腔,腺体结构多不能分辨。由于生长速度过快,出现不同程度的坏死。T1WI出现斑片状低信号,T2WI为中高混杂信号,闭孔内肌、肛提肌、精囊腺和神经血管束受累常见。远处转移并不少见,骨转移以骨质破坏为主。前列腺穿刺活检是一种极为重要的检查方法。可由之获得病理以明确诊断。并确定其病理组织类型,对指导不能采取手术治疗的晚期患者放、化疗具有重要意义。

（段波　曾彦恺　邢金春）

参 考 文 献

1. Ward M Richardson C,Piuoi P. Transfer and expression of human multidrug resistance gene in human CD34+ cells[J]. Blood, 1994,84:1408-1414.

2. Conroy RM,Lobuglio A,Kantor J. Immune responses to a CEA polynucleotide vaccine[J]. Cancer Res,1994,54:1164.

3. Zhuang SM. Shvarts Avi,Hans van Orrnondt Apoptin:a protem derived from chicken anemia virus induces p53 independent apoptosis in human osteosarcoma cell[J]. Cancer Res,1995,55:486.

4. Karr JF,Kantor JA,Hand PH. The presence of prostae specific antigen related genes in primates and the expression of recombmant human specific antigen to transfccted murine cell line[J]. Cancer Res,1995,55:2455.

5. Vieweg J,Boczkowski D,Roberson KM. Efficient gene transfer with adeno-associated virus-based plasmids complexed to cationic liposoms for gene therapy of human prostate cancer[J]. Cancer Res,1995,55:2366.

6. Eastham JA,Hall SJ,Sehfal L. In vivo gene therapy with p53 or p21 adenovirus for prostate cancer[J]. Cancer Res,1995,55 (22):5151-5155.

7. Wang G,Lcvy D,Seidman MM. Targeted mutagenesis in mammalian cells mediated by intracellular teiple helix formation[J]. Mol Cell Biol,1995,15:1759-1768.

8. Boczkowski D,Nair SK,Synder D. Dendritic cells pulsed with RNA are potent antigen presenting cells in vitro and in vivo[J]. J Exp Med,1996,184:465-472.

9. Lee CH,L iu M,Sie Krostate specific antigen Promoter drived gene therapy targeted J. DNA polymerasep-alpha and topoisotnerase II alpha in prostate cancer[J]. Anticancer Res,1996,16(4A):1805.

10. James RB,David HK,Angelica W. An adenovirus mutant that replicates selectively in p53 deficient tuman tumor cells[J]. Science,1996,274(18):373-376.

11. Rodriguez R,Schuur ER,Lim HY. Prostate attenuated replication competent adenovirus(ARCA)CN706:a selective cytotoxic for prostate specific antigen positive cancer cells[J]. Cancer R,1997,57(13):2559-2563.

12. Polak K,Yong Xia,Vogel stein B. A model for p53 indced apoptosis. Nature,1997;389:300-305.

13. He D,Mu ZM,Le Z. Adenovirus-mediated expression of PML supresses growth ans tumouri-genicity of prostate cancer cells[J]. Cancer Res,1997,57:1808.

14. Pang S,Dannull J,Kaboo K,et al. Identification of a positive regulatory element responsible for tissue specific expression of prostate-specific antigen[J]. Cancer Res,1997,57:495-499.

15. Brookes DE,Campbell ZD,Watt F. Relative activity and specificity of vPromoters from prostate expressed gene[J]. Prostate, 1998,35:18-26.

16. Martinicllo Wilks R,Carcia Aragon J. Daja MM. In vivo gene therapy for prostate cancer:preclinical evaluation of two different enzyme directed prodrug therapy by identical adenovirus vectors[J]. Gene Ther,1998,9(11):1617.

17. Gotoh A,Ko SC,Shirakawa J. Development of prostate specific antigen promoter based gene therapy for androgen-independent human prostate cancer[J]. J Urol,1998,160(1):220-229.

18. Sakahira H,Enati M,Nagata S. Cleavage of CAD inhibrtor in CAD activation and DNA degradation durig apoptosis[J]. Nature, 1998,391:396.

19. S egawa T,Takebayshi H,Kalehi Y. Prostate specific amplification of expanded polyglutaminc expression:a novel approach for cancer therapy[J]. Cancer Rcs,1998,58:2282-2287.

20. Marcclli M,Cunningham GR,Walkup M. Signaling pathway activated during apoptosis of the orostate cancer cell line LNCaP: overexpression of caspase-7as a new gene therapy strategy for prostate cancer[J]. Cancer Res,1999,59(2):382-390.

第十二章　其他进展和研究方向

在过去的 20 多年,随着前列腺特异性抗原 PSA 检查的推广,早期前列腺癌的发现明显增多。但是,当有危及生命疾病的患者都能够治愈时,就应该考虑过度治疗和与之相关的发病率。实际上,血清 PSA 值、原发性分期和 Gleason 评分都不能有效地预测患者的预后。因此,鉴定能预测进展的指标将能帮助指导治疗方案的选择,如能鉴别潜在的治疗靶点对其治疗将更有实际意义。临床需要有帮助诊断、判断预后和治疗的分子。在这方面,癌基因和抑癌基因的鉴定提供了帮助,但是由于它们都是从局部的角度,有时不能真正反映机体的真实状况,所以高通量的基因组学和蛋白质组学的研究应运而生;另外,由于原先以为没有生理功能的 microRNA,现在已发现参与机体的各项重要的生理活动。这些都有待深入的研究。由于蛋白质组学及基因组学在前面已叙述,现在重点叙述 microRNA 的进展如下。

一、microRNA 的来源及作用机制

microRNA 是内源性非编码的 RNA,它能与靶 mRNA 互补结合抑制其翻译或者诱导特定的靶 mRNA 降解,这种基因转录后调控机制为细胞提供了快速协调和节能机制。成熟的 microRNA 是由长的前驱分子经过多步骤进化而成的拥有 19~25nt 单链 RNA。前驱 microRNAs(pri-Rs)可能有几千个核苷酸长并可能包含几个成簇的 microRNAs 前体,它们通过核酶 Drosha 内切产生 70nt“发夹样”结构的 pri-Rs;这些分子接着转移到细胞质进一步被核糖核酸酶 Dicer 处理为成熟的 microRNAs;成熟的 microRNA 选择性地融合到 RISC 元件中,在那里它通过与基因的 3'端 UTR 部分互补识别引起特定的靶 mRNA 沉默。考虑到这些联系的不完整的特点,每一个 microRNA 可结合多个不同的 mRNAs,而每一个 mRNA 可以是多个 microRNAs 的靶点,因此意味着存在一个复杂的基因表达调控网络。

由于 microRNAs 能调控 mRNAs 的表达,直接参与了肿瘤的始动、进展及转移等过程,因此有人将 microRNAs 看作新的广谱意义上的癌基因或抑癌基因。与复杂的 mRNA 表达谱相比,microRNAs 表达谱有组织特异性和时间特异性,同时 microRNAs 较 mRNAs 稳定,因此其具有广阔的应用前景——个性化的 microRNAs 的表达模式不仅能提供诊断和预后的信息,还可作为治疗工具,通过静默或重建 microRNAs 在特定细胞中表达,达到干扰肿瘤分子信息通路,从而抑制肿瘤生长。

二、前列腺癌的 microRNAs 表达模式

microRNAs 表达谱有组织特异性和时间特异性,但是对于前列腺癌,追踪一个清晰的 MicroRNAs 表达模式还需要努力。目前,关于前列腺癌 microRNAs 表达模式文献中存在许多不一致。

Volinia 等比较 363 例肿瘤组织和 177 例正常组织的 RNA(包括 56 例前列腺肿瘤和 7 例正常前列腺组织),发现 MicroRNAs 在肿瘤中表达普遍上调,在前列腺癌中有 39 种 MicroRNAs 上调,6 种 MicroRNAs 下调。这些结果与更专注研究前列腺的 Ambs 等的结果部分一致。Ambs 等分析了 60 例肉眼切割的前列腺癌组织和其周围的非肿瘤组织的 RNA。两组研究人员都发现 miR-32、miR-26a、miR-196a、miR-181a、miR-25、miR-93、miR-92 和 let-7i 在前列腺癌中表达上调,而 miR-218、miR-128 表达下调。同时,Ambs 鉴定出几个与肿瘤扩散至前列腺外相关的 microRNAs,它们包括 miR-101、miR-30c 和 miR-195,其实,这几个 MicroR-

NAs 也包含在 Volinia 报道的前列腺癌相关的 microRNAs 表达谱中。

与他们的结果相反,Porkka 等是观察到在前列腺癌中 microRNAs 表达是下调的。Porkka 等分析了 6 种前列腺癌细胞系、9 例前列腺癌接种物、13 例临床前列腺组织(包括 4 例前列腺增生,5 例未治疗前列腺癌和 4 例激素非依赖性前列腺癌),他们发现在前列腺癌细胞系和前列腺癌接种组织中 microRNAs 成簇表达在与雄激素相关的位点上,而且 microRNAs 的水平与先前报道的比较基因杂交文库中 miR 复制数存在显著性差异。临床样本比较鉴定出 51 种 miR 不同地表达,其中在癌标本中 37 种 miRs 下调,14 种 miRs 上调;在激素非依赖性前列腺癌中,37 种下调的 miRs 中有 15 种持续下调,在上调的 14 种中有 6 种 miRs 持续上调。与 Volinia's 和 Ambs 的结果相比,Porkka 得到的 miRs 的表达模式中,与 Volinia 观察的一致的只有上调的 miR-184、miR-198 和下调的 let-7a;与 Ambs 观察的一致的只有下调的 miR-205 和 miR-221。其余都是相反的。但是,Porkka 的资料与 Ozen 等观察的资料部分重叠。Ozen 等比较 16 例前列腺癌组织和 10 例前列腺正常组织,观察到前列腺癌中 miRs 普遍下调,在 85 种可侦查到的 miRs 中,76 种是下调的,在早期 PSA 倾向复发的病例中 miRs 全程下调。Porkka 和 Ozen 都证实下调的 miRs 包括 let-7 family(let-7a,-7b,-7c,-7d,7g)、miR-16,-23a/b,-99,-125a/b,-29a/b,-30a/b/c。

最近,Tong 等分析 40 例福尔马林固定液体石蜡包埋的 T2a/b 期前列腺癌切除标本,包括在术后 2 年内复发 20 例和在术后 10 年没有复发的 20 例。每一标本用显微切割技术切割肿瘤细胞及旁边的正常细胞,比较后发现 miR-23b、miR-100、miR-145、miR-221 和 miR-222 表达下调,这与 Porkka 等观察的一致;但他们鉴定出倾向于复发表达谱:miR-135b 和 miR-194 过表达。

三、特异 microRNA 在前列腺癌中的作用

癌的始动和进展是基因突变积累的结果。特定染色体区域的扩增和删除突变导致另一些基因表达的失调,这些特定区域一般称为癌基因和抑癌基因。现在也越来越清楚这一概念也适用与 miRs。现已发现 miRs 主要集中在已知的与癌相关的基因区域。

1. miR-15a/miR-16　miR-15a/miR-16 的基因位于 8q24 区和 13q14.2-q14.3 区,这两区在前列腺癌中常常发生变异。Bonci D 等在 2008 年通过定量 PCR 分析 20 例来源于原代培养的前列腺肿瘤细胞和对应的正常细胞,并用原位杂交分析 15 例前列腺穿刺标本,发现 miR-15a/miR-16 在大多数病例中是下调的(接近 85% 的标本);他们同时利用表达下调的正常永生化的 RWPE-1 株和 LNCaP 细胞株建立的模型来调查这些 miR 的靶点和功能,发现用带有 miR-15a/miR-16 的病毒载体感染 RWPE-1 株导致其在体外增殖增加和移动力增强,可在 NOD/SCID 鼠体内形成小肿瘤包块;与之相反,用 miR-15a/miR-16 的病毒载体感染 LNCaP 细胞在体外导致明显的凋亡效应,在体内嫁的接肿瘤也缩小。而且将 miR-15a/miR-16 类似物注射入 BALB/C 鼠的前列腺中导致腺体呈增生样改变并由此改变了正常腺体结构的改变。这些观察至少可部分解释 miR-15a/miR-16 能在转录后水平抑制 Bcl-2、CCND1(如 Cyclin D1)和 WNT3A,从而干扰多种癌基因的活性。miR-15a/miR-16 对它们的调节与这些 miR 在细胞周期进展中的作用一致。最近有报道 miR-15a/miR-16 能调节 VEGF 的水平,意味着它们有调节血管生成的作用。总之,各种证据支持 miR-15a/miR-16 的丢失通过不同的方式导致前列腺癌进展。

2. miR-101　miR-101 在体内有两种形式,它们的基因分别位于 1 号染色体(miR-101-1)基因和 9 号染色体(miR-101-2),这些基因在 37.5% 的临床局限性前列腺癌中丢失,在 66.7% 的转移肿瘤中丢失。这种现象在许多癌细胞株中也发现。MiR-101 过表达的 DU145 前列腺癌细胞在体外其增殖能力削弱,在体内其侵袭能力也减弱。在前列腺癌进展期,miR-101 的下降伴随 EZH2 的升高,所以认为 EZH2 是 miR-101 的靶点。EZH2 是细胞周期的主要调节子,它使组蛋白 H3 赖氨酸 27 三甲基色氨酸化,EZH2 表达升高可导致广泛的基因静默从而促进癌的进展。

3. miR-449　miR-449 通过调节 HDAC1 来影响细胞功能。HDAC1 通过使组蛋白去乙酰化来阻止转录,因此提高了核染色体的密度。在肿瘤中它过表达已被它的存在和用 HDAC 抑制剂的有效性所证实。在 70% 的前列腺癌患者中,HDAC1 是过表达。与正常相比,miR-449 在前列腺癌中低表达。在 PC3 前列腺癌细胞株中导入 miR-449 导致生长停止,凋亡和呈衰老样细胞表型。

4. miR-34　最近研究发现 miR-34 家族存在于 p53 肿瘤抑制网络中。miR-34 的表达依赖 p53,一般可通过 DNA 损伤和癌基因的影响来诱导 miR-34 的表达。miR-34 表达升高可概括 p53 功能,包括下调 CDK4、CDK6、Cyclin D1、Cyclin E2、E2F3 和 Bcl-2 等蛋白来诱导细胞周期停止和凋亡等。与之相反,miR-34 降低可削弱 p53 介导的凋亡作用。在激素非依赖的 p53 缺陷的 PC3 和 DU145 细胞中,miR-34 是缺失的。在 PC3 细胞株中重建 miR-34 可抑制细胞生长和削弱对喜树碱的拮抗。有意思的是 miR-34 也抑制 SIRT1,后者干扰 p53 依赖性凋亡,促进细胞在细胞毒和氧化应激下生存。SIRT1 在多种癌细胞中表达升高,包括 PC3 和 DU145,它可有助于化疗耐受。因此 miR-34 以正反馈的方式提高 p53 的活性,负反馈抑制 SIRT1。它的丢失至少部分意味着 p53 功能的丢失。

5. miR-23　由于 MYC 的过表达,miR-23 通过作用谷氨酰胺酶而参与到促进肿瘤的网络中。MYC 的过表达是前列腺癌中最常见的改变。MYC 高表达强烈导致线粒体谷氨酰胺酶活性增强,使谷氨酸盐转化为谷氨酸脂,其后果是氧消耗增加和线粒体功能加强。这一作用是通过 MYC 诱导 miR-23 表达来介导的。根据 Porkka 等的分析,miR-23 的水平在前列腺癌中表达下调,MYC 和谷氨酰胺酶表达水平升高。由此可见,miR-23 的丢失把基因改变与代谢异常连接在一起。

6. miR-146　荧光原位杂交组织芯片试验已证实 miR-146 在前列腺癌表达是下调的;与激素依赖性前列腺癌细胞株(LNCaP 和 PC3-AR9)相比,miR-146 在激素非依赖性前列腺癌细胞株(包括 LNCaP-C81、LNCaP C4-2B、PC3 细胞株)中继续下调。miR-146 表达降低可能提高多种促转移蛋白(包括 ROCK1 和 CXCR4)的表达,进而提高肿瘤的转移能力。现已发现 miR-146 不仅抑制 SDF-1 受体 CXCR4 而且抑制 hyaluronan 介导 CD168 受体的下游效应器 ROCK1 的表达。

7. miR-205　与正常细胞相比,前列腺癌细胞系中 miR-205 表达是下调的;在 31 例前列腺癌中有 23 例 miR-205 表达也是下调的。在 DU145 细胞株中恢复 miR-205 表达导致类似于基质上皮转化(MET)的形态学改变——即从成纤维细胞样伸长表型向大的扁平的多角的表型转变,并倾向于形成紧密包裹在一起的克隆。这些细胞黏附能力的提高已被在细胞连接间 E-cadherin 和 β-cadherin 表达的升高所证实。与负调控上皮基质转化的作用一致,miR-205 介入明显降低 DU145 和 PC3 细胞株的迁移和转移能力。这些功能部分归因于 miR-205 作用于 PRKCE(PKCε)和 ZEB2 的 mRNAs,而 ZEB2 抑制 E-cadherin 的转录,PKCε 诱导增殖、拮抗凋亡和激素耐受。在 miR-205 表达细胞中,是 PKCε 的干扰起主要作用。

8. miR-21　尽管在前列腺癌中未广泛调查,值得注意的是,在 Volinia 的大规模调查中(包括乳腺癌、结肠癌、肺癌、胰腺癌、前列腺癌和胃癌),miR-21 只在前列腺癌表达升高。在前列腺癌 PC3 和 DU145 激素非依赖性前列腺癌细胞株中,miR-21 表达也是升高的。用反义寡核苷酸技术阻断 miR-21 不影响细胞增殖,但影响活化细胞进入 Staurosporine 诱导的凋亡并削弱细胞的运动和侵袭能力。通过基因库比对发现 miR-21 的靶基因包括 MARCKS、PDCD4、PTEN、TPM1 SPRY2、金属蛋白酶抑制剂 TIMP3 和 RECK 等。这些基因主要抑制细胞运动和侵袭。

9. miR-221/miR-222　紧密相关的 miR-221/miR-222 是在肿瘤中常常过表达。在前列腺癌细胞株和原代培养的癌细胞株中,miR-221/miR-222 的表达与细胞周期抑制剂 p27^{Kip1} 呈负相关。与其一致的是,在低表达的 LNCaP 细胞中异常诱导 miR-221/miR-222 能明显提高它们的生存能力——主要是诱导 G1 期向 S 期转变,表现在软脂糖培养中能提高其克隆形成能力和在 SCID 鼠中提高其致瘤能力;而用抗 miR-221/miR-222 治疗高表达的 PC3 细胞株,在体外能削弱其克隆形成能力,在体内减慢肿瘤的生长。通过 miR-221/miR-222 影响周期依赖激酶(CDK)抑制剂 p27^{Kip1} 和 p57^{Kip2},这很容易解释观察到的为什么它们对癌细胞增殖有影响。最近一个研究通过比较激素依赖性和激素非依赖性的细胞株 LNCaP,发现在去势耐受的细胞中 miR-221/miR-222 明显升高。在激素依赖的 LNCaP 细胞株中,过表达 miR-221/miR-222 能明显降低 DHT 诱导 PSA 表达的能力并增强其激素非依赖生长的能力;而在激素拮抗细胞株中去除 miR-221 和 miR-222 表达能削弱其生长率并恢复对雄激素 DHT 的敏感性。因此推测,雄激素降低 miR-221 和 miR-222 的水平,在激素依赖性前列腺癌中雄激素使 miR-221 和 miR-222 维持在低水平从而起保护作用,这种功能的丢失成为前列腺癌进展的原因和结果。

10. miR-125b　有报道 miR-125b 在前列腺癌中表达是下调的,但在向激素非依赖转变过程中,miR-

125b 表达在雄激素刺激下上调,但是矛盾的是在激素非依赖 LNCaP 细胞株中 miR-125b 过表达。这互为矛盾的结果表明 miR-125b 激素非依赖的调节可能存在。类似于 miR-221/miR-222,用合成的 miR-125b 转染 LNCaP 细胞,能刺激细胞在没有雄激素的情况下生长;而抗 miR-125b 抑制雄激素非依赖性细胞的生长。在这一研究中,促凋亡的 Bak1 认为是 miR-125b 的靶点,但是矛盾的是 miR-125b 作为 Bak1 干扰剂不能明显提高前列腺癌的增殖能力;在乳腺癌中 miR-125b 被认为是抑癌基因——通过负向调节 ERBB2(HER2)和 ERBB3(HER3)的表达,所以 miR-125b 在前列腺癌中的功能还需进一步研究。

11. miR-32、miR-106b/miR-25/miR-93、miR-126 miR-32 和 miR-106b/miR-25/miR-93 分别位于 C9orf5 和 MCM7 的内含子区域。这些 miR 在前列腺癌中随宿主基因的过表达而升高。C9orf5 在肿瘤中的作用还不清楚,MCM7 扩增与前列腺癌有关。但是还不清楚 MCM7 和这些 miRs 扩增与前列腺癌发生的机制,这些扩增的致癌作用是归因于主基因还是归因于这些 miRs 有待探讨。MiR-32 能抑制 Bim 的表达而拮抗凋亡。miR-106b 簇通过抑制 E2F1 和 p21/WAF1 而具有抗凋亡和生长抑制活性。E2F1 也是 miR-17-5p 和 miR-20a 的靶点,这两个 miRs 属于 miR-17-92 簇,后者在前列腺癌是上调的。与之相反,现已证明在前列腺癌中,miR-126 在前列腺癌中表达下调,且是主基因表皮生长因子表达的结果。miR-126 不足导致高表达其靶蛋白——PSA。

四、小结与展望

尽管近年的研究取得了一定的进展,但是离临床应用还存在差距,只有全面理解每一种改变的病理意义和有大型的队列研究证实,以 microRNAs 为基础的临床分子诊断和分子治疗才会成为可能。由于 microRNAs 分子有利于研究和临床应用,这种可能不久一定会实现。

(李有元　胡志全)

参 考 文 献

1. Calin GA, Sevignani C, Dumitru CD, et al. Human microRNA genes are frequently located at fragile sites and genomic regions involved in cancers[J]. Proc Natl Acad Sci, 2004, 101: 2999-3004.

2. Chang TC, Wentzel EA, Kent OA, et al. Transactivation of miR-34a by p53 broadly influences gene expression and promotes apoptosis[J]. Mol Cell, 2007, 26: 745-752.

3. Shi XB, Xue L, Yang J, et al. An androgen-regulated miRNA suppresses Bak1 expression and induces androgen-independent growth of prostate cancer cells[J]. Proc Natl Acad Sci, 2007, 104: 19983-19988.

4. Chen K, Rajewsky N. The evolution of gene regulation by transcription factors and microRNAs[J]. Nat Rev Genet, 2007, 8: 93-103.

5. Volinia S, Calin GA, Liu CG, et al. A microRNA expression signature of human solid tumors defines cancer gene targets[J]. Proc Natl Acad Sci, 2006, 103: 2257-2261.

6. Porkka KP, Pfeiffer MJ, Waltering KK, et al. MicroRNA expression profiling in prostate cancer[J]. Cancer Res, 2007, 67: 6130-6135.

7. Ambs S, Prueitt RL, Yi M, et al. Genomic profiling of microRNA and messenger RNA reveals deregulated microRNA expression in prostate cancer[J]. Cancer Res, 2008, 68: 6162-6170.

8. Mercatelli N, Coppola V, Bonci D, et al. The inhibition of the highly expressed miR-221 and miR-222 impairs the growth of prostate carcinoma xenografts in mice[J]. PLoS ONE, 2008, 3 e: 4029.

9. Lin SL, Chiang A, Chang D, et al. Loss of mir-146a function in hormone-refractory prostate cancer[J]. Rna, 2008, 14: 417-424.

10. Bonci D, Coppola V, Musumeci M, et al. The miR-15a-miR-16-1 cluster controls prostate cancer by targeting multiple oncogenic activities[J]. Nat Med, 2008, 14: 1271-1277.

11. Varambally S, Cao Q, Mani RS, et al. Genomic loss of microRNA-101 leads to overexpression of histone methyltransferase EZH2 in cancer[J]. Science, 2008, 322: 1695-1699.

12. Karaa ZS, Iacovoni JS, Bastide A, et al. The VEGF IRESes are differentially susceptible to translation inhibition by miR-16[J]. Rna, 2009, 15: 249-254.

13. Noonan EJ, Place RF, Pookot D, et al. miR-449a targets HDAC-1 and induces growth arrest in prostate cancer[J]. Oncogene,

2009,28:1714-1724.

14. Gandellini P,Folini M,Longoni N,et al. miR-205 Exerts tumor-suppressive functions in human prostate through down-regulation of protein kinase Cepsilon[J]. Cancer Res,2009,69:2287-2295.

15. Ozen M,Creighton CJ,Ozdemir M,et al. Widespread deregulation of microRNA expression in human prostate cancer[J]. Oncogene,2008,27:1788-1793.

16. Tong AW,Fulgham P,Jay C,et al. MicroRNA profile analysis of human prostate cancers[J]. Cancer Gene Ther,2009,16:206-216.

17. Li T,Li D,Sha J,et al. MicroRNA-21 directly targets MARCKS and promotes apoptosis resistance and invasion in prostate cancer cells[J]. Biochem Biophys Res Commun,2009,383:280-285.

18. Gao P,Tchernyshyov I,Chang TC,et al. c-Myc suppression of miR-23a/b enhances mitochondrial glutaminase expression and glutamine metabolism[J]. Nature,2009,458:762-765.

19. Sun T,Wang Q,Balk S,et al. The role of microRNA-221 and microRNA-222 in androgen-independent prostate cancer cell lines[J]. Cancer Res,2009,69:3356-3363.

第三篇

治疗篇

第十三章　前列腺癌治疗概述

第一节　前列腺癌的自然病程

前列腺癌是年龄>50岁的男性易患的一种疾病,而在我国年龄<60岁的男性发病率较低。前列腺癌生长缓慢,通过约25年的发展才能从局部损害进展为恶性病变,其中可能包括增殖性炎症萎缩(proliferative inflammatory atrophy,PIA)、前列腺上皮内瘤(prostatic intraepithelial neoplasis,PIN)、隐匿性癌、器官局限性癌、局部进展性癌、转移性癌等阶段。一旦突破前列腺被膜,将难以治愈。自然病程可包括约10年的临床前无症状阶段和约20年的发展阶段。

尽管前列腺癌在地区间发病率差别明显,但尸检中找到前列腺癌微病灶的概率在世界范围内相似,在年龄>50岁的男性尸检中前列腺癌发现率约30%。在年龄>50岁、预期寿命约25年的男性患者中发现前列腺癌微病灶的比率可达30%,有临床症状的占10%,死亡的占3%,这种高检出率和低死亡率增加了筛查的难度。

移行带与外周带相比,前列腺癌的Gleason评分往往偏低、细胞活跃程度较低、病程进展相对缓慢。移行带是良性前列腺增生的好发区,移行带前列腺癌常与增生伴发。

不给予进一步治疗的T_{1a}期前列腺癌患者,5年疾病进展率约为5%,但在10~13年后,疾病进展率约50%。大多数T_{1b}期肿瘤患者5年内肿瘤都会发生进展。约30%的T_{1c}期肿瘤为局部进展性前列腺癌,绝大多数T_{1c}期肿瘤患者会发生进展。T_{2a}患者在5年内将有约35%~55%会发生进展,T_{2b-c}患者在5年内将有超过70%会发生进展。淋巴结转移的患者,绝大多数会进展为全身性疾病。

（秦家轩　张开颜　邢金春）

第二节　前列腺癌治疗的方法

有关前列腺癌的基础与临床研究资料显示:前列腺癌是生长速度非常缓慢的恶性肿瘤。30%的前列腺癌可能由于体积太小而长期隐匿潜伏,不被临床发现。然而,某些小的分化差的高级别肿瘤则可呈对数方式迅速生长,并较早出现浸润和转移。部分患者在确诊时即已合并骨转移。由此可见,前列腺癌的细胞生物学行为极不确定,其临床生长发展的自然病程难以预测,加之目前检测技术与方法的限制,使临床医师很难区分哪些肿瘤将迅速进展而需采取积极的治疗,哪些则可保持相对静止状态,无须治疗。

一、观察等待和主动监测治疗

观察等待治疗(watchful waiting)指主动监测前列腺癌的进程,在出现病变进展或临床症状明显时给予其他治疗。目前更强调观察等待治疗的主动监测过程(active surveillance)。最新的随机对照试验的研究表明,积极有效的主动治疗证明更能提高患者的生存率。观察等待治疗的适应证:①低危前列腺癌(PSA 4~10ng/ml,GS≤6,临床分期≤T_{2a})和预期寿命短(<10年)的患者;②晚期前列腺癌患者:仅限于因治疗伴随的并发症大于延长生命和改善生活质量的情况。随机对照实验显示,在等待观察治疗与前列腺癌根

治术的对比中,前列腺癌根治术可能具有较低的肿瘤复发风险、肿瘤相关死亡率及较高的生存率。对临床局限性前列腺癌(T_{1-2},N_x或N_0,M_x或M_0)适合根治性治疗的患者,如选择观察等待治疗,患者必须了解并接受局部进展和转移的危险。等待观察治疗的主动监测有两个主要目标:一是当前列腺癌进展时及时给予有效的治疗;二是尽量减少非进展型前列腺癌患者的治疗并发症。

二、根治性前列腺切除术

根治性前列腺切除术(简称根治术)是治疗局限性前列腺癌最有效的方法,有 3 种主要术式,即传统的开放前列腺癌根治术、腹腔镜前列腺癌根治术及近年发展的机器人腹腔镜前列腺癌根治术。近年来,为了提高生存质量,保留性神经的前列腺癌根治术越来越得到关注,为局限性前列腺癌患者实行保留性神经的前列腺癌根治术,可以为其保留勃起功能,大大提高其生存质量而不影响其肿瘤预后。目前对于进行盆腔淋巴结清扫的必要性和是否进行扩大淋巴结清扫还是有争议的。不过一般认为,在低危前列腺癌患者中淋巴结浸润的机会比较小的,但在中高危患者中建议行扩大淋巴结清扫,因为其有比较高的淋巴结浸润风险。前列腺癌患者多为高龄男性,手术并发症的发生率与身体状况密切相关。因此,只要身体状况良好,没有严重的心肺疾病的患者都能适应根治术。在最近的一项前瞻性随机对照实验中,在所有与非手术治疗的对比中,前列腺癌根治术是唯一一种具有较低的肿瘤相关死亡率的治疗方式。根治术适应于局限前列腺癌,临床分期 $T_1 \sim T_{2c}$ 且预期寿命≥10 年的患者,对于这些患者手术可以达到根治的效果。对于 T_3 期的前列腺癌尚有争议,有学者认为无法达到根治的效果,术后仍有肿瘤复发的风险,不过最新的研究显示:根治手术在局限晚期前列腺癌的治疗中仍占有一定的地位,其 5 年、10 年、15 年的肿瘤特异生存率分别达到95%、90%和79%。而对于 PSA≥20ng/ml,Gleason 评分≥8 的高危局限前列腺癌是否采取根治性手术也存在争论,不过术后应辅以其他治疗。

三、放射治疗

前列腺癌患者的放射治疗具有疗效好、适应证广、并发症少等优点,适用于各期患者。早期患者(T_{1-2} N_0M_0)行根治性放射治疗,其局部控制率和 10 年无病生存率与前列腺癌根治术相似,这不包括有小肠炎性疾病史或者有盆腔放疗病史的患者。局部晚期前列腺癌($T_{3-4}N_0M_0$)治疗原则以辅助性放疗和内分泌治疗为主。转移性癌可行姑息性放疗,以减轻症状、改善生活质量。近年随着定位技术的改进,三维适形放疗和强度调控放疗等技术逐渐应用于前列腺癌的治疗并成为放疗的主流技术。这种技术在提高肿瘤部位照射剂量的同时,还能明显降低放疗相关不良反应。

前列腺癌近距离照射治疗包括腔内照射、组织间照射等,是将放射源密封后直接放入被治疗的组织内或放入人体的天然腔内进行照射,包括短暂插植治疗和永久粒子种植治疗。后者即放射性粒子的组织间种植治疗,较常用,其目的在于通过将放射性粒子种植到前列腺及其周边,提高前列腺的局部剂量,而减少直肠和膀胱的放射剂量。前列腺癌近距离照射治疗是继前列腺癌根治术及外放疗外的又一有望根治局限性前列腺癌的方法,疗效肯定、创伤小,尤其适合于不能耐受前腺癌根治术的高龄前列腺癌患者。

最近,部分学者提出了辅助放射治疗的观点,主要是针对 pT_3 或者 pT_xR_1 的前列腺癌患者。欧洲癌症研究和治疗组织(European Organization for Research and Treatment of Cancer,EORTC)对比了根治术后 pT_3pN_0 患者中即刻进行放射治疗(60Gy)和局部复发后进行的放射治疗(70Gy),结果显示即刻治疗有更好的耐受性。3 个研究均显示辅助放射治疗在 5 年生存率上比延迟放射治疗提高了近20%,但是并没有提高无转移生存率和肿瘤特异生存率。辅助放射治疗可能适用于下列人群:具有多处切缘阳性,同时 Gleason 评分>7 分或者术后 PSA 最低值≥0.1ng/ml。

四、内分泌治疗

1941 年,Huggins 和 Hodges 发现了手术去势和雌激素可延缓转移性前列腺癌的进展,并首次证实了前列腺癌对内分泌治疗的反应性。内分泌治疗的方法包括去势、最大限度雄激素阻断、间歇内分泌治疗、根治性治疗前新辅助内分泌治疗和辅助内分泌治疗。对于晚期前列腺癌,内分泌治疗是目前前列腺癌的主要治疗方法。

在早期,内分泌治疗并不是和等待观察、根治手术和放射治疗等作为前列腺癌的一线治疗,不过随着未来研究的深入,这种观点有可能会有所改变。随着黄体生成素释放激素类似物(luteinizing hormone-releasing hormone agonists, LHRH-a)、黄体生成素释放激素拮抗剂、非甾体类雄激素阻滞剂等多种新药的应用,最大限度雄激素阻断、间歇内分泌治疗、新辅助内分泌治疗和辅助内分泌治疗等多种策略的推广及人们对前列腺癌病理生理学方面的进一步认识,前列腺癌内分泌治疗已由早期作为失去手术机会患者的一种姑息治疗手段,发展成现在作为早晚期前列腺癌治疗的主要手段之一,包括对早期患者根治术前的新辅助治疗、术后的辅助治疗及对治愈性治疗后生化复发患者的治疗等。在美国,自1995年的前列腺癌治疗指南实施以来,在局限性前列腺癌的中低危组进行的内分泌治疗病例数不断增加。不过由于大部分关于早期前列腺癌内分泌治疗的资料均来自回顾性研究,并且大部分的研究没有专门针对 $T_1 \sim T_2$ 期患者,因此内分泌治疗还没有被认为是局限性前列腺癌的标准治疗。尽管内分泌治疗可以有效地减轻晚期前列腺癌患者的症状,有学者认为可在80%～90%的晚期患者中取得症状缓解,平均的肿瘤无进展存活期可以达到12～33个月,但是其能否延长患者寿命也没有定论,同时雄激素抵抗也发生于部分前列腺癌患者身上。越来越多的证据显示,内分泌治疗会增加心血管疾病和糖尿病的发病风险,因此,在这些患者中应用内分泌治疗可能导致明显的负面影响。不过不幸的是,这些患者往往是因为不适合于手术或者放射治疗才选择内分泌治疗的。总而言之,内分泌治疗在前列腺癌的治疗中具有重要的地位,但是其治疗方案在不同患者身上有不同的选择。对于局限性非转移性前列腺癌患者,当有进行内分泌治疗的必要时,抗雄激素单药治疗可作为去势治疗的另一种选择,在转移性前列腺癌中,抗雄激素单药治疗则劣于去势治疗,而在进展期的患者完全性雄激素阻断治疗会有更高的生存率,不过需要权衡治疗的不良反应及经济负担的问题。

五、化学治疗

大多数患者起初都对内分泌治疗有效,但经过中位时间14～30个月后,几乎所有患者病变都将逐渐发展为去势抵抗性前列腺癌。对于这些患者,主要方法为化疗。在20世纪90年代以前,化学药物治疗前列腺癌的疗效令人失望。近年来,随着研究的不断深入和新药的不断出现,不仅原有的诸多药物不断被尝试用于前列腺癌的治疗,而且各种新药、新化疗方案也不断应用于临床,大大提高了前列腺癌的化疗效果。化学药物治疗常用的方案主要有以蒽环类为主的方案、以雌莫司汀为主的方案、以多烯紫杉醇为主的方案和以环磷酰胺为主的方案。虽然以上有诸多化疗方案可供选择,综合其疗效和不良反应方面考虑,还没有一种方案能作为化疗的标准方案。

六、其他治疗

前列腺癌的冷冻治疗(cryo-surgical ablation of the prostate, CSAP)被认为是治疗临床局限性前列腺癌可以考虑的选择,目前越来越受到临床的关注。与放疗相比较,其优点是无放射危险、直肠损伤率较低,早期文献报道治疗后排尿功能障碍和阳痿的发生率较高,随着技术和经验的不断改进,并发症发生率明显降低。

前列腺癌的高能聚焦超声治疗(high-intensity focused ultrasound, HIFU)是利用压电晶体或声透镜等超声发生器,体外发射高能超声波,并在体内将超声波能量聚焦在选定的脏器组织区域内。近期文献报道高能聚焦超声治疗对局限前列腺癌有较好的控制率,多用于年龄较大、预期寿命小于10年的局限前列腺癌。

组织内肿瘤射频消融(radiofrequency interstitial tumour ablation, RITA)是将针状电极直接刺入肿瘤部位,通过射频消融仪测控单元和计算机控制,将大功率射频能量通过消融电极传送到肿瘤组织内,利用肿瘤组织中的导电离子和极化分子按射频交变电流的方向作快速变化,使肿瘤组织本身产生摩擦热。当温度达到60℃以上时,肿瘤组织产生不可逆的凝固性坏死,以达到治疗目的。到目前为止,仅有小样本的Ⅰ/Ⅱ期临床试验探讨了组织内肿瘤射频消融治疗前列腺癌的可行性和安全性,初步的结果显示对前列癌有治疗作用。

　　免疫治疗是一种新兴的治疗手段。前列腺癌一直被认为是一类适宜于免疫治疗的肿瘤,激素抵抗性前列腺癌和转移性前列腺癌目前仍是不能治愈的,免疫治疗是有希望的治疗手段。树突状细胞、细胞因子及前列腺癌众多的抗原标志,都可以作为免疫治疗的靶向目标。然而,要使免疫治疗成为真正有临床应用价值的治疗方法,还需要大量的基础和临床研究来证实。

　　基因治疗具有一定的应用前景。前列腺癌的发生是一个多阶段的过程,是基因缺陷不断累积的过程,每一个异常都被认为是基因治疗的可能靶向。对常规手术、药物和放射治疗效果不佳的患者,基因治疗是一种希望。目前基因治疗有基因矫正治疗、细胞减数基因治疗、免疫调制基因治疗及自杀基因治疗等方面,已取得一定进展,也显示其巨大的潜力。目前虽处于试验阶段,但已不再是科学幻想,有着广阔的应用前景。

第三节　前列腺癌治疗的选择

　　前列腺癌的治疗方法主要包括观察等待、根治性手术、内分泌治疗、放射治疗和化学治疗等。其治疗方法的选择主要根据患者的年龄、全身情况、影像学检查所预测的前列腺癌的临床分期、穿刺活检标本获得的肿瘤组织学分级、Gleason 评分及有无盆腔淋巴结转移灶和远处转移灶等因素决定。很多疗法仅仅是姑息性的,可缓解症状,但对患者存活期不会产生影响。因此,在治疗前应综合各方面因素,除了治疗的效果,还应考虑到治疗的并发症。医生应将各种治疗方案的利弊告知患者,尊重患者的选择,与之一起制定合理的治疗方案。

一、低中危局限性前列腺癌的治疗

　　局限性前列腺癌是指临床分期在 $T_{1-2}N_0M_0$ 的肿瘤,低中危局限性前列腺癌的治疗可选择的方案包括:前列腺癌根治术、等待观察及放射治疗等的单一方案治疗。在选择何种治疗方法时应充分考虑到患者的基本情况,包括排尿情况、性功能要求及肠道功能等,这些治疗方案都可能影响到其中的部分功能,因此没有哪一种方案可以适用于所有患者。

　　随机对照实验显示,在等待观察治疗与前列腺癌根治术的对比中,前列腺癌根治术可能具有较低的肿瘤复发风险、肿瘤相关死亡率及较高的生存率。而在最近的一项前瞻性随机对照实验中,在所有与非手术治疗的对比中,前列腺癌根治术是唯一一种具有较低的肿瘤相关死亡率的治疗方式。根治术适应于局限前列腺癌,临床分期 $T_1 \sim T_{2c}$ 预期寿命≥10 年的患者,对于这些患者手术可以达到根治的效果。另外,标准剂量的外放射治疗联合 6 个月的新辅助内分泌治疗可以延长患者的生存率;高剂量的放射治疗可以减少放疗后生化复发的风险。

　　在选择等待观察治疗的患者中可能存在两种情况,一部分人可能要求积极监测肿瘤的进程,包括经常进行 PSA 和肛门指诊检查,并定期进行重复前列腺穿刺,以利于早期发现肿瘤的进展;另一部分患者可能更追求目前的生活质量,对于积极的干预治疗并不是很感兴趣,这部分人可以选择比前一部分人长的随访间隔时间。而对于选择等待观察的患者,应为其制定好接下来的可能需要的二线治疗,包括治愈性和姑息性治疗。

二、高危局限性前列腺癌的治疗

　　高危局限性前列腺癌的治疗可选择的方案包括:前列腺癌根治术、等待观察及放射治疗等,但是复发率高。

　　随机对照实验显示,在等待观察治疗与前列腺癌根治术的对比中,前列腺癌根治术可能具有较低的肿瘤复发风险、肿瘤相关死亡率及较高的生存率;放射治疗联合辅助内分泌治疗可以延长患者的生存率。

　　因高危组具有更高的疾病进展风险和死亡率,因此更加积极主动的治疗可能是更好的选择。高危组往往会采用不保留性神经的前列腺癌根治术、高剂量的放疗或放疗与内分泌联合治疗,这几种方法会比较容易导致勃起功能障碍。

内分泌治疗往往不作为局限性前列腺癌的一线治疗,除非那些具有明显的症状且预期寿命较短无法从治愈性治疗获益的患者。在分析接受内分泌治疗患者的死亡率时应当充分考虑的患者并发症的情况。

三、局部进展性前列腺癌的治疗

局部进展性前列腺癌是指临床分期在 $T_{3-4}N_0M_0$、$T_{1-4}N_1M_0$、$pT_3N_0M_0$ 的肿瘤。对于 T_3 期的前列腺癌患者行前列腺癌根治术尚有争议,有学者认为无法达到根治的效果,术后仍有肿瘤复发的风险,不过最新的研究显示,根治手术在局限进展性前列腺癌的治疗中仍占有一定的地位,其 5 年、10 年、15 年的肿瘤特异生存率分别达到 95%、90% 和 79%。对于没有淋巴结转移的患者,2007 年版欧洲泌尿外科学会(EAU)指南里推荐综合疗法,主要是放射疗法加辅助内分泌治疗,优于单用放射治疗;单纯内分泌治疗对于症状典型的、病变广泛的 T_3~T_4 期患者,PSA 水平>25ng/ml,即使不适宜的患者,效果也好于等待观察治疗。在前列腺癌根治术前联合采用内分泌治疗可以提高前列腺癌的局部控制,降低手术切缘阳性率及肿瘤分期,并减少淋巴结转移和 PSA 复发,但是不能延长总体生存率。对高风险前列腺癌患者进行早期内分泌治疗则可获得较长的肿瘤无转移生存期。单纯前列腺癌根治术仅适用于低危的预期寿命>10 年的患者,高剂量的放射治疗对于 T_3 的预期寿命>5~10 年的患者能提高疗效,而低危的预期寿命<10 年的患者可以酌情考虑等待观察。

对于伴有淋巴结转移者,目前仍倾向于内分泌治疗为标准治疗方案,对局部晚期的前列腺癌,选择最大雄激素阻断作为首选治疗,可以实现对前列腺癌的长期控制并延缓前列腺癌进展。对于初次治疗失效的进展性前列腺癌,采用最大雄激素阻断进行二线治疗可以获得较好的 PSA 减退反应同时减少严重并发症的发生。前列腺癌根治术、放射治疗和综合治疗效果并不是标准的治疗方法,除非患者无症状或者有主观要求,否则采取等待观察治疗可能对生存率有负面影响。

四、转移性前列腺癌的治疗

转移性前列腺癌主要是远处器官转移的患者,内分泌治疗仍为标准治疗方案,内分泌治疗可以有效地减轻晚期前列腺癌患者的症状,有学者认为可在 80%~90% 的晚期患者中取得症状缓解,平均的肿瘤无进展存活期可以达到 12~33 个月。前列腺癌根治术、放射治疗和综合治疗一般很少用于转移性前列腺癌的治疗,观察等待治疗仅限于因治疗产生的并发症大于延长生命和改善生活质量的情况,因等待观察可能比短期的内分泌治疗生存率更差,并发症更多。

(郑嘉欣 陈斌 邢金春)

第四节 前列腺癌的精准治疗

哈佛大学商学院商业战略专家 Clayton Christensen 在 2008 年首次提出精准医疗(Precision Medicine)的概念,用于表述医生可以不依赖直觉和经验,而是通过分子诊断来得到疾病的明确诊断。但这一概念在当时并未引起医疗界的太多关注,在 2011 年美国国立卫生研究院(NIH)下属的发展新疾病分类法框架委员会发表了题为《迈向精准医学:建立一个生物医学知识网络和一个新疾病分类法框架》的专著,将精准医疗作为"个体化医学"进行了新的表述。2015 年初,美国总统奥巴马在国情咨文中将这一医学概念展示在公众的面前,并计划投入 2.15 亿美元启动"精准医疗计划(precision medicine initiative,PMI)"。此后精准医疗开始在全球被广泛重视和关注。基因组测序技术的快速革新、生物医学分析技术的进步及大数据分析工具的出现使精准医疗的应用成为可能,且日益重要。精准医疗的本质上是通过基因组、蛋白质组等技术和其他医学前沿技术,对于大样本人群与特定疾病类型进行生物标志物的分析与鉴定、验证与应用,从而精确寻找到疾病的原因和治疗的靶点,并对一种疾病不同状态和过程进行精确亚分类,最终实现对于疾病和特定患者进行个性化精准治疗的目的,提高疾病诊治与预防的效益。在本节中我们将通过下列几方面来探讨前列腺癌的精准治疗。

一、循环肿瘤细胞与前列腺癌的精准治疗

早在 19 世纪初 Virchow 等在显微镜下发现肿瘤细胞具有多种样式的结构及细胞核型,并将这种现象定义为肿瘤的异质性。而后在 20 世纪 70 年代 Heppner 等将这种肿瘤的多样性定义为肿瘤的亚型,从而从根本上揭示了肿瘤发生。转移以及耐药的机制,为临床工作者解答了困扰已久的问题。随着生物技术与信息学蓬勃的发展,肿瘤异质性被重新定义为单一肿瘤中含有不同细胞膜生物学标记的细胞的总和。基于该研究基础,在 1869 年 Ashworth 第一次提出了循环肿瘤细胞(circulation tumor cell,CTCs)的概念,CTCs 指的是从原发肿瘤自发脱落或诊疗操作过程中进入外周血液循环的肿瘤细胞,其在肿瘤发生循环系统转移中起到关键的作用。虽然进入循环系统的 CTCs 只有极少数能存活下来,并进一步发展为转移灶,但这却是实现肿瘤转移的关键过程,肿瘤上皮细胞转化为具有间质表型细胞的生物学过程(EMT),使其细胞极性及与基底膜的连接等消失,因而具有迁移和侵袭、抗凋亡和降解胞外基质的潜能;有研究表明,EMT 与伤口的愈合。纤维化及肿瘤进展相关。

近年来单细胞测序的方法被广泛应用于检测循环肿瘤细胞(CTCs)中,因为循环肿瘤细胞(CTCs)在前列腺癌复发转移中同样起着关键作用,因此检测 CTCs 可以用于监测前列腺癌的转移复发、指导肿瘤治疗等。有研究学者通过分离出前列腺癌患者循环系统中的 CTCs,然后进行体外培养,当患者的肿瘤获得新的基因突变时,医务人员可以在体外根据 CTCs 对药物敏感性的变化改变相应的药物来进行个体化的精准治疗。Attard 等通过高通量测序技术及 RT-PCR 对福尔马林固定的前列腺癌样本、骨组织活检样本及前列腺癌 CTCs 的 DNA 及 mRNA 进行测序,发现前列腺癌患者存在一些相关的基因突变,这些结果可以为临床治疗方案的选择提供指导的意义。比如:根据有无 BRCA 基因突变来选择是否使用 PARP 抑制剂;根据 RB1 基因是否缺失来判断前列腺癌对紫杉醇是否敏感;根据雄激素受体(AR)的信号通路及扩增情况,选择是否行 AR 靶向治疗等。Galsky、Vogelzang 对接受多西他赛治疗的去势抵抗性前列腺癌患者外周血 CTCs 进行检测分析,结果发现前列腺癌患者对多西他赛的敏感性与 CTCs 中雄激素受体水平相关,对化疗有效的患者 CTCs 中雄激素受体水平明显低于耐药患者,这提示我们可以通过外周血 CTCs 中雄激素受体水平来间接预测患者对多西他赛的敏感性,这不但可以在不牺牲治愈率的前提下,有效地降低前腺癌的过度治疗。

以上的研究均提示我们前列腺癌的 CTCs 的检测可帮助进一步了解肿瘤细胞的遗传背景,从而针对性研究阻断相应受体的药物,提高治疗的针对性和有效性,同时可以通过外周血 CTCs 检测间接反映患者对治疗药物和方案的敏感性,进而指导临床选择个体化治疗方案。近年来随着单细胞技术的发展,CTCs 的研究朝着循环肿瘤单细胞全基因组测序、单细胞全转录组测序、表观遗传组测序等更精准的方向发展。例如,新兴的多次退火循环扩增技术(MALBAC)可用于单细胞全基因组测序及单细胞全转录组测序等具有较高的灵敏度和能够降低 PCR 扩增偏倚。随着单细胞技术的改革,CTCs 必然会成为精准癌医学的重要发展方向之一,通过将前列腺癌 CTCs 与精准医学结合起来更好地为前列腺癌的研究提供新的思路,并对前列腺癌的早期诊断。个体化治疗和指导用药等提供新的理论依据。

二、全基因组测序与去势抵抗性前列腺癌的精准治疗

对于晚期的前列腺癌患者,内分泌治疗虽然可以使得其病情得到控制和改善,但是经过中位数 18 ~ 24 个月的缓解期后,绝大多数患者会进展为去势抵抗性前列腺癌(castration resistant prostate cancer,CRPC),预后极差,其中位生存期仅为 12 个月。尽管目前采用化疗药物。新型二线内分泌治疗。核素与生物治疗等多学科综合治疗可使 CRPC 的治疗效果有所改善,但是受到适用范围小及费用较高等因素所限,且许多高龄患者无法耐受不良反应,目前 CRPC 患者的生存期及生活质量不容乐观,因此迫切需要新的治疗策略。新一代的测序技术—全基因组测序对 CRPC 患者的基因组学特征进行测序,迅速拓展了人们对 CRPC 分子机制认识的广度和深度,为 CRPC 精准医学发展奠定了基础,有助于指导临床个体化治疗,并推动 CRPC 的基础和临床研究取得重大突破。

　　Robinson 等对 150 例 CRPC 患者的肿瘤组织进行了全基因外显子组和全转录测序,研究发现 40% ~ 60% 的患者中存在 AR、ETS、TP53 和 PTEN 的频发突变,这些基因主要涉及 AR、DNA 修复、PI3K 及细胞周期等信号通路,这为后续的精确筛选 CRPC 治疗靶点提供了强有力的支持,同时也标志着 CRPC 治疗已进入到个体化精准治疗的新时代。Beltran 等对 97 例转移性难治性肿瘤(其中主要是 CRPC 和尿路上皮癌)患者进行了全基因外显子组测序发现所有患者的基因突变中有 16 个突变点是目前可以作为药物靶向治疗的靶点,有 98 个突变位点与肿瘤发生的分子机制相关,有 1474 个突变位点是目前还未发现的,同时其对其中 5 例患者进行了测序指导下的精准治疗中发现 FANCA 的缺失突变和 CRPC 铂类药物敏感性密切相关。2014 年亚洲 CRPC 领域启动了一项 CRPC 的精准医学临床试验(NCT02208583),这是亚洲 CRPC 领域第 1 项针对多个靶向基因的"篮子试验"。该试验前瞻性纳入标准治疗失败的 CRPC 患者,首先分析内分泌治疗耐药前后组织病理和分子表型改变,然后对鉴定出靶点的患者匹配分子靶向药物,观察患者 PFS 的变化。结果发现 CRPC 呈现明显的肿瘤间异质性,重复性基因变异主要包括 AR 扩增、TP53 突变、PTEN 缺失、MYCN 扩增、RB 缺失、PIK3CA 突变和 PLK1 突变等。有 5 例患者接受了匹配的个体化治疗,PFS 分别为 4、6、8、10 和 12 个月。初步结果显示分子分型可为 CRPC 治疗策略的选择提供依据。

　　现有的小规模临床试验已初步展示了 CRPC 精准治疗具有良好的前景,但入组新药临床试验的困难和超适应证用药等问题限制了 CRPC 精准治疗的实施。将精准医学转化为有效的临床治疗手段仍存在若干挑战,主要来自 4 个方面:①临床上重复活检的开展存在一定困难。由于肿瘤的高度异质性及善变性,重复活检对于准确判定某个阶段 CRPC 患者的确切分子机制至关重要,然而大多数患者在治疗过程中并未进行重复活检,因此基于初始单次活检制定的方案也就无法对不同阶段的肿瘤有效。②基因测序结果的解读难度较大。对含有海量信息的测序结果进行准确挖掘、解读和评估极其重要,因为一旦解读出错,整个精准治疗计划将毁于一旦。最近约翰霍普金斯大学进行的一项研究强调了对个体化测序结果解读的重要性,该研究对包括 15 个肿瘤类型的 815 例患者的检测结果分析表明,与单独对肿瘤进行基因组测序分析相比,对匹配的肿瘤和正常组织同时进行分析能更准确地确定致癌突变,如果不先与正常组织的遗传信息进行比较,可能会误导 46% 患者的治疗。③运用基因检测结果指导个体化用药存在诸多困难。临床试验中发现,基因检测所预测的适用药常会面临超适应证使用的窘境,而这些药物价格又普遍昂贵,患者需承受巨大的经济压力。也有一些适用药目前仍处在研究阶段,仅通过参与临床试验才可获得,更多的情况是尚无与基因检测结果相匹配的药物。④基因组测序自身存在着局限性。疾病本身成因的复杂性决定了单纯依靠基因组测序不可能解决所有的问题,因此有时还需要联合表观基因组、蛋白质组学和转录子组学等其他个体化高通量检测。

三、前列腺特异性膜抗原联合单光子发射计算机断层摄影术/同机 CT 扫描图像融合技术与精准治疗

　　前列腺特异性膜抗原(PSMA)也被称为 I 型叶酸水解酶或 II 型谷氨酸羧肽酶,在大多数前列腺癌细胞表面呈高度表达,且在低分化、转移性和雄激素非依赖型前列腺癌细胞中的表达进一步增加,因此 PSMA 可以作为前列腺癌肿瘤治疗的重要靶点之一。单光子发射计算机断层摄影术/同机 CT 扫描图像融合技术(SPECT/CT)对于前列腺癌患者的原发病灶、淋巴结转移灶及全身多发转移灶的敏感性、特异性、阴性预测值及阳性预测值均高于传统 CT,能够发现的转移淋巴结直径也小于传统 CT,因此 SPECT/CT 在检测前列腺癌病灶及指导手术方面具有较好的实用价值。有学者研究发现应用前列腺特异性膜抗原(PSMA)作为标记,联合应用单光子发射计算机断层摄影术/同机 CT 扫描图像融合技术(SPECT/CT),对前列腺癌患者进行检查发现 ^{99m}TC-PSMA-SPECT/CT 与目前影像学检查比较,能够更好地发现前列腺癌转移灶,且精准指导靶病灶治疗,进而使患者获益。目前应用 PSMA-SPECT/CT 指导前列腺癌精准靶病灶治疗的病例还很少,但是随着技术的发展及新一代 SPECT/CT 的研发,在未来阶段,通过 PSMA-SPECT/CT 指导前列腺癌精准治疗必将得到极大的发展。

四、多学科治疗(MDT)与前列腺癌的精准治疗

前列腺癌的精准治疗不仅仅是指基因测序、药物靶向等,多学科综合治疗也属于前列腺癌的精准治疗之一。随着医学分科越来越细,专业化程度不断提高,对于前列腺癌等恶性肿瘤的治疗单一学科的力量往往是不足的,因此 MDT 诊治的理念十分必要。国内有学者研究报道发现,采用成熟规范的 MDT 模式治疗前列腺恶性肿瘤,可以将其 5 年生存率由 40% 提高到 80%。有美国学者研究发现美国的前列腺癌患者应用规范的 MDT 模式治疗后其整体存活率从原本的 44 个月提高至 57.6 个月。Grimm 等发现在高危前列腺癌患者中,与单一使用外科手术、外放疗或近距离放射治疗相比,以内分泌治疗为基础的联合治疗,患者的无生化进展生存率更高,提出多模式个体化的综合治疗是目前高危前列腺癌治疗主要模式。有国内学者通过分析 94 例符合 D'Amico 和中国泌尿外科诊断治疗指南的高危前列腺癌患者发现 RRP 或结合术后辅助内分泌治疗或加局部外放疗的个体化处理高危前列腺癌是一种安全可行、疗效满意的方法。

五、其他

精准治疗对于前列腺癌的诊断与治疗具有重要的意义,但是目前临床阶段,前列腺癌的精准治疗应用仍处于起步阶段,同时面临着一系列的困难,包括基础设施建设及成本等。近年来精准医疗在发达国家和我国均引起了高度重视,前列腺癌的精准治疗也得到了巨大的发展,基因组测序的最新进展已经提高了前列腺癌的分子分类。尽管基因组数据转换为临床的相关预测生物标志物治疗仍处于起步阶段,但是基因组数据的整合在早期的临床试验阶段已经展开,这在推进前列腺癌症的个性化服务是十分重要的。精准医疗在前列腺癌的分子分型诊断和依据分子生物学检测结果进行的个体化治疗中已产生了显著的效果。我们相信,随着前列腺癌精准医疗的不断推进,其效果将会更加显著。随着前列腺癌的生物特征及分子分型的广泛研究,精准治疗在前列腺癌的分子分型诊断和依据分子生物学检测结果进行的个体化治疗中已产生了显著的效果。我们坚信随着前列腺癌精准治疗的不断推进,在未来的某一时刻,我们将彻底治愈前列腺癌。

(白培德 杨毅 邢金春)

第五节 未来的研究方向

关于前列腺癌的治疗目前仍缺乏更多有说服力的证据,应该开展更多的随机对照试验和前瞻性研究。未来的研究方向主要包括以下几个方面。

一、研究反映肿瘤侵袭性和判断治疗效果的标志物

目前关于前列腺癌存在着过度检查与过度治疗的倾向,应致力于研究能提示前列腺癌进展的生物学标志物。理想的标志物应该是在有潜在侵袭性肿瘤中阳性表达,而在低风险患者及正常人中不表达。这将应用于等待观察治疗的患者中,如果能及时发现进展才能积极采取有效的进一步治疗方案。同时也可以应用于前列腺癌其他治疗的监测,以决定是否需要更换治疗方案。另外,还需要研究能提示治疗效果的生物学标志物。

二、研究最合适的治疗方案

由于缺乏更多的有说服力的随机对照试验,目前无法准确地为患者选择最佳治疗效果和生活质量的治疗,仍需要大规模的临床试验尤其是前瞻性研究来论证前列腺癌治疗的最佳方案,比如在局限性前列腺癌患者中,放疗和手术的效果哪种更好。

同时,关于治疗效果的评价也应尽量得到规范和统一。主要包括以下几个方面:①生化复发。早期的生化复发概念仅出现于外放射治疗中,目前在各项治愈性治疗中都有体现,在 EAU 的指南里,将血清 PSA

水平连续 2 次≥0.2ng/ml 定义为生化复发,不过仍需要进一步的长时间研究来验证最佳定义。②无转移生存率。目前关于无转移生存率仍没有达成共识,比如,骨盆上方的淋巴结转移为 M_1,但是在临床实践中经常会忽略切面显像的结果,如果缺乏统一的影像判断标准,是否转移的判断将会不一致。③疾病特异性存活率。大部分前列腺癌患者为老年患者,他们往往有其他的基础疾病,而且经常会死于其他疾病。在评价前列腺癌患者治疗死亡率时应充分考虑到这一点。然而在很多的临床试验中并没有充分地说明死亡原因的构成情况,疾病特异性存活率对于治疗终点的判断有很重要的作用。④并发症和生活质量评估方法。虽然前列腺癌总体治疗效果的评价没有确切的标准,但是在排尿情况、性功能、胃肠功能的影响上可以进行较为准确的评估。因此在评价前列腺癌的治疗效果时应包含生活质量评估。在欧洲癌症研究和治疗组织的生活质量评估部门,Efficace 等制定了系统的生活质量量表,可作为生活质量评估的标准。关于前列腺癌治疗效果评价的临床研究必须包含有并发症和生活质量评估,这样我们就能够清楚地比较不同治疗方法的效果。

　　疾病的危险分层应该是能够为选择治疗方案提供明确的依据。不过遗憾的是,目前关于前列腺癌的危险分层却无法为每个层次的患者提供相对明确的治疗选择,比如低危局限性前列腺癌患者不是只有一种治疗方案,而是有多种选择,在高危患者中也是如此。因此比较理想的危险分层应该是能为治疗选择提供明确的依据。分层因素应该包括肿瘤的情况、患者的基本情况及恰当的生物学标志物情况。

（郑嘉欣　陈斌　邢金春）

参 考 文 献

1. 谢建湖,潘宏信,李伟东,等.前列腺癌循环肿瘤细胞的检测及其临床应用的研究进展[J].临床泌尿外科杂志,2016,31 (7):674-678.

2. 王海涛.去势抵抗性前列腺癌精准医学研究的探索[J].中国肿瘤临床,2015,42(17):850-855.

3. 宿恒川,朱耀,胡四龙,等.PSMA-SPECT/CT 在前列腺癌转移病灶精准治疗中的价值[J].临床泌尿外科杂志,2017,32 (3):189-191.

4. 田向阳,魏子白.循环肿瘤细胞研究新进展[J].中华临床医师杂志(电子版),2014,8(14):2701-2703.

5. Galsky MD,Vogelzang NJ. Docetaxel-based combination therapy for castration-resistant prostate cancer[J]. Ann Oncol,2010,21 (11):2135-2144.

6. Chapman HA. Epithelial-mesenchymal interactions in pulmonary fibrosis[J]. Annu Rev Physiol,2011,73:413-435.

7. Grimm P,Billiet I,Bostwick D,et al. Comparative analysis of prostate-specific antigen free survival outcomes for patients with low, intermediate and high risk prostate cancer treatment by radical therapy. Results from the Prostate Cancer Results Study Group[J]. BJU Int,2012,109(Suppl 1):22-29.

8. Zong C,Lu S,Chapman AR,et al. Genome-wide detection of single-nucleotide and copy-number variations of a single human cell [J]. Science,2012,338(6114):1622-1626.

9. Eder M,Eisenhut M,Babich J,et al. PSMA as a target for radiolabelled small molecules[J]. Eur J Nucl Med Mol Imaging,2013, 40(6):819-823.

10. Katsnelson A. Momentum grows to make 'personalized' medicine more 'precise'[J]. Nat Med,2013,19(3):249.

11. Chakradhar S. Tumor sequencing takes off,but insurance reimbursement lags[J]. Nat Med,2014,20(11):1220-1221.

12. Lamouille S,Xu J,Derynck R. Molecular mechanisms of epithelial-mesenchymal transition[J]. Nat Rev Mol Cell Biol,2014,15 (3):178-196.

13. Loriot Y,Fizazi K. Towards random sequencing or precision medicine in castration-resistant prostate cancer?[J]. Eur Urol, 2014,65(1):37-38.

14. Beltran H,Eng K,Mosquera JM,et al. Whole-Exome Sequencing of Metastatic Cancer and Biomarkers of Treatment Response [J]. JAMA Oncol,2015,1(4):466-474.

15. Collins FS,Varmus H. A new initiative on precision medicine[J]. N Engl J Med,2015,372(9):793-795.

16. Jones S,Anagnostou V,Lytle K,et al. Personalized genomic analyses for cancer mutation discovery and interpretation[J]. Sci Transl Med,2015,7(283):283ra53.

17. Lewin J,Siu LL. Cancer genomics:the challenge of drug accessibility[J]. Curr Opin Oncol,2015,27(3):250-257.

18. Robinson D, Van Allen EM, Wu YM, et al. Integrative clinical genomics of advanced prostate cancer[J]. Cell, 2015, 161(5): 1215-1228.

19. Herlemann A, Wenter V, Kretschmer A, et al. 68 Ga-PSMA Positron Emission Tomography/Computed Tomography Provides Accurate Staging of Lymph Node Regions Prior to Lymph Node Dissection in Patients with Prostate Cancer[J]. Eur Urol, 2016, 70(4): 553-557.

20. Mullane SA, Van Allen EM. Precision medicine for advanced prostate cancer[J]. Curr Opin Urol, 2016, 26(3): 231-239.

21. Rauscher I, Maurer T, Beer AJ, et al. Value of 68 Ga-PSMA HBED-CC PET for the Assessment of Lymph Node Metastases in Prostate Cancer Patients with Biochemical Recurrence: Comparison with Histopathology After Salvage Lymphadenectomy[J]. J Nucl Med, 2016, 57(11): 1713-1719.

第十四章 前列腺癌的主动监测治疗

第一节 定 义

主动监测(active survillance,AS),既往也称指主动监测前列腺癌的进程,在出现肿瘤进展或临床症状明显时给予治疗。在所有肿瘤中,主动监测治疗几乎是前列腺癌特有的治疗。随着对前列腺癌发病机制研究的不断深入,检测手段的不断丰富,使得对前列腺癌发展的预估更为准确,主动监测治疗也有了更丰富的内涵。在前列腺癌早期时区分肿瘤是否对患者有生命危险,有危险者对其尽早干预;其他患者则在积极监测下行观察等待治疗,从而避免过度治疗;当病情出现进展的可能时再行积极治疗,这时的治疗还未超出可治愈的时间窗。主动监测有别于观察等待治疗(watchful waiting,WW)。前者主要应用于早期前列腺癌预期寿命较长的患者,在采取根治性治疗手段前避免过度治疗,后者则可以应用于疾病的各个阶段,主要以缓解症状为治疗目的。

前列腺癌不同于其他部位的癌症,大部分的前列腺癌是处于惰性的状态。据研究报道,30%年龄超过50岁的男性尸检时发现有前列腺癌,而临床诊断出来的前列腺癌约是10%,在这些诊断出的前列腺癌患者中,只有1/3的死因是前列腺癌。研究发现,美国男性前列腺癌的发病率约为170.1/10万,前列腺癌的死亡率只有32.9/10万。

一项斯堪的纳维亚的前瞻性随机对照研究,将临床确诊的695例局限性前列腺癌患者随机分为两组:一组行根治性切除手术治疗,另一组行主动监测治疗,待出现进展证据时再行系统治疗。8.2年的中期分析显示,两组死亡率差异不大(8.6% *vs* 14.4%),而癌症远处转移(1.7% *vs* 10.2%)和局部进展(19.1% *vs* 25.1%)有显著差异。该研究选择的前列腺癌患者,早期确诊时并未做PSA检测,相对现在的标准,病程要稍晚期。

自1989年前列腺特异性抗原(prostate-specific antigen,PSA)检测方法开始推广以来,能比以前提前平均约9年诊断出前列腺癌。前列腺癌的自然发展进程缓慢,采用PSA方法检测前列腺癌有过度诊断的风险。前列腺癌的过度诊断是指通过先进的检查手段发现一些患者原本一生可能不会发现、就算不治疗也不会表现出症状,不会影响患者正常寿命的疾病。据报道,30%~50%甚至更多的老年人存在前列腺癌的过度诊断的问题。

由于前列腺癌存在过度诊断,必然会导致过度治疗。研究发现,有近1/3通过PSA检测诊断的早期低危前列腺癌患者(肿瘤体积<0.5cm³,Gleason评分≤6分)施行了根治性手术,而这类患者不太可能因前列腺癌而致死。若施行根治性手术治疗预后较好,也可以消除部分影响。但研究发现,行根治性手术组较主动监测组出现尿失禁和性功能障碍的比例明显要高,这说明了根治性治疗方法对男性生活质量产生极大影响,因此手术对象只能是那些真正需要施行手术的患者。主动监测能让大部分早期前列腺癌患者免于手术的并发症及对生活质量的影响。

(曾星 胡志全)

第二节　历史回顾

PSA 检测方法出现之前,前列腺癌的诊断主要依靠直肠指检(digital rectal examination,DRE),这种检测方法敏感性非常差,缺乏重复性,只能发现较晚期的肿瘤。这个时期手术治疗的失血较多,死亡率高达 5% ,术后有很严重的并发症如尿失禁、阳痿等。在当时手术治疗效果不明显且死亡率高、并发症普遍的情况下,有医生推荐患者行主动监测联合姑息性的干预措施。这一时期主动监测治疗的研究较一致,主要研究低级别、低分期的肿瘤,这些研究对人们了解前列腺癌的自然进程非常重要。在 PSA 检测方法出现之前,泌尿外科医生已经确定对于局限性前列腺癌患者的主动监测可作为治疗的选择之一,但当时的研究认为大部分的前列腺癌会逐渐恶化。

PSA 检测方法推广之后,显著提高了前列腺癌的早期诊断,同时手术治疗和放疗技术逐步改善,使积极治疗在前列腺癌治疗中成为主流。在这个时期,对于一些早期低危前列腺癌患者(肿瘤体积<0.5cm^3,Gleason 评分≤6 分)也施行了根治性手术。研究发现,PSA 的检测虽然提高了前列腺癌的早期诊断,但对前列腺癌患者的死亡率影响不大。

目前,前列腺癌主动监测治疗的研究已成为一个热点,Holemberg 等在《新英格兰医学》杂志的一项前瞻性随机对照试验发现,接受根治性前列腺切除组较主动监测治疗组死亡率低(4.3% vs 8.9%),肿瘤转移率明显降低,但总体生存率无显著差异。一项正在进行中的研究前列腺癌干预与观察对比试验(Prostate Cancer Intervention vs Observation Trial,PIVOT)在美国已收集几千例病例资料,并汇总其他多国中心的病例资料,为明确前列腺癌的疾病进程和治疗的选择提供证据。

(曾星　胡志全)

第三节　主动监测治疗的应用

前列腺癌进展相对较慢,局限性肿瘤的体积倍增时间为 2~4 年,小病灶、低级别的局限性前列腺癌对患者生命威胁极小。然而,肿瘤的生物学潜能很难确定,两个肿瘤体积、PSA 值、Gleason 评分相近的前列腺癌患者其最终结果可能相差很大。虽然人们也知道在某些情况下积极治疗(如前列腺癌根治性切除)并非必须;但低危、局限性前列腺癌患者担忧没有治疗,癌症会继续恶化,临床医师也会建议患者行积极治疗。因此,如何根据前列腺癌的自然病程准确预测治疗效果及对所有早期局限性前列腺癌的患者提供个性化的治疗方案尤为重要,使有前列腺癌进展转移风险的患者受益于积极治疗,而让不需要治疗的患者免于治疗的并发症之苦。

普遍的观点认为,对于预期寿命较短的、较年长的或有其他伴发病的患者需行积极治疗。目前研究的重点在确定主动监测下的观察等待治疗的适应证和禁忌证与哪些因素有关。

2014 版《中国泌尿外科疾病诊断治疗指南》中明确主动监测的指征:①极低危前列腺癌(PSA<10ng/ml,GS≤6 分,阳性活检数<3,每条穿刺标本的肿瘤≤50%的临床 T$_{1c-2a}$);②临床 T$_{1a}$,分化良好或中等的前列腺癌较年轻患者;③临床 T$_{1b}$~T$_2$,分化良好或中等的前列腺癌,预期寿命<10 年的无症状患者。美国国家癌症综合治疗联盟(National Comprehensive Cancer Network,NCCN)指南(2017 年版)和欧洲尿外科学会(European Association of Urology,EAU)指南(2017)均建议:预期寿命大于 10 年的极低危和低危前列腺癌(PSA<10ng/ml,GS≤6 分,阳性活检数≤3,每条穿刺标本的肿瘤≤50%的临床 T$_{1c-2a}$)推荐采用主动监测作为标准治疗方案。

前列腺癌患者是否能行主动监测治疗除考虑患者的预期寿命外,关键的是能准确地判断哪些前列腺癌患者是"低危"(一生中因前列腺癌或其并发症致死的可能性极低)。

Epstein 等对 157 例 T$_{1c}$期行根治性切除手术的前列腺癌病理组织的研究,认为低危、非致死性前列腺癌的标准是肿瘤体积<0.2ml,Gleason 评分≤6 分,其中穿刺活检除满足 Gleason 评分外还需符合下述标准:①PSA 密度≤0.1ng/ml,不超过 3 针发现肿瘤(穿刺针数 6 针)或不超过总穿刺针数的一半发现肿瘤;

②PSA 密度≤0.15ng/ml,只有 1 针发现肿瘤且长度<3mm(穿刺针数 6 针)。根据以上标准能发现前列腺癌患者中 73% 为"低危"患者,Goto 等根据类似标准,能准确预测前列腺癌患者中 75% 的"低危"患者。在此基础上,Epstein 等又发现加入 fPSA/tPSA>0.15 的标准能使准确度上升到 94%,Klotz 等发现 PSA 倍增时间(PSA doubling time,PSADT)也与判断前列腺癌患者的生存时间有关。

Roemeling 及其研究小组为确定早期前列腺癌的特征性指标,耗时 8 年完成了欧洲前列腺癌随机筛查试验(European Randomized Study of Screening for Prostate Cancer,ERSPC),结果发现入选的 294 例"低危"前列腺患者(Gleason 评分≤6 分,PSA<15,穿刺阳性率≤2 针,PSA 密度<0.2,临床分期 T_{1c}-T_2),总的生存率为 99%,其中行主动监测治疗的前列腺癌患者无一例死于癌症。

为更好地确定前列腺癌是否为"惰性",泌尿外科医生在总结临床经验的基础上,结合统计学知识,设计了一系列图表和模型:如 Partin 统计表、D Amico 危险性评价和前列腺癌危险性评估(the Cancer of the Prostate Risk Assessment,CAPRA)。

Chodak 等的 Meta 分析结果显示:T_1 和 T_2 期前列腺癌患者行主动监测治疗,高分化前列腺癌 10 年转移率 19%,中分化前列腺癌的 10 年转移率 42%,高分化前列腺癌 10 年转移率为 74%。Johansson 等对 223 例未行特殊治疗的前列腺癌患者($T_0 \sim T_2$,N_X,M_0)长达 21 年的随访发现,在前 10～15 年,大部分前列腺癌处于惰性状态,而在第 15～20 年的时候,无进展生存率(45% vs 36%),无转移生存率(77% vs 51%),总体生存率(79% vs 54%)均明显下降。该文作者提出观点,大部分低级别前列腺癌有一个惰性状态过程,但长期随访显示病情进展明显,故推荐预期寿命超过 15 年的患者应考虑尽早行根治性手术治疗。

Albertsen 等的大样本研究(表 14-1)显示前列腺癌患者 15～20 年后可能死于前列腺癌的比例。

表 14-1　癌症致死率(罹患前列腺癌可能的死亡率)

Gleason 评分	年龄分组			
	50～59	60～64	65～69	70～74
2～4	4%	5%	6%	7%
5	6%	8%	10%	11%
6	18%	23%	27%	30%
7	70%	62%	53%	42%
8～10	87%	81%	72%	60%

因此,前列腺患者行主动监测治疗的一个难点是如何确保不失去治疗的机会,也就是主动监测治疗终止的时间点判定。

前列腺癌患者行主动监测治疗后,待疾病进展时可选择手术、内分泌治疗等其他治疗措施。Khatam 等研究发现,选择两组年龄、PSA、病理分级、临床分期相似的前列腺癌患者,一组行根治性切除手术治疗,另一组行主动监测治疗(平均时间 23.4 个月,8～55 个月)后再行根治性手术切除,两组患者随访 2 年后,肿瘤大小、包膜侵袭、Gleason 评分等指标均没有显著差异。Holmberg 等发现行主动监测治疗的 348 例前列腺癌患者,平均随访 6.2 年,死亡率 8.9%(31 例),通过与同期立即行手术治疗的患者相比,其中 17 例患者如果选择手术治疗也许能避免死亡。

早期治疗并不能改善早期局限性前列腺癌患者的生存者和生活质量,对众多低危患者而言,治疗带来的不良反应使潜在的利益变得无足轻重。对于低危早期局限性前列腺癌患者,特别是高龄患者,可以选择主动监测治疗,并对其进行积极监测,而不会影响该病的有效治疗。

目前公认的符合主动监测治疗的"低危"前列腺癌患者应具有以下指征:Gleason 评分≤6 分,PSA 值较低且稳定,临床分期 T_1-T_{2a},穿刺活检(12 针或更多)显示病灶小。

前列腺癌的主动监测治疗在局限性前列腺癌的应用已有数十年之久,通过病理和实验室指标的检测使主动监测治疗安全性得到提高,作为一种延迟性的治疗,可作为严格挑选的前列腺癌患者的一种选择。入选前需对患者危险性做细致的评估,预估其预期寿命,并且让患者了解其他的治疗手段。

对于主动监测的患者,每 3 个月复诊,检查 PSA、DRE,必要时缩短复诊间隔时间和进行影像学检查。对于 DRE、PSA 检查和影像学检查进展的患者可考虑转为其他治疗。绝大部分患者担心疾病的进展可能致命,尽管没有证据显示,仍会急切希望更积极的治疗。在进行中的多个临床随机对照试验结论也许能为我们提供更规范的入选标准。

（曾星　胡志全）

第四节　热点问题

一、主动监测与积极治疗的优缺点对比

主动监测是观察被选择的病患,预测那些今后会进展的患者并在还能治愈的时机实行根治性治疗干预。选择哪些患者、如何观察、积极治疗的时机都是主动监测需要解决的问题。对于低危、局限的前列腺癌患者可以采取主动监测。低危、局限的前列腺癌如何限定? Roemeling 定义为前列腺穿刺有一到两针发现有癌细胞,Gleason 评分≤6 分,PSA≤15ng/ml,PSAD≤0.2,临床分期为 T_1 或 T_2 期。

（一）等待观察的优势

1. 防止过度治疗。前列腺癌是欧美国家最常见的实体恶性肿瘤,在我国发病率也有逐年上升的趋势。2006 年欧洲每 10 万人死于前列腺癌的人数是 23.2 人,年龄超过 50 岁的男性中有六分之一诊断为前列腺癌,但 33 名患者中只有 1 名死于前列腺癌。在对 40~49 岁的男性尸检中发现 50% 有前列腺癌灶。由于 PSA 的筛查和前列腺穿刺活检的应用,许多前列腺癌在早期即被诊断出来,其中包括在一生中可能都不会出现临床症状的前列腺癌患者,从而使前列腺癌存在过度诊断的现象。以现在的诊断水平,有 90% 以上的患者新诊断前列腺癌时没有出现转移。在 1979—2002 年间,年龄<65 岁的前列腺癌患者增加了 4.28 倍。

2. 没有积极治疗所出现的并发症及不良反应,并且不影响患者的生活质量和生存期。一项研究对 326 例主动监测的患者平均随访 22 个月,有 20% 后来接受了根治性治疗,但没有人出现肿瘤转移或死于前列腺癌。另一项研究在对 299 例等待观察的前列腺癌患者随访 8 年中,总的生存率为 85%,疾病相关生存率 99.3%。

3. 节省治疗费用。国外研究表明实行前列腺癌根治术的患者手术费用、并发症治疗费及术后 15 年随访等总的费用是每人平均 15 235 美元。而主动监测的患者只需 6558~11 992 美元,费用比前列腺癌根治术患者少 43%~78.7%。

（二）主动监测的不足之处

1. 在前列腺癌患者主动监测的过程中可能因出现疾病进展而延误了治疗的最佳时机。关键问题是如何确定前列腺癌的疾病进展窗口期,使得及时终止等待观察而不延误治疗。至今还没有能够准确预测前列腺癌进展的参数。Toronto 将由主动监测转为积极治疗的时机界定在 PSA 倍增速度小于 2 年,但是将 PSA 作为肿瘤进展的预测指标尚有疑问,因为分化差的肿瘤产生的 PSA 会比生长缓慢、分化好的肿瘤要少,许多低危局限性前列腺癌患者伴有前列腺良性增生,而后者也会导致 PSA 水平的升高。

2. 等待观察的社会、心理因素的负面影响。大多数主动监测的患者可以避免积极治疗所引起的并发症或不良反应,但患者也会存在因患有肿瘤但却未采取治疗的心理阴影。

（三）积极治疗的优点

可阻止肿瘤进展,改善患者预后。Wong 统计了美国 1991—1999 年 480 000 例 65~80 岁的高分化或中分化并且局限的前列腺癌患者的资料,其中有 320 22 例患者接受手术或放疗,12 608 例患者仅行主动监测,在经过 12 年的随访后,结果发现接受积极治疗的患者中位生存时间为 13 年,而主动监测患者则为 10 年。即使排除年龄、种族、并发其他疾病及肿瘤大小等因素的影响,该结果差别依然显著。

（四）积极治疗的缺点

1. 可能存在过度治疗。Albertsen 研究表明,早期局限前列腺癌的第一个 15 年疾病相关死亡率是 33

人/1000 人,而 15 年以后的疾病相关死亡率是 18 人/1000 人,两者间的差异无统计学意义,因而提出确诊早期局限前列腺癌 15 年以后的年死亡率保持稳定,对于这类早期、局限、低危级别病患早期采取积极的根治性治疗值得商榷。

2. 积极治疗中出现的并发症和不良反应影响导致患者生活质量下降。多中心研究表明尿漏的发生率在根治性前列腺切除患者中占 35%,放疗中占 12%,内分泌治疗中占 11%;肠道相关症状发生率在放疗中为 3%,内分泌治疗中为 3%,根治性前列腺切除中为 1%;勃起功能功能障碍发生率在根治性前列腺切除中为 58%,放疗为 43%,内分泌治疗为 86%。对早期前列腺癌患者治疗理想的目标是凭借着对患者的状况的了解和肿瘤的特性,医师能够对新诊断前列腺癌患者肿瘤的生化行为进行预测,然后帮助每一位患者制定治疗策略,以防止对于缓慢生长肿瘤的过度治疗和进展肿瘤的治疗不及时。

(陈凌武)

二、积极监督下的观察等待治疗

前列腺癌是美国男性最常见的恶性肿瘤,是仅次于肺癌导致男性死亡的恶性肿瘤。据估计美国 2008 年因前列腺癌死亡 28 660 人,平均每 15 分钟就有 1 人因前列腺癌死亡。2009 年美国预计有 192 280 名男性诊断为前列腺癌。中国近年来前列腺癌发病率逐年升高,从 20 世纪 60 年代的 0.48/10 万上升到 2000 年的 3.70/10 万,特别是在上海等大城市,前列腺癌发病率已跃居男性泌尿生殖系统肿瘤首位。

前列腺癌生物学表现和病程差异很大。有些前列腺癌进展缓慢,尽管存在潜在的生命威胁,但肿瘤进展最终仍局限于前列腺包膜内。分级较低且前列腺体积较小的患者可以采用积极监督下的观察等待治疗。而另外一部分患者,前列腺癌进展迅速,在很短时间内肿瘤进展超过前列腺包膜并远处转移,对于这部分病例,应积极治疗以尽可能延长生存时间。因此对于前列腺癌不仅要着重于早诊断,更要注重个体化治疗。

目前已经达成共识是,能够从前列腺癌筛查中获益的是那些年轻、预期寿命长并可能经历前列腺癌损害的患者。基于这种观点,目前很多指南都建议对于这部分患者采用较低的 PSA 阈值作为前列腺癌穿刺活检指征。相反,对那些高龄且合并其他多种疾病,预期寿命短的存的患者,则建议减少筛查次数,采用较高 PSA 阈值作为前列腺穿刺活检指征。例如,对于年龄 50 岁的男性,采用 PSA 值 2.5ng/ml 作为穿刺指征。而对于年龄 70 岁的男性,则采用 PSA 值 5.5~6.5ng/ml 作为前列腺穿刺活检指征。

目前研究表明,年龄和侵袭性前列腺癌呈正相关性,即年龄越大,越有可能诊断为侵袭性前列腺癌。对那些相对年轻,采用较低 PSA 阈值作为穿刺活检指征而诊断的前列腺癌患者,诊断出来的大部分为低级别、无临床相关性的局限性前列腺癌。因而,增加的前列腺癌诊断率可能只能增加了前列腺癌的治疗率,并不影响死亡率。

目前对无症状男性进行前列腺癌筛查能否降低前列腺癌死亡率尚未达成共识。多项研究却表明,前列腺癌筛查导致部分患者过度诊断和过度治疗。因此 AUA 强烈建议,应事先告知有关前列腺癌筛查的风险和获益,由医师和患者共同决定是否进行前列腺癌筛查,并建议对部分新诊断的前列腺癌患者进行积极监督下的观察等待治疗。

什么是积极监督下的观察等待治疗及哪些患者适合这种治疗呢?

2009 年 NCCN 前列腺癌诊治指南建议仅对 2002 年 JCC TNM 分期中小于 T_{2a}(即肿瘤仅限于一侧叶并不超过一侧叶 1/2 的前列腺癌)患者选择采用积极监督下的观察等待治疗。这包括积极监督疾病进展,在癌症进展时候给以积极干预治疗。规定了确诊为临床局限性前列腺癌的患者选择积极监督下的观察等待治疗必须遵从以下原则。

每 6 个月进行一次 DRE 和 PSA 检测,最长不超过 12 个月。

假如第一次穿刺活检标本数量少于 10 个,或出现和预先评估不一致的病理结果,如肛门指检发现在可扪及肿块的对侧叶检测出阳性,则需在 18 个月内重新进行穿刺活检。假如出现以下情况,则提示肿瘤可能进展。

重新穿刺活检病理 Gleason 评分较前升高 4~5 分;更多的活检组织中发现前列腺癌;PSA 倍增时间<3

年,或 PSA 速率>0.75;PSA 检测发现疾病进展,应重新作前列腺穿刺活检。

积极监督下的观察等待治疗患者入选标准:年龄 50~80 岁;Gleason≤7 分;病理分期 T_{1-2};PSA<15ng/ml;穿刺检查阳性针数≤50%;PSA 倍增时间>2 年;适合更进一步治疗。

积极监督下的观察等待治疗有以下优点。

避免可能不必要的治疗带来的可能不良反应。目前对 85% 的早期前列腺癌患者采用了根治性的治疗,如前列腺癌根治术等。这些治疗伴随着许多可能的手术并发症,如尿失禁、性功能障碍甚至肠梗阻等;积极监督下的观察等待治疗可维持正常生活质量和降低过度治疗带来的风险。

一些研究发现,那些诊断为临床局限性前列腺癌且未接受侵入性治疗的前列腺癌患者能保持良好临床结果和正常生活质量。虽然随访结果令人满意,前列腺癌在人群中的高发病率和相对较低的死亡风险,提示分辨出哪些最终会疾病进展并导致早期死亡的患者非常重要。

PSA 是前列腺癌治疗过程中的疗效评价和风险评估应用最广泛的指标,其他指标包括 Gleason 评分、临床评分,活检阳性针数比例、肿瘤体积和 CT 及 MRI 等影像学检查。

积极监督下的观察等待治疗的目标为:只在前列腺癌进展时才实施治疗而避免治疗非进展性前列腺癌引起的并发症。这种治疗措施的风险在于,可能未能及时发现肿瘤进展而延误最佳治疗时机,它存在以下缺点:①失去可能治愈的机会;②疾病进展或死亡的风险;③可能需要更加彻底的进一步治疗,增加不良反应和费用;④分离神经血管束可能更困难,降低了术后保留性功能的机会;⑤观察等待过程产生的焦虑;⑥需要经常的医学检查及定期活检;⑦不能确定的前列腺癌自然进程。

迄今为止,约有 100 篇有关监督下观察等待治疗的文献,尽管研究方法不同,但都发现观察等待治疗后肿瘤进展率和肿瘤特异性生存率高,自 2006 年以来,总共有 7 篇前列腺癌治疗指南中均将积极监督下观察等待治疗作为低风险前列腺癌的可选择的治疗手段。英国临床实践指南甚至建议将积极监督下观察等待作为低级别局限性前列腺癌,唯一的治疗方案,因目前没有任何三期临床试验证实其他治疗方法更具优越性,AUA 指南对中度和高度风险前列腺癌也都建议采用这种方案。

积极监督的主要任务是发现那些肿瘤进展的患者并给予及时治疗。判断肿瘤进展的指标主要有直肠指检发现可触及结节,PSA 值升高和 Gleason 评分升高,穿刺活检阳性针数增加。PSA 速率也是需要关注的指标之一。在低风险前列腺癌患者,PSA 每年升高 2ng/ml 以上的患者其 7 年前列腺癌特异死亡率为 19%,而 PSA 每年升高在 2ng/ml 以下的患者无一人因前列腺癌死亡。

WeiBbach L 等对从 2002 年 1 月—2008 年 4 月搜索到的 88 篇文献进行回顾性分析,PSA<15ng/ml 的局限性前列腺癌(T_{1-2}),最长随访 40 个月后 8%~33% 的患者肿瘤进展,肿瘤特异性生存率为 100%。

Albertsen PC 对 767 例 55~74 岁的临床局限性前列腺癌患者采用立即或延期内分泌治疗、或观察等待。比较 15 年前列腺癌特异性死亡率,最有意义的预测指标为 Gleason 评分(表 14-2)。

表 14-2　根据 Gleason 评分的 15 年前列腺癌特异死亡率

Gleason 评分	15 年前列腺癌特异性死亡率(%)
2~4	4~7
5	6~11
6	18~30
7	42~70
8~10	60~87

目前对于监督下观察等待治疗后肿瘤进展,选择治疗的时机尚未达成一致意见。

2001 年 Choo 等首次报道了监督下观察等待治疗前列腺癌的前瞻性研究,对 134 名组织学证实为低危前列腺癌的患者采用观察等待治疗,发现只有 20.8% 患者病情进展需要进一步治疗,而其中 82% 患者 PSA 倍增时间<2 年。病情进展的标准是:PSA 进展(PSA 倍增时间<2 年,或最终 PSA>8ng/ml),尿路梗阻症状加重需行 TURP,或组织学进展 Gleason 评分≥8。

最近的研究表明,开始进行积极的治疗的标准各异,50% 的患者因为 PSA 进展,25% 因为穿刺活组织学进展,另外 25% 是因为患者要求治疗而病情并没有显著变化。Venkitaraman R 等建议将 PSA 密度(PSA 值/前列腺体积)高于或低于 0.185ng/ml 作为是否需要进一步治疗的指标。同样,当 PSA 密度值达到 0.15ng/ml 时,83% 的患者需行前列腺根治术以防肿瘤进展。

穿刺活检阳性针数比例被认为是选择治疗方案的一个重要指标。但目前缺乏统一标准,有的中心采用33%阳性率作为选择指标,而另外的研究中心则采用少于三叶阳性,每处小于50%阳性率作为选择指标。目前建议,如前列腺两叶穿刺均阳性,任何一叶大于50%阳性率则考虑进一步治疗。

(董培　周芳坚)

三、临床无意义前列腺癌

临床无意义前列腺癌在术语上就存在诸多不同意见。文献中出现多种相关名称:惰性前列腺癌,微灶前列腺癌,低体积前列腺癌。最常用的为临床无意义前列腺癌和惰性前列腺癌。惰性前列腺癌指在不考虑患者预期寿命情况下,依据肿瘤病理特征,肿瘤永远不会进展为临床明显前列腺癌。而临床无意义前列腺癌则指在考虑到患者寿命和并发症前提下,肿瘤不会进展为临床明显前列腺癌的一类肿瘤,实际上临床无意义前列腺癌是惰性前列腺癌的一部分。但临床无意义前列腺癌与低危和极低位前列腺癌是否一致则不能一概而论。目前较为能够广泛接受的定义为:低分级、小体积、器官局限前列腺癌,患者无肿瘤相关症状。在患者生存期内,在未行治疗前提下,不会导致肿瘤特异性死亡和相关并发症发生的肿瘤。这样的定义并无临床实际价值,因为其存在太多不确定性。第一,小体积具体的界值无定义;第二,患者预期寿命在临床上较难确定;因此大部分临床无意义前列腺癌都是通过量表进行预测。但通过量表进行预测得出的"临床无意义前列腺癌"在临床观察中可能出现进展。目前广为接受的临床无意义前列腺癌的标准(注意不是定义)是基于前列腺癌根治术后的病理结果评估,需要满足以下标准:Gleason 总评分≤6 分,且无 Gleason 超过 4 分以上的主要或次要评分;器官局限病变(无包膜浸润、精囊浸润、淋巴结转移);肿瘤体积<0.5cm³(最大肿瘤);PSA 密度<0.15ng/ml;小于 3 针阳性;每针肿瘤小于 50% 或 3mm。

但是有很多因素可影响上述标准。①病理检查方法,病理切片须采用 3mm 薄层切片;②多发肿瘤如何计算体积,目前有计算最大肿瘤或计算所有肿瘤体积总和;③肿瘤部位,相对于外周带来源肿瘤,移行区肿瘤在接受根治术后较少出现 PSA 复发;④Gleason 评分标准的改变。

由于对临床无意义前列腺癌定义的混乱,目前临床较少采用该定义。取而代之的是极低危前列腺癌或低危前列腺癌。根据 NCCN 指南,极低危前列腺癌是指:Gleason 总评分≤6 分,预后等级为一级,PSA 密度<0.15ng/ml;小于 3 针为阳性;每针肿瘤小于 50% 或 3mm,PSA<10ng/ml。根据预期寿命,将患者分为 3 类:第一类为预期寿命大于 20 年患者,推荐行主动监测,内容包括:至少每 6 个月复查 1 次 PSA(如无临床异常);至少每 12 个月复查 1 次肛门指检(如无临床异常);至少每 12 个月重复行 1 次前列腺穿刺活检(如无临床异常);如 PSA 升高而前列腺活检阴性,考虑疾病进展时,行多参数 MRI 检查;也可考虑行外放疗或间质内放疗;也可选择行前列腺癌根治术并盆腔淋巴结清扫(预计淋巴结转移机会>2% 时),如术后无淋巴结转移,但有不良指标(切缘阳性,精囊浸润或包膜外浸润,术后 PSA 超过 0.2ng/ml),可观察或行外放疗。如无不良指标,则行随访。如存在淋巴结转移,行辅助内分泌治疗(1 类证据)、外放疗(2 类证据)或观察。第二类为预期寿命在 10～20 年患者,推荐行主动监测,内容包括:至少每 6 个月复查 1 次 PSA(如无临床异常);至少每 12 个月复查 1 次肛门指检(如无临床异常);至少每 12 个月重复行 1 次前列腺穿刺活检(如无临床异常);如 PSA 升高而前列腺活检阴性,考虑疾病进展时,行多参数 MRI 检查。第三类为预期寿命在小于 10 年患者,推荐行观察。主动监测定义为:积极监测疾病的病程,如发现疾病进展,行有潜在治愈价值的治疗。观察定义为监测疾病的病程,如症状加重,行姑息性治疗。

根据 NCCN 指南,低危前列腺癌指:Gleason 总评分≤6 分,预后等级一级,PSA≤10ng/ml。根据预期寿命,将患者分为 2 类:第一类为预期寿命>20 年患者,推荐行主动监测,内容包括:至少每 6 个月复查 1 次 PSA(如无临床异常);至少每 12 个月复查 1 次肛门指检(如无临床异常);至少每 12 个月重复行 1 次前列腺穿刺活检(如无临床异常);如 PSA 升高而前列腺活检阴性,考虑疾病进展时,行多参数 MRI 检查;也可考虑行外放疗或间质内放疗;也可选择行前列腺癌根治术并盆腔淋巴结清扫(预计淋巴结转移机会大于 2% 时),如术后无淋巴结转移,但有不良指标(切缘阳性,精囊浸润或包膜外浸润,术后 PSA 超过 0.2ng/ml),可观察或行外放疗。如无不良指标,则行随访。如存在淋巴结转移,行辅助内分泌治疗(1 类证据)、外放疗(2 类证据)或观察。第二类为预期寿命在小于 10 年患者,推荐行观察。

而 2017 年欧洲泌尿外科指南(EAU)则对低危前列腺癌建议行主动监测。EAU 指南低危前列腺癌定义为:预期寿命大于 10 年,$cT_{1/2}$,PSA ≤ 10ng/ml,Gleason 总评分 ≤ 6 分,小于 2 针阳性;每针肿瘤小于 50%。当然也可以选择手术或放疗。

前列腺癌根治术在低危和极低危前列腺癌患者中的价值尚有争论。目前研究结果互相矛盾。有文献报道根治术效果优于观察,但纳入患者包含部分中危患者,在平均 23 年的随访中,695 例患者中有 447 例死亡。而其他文献则报道根治术、放疗效果,特别是肿瘤特异性死亡率与主动监测相当,在平均 10 年随访过程中,1643 例患者仅有 17 例死亡,且其中 76% 患者为 T_{1c} 患者。该研究同样纳入了一部分中高危患者。因此尚期待进一步的仅针对临床无意义前列腺癌患者的大样本随机对照研究。但考虑到临床无意义前列腺癌的临床界定较为困难,特别是根治术前准确判断临床无意义前列腺癌仍有一定困难,可以预期,获得明确肯定的结果是困难的。

(李伟 张开颜 邢金春)

参 考 文 献

1. Roemeling S,Roobol MJ,Postma R,et al. Management and survival of screen-detected prostate cancer patients who might have been suitable for active surveillance[J]. Eur Urol,2006,50(3):475-482.

2. Carter HB,Kettermann A,Warlick C,et al. Expectant management of prostate cancer with curative intent:an update of the Johns Hopkins experience[J]. J Urol,2007,178(6):2359-2364;discussion 2364-2365.

3. Ferlay J,Autier P,Boniol M,et al. Estimates of the cancer incidence and mortality in Europe in 2006[J]. Ann Oncol,2007,18(3):581-592.

4. Freedland SJ,Kane CJ,Amling CL,et al. Upgrading and downgrading of prostate needle biopsy specimens:risk factors and clinical implications[J]. Urology,2007,69(3):495-499.

5. Dall'Era MA,Cooperberg MR,Chan JM,et al. Active surveillance for early-stage prostate cancer:review of the current literature[J]. Cancer,2008,112(8):1650-1659.

6. Dall'Era MA,Kane CJ. Watchful waiting versus active surveillance:appropriate patient selection[J]. Curr Urol Rep,2008,9(3):211-216.

7. Heidenreich A,Aus G,Bolla M,et al. EAU guidelines on prostate cancer[J]. Eur Urol,2008,53(1):68-80.

8. Jemal A,Siegel R,Ward E,et al. Cancer statistics,2008[J]. CA Cancer J Clin,2008,58(2):71-96.

9. Sanda MG,Dunn RL,Michalski J,et al. Quality of life and satisfaction with outcome among prostate-cancer survivors[J]. N Engl J Med,2008,358(12):1250-1261.

10. van As NJ,Norman AR,Thomas K,et al. Predicting the probability of deferred radical treatment for localised prostate cancer managed by active surveillance[J]. Eur Urol,2008,54(6):1297-1305.

11. Wilt TJ,MacDonald R,Rutks I,et al. Systematic review:comparative effectiveness and harms of treatments for clinically localized prostate cancer[J]. Ann Intern Med,2008,148(6):435-448.

12. Bastian PJ,Carter BH,Bjartell A,et al. Insignificant prostate cancer and active surveillance:from definition to clinical implications[J]. Eur Urol,2009,55(6):1321-1330.

13. Ploussard G,Epstein JI,Montironi R,et al. The contemporary concept of significant versus insignificant prostate cancer[J]. Eur Urol,2011,60(2):291-303.

14. Wilt TJ,Brawer MK,Jones KM,et al. Radical prostatectomy versus observation for localized prostate cancer[J]. N Engl J Med,2012,367(3):203-213.

15. Bill-Axelson A,Holmberg L,Garmo H,et al. Radical prostatectomy or watchful waiting in early prostate cancer[J]. N Engl J Med,2014,370(10):932-942.

16. Hamdy FC,Donovan JL,Lane JA,et al. 10-Year Outcomes after Monitoring,Surgery,or Radiotherapy for Localized Prostate Cancer[J]. N Engl J Med,2016,375(15):1415-1424.

第十五章　前列腺癌根治手术

第一节　前列腺解剖与临床应用

前列腺癌根治术是目前临床上治疗局限性前列腺癌和选择性高危、极高危前列腺癌的常规手术方式。如前所述,前列腺及其临近组织富含神经、血管等结构,手术解剖结构复杂,术者熟悉掌握相关手术解剖结构的精确知识有助于减少根治性前列腺切除术中出血量、手术时间,保留术后勃起功能、促进尿控恢复及良好的肿瘤控制。

一、前列腺筋膜

骨盆内器官被筋膜覆盖。骨盆筋膜是分为壁层和脏层。壁层覆盖肛提肌内侧的筋膜,一些学者将其称为盆内筋膜。也有作者认为整个壁层和脏层盆腔筋膜为盆内筋膜。盆内筋膜的脏层覆盖包括前列腺、膀胱和直肠,并且在腺体的上腹侧与前列腺的前纤维肌肉基质融合。沿着前列腺和膀胱外侧的骨盆侧壁,盆内筋膜的壁层和脏层筋膜融合。这种融合形成局部增厚称为盆筋膜腱弓(arcus tendineus fascia of pelvis,ATFP)(图 15-1)。它从耻骨前列腺韧带/耻骨膀胱韧带(pubovesical/puboprostatic ligaments,PV/PPL)延伸到坐骨棘。ATPF 与肛提肌腱弓是不同的概念,前者属于盆筋膜的结构,而后者则属于盆膈的结构,位于 ATFP 的上方。在手术过程中,可以通过切开内侧或外侧的盆内筋膜来获得前列腺外侧的显露。一些作者提出,在根治性前列腺切除术期间应避免切开盆内筋膜,结合筋膜内神经保护手术技术,可能会加快早期尿控恢复并改善术后勃起功能。同时,盆筋膜腱弓在维持正常尿控解剖结构的盆腔支持系统中发挥重要作用,根治性前列腺切除时会在解剖和功能破坏该支持系统,这是导致术后尿失禁的重要原因之一。

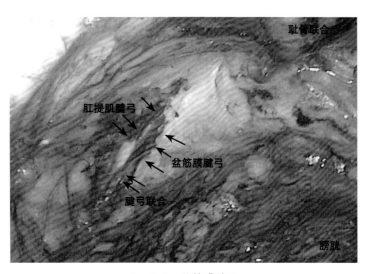

图 15-1　盆筋膜腱弓

在全盆底筋膜重建技术的前方筋膜重建中,不仅需要把耻骨前列腺韧带与尿道膀胱复合体重建,还需要对膀胱颈部侧方与两侧盆筋膜腱弓重建,恢复其延续性;通过重建有效的压力传导系统,可以预防术后尿失禁。全盆筋膜重建技术还包括后方的重建:膀胱颈部重建,Denonvillier筋膜和膀胱颈部复合体与背侧MFR的重建。Tewari等学者首次报道行保留功能性尿道全盆底筋膜重建技术,术后第1、6、12和24个月的尿控分别达到38%、83%、91%和97%,均优于对照组和仅行前方重建组。多项研究表明,全盆筋膜重建技术显著提高了根治性前列腺切除术后的早期尿控。

前列腺本身被胶囊状结构包围。这种结构在解剖学上不是明确定义的膜囊,而是单层平滑肌成分为主的纤维肌肉丛,与前列腺基质不可分割,也被称为假包膜(prostate pseudocapsule)。多个血管和神经穿过前列腺外侧部位的前列腺囊。前列腺包膜(prostate capsule)前列腺前方容易被识别,通常在前列腺前面没有前列腺包膜的存在,而由膀胱外层逼尿肌纵向延伸覆盖,形成类似"围裙"样结构,称之为"逼尿肌围裙"(detrusor apron)。前列腺囊在前列腺的尖部和基底部常常无法识别。该结构在尖部,前列腺基质与尿括约肌的肌肉纤维相融合,在基部和膀胱逼尿肌的平滑肌纤维融合。尽管在前列腺解剖领域进行了广泛的研究,但前列腺周围筋膜的确切解剖结构仍然是有争议的。

前列腺囊以外的前列腺筋膜我们称之为前列腺周围筋膜(periprostatic fascia)(图15-2)。这种筋膜不是在前列腺的侧面上延伸的单层结构,通常它在前列腺上有几层排列,主要由胶原纤维和脂肪组织构成。根据它的位置可以细分为3种:①前方筋膜。该筋膜作为内脏筋膜在前列腺的前表面从大约10点钟或11点钟位置到1点钟或2点钟位置,其中它覆盖逼尿肌围裙,背侧血管复合体,并融合于前列腺前纤维肌基质的中线。②外侧筋膜。一旦开放盆筋膜腱弓的侧面,提肛肌肌腱就横在侧面,前列腺外侧表面上的最外侧筋膜层是提肛肌筋膜。在前外侧前列腺的这些筋膜层从前列腺的前表面向后或背侧延伸以包围或融入神经血管束(neurovascular bundle,NVB),外侧提肛肌腱膜(levator ani fascia,LAF)通过NVB外侧最终成为直肠旁筋膜,将直肠与肛提肌分离。内部前列腺筋膜PF通过NVB内侧以覆盖下面的前列腺囊。前列腺囊和外侧面PF之间的关系可能因个体间变异而不同。③后方前列腺筋膜和精囊筋膜(Denonvilliers's fascia)。前列腺和精囊的后表面被后前列腺筋膜(posterior prostatic fascia,PPF)和精囊筋膜(seminal vesical fascia,SVF)的连续紧密地覆盖,也称直肠前列腺筋膜,前列腺精囊筋膜,以及普遍认为的Denonvillier筋膜。Denonvillier筋膜由胶原纤维和肌肉纤维组成,并与前列腺包膜在前列腺后面正中融合,该融合处也是Denonvillier筋膜最厚的部分;在前列腺后面两侧,Denonvillier筋膜与前列腺包膜分离,仅有部分纤维连接,中间被脂肪组织填充。Muraoka等最近研究发现后PPF和SVF的内部和个体间变异,观察到在前列腺基底部精囊进入处,PPF/SVF与假包膜之间相融合。PPF/SVF向外延伸并分散到神经血管束中,并且周围神经在多叶之间走行,并嵌入在PPF/SVF叶和假包膜之间的筋膜复合体中。Kim等最近研究发现,PPF/

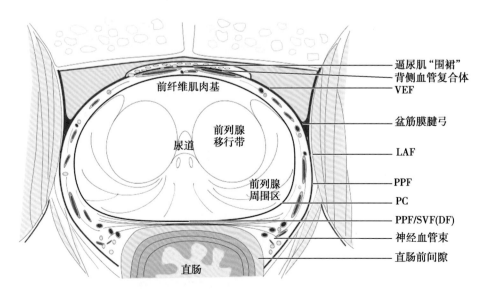

图15-2　前列腺周围的筋膜(引自:Jochen Walz,Marseille,France)

SVF 的组织情况因患者而异,因为它的起源可能是由盆腔器官发育的组织张力引起的,而不是通过组织融合产生。由于这种发育在患者间的差异很大,所以筋膜可以具有多层结构,或者分裂成小片段,或由厚叶组成。前列腺后方和 Denonvillier 筋膜组成前列腺和膜部尿道的动态支持系统。根治性前列腺切除术会破坏该支持系统解剖和功能,把尿道括约肌系统从前列腺尖部和 Denonvillier 筋膜上分离开来,使尿道括约肌系统失去附着点,是导致术后尿失禁的原因之一。对该支持系统进行重建,即将尿道后半圈的尿道横纹括约肌与剩余的 Denonvillier 筋膜边缘进行重建,修复解剖和功能上的缺陷。在膀胱尿道吻合之前,将尿道横纹括约肌系统修复于其本来的位置,将腱弓和耻骨前列腺韧带缝合于膀胱颈部,恢复其延续性,可以重建有效的压力传导系统,预防术后尿失禁。

二、盆腔神经节和神经血管束

男性的盆神经丛与勃起、射精及排尿机制密切相关。盆腔神经节(ganglia of the pelvic plexus)含有来自下腹神经的交感神经纤维,其主要源自 T_{11}-L_2 神经根并支配射精功能;同时含有来自盆骶内脏副交感神经纤维(其中包括勃起神经),其源自 S_2-S_4 神经根的腹侧支,主要负责支配阴茎海绵体血管舒张及勃起时增加动脉血流的功能。盆神经节发支支配泌尿生殖道并向下走行于膀胱体及膀胱颈的两侧,在膀胱颈部、前列腺近端及精囊的侧面包绕形成一个“栅栏”样的形态(但在这些器官的正前面几乎没有神经分布)。Costello 等研究发现,勃起神经及支配尿道外括约肌的内脏神经纤维主要分布于盆丛(即“神经板”)后半部分的神经节,这部分神经纤维走行于精囊的后外侧并与精囊尖部非常贴近。因此,在根治性前列腺切除术中,仔细分离精囊表面的操作或保留精囊将会减少对前述神经纤维的损伤,进而可以改善患者术后的尿控和勃起功能。对手术操作有实际意义的研究发现,盆腔神经节发出的神经纤维与一些手术解剖标志的最短距离分别为:精囊(0mm,即直接接触)、膀胱颈部(4mm)、肛提肌(2mm)。自精囊水平以下,盆腔神经(包括勃起神经)继续走向下后方,在前列腺后外侧与前列腺被膜外血管并行,形成神经血管束(neurovascular bundle, NVB)(图 15-3),神经血管束内不仅包括勃起神经纤维,同时还包括支配前列腺和尿道外括约肌的神经纤维。而近来的研究提示,前列腺侧面的神经解剖分布实际上存在着较多的变异。

Takenaka 等证实,在前列腺外侧面与前外侧面同样存在着盆神经纤维,并形成一种类似喷雾状的分布结构,表明神经纤维束并非是前列腺表面的神经纤维唯一的走行方式。Lunacek 等的研究则显示,神经血管束在胎儿期的确是一个独立结构,随着发育而逐渐散发分布于前列腺的两侧。一般认为正常前列腺后侧面的 6 点位置不存在盆腔神经纤维的走行,然而进一步的研究提示,前列腺体积的增生变化会影响其周围神经纤维的形态分布,成年男性前列腺后侧面 6 点位置同样存在盆腔神经纤维的走行,只是分布比较分散。

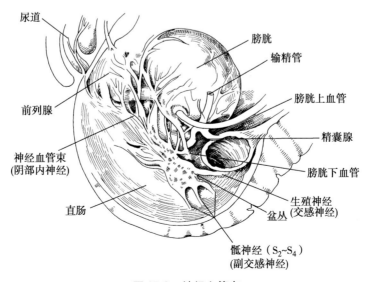

图 15-3　神经血管束

Costello 等研究发现,神经血管束在前列腺基部水平面上,清楚地分成前后两部分,之间距离约 3cm,于前列腺中部水平则集中为一束,直至接近前列腺尖部时,再次呈散发状走行。Costello 等将 NVB 分为前纤维、支配肛提肌和前列腺纤维、后内侧纤维,主要支配海绵体。但由于这些神经纤维非常纤细,在手术过程中一般不易识别。然而,随着外科术野显像技术的进步,在根治性前列腺切除手术过程中,这些神经结构将会越来越容易被发现和辨别。在根治性前列腺切除术期间精细解剖精囊或精囊保留技术可能降低对这些神经损伤的风险,从而改善术后尿控和性功能。

据报道,NVB 与精囊和前列腺基底直接接触(0mm),距膀胱颈 4mm,肛提肌 2mm。从这里,海绵状神经和骨盆丛在尾部延续,距离前列腺蒂外侧面仅有 0~7mm。这些神经纤维通常伴随有血管结构。神经血管束本身不仅包含支配海绵体的神经纤维,而且还包含支配前列腺和尿道括约肌的纤维。多个研究证实 NVB 在前列腺外侧和前外侧呈喷雾状分布直到 2 点钟和 10 点钟位置。Ganzer 等使用计算机测绘法确定了后外侧位置中前列腺周围神经的最大百分比截面积。周围神经分布是可变的,最高达前外侧位置整体神经表面的 19%。Alsaid 等证实了这一发现,他们指出,在中段 NVB 变得更加分散,其中后外侧区域中残留的外周神经纤维占不到 2/3,前外侧区域占到了 1/3。在尖部,60% 的神经位于外侧,40% 位于前外侧。Clarebrough 等计算了 NVB 神经的总体比例,从基部的 6.0% 到中间部分的 7.6% 到尖部的 11.2%,他们表明在尖部的神经纤维比前外侧的更为重要。Tewari 等提出将 NVB 纵向划分为 3 个生物隔离区:类似骨盆丛神经、主导的 NVB 和一些副神经通路。位于前列腺周围筋膜的副神经通路走行到前外侧。存在两组神经组织:一个是位于周围筋膜内部表面组;另一个是较深的走行在假包膜内的神经组,可能是直接支配前列腺的神经。事实上,Ganzer 等最近研究发现,总神经表面从精囊到尿道的水平从 50.2mm^2 降低到 13.3mm^2,下降了 75%,提示这些神经的作用不只是支配海绵体。Alsaid 等基于 3D 重建研究发现,在前列腺尖部和尿道处,NVB 被分成两个不同的组:海绵体神经和尿道海绵神经。他们指出,海绵体神经纤维走行到阴茎海绵体主要是前列腺前部和外侧神经纤维的延续。尿道海绵体神经纤维走行到尿道海绵体主要是前列腺后外侧神经纤维的延续。在保留神经的解剖平面应该包括保留前外侧组织和筋膜避免海绵体神经损伤。前列腺的筋膜和神经解剖学对于根治性前列腺切除术是特别有意义的,并且筋膜代表了重要的手术解剖平面。根据手术中的解剖平面,可以选择相应的技术。以下描述了不同手术解剖平面的解剖学意义(图 15-4)。

1. **筋膜内分离** NVB 的筋膜内分离被定义为前列腺囊上的解剖分离,保留列腺筋膜的前外侧和后外侧并且还保留前方的 PPF/SVF。尽管如此,PPF/SVF 的一部分经常留在前列腺标本的后表面上,其在中线与囊融合。从 6 点钟位置开始的筋膜内解剖,可以更容易地找到解剖平面,因为在该水平上,PPF/SVF 更厚并且更容易识别。在高侧面分离中,由于筋膜多层的结构,特别是在前列腺的后外侧缘,可能更难辨认。筋膜内分离的方法能够保留外侧筋膜的整体厚度,因此完全保留了 NVB。但是筋膜内分离具有医源性误穿前列腺囊的风险。

2. **NVB 的筋膜间分离** 被认为是在前列腺前外侧和后外侧筋膜外的分离,即是在前列腺轴向截面的 5 点和 7 点位置或者 2 点和 10 点位置分离 NVB 内测。这种方法能将完整的 NVB 从前列腺分离开,后外侧前列腺仍然被筋膜覆盖。但是由于这种技术可能更容易切除部分 NVB,因为此平面解剖变化较大,不一定能保留分散在前列腺前外侧表面的所有神经纤维。外侧 PF 在前列腺和 NVB 之间更靠近前列腺,并且分离时 PPF/SVF 被保留在前列腺的后表面上。相比之下,这种方法在前列腺周围有更多的组织缓冲,与进行内膜剥离相比,切缘可能更安全。

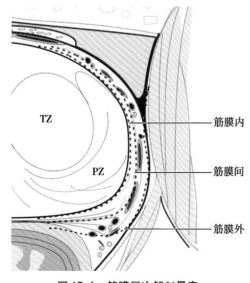

图 15-4 筋膜层次解剖量表
TZ. 移行区;PZ. 外周区

3. 筋膜外分离　筋膜外分离是一种在 LAF 外侧和 PPF/SVF 后侧分离的技术。在这种情况下,沿着前列腺后外侧走行的 NVB 被完全切除了,LAF、PF 和 PPF/SVF 残留在前列腺表面。与筋膜内和筋膜间分离技术相比,这种方法保留在前列腺周围的组织最多。因此,它是最具肿瘤安全性的解剖技术,但可能导致完全勃起功能障碍。

需要注意的是,神经保护程度的估计可能是主观的。最近的研究进一步推动了这一概念,并建议将筋膜间切除相对于假包膜细分为近端和远端筋膜间切除,提出分级系统来定义前列腺组织边缘的程度。Tewari 等提出了基于 4 级分离系统。他们使用前列腺外侧的静脉作为解剖平面的血管标志以及定位系统,1 级是最大的神经保护,4 级是无神经保护。前列腺周围静脉和假包膜之间的解剖被认为是 1 级解剖。在静脉上进行解剖是 2 级解剖。当在静脉和前列腺上留下更多的组织时,它被认为是 3 级解剖,而筋膜外的分离是 4 级解剖。使用 Tewari 系统,Srivastava 等证实早期尿控的恢复与神经保护的等级有关,其中 1 级神经保护的患者中 72% 能够早期恢复尿控,2 级、3 级和 4 级分别为 55%、46% 和 44%。

Patel 等也提出了一个 5 级解剖量表,其中 5 级表示最佳神经保护,1 级无神经保护。他们使用周围血管脉管系统作为标志,将走行在前列腺外侧边缘的前列腺动脉或者包膜动脉作为"界标动脉(landmark artery)"。在 73% 的前列腺能够识别到这些动脉。最大神经保护被称为 5 级解剖,不需要在前列腺筋膜外的动脉和假包膜之间进行清晰的切除。4 级解剖在越过 NVB 上的动脉和前列腺假包膜之间的平面进行精细解剖,在手术中,可以通过在前列腺上存在薄的脂肪组织层并且没有动脉血管来证实。3 级解剖,神经保护的平面是在动脉的外侧面。因此,动脉夹在前列腺蒂的水平上。在手术中,解剖标志是通过在前列腺上存在薄的脂肪组织层及动脉位于尖部来确认。2 级解剖,按照前列腺轮廓,在动脉侧面几毫米进行神经保留。在术中,解剖标志是通过在前列腺上存在厚的脂肪组织条及嵌入的动脉来确认。1 级解剖,即是进行筋膜外分离。使用这种分级系统,Schatloff 等根据神经保护的程度报道了前列腺神经组织的量。他们证实,随着神经保护程度的增加,前列腺上的神经组织数量减少。但是评估不同解剖量级的神经对功能的影响还需进一步研究。考虑到神经的解剖结构可能有很大差异,在不同解剖平面应该更多地重视前列腺的安全边缘,以避免手术切缘阳性,而不是单纯的过度强调神经保护。因为这种方法的神经保护程度并不确定,神经纤维保存的真实程度由于个体差异并不能可靠地控制或预测。相比之下,在手术过程中,通过技术改进可以很好地控制残留的前列腺以避免手术切缘阳性。因此,强调安全切缘而不是强调神经保护可能更好地反映了这种技术变化(图 15-5)。

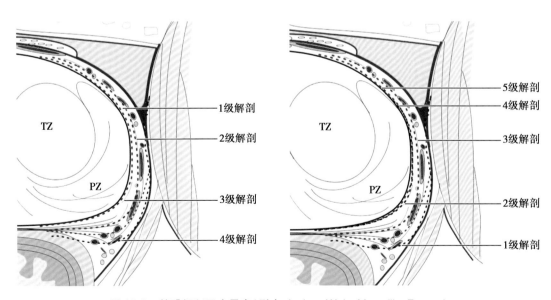

图 15-5　筋膜解剖层次量表(引自 Jochen Walz,Marseille,France)
TZ. 移行区;PZ. 外周区

三、背侧血管复合体

前列腺和尿道括约肌普遍认为腹侧由背侧血管复合体(dorsal vascular complex,DVC)或 Santorini 神经丛覆盖,其中阴茎和尿道静脉血回流至外侧盆腔静脉。它通常还包含起源于膀胱下动脉的小动脉。因此,背侧静脉复合物本质上是背侧血管复合物 DVC。前列腺尖部远端和 DVC 被尿道括约肌的括约肌筋膜分开。在尖部,DVC 可能被 PV/PPL 分成内侧和外侧。在前列腺腹侧,DVC 向上走行,与膀胱和外侧前列腺静脉吻合。在腹侧,DVC 被骨盆内脏筋膜和逼尿肌围裙覆盖。在前列腺尿道结合处,前列腺和 DVC 之间存在无血管平面,是 DVC 结扎的标志。DVC 位于尿道括约肌腹侧,在结扎期间,可能损伤括约肌组织,影响术后尿控的恢复。Ganzer 等最近研究发现,前列腺尖部和距离尖部 5mm 地方的尿道括约肌,分别有 37% 和 30% 的横截面积与 DVC 重叠。覆盖在尿道括约肌组织的外侧和背侧。括约肌组织的大部分可能因为跟 DVC 一起被结扎,而失去功能。为了避免这个问题,目前强烈推荐 DVC 的选择性解剖和结扎。

四、膀胱颈和膀胱括约肌

膀胱颈是膀胱的出口和前列腺尿道的入口。它由几个结构形成,包括逼尿肌、膀胱括约肌和邻近的前列腺组织。逼尿肌由 3 种平滑肌层相互交织:内纵向层,中环状层和外纵向层。逼尿肌前方和侧面与膀胱颈紧密接触,但是逼尿肌的任何 3 层都没有参与形成膀胱括约肌。外纵向肌层的一些前纤维伸展到前列腺上,到达耻骨前列腺韧带/耻骨膀胱韧带。平滑肌鞘也被称为前逼尿肌围裙。外侧纵向肌层的后纤维覆盖膀胱三角后方,并延伸到膀胱颈上方,穿透前列腺的后部。这种结构也称为膀胱前列腺肌或后逼尿肌围裙。这些肌肉束将膀胱附着在骨盆上,但不参与括约肌系统。膀胱三角是一个连接两个输尿管口和尿道口的三角形区域,具有浅层黏膜下纵向平滑肌纤维。这个平滑肌区域是良性前列腺增生中叶形成的部位。膀胱三角的主要部分由膀胱括约肌的纤维形成,是环形平滑肌纤维围绕尿道开口周围形成的椭圆形结构。尿道开口偏心位,位于椭圆结构前 1/3 处。膀胱三角后方,环形肌纤维几乎达到输尿管口。这种肌肉结构是膀胱括约肌的一部分,该结构确保了连续尿控以及射精期间闭合膀胱颈以避免逆行性射精。此外,这种环形肌纤维包围近前列腺尿道部直到精阜。括约肌的这一部分结构被前列腺增生的发展所压迫和分散,并使膀胱内部分向上移位到膀胱腔内。在该解剖区域进行膀胱颈部保留技术,以改善术后的尿控。但是迄今为止,关于膀胱颈保留对尿路的影响仍存在争议。

五、尿道括约肌和功能性尿道长度

尿道括约肌复合体主要位于前列腺尖部。它与肛提肌关系密切又相互独立,也独立于骨盆底肌肉。尿道括约肌本身由两种肌肉类型组成。第一,外条纹肌纤维,为 Ω 形并延伸到前列腺尖部和前表面。最近,有研究提出了横纹肌不仅延伸到前列腺尖部外,而且也在尖部内。第二,尿道括约肌的内肌层完全包围尿道,由平滑肌纤维(外和内纵向层)和弹性组织组成。平滑肌层的近端位于精阜水平。前列腺尖部的形状可能发生显著变化,直接影响尿道括约肌的形态和长度,因为在前列腺尖部可以发现被前列腺组织包绕的部分尿道括约肌。在尿动力学评估中将尿道内压力高于膀胱内压力的一段尿道长度定义为功能性尿道长度。功能性尿道(functional urethral length,FUL)(图 15-6)为后尿道的一部分,该段尿道可有效增加尿道静息压力,提高尿道张力,是尿控关键因素之一。尿道本身为弹性肌性管道,功能性尿道长度将影响尿道控制尿液的能力;当功能性尿道弹性受损时,腹(盆)压和尿道外括约肌压力无法将其充分关闭,从而影响尿控。尿道外括约肌复合体主要位于前列腺尖

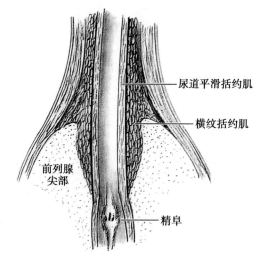

尿道平滑括约肌

横纹括约肌

前列腺尖部

精阜

图 15-6　功能性尿道(引自: Thorsten Schlomm,Hamburg,Germany.)

部末端,两者关系紧密,但与耻骨会阴肌之间相互独立,因此尿道外括约肌独立位于骨盆底。

前列腺尖部与尿道括约肌的位置关系可以为环形重叠、双侧对称重叠,单侧不对称重叠,仅在前方或后方,或者可以直接止于括约肌上方。严重的重叠可能使得整个尿道括约肌的保存变得困难。基于上述解剖学,Schlomm 等通过识别和解剖前列腺尖部到精阜内括约肌的不同条纹肌和平滑肌的来最大程度的保留尿道括约肌的长度。这种技术保留了尿道括约肌系统的整个长度,而不管尖部形状如何。这种方法在拔出导管后 1 周,50% 的患者恢复了早期尿控,12 个月时为 97%。目前还不清楚切除精阜近端或远端是否存在显著差异,但全长尿道括约肌保留技术明显保留了较长的尿道括约肌,因此可能有更好的尿控。

六、盆底肌肉组织

前方骨盆最内侧的肌肉是肛提肌。紧靠尿道括约肌,被称为耻骨会阴肌,代表肛提肌的前内侧部分。耻骨会阴肌的自发性收缩使尿道和前列腺向前和向上拉动,引起尿道闭合。支配这个肌肉的是长骨盆的神经纤维,或提肛肌神经,其在盆筋膜腱弓的外侧面行走在提肛肌表面。为了保存完整的耻骨会阴肌的功能,需要保留此神经。此神经可能由于切开盆内筋膜和剥离肛提肌而损伤。

七、耻骨膀胱韧带、耻骨前列腺韧带

近端前列腺腹侧被来自外部纵向膀胱肌肉的肌肉纤维覆盖,并在腺体上延伸。这些纤维构成逼尿肌围裙。耻骨膀胱韧带、耻骨前列腺韧带(PV/PPL)是源自骨盆内脏筋膜的成对纤维带。它们插入到耻骨联合后 1/3 和邻近的尿道括约肌前方。由于它们附着在前列腺腹侧,所以它们被称为耻骨前列腺韧带。在正常或者较小的前列腺癌患者中,容易发现 PV/PPL 附着在前膀胱上。PV/PPL 将前列腺,尿道和膀胱稳定在耻骨上,是尿控机制中的"尿道悬吊结构系统"的重要组成部分。一些作者认为,在根治性前列腺切除术期间保留这些韧带可以改善早期尿路恢复。可以使用经会阴和腹腔镜方法来保护 PV/PPL,而在开放性耻骨后列腺切除术中,耻骨前列腺韧带必须被切断,才能显露出阴茎背静脉复合体和尿道,因此 PV/PPL 就难以保存。

耻骨前列腺韧带(puboprostatic ligaments)从前列腺至耻骨后表面的两条非常坚固的韧带,起源于盆内筋膜脏层,左右耻骨前列腺韧带起自左右侧的前列腺包膜,共同止于耻骨联合,形成的倒 V 字形的结构(图 15-7)。而前列腺腹侧上部表面有自膀胱外层逼尿肌纵向分布的肌纤维覆盖,类似"围裙"样结构附于前列腺腹侧上部,在前列腺正常大小时,可以较清楚地观察到耻骨前列腺韧带是和膀胱前壁相连,所以有学者认为耻骨前列腺韧带实际上是耻骨膀胱韧带。但当前列腺体积增大并突入膀胱时,该韧带与膀胱在形态上的接触便很难识别。耻骨前列腺韧带将前列腺、后尿道及膀胱固定于耻骨联合,在尿控机制上,被认为是重要的"尿道悬吊结构系统"的组成部分。

在传统的开放性耻骨后前列腺癌根治术中,耻骨前列腺韧带是一个非常重要的解剖标志。耻骨前列

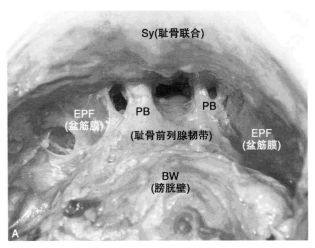
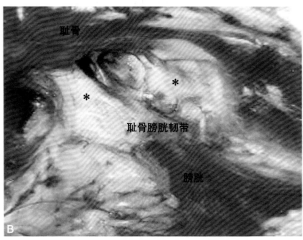

图 15-7　耻骨前列腺韧带

腺韧带必须被切断,才能显露出阴茎背静脉复合体和尿道,如果在根治性前列腺切除术中保留该韧带,则可能会促进尿控能力的早期恢复,有学者报道在开放性前列腺癌根治术中,将两侧耻骨前列腺韧带外侧的盆内筋膜广泛切开直达膀胱颈部,然后从背静脉复合体的深面绕过结扎线来结扎,这样就可以紧贴前列腺将耻骨前列腺韧带和阴茎背深静脉复合体切断,而不是像传统手术那样紧贴耻骨联合将其切断,将吻合后的膀胱颈前壁与耻骨前列腺韧带缝合,如此,耻骨前列腺韧带就可以用于支持吻合后的尿道前壁。Poore等报道了一个小样本的前列腺癌根治手术的研究(25 例患者接受常规手术,18 例接受保留耻骨前列腺韧带的手术),结果发现术后两组患者的尿控率相同,但保留韧带组患者术后尿控恢复时间缩短,但目前这方面的确切效果仍缺乏广泛的资料证实。

随着学者们对前列腺及其周围组织解剖学的深入研究,目前已经提供了更多的精细解剖细节应用于前列腺癌手术。外科医生应通过选择适当的技术,根据个体的解剖学特点和肿瘤特征来个性化地为患者进行手术。在精准医学时代,根治性前列腺切除术不再是固定不变的手术模式,而是一个需要考虑多种细节的个性化操作。

（许宁　薛学义）

八、尿道直肠肌

尿道直肠肌(rectourethralis muscle)位于肛门直肠连接部与会阴中心腱之间,但近年的多项研究显示它并不与尿道相连,且与尿道外括约肌相距至少 1cm 以上,因此,"尿道直肠肌"实际上是一个错误的名称。

Myers 认为"尿道直肠肌"实际为直肠会阴肌和肛门会阴肌组成的复合体。直肠会阴肌在肛门直肠连接处上方,从直肠壁中线处外纵肌分出,向下固定于前列腺远端的会阴小体;肛门会阴肌在肛门直肠连接处下方,从肛管外纵肌分出,固定于男性会阴小体。肛门会阴肌和直肠会阴肌均和尿道无附着。在经会阴前列腺癌根治切除术中,需分离直肠尿道肌才能显露前列腺尖部。

九、神经板

男性盆丛位于直肠旁两侧腹膜外,距离肛门 5 ~ 11cm,呈矢状位、长方形、两侧对称的网状板样结构,故有学者称该结构为"神经板"(neural plate),其间由丰富的纤维脂肪组织填充,两侧"神经板"平均高度40mm,宽度 10mm,厚度 3mm,上界被直肠膀胱陷凹处的腹膜所覆盖,并与膀胱基底的侧面相接触,下界呈略外凸状并与盆筋膜相接触,后界与骶前裂孔相对并接收下腹神经纤维,前界正对前列腺的后侧面,"神经板"中点则与精囊尖部处于同一水平面。

十、阴部内神经

阴部内神经(pudendal nerve)源自骶神经根(S_2 ~ S_4),主干经坐骨大孔绕坐骨棘出盆腔,走行于坐骨直肠窝侧壁的阴部管(Alcock 管)内,而后由主干发出盆内分支(属单一躯体神经),并在距离前列腺尖部附近(24.5±3.2mm)穿入肛提肌入盆腔,然后和盆神经分支(属内脏神经)并行分布,分别从 5 点和 7 点进入尿道外括约肌两侧。其进入尿道外括约肌的位置距离前列腺尖部(5.3±1.8mm),共同支配尿道外括约肌,这部分并行的神经被一些学者称为尿控神经。

当膀胱尿道吻合于 5、7 点时,很可能损伤这些神经结构,因此,有学者提出可尽量保留前列腺尖部,尿道吻合时在 8、10、2、4 点吻合,最后一针在 6 点位置吻合,可减轻对尿控神经的损伤。阴部内神经同时还提供支配提肛肌的神经支。在前列腺术后,指导患者行盆底功能训练时,实际上训练的是收缩提肛肌的动作,由于尿道外括约肌和提肛肌有相似的神经支配,因此在做提肛肌训练时,也同时训练了尿道外括约肌,以达到恢复或改善尿控的目的。

（李伟　陈凌武　邢金春）

第二节　麻醉考虑

一、术前评估

接受前列腺癌手术的患者通常年龄较大,基础疾病较多。这类患者往往有服用各种药物史,如抗凝药物等。另外,前列腺癌患者可能存在肾功能不全、反复出血引起的贫血及尿路感染。因此,术前详细了解病史,对心脏、呼吸、神经、内分泌系统及肝肾功能做全面检查,明确麻醉前手术危险性分级,纠正患者的生理紊乱十分重要。前列腺癌手术存在术中大出血的风险。围术期的主要并发症包括出血、血肿、感染、静脉血栓、静脉空气栓塞等。手术死亡率低于1%。

二、术中麻醉

前列腺癌手术麻醉主要分为3类:区域性麻醉(硬膜外麻醉),全身麻醉及联合麻醉(区域性+全身麻醉)。麻醉方式的选择受各种因素影响,如患者的偏好、解剖特点、药物史及术后镇痛的需求。

早期前列腺癌手术主要为开放手术。研究表明,硬膜外麻醉较全身麻醉或联合麻醉,在减少术中出血、减少手术和住院时间方面具有优势。肺栓塞和空气栓塞的概率也相对较少。全麻中采用的 IPPV 呼吸模式导致中心静脉和外周静脉压增高被认为是术中出血增多的原因之一。如果采用间歇指令通气,则可以减少术中出血。单独的硬膜外麻醉或者加上全身麻醉,可以降低术后高凝状态,从而减少术后静脉血栓的形成。硬膜外麻醉加上镇静处理使患者术中保持清醒状态,有助于早期发现空气栓塞等并发症,从而及时采取措施发送预后。另外,硬膜外麻醉也有助于术后经硬膜外导管用药缓解术后疼痛,有利于患者术后恢复。

然而,近年来随着前列腺癌腹腔镜手术的广泛应用,特别是机器人手术的开展,单纯的硬膜外麻醉或间歇指令通气技术不再是一种合适的选择。术中气腹的应用要求采用全身麻醉。

三、术后镇痛

前列腺癌术后疼痛可诱发各种严重并发症。因此,术后处理除了常规的内科药物治疗外,镇痛、镇静日益受到重视。肌内注射镇痛药已不再是唯一选择的镇痛方法。术后第 1 天通过硬膜外导管或患者自控静脉麻醉装置(intravenous patient-controlled anesthetic device,PCA))静脉应用镇痛药是较好的术后镇痛方法。之后可采用口服镇痛药来缓解患者的疼痛改善患者的舒适性。

(张开颜　邢金春)

第三节　手术方式分类

一、耻骨后顺行性前列腺癌根治性切除术

耻骨后顺行性前列腺癌根治性切除术(antegrade retropubic radical prostatectomy)可以较早判定局部的病变情况,判定手术的可行性;首先处理前列腺的血管、淋巴管,减少了手术的出血及肿瘤的扩散;尖部的游离视野好,有利于结扎阴茎背深静脉及横断尿道膜部,减少尖部切缘阳性的概率。

【手术适应证】

1. 年龄<70 岁,预期寿命>10 年,可以良好的耐受手术者。

2. 肿瘤限于前列腺内的 T_1 及 T_2 期患者。

3. Gleason 评分<7 分者。

4. PSA<20ng/ml,也有学者认为<50ng/ml 者也可以接受耻骨后前列腺癌根治手术。

【相对手术适应证】

一般情况较好,要求行前列腺癌根治手术的 T_3 期患者,在行药物去势的新辅助治疗 3 个月后,在肿瘤

分期降低,PSA 明显降低者,也可以接受耻骨后前列腺癌根治性切除术。

【手术时机的选择】

前列腺穿刺活检的患者最好于穿刺6～8周后才接受前列腺癌根治手术;TURP 的患者,应于术后12周才可以行前列腺根治性切除术。在这段时间内,创伤引起的炎症性粘连及血肿可以逐渐吸收消退,前列腺与周围组织的解剖关系才可以逐渐恢复到接近正常。这对于术后患者勃起功能的保留及避免术中的直肠损伤非常重要。

【术前准备】

1. 避免服用阿司匹林、维生素 E 及非甾体类抗炎药等可以影响血小板功能的药物。

2. 术前1天流质饮食,术晨灌肠。

3. 手术当天于术前应用抗生素预防感染。

【麻醉的选择】

持续硬膜外麻醉或全身麻醉。一般认为硬膜外麻醉可以减少出血及术后肺栓塞的机会。

【体位】

患者取头低足高的平卧位,也可以采用截石位。现在认为平卧位对于手术野的显露完全足够,而且对于直肠和腹膜的牵拉较少,患者术后恢复快。

【手术步骤】

1. **体位**　患者取头低足高的平卧位,消毒后放置20F 气囊导尿管,气囊注水10ml。

2. **切口**　下腹部正中切口,自脐到耻骨联合上方,依次切开各层,将腹直肌向切口两侧牵开。将腹膜从膀胱顶及两侧推向上方。

3. **盆腔淋巴结清扫**　切除下界为耻骨梳,上界至髂血管分叉,后为闭孔神经,侧面为髂外静脉之间的脂肪淋巴组织(图15-8)。

4. 钝性游离前列腺表面的脂肪组织,保留盆底筋膜以及耻骨前列腺韧带。

5. 切开盆底筋膜,切口应离开前列腺靠近盆壁,减少 Santorini 静脉丛损伤引起的出血(图15-9)。切口向前列腺尖部延长,钝性将提肛肌从前列腺侧面向外侧分开,创面用湿纱布填塞止血。

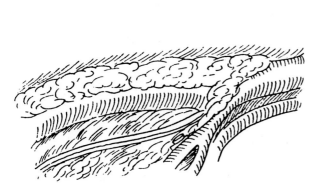
图15-8　盆腔淋巴结清扫范围

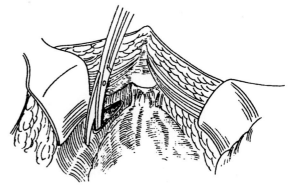
图15-9　切开盆筋膜

6. **膀胱颈切断**　辨认膀胱颈与前列腺交界处,小心用电刀切开,牵拉留置的气囊导尿管有助于辨认膀胱颈与前列腺交界(图15-10)。在膀胱颈切口的两侧留置2排缝线,以减少出血,所有的缝线都不剪断,将线尾留长一并作牵引。前壁切开看到气囊导尿管后,将水放掉,从膀胱颈切口拖出向患者尾侧牵引(图15-11)。辨认清楚输尿管口后,距离输尿管间嵴远侧0.5～1cm 切断膀胱三角。

7. **游离精囊**　将膀胱颈切口向后横向继续切开,直到输精管和精囊的前面,游离切断结扎输精管壶腹,再在其两侧游离精囊(图15-12)。将膀胱向头侧牵开,将精囊完全游离出来。

8. 在两侧输精管壶腹之间切开 Denonvillier 筋膜,用示指钝性游离前列腺后面至前列腺尖附近,这样就显露了两侧的前列腺后外侧韧带(图15-13)。

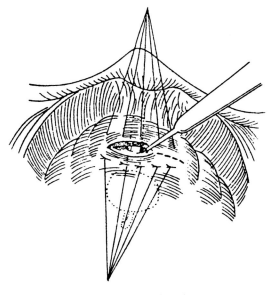

图 15-10　膀胱颈与前列腺交界处

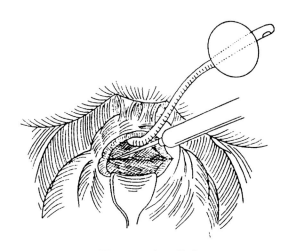

图 15-11　切开前壁

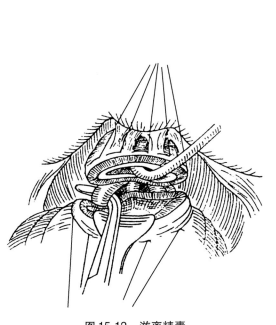

图 15-12　游离精囊

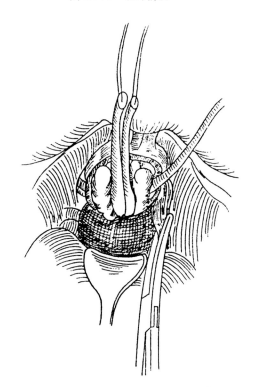

图 15-13　显露前列腺后外侧韧带

9. 紧靠精囊及前列腺包膜分次钳夹、切断、结扎前列腺后外侧韧带上、中、下蒂(图 15-14)。

10. 靠近耻骨切断耻骨前列腺韧带后(图 15-15),在前列腺尖部远侧结扎切断背侧血管复合体,保留前列腺尖尿道接合处(图 15-16)。

11. 靠近前列腺尖部切断膜部尿道,前壁切开后将尿管从切口拖出,与导尿管远侧夹在一起作牵引。

12. 横断膜部尿道的后壁,切断 Dononvillier 筋膜,将标本取出。膜部尿道残端在 6、5、7、1、11、12 点留置 6 针 2-0 号人工可吸收缝线,待与膀胱颈做吻合。

13. **膀胱颈重建**　膀胱颈后壁中央开始用 2-0 号铬制肠线连续缝合缩小膀胱颈出口至与尿道口直径相仿,用 4 针间断缝线将膀胱黏膜外翻覆盖膀胱颈肌肉组织,以减少术后的吻合口狭窄。

14. **膀胱颈尿道吻合**　将预留在尿道的 6 针缝线与相应的位置与膀胱颈缝合,然后打入导尿管气囊

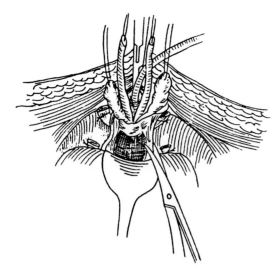

图 15-14 结扎、切断前列腺后外侧韧带

20ml 生理盐水,轻轻牵拉膀胱颈向尿道,将缝线打结。打结的顺序为 6、5、7、1、11 点,最后打结 12 点的缝线。小心缝线不要彼此纠缠在一起以及打结时勿将导尿管结扎在一起。

15. 用生理盐水持续冲洗膀胱,以检查吻合口有无漏水,以及防止膀胱内血块形成。膀胱周围放置双腔引流管,从切口旁另外戳口引出。

16. 依次缝合切口各层组织,关闭切口。

【术中应注意的问题】

在施行耻骨后根治性前列腺切除术中,宜先做彻底的盆腔淋巴结清除。据报道一组并行盆淋巴结清除证实有癌转移的患者,术后 10 年仍无 PSA 复发,获得治愈。手术过程中需要注意以下要点。

1. 首先切断、结扎背侧血管复合体,使术野无出

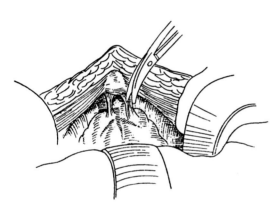

图 15-15 切断耻骨前列腺韧带

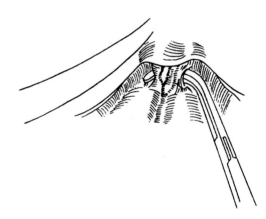

图 15-16 结扎切断背侧血管复合体

血,往后的步骤更清晰而安全。尿道横纹括约肌被紧密缠绕在背侧血管复合体的分支内。需特别小心尽可能保存横纹括约肌,而不进入前列腺尖部,这是最常见的手术切缘阳性的因素。在完成此步骤后,横纹括约肌的后部即可在直视下分离,以利于保存神经血管束。在切断背侧血管复合体后才能确定能否将神经血管束保留。

2. 选择施行根治性前列腺切除术的患者多能保留神经血管束。神经血管束位于前列腺包膜外,即使肿瘤浸润包膜,若包膜仍覆盖在前列腺表面,仍可保留神经血管束。注意不要做前列腺包膜下分离,以免切入附近的前列腺实质,即使是肿瘤局限于前列腺的患者,仍有造成切缘阳性的危险。

3. 广泛切除膀胱颈部,做网球拍状重建,并将膀胱颈重叠(黏膜外翻)。在与尿道吻合时,若有张力,在结扎吻合缝线时,宜用卵圆钳固定重建的膀胱颈的位置。此法比牵拉导尿管球囊时进行结扎更为准确,可避免术后发生吻合口狭窄。

4. 约有 15% 的患者于术后 1~2 年内发生腹股沟疝,估计手术时有不少患者存在早期疝,宜于术中同时进行修补。

【术中损伤及处理】

1. **直肠损伤** 常常发生于穿刺后不到 6 周或者 TURP 术后不到 3 个月即做手术者,由于创伤引起的炎症或者血肿没有吸收,组织间粘连比较重,改变了正常的解剖关系,导致直肠的损伤。另外,解剖关系不熟悉也容易导致直肠的损伤。常常发生于前列腺尖部分离时。损伤发生后,应在充分扩肛的基础上,将直肠损伤的切口横缝,术后留置肛管排气,减少吻合口的张力,延长禁食的时间,一般都可以良好愈合,不影响预后。也可以拉下大网膜覆盖吻合口及创面,减少瘘形成的机会。如果术前的准备充分,一般不需要做

结肠造瘘。术后应用广谱抗生素联合抗厌氧菌的药物,如甲硝唑等。

2. **闭孔神经损伤**　常常发生于闭孔淋巴结清扫的过程中,一般由于手术大意造成。损伤后,用细丝线行神经的断端吻合。一侧损伤一般不会造成大的不适,但是两侧的闭孔神经损伤可以引起行走困难。

3. **输尿管损伤**　常常发生于切断膀胱颈后壁时及分离精囊时,因而切断膀胱颈时一般距离输尿管口0.5cm,可以减少输尿管损伤的机会,另外放置输尿管导管可以有效地避免输尿管的损伤。但如果发生输尿管的损伤,行输尿管膀胱再植术即可。

4. **术中出血**　是最常见到并发症,通常是静脉的出血,主要发生于处理背侧静脉复合体以及切开盆内筋膜时过于靠近膀胱前列腺损伤 Santorini 静脉丛引起。另外,前列腺标本切除后,直肠创面的出血也是术中出血的原因。

【术后处理】

1. 术后早期镇痛。

2. 术后早期下地活动,并锻炼盆底肌肉。

3. 术后 2 天在引流液没有时拔除引流管。

4. 肠道功能恢复后,进流质饮食,慢慢恢复正常饮食。

5. 术后应用抗生素预防感染。

6. 术后 2~3 周拔除导尿管。

【术后并发症】

1. **尿失禁**　术后早期常常有尿失禁发生,多为轻、中度的尿失禁,如果没有外括约肌的损伤,常常于术后 6 个月好转,可以通过盆底肌肉的锻炼或其他的物理治疗得以改善。术后 12 个月仍然存在的尿失禁常常为完全性尿失禁,一般是外括约肌功能的损害,需要做手术植入人工括约肌假体治疗。可以通过术中仔细操作,避免损伤尿道外括约肌,保留足够长的尿道来预防其发生。

2. **勃起功能障碍**　是前列腺癌术后最常见的并发症,常常为损伤两侧的血管神经束以及年龄因素有关。对于前列腺癌侵犯血管神经束,以及前列腺尖部的肿瘤,由于扩大切除的范围,使肿瘤得以完整彻底的切除,也是勃起功能障碍发生的因素。

3. **吻合口狭窄**　常常发生在膀胱颈成形的时候,没有将黏膜外翻覆盖膀胱肌层,在与尿道端端吻合时没有黏膜对黏膜引起吻合口狭窄。因为膀胱颈成形时的黏膜外翻以及膀胱颈尿道吻合时的黏膜对黏膜,对于吻合口狭窄的预防非常重要。一旦发生吻合口狭窄,可以首先通过尿道扩张治疗,如果无效可以行经尿道吻合口狭窄切开,但是很容易引起尿失禁。

【手术改进及结果分析】

近年来开放性耻骨后前列腺癌根治术正朝着微创的方向不断发展。自动拉钩使术野暴露良好,2.5~3.5 倍的放大镜和头灯也有助于暴露术野。术中采用头低足高体位,可以降低手术区域的静脉压力。手术相关步骤的改进总结如下。

1. **体位及切口**　患者采用臀部垫高适当调整手术床达到呈平卧背伸位,这有利于手术视野的显露。采用下腹部的小弧形切口,加用长爪前列腺制动拉钩,更有利于前列腺及膀胱颈的显露,且术中牵拉少,操作方便,切口美观。Bhanot 总结了 345 例,效果良好。

2. **淋巴结的清扫**　对 Gleason 评分小于或等于 7 分者可不常规行盆腔淋巴结清扫,但要行闭孔淋巴结清扫,即行闭孔神经钝性剥除神经周围的脂肪组织。

3. **前列腺背深静脉丛的处理**　切开两侧盆底筋膜,并逐渐向前列腺膀胱连接部扩大切口。切断耻骨前列腺韧带,这样能更好地显露前列腺尖部,但有学者为了减少出血不主张切断耻骨前列腺韧带,游离前列腺背深静脉丛时,其表面周围往往有较多的脂肪组织,不易显露其中的静脉易造成缝扎时的漏扎或切开盆底筋膜时切断静脉,可用尖嘴镊慢慢将脂肪组织从盆底筋膜和前列腺背深静脉丛中剔除,完整显露背深静脉,用平镊提起背深静脉,分别在远近端缝扎,在缝扎线之间剪断背深静脉,远端悬吊在耻骨骨膜上,这样即显露出前列腺尖部及尿道。

4. **远端尿道的处理**　远端尿道的显露可切开前列腺尖部并适当向前列腺方向游离尿道,切开尿道前壁,用血管钳钳住导尿管,拉出,并切断导尿管,用导尿管将前列腺向后牵拉,远端尿道 12 点位全层(包括尿道黏膜,黏膜下层,尿道横纹括约肌边缘)缝线悬吊,切断尿道后壁,并将前列腺向后牵拉游离,于远端尿道 6、2、4、8、10 点分别全层缝线悬吊(6 点要求缝吊部分狄氏筋膜),缝合时可用导尿管末端作为支架。

5. 神经血管束的保护 传统的保留神经血管束的手术技巧包括:使用放大镜可以观察到极细小的神经;分离神经时操作轻柔;使用钛夹夹闭出血的小血管,尽量避免使用电凝。在分离前列腺尖部时,术者要确定将两侧的神经血管束保留下来,在留置尿道吻合线时勿缝到两侧的勃起神经。近来有报道,在分离尿道之前先切开盆侧筋膜分离出两侧的神经血管束,有利于保留两侧的性神经,患者术后性功能恢复更佳。为了术中更好地鉴别出性神经并加以保护,有些学者采用术中电刺激神经来观察阴茎勃起反应。阳性反应提示有性神经,但是阴性则不能完全排除有性神经的可能,因为有时操作不当也可能出现阴性反应。术后患者的性功能恢复情况有时并不和术中电刺激的结果完全一致,提示术后性功能的恢复受到多种因素的影响。Rabbani 等就报道过患者术后性功能的恢复情况,不仅和术中神经血管束保留情况密切相关,而且和术中阴茎肿胀和消肿消退程度密切相关。近来还有报道高压水枪在术中解剖出神经血管束的过程中能使解剖更精确,更有选择性,而且有操作快捷,减少术中出血的优点。Kim 等报道对完全切除两侧血管神经束的患者,术中双侧原位移植腓肠肌神经可以恢复术后勃起功能。28 例患者在随访 1 年后有 26% 的患者能自然完成性生活,另外 26% 的患者有阴茎自发性充血但不够坚硬,在服用西地那非后能完成性生活。目前,对于这项技术仍然需要进一步研究,积累足够的患者数量,长期随访观察后才能得出可靠的结论。Goharderakhshan 等报道对保留性神经、但有发生切缘阳性危险的患者,采用术中冷冻切片判断神经血管束区域切缘情况。结果发现冷冻切片与术后的石蜡切片相符率很高,阳性和阴性预测值分别为 73% 和 94%,故认为此技术有应用价值。

6. 保留精囊的技术 除了远端括约肌机制外,三角区神经支配的完整性及盆底到阴部尿道括约肌反射的完整性也影响根治术后控尿功能的恢复。已有研究显示,盆丛中支配尿道外括约肌的神经纤维走行于精囊尖部外侧及后侧,John 和 Hauri 比较精囊尖部原位保留和精囊尖部周围过度分离操作的患者,结果发现两组差异有统计学意义:20 例精囊保留组患者术后 6 周和 6 个月控尿功能恢复率分别为 60% 和 95%,而完全切除精囊组的控尿功能的恢复率分别为 18% 和 82%。

7. 膀胱颈的处理 切除前列腺后的膀胱颈可用可吸收线缩窄呈"鱼嘴"样,达 30F 孔径,达到重建膀胱颈的目的。对肿瘤远离膀胱颈者,可保留膀胱颈并沿膀胱颈向前列腺方向分离出一小段尿道或尿道黏膜,有利于尿道的吻合和术后的完全尿控,尿控不佳往往是由于处理背深静脉丛出血过多而过多缝扎止血、分离前列腺尖部损伤横纹括约肌或尿道、膀胱吻合时损伤括约肌所致。

二、耻骨后逆行性前列腺癌根治性切除术

手术适应证、术前准备、麻醉选择及体位同前。

【手术步骤】

1. 下腹部正中切口腹膜外入路,从脐到耻骨联合。依次切开皮肤,皮下组织,以及腹直肌前鞘。将腹直肌向两侧分开,锐性切开腹横筋膜,先不分离耻骨后间隙(retziu space)。

2. 将腹膜向上推离髂外血管一直到髂总动脉分叉处。在推开腹膜时,小心保留髂外动脉上面的脂肪组织,以防出现术后的下肢水肿及淋巴囊肿形成。将腹膜以及腹内脏器用拉钩拉向上方。

3. **切断输精管** 切断时应避免大力牵拉输精管,因为大力牵拉可能导致术后睾丸疼痛。

4. **闭孔淋巴结清扫术** 闭孔淋巴结清扫在前列腺癌根治性切除中不是为了治疗,而是为了术后的正确分期。一般先清扫肿瘤侧的闭孔淋巴结。

清扫的范围包括髂外静脉与闭孔神经之间的软组织,从静脉外膜开始,然后沿盆侧壁肌肉表面自上而下钝性游离两者之间的软组织。在软组织游离到达闭孔神经时,锐性沿神经切除上述的软组织,小心损伤闭孔神经。

一侧完成清扫后,干纱布压迫创面。然后同法清扫对侧。清扫不包括髂外动脉表面的脂肪组织。

5. **分离耻骨后间隙** 耻骨后间隙的分离可以钝性分离,也可以锐性分离,用尖镊结合电凝分离耻骨

后,可以保持耻骨后无出血,方便下一步的操作。分离直到可以良好的暴露盆内筋膜。

6. **切开盆内筋膜**　切口位于盆内筋膜向盆壁的返折处,此处的盆内筋膜呈半透明,切口应与前列腺和膀胱保持一定的距离,将此切口向前上耻骨前列腺韧带方向延长,可以看到下面的提肛肌。盆内筋膜切开后可以看到两侧的 Santorini 静脉丛,静脉丛靠近中线,因而切开时靠近膀胱或前列腺会出现严重的出血。通过切口用手指将两侧的提肛肌从前列腺表面分开一直到前列腺尖。

7. **切断耻骨前列腺韧带**　用夹持一纱布条的卵圆钳将膀胱向后压迫,清晰地显露耻骨前列腺韧带,用剪刀剪断直到前列腺尖部与背侧静脉复合体(dorsal vein complex)的交界处。此时可以清楚地看到膀胱颈表面的背侧静脉复合体。

8. **切断背侧静脉复合体**　用夹持纱布条的卵圆钳将膀胱压向后方,3-0 号 Monocryl 可吸收线在前列腺尖部的远侧穿过背侧静脉复合体,然后用同一缝线相反方向回缝过耻骨联合的软骨膜,然后打结,不剪断缝线。将一直角钳穿过背侧静脉复合体的后方,从左侧开始,在缝线和前列腺尖部之间切断背侧静脉复合体。远侧断端用原来的缝线连续缝合,近侧用 2-0 号肠线缝合以防止出血。

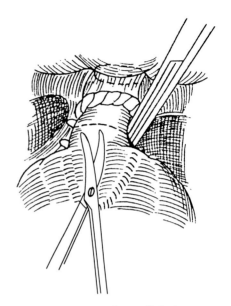

图 15-17　剪开尿管前壁

9. **切断尿道**　将膀胱压向后方,显露前列腺尖部与尿道的接合处,并可以借此触摸留置的导尿管判断此位置。用剪刀将尿道前壁剪开,直到看到留置的导尿管(图 15-17)。将导尿管从远侧拉入,钳夹后于远侧剪断导尿管,近侧留作牵引,将前列腺向头侧牵开。然后在尿道后壁与直肠之间穿过一直角钳,将直角钳撑开,于两钳齿之间断开尿道后壁。用 3-0 号 Monocryl 可吸收线于 12、2、5、7、10、6 点位置留置缝线以备做膀胱尿道吻合(图 15-18)。为了防止缝线影响下一步的操作,此缝线也可以在前列腺切除后缝置。

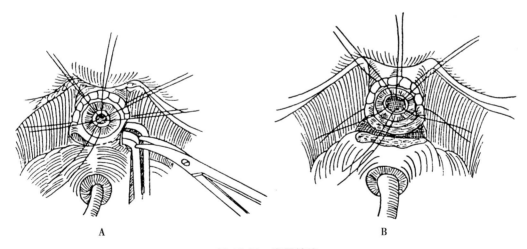

图 15-18　留置缝线

A. 尿道后壁与直肠之间用直角钳分离撑开后,于两钳齿之间断开尿道后壁;B. 尿道断端留置缝线备吻合用

10. **分离前列腺直肠间隙**　将导尿管向上拉,使前列腺轻轻向上提起,在前列腺的后方正中前列腺与 Denonvillier 筋膜之间分离切开,使 Denonvillier 筋膜完全留在要切除的精囊上面。从血管神经束上发出在精囊表面进入前列腺基底部的分支应该小心分离切断。这样可以使血管神经束向后方落下,利于前列腺侧韧带的分离。

11. **处理前列腺侧韧带**　在精囊和盆侧筋膜之间建立一个平面,自外侧向内侧分离切断前列腺侧韧带。

12. **离断膀胱颈**　在前列腺与膀胱的接合处用电刀切开,一直到切开膀胱黏膜,放掉 Foley 尿管中的水囊,拉出导尿管,将导尿管的两端钳夹在一起牵拉前列腺。扩大膀胱切口,注意控制膀胱颈 5 点及 7 点进入前列腺的血管出血。辨清输尿管口的位置,小心避免损伤输尿管,必要时插入输尿管导管做标记。

13. **分离输精管和精囊**　将 Denonvillier 筋膜在精囊上方切开,切断结扎两侧的输精管,彻底游离精囊。至此前列腺几乎完全游离开来。

14. **切除前列腺以及精囊**　向膀胱颈后方切开可以看到精囊与膀胱后壁之间的间隙,紧贴精囊前面分离,将膀胱颈分开,用皮钳提起。贴近精囊小心结扎经过其表面的血管分支。分离与 Denonviller 筋膜相连的结缔组织,标本即可完全游离,将之取出。将标本仔细检查,创面彻底止血,避免用电凝,以免损伤血管神经束和直肠。

15. **膀胱颈重建**　从膀胱颈后壁中央开始向前缝合至重建的膀胱颈与要吻合的尿道直径差不多大小,缝合时应包括膀胱的黏膜,这样可以防止出血,一般用 2-0 号铬制肠线连续或者间断全层缝合膀胱颈。重建后的膀胱颈用 4 针缝线将黏膜外翻使其覆盖膀胱颈,可以使下面的膀胱尿道吻合达到黏膜对黏膜的吻合,减少吻合口狭窄的机会(图 15-19)。

16. **膀胱尿道吻合**　插入一条新的 16F 气囊导尿管,小心预先留置吻合用的 6 条缝线不要交叉扭结,于相应的膀胱颈位置吻合,然后将气囊尿管置入膀胱,冲洗血块,气囊打水 15～20ml,轻轻牵拉导尿管,使膀胱颈与尿道靠近,然后打结留置的缝线(图 15-20)。打结时先从 6 点开始,依次 5、7、2、10、12 点。打结后必须确定尿管没有打在缝线内。

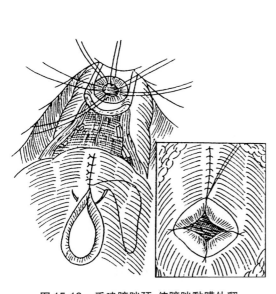

图 15-19　重建膀胱颈,使膀胱黏膜外翻

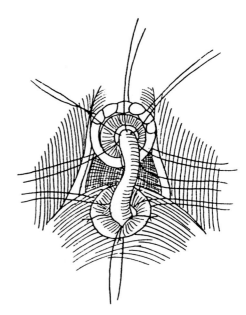

图 15-20　吻合尿道膀胱

17. 彻底冲洗膀胱内小血块,以防术后堵塞尿管。切口旁边另外戳口放置一双腔负压引流管。依次关闭切口。

术中注意的问题、术中损伤及处理、术后处理、术后并发症、手术改进及结果分析同前。

三、保留血管神经束的耻骨后前列腺癌根治术

耻骨后前列腺癌根治性切除术作为泌尿外科最复杂的手术之一,由 Milin 于 1947 年首先描述用来治疗前列腺癌,在以后的几十年里面手术技巧不断被改进,但是由于术中出血、术后尿失禁及勃起功能障碍等并发症发生率较高,这种术式一直没有被广泛地推广应用。20 世纪 70 年代 Walsh 等在解剖学上的一系列发现,明显提高了肿瘤的切除率,降低了围术期患者的死亡率。对于背侧静脉复合体的详细描述改善了术中止血的效果,使前列腺的分离可以在相对无血的视野中进行。对于盆腔丛及其到阴茎海绵体分支(神

经血管束)的认识,以及外科技术和器械的发展,使保留术后的性功能成为可能;对于前列腺尖部分离及尿道膀胱吻合技术的改良,以及对盆底肌肉功能更好地了解,使术后尿失禁的发生率大幅度下降。

耻骨后前列腺癌根治性切除术的3个目的是:彻底切除肿瘤,可控的排尿功能,以及术后性功能的保存。手术适应证、术前准备、麻醉选择及体位同前。

【手术步骤】

1. 下腹部正中切口腹膜外入路,从脐到耻骨联合。依次切开皮肤,皮下组织,以及腹直肌前鞘。将腹直肌向两侧分开,锐性切开腹横筋膜,先不分离耻骨后间隙。

2. 将腹膜向上推离髂外血管一直到髂总动脉分叉处。在推开腹膜时,小心保留髂外动脉上面的脂肪组织,以防出现术后的下肢水肿及淋巴囊肿形成。将腹膜以及腹内脏器用拉钩拉向上方。

3. **切断输精管** 切断时应避免大力牵拉输精管,因为大力牵拉可能导致术后睾丸疼痛。

4. **闭孔淋巴结清扫术** 闭孔淋巴结清扫在前列腺癌根治性切除中不是为了治疗,而是为了术后的正确分期。一般先清扫肿瘤侧的闭孔淋巴结。

清扫的范围包括髂外静脉与闭孔神经之间的软组织,从静脉外膜开始,然后沿盆侧壁肌肉表面自上而下钝性游离两者之间的软组织。在软组织游离到达闭孔神经时,锐性沿神经切除上述的软组织,注意勿损伤闭孔神经(图15-21)。

一侧完成清扫后,干纱布压迫创面。然后同法清扫对侧。清扫不包括髂外动脉表面的脂肪组织。

5. **分离耻骨后间隙** 耻骨后间隙的分离可以钝性分离,也可以锐性分离,用尖镊结合电凝分离耻骨后,可以保持耻骨后无出血,方便下一步的操作。分离直到可以良好地暴露盆内筋膜。

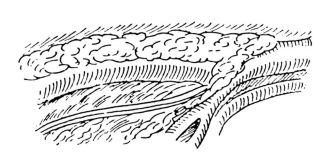

图 15-21 盆腔淋巴结清扫范围

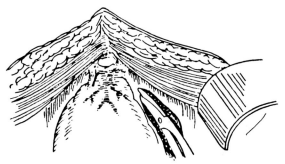

图 15-22 切开盆内筋膜

6. **切开盆内筋膜** 切口位于盆内筋膜向盆壁的返折处,此处的盆内筋膜呈半透明,切口应与前列腺和膀胱保持一定的距离,将此切口向前上耻骨前列腺韧带方向延长(图15-22),可以看到下面的提肛肌。盆内筋膜切开后可以看到两侧的 Santorini 静脉丛,静脉丛靠近中线,因而切开时靠近膀胱或前列腺会出现严重的出血。通过切口用手指将两侧的提肛肌从前列腺表面分开一直到前列腺尖。

7. **切断耻骨前列腺韧带** 用夹持一纱布条的卵圆钳将膀胱向后压迫,清晰地显露耻骨前列腺韧带,用剪刀剪断直到前列腺尖部与背侧静脉复合体(dorsal vein complex,DVC)的交界处。此时可以清楚地看到膀胱颈表面的背侧静脉复合体(图15-23)。

8. **切断背侧静脉复合体** 用夹持纱布条的卵圆钳将膀胱压向后方,3-0 号 Monocryl 可吸收线在前列腺尖部的远侧穿过背侧静脉复合体,然后用同一缝线相反方向回缝过耻骨联合的软骨膜,然后打结,不剪断缝线。将一直角钳穿过背侧静脉复合体的后方,从左侧开始,在缝线和前列腺尖部之间切断背侧静脉复合体。远侧断端用原来的缝线连续缝合,近侧用 2-0 肠线缝合以防止出血(图15-24)。

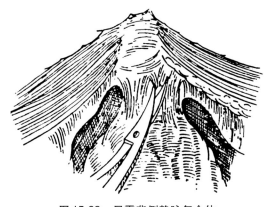

图 15-23 显露背侧静脉复合体

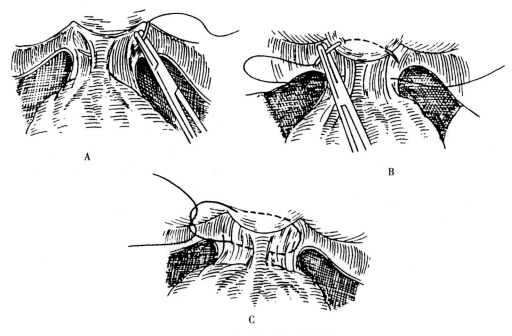

图 15-24 缝扎背侧静脉复合体

9. 切断尿道 将膀胱压向后方,显露前列腺尖部与尿道的接合处,并可以借此触摸留置的导尿管判断此位置。用剪刀将尿道前壁剪开,直到看到留置的导尿管(图 15-25)。将导尿管从远侧拉入,钳夹后于远侧剪断导尿管,近侧留作牵引,将前列腺向头侧牵开。然后在尿道后壁与直肠之间穿过一直角钳,将直角钳撑开,于两钳齿之间断开尿道后壁。用 3-0 号 Monocryl 可吸收线于 12、2、5、7、10、6 点位置留置缝线以备做膀胱尿道吻合(图 15-26)。为了防止缝线影响下一步的操作,此缝线也可以在前列腺切除后缝置。

10. 辨别和保留血管神经束 盆侧筋膜由提肛肌筋膜与前列腺筋膜两者组成,血管神经束位于提肛肌筋膜与前列腺筋膜之间。用直角钳于膀胱颈开始将盆侧筋膜的前层游离,但盆侧筋膜的前层切开后,前列腺的活动度明显增加,而且在前列腺的后外侧可以看到血管神经束向远侧,尿道的外侧走行(图 15-27)。

11. 分离前列腺直肠间隙 将导尿管向上拉,使前列腺轻轻向上提起,在前列腺的后方正中前列腺与 Denonvillier 筋膜之间分离切开,使 denonvillier 筋膜完全留在要切除的精囊上面(图 15-28)。从血管神经束上发出在精囊表面进入前列腺基底部的分支应该小心分离切断。这样可以使血管神经束向后方落下,利于前列腺侧韧带的分离。

12. 处理前列腺侧韧带 在精囊和盆侧筋膜之间建立一个平面,自外侧向内侧分离切断前列腺侧韧带(图 15-29)。

13. 游离精囊 将 Denonvillier 筋膜在精囊上方切开,切断结扎两侧的输精管,彻底游离精囊。至此前列腺几乎完全游离开来。

14. 切除前列腺及精囊 在前列腺与膀胱的接合处用电刀切开,一直到切开膀胱黏膜,放掉 Foley 尿管中的水囊,拉出导尿管,将导尿管的两端钳夹在一起牵拉前列腺。扩大膀胱切口,注意控制膀胱颈 5 点及 7 点进入前列腺的血管出血。辨清输尿管口的位置,小心避免损伤输尿管,必要时插入输尿管导管做标记。向膀胱颈后方切开可以看到精囊与膀胱后壁之间的间隙,紧贴精囊前面分离,将膀胱颈分开,用皮钳提起。贴近精囊小心结扎经过其表面的血管分支(图 15-30)。分离与 Denonvillier 筋膜相连的结缔组织,标本即可完全游离,将之

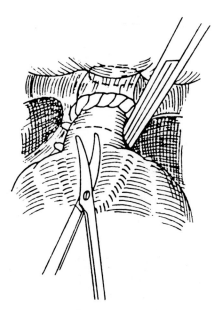

图 15-25 剪开尿道前壁

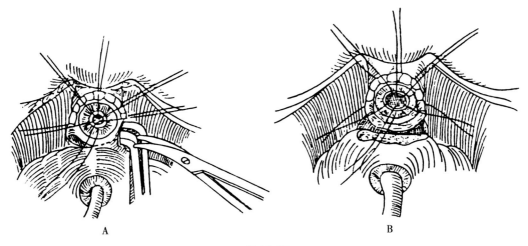

图 15-26

A. 尿道后壁与直肠之间用直角钳分离撑开后,于两钳齿之间断开尿道后壁;B. 尿道断端留置缝线备吻合用

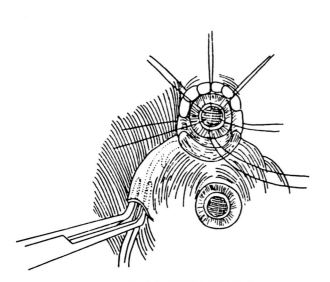

图 15-27　前列腺后外侧血管神经束

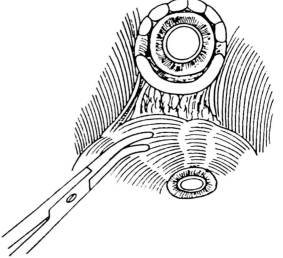

图 15-28　Denonvillers 筋膜

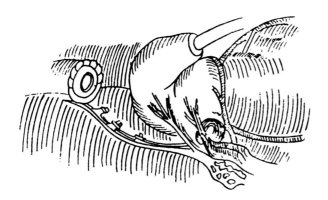

图 15-29　分离切断前列腺侧韧带

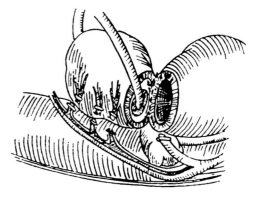

图 15-30　结扎精囊表面血管分支

取出。将标本仔细检查,创面彻底止血,避免用电凝,以免损伤血管神经束和直肠。

15. 膀胱颈重建 从膀胱颈后壁中央开始向前缝合至重建的膀胱颈与要吻合的尿道直径差不多大小,缝合时应包括膀胱的黏膜,这样可以防止出血,一般用 2-0 号铬制肠线连续或者间断全层缝合膀胱颈。重建后的膀胱颈用 4 针缝线将黏膜外翻使其覆盖膀胱颈,可以使下面的膀胱尿道吻合达到黏膜对黏膜的吻合,减少吻合口狭窄的机会(图 15-31)。

16. 膀胱尿道吻合 插入一条新的 16F 气囊导尿管,小心预先留置吻合用的 6 条缝线不要交叉扭结,于相应的膀胱颈位置吻合,然后将气囊尿管置入膀胱,冲洗血块,气囊打水约 15~20ml,轻轻牵拉导尿管,使膀胱颈与尿道靠近,然后打结留置的缝线(图 15-32)。打结时先从 6 点开始,依次 5、7、2、10、12 点。打结后必须确定尿管没有打在缝线内。

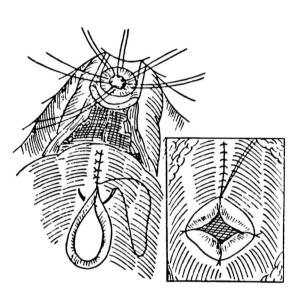

图 15-31 重建膀胱颈,使膀胱黏膜外翻

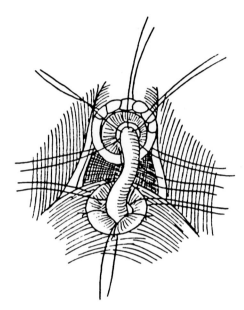

图 15-32 吻合尿道膀胱

17. 彻底冲洗膀胱内小血块,以防术后堵塞尿管。切口旁边另外戳口放置一双腔负压引流管。依次关闭切口。

【术中注意的问题】

对于分化差的肿瘤,前列腺尖部的肿瘤及术中可以扪及的肿瘤,不适宜做保留神经的前列腺癌根治切除术。遇到这类情况,应该以根治肿瘤为优先原则,做比较广泛的切除,以免切缘阳性,影响根治手术的效果。

术中损伤及处理、术后处理基本同前。

【术后并发症】

1. 尿失禁。

2. 吻合口狭窄。

3. **勃起功能障碍** 行保留神经的前列腺根治切除术后,极大降低了勃起功能障碍的发生率,但是仍有部分患者存在勃起功能障碍,常常与同时损伤两侧的血管神经束及年龄因素有关。

【手术改进及结果分析】

Walsh 和 Donker 确切描述了神经血管束的位置,认为它位于前列腺后外侧,并于 1982 年由 Walsh 完成了世界首例保留神经的耻骨后前列腺根治性切除术。关于神经血管束的概念也一直被沿用至今。虽然该术式可保留术后患者的勃起功能,但仍有相当一部分患者仍出现严重的勃起功能障碍。因此,近年一些学者对传统的神经血管束的走行分布概念提出质疑。2007 年 Christian 等对前列腺包膜外的神经分布研究,发现传统认为神经血管束多数集中分布于前列腺包膜后外侧(5 点和 7 点),但约 10% 的附属神经则经过 11~1 点范围,该范围恰好与背侧血管复合体重叠,在缝扎血管复合体时容易被损伤。Takenaka 等研究发现,神经血管束在部分患者的前列腺外侧呈喷射状分布,而非"束状"。Kaiho 发现,在前列腺外表面 1～5 点的区域内有神经电活动时,阴茎海绵体压力便会上升,他认为所有分布在前列腺表面的神经纤维均参与勃起功能。如果不损伤由该处延伸至阴茎的性神经,可能比传统的保留血管神经束的前列腺癌根治术在性功能保留方面更加有益。基于上述新发现,Menon 等近年对传统的保留血管神经束的前列腺癌根治术进行了改进,即对前列腺腹侧 11～1 点进行"筋膜间切除术",尽管这项改良操作首先是在机器人手术中进行的,但同样可以应用在开放前列腺癌根治手术中,并且已被一些医生付诸实践。经过改进后的手术操作,可使 94% 的患者在术后 6 个月内成功地自然恢复性交,经过统计比较,本改良操作术后患者恢复性生活时间也普遍较普通操作有所提前。

四、经会阴前列腺癌根治性切除术

经会阴的根治性前列腺癌切除术(radical perineal prostatectomy)首先由 Young 于 1905 年提出,选择好的患者其治疗效果相当满意,在 30 年的观察中与普通人没有区别。此手术由 Young 提出,由 Belt 及其同事加以推广。即使如此,由于术后阳痿的发生率较高,使其推广受到限制,但在 1970 年以前这一手术仍然是局限性前列腺癌的一个治疗选择。其后 Walsh 及其研究小组在解剖学的发现及手术技巧的改良,大大减少了前列腺癌切除术后勃起功能障碍及尿失禁的发生率,且为大多数泌尿外科医生所熟悉。Weldon 将这些发现也结合到经会阴的前列腺癌根治性切除术中,由于这些改良技术的应用,在术后性功能的保留及肿瘤根治程度达到了和耻骨后根治性前列腺切除相同的效果。肿瘤的长期生存率也可以与耻骨后前列腺癌根治手术媲美。

手术适应证、手术时机的选择同前。

【术前准备】

1. 口服抗生素行肠道准备。

2. 术晨灌肠。

3. 术前静脉应用抗生素。

4. 会阴部及阴囊剔除毛发。

【麻醉选择】

同前。

【体位】

采用截石位,臀部抬高超出床缘(图 15-33)。

【手术步骤】

1. **切口**　在两侧坐骨结节的中点做一弧形切口,最高点距离肛门约 1.5cm,稍高于皮肤与黏膜交界的色素沉着线(图 15-34)。依次切开皮肤,皮下脂肪,加切口下缘的皮肤与覆盖的布巾夹在一起,以防肛门的污染。

2. **坐骨直肠窝的分离**　直肠两侧的坐骨直肠窝用示指钝性向下分离,即可将坐骨直肠窝分离出来(图 15-35)。坐骨直肠窝内的纤维索条用剪刀剪断。将左右示指于中线可触及直肠鞘及直肠的位置。

3. **打开中心腱**　示指在直肠前面穿过中心腱的下方,用湿的纱布垫保护后面的直肠后,用电刀切开中心腱。分离时注意一定用钝性分离以保护肛门外括约肌(图 15-36)。

4. **Denonvillier 筋膜的暴露**　顺着直肠表面的纵形纤维这一无血管区向上分离到达会阴体。拉钩牵开提肛肌,可以触摸到前列腺尖及相连的尿道。在前列腺尖将尿道直肠肌用剪刀剪断。小心避免损伤直肠,必要时用示指进入直肠做指引。将尿道直肠肌向前列腺尖部剪开直到 Denonvillier 筋膜(图 15-37)。Denonvillier 筋膜表现为白色发亮的组织。

5. **精囊后平面的建立**　将直肠从 Denonvillier 筋膜后层轻柔钝性分开。通常直肠于精囊和前列腺基底部相连接,锐性切开两者直接的连接才可以在直肠腹侧和精囊背侧建立一个平面,将湿纱布置于此间隙以便进一步显露精囊背侧和直肠的腹侧(图 15-38)。血管神经束位于 Donovillier 筋膜的前后层之间的外侧,过度的牵拉和分离可以损伤血管神经束。

6. **血管神经束的暴露**　在前列腺侧面和肛提肌之间纤维无血管平面钝性分离,直到前列腺尖和尿道的连接部两侧。在此处血管神经束可以清晰可见(图 15-39),如果是扩大切除,在此处结扎,切断血管神

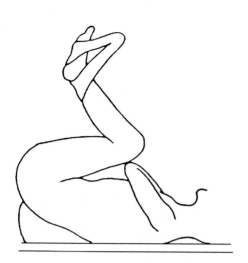

图 15-33 截石位,臀部抬高

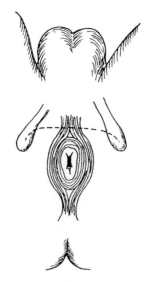

图 15-34 会阴部弧形切口

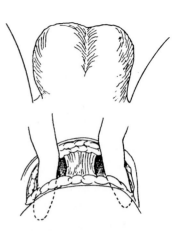

图 15-35 分离坐骨直肠窝

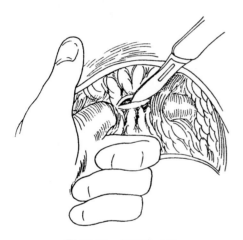

图 15-36 打开中心腱

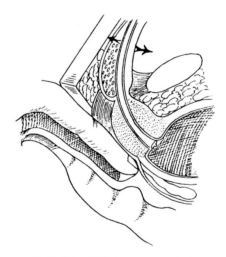

图 15-37 暴露 Denonvillier 筋膜

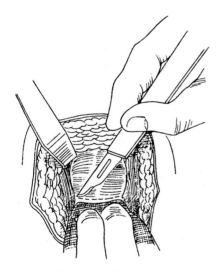

图 15-38 精囊后平面

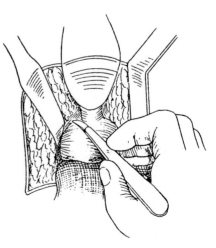

图 15-39 前列腺后外侧血管神经束

经束。如果是需要保留血管神经束,在 Denonvillier 筋膜前后层之间的平面,向上分离血管神经束,将之分离出来。

7. **尿道离断**　前列腺尖部切断膜部的后尿道,小心避免损伤尿道外括约肌。如果要保留血管神经束,将之向外侧牵开。

8. **切断耻骨前列腺韧带**　前列腺包膜在尖部的前正中被前列腺组织和外括约肌替代,辨别前列腺的前表面,沿此钝性分离到膀胱颈。前方的背侧静脉复合体一般不会损伤导致出血,如有发生,可以缝扎止血。两侧的耻骨前列腺韧带可以用手指触摸感觉出来,在靠近前列腺的地方将之切断(图 15-40)。

9. **膀胱颈切开**　在膀胱颈前方切开膀胱颈,从此切口带入一普通导尿管自前列腺尖引出(图 15-41),钳夹两端做牵引,电切或者锐性膀胱颈两侧,保证膀胱颈两侧的切缘无肿瘤。扩大膀胱颈切口,小心避免损伤输尿管,一般距离输尿管口 1cm 切断膀胱三角,向后分离切开直到输精管壶腹和精囊的前面(图 15-42)。

10. **输精管切断**　将精囊以及输精管壶腹表面的逼尿肌钝性推开,将膀胱三角抬起,用直角嵌向近端游离输精管壶腹 3～4cm 后,结扎切断。

11. **切除前列腺标本**　将精囊从周围组织中钝性分离出来,小的纤维组织需要用电凝或结扎切断。精囊游离后,即可看到前列腺侧韧带,在前列腺侧韧带和精囊之间用直角钳,贴近前列腺将之切断,这样可以减少血管神经束的损伤(图 15-43)。同法处理对侧的前列腺侧韧带,前列腺侧韧带切断后,前列腺即完全游离,将之取出。创面彻底止血。

12. **膀胱颈尿道吻合**　辨认膀胱颈前后正中,将一红色普通导尿管插入尿道从尿道的残断引出,以变于吻合,用 2-0 号人工合成可吸收线在膀胱颈和尿道的 12、1、11 点的位置间断缝合,缝合一定要黏膜对黏膜,打结在吻合口的外面,以防术后狭窄(图 15-44)。然后用 2-0 号人工可吸收线将膀胱颈后壁间断缝合关闭(图 15-45)。当后壁几近关闭时,放置一 20F 导尿管入膀胱,暂不打气囊,8 字缝合膀胱颈与尿道的后壁,完成膀胱颈尿道的吻合(图 15-46)。打结后膀胱颈即

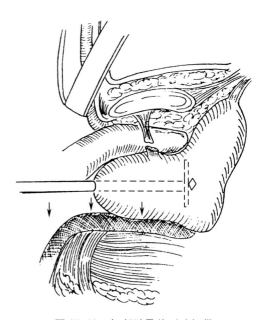

图 15-40　切断耻骨前列腺韧带

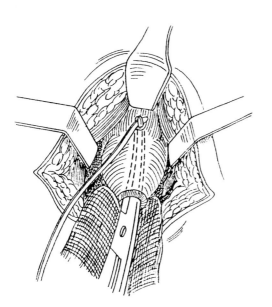

图 15-41　引入普通导尿管牵引前列腺

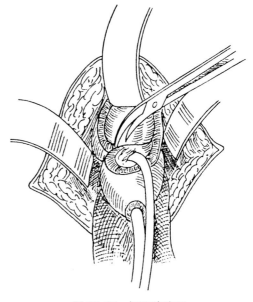

图 15-42　切开膀胱颈

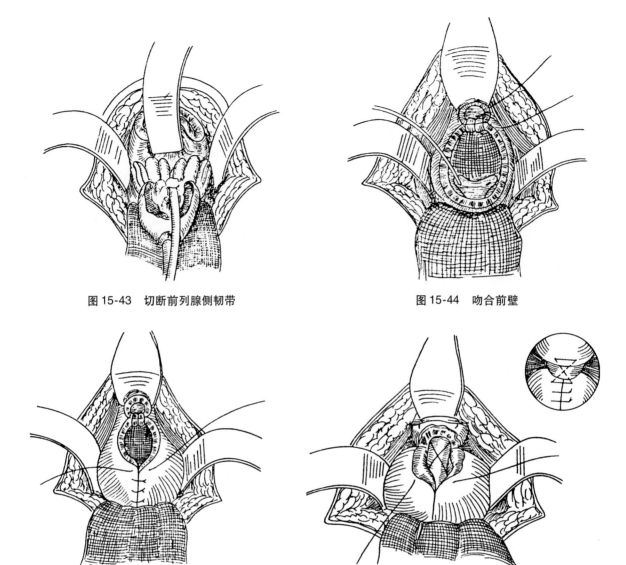

图 15-43　切断前列腺侧韧带　　　　　　　　　图 15-44　吻合前壁

图 15-45　吻合后壁　　　　　　　　　　图 15-46　完成膀胱颈、尿道吻合

与尿道紧密吻合在一起。

13. **关闭切口**　放置两条胶管引流或者双腔负压引流,另外戳口引出,与皮肤妥善固定。2-0 号人工合成可吸收线间断缝合提肛肌,会阴中心腱,小心不要留无效腔。皮下连续缝合关闭切口。敷料加压包扎。

【术中注意的问题】

1. **防止直肠损伤和大便失禁的操作要点**　防止直肠损伤,首先在于找准切开层次,务必在切断中心腱后平行向前分离一段,再斜向下,可较方便和安全地找到直肠前间隙,此时通过半透明的 Denonvillier 筋膜,可见到直肠,然后在纱垫保护下向前列腺分离。如此手术术野暴露较好,易于操作,而且相当安全。大便的主要控制在于直肠内括约肌,它和直肠紧密相连,术中不紧贴直肠前壁强行锐性分离,同时在松弛状态下靠近前列腺切断直肠尿道肌,上述操作保证了最大限度地防止了大便失禁和直肠穿孔损伤发生的可能。

2. **减少切缘阳性**　经会阴根治性前列腺癌切除术的切缘阳性多见于膀胱颈部。手术过程中,前列腺尖部尿道几乎在直视下离断,故尿道残端切缘阳性少见。考虑到尿道与膀胱颈吻合可在直视下较容易地进行,因此,膀胱颈可以有意识地稍多切除,这样可有效地减少残端阳性的发生。

【术中损伤及处理】

基本同前。

【术后处理】

1. 术后禁食,肠道功能恢复逐渐恢复正常饮食。

2. 术后尽早下地活动。

3. 术后第 2 天如果引流不多就可拔除引流管。

4. 术后 10 ~ 14 天拔除导尿管。

【术后并发症】

1. **直肠损伤**　大部分的损伤发生于分离尿道直肠肌及在精囊和前列腺于直肠之间建立平面的时候。一旦发生直肠损伤,应马上修补,将剪除创缘的坏死组织,4-0 号人工可吸收线连续缝合黏膜,缝合时黏膜内翻,然后用丝线间断缝合肌层。直肠破损及创面仔细用生理盐水和甲硝唑冲洗感觉。如果患者术前有充分的肠道准备,以及术中及时发现,及时纠正,直肠损伤一般造成问题。如有损伤发生,术后至少禁食 3 天,进流质饮食时间延长,保持大便软化。静脉应用庆大霉素及甲硝唑预防感染。

2. **肠瘘**　肠瘘一旦发生应做结肠造口 3 ~ 4 个月,在瘘口愈合后才可以关闭结肠造口。如果发生尿道直肠瘘,在原切口进入,用手指在直肠内做指引。关闭瘘口的两端,将股薄肌置于膀胱颈于直肠之间,并做膀胱造瘘。3 周后做膀胱尿道造影,并拔除导尿管。

3. **大便失禁**　主要是由于损伤提肛肌,肛门内或外括约肌,或者上述肌肉的神经损伤引起的。另外,直肠损伤后,过度的扩肛也可以引起大便失禁。

4. **导尿管脱落**　尿管气囊破裂,可引起尿管滑脱造成严重的并发症,如尿失禁,尿道狭窄,出血等。因此,术中放置 Foley 尿管前,应仔细检查尿管气囊和活瓣是否正常。如果出现上述情况,首先用较细尿道扩张器探明尿道方向,用手指在直肠内作引导,将含导芯的尿管引入膀胱。必要时可在麻醉下用内腔镜置入导丝,沿导丝将尿管插入膀胱。

5. **尿失禁**　大部分尿失禁在术后 3 周至 3 个月。提肛肌锻炼有助于控尿功能。有部分患者长期有少量的尿失禁,可以口服药物改善症状。在术前 12 个月内不可以应用阴茎夹或者阴茎套。如果 12 个月后还有尿失禁,可以考虑应用阴茎夹或植入人工括约肌。

6. **尿潴留**　如果早期在拔除尿管后发生尿潴留,可以将尿管插回,放置 1 周,一般可以解决问题。如果术后较长时间后发生尿潴留,可以行膀胱镜检查,试行尿道扩张。如果尿潴留无法解除,则在麻醉下行扩张。一般不建议行膀胱颈尿道吻合口切开,以防出现尿失禁。

7. **勃起功能障碍**　在术后 6 周左右出现的勃起功能障碍,可以试行药物治疗或者负压真空吸引。如果药物治疗失败或者患者不满意者可以行阴茎假体置入。

【手术改进及结果分析】

经会阴前列腺根治手术的缺点是部分需要盆腔淋巴结清扫术的患者需要一个另外的切口。然而 Saito 等 2007 年报道在 3 具尸体上实现了经会阴前列腺根治切除术单一切口,同时进行经会阴盆腔淋巴结切除,平均每例切除淋巴结 8 枚,他指出,由于经会阴前列腺切除手术空间较大,进行淋巴结清除手术并不困难。

近年来,因为有了对前列腺癌相对更精确地术前分期方法和对盆底前列腺手术解剖结构的进一步了解,经会阴前列腺癌根治术治疗局限性早期前列腺癌又引起了广泛的关注和临床应用。由于良好的长期肿瘤生存率,患者术后不适减少,肠道功能恢复快,恢复正常活动快以及住院时间短等优点,加上医生对前列腺疾病的日益重视,PSA 的广泛筛查,DRE 的检查,大部分患者在低分期、低分级的时候即可以得到确诊,许多患者不再需要做盆腔淋巴结清扫术确定疾病的分期。目前腹腔镜下前列腺癌根治性切除术越来越受到欢迎,但是由于其在手术死亡率,输血,住院时间,医疗费用及效果方面来看,与经会阴的前列腺癌根治术相比没有明显优势;而且腹腔镜手术的学习时间较长,而经会阴前列腺癌根治术的学习比较容易,与耻骨后前列腺癌根治术比较没有区别,因而经会阴前列腺根治性切除术一直被一些泌尿外科医生所钟爱。在技术上,经会阴前列腺癌根治术,术野暴露清晰,尖部容易接近,标本切除的边缘干净,尿道切除的部位准确,吻合可以在直视下进行,吻合口确保没有渗漏;而且对于以往下腹部手术或者盆腔手术的患者,尤其具有优势。

对血管神经束的保护,经会阴前列腺根治术有其独到之处:通过对盆底及前列腺部解剖的进一步研究发现,神经血管束在前列腺尖部呈立体网格状展开紧贴前列腺组织,经会阴前列腺根治术时在前列腺下方纵行切开 Denonilliers 筋膜后,在此筋膜和前列腺之间分离,不仅直接避开了神经血管束,而且将对神经束网的损伤降到最小。在实际操作过程中,建议用弯血管钳钝性分离神经血管束,避免直接用电刀分离和普烫止血,既避免了锐性误伤,又有效减少神经的热损伤。

(陈凌武　齐琳　邢金春)

五、腹腔镜前列腺癌根治术

开放经耻骨后前列腺根治性切除术曾经是治疗前列腺癌的主要手术方式,随着全世界泌尿外科界追求微创手术理念的强化,各国医生逐步探索腹腔镜前列腺癌根治术(laparoscopic radical prostatectomy,LRP)的手术技巧,经过数十年的发展,LRP 无论是在控瘤方面,或者在保留尿控及性功能方面,该技术已相当成熟,能达到和开放手术相同的治疗效果,在国内更是成为治疗前列腺癌的主要术式。

全世界第 1 例 LRP 完成于 1991 年,由美国得克萨斯州的 Schuessler 教授主刀,随后在 1997 年报道了总共 9 例手术的经验。早期腹腔镜技术的不熟练,使术中控制背深静脉丛、前列腺尖部分离及膀胱尿道吻合等关键步骤都非常困难,结果导致平均手术时间长达 9.4 小时之久,据此他们认为该技术和开放手术相比没有任何优势可言。又经过几年的技术探索,1998 年法国 Guillonneau 和 Vallancien 教授使 LRP 能在 3~4 小时内完成,并推动了这项技术在欧洲其他几个医疗中心的使用。1999 年,德国 Rassweiler 又创立了一种新的经腹腔入路的腹腔镜根治性前列腺切除术,是仿照经典的开放根治性前列腺切除术,首先进入 Retzius 间隙,离断尿道,逆行分离前列腺后外侧;然后再离断膀胱颈部,进而分离精囊和输精管(Heilbronn 技术)。1997 年,美国 Raboy 报道了 1 例经腹膜外入路的 LRP,提供一个全新的手术途径。

腹腔镜根治性前列腺切除术经过 10 余年的发展完善,其关键技术已趋于标准化。来自多中心数千例的研究报道显示,腹腔镜根治性前列腺切除术保持微创优势的同时,能达到和开放手术相同的治疗效果。

【适应证和禁忌证】

1. 前列腺癌根治术适应证　根治术用于可能治愈的前列腺癌。手术适应证要综合考虑肿瘤的临床分期、预期寿命和健康状况。尽管手术没有硬性的年龄界限,但应告知患者,70 岁以后伴随年龄增长,手术并发症及死亡率将会增加。

(1) 临床分期

1) T1~T2c:推荐行 LRP。

2) T3a:可行 LRP,术后应视具体情况给予辅助内分泌或辅助放射治疗。

3) T3b~T4:严格筛选后,如无尿道外括约肌侵犯或者骨盆固定,可行 LRP 并给予辅助治疗。

4) N1:行 LRP 后,应给以辅助治疗,生存率可受益。

(2) 预期寿命:预期寿命≥10 年则可选择根治术。

(3) 健康状况:前列腺癌患者多为高龄男性,手术并发症的发生率与身体状况密切相关。因此,只有身体状况良好,没有严重的心肺疾病的患者适于根治术。

(4) PSA 或 Gleason 评分高危患者的处理:对于 PSA>20 或 Gleason 评分≥8 的局限性前列腺癌患者符合上述分期和预期寿命条件的,根治术后可给予其他辅助治疗。

2. 盆腔淋巴结清扫术(pelvic lymph node dissection,PLND)适应证和范围

(1) 适应证:对于 PLND 的适应证目前尚无统一定论。2014 年版《中国泌尿外科疾病诊断治疗指南》推荐对中高危前列腺癌行扩大盆腔淋巴结清扫术,对低危局限性前列腺癌则不推荐清扫。而在欧美指南中常用的决策依据是在术前根据患者的 PSA 值、临床分期、Gleason 评分等临床资料来绘制肿瘤列线图,用以预测盆腔淋巴结转移的风险:NCCN 指南(Version 1. 2017)推荐以 2% 为截点,若转移风险低于 2%,可不施行 PLND;而 EAU 指南(2017 年)则将截点定为 5%,其具体的建议是对于低危患者不必施行 PLND,对于淋巴结阳性的可能性>5% 的中危患者和所有高危患者则推荐 PLND。

(2) 范围:目前大多主张对中高危前列腺癌行扩大盆腔淋巴结清扫术,其范围包括髂外、髂内、闭孔淋巴结,有人提出还应向上清扫至髂总与输尿管交叉处及包括骶前淋巴结。

3. 保留神经的适应证 对于术前有勃起功能的低危早期患者,可尝试保留 NVB;对于 T2a-T3a 期部分患者可选择保留单侧神经。

4. 前列腺癌根治术禁忌证

(1)患有显著增加手术危险性的疾病,如严重的心血管疾病、肺功能不良等。

(2)患有严重出血倾向或血液凝固性疾病。

(3)已有骨转移或其他远处转移。

(4)预期寿命不足 10 年。

近期行 TURP 术后,尤其是有包膜穿孔,血液、尿液或冲洗液外渗者,最好术后 3 个月,待血肿消散、局部炎症吸收,前列腺与周围组织的解剖关系清晰可辨,再行 LRP。而行前列腺系统活检后,则最好 8 周后再行根治性前列腺切除术。

【术前准备】

1. 术前常规应对患者进行系统检查评估,进行血、尿常规、肝、肾功能、出凝血功能、血糖、心电图、胸部 X 线检查和无创的心肺功能检测等检查,了解患者各重要脏器的功能状况及肿瘤的临床分期。

2. 术前 1 天开始口服抗生素进行肠道准备,术前 1 天晚上应行清洁灌肠。并准备术野皮肤,手术当天禁食饮。

3. 术前 2 小时预防性应用第三代头孢类抗生素。

【麻醉与体位】

气管内插管全身麻醉。仰卧位,髋关节稍外展,膝关节稍屈曲,双上肢内收于躯体旁,肩部置软垫肩拖固定。取头低脚高位。经腹腔入路手术时一般取 30°,经腹膜外入路时,由于不进入腹腔不受肠道影响,15°即可。

【术者位置】

监视器置于患者两下肢之间。手术者站于患者左侧(术者为右利手),助手站于患者右侧。

【手术器械】

腹腔镜手术常规设备,无特殊。

【LRP 手术途径】

1. 经腹膜外入路 腹膜外腔的制备及放置套管:脐下切开皮肤、皮下组织,长约 3cm,显露腹直肌前鞘,切开之,血管钳钝性分离腹直肌,拉钩牵开,在腹直肌后鞘之前用手指钝性游离分离,将商用或者自制球囊置入腹膜外间隙,充气 300 ~ 500ml,保留 3 ~ 5 分钟,扩张腹膜外腔(图 15-47)。在脐下切口置入 10mm 套管,丝线缝合防止漏气,充气压力维持在 15mmHg,直视下分别于左右腹直肌旁脐下两指及左右髂前上棘水平靠中线两指处穿刺置入 10mm、10mm、5mm 和 5mm 套管。

2. 经腹腔入路

(1) Veress 气腹针技术制备气腹并放置套管

1)穿刺位点选择:常选择脐缘(多为脐上缘或脐下缘)作为穿刺位点。腹壁正中瘢痕、门脉高压脐周静脉曲张、脐尿管囊肿、脐尿管未闭或脐疝为脐部穿刺的禁忌证,可选择腹直肌外侧缘左上或右下 1/4 处作为穿刺位点。另外,下腹部有瘢痕的患者,可选择腹直肌外侧缘左上 1/4 或脐上缘作为穿刺位点;上腹部有瘢痕的患者,可选择腹直肌外侧缘右下 1/4 或脐下缘作为穿刺位点。

2)穿刺操作方法:穿刺前检查气腹针是否通畅、安全保护装置是否完好。以脐部作为穿刺位

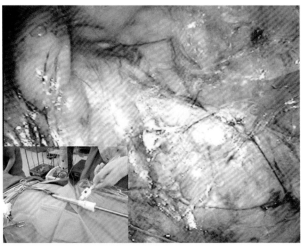

图 15-47 制备腹膜外腔

点为例,沿脐下缘切开皮肤1~1.5cm,用两把巾钳夹住脐部两侧皮肤向上提起,或直接用手抓起皮肤提起腹壁,使腹壁远离网膜和肠管,并对抗气腹针穿刺的力量;优势手以拇指和示指把持气腹针柄,距尖端2~4cm(具体视腹壁厚度,肥胖患者距尖端更远)。穿刺针垂直于腹壁或尖端稍向下腹部倾斜,腕部持续均匀用力,穿刺针穿过腹壁时一般会有两次比较明显的突破感。另外穿刺过程中,Veress气腹针的内芯末端弹起;一旦刺破腹膜,内芯的钝头塞向前弹出,内芯的末端回落,可作为判断气腹针是否进入腹腔依据之一。穿刺成功后,注意固定气腹针,防止它移动引起脏器损伤。

3)确认检查:进一步确认气腹针是否进入腹腔,还可进行"抽吸试验"来检验:用5ml注射器抽3ml生理盐水接气腹针,提起腹壁时,注射器内的生理盐水会被吸入腹腔;回抽时,不应能抽出生理盐水,若回抽出有颜色液体(如红色、黄色),则提示穿刺针可能误入血管或肠管。

4)充气低流量充气(1L/min),至腹压达到12~15mmHg,一般需4~6L气体。充气时腹部应该对称性膨隆,叩诊呈鼓音,肝浊音区消失;若腹部不对称或局部膨隆,说明气腹针在腹膜外或粘连的腹腔内。

5)放置套管建立气腹后,在穿刺位点放置初始套管。仍用两把巾钳提起腹壁。术者用手掌紧握装好内芯的套管,并用示指把持套管柄。刺入时,均匀施力于套管稍作旋转,穿过腹膜时会有一定突破感,打开套管的气阀会有气体排出。退出闭合器,置入腹腔镜,充气维持气腹压力在12~15mmHg,观察脏器有无损伤。腹腔镜监视下放置工作套管。据手术部位不同,工作套管放置的位置和数目也有不同。

(2)Hasson技术制备气腹:沿脐上缘或下缘做2cm切口,分离至筋膜,组织钳提起筋膜切开,筋膜切缘缝牵引线;组织钳提起腹膜并剪开,伸入手指探查,分离腹壁与网膜或肠管的粘连,直视下插入Hasson套管或普通套管,牵引线固定。退出套管内芯放入腹腔镜,连接气腹机,先低流量充气维持气腹压力在12~15mmHg。观察确认腹腔脏器无损伤,在腹腔镜监视下放置工作套管。该技术尤其适用于因腹部手术或腹膜炎病史存在腹腔粘连的患者。

【手术步骤】

1. 双侧盆腔淋巴结清扫　检查腹腔内情况,辨认膀胱脐尿管侧韧带、结肠、髂血管、精索血管、输尿管及内环等解剖标志。沿髂外动脉表面剪开后腹膜及血管鞘。切开范围远端至股环内口处,髂外动脉的内下方可见到髂外静脉,在内侧向上剪开后腹膜时用超声刀切断腹膜下经过的输精管;游离右髂外动脉上方的输尿管,近端至右髂总动脉分叉处。

在髂外动脉外膜和淋巴组织间用超声刀仔细分离,清除髂外动脉前面及上外后方的淋巴组织,注意防止损伤与髂外动脉并行的生殖股神经。在髂外动脉的内下方游离髂外静脉,将脂肪组织向骨盆深处游离直至骨盆内侧壁。沿骨盆内侧壁向内侧及中线方向钝性锐性结合仔细分离髂外静脉内侧的淋巴结和脂肪组织,并向其后方及远端分离到耻骨支,可自然显露闭孔神经,及闭孔动脉、静脉。

在距髂血管分叉3~4cm处,有时可见迷走的闭孔静脉回流入髂外静脉;一旦发现,应仔细分离用血管夹夹闭后切断。提起淋巴和脂肪组织,由下向上游离淋巴和脂肪组织深面,直至髂总动脉分叉处,整块切除淋巴脂肪组织。继续沿右髂总动脉向上游离至主动脉分叉处,清除右髂总动脉周围及分叉下方的淋巴组织。在游离闭孔组淋巴结时要特别注意保护闭孔神经;游离膀胱外侧脂肪和淋巴组织时,应沿膀胱外侧的内侧脐韧带外缘游离,注意避免过于靠近膀胱,否则会引起出血并造成淋巴和脂肪组织游离困难,甚至膀胱损伤。

将切下之淋巴组织从12mm套管中取出,检查术野无活动出血。同法处理左侧淋巴组织;左侧因乙状结肠与盆壁常有粘连而阻挡视野,处理较右侧稍困难,切开腹膜前宜先锐性松解这些粘连。所示为双侧淋巴结清扫后的情形(图15-48)。

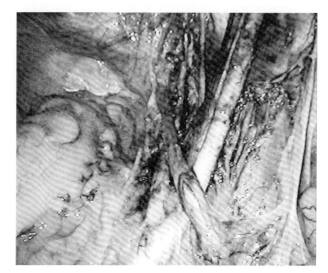

图15-48　盆腔淋巴结标准范围清扫(以右侧为例)

2. **Retzius 间隙分离及前列腺前部的分离（视频 1）**　如采用经腹途径,在膀胱轮廓外于脐正中襞及两侧脐内侧襞作倒 U 型腹膜切口;进入 Retzius 间隙,并向深部游离,充分扩展耻骨后间隙,清除覆盖在前列腺前表面、膀胱颈前壁及盆内筋膜表面的脂肪结缔组织,显露解剖标志:耻骨联合、前列腺等结构（图 15-49）。注意做腹膜切口之前,在膀胱轮廓外高位切开腹膜以免损伤膀胱。如经腹膜外入路,则已进入该间隙。

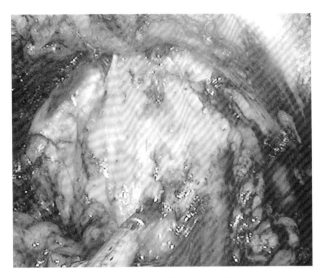

视频 1　分离 Retzius 间隙

图 15-49　清除前列腺前脂肪

3. **切开盆内筋膜及尖部游离（视频 2）**　将前列腺压向左侧,使右侧盆内筋膜保持一定张力,辨认盆内筋膜返折,打开盆内筋膜,自侧面显露提肛肌,再向中线分离,直至显露前列腺尖部,充分游离前列腺尖部和提肛肌肌束之间的纤维组织。然后再向膀胱颈部分离。同法处理左侧盆内筋膜（图 15-50）。

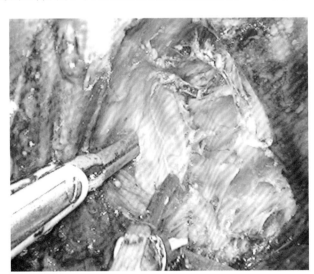

视频 2　切开盆内筋膜,分离 DVC

图 15-50　切开盆内筋膜及尖部游离

通常情况下盆内筋膜返折线比较明显。当患者有慢性前列腺炎病史、接受过 TURP 手术或者使用过新辅助疗法后,此处的解剖不是很清晰。这种情况下术者应尽可能从侧面开始分离,以免进入前列腺包膜内导致出血;另外提肛肌束可能与前列腺尖部有粘连,常需锐性分离。

4. **切断耻骨前列腺韧带,结扎背深静脉丛（视频 3）**　背深静脉丛浅表支位于耻骨前列腺韧带之间前列腺包膜的深面. 切断耻骨前列腺韧带时要紧贴耻骨并且不能剪的过深,以免损伤出血。耻骨前列腺韧带离断后可以更好地显露前列腺尖部,进一步向前列腺尖部分离盆内筋膜（图 15-51）。

2-0 可吸收缝线 8 字缝扎背深静脉丛（dorsal vein complex,DVC）。用 1/2 弧度的针,线长不超过 15cm

为宜(图15-52)。注意持针的方法和角度,弯针的凸面向上,针背与持针器大约成100°,进针方向应与耻骨联合平行。DVC缝扎后留待前列腺其他部分游离完后再离断,以免发生不必要的出血,造成视野不清而影响后面的操作。

视频3 缝扎DVC

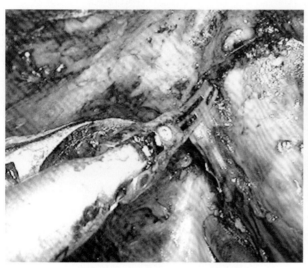

图15-51 切断耻骨前列腺韧带

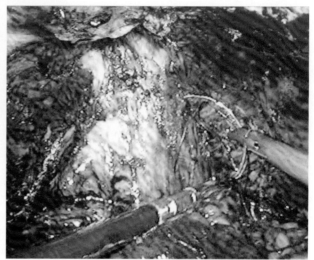

图15-52 结扎背深静脉丛

5. 离断膀胱颈(视频4) 清除表面的脂肪有利于对膀胱颈的辨认。通过抓钳的碰触及牵拉气囊导尿管也有助于辨认膀胱颈和前列腺的分界。在12点处横行切开前列腺周围的筋膜,当看到膀胱肌层纤维后,循前列腺与膀胱颈之间的无血管平面进行锐性和钝性分离,向两侧延伸;切开尿道,将导尿管拉出并牵向耻骨,分别向两侧切开膀胱颈后唇直至完全离断。注意膀胱颈的结构相对完整,因为不仅有利用降低膀胱尿道吻合的难度,对于尿控功能的恢复也是很重要的,如果保留较完整,膀胱颈可形成所谓"樱桃小嘴"状(图15-53),一般看不到输尿管口。分离膀胱颈时手术者要注意避免固定在一处的"打井"现象,以免进入前列腺内或者穿破膀胱三角区等。

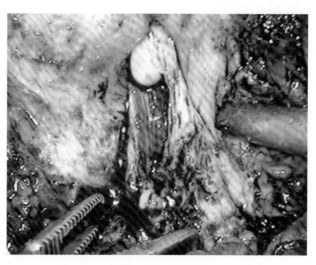

视频4 分离并离断膀胱颈

图15-53 保留膀胱颈,形成"樱桃小嘴"

6. **分离输精管和精囊(视频5)**　膀胱颈5~7点间位置进入正确层面后向两侧分离,游离出输精管离断,进一步游离出精囊,由于神经血管束与精囊顶部邻近,因此分离精囊防止神经血管束损伤(图15-54)。

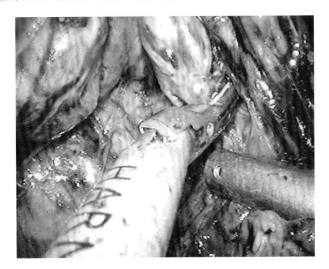

视频5　分离输精管及精囊

图15-54　分离输精管和精囊

7. **切开 Denonvillier 筋膜,分离前列腺背侧(视频6)**　用抓钳提起两侧的精囊并向前上方牵引,保持 Denonvillier 筋膜有一定张力。水平切开 Denonvillier 筋膜,显露脂肪表示进入正确分离平面即直肠前间隙,沿直肠前间隙向深部分离直至前列腺尖部,分离方向尽量在中线上,以免损伤两侧神经血管束(图15-55)。

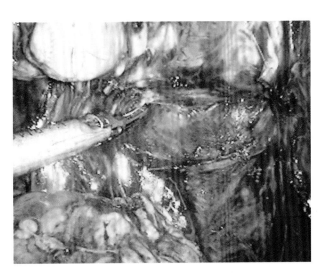

视频6　分离狄氏间隙

图15-55　切开 Denonvillier 筋膜

8. **前列腺侧血管蒂的处理,分离并保留神经血管束(视频7)**　将输精管和精囊向前牵拉,以便更好地显露前列腺侧血管蒂。用剪刀紧贴前列腺包膜切断直至前列腺尖部。宜"全程保留双侧性神经",即在神经血管束形成发出时就要注意保留,如果只在前列腺包膜附近保留,将达不到保留性神经的目的。尽量少用电切或电凝等热能量平台,以免损伤神经血管束(图15-56)。

9. **离断前列腺尖部及尿道(视频8)**　以双极电凝或超声刀切断已经结扎的背深静脉丛,注意勿切破前列腺包膜。充分游离尿道。用剪刀锐性切断前列腺尖部尿道。注意离断的过程中不要损伤性神经血管束。将前列腺尖部钳夹后向头端和上方牵拉,显露腺体后方的尿道直肠肌,从侧面剪断。至此,前列腺已完全游离,将其置入标本袋暂时置于手术野外的腹腔内,待手术结束时取出(图15-57)。

10. **膀胱尿道吻合(视频9、视频10)**　膀胱颈保留完整时,可以直接行膀胱尿道吻合;若膀胱颈未能完整保留,则以3-0号可吸收线重建膀胱颈。膀胱尿道吻合,可使用单根2-0号可吸收线的5/8弧针,线长

视频 7　处理前列腺侧血管蒂

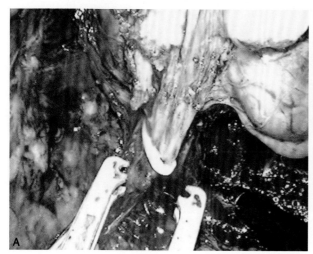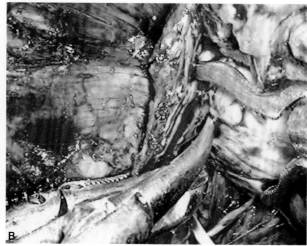

图 15-56　保留双侧神经血管束

视频 8　分离并切断尿道

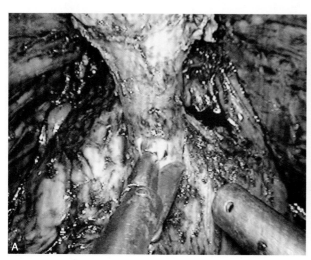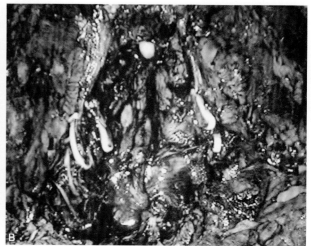

图 15-57　尽量保留功能性尿道长度,剪刀离断尿道

约 25cm。首先在膀胱后壁 4 点处作由外到内的全层缝合,打第 1 个结时将缝合起点固定在膀胱后壁上,并留置线尾约 1.5cm。然后在 4 点临近位置另起一针同样由外到内开始做膀胱尿道全层顺时针方向连续缝合,保证在任意方向牵拉的情况下,线尾均在吻合腔外。然后在 5～8 点处每隔 1 点做连续缝合,以保证后壁严密。以后每 2 点做 1 针全层吻合,吻合过程中利用尿管的进出辨别尿道前后壁。每缝合完 1 针后,可以轻拉缝线避免由于吻合张力导致缝合线松脱。我们通常每 3 针做一锁边缝合,在 12 点处缝合完成后,置入尿管,收紧缝线。在 2 点处,缝针由内向外自尿道而出,和线尾打第 2 个结(图 15-58 A～D)。如膀胱颈和尿道吻合口直径相差过大,也可做网球拍状整形吻合以闭合吻合口。膀胱内注入 200ml 生理盐水以检查吻合部位的严密性,避免过度牵拉膀胱导致漏水。如有漏水,则另外加单纯间断缝合修补。吻合完成后,尿管气囊注入 20ml 生理盐水(图 15-59)。

视频 9　膀胱尿道吻合 1

视频 10　膀胱尿道吻合 2

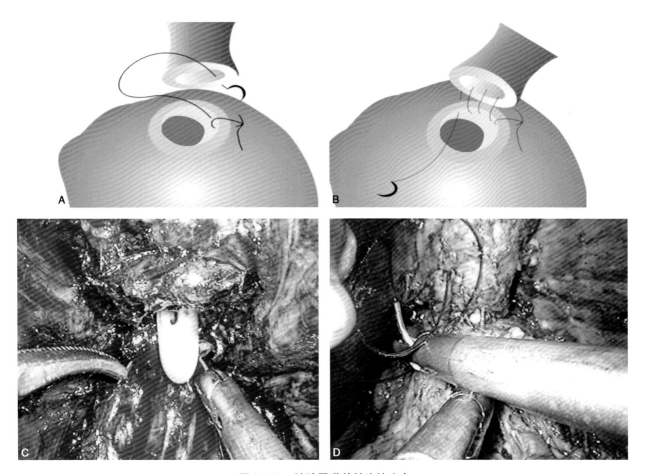

图 15-58　膀胱尿道单针连续吻合

A 和 B. 在膀胱后壁 4 点处由外到内做一全层缝合并打结固定,然后在 4 点临近位置另起一针顺时针方向连续缝合;
B. 在 5～8 点处每隔一点做连续缝合,在 12 点处缝合完成后,置入尿管。收紧缝线,在 2 点处,缝针由内向外自尿道而出,和线尾打第 2 个结;C 和 D 为手术截图

11. 取出标本　将气腹压力降低,检查手术野有无活动出血;将前列腺及精囊放入标本袋中适当延长切口取出,留置耻骨后引流管。检查各穿刺点有无出血,缝合皮肤切口。

【术后处理及并发症及防治】

1. 饮食与体位　一般在术后肛门排气或肠鸣音恢复后即可进食,同时可给予静脉营养支持。若术中

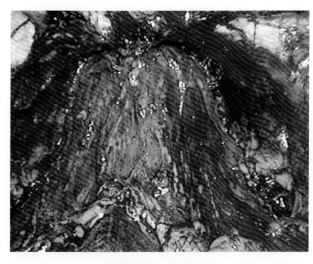

图 15-59 吻合完成后

有直肠损伤,则应延迟进食,且要进少渣饮食。患者术后麻醉清醒,生命体征稳定,则取头高足低仰卧位,以利渗出液的引流。

2. 预防感染 术后需给予预防性的抗感染药物,根据手术是否顺利、手术时间长短及患者的自身情况决定,一般 3~5 天。若手术中有直肠损伤,则需大剂量应用抗厌氧菌和需氧菌的药物。

3. 预防下肢深静脉血栓形成 鼓励患者术后早期主动或被动活动,必要时患者可穿下肢加压服,以预防此类并发症的发生。

4. 引流管的拔除 术后持续引流,待引流液基本消失可拔除。若手术中有直肠损伤则应延迟拔管。术后若有持续的吻合口漏尿则应待瘘口愈合后再拔管。

5. 导尿管留置时间 一般根据手术中膀胱颈是否完整保留及膀胱尿道吻合技术而定,若膀胱颈保留完整且吻合满意,可早期拔管。若手术后出现了吻合口瘘,则需待瘘口闭合后再拔管。

6. 并发症及防治

(1) 手术中出血:常源自背深静脉丛和前列腺侧血管蒂。术中紧贴耻骨离断耻骨前列腺韧带可避免损伤背深静脉丛的浅表支;"8"字缝合背深静脉丛能有效防止出血。处理前列腺侧血管蒂时,用超声刀或 Hem-o-lok 紧贴前列腺包膜离断,可有效减少出血。

(2) 消化系统并发症

1) 直肠损伤:有两个步骤易发生直肠损伤。分离前列腺尖部 Denonvillier 筋膜和直肠之间的平面时,由于 Denonvillier 筋膜靠近直肠,分离间隙狭小,特别是在有肿瘤浸润或既往 TURP 包膜穿孔时易发生;另外,在切开 Denonvillier 筋膜时,由于切口过于接近直肠而远离前列腺后面精囊基底部而发生直肠损伤。一旦损伤直肠,应先清除伤口边缘的污染组织,分两层缝合破损处,并用大量抗生素溶液冲洗,保持术后引流的通畅,术后坚持应用广谱抗生素,作膀胱尿道吻合时线结置于尿道内,以避免吻合口瘘或尿道直肠瘘的发生,手术结束时适当扩张肛门括约肌,一般不需做近端结肠造口。术后适当延迟进食及导尿管的拔除时间,保持尿液的通畅引流。Guillonneau 报道了 1000 例经腹腔根治性前列腺切除术,共发生直肠损伤 13 例(1.3%)。11 例术中发现予以修补,其中 9 例痊愈。Guillonneau 认为术中直肠损伤,分两层仔细缝合大多可使患者免于结肠造口;在做不保留神经血管束的腹腔镜前列腺癌根治手术时,分离尖部时要尤其谨慎小心。

2) 腹膜炎(腹腔感染):肠道损伤引起,如回肠损伤,结肠、乙状结肠、直肠穿孔等,主要是由于电凝热损伤造成,也有报道称在通过脐部切口取出手术标本时夹伤回肠。

(3) 泌尿系统并发症

1) 吻合口尿漏:术后 24 小时内耻骨后引流管有数毫升的尿液引流比较常见。Guillonneau 认为在确保膀胱引流通畅的前提下,如果有尿液经耻骨后引流持续 6 天以上即可诊断为尿漏。Mochtar 系统回顾了 4091 例接受腹腔镜根治性前列腺切除术的患者,有 396 例出现吻合口尿漏,平均发生率为 9.7%(3.2%~33%)。通常是由于吻合技术原因所导致,亦可能由于术后吻合口破裂,有些是由于术后导尿管早期脱落。应适当延长导尿管留置时间,保持尿液引流通畅,直到膀胱造影显示尿瘘停止。若术后导尿管早期脱落应尽可能重新留置导尿管并妥善固定。大部分病例在吻合口周围引流 12 天左右(6~30 天)自动愈合。

2) 术后完全性尿失禁及阳痿:盆腔脏器切除术后发生性功能障碍的发生率 25%~100%,排尿功能障碍 23%~65%,主要是手术损伤了盆腔神经丛及其分支所导致。根治性前列腺切除术后对患者影响最大的是完全性尿失禁,若术中破坏了盆底肌及膀胱颈的完整性,则更加容易发生。保留性神经的根治性前列腺切除术减少了其发生率,但是若操作不当或肿瘤浸润性神经束,则仍然将导致阳痿的发生。由于海绵体神经与尿道腔仅 3~4mm,术中极容易损伤,即使手术中未损伤海绵体神经,术后渗出物、出血、炎症及继发的纤维化也可导致阳痿。

3) 膀胱损伤:通常发生在分离 Retzius 间隙时,横断脐正中襞时过于接近膀胱顶部。因此 U 型切口应尽量远离膀胱顶部。膀胱穿孔一旦发生,则应行仔细的修补缝合,并适当延长导尿管留置时间,保持尿液引流通畅。

4) 输尿管损伤:输尿管损伤通常发生在膀胱后壁及三角区的分离时,由于前列腺后间隙分离时,膀胱直肠陷凹腹膜反折切口过高,将输尿管误认为输精管。处理时需放置双 J 形管,损伤处修补缝合。因此要仔细辨认解剖结构,必要时于输精管跨越髂血管处找到输精管,再循输精管向下分离,直至壶腹部及精囊。

(4) 切缘阳性:可分为两种。一种为真阳性,即肿瘤包膜外浸润,手术无法彻底切除肿瘤;一种为假性,无包膜外浸润,是由于解剖困难或技术不熟练,造成包膜裂开所致。假性阳性切缘应尽量避免,常见部位在尖部和后侧,少见部位是后外侧和神经血管束。阳性切缘患者的生化复发、局部和远处复发概率均较高。手术分离时误入包膜甚至包膜内解剖,尤其是尖部解剖困难或解剖不够精细导致肿瘤残留;未能充分估计肿瘤分期,保留性神经过多等因素可使外科切缘阳性率高。所以,降低阳性切缘发生率,首先需要对解剖要有充分的理解,并且与手术过程融会贯通;其次要术前重视评估肿瘤分期评估,必要时术中活检,不能盲目过多保留性神经而降低控瘤效果。

(5) 其他并发症

1) 血栓栓塞性并发症:主要是由于这类手术涉及 3 个风险因素,即肿瘤手术,盆腔部位的手术和腹腔镜手术。但如果患者术后需长期卧床,应酌情使用低分子肝素抗凝。

2) 闭孔神经损伤:通常是在淋巴结清扫术,由于热损伤或意外切断所导致。术中若发现,应用细线缝合。

【特殊类型前列腺癌的腹腔镜根治术(视频11)】

1. 前列腺中叶大的前列腺癌 伴有中叶大的前列腺癌比例为 8%~18%。这类患者手术难点在于:①手术空间狭小、显露困难;前列腺体积大,容易造成腺体残留,切缘阳性率增加。②输尿管、直肠易于损伤,前列腺中叶突出,距离输尿管口近;分离狄氏筋膜时易发生直肠损伤。③前列腺尖部难以显露,腺体翻转困难,保留功能尿道困难;④吻合困难,部分病例需行膀胱颈口重建,有时膀胱颈口尿道吻合张力大。采用合适的腔镜处理技巧,可安全有效地处理以上难点。

(1) 膀胱颈口的辨认及切开:仔细清除膀胱颈周围脂肪及结缔组织,在打开膀胱颈前,通过观察前列腺的轮廓,导尿管的牵拉和器械的触碰综合判断膀胱颈的位置。判断困难时可在 12 点位置纵行打开膀胱颈 1cm 左右,直接观察膀胱颈与前列腺交界处,再紧贴前列腺向两侧扩大切口,充分显露突至膀胱内的中叶。另外,可采用膀胱颈侧后直接精囊暴露法(图 15-60),在膀胱颈两侧分离找到精囊外侧缘,将膀胱颈向内侧牵拉、精囊向外侧牵拉即可显露精囊表面,从两侧开始游离膀胱颈,甚至可沿膀胱颈后壁与精囊腹面间隙分离,使两侧贯通。

(2) 中叶处理:膀胱内前列腺突出程度(intravesical prostatic protrusion,IPP)影响手术策略,IPP 较小时,双侧输尿管口显露不受影响,夹持住导尿管头端向前腹壁牵拉前列腺,紧贴中叶下缘稍向前下方切开膀胱壁。而对于 IPP 较大者,需要夹持住中叶并向前上方托举显露三角区;如无法有效夹持,以 2-0 号可吸收线缝合悬吊中叶腺体,向上牵拉缝线显露三角区并寻找双侧输尿管口(图 15-61),辨认困难时可静推 20mg 呋塞米观察喷尿(图 15-62),看清输尿管开口后,沿中叶突出部位的中部横形切开膀胱黏膜,钝性与

视频11

视频 11 前列腺中叶大的前列腺癌根治术

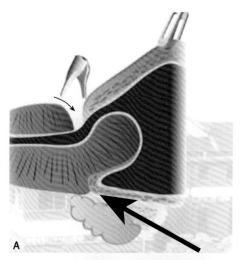

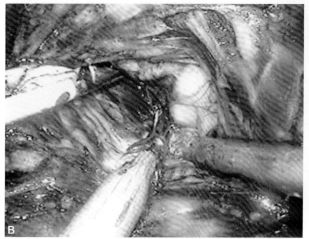

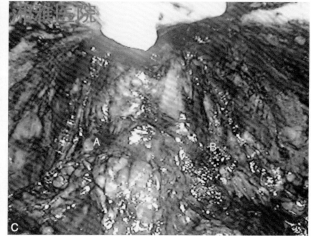

图 15-60 膀胱颈侧后(黄色 A、B 点)直接精囊暴露法

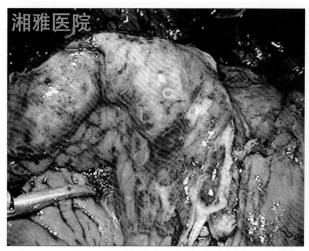

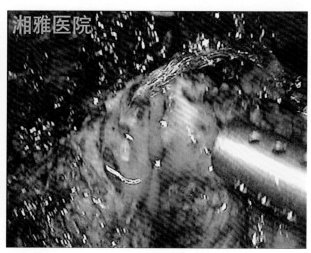

图 15-61 寻找双侧输尿管口 　　　　　图 15-62 膀胱颈口大时需观察双侧输尿管口喷尿

锐性结合在黏膜与腺体间分离,离断膀胱颈后壁到达输精管平面。

(3) 膀胱颈口成形术:中叶大的前列腺癌切开膀胱颈口时容易过大,与尿道管腔直径差距承压,无法直接吻合。膀胱尿道吻合口必须无张力并且柔软,重建膀胱颈需大小适合,黏膜对合精确。通常重建成形有 3 种方法:输尿管开口距离膀胱颈后唇比较近时,重建后壁可以避开输尿管开口(图 15-63A),必要时留置 DJ 管缝合。也可以采用重建侧壁或者重建前壁(图 15-63B)的方法。

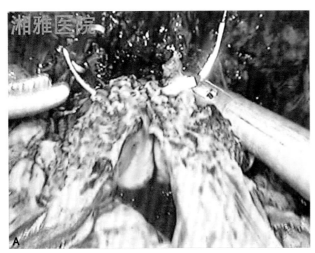 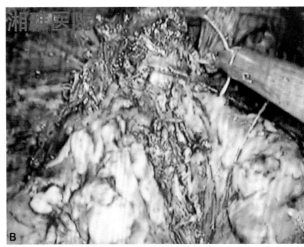

图 15-63 膀胱后壁重建(A)与前壁重建(B)

2. TURP 术后的前列腺癌(视频 12) TURP 术后发现的前列腺癌临床分期通常为 T1a ~ T1b,这类患者可根据病情采用观察等待或者根治性手术。

这类患者的手术难点在于:TURP 手术已切至前列腺包膜,灌洗液外渗导致前列腺周围粘连和纤维化,局部解剖层次不清;TURP 术后仅剩余前列腺包膜及前列腺窝,前列腺张力降低,根治术时膀胱颈口的识别非常困难,容易颈口过大,需要重建概率增加。判断困难时可在 12 点位置纵行打开膀胱颈(图 15-64),观察膀胱颈与前列腺交界处,紧贴前列腺切开。但这类患者的膀胱内括约肌已损伤,有的膀胱颈部极不规整,易导致切缘阳性和腺体残留。

前列腺尖部尿道可能因电切变薄,容易造成尿道、膀胱颈吻合困难及直肠前壁的损伤。同时由于粘连严重,血管神经束保留困难,术后尿失禁、勃起功能障碍概率增加。

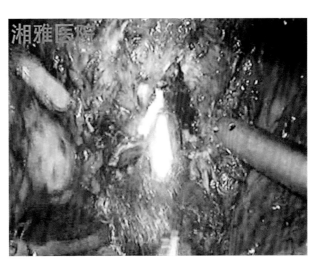

视频 12 TURP 术后的前列
腺癌根治术

图 15-64 膀胱颈口判断困难时可在 12 点位置纵
行打开观察

3. 局部晚期前列腺癌（视频13）　根据 EAU 指南，局部晚期前列腺癌定义为 cT3～T4 N0 或者任何 T N1，推荐手术为主的综合治疗，已有大量临床试验证明对患者的生存及预后有好处。严格来说这类患者手术是采用根治术式，达到减瘤效果。

视频13

视频13　局部晚期前列腺癌（扩大淋巴结清扫+最长尿道）

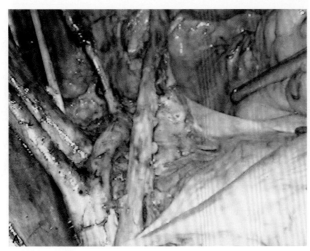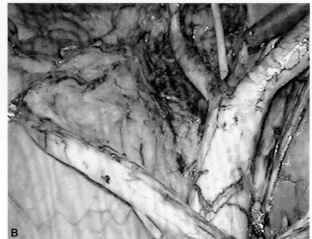

图15-65　扩大盆腔淋巴清扫术

手术通常采用经腹腔入路，行扩大盆腔淋巴清扫（图15-65），不需要保留神经血管束。膀胱颈口辨认困难时，在不损伤输尿管口的情况下，要尽管多切除膀胱组织。如果膀胱颈口过大，成型方法参照（图15-63）。由于这类患者临床分期晚且部分患者使用新辅助药物致组织分界不清，甚至固定不易牵拉，极易导致直肠等邻近脏器损伤。手术时紧靠前列腺平面分离，可采用顺行与逆行分离相结合方法，避免直肠损伤。

前列腺尖部的处理不当直接影响术后控尿功能，尖部精细分离技术和最长尿道保留技术（图15-66）尤为重要。对于这类患者的减瘤手术，切缘阳性与保留控尿功能是手术中常常面临的矛盾问题，我们认为保留功能尿道长度更加重要。即使切缘阳性，术后还可采用其他治疗措施，如即刻辅助内分泌治疗、化疗、放疗等，保证患者生活质量，改善生存预后。但如果患者出现长期尿失禁，治疗手段有限，生活质量下降明显，同时肿瘤也并完全控制。

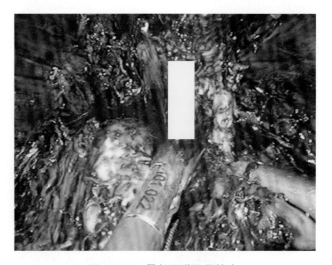

图15-66　最长尿道保留技术

（齐琳　陈凌武　胡志全　邢金春）

【腹腔镜前列腺癌根治术结果评价】

腹腔镜前列腺根治术是近年发展起来的新技术，其疗效与开放手术类似，优点是损伤小、术野及解剖结构清晰、术中和术后并发症明显减少，缺点是技术操作比较复杂。

1. 手术参数　目前国外将腹腔镜前列腺癌根治术的患者选择范围扩大到 T3$_b$，但国内由于没有充分的内分泌治疗和腹腔镜操作不够娴熟,其适应证选择范围基本同开放性耻骨后前列腺癌根治术,定位 $T_{1b} \sim T_{3a}$;PSA≤20ng/ml,Gleason 评分<7 分;年龄<70 岁,预期寿命≥10 年;前列腺体积 20 ~ 90ml;患者无明显心、肺疾病,可耐受较长时间的气腹压力。手术时机一般选择在前列腺穿刺和(或)电切手术后 1 个月进行。术前口服抗雄激素药物至少 2 周以上。

　　2. 并发症　术中可出现直肠损伤、输尿管损伤、膀胱损伤、闭孔神经损伤、淋巴囊肿、血管损伤,术后早期常见并发症有膀胱尿道吻合口漏、盆腔血肿形成、尿潴留、肠梗阻、吻合口狭窄、切口感染等,这与患者情况、术式选择及手术者经验有关。腹腔镜前列腺癌根治术也可有沿切口种植转移、空气栓塞、高碳酸血症、继发出血和穿刺处切口疝等并发症,随着对局部解剖结构的进一步认识及手术操作的提高,并发症发生率已明显降低(表 15-1、表 15-2)。开放手术和腹腔镜手术并发症发生率无显著差异。

表 15-1　腹腔镜前列腺癌根治术术中并发症(476 例)

术中并发症	发生率(%)	术中并发症	发生率(%)
主要血管病变	0.42	尿道撕裂,难以吻合	0.84
膀胱破裂	0.63	膀胱顶部破裂	0.42
直肠破裂	2.31	张力性气胸	0.21
出血	0.63	皮下气肿	0.21
出血,难以吻合	0.42	腹股沟疝	0.42
腹壁动脉病变	0.21	尿道狭窄,假道	0.21
中线三角区破裂	0.42		

表 15-2　腹腔镜前列腺癌根治术术后并发症(494 例)

术后并发症	发生率(%)	术后并发症	发生率(%)
出血需要输血	2.83	会阴痛	0.2
出血需要腹腔镜手术	0.4	套管疝	0.2
出血需要开放手术	0.4	淋巴漏	0.2
怀疑腹腔内病变,需要开放手术	0.4	伤口感染	0.4
血尿	0.8	绞窄性腹股沟疝	0.2
麻痹性肠梗阻	2.63	出血性腹泻	0.2
尿漏	1.21	直肠病变,回肠病变	0.2
胃肠炎	1.41	盆腔脓肿和发热	0.2
周围神经病变	0.2	直肠尿道瘘或直肠膀胱瘘	0.2

　　开放性前列腺癌根治术术中最常见的并发症是大出血。而腹腔镜放大手术视野能清晰辨认血管的位置和走行,从而很好的控制术中耻骨后背血管复合体的出血同时使用双极电凝、超声刀处理前列腺侧血管蒂效果确切,出血少。此外气腹压力也是止血作用重要因素,无论是在腹腔或腹膜外 10 ~ 14mmHg 的 CO_2 压力能有效防止静脉出血。Susler 等报道欧洲 6 个临床中心 1228 例腹腔镜前列腺癌根治术病例术中平均出血量448ml,转为开放手术的比 3.5%,Guillonneau 等报道 350 例病例中术中平均出血量 334ml,转为开放手术的比率为 5.7%,而开放手术术中平均出血量为 500 ~ 1000ml。由此可见,腹腔镜手术对控制出血有一定的优势。

　　3. 肿瘤治疗结果　前列腺癌根治术后肿瘤是否控制主要是根据标本切缘是否阳性及随访中是否生化复发进行判断。

（1）手术切缘阳性：手术切缘阳性实际分为两种：一种是癌组织浸润至前列腺包膜外，前列腺癌根治术已无法彻底清除肿瘤；另一种是癌组织局限在包膜内，但由于手术操作原因，术中未完全切除肿瘤所引起。手术切缘阳性是前列腺癌根治术后生化复发独立的预测因子。Epstein 等报道美国 Johns Hopkins 医院 617 例前列腺癌根治术病例，切缘阳性者术后 10 年无生化复发率为 55%，而切缘阴性者为 79%。开放手术和腹腔镜手术切缘阳性率无显著差异（表 15-3）。

表 15-3　开放和腹腔镜前列腺癌根治术后切缘阳性率

作者	研究机构	病例（例）	切缘阳性（%）	
			pT2	pT3
开放前列腺癌根治术				
Lepor	New York University	1000	2.9	33.2
Roumeguere 等	Erasme Hospital	77	7.3	
Klein 等	Cleveland Clinic	152	7.4	29.6
腹腔镜前列腺癌根治术				
Rassweiler 等	University of Heidelberg	438	9.7	37.1
Guillonneau 等	Montsouris Institute	1000	15.5	31.1
Menon 等	Henry Ford	100	11	40
Ruiz 等	Henri Mondor	330	15.3	44.3
Roumeguere 等	Erasme Hospital	85	7.8	

（2）生化复发：是指前列腺癌根治术后血清降至某一界定值以下，又持续上升。生化复发严格定义为 $PSA > 0.1 ng/ml$。高 PSA、精囊侵犯、Gleason 评分和临床分期等都与生化复发相关。目前国内外缺乏腹腔镜前列腺癌根治术后患者的中、长期随访结果。美国 Johns Hopkins 医院 Brady 报道了 528 例腹腔镜前列腺癌根治术病例 3 年中期随访结果，3 年无复发率为 94.5%。2007 年在美国泌尿外科协会（AUA）上，Secin 等报道了 8 年中长期随访结果，1071 例腹腔镜前列腺癌根治术病例中 PT0、PT1、PT2、PT3 和 PT4 病变分别为 1%、75%、23%、1%，5 年无生化复发率为 75%。这些数据显示，腹腔镜前列腺癌根治术与开放手术结果相似，但仍需要长期随访进一步评价其安全性。

4. **尿控功能评价**　目前前列腺癌根治术后尿控功能分类标准：①正常尿控。用力活动无尿液漏出，不需使用尿垫。②压力性尿失禁。腹压增加时有少量尿液漏出，每天使用 1~2 块尿垫。③严重尿失禁。正常活动时，尿液不断流出。尿控功能是评价前列腺癌根治术后功能恢复情况的主要指标之一。腹腔镜前列腺癌根治术由于止血彻底、视野清楚，保护尿道括约肌及所支配的神经，对提高前列腺癌根治术后尿控恢复起重要作用。Hollabaugh 等报道在术中保留"尿控神经"尿控率可达 98%。Srougi 术中保留膀胱颈，目的是提高尿控率，但保留膀胱颈会提高手术切缘阳性。来自 Johns Hopkins 医院的 Link 等报道 122 例腹腔镜前列腺癌根治术后尿控率 93%，来自 Henri Mondor 医院的 Olsson 等报道 36 例患者术后尿控率 100%。

5. **性功能评价**　前列腺癌根治术后性功能障碍是令前列腺癌根治术患者最感烦恼的并发症。在国内，随着人们对生活质量要求的提高，术后性功能的恢复也越来越受到重视。前列腺癌根治术后性功能恢复取决于患者的年龄及手术中是否完整保留双侧神经血管束。腹腔镜前列腺癌根治术止血彻底、视野清楚，光学放大系统可以更好地辨认膀胱、尿道等结构以减少阴茎神经血管束的损伤。Anastasiadis 等报道了开放性前列腺癌根治术和腹腔镜前列腺癌根治术后性功能恢复情况，12 个月后总的性功能恢复无显著差异，但腹腔镜前列腺癌根治术后性功能恢复时间短，而保留双侧神经血管束的腹腔镜术后性功能恢复率达到 81%，远高于开放手术后性功能恢复率 68%。

6. **生活质量评价**　目前前列腺癌根治术后评价患者生活质量指标主要为患者尿控功能和性功能指

标。相对于开放手术,腹腔镜手术短期内提高患者尿控率,缩短患者的性能恢复时间,提高了患者的生活质量,但其远期效果尚需进一步观察。

(谌科　胡志全)

六、机器人腹腔镜前列腺癌根治术

(一)机器人器械简介

泌尿外科的发展离与各种新技术密不可分。输尿管镜、激光和体外冲击波碎石术已成为现代泌尿外科不可分割的部分。机器人技术也有助于优化手术步骤和改善手术效果。通过机器人辅助技术可完成从简单的摘除手术到复杂的重建手术。FDA 已批准了两个腹腔镜机器人手术系统在临床使用:宙斯和达芬奇手术系统。2003 年 6 月,宙斯和达芬奇公司合并。达芬奇的系统所采用的技术来自于斯坦福大学。早在 1997 年,机器人辅助设备即被成功用于腹腔镜胆囊切除术。2001 年,Abbou 和 Rassweiler 等学者首先报道了利用机器人外科系统行腹腔镜前列腺癌根治术(图 15-67 ~ 图 15-69)。达芬奇机器人辅助手术系统在前列腺切除术中的优势表现如下:①系统 10 倍放大成像系统能提供更深入的观察和更清晰的图像;②机器人仿真手腕有 7 个自由度;③系统可以过滤术者呼吸和生理颤抖对手术操作的影响,增强了稳定性;④术者通过控制操作台手柄进行控制;⑤更优化的工程学设计,术者可以坐位进行手术。这些优于传统腹腔镜的优点使得腹腔镜初学者能加快学习并且减少学习曲线,经 12 ~ 18 例手术后,初学者可以掌握。

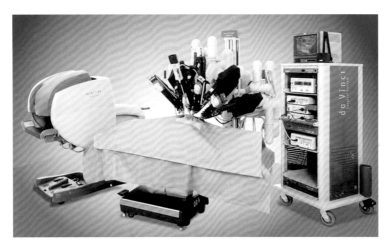

图 15-67　达芬奇机器人系统

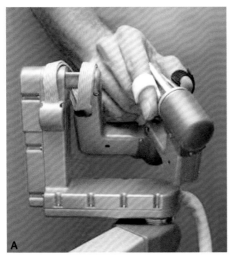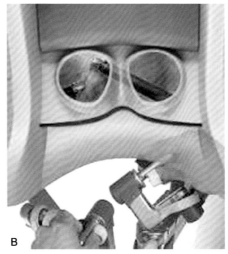

图 15-68　达芬奇机器人的控制杆(A)和三维目镜(B)

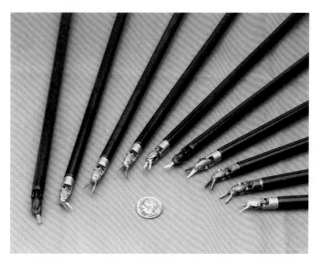

图 15-69　达芬奇手术系统的常用 EndoWrist 器械

（二）机器人辅助手术的局限性

1. 缺乏触觉反馈。

2. **机器人器械的工作长度**　连接于机械臂的器械长 15cm，最大能扩展至 25cm。所以，从器械的进入位置到目标位置长度应小于 25cm。

3. **Trocar 互相干扰**　达芬奇系统工作通道距离观察通道至少 8～10cm，以此来保证足够的距离和最小的干扰。工作孔道与观察孔道之间的夹角应当<90°。当第 4 个机械臂被使用时，两个相邻机械臂的碰撞更为常见。避免的主要方法是尽量外展最外侧的机械臂。

（三）**机器人腹腔镜前列腺癌根治术（RALP）**

【适应证】

机器人辅助腹腔镜前列腺癌根治术适应证和禁忌证与开放式和腹腔镜手术类似。机器人辅助前列腺癌根治术禁忌证还包括：体重>136.2kg（300 磅），BMI 指数>40 者。

【术前准备】

对前列腺癌患者的术前评估应该全面。新手建议选择无腹部手术既往史、BMI<30、前列腺容积<50ml 的患者行机器人手术。

对患者的手术既往史应该了解的充分而全面，因为之前的手术可能会干扰目前的手术治疗或者会影响手术入路的选择，比如从经腹入路转为腹膜外入路，反之亦然。建议最初 50 例不要选择有前列腺手术史的患者。由于既往手术可能导致肠粘连，所以分离暴露前列腺的时候需要小心谨慎。对于既往有腹股沟、脐、切口疝手术史的患者，行机器人手术前应进行充分评估以决定是否使用可能会导致肠粘连的筛网状材料。

对患有心血管疾病的患者应做应激检测和心导管检查。对患有肺部或呼吸系统疾病的患者应做肺功能检查和使用术前支气管扩张剂。控制体重、停止吸烟有利于术后恢复。

对于特定临床分期患者要做骨扫描和 CT 检查。或者行经直肠前列腺磁共振影像检查。术前常规行问卷调查患者身体情况。应结合术者个人经验和临床资料对患者及其配偶说明其肿瘤转归情况。

我们对拟行机器人前列腺根治切除术的患者常规行膀胱镜以评估尿道结构、异常前列腺解剖和与前列腺叶相关的输尿管定位。应充分评估患者的排尿情况及是否有尿失禁。这些信息有助于进一步的尿动力学研究。患者术前应在医生的指导下有规律地做 Kegel 体操以提高盆底肌张力。

【麻醉与体位】

我们建议术前医生应和麻醉师一同分析患者病情。麻醉前的准备工作包括给患者插胃管减压。若有必要可以使用抗生素预防感染。由于术中仅通过患者排尿量来评估其失水程度并不可靠，所以术中麻醉师应严密监测患者的失血量、心率、中心静脉压及隐性失水量，避免患者发生脱水的危险。尽管静脉补液至关重要，但是我们认为在开始尿道膀胱吻合前，应严格控制输液量不超过 1～1.5L 晶体。若患者出血量较大、手术时间较长或者手术开始时间较迟，则该补液方法已不适用。不建议使用氧化亚氮用作麻醉剂因为它可以导致肠扩张。对每位患者都应做好输血的准备。患者取头低足高位，避免使用硬质肩托。腿部置于改良低截石位，注意保护腓神经和踝关节。在大腿之间应当留置足够的空间以放置机器人手术车。手臂应当置于躯干两侧，注意保护尺神经。一旦患者体位固定完毕，常规腹部消毒、铺单、留置尿管。

【Trocar 位置】

1. **经腹腔入路机器人手术 Trocar 的位置**　首先在脐上行 12mm 横切口，至腹直肌前鞘。对于既往有腹部手术史或预计腹腔内有粘连的患者，推荐使用 Hassan 技术以避免脏器损伤。在辨认腹腔内解剖标志如骨性骨盆边缘、脐内侧韧带时，检查腹腔内有无粘连。患者取过倾头低足高卧位，置入其余 Trocar（图 15-70）。

（1）三臂机器人辅助的经腹腔根治性前列腺切除术：两个 8mm 的机器人 Trocar 位于腹直肌外缘，脐

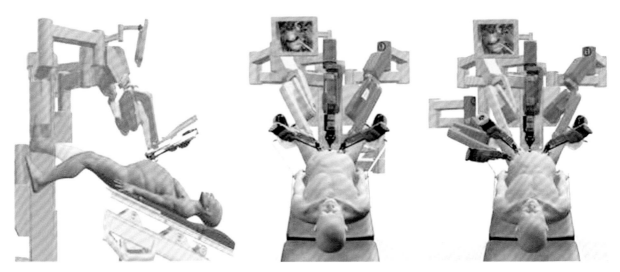

图 15-70　机器人辅助盆腔手术的患者体位及三臂和四臂机器人手术的器械布局

下 2cm 水平,距腹腔镜穿刺点 8～12cm。左下腹 5mm Trocar 为一助使用,一个 5mm 的冲洗通道位于脐上外侧,置入过程中需注意避免损伤肝镰状韧带。右下腹 12mm Trocar 其用来放置直径较大器械。在一些身高较高的患者,腹腔镜 Trocar 应当置于脐下。Trocar 放置好后,使用特殊的密封夹对接于机器械臂(图 15-71A)。

(2) 四臂机器人辅助的经腹腔根治性前列腺切除术:达芬奇系统第 4 个机械臂的使用可减少对助手的依赖。四臂系统第 2 个 Trocar 的置入与三臂系统稍有不同。第 4 个臂可选择从患者任意一侧进入。任意两个 Trocar 之间的最小距离应当大于 8cm,以避免器械碰撞导致手术失败。最佳的位置是 3 个 8mm Trocar 位于脐下 2cm 水瓶(图 15-71B)。

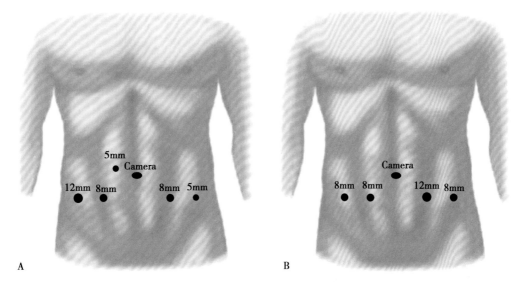

图 15-71　机器人辅助的经腹腔根治性前列腺切除术的 Trocar 位置
A. 三臂机器人手术;B. 四臂机器人手术

2. **腹膜外途径机器人手术 Trocar 的位置**　有时候由于气腹建立的不规范可能会导致腹膜外操作空间的塌陷。另外,由于腹膜撕裂或腹膜变薄都可能导致塌陷的发生。当塌陷发生后,我们可以通过给腹膜降压来恢复腹膜外操作空间。通常我们不使用 Veress 针而用 5mm 可视 Trocar,因为这种 Trocar 可以持续或间断给腹腔降压。若这样处理后仍不能恢复腹膜外操作空间,术者就应该做出选择:要么在较小空间内继续操作,要么转为经腹膜手术入路。根据我们的临床经验,我们通常都会选择更改手术入路。转为经腹膜手术需要从5mm可视Trocar给腹腔注入CO_2。将置于脐周的12mm腹腔镜取出,穿过腹膜后再次置于腹腔内。使用两个小牵引器有助于暴露腹膜。其余4个机器人臂也需打穿腹膜后重新置于腹腔内。操作完成后应将患者置于35°Trendelenberg体位。由于膀胱和腹膜间的附着已经被破坏,所以手术应该以水平切开腹膜作为开始。

【电凝设置】

双极电凝为60low;单极电凝:切割为30,电凝为60medium。这样设置可以保证视野内基本上没有出血发生。

相对于经腹途径,腹膜外途径的操作空间更为狭小。恰当的Trocar置入尤为重要。行脐下12mm横切口,切开腹直肌鞘直达腹膜水平。使用示指钝性分离,建立腹膜外空间。可通过腹腔镜直视下球囊扩张。最初被置入的Trocar作为观察孔道。

【手术步骤】

1. 进入耻骨后间隙,显露前列腺(视频14)　使用0°腹腔镜观察,远离膀胱顶部,高位切开脐正中韧带处的腹膜,离断脐正中韧带(图15-72),离断两侧的旁正中韧带,沿腹壁和腹膜之间的白色疏松疏松组织进入耻骨后间隙。腹膜切口向两侧扩大,延伸至腹股沟内环口处输精管的水平(图15-73)。前列腺表面附着较多的脂肪结缔组织(图15-74),用三臂的抓钳将膀胱向头侧牵拉保持一定张力,将前列腺表面的脂肪结缔组织锐性剔除,清晰显露耻骨前列腺韧带、盆内筋膜和前列腺(图15-75)。前列腺耻骨韧带之间的脂肪组织中有DVC的浅支走行,在去除脂肪时注意提前双极电凝封闭血管。

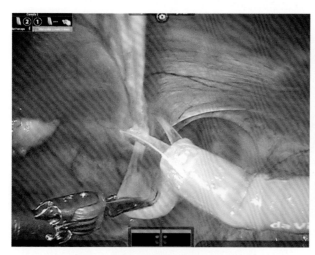

图15-72　高位切开脐正中韧带处的腹膜

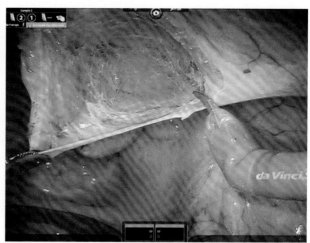

图15-73　腹膜切口向两侧延伸

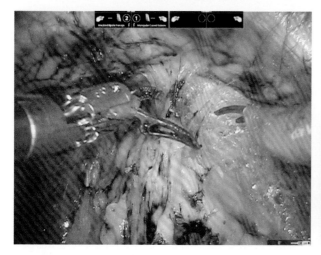

图15-74　前列腺表面覆盖脂肪

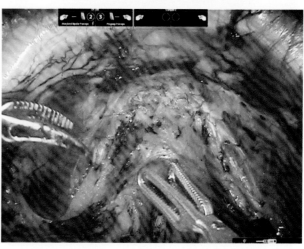

图15-75　显露耻骨前列腺韧带、盆内筋膜和前列腺

视频 14　盆腔淋巴结清扫及耻骨后间隙的建立

2. **控制背深静脉复合体（视频 15 ~ 视频 17）**　用三臂抓钳将前列腺腺体推向左侧,保持右侧盆内筋膜一定的张力,在盆内筋膜弓状韧带的外侧,靠近腺体的底部切开盆内筋膜,推开外侧的提肛肌(图 15-76),并向腺体尖部方向扩展。靠近耻骨离断耻骨前列腺韧带(图 15-77)。同法处理左侧。充分显露前列腺尖部、尿道括约肌和背深静脉复合体(图 15-78)。用 2-0 号 Vicryl 缝线"8"字缝扎背深静脉复合体(图 15-79,图 15-80)。有时在盆内筋膜表面可见副阴部动脉走行,保护该动脉有助于保留术后的勃起功能(图 15-81)。

视频 15　打开两侧盆内筋　　　　　　视频 16　缝扎 DVC　　　　　　视频 17　隧道法缝扎 DVC

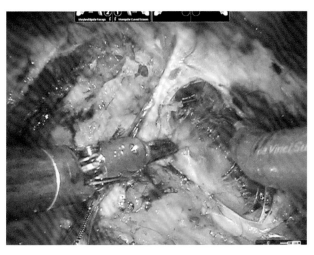

图 15-76　切开盆内筋膜,推开肛提肌

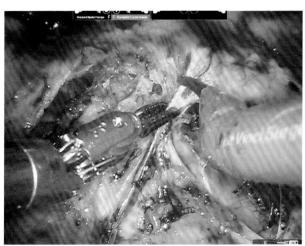

图 15-77　离断耻骨前列腺韧带

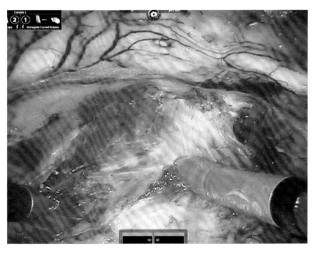

图 15-78　显露背深静脉复合体和尿道括约肌

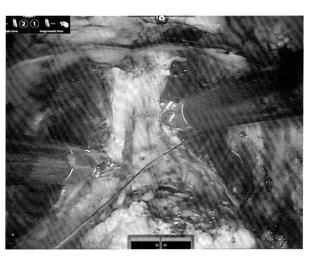

图 15-79　缝合背深静脉复合体

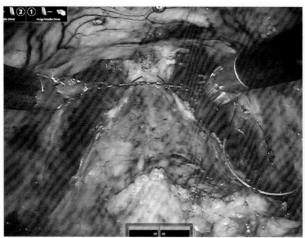

图 15-80　结扎背深静脉复合体

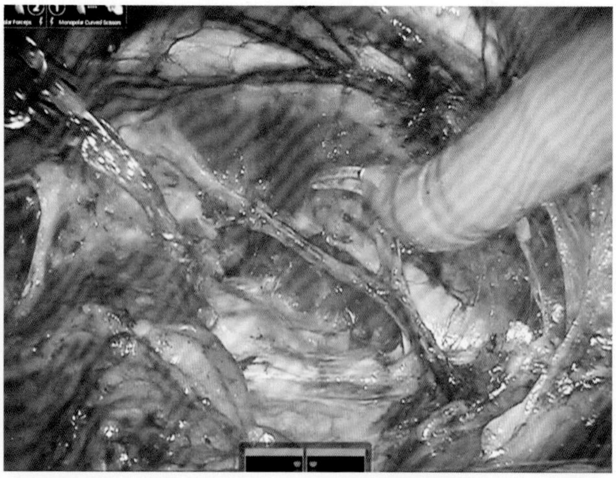

图 15-81　保留副阴部动脉

3. 分离膀胱颈（视频 18）　用三臂的抓钳向头侧牵拉膀胱，助手可轻轻牵拉尿管通过气囊的活动来判断膀胱颈的位置，术者使用机器人的两个操作臂相互碰触从而显露前列腺的轮廓也有助于术者判断前列腺膀胱连接部（图 15-82）。用单极电剪刀由浅入深分离前列腺膀胱连接部（图 15-83，图 15-84），切开尿道前壁（图 15-85），继续离断尿道后壁（图 15-86）。用三臂抓钳将导尿管上提，体外牵拉固定尿管，使腺

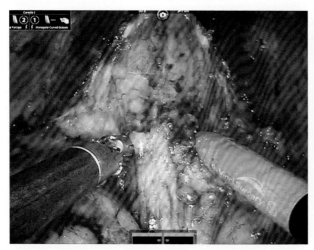

图 15-82　辨别前列腺膀胱颈连接部

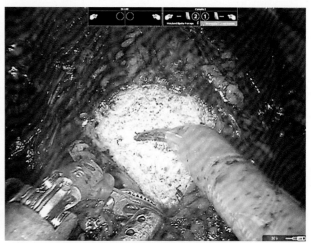

图 15-83　切开前列腺膀胱连接部

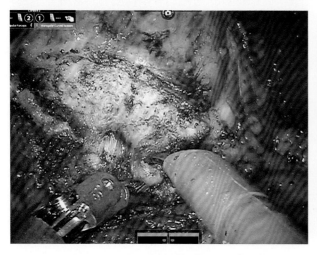

图 15-84　由浅入深分离前列腺膀胱连接部

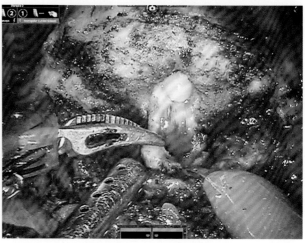

图 15-85　切开尿道前壁

体上提有助于后壁的分离(图 15-87)。如有增生的前列腺中叶影响后壁的分离,可用三臂抓钳直接向上提起前列腺中叶来帮助显露,有助于确认膀胱颈后壁和三角区的位置。

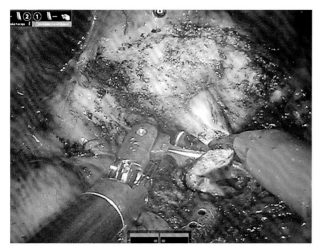

图 15-86　切开尿道后壁

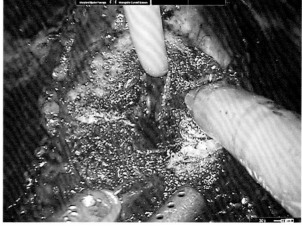

图 15-87　上提腺体有助显露

视频 18　离断膀胱颈分离精囊和输精管

4. 分离输精管和精囊　垂直向下切开膀胱颈后壁(图 15-88),显露位于其下方的输精管和精囊腺(图 15-89)。三臂抓钳抓起部分输精管,电凝与输精管伴行的小动脉后离断,游离离断输精管(图 15-90)。用三臂抓钳抓住提起输精管断端,分离精囊,注意精囊角处的精囊动脉,可予以电凝后离断(图 15-91)。

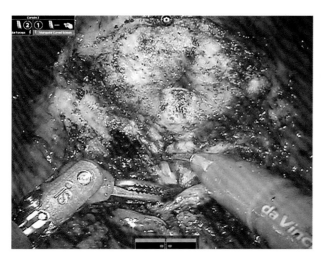

图 15-88　切开膀胱颈后壁

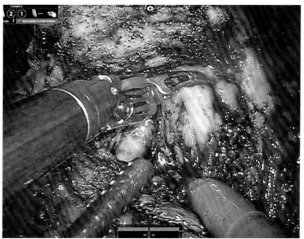

图 15-89　显露输精管和精囊腺

5. 分离前列腺的背面　筋膜间技术是最常用的保留勃起神经的技术。其在前列腺背面的分离层面在前列腺与 Denonvillier 筋膜之间,两侧的分离层面在前列腺筋膜与盆侧筋膜之间。锐性切开 Denonvillier 筋膜,显露直肠周围脂肪(图 15-92)。虽然术前的穿刺活检可能会引起一些粘连以及肿瘤可能有所侵犯,在这一层面内的分离通常会很容易进行。采用钝性和锐性分离相结合,一直分离到前列腺尖部(图 15-93),仔细避免对尖部和两侧 NVB 的过度分离。直肠紧邻分离平面的背面,应避免过度的电灼。

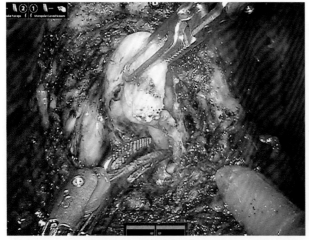

图 15-90　离断输精管(右)

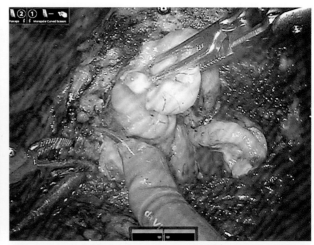

图 15-91　分离精囊(左)

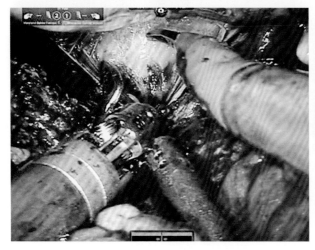

图 15-92　切开 Denonvillier 筋膜,显露直肠周围脂肪

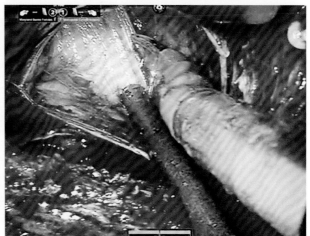

图 15-93　沿前列腺背面向尖部分离

（1）筋膜内技术:不切开 Denonvillier 筋膜,前列腺背面的分离层面在 Denonvillier 筋膜与前列腺之间,两侧的分离层面在前列腺筋膜内(图 15-94 和图 15-95),沿着前列腺包膜向前列腺尖部钝性分离,这种方

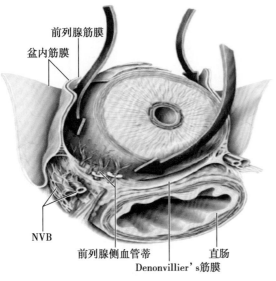

图 15-94　筋膜内技术分离层面

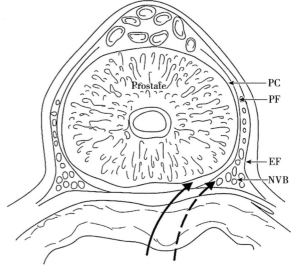

图 15-95　筋膜内和筋膜间技术分离层面

法分离的前列腺的表面没有筋膜覆盖。

（2）EF 盆内筋膜；NVB 神经血管束；PC 前列腺包膜；PF 前列腺筋膜；实线表示筋膜内手术时在前列腺包膜和前列腺筋膜之间分离的方向。虚线表示筋膜间手术时在前列腺筋膜与盆内筋膜之间分离的方向。

（3）筋膜外技术：前列腺背面的分离在 Denonvillier 筋膜后方的直肠周围脂肪内进行，两侧的切除范围包括盆侧筋膜并延伸到肛提肌筋膜。

6. 处理前列腺蒂并保留 NVB（视频 19~视频 21）　在 NVB 的分离过程中，应该限制甚至避免使用热处理，这一观点已被广泛接受。同时，对于牵拉损伤，神经也十分脆弱和敏感；所以在盆腔内显露前列腺时应仔细避免过度牵拉。处理前列腺蒂时，电刀或双击电灼有传导热能损伤附近的神经组织的风险，最常用的方式是使用 Hem-o-Lok 夹处理前列腺蒂。

筋膜间技术采用 Hem-o-Lok 夹闭后切断前列腺蒂并分离 NVB（图 15-96~图 15-98）。切断前列腺蒂之后，在 NVB 和前列腺之间残存的侧后方的组织可以用剪刀锐性切开，不需要电灼处理。在分离的过程中会有些出血，但通常很少需要缝合处理。

筋膜内技术紧贴前列腺表面自前列腺背面向两侧分离（图 15-99），在 3 点和 9 点处切开前列腺筋膜（图 15-100），将神经血管束从前列腺完全游离，其余的手术过程与筋膜间技术相同。

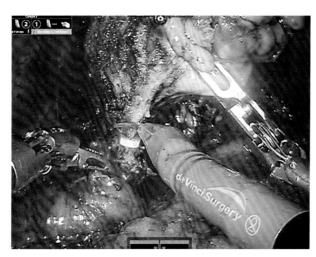

图 15-96　Hem-o-Lok 夹闭后切断前列腺蒂

视频 19　NVB 的处理　　视频 20　顺行法保留性神经　　视频 21　逆行法保留性神经

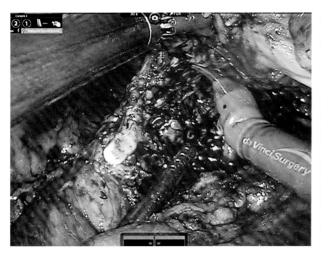

图 15-97　将 NVB 与前列腺分离

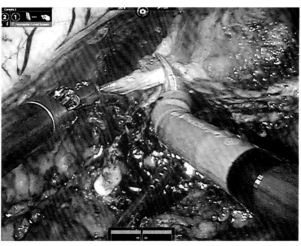

图 15-98　用剪刀锐性将 NVB 与前列腺剪开

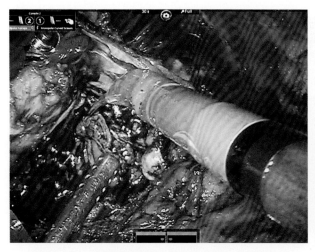

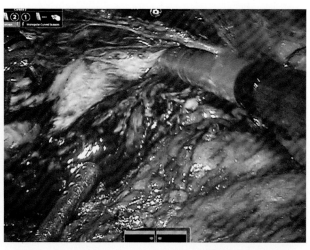

图 15-99　紧贴前列腺表面自前列腺背面向两侧分离 NVB

图 15-100　分离至 3 点和 9 点处,紧贴前列腺表面切开前列腺筋膜

7. 分离尿道(视频 22)　前列腺仅与前方的尚未离断的背深静脉复合体及尿道相连。用三臂抓钳将腺体向头侧牵拉维持一定张力,在缝扎线的近端逐步切断背深静脉复合体(图 15-101),可见前列腺尖部和尿道,用剪刀锐性切断尿道(图 15-102)。移除手术标本,然后仔细检查术野有无出血(图 15-103、图 15-104)。

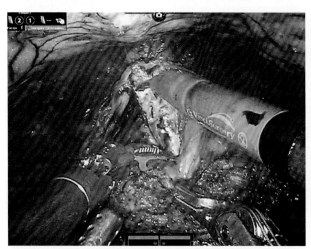

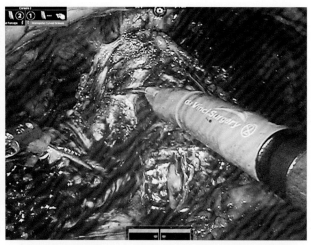

图 15-101　切断背深静脉复合体

图 15-102　用剪刀锐性切断尿道

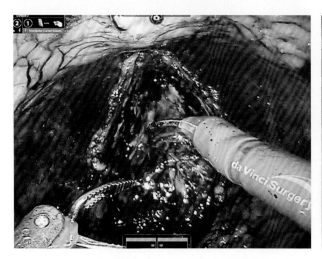

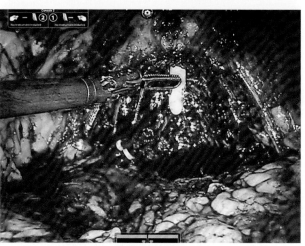

图 15-103　前列腺切除后盆底形态(筋膜间技术)

图 15-104　前列腺切除后盆底形态(筋膜内技术)

视频22　前列腺尖部离断

将标本装入标本袋或先放置在盆腔,如随后行盆腔淋巴结清扫术,可与淋巴结一同放入标本袋。

8. **膀胱颈尿道吻合(视频23)**　观察三角区,仔细避免损伤输尿管口;用2-0号Monocryl(5/8弧度UR-6圆针)吻合尿道与膀胱颈,该针大小比较合适,即使在狭窄的骨盆内旋转也很容易。一般自3点钟位置,逆时针连续缝合吻合口后壁,缝合半周后自尿道外口插入一F18双腔气囊尿管至膀胱内,继续缝合一周完成吻合(图15-105)。由于Monocryl缝线的低摩擦特性,缝线可被顺利牵引,该线张力足够强,可以把尿道断端和膀胱颈牵拉在一起。在缝合8点钟位置之前,我们并不立即收紧膀胱颈与尿道之间的缝线;每根缝线共同承担吻合口的张力,这样可以避免膀胱或尿道撕裂。在缝合8点钟位置之后,我们逐针收紧缝线;采用锁边缝合9点钟位置,这样能以合适的张力固定吻合口后壁。

如果需要重建膀胱颈,可以采用后壁的"球拍式缝合",侧边缝合或者在吻合完成后进行简单的前壁缝合(图15-106)。吻合完成后,行膀胱注水试验以明确没有吻合口漏水。

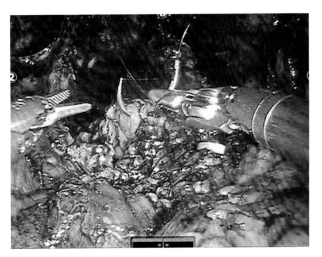

视频23　膀胱颈尿道吻合

图15-105　单针Monocryl缝线连续吻合

一些学者倾向于在膀胱颈尿道吻合前连续或间断缝合尿道后方的浆膜层,有助于吻合口的解剖复位和术后控尿功能的恢复(图15-107)。肌层对肌层的膀胱颈尿道连续缝合是目前最常被采用的缝合方式。一些学者习惯采用倒刺缝线,它能防止组织松开保持组织靠拢。将两根倒刺缝线尾部打结缝合于膀胱颈6点处,两根针分别顺时针和逆时针缝合,在12点处汇合并打结固定(图15-108)。

9. **盆腔淋巴结清扫术**　详见机器人盆腔淋巴结清扫术一章。

10. **机器人移除和伤口缝合**　通过辅助通道置入引流管,通过腔镜通道入带有牵引绳的腹腔镜标本袋。拔出其余腹壁通道的穿刺套管,用腹腔镜检查前腹壁已明确各穿刺孔没有活动出血。关闭气腹机,将机械臂从各套管移除,通过脐部切口取出标本并送病理检查。用可吸收缝线或丝线缝合脐部切口的筋膜以防止切口疝,手术的皮肤切口可以使用丝线或皮下可吸收缝线加以缝合。

【术后处理、并发症及其预防】

详见腹腔镜根治性前列腺切除术一章。

【特殊情况的处理策略】

对于一些大腺体(>100g)的前列腺癌,盆腔内手术空间相对较小,前列腺尖部较难显露,腺体翻动及游离较为困难,手术难度因而增加。因为较大的腺体填满了盆腔,对分离和缝扎DVC造成困难,可在游离

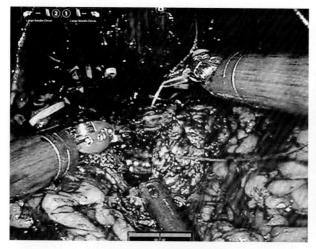

图 15-106　重建膀胱颈

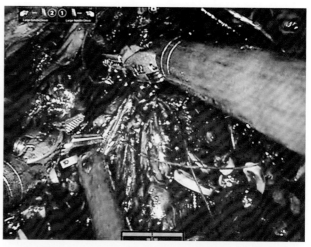

图 15-107　用倒刺缝线连续缝合尿道后方的浆膜层

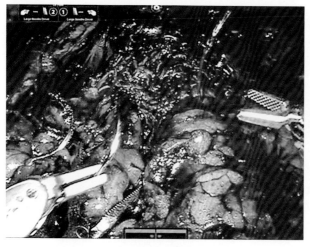

图 15-108　双针倒刺缝线连续吻合

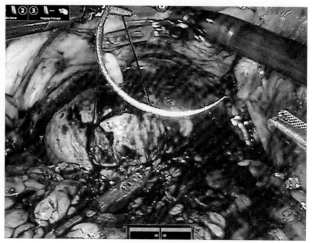

图 15-109　悬吊前列腺中叶

前列腺侧蒂后前列腺活动度相对增加后再加以缝扎。在分离两侧前列腺侧蒂时，较大的腺体造成显露困难，可用缝线将前列腺做"8"字缝合加以牵引和悬吊（图 15-109），有助于显露术野。较大的前列腺体时膀胱颈往往较宽大，而且腺体多凸向膀胱，在分离膀胱颈时，难以保留较小的膀胱颈口，而且可能损伤输尿管口，术中需仔细观察，必要时可插入输尿管导管以作标记；如膀胱颈口较大，需做"球拍样缝合"或"鱼嘴样缝合"加以重建（图 15-110、图 15-111）。

对于单纯中叶偏大的前列腺癌，处理膀胱颈时尽量贴近腺体分离，如膀胱颈口较大也需行重建。

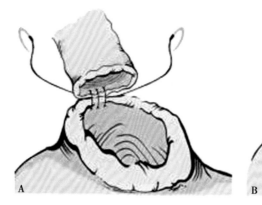

图 15-110　网拍样膀胱颈重建

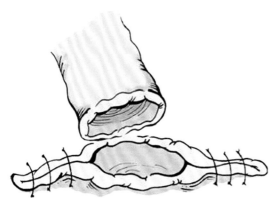

图 15-111　鱼嘴样膀胱颈重建

对于经尿道前列腺电切术后的前列腺癌,前列腺周边会有不同程度的组织水肿和粘连,通常根治术与电切术后至少间隔 3 个月,此时组织粘连水肿会有所减轻。电切术后膀胱颈与前列腺界限不清,而且分离的膀胱颈口通常偏大,需做重建。电切术后膀胱颈和三角区失去正常结构,分离膀胱颈及行膀胱颈尿道吻合时需注意观察两侧输尿管口以避免损伤。

【技术现状】

在保留性神经方面,当前的主要技术方式有筋膜间技术和筋膜内技术,筋膜间技术需缝扎控制背深静脉复合体,筋膜内技术不需要切开盆内筋膜、不离断耻骨前列腺韧带、不结扎背深静脉复合体。如前所述,筋膜内技术有着更为严格的适应证。2014 年版中国前列腺癌诊断治疗指南中保留勃起神经的适应证是对于术前有勃起功能的低危早期前列腺癌患者可尝试行保留神经手术。对于 T_{2a} ~ T_{3a} 期部分患者中可选择保留单侧神经。保留神经的 LRP 手术后存在局部复发风险,文献报道的切缘阳性率发生率为 5% ~ 24% 。最近的一项回顾性分析研究认为:切缘阳性率仅与患者病理分期相关,与保留 NVB 的方式无关。

我们的一项配对比较研究发现:在严格按照适应证的前提下,筋膜内保留神经的腹膜外腹腔镜前列腺癌根治术与筋膜间保留神经的腹膜外腹腔镜前列腺癌根治术比较,控尿功能恢复较快,勃起功能恢复较好,而手术效果、短期肿瘤学结果相似。对于临床分期为 cT_1cT_{2a}、术前勃起功能正常的年轻前列腺癌患者,我们推荐优先使用筋膜内保留神经的前列腺癌根治术。我们认为:在手术过程中,如发现一侧前列腺与周围组织粘连明显,有肿瘤突破包膜的风险时,不要强求保留神经血管束;如另一侧前列腺与周围组织界限清晰,可选择保留单侧神经血管束。在严格把握适应证的前提下,对于 T_{2a} ~ T_{2c} 的患者也可尝试保留双侧神经血管束。

RALP 最常见的是本文介绍的从膀胱前方分离、切除前列腺的"前入路"方法。近来,有欧洲学者在尝试"后入路逆行切除"的方法(图 15-112)。此种方法不打开膀胱前间隙,经膀胱直肠凹陷、在膀胱后方分离、切除前列腺并完成膀胱颈尿道吻合。此方法操作空间较小、技术难度较高。

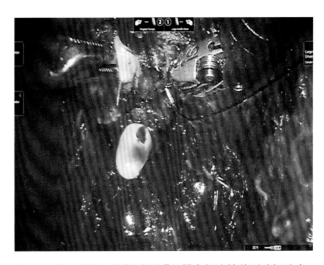

图 15-112　"后入路逆行切除"机器人根治性前列腺切除术

多项 Meta 分析研究认为,RALP 的术中出血量和输血率显著低于 RRP 和 LRP,而手术时间、尿管留置时间、住院时间和并发症发生率等与 RRP 和 LRP 无显著差异;RALP 的手术切缘阳性率和近期肿瘤控制与 RRP 和 LRP 相似,目前尚缺乏充分证据证明 RALP、RRP 与 LRP 在术后生化复发和长期肿瘤控制方面有无差异。

Asimakopoulos AD 等研究认为,在手术切缘阳性率、控尿功能恢复情况及手术时间、术中失血量和输血率上,RALP 与 LRP 未见显著差异,但 RALP 在勃起功能恢复的时间和比例上均优于 LRP。Ficarra V 等通过 Meta 分析研究认为,RALP 术后 12 个月控尿功能恢复情况和勃起功能恢复均优于 RRP 和 LRP。

我们的回顾性研究发现,RALP 能达到与 LRP 相似的围术期效果及近期肿瘤控制,术后控尿功能恢复与腹腔镜手术相似,但术后勃起功能恢复优于 LRP。我们认为这要归功于 RALP 与 LRP 相比在保留 NVB 时有着更加精确的操作和更加清晰的视野,RALP 避免了术中对 NVB 的过度牵拉并尽可能多地保留了 NVB,因而术后勃起功能恢复更好。

（四）机器人腹腔镜前列腺癌根治术功能评价

1. 手术时间　RALP 的手术时间很难进行统一对比,从摆置体位到淋巴结清扫,各中心报道都存在差异。Badani 等近来对 2766 例行 RALP 术的手术时间进行总结,手术时间和摆放设备的平均时间分别为 154 分钟和 116 分钟。他们对比了手术的前 200 例(组 1)和最后 200 例(组 2),结果发现组 1 的手术时间(从建立静脉通道至关闭皮肤切口)和摆放设备平均时间分别为 160 分钟和 121 分钟,而组 2 中则分别为 131 分钟和 97 分钟。机器人的安置和设备连接时间也由组 1 的 45 分钟降低到组 2 的 8 分钟。

Petal 等对同一外科医师操作的 1500 例 RALP 术进行了手术时间的统计,报道手术平均时间(从切开皮肤到关闭筋膜)为 105 分,同时还显示手术时间在最初 300 例时为 120 分,在最后 300 例时为 105 分。目前作者已经完成了 3000 例 RALP 术,最近的 500 例手术时间已经控制在 78 分钟。

Ficarra 等对 37 例 RALP 患者进行了对比性研究,反现在学习曲线早期阶段 RALP 比开放手术要费时,但是随着病例的不断积累,这种差距会消失。Krambeck 等对 588 例行开放手术根治性前列腺切除术(open radical prostatectomy,ORP)患者和 294 例 RALP 术手术时间进行了对比,发现 RALP 和 ORP 的手术时间中位值分别为 236 分和 204 分,差异有统计学意义。但在最后 100 例患者中,手术时间就变化为 211 及 228 分(差异无统计学意义)。

2. 出血和输血　在减少术中出血量方面,传统的腹腔镜下根治性前列腺切除术(LRP)已被证实具有明确的优势。由于大部分术中出血源于静脉窦,所以手术时气腹的压迫作用能有效减少出血。此外,早期对静脉的正确辨认和精确切割也对减少术中出血大有帮助。在一项对 120 例 RALP 术和 240 例 ORP 术的配对研究中,Rocco 等显示前者的出血量明显低于后者(分别为 200ml 和 800ml)。近来对 ORP、LRP 及 RALP 的术中出血量进行了对比评价,结果显示,与 ORP 相比,RALP 能有效减少术中出血量及输血率。

3. 住院时间(length of stay,LOS)　住院时间是外科手术后患者恢复的重要评价指标。RALP 的 LOS 在美国往往要比欧洲更短,因为欧洲一般要等患者拔尿管后才出院。美国以外的国家,LOS 为 3～5.4 天,而在美国为 1～1.2 天。大量的研究显示 RALP 术后住院时间要比 ORP 的住院时间短。Krambeck 等报道了 294 例 RALP 术和 588 例 ORP 术患者术后住院时间,前者明显短于后者。同样,Rocco 也得出了类似的结论,显示 RALP 的 LOS 短于 ORP,分别为 3 天和 6 天。然而,Nelson 等在一项研究中对比了 374 例 ORP 和 629 例 RALP 术患者住院时间,显示没有显著差异,分别为 1.25 天与 1.17 天。

4. 并发症　数据显示 RALP 的并发症总发生率为 10.5%(4.3%～19.4%),RP 术后并发症一直被许多文献所报道,但至今没有一个标准的统一评价系统。由于缺乏统一性,所以在不同的病例和不同的技术中,很难对术后并发症给以比较精确的评价。例如,Lepor 对由同一个外科医师手术的 1000 例 ORP 患者术后并发症进行分析,显示为 6.5%,但在该文中 9.5% 的输血率却不计入并发症中。在目前出版的文章中多数作者还是趋向于将输血也计入并发症中。

鉴于这种不足,Clavien 等在 1992 年建立了一个并发症评价系统,并在 2004 年对其进行修改完善。目前 Clavien 评价系统已在大部分 RALP 相关的出版文献中得到了广泛的应用。Badani 等对 2766 例 RALP 术患者进行术后并发症评估为 12.2%((Clavien Ⅰ,8%;Clavien Ⅱ,3.7%;Clavien Ⅲ,13%;Clavien Ⅳ,0.01%;Clavien Ⅴ,$P<0.01$%)其中,Clavien Ⅰ 和 Clavien Ⅱ 占了全部并发症的 95% 以上。Patel 等对 2500 例 RALP 术患者(同一医师完成)进行对比,其中仅有一人因机器人故障而转为 LRP,其余均顺利完成,报道显示总的并发症为 5.08%,没有多器官功能衰竭和死亡病例发生,作者还同时证实了随着医师技能和经验的提高,并发症和吻合后尿漏发生率都大幅下降。Murphy 等对 400 例 RALP 术后患者调查发现有 63 例出现并发症(15.75%),且也是以 Clavien Ⅰ(42 例)和 Clavien Ⅱ(21 例)所占比例最多。

当然,也有少数报道对 ORP,LRP,RALP 并发症对比后得出不一致的结论。Hu 等报道 358 例 LRP 术和 322 例 RALP 术后并发症分别为 27.7% 和 14.6%。但 Rozet 分别对 133 例腹膜外 RALP 和 LRP 患者进行对比研究,发现前者并发症率高于后者(分别为 19.4% 和 9.1%)就 ORP 与 RALP 并发症而言,大部分文献报道认为不存在显著差异,Krambeck 和 Nelson 在无显著差异的研究中都得出了类似的结论。

5. 肿瘤治疗结果　根治性前列腺切除术(RP)术后切缘阳性(PSM)对肿瘤的生化复发,局部复发,远处转移都是重要的预测指标。一项回顾性研究显示 RALP 病例中 72.4% 为 pT_2,21.9% 为 pT_3。其总的

PSM 为 15.2%（9.3%～33%）。具体到不同的病理分期,pT$_2$ 和 pT$_3$ 的 PSM 分别为 9.6%（2.5%～18%）和 37.1%（20.9%～53.8%）。

以往的报道显示外科医师的手术经验和学习曲线可以影响 RALP 术后的 PSM。Atug 分析了 140 例由同一术者完成的行 RALP 的患者,对患者分成 3 组,前 33 例为一组,中间 33 例为一组,最后 34 例为第三组,结果发现以上 3 组的 PSM 分别为 45.4%、21.2% 和 11.7%,具有统计学意义,证实了低 PSM 与术者技能经验的积累有密切关系。与此类似,Petal 等对 500 例 RALP 患者分析后也得出了类似的结论,在前 100 例中 PSM 为 13%,但在最后 100 例患者中降为 8%。

在不同的手术方式中（ORP、LRP、RALP）,PSM 是存在争议的。一项系统研究展示 ORP 与 LRP 或 RALP 的 PSM 无显著差异,进一步分析显示在 T$_2$ 和 T$_3$ 期肿瘤中也无显著差异。Schroek 对 362 例 RALP 和 435 例 ORP 分析显示 PSM 无显著差异,且 PSA 的复发风险在不同病理分期的病例中也无统计学意义。然而,也有与此相反的报道,Smith 等研究显示 RALP 术后 PSM 要比 ORP 术低,作者对 1747 例患者（1238 例 RALP,509 例 ORP）进行分析,选择每组的最后 200 例为研究对象,结果发现 RALP 和 ORP 的 PSM 分别为 15% 和 35%。按病理分期评估,PSM 在 ORP 中的发生率也要高于 RALP（RALP∶ORP 分别为∶pT$_2$,9.4%∶24.1%;pT$_3$,50%∶60%）。此外,Ficarra 等也通过对比证实 RALP 在降低 PSM 上较 ORP 有优势。

6. 尿控功能　由于在定义、数据收集方法、随访时间等方面的差异,评价不同根治术的尿控功能往往比较困难。多数学者倾向将不使用尿垫或至多使用 1 片尿垫作为尿控功能良好的定义。对 RALP 术后随访追踪,在术后第 1、3、6、12 个月的尿控率分别为 13.1%～38%、23%～82.5%、47%～93%、54%～97.1% 和 70%～97%,上述随访月份中,拔除尿管后立即测量其尿控,平均值分别为 25.7%、53.2%、78.6%、86.4% 和 91%。

目前,关于对比 3 种手术方式后尿控功能的数据极少。Tewari 显示 RALP 术后早期的尿控恢复能力要好于 ORP。作者对比了 100 例 ORP 和 200 例 RALP 术后患者,发现后者的排尿恢复能力要快于前者（分别为 160 天和 44 天）。Rocco 也得出了类似的结论,证实 RALP 术后尿控能力快于好于 ORP,在两组病例中,作者采用括约肌后方重建的方式且以至多应用一片尿垫来定义尿控的功能,结果发现 RALP 确实占有一定的优势,大部分患者在术后 3 个月内恢复了良好的尿控功能,在术后 3、6、12 个月进行随访显示 RALP 和 ORP 的尿控恢复率分别为 70%、93%、97% 与 63%、83%、88%,其中后 2 个月的数据差异有统计学意义。

然而,Krambeck 进行一项对比研究,报道称术后 1 年的随访发现 ORP 尿控恢复率略高于 RALP（分别为 93.7% 和 91.8%）,但无显著差异。Parsons 和 Bennet 的研究证实尿控能力在 ORP、LRP 及 RALP 3 种术式后没有显著差异。

技术的改进往往可以提高术后尿控功能的早日恢复。如 Rocco 等描述了括约肌后方吻合的技术,该技术采用两层吻合的特点,使 Denonvillier 筋膜及膀胱背面分别与括约肌后方及膀胱后中缝很好地吻合,作者称在 ORP 和 LRP 采用此技术后,尿控功能恢复更快。Coughlin 则把该技术应用于 RALP 中,发现术后 1 周尿控率就达到 58%,且还是以不用任何尿垫来定义尿控能力的。

而 Tewari 则同时采用前、后方都吻合的技术,在 RALP 术后的 1、6、12 和 24 周随访发现尿控率分别为 38%、83%、91% 和 97%,均要好于对照组及只进行后方吻合的病例组。因此,作者认为前后全部吻合是安全的,且在 RALP 术后更有利于尿控功能的早日恢复。

近来,Patel 等采用尿道周围悬吊吻合的技术并将之应用于 RALP 中,结果显示在术后 3 个月检查尿控能力要明显好于未悬吊吻合组（分别为 92.3% 和 83%）。缝合时缝针要在尿道与背部静脉丛之间穿过,并穿过耻骨围口,以对后尿道发挥支撑作用,术后悬吊组在尿控恢复方面明显好于为悬吊组。与上述结论相反的是 Menon 报道称上述括约肌后吻合技术在改进尿控方面没有明显优势。在术后的 1、2、7 和 30 天随访并无发现不同术式间有显著差异。但作者确证实了该术式可以降低尿漏的发生率。

7. 性功能评价　性功能的评价往往涉及的影响因素较多,如术者手术方式及个人技能经验、患者年龄、神经束自身因素及药物的使用等。即使术后采用问卷或交谈的方式,性功能的评价也不是标准化的。按神经束的保留情况式来看,保留单侧神经束的术后性功能恢复率为 47%～80%,而双侧保留的则为

63.8%～100%。

许多文献报道了RALP中正确处理神经血管束对保留术后性功能的重要性。Finley在一项前瞻性研究中指出避免热灼伤NVB对术后性功能的恢复有重要的影响(在热灼伤的情况下,术后3、9、12和24个月性功能恢复率为11.5%、16.6%、44.4%和67.8%;在无热灼伤情况下,则分别为29.2%、62.8%、79.4%和93%)。Coughlin等也阐述了无热损伤的逆行分离NVB的相关优点。该技术以逆行方式从前列腺尖部向基底部方向分离NVB,目的是清晰辨别NVB的走向,避免在处理前列腺时引起误伤。同时该术式术中切割时还避免热能,以防损伤大的或隐蔽的神经。

3种术式(ORP、LRP和RALP)是否在术后性功能恢复上有差异仍不是很清楚。有报道称RALP由于机器人独特的三维效果,在避免误伤,增加手术精度及清晰度上有明显的优势,可以提高术后性功能的恢复率。Rocco通过对比RALP和ORP,发现术后3、6、12个月的性功能恢复率分别为31%、43%、61%,以及18%、31%和41%,差异均具有统计学意义。Tewari也报道术后RALP组患者性功能恢复要早于ORP组。RALP组患者性功能恢复到50%时只需要180天,而后者需440天达到同样的比例,在统计50%的患者能完成满意的性生活时,前者需340天,而后者需要700天才能达到同样的比率和效果。

当然,也有学者得出不同的结论,Krambeck对术后患者随访1年,也发现RALP性功能恢复要高于ORP组患者,但差异无统计学意义(70% vs 62.8%)。

8. 结论 足够多的报道和依据证实了RALP的优点,安全、效能及可操作、可重复性。与ORP相比,RALP在减少术中出血量、输血率,要强于前者。目前,在肿瘤治疗功能、尿控能力、LOS等方面已经初步证实了RALP的优势,相关的前瞻研究有待深入进行。

(艾青 史涛坪 邢金春 张旭)

附：手术完整视频

前列腺癌根治术中提高术后控尿率技术(视频24)

视频24 改善前列腺癌根治术后控尿技术

腹腔镜前列腺癌根治术和机器人腹腔镜前列腺癌根治术(完整版)(视频25～视频28)

| 视频25 腹腔镜前列腺癌根治术(术者:邢金春) | 视频26 腹腔镜前列腺癌根治术(术者:薛学义) | 视频27 腹腔镜前列腺癌根治术(术者:齐琳) | 视频28 机器人腹腔镜前列腺癌根治术(术者:张旭) |

七、前列腺癌根治术的新技术介绍

为了减少腹腔镜手术切口相关并发症,追求美观,经自然腔道腔镜手术(natural orifice transluminal endoscopic surgery,NOTES)和单孔腹腔镜手术(laparoendoscopic single-site surgery,LESS)近年来受到医学界,尤其是泌尿外科医生的关注。

NOTES的核心为:刻意经有腔脏器(如胃、直肠、阴道、膀胱)穿孔进入腹腔开展腹腔手术。NOTES的优势在于:不需要使用经腹壁切口,从而减少瘢痕和疼痛,以及切口相关并发症;NOTES的劣势在于:操作器械角度小,操作不便。

目前,NOTES 在泌尿外科人体应用仅限于经阴道肾切除。2009 年,Humphreys 等首次在尸体上开展了经尿道前列腺根治性切除。作者使用 100W 钬激光将前列腺切除后推入膀胱,然后在 F27 肾镜下进行腹腔镜尿道和膀胱的吻合,切除前列腺通过组织粉碎器粉碎后取出。

LESS 是在 NOTES 的概念下发展起来的,它采用单一经腹壁孔道,具有 NOTES 的一些优点,如增进美观,减少腹壁创伤,同时避免了 NOTES 经过自然腔道带来的不便和可能的风险。2008 年,Kaouk 等首次报道了 4 例 LESS 前列腺癌根治术,平均手术时间 258 分钟,术中出血约 287ml,平均住院 2.5 天。但 2 例存在切缘阳性,1 例并发尿道直肠瘘。之后,国内外均陆续有少量病例报道。

随着医疗器械的发展及人们对微创技术的追求,可以预见 NOTES 和 LESS 这类技术将得到越来越多的应用。

(张开颜　邢金春)

第四节　热点评论

一、各种手术方法的优缺点和适应证

(一)腹腔镜下腹膜外途径和经腹腔途径的比较

腹腔镜前列腺癌根治术(LRP)主要有经腹腔入路和腹膜外入路。

经腹腔入路可以提供清晰的解剖标志和宽大的操作间隙,膀胱尿道吻合时张力较小,以及可以进行扩大的淋巴结清扫。

腹膜外入路优点有:①手术类似开放手术,腹腔和盆腔分开,保持腹腔的完整性,对腹内脏器相对无干扰,极少发生脏器损伤、肠粘连及腹腔感染等并发症。患者此后可再行经腹腔二次手术;②对于既往有盆腔和腹腔手术史者、肥胖者,手术较少受到限制,拓宽了手术指征;③由于手术时肠管受腹膜包裹,对视野干扰少,术中无须牵拉肠管,术中仅需行体位变换,即可满足需要;④该入路因为首先进入的即是 Retzius 间隙,与经腹腔入路相比,无须切断脐韧带、游离膀胱前壁,减少了对膀胱的干扰。但腹膜外入路手术空间小,不利于操作,尤其对于周围粘连明显的手术更不适合,在对神经血管束的保留方面存在困难,同时因膀胱游离不充分,可能增加膀胱尿道吻合口的张力。

Hoznek 比较腹膜外途径和经腹腔途径腹腔镜前列腺癌根治术的手术疗效,发现腹膜外途径平均手术时间短,患者恢复正常饮食时间短,术后吗啡用量少,两组术后导尿管平均留置时间相似,切缘阳性率相似,腹膜外途径术后患者恢复更快。

(二)腹腔镜前列腺癌根治术(LRP)与开放前列腺癌根治术(ORP)的比较

腹腔镜手术优点:①切口小,引起的术后切口疼痛轻,从而减少镇痛药物的应用,并且减少围术期的麻醉药的用量,降低术后对肺功能的损害和肠梗阻的发生。②可以改善视野:CO_2 气腹的压力可减少静脉和毛细血管的出血,使手术野清晰,与开放手术相比,LRP 和 RALRP(机器人辅助腹腔镜前列腺癌根治术)术中出血量明显减少。Schroedk 对 500 例行 ORP 患者研究发现,平均手术时间 143 分钟,术中出血量 820ml。Guillonneau 对 350 例 LRP 患者研究发现,平均手术时间 170 分钟,术中出血量 290ml。③可以缩短住院时间:Patel 通过对 374 例行 ORP 和 629 例行 RALRP 患者的研究发现,ORP 组患者住院时间 1.23 天,94.3% 患者术后 1 天或不到 1 天出院。RALRP 组患者平均住院时间 1.17 天,其中 97.5% 患者术后不到 1 天出院。中转开放手术率:ORP 为 2% ~ 8% ,RALRP 为 0 ~ 1% 。

Fromont 比较腹腔镜下和开放性耻骨后途径前列腺癌根治术各 139 例,认为腹腔镜手术不会增加切缘阳性率。Guillonneau 比较 485 例 LRP 和 692 例 ORP,切缘阳性率 LRP 为 11.3% ,ORP 为 11% ,两者无显著差异。Roumeguere 也报道了两种途径手术效果的前瞻性研究结果,耻骨后途径 77 例,腹腔镜腹膜外途径 85 例。腹腔镜组平均手术时间长,但术后并发症发生率无差异,病例切缘阳性率相似,术后尿控正常率相似,保留神经技术的两组 1 年后阴茎勃起率相似。

Guillonneau 在对 100 例 LRP 和 193 例 ORP 比较发现,术后 LRP 患者在每个随访时间段较 ORF 组性功能恢复快,但在最终性功能恢复率在 ORP 为 74%,在 LRP 为 76%,两者无显著差异。Hara 比较了 LRP 组和 ORP 组术后总的生活质量,包括机体功能状态、泌尿系统症状、精神状况等,发现两者无显著差异,对排尿情况的满意度上,LRP 患者较 ORP 患者稍高。

(三) 机器人辅助腹腔镜下前列腺癌根治术(RALAP)的优缺点

机器人手术的最大优点是能消除外科医师不同程度存在的操作时手的颤抖,而使手术解剖更加精细和平稳,这对于高精度的手术及长时间的复杂手术尤其重要,从而使外科介入对患者创伤再次微小化。手术方式仍需遵循传统外科手术原则。与常规腹腔镜手术不同之处在于:①手术者可以坐位进行手术,大大降低了劳动强度,适合复杂的和长时间的手术,并可通过网络、卫星系统进行远程遥控。②手术器械是由机器人的机械手臂,按手术者遥控的指令实施各种外科操作动作,滤除生理震动,增强了稳定性,机械手各关节活动度大,可做旋转、弯曲等动作,手术死角少,灵活性和精确性得到很大提高。③采用双通道光源、高清晰度立体三维成像系统,减少了视觉误差。

但是,目前现在机器人手术系统尚存在缺乏触觉反馈和最佳配套手术器械等不足。机器人系统价格昂贵,并且维修保养费高。尽管患者住院时间缩短,RALRP 的费用仍远远高于 ORP。

(四) 机器人辅助腹腔镜前列腺癌根治与腹腔下镜前列腺癌根治的比较

Lotan 等比较了开放根治性前列腺切除术、LRP 和 RALRP 等 3 种术式的手术费用、手术时间和住院时间,结果显示 ORP 组费用平均较 LRP 组少 487 美元,较 RALRP 组少 1726 美元。手术时间在机器人手术最短,在腹腔镜手术最长;住院时间在机器人和腹腔镜手术远少于开放手术。FranCis 等认为对于腹腔镜经验丰富的泌尿外科医师来说,经腹膜外途径的 LRP 与机器人辅助的前列腺癌根治术在手术时间、术中出血、住院时间、留置尿管时间及切缘阳性率均相似。从总费用看,机器人手术缩短住院时间,节省的费用不足以弥补其昂贵的手术费用,总费用最高。与传统腹腔镜下手术相比,RALRP 的手术时间和住院天数无显著差异,但手术出血量少、术后并发症少、术后切缘阳性率低、转开放性手术率低、患者控尿能力强。Nelson 报道 ORP、LRP、RALRP 术后 5 年无生化复发率分别为 80%、75% 和 91.6%。Smith 对 2 组各 200 例分别行 RALRP 和 OR 的 P 患者研究发现,RALRP 组切缘阳性率明显低于 ORP 组(15 vs 35%,$P<0.001$)。

传统的 LRP 对腹腔镜下游离和吻合技术的要求较高,相比之下,机器人腹腔镜系统的三维图像和放大的视野,更便于精细操作,使得泌尿外科医生能够缩短学习曲线。据文献报道,熟练地进行 LRP 手术,并控制手术时间在 4 小时之内,需要经历 40~60 例 LRP,主要是因为在分离过程中对二维视觉平面的不适应和腔镜下尿道膀胱吻合困难。然而,如通过机器人辅助手术,虽无腹腔镜手术经验,但经过超过 10 例手术后,即可达到 4h 内熟练完成 LRP 的效果。

有学者统计发现 ORP 术后患者控尿率在 90%~92%,LRP 为 82%~96%,RALRP 为 95%~96%。Hakimi 研究发现 LRP 术后 12 个月患者控尿率为 89.3%,RALP 为 93.3%,两者无显著差异,但通过对术后 3、6、12 个月的连续观测,行 RALRP 者尿控能力恢复较 LRP 组快。

Montefiore 医学中心发现两组均保留双侧血管神经束,术后 12 个月后 71% 的 LRP 患者和 76.5% 的 RALRP 患者恢复性功能。除了手术方法以外,患者年龄对术后性功能的恢复有重要影响,Catalona 研究发现 92% 的年龄<50 岁的前列腺癌根治术后患者可恢复性功能,>70 岁的患者只有 51% 能恢复性功能。借助机器人腹腔镜的视野放大和精细分离,Menon 对 154 例患者行 RALRP,术后 12 个月随访发现 96% 的患者能成功进行性交,69% 的患者能维持正常勃起功能。

(陈凌武　齐琳)

二、是否保留精囊

自 1989 年解剖性保留性神经前列腺癌根治术应用以来,该术式就成为治疗局限性前列腺癌的"金标准",但是临床上仍有较多的患者术后发生尿失禁、性功能异常等;同时一些患者因术前炎症影响,术中完全切除精囊不仅费时而且会增加出血;因此在 2004 年欧洲泌尿肿瘤协会就有学者质疑在根治术中常规完全切除精囊的必要性。在常规前列腺癌根治术中,切除精囊是因为精囊侵犯是前列腺癌的负预后影响因子;而不完全切除精囊是因为随着应用 PSA 筛查前列腺癌以来,早期前列腺癌增多,同时保留精囊能提高术后控尿能力并减少术后性无能的发生。由此可见在前列腺癌根治术中是否保留精囊就要弄清以下问题。

(一) 保留精囊是否增加癌复发的风险

1. 前列腺癌患者发生精囊侵犯的可能性及术前能否预测   精囊侵犯(seminal vesicles invasion,SVI)是前列腺癌的负预后因子,按 TNM 分期,SVI 是 T_{3c} 期。在 PSA 检查没应用之前,前列腺癌术后标本中,精囊侵犯率为 19% ~26%;随着 PSA 筛查前列腺癌技术的推广,早期前列腺癌患者明显增多(特别是 T_{1c} 期患者增多)。

Partin 等发现当患者 PSA<10ng/ml 时,SVI 发生的可能性低,且 SVI 发生率主要与术前穿刺活检时的 Gleason 评分有关,当 Gleason 评分为 2~4 时,其发生率为 0,当 Gleason 评分为 8~10,其发生率为 13%。同样,Zlotta 等回顾性分析 1283 例前列腺癌手术患者后,发现 137 例患者 SVI(10.6%),但是,当 PSA<10.0ng/ml,SVI 只 41 例(5.2%),当 PSA 在 10~20ng/ml,SVI 为 16.1%,当 PSA>20ng/ml,SVI 为 26.2%;在同一研究中,他们用多变量分析发现穿刺的癌阳性率、穿刺的病理 Gleason 评分是 SVI 的预测因子——当 PSA<10.0ng/ml,Gleason 评分<7 分或者穿刺的癌阳性率<50% 时,SVI 的风险<5%,是小概率事件。

最近,Wang 等分析 2000—2005 年间的 573 例前列腺癌患者,发现 28 例(4.9%)SVI,经多变量分析发现 SVI 与 Gleason 评分、PSA 水平、穿刺活检的阳性率及术前经直肠 MRI 影像结果等相关,因此认为经直肠 MRI 可预测精囊侵犯的风险。

还有 Koh 等 763 例前列腺癌患者中只有 60 例 SVI(7.6%),且这些 SVI 患者的 PSA 均大于 10ng/ml。从这些资料可见,对于术前 PSA<10.0ng/ml,穿刺病理 Gleason 评分<7 分的患者,术中保留精囊对术后癌复发的风险影响较小,如能术前应用经直肠 MRI 检查则可更加精确预测术中是否保留精囊。

2. 精囊对癌复发的影响模式   前列腺癌向精囊侵犯主要有 3 种模式,肿瘤沿射精管播散、通过包膜外播散和其他;包膜外播散主要是通过神经周围间隙。一般肿瘤侵犯精囊应是与前列腺紧密相邻的部分,很少侵犯前列腺尖。有报道 SVI 患者中,只有 20% 的患者癌播散的方式是弥漫式的。Villers 发现 SVI 患者中,侵犯精囊尖部的 3 例都存在解剖异常——精囊的侧面包埋在前列腺的肌壁中。Korman 等分析 71 份前列腺癌标本,发现 12 例 SVI,但是在 12 例 SVI 患者中,在精囊远端 1cm 内均无肿瘤细胞。可见部分保留精囊是可行的,不会增加肿瘤复发的风险。

3. 保留精囊与癌复发   2003 年 John 等观察 13 例保留精囊前列腺癌根治患者和 23 例常规前列腺癌根治患者的 PSA 变化,分别观察术前、术后 6 周、术后 30 个月时 PSA 值,结果发现两两者 PSA 变化没有差异,同时发现尽管保留的精囊能产生 PSA,但在保留精囊前列腺根治术后的患者中,保留的精囊产生的 PSA 对肿瘤的随诊没有影响。由此可见保留精囊对生化复发没有影响。

(二) 保留精囊是否能减少术后并发症

1. 精囊周围的解剖与发生并发症的关系   术后尿失禁和性无能是前列腺癌术后常见并发症,产生这些并发症的原因现在普遍认为与术中损伤盆腔丛和(或)海绵体的血供有关。阴茎勃起和控尿都是复杂的生理过程,它需要完整的传入和传出神经通路、足够的动脉血供、有效的静脉血流关闭机制等。精囊就与这些重要的血管和神经紧密相邻。首先,参与阴茎勃起的海绵体动脉和附会阴内动脉均紧密与精囊相邻,特别是与精囊尖部相邻;其次,盆腔丛的前中半部与精囊的尖部紧密相邻,而盆腔丛发出的自主神经调节所有的盆腔器官,脉管和海绵体;还有,由盆腔丛发出神经纤维与脉管伴行形成的"神经血管束"位于前列腺包膜和 Denonvillier 筋膜的后方,它由两条主干构成,在 5、7 点处非常接近前列腺和精囊,在前列腺尖,它们离包膜只有几毫米。

常规的前列腺癌根治在切除前列腺尖部时,首先从尖部侧方钝性分离神经血管束;然后切断尖部后面的直肠尿道肌,将前列腺与直肠分离,使 Denonvillier 筋膜与前列腺一起,再从后方进入前列腺的组织被分离和结扎,这些步骤使神经血管束有损伤的危险。如果整个精囊切除,有时有必要分离背侧和头侧的组织,这进一步提高了损伤海绵体的神经血管供应的可能。另外,在切开 Denonvillier 筋膜后,后尿道和精囊游离,将尿道横断,从侧方解剖环绕精囊的部分,这有可能损伤盆腔丛、神经血管束、阴部内动脉,这些都直接影响调控排尿和调控勃起的神经和血管。精囊的尖部常位于膀胱后壁的侧上方。出血使得视野模糊,更容易损伤。

2. 保留精囊与切除精囊术后生活质量比较 前列腺癌术后尿失禁和性无能的原因是多方面的,因此在完全根治癌的基础上,有多种方法提高术后的控尿水平和减少性无能的发生,包括解剖性保留性神经、膀胱颈重建、保留前列腺侧筋膜、术中尿道悬吊、保留或部分保留精囊等。保留精囊能否提高术后的控尿水平和减少性无能的发生存在争论。

(1) 保留精囊与切除精囊术后控尿比较:John 等比较精囊尖部原位保留和精囊尖部周围过度操作患者的术后控尿情况,发现 20 例精囊保留组患者术后 6 周和 6 个月尿失禁恢复率分别为 60% 和 95%,而完全切除精囊的 34 例患者术后 6 周和 6 个月尿失禁的恢复率分别为 18% 和 82%,两两者有显著差异。

Albers 等比较 2003—2006 年间 318 例患者的术后恢复情况,这些患者术前 PSA≤10ng/ml、Gleason 评分≤7 分、前列腺体积≤50ml,其中 147 例保留精囊,171 例行常规的前列腺癌根治术,结果发现两者肿瘤复发没有差异,但在术后 4 周和术后 1 年控尿恢复上有显著差异,前者分别为 61.7% 和 96.3%,后者在 1 年后控尿率为 86%,且保留精囊根治术术中能降低输血量、减少手术时间、降低术后尿漏的发生。

(2) 保留精囊与切除精囊术后性功能比较:Sanda 等 2002 年评价在 RRP 术中保留精囊对性生活恢复的影响时,发现在 191 例患者中保留精囊患者术后性生活比不保留或只保留一侧的患者要好。

综上所述,在前列腺癌根治术中是否保留精囊不仅要看精囊是否侵犯,还要看保留精囊能否技术术后并发症,在 PSA≤10ng/ml、Gleason 评分≤7、前列腺体积≤50ml 和直肠 MRI 检查 SVI 阴性患者可以保留或者部分保留精囊,保留精囊对这些患者能减少尿失禁和性无能的发生,也能减少术中出血,缩短手术时间,减少损伤盆腔丛和神经血管束的可能。

(李有元 王志华 叶章群)

三、T₃ 期前列腺癌是否手术及手术方式选择

根治性前列腺切除是局限前列腺癌治疗的最佳选择。根治性前列腺切除手术的适应证包括局限前列腺癌(≤T₂ 期)和预期寿命>10 年的患者。对于局部进展前列腺癌是否手术治疗是长期以来争论的热点。因为临床 T₃ 期前列腺癌手术切缘阳性率高,淋巴结阳性率高,术后复发概率高,同时大多数前列腺癌对放射治疗和内分泌治疗非常敏感。因此,许多学者不主张对 T3 期前列腺癌采用根治性手术治疗。近年来大量的研究表明,对于临床 T₃ 期前列腺癌采用新辅助治疗可以使肿瘤降期,降低手术切缘阳性率,使手术达到根治的目的。新辅助治疗方法包括内分泌治疗、化疗等,治疗期限 3 ~9 个月。此外,对于 T₃ 期前列腺癌根治性手术后病理证实为 pT₃ 或淋巴结阳性的患者加以辅助放射治疗或辅助内分泌治疗均能够明显提高疾病控制率,提高无生化复发生存率。EAU 前列腺癌指南推荐:前列腺癌根治性切除术可用于选择性的高危前列腺癌,包括 cT₃ₐ 或 Gleason Score 8 ~ 10 或 PSA>20ng/ml。T₃ 期前列腺根治性手术后的肿瘤控制率各家报道不一,5 年、10 年和 15 年的无生化复发(BFS)生存率分别为 45% ~62%,43% ~51% 和 38% ~49%。5 年、10 年和 15 年的肿瘤特异生存率(specific survival rate)分别为 84% ~98%,85% ~91% 和 76% ~84%。越来越多的研究和临床证据表明,根治性手术治疗对于 T₃ 期前列腺癌是有效的方法,可作为临床一线治疗的选择方法之一。CUA 指南推荐,对于 T₃ 期前列腺癌可选用根治性手术治疗,同时进行新辅助或辅助内分泌治疗。但是,采用联合治疗的效果明显优于单纯手术治疗。最常用的方法是手术前新辅助内分泌治疗或化疗或新辅助内分泌治疗+化疗,术后辅助内分泌治疗或辅助放射治疗。值得提出的是,至今的研究表明新辅助内分泌治疗虽然能够降低切缘阳性率,但并不能提高无疾病进展生存和总生存率。

(李 鸣)

四、肥胖患者的术式选择

在美国,目前大约有 1/3 的人患有肥胖,而肥胖也被证实与多种肿瘤发生和发展密切相关,包括前列腺癌(prostate cancer,Pca)。有 20% ~40% 前列腺癌经外科手术治疗后复发。报道较大体重指数(BMI, kg/m² ）可增加前列腺癌的诊断率和死亡率,但也有相反报道。Motamedinia 等分析 BMI 与 PCa 的相关各指标、肥胖与 PCa 的临床和病理特点的关系,评价了肥胖在根治性前列腺癌术后预测复发的价值。结果显示:从 1995—2006 年,诊断为肥胖的前列腺癌行根治性手术患者的比率在逐年上升。肥胖 PCa 患者年龄相对较轻。肥胖前列腺癌患者在病理分级在术前和术后均较非肥胖前列腺癌患者高,但两组临床分期无明显差异。肥胖前列腺癌患者较非肥胖前列腺癌患者更易复发(80.7% vs 74.3% , $P = 0.04$)。前列腺癌生化复发在肥胖前列腺癌和非肥胖前列腺癌之间无显著差异。该研究认为,肥胖前列腺癌患者与非肥胖前列腺癌患者在行根治性切除术后相比较:患者较年轻、病理分级较高、较易复发。肥胖对于前列腺癌术后生化复发无影响。

根据美国得州医疗中心的一项调查结果,2003—2008 年间 629 人接受前列腺癌根治术,其中 156 人为开放式手术,211 人为腹腔镜手术和 262 人机器人辅助外科手术。一般来说,肥胖患者往往有较高的风险出现并发症,如伤口感染和麻醉的问题,手术费用毫无疑问更高,但与根治手术技术难度和时间的关联度并不大,不影响医院腹腔镜手术和机器人辅助外科手术的开展。研究结果同时表明,肥胖前列腺癌患者开放手术的费用较低,体重没有增加机器人辅助腹腔镜手术的费用。我国学者陆家荪等认为,如患者较肥胖,有下腹部手术史,前列腺体积<70ml,PSA<15 ~ 20ng/dl,Gleason 评分在 3+4 分以下,肿瘤分期不超过 T_{2c} ,经会阴前列腺癌根治术(RPP)为首选。诸多研究结果显示,经腹膜外途径腹腔镜前列腺癌根治术,手术时间短而且术中术后并发症少。然而,大部分学者指出,就治疗效果(肿瘤控制、生活质量)而言,两种手术途径没有显著差异。腹膜外途径虽然操作空间小,但无须 Tendelenburg 体位,而且即使患者过去曾有腹腔手术史,也不影响手术过程。有报道认为,腹膜外途径更有利于尿控能力的恢复,理由是膀胱没有过多游离,仍相对固定。然而,经腹膜外途径游离精囊显然比经腹腔途径困难,而且容易挤压损伤精囊两侧的血管神经束。总之,选择哪种途径应依赖于术者的经验。研究手术细节、提高手术技术并加以改进远比选择何种手术途径更为重要。

（潘铁军）

五、T_{3b} 期肿瘤能否手术及手术时机

对于临床 T_3 期(cT_3)采用联合治疗,包括新辅助内分泌治疗+根治性手术或根治性手术后辅助内分泌治疗,与单纯手术治疗比较能够降低切缘阳性率,提高肿瘤控制率和生存率。然而,对于精囊受侵犯的 T_{3b} 期前列腺癌原则上不采用根治性手术治疗。放射治疗或放射治疗联合内分泌治疗是 T_{3b} 前列腺癌的极佳选择。最近有报道认为,局部晚期前列腺癌(T_3 ~ T_4)也能从手术治疗获益,但是应该采取联合治疗。德国的 Palisaar RJ 和法国的 Van Poppel H 等认为,对于 T_3 ~ T_4 期前列腺癌根治性手术是治疗的选择之一,患者可以从中获益,但是应该告诉患者可能的后续治疗,包括辅助放射治疗或辅助内分泌治疗,肿瘤控制率优于单一治疗,有很好的长期肿瘤特异生存率(cancer specific survival at long term)。意大利的 Francini G 采用新辅助化疗联合内分泌治疗 T_3 ~ T_4 前列腺癌,所有患者的 PSA 明显下降,肿瘤体积缩小 35% ~ 75% 。新辅助治疗后所有患者均适合根治性前列腺切除手术。术后平均随访 34 个月,无临床复发和生化复发率 93% 。他们认为对于 T_3 ~ T_4 前列腺癌采用新辅助化疗和内分泌治疗,联合根治性手术治疗使患者能够临床受益。

上述举例均为近期个别报道和临床尝试,尚未被广泛接受和采用。CUA 和 EAU 前列腺癌指南对局部晚期(T_{3b} ~ T_4)前列腺癌未推荐根治性手术治疗。放射治疗或放射治疗联合内分泌治疗是局部晚期治疗的极佳选择。

（李　鸣）

六、前列腺癌根治术中耻骨前列腺韧带的保留技术

尿失禁是前列腺癌根治术后最主要的并发症之一,严重影响患者术后的生活质量。随着对控尿研究的深入,尿道周围组织发挥的控尿作用逐渐为人们所认识,外括约肌并非控制尿失禁的唯一结构,周围组织对其的支持在控制排尿过程中起较大作用。解剖研究发现尿道外括约肌除马蹄形结构外,其凸出部分向外还有一束横纹尿道括约肌,该束肌肉行走于阴茎背静脉复合体中,止于骨盆筋膜,起到横纹尿道括约

肌前端的支撑作用,在控制排尿过程中起较大作用。前列腺癌根治术中缝扎背静脉复合体并离断该复合体是必不可少的步骤,却破坏了横纹尿道括约肌前端的支撑结构,一定程度上会影响术后控尿功能,为提高前列腺癌根治术后控尿功能,重建横纹尿道括约肌的支撑结构十分重要。Walsh 在离断耻骨前列腺韧带后,缝扎背静脉复合体,再将其远端缝扎到耻骨联合的软骨膜上,重新建立尿道及外括约肌的支撑结构,对术后控尿功能的恢复非常重要。耻骨前列腺韧带是盆筋膜的增厚部分,在尿道前列腺尖部交界处增厚附着于耻骨联合。耻骨前列腺韧带支撑尿道外括约肌并且将尿道保持在盆底正常的位置,因此它们的解剖和形态上的稳定性可能对术后的控尿功能具有重要的作用。

近年来,为了进一步提高患者在前列腺癌根治术后的控尿功能,一些学者开展了保留耻骨前列腺韧带的尝试。在开放性手术中,此技术是将两侧耻骨前列腺韧带外侧的盆内筋膜广泛切开直达膀胱颈部,然后在尿道前壁与背静脉丛之间寻找到平面后,放置直角钳穿过此平面,带出结扎线将耻骨后血管复合体(耻骨前列腺韧带加背静脉复合体)结扎,再紧贴着前列腺将耻骨前列腺韧带和阴茎深静脉复合体切断,而不是像传统手术那样紧贴着耻骨联合将它们切断。这样耻骨前列腺韧带和背静脉复合体残端可以用于支持吻合后的尿道前壁。在临床实践中,一些学者发现这项技术的应用确实带来了一定的临床疗效。Poore 等曾报道过一组小样本的研究(25 名患者接受了常规手术,18 名患者接受了保留耻骨前列腺韧带的手术),结果发现术后两组患者的尿控率相同,但保留韧带组患者术后尿控恢复的时间有所缩短。此外,Lowe 等研究发现接受耻骨前列腺韧带保留手术的患者的术后控尿恢复的时间和术后尿控率均有明显改善。在 51 名可以评估的患者中,26% 的患者在尿管拔除时就恢复了控尿功能,96% 的患者术后 6 个月恢复了控尿功能,全组只有 1 名患者术后 1 年还需要使用尿垫。近来,还有学者在腹腔镜手术中尝试了保留耻骨前列腺韧带的技术。Stolzenburg 等于 2004 年 3 月—2005 年 2 月间将 100 例接受了腹腔镜下前列腺癌根治术的患者分为两组,一组 50 例采用常规技术,另一组也是 50 例,采用了保留耻骨前列腺韧带的技术,他们对两组患者在术后 2 周和 3 个月时的控尿功能分别进行的比较,同时还对两组患者的标本切缘阳性情况进行了对比。结果发现,常规手术组在术后 2 周和 3 个月时的尿控恢复率分别为 12% 和 24%,而保留耻骨前列腺韧带组在术后 2 周和 3 个月时的尿控恢复率分别为 48% 和 72%,均明显优于常规组。此外,两组患者在术后 3 个月时,均无完全尿失禁和严重尿失禁发生。在肿瘤治疗情况的比较中发现,常规手术组中 pT_2 和 pT_3 患者的切缘阳性率分别为 6.5% 和 26.3%,而保留韧带组中 pT_2 和 pT_3 患者的切缘阳性率分别为 3.2% 和 15.8%,均无统计学意义。所以 Stolzenburg 等认为,采用保留耻骨前列腺韧带的技术,可以使患者术后获得更快的控尿功能恢复,而且不会增加切缘阳性率的发生。但是,另有一些学者的研究却发现不保留耻骨前列腺韧带可以减少前列腺尖部的切缘阳性率发生。所以,时至今日,保留耻骨前列腺韧带和术后切缘阳性之间的关系实际上仍存在着争论。

Myers 在 2002 年报道,耻骨前列腺韧带在前列腺基底部插入前列腺组织中,并且认为保留耻骨前列腺韧带对控尿具有重要作用。根据 MRI 研究结果发现,Myers 提出了采用耻骨膀胱韧带这个名称来代替耻骨前列腺韧带。Santorini 于 1974 年第一个发现男性膀胱逼尿肌纤维可以延伸超过膀胱颈部,膀胱外部的肌纤维在膀胱颈部并未中止而是继续延伸,包绕前列腺并且集束连接到耻骨上。上述研究发现与新生儿的组织学结构相一致,但是在成年男性中并未定论。目前尚不清楚所谓的耻骨前列腺韧带是否属于肌肉组织的一部分,耻骨前列腺韧带是否连接膀胱的基底部和耻骨联合或者连接前列腺和耻骨联合。当前的观点认为,盆内筋膜在前部合并形成了耻骨前列腺韧带并且连接到耻骨联合。

总之,前列腺癌根治术过程中在游离前列腺,尤其是尖部分离时,保护尿道支撑组织的完整性对于术后控尿功能的恢复具有重要作用。手术过程中应避免尿道的剪切力损伤,从而减少相应支配神经损伤的可能。在保留耻骨前列腺韧带技术方面,仔细精确地保护尿道周围支撑组织对于术后控尿功能的恢复至关重要。

(叶定伟　戴波)

七、横切口手术同时行疝修补术

前列腺癌是老年男性最常见的恶性肿瘤之一,而腹股沟疝作为最常见的腹外疝,在伴有膀胱出口梗阻症状的前列腺癌人群中更不少见。根据文献报道,有 5% ~10% 的前列腺癌患者术前发现合并有腹股沟疝。尽管很多腹股沟疝没有临床症状，但是有时候还是可以导致患者的局部疼痛或者不适，如果不加以治疗，腹股沟疝往往逐渐增大，且有出现嵌顿的潜在危险，有可能导致绞榨性肠梗阻。因此，在进行根治性前列腺切除的同时进行疝修补术自然成为一个合理的可选治疗方案。与分次手术相比，患者避免了再次麻醉，无须承受两次手术的痛苦，同时节约了医疗资源。

传统的根治性前列腺切除术往往采用耻骨后路径，也就是通常所说的耻骨后前列腺切除术（RRP），它是治疗局限性前列腺癌的有效手段，一般采用下腹正中直切口。如果需要在 RPP 的同时进行疝修补术，一般有 3 种方式：第一种是分不同切口进行，也就是在下腹直切口的侧方再另行腹股沟切口，视情况行单侧或双侧腹股沟疝修补术。无疑，这种方式的好处是可以避免同一切口可能出现的尿液污染问题，一旦出现补片感染，移除补片也较为容易，但是缺点也显而易见，需要行多处切口，延长了手术时间，增加了切口感染的可能，术后患者疼痛较为剧烈，恢复时间延长，也不美观。第二种方式是采用下腹部直切口，在根治性切除前列腺后，于同一切口进行腹膜外疝成形术。这种术式于 1876 年由 Annandale 首次采用。尽管用补片进行腹膜外疝成形术的复发率并不高，但是理论上在前列腺切除术中或术后有尿液污染补片导致感染的可能性，而且腹膜外补片修补可以导致粘连以及异物反应，使今后的盆腔手术非常困难，如果补片被排斥那么移除感染的补片会难上加难。第三种方式即采用下腹部横切口（或弧形切口），通过一个切口完成根治性前列腺切除并单（双）侧腹股沟疝修补术。首先在耻骨联合上沿皮纹做一 10～12cm 长的横切口/弧形切口（也称 Pfannenstiel 切口），有时候还可以在腹直肌鞘上 Y 形切开，沿中线纵行分开腹直肌，先施行耻骨后前列腺切除术，在切除前列腺以及完成膀胱尿道吻合后，在横切口的下外方寻找腹股沟管，然后用 3cm×5cm 大小的聚丙烯补片进行正规的无张力疝成形术。也有术者在切口分离到腹直肌前鞘时即在外下方显露腹股沟管，分离处理疝囊并修补腹股沟管以后，再打开腹直肌进入耻骨后间隙行前列腺切除术。与第二种方式相比，腹股沟区显露更为清晰，疝修补区域距离前列腺手术野相对较远，不易受尿液污染，不仅减少了患者痛苦，而且切口也较为美观，愈合较快。Renault 曾用这种方法对 315 例患者施行了 596 侧疝成形术，通过对腹股沟切口、正中切口及横切口 3 种方法进行比较，得出结论认为横切口最简单、最安全且患者最为舒适。这种方法避免了腹膜外疝修补的可能并发症，另外补片不放置在盆腔，简单易行。

总而言之，横切口行根治性前列腺切除手术的同时行疝修补术这一术式切口美观，操作相对简单，术者即使对腹股沟疝修补并不是特别熟悉也可较为容易掌握，术后并发症相对较少，对于合并有腹股沟斜疝的前列腺癌患者来说是一个的令人满意的手术方式。

（管维 胡志全）

八、前列腺癌根治术后阳性切缘的处理

前列腺癌是欧美国家重要的男性肿瘤疾病，已成为第 1 位危害男性健康的肿瘤疾病。近年来我国逐渐步入老年化社会，前列腺癌的发病率呈明显上升趋势，虽然远低于欧美发达国家，但增长极为迅速。而前列腺癌根治术是早期前列腺癌首选的治疗方法之一，对于前列腺癌根治术后出现阳性手术切缘（positive surgical margins，PSM）的机会也相对较多，而 PSM 患者大多预后不良，现已逐渐引起人们的注意。这就对其术后处理及其随访有了新的要求。

（一）切缘阳性的定义

关于 PSM 的定义，各家报道不一。多数学者认为肿瘤扩展到切除标本的边缘即为切缘阳性。术后有阳性切缘说明肿瘤切除不完全。

（二）切缘阳性的原因

引起 PSM 的原因有：①手术医师在行手术时疏忽大意而未将癌组织切除干净；②癌肿已侵犯到前列腺外，超过手术所能切除的范围；③墨染切缘上留有前列腺内的癌组织，即假阳性。目前多数作者认为切缘阳性是前列腺癌根治术后生化复发独立的预测因子。但目前也有持切缘阳性是否能预测临床进展尚存在争议，由于受随访时间的限制，尚没有切缘阳性能预测患者的总体生存时间的报道。

（三）切缘阳性的部位

根据 Erik 等的报道,手术切缘阳性发生在基底部最多占 16%、尖部 10%、膀胱颈 2.5%、前部 0.5%。本组外科切缘阳性率为 25.4%(16/63)。其中基底部 14.2%(9/63)、尖部 8%(5/63)、膀胱颈 3.2%(2/63),无前列腺前部外科切缘阳性,与所见报道基本一致。而且体重指数(BMI)被证明是一个独立的前列腺癌尖部 PSM 预测因素。

（四）切缘阳性的治疗

前列腺癌根治术后切缘阳性意味着肿瘤很可能没有被完全清除,基本上最终均会出现临床复发。目前对于切缘阳性术后的辅助治疗尚无统一意见。常用的辅助治疗方式包括辅助放疗、辅助内分泌治疗、联合治疗及心理辅助治疗。尽可能地延长患者的生命和改善患者的生活质量。

1. 辅助放疗 前列腺癌根治术后辅助放疗适用于根治术后高危患者,包括肿瘤包膜外侵犯、精囊侵犯、盆腔淋巴结转移及切缘阳性。以往的研究未显示辅助放疗可使这部分患者获得生存上的优势。高危患者单用手术治疗的 10 年生存率为 52%～80%,手术联合辅助放疗者为 60%～76%。最近 Bolla 等一宗 1005 例的研究发现,辅助放疗较等待观察显著提高根治术后切缘阳性患者的局控率,延长患者生化无进展和临床无进展生存时间,辅助放疗组 5 年生化失败率为 26%,而等待观察组为 47.4%。具有盆腔淋巴结转移、精囊侵犯,以及 Gleason 评分≥8 分者出现远处转移的机会较高,因此辅助放疗更适合于切缘阳性且不伴上述高危因素的患者。

2. 辅助内分泌治疗 前列腺癌根治术后辅助内分泌治疗的目的在于消灭切缘残余病灶,消灭残余的转移淋巴结和微小转移灶,从而提高患者长期存活率。目前主要适应证包括根治术后切缘阳性,盆腔淋巴结转移,术后病理证实为 T_3 期(pT_3)或≤T_2 期伴高危因素患者(Gleason>7 分,PSA>20ng/ml)。Messing 等发现辅助去势治疗(药物或手术去势)能够显著延长 $T_{1～2}$ 期伴盆腔淋巴结转移患者的 PSA 无复发生存时间、临床无进展生存时间及总体生存时间。局部晚期前列腺癌($T_{3～4}$ 期或淋巴结转移)使用比卡鲁胺 150mg 较等待观察患者显著提高患者的无进展生存,使进展的风险降低 34%,但对局限性前列腺癌($T_{1～2}$ 期)并无生存上的益处。

3. 联合治疗 一部分高危的前列腺癌根治术患者可能存在无法检测的微转移灶,因此单用辅助放疗并不能完全解决问题。而内分泌治疗是一种全身治疗手段,两者联合后理论上能使患者生化和临床复发的危险性降至最低。虽然若干研究显示联合治疗能延长疾病进展时间,降低 PSA 复发率甚至延长总体生存时间,但目前缺乏多中心前瞻性对照研究的资料,尚无法证实联合治疗较其他方式更好。

4. 心理辅助治疗 随着生物-心理-社会医学模式的转变,越来越多的科学家认为恶性肿瘤也是一种心身疾病,心理社会因素造成的紧张刺激所引起的不良情绪,常常是引起恶性肿瘤的重要因素。不良的心理因素作为紧张刺激一方面可影响激素分泌,造成人体内环境失常,机体免疫能力受到抑制,抵抗疾病,特别是抵抗恶性肿瘤能力下降,另一方面提高了各种致癌因素对人体产生作用的可能性,最终将导致癌症的发生。Zhan 把生活质量定义为一个人对生活的满意程度。他受个人的背景因素、健康相关因素和社会、文化、环境因素的影响。生活质量由 4 个基本要素组成,即生活满意度、自我概念、健康和功能及社会经济因素。据调查,58.75% 的癌症患者存在心理障碍,严重影响治疗和护理工作的进行。对恶性肿瘤患者实施心理护理可以改变患者对疾病的认识态度,改善患者乃至整个家庭的生活质量,晚期恶性肿瘤的症状有些可以通过药物来缓解,但必须配合更多、更细致的临床护理,以减轻患者各种不适和痛苦。

心理治疗在恶性肿瘤中具有不可替代性,心理状态的变化会影响到人的自主系统,脑的各级组织和内分泌系统活动。心理治疗是一种自身调节,它可以调节人的心理状态,使之处于一种良好状态,从而调动各种生物因子共同作用,产生一种良好的内环境,一定程度增加细胞免疫水平,增强人体的抗肿瘤能力,从而达到有效抑制肿瘤细胞甚至杀灭肿瘤细胞的效果。传统理论认为,下丘脑-垂体-肾上腺轴(HPA)是应激引起免疫抑制作用的机制。紧张刺激因素通过下丘脑使肾上腺皮质分泌类固醇,可降低巨噬细胞活力,干扰淋巴细胞的再循环,引起淋巴组织退化和改变淋巴结对免疫反应的发生、发展的影响。同时使胸腺退化,阻止 T 淋巴细胞成熟,使人体细胞免疫功能下降。同时皮质类固醇也能抑制免疫球蛋白的形成,从而影响体液免疫功能,这样就会使人体的抵抗力下降而致病。大量的动物实验研究和临床研究结果均能证实心理社会因素影响癌症的发展和转归,尤其是癌细胞生长和扩散过程。Fawzy 等认为合理的心理护理治疗能够在一定程度上提高患者的免疫力,通过人类的应激系统和改善免疫系统的功能而起作用。而心理治疗正是通过改善心理状态而起作用。进而改善前列腺癌患者的心理状态,提高其生存时间。

(刘荣福　邢金春)

九、前列腺根治术后尿失禁的处理

尿失禁是前列腺癌根治性切除术后的另一个重要并发症,严重影响患者的生活质量。在我国,患者在行前列腺癌根治性切除术时,对术后尿失禁的恐惧可能要远远高于对术后阴茎勃起功能障碍的恐惧。有经验的泌尿外科医生,可使绝大多数患者在术后 3 ~ 12 个月恢复尿控能力。然而,众多文献报道无论是何种手术方式,前列腺癌根治性切除术术后尿失禁的发生率波动在 8% ~ 30%。

(一) 尿失禁的评判标准

目前对前列腺癌根治性切除术术后尿失禁的标准界定不一。如采用以术后应用尿垫的数量、是否能完全控制排尿等不同标准。另外,时间界限界定不一。尿失禁评判标准:一般来说,术后 3 个月内约有 66% 的患者恢复控制排尿能力,术后 3 ~ 6 个月约有 20% 的患者恢复控制排尿能力,术后 6 个月以后仍有 5% 的患者可恢复尿控能力。而且,对于某些患者来说,术后 1 年内的尿控能力可以得到不断地改善。由此可见,如采用不同术后时间作为判断尿失禁的期限,其发生率必不相同。大多数作者认为术后至少随访 12 个月,对于判断尿失禁的最后状态是非常必要的。对于尿失禁的判断,国际尿失禁协会(ICS)推荐采用 1 小时尿垫试验。无尿失禁的客观标准是:尿垫试验中的重量增加<1g,肉眼观察尿垫上没有尿色,触摸没有潮湿感。无尿失禁的主观标准:一般标准为不常规使用尿垫,严格标准为任何时候都不使用尿垫。我们认为作为判断尿失禁的标准应该是:严格按照 ICS 推荐的无尿失禁客观标准,鉴于实际工作中 1 小时尿垫试验实施相对困难,可采用无尿失禁主观标准中的严格标准,即任何时候都不使用尿垫,反之视为尿失禁;关于术后的期限应定于术后 1 年,如随访时间不满 1 年者应详细注意尿失禁者的术后时间及程度(每天使用尿垫的数量)。尿失禁的程度:Ⅰ度(轻度),咳嗽、打喷嚏、大笑等腹压增加时偶尔有尿失禁;Ⅱ度(中度),屏气或用力时尿失禁;Ⅲ度(重度),站立时即有尿失禁。

(二) 前列腺癌根治性切除术术后尿失禁的预防

前列腺癌根治性切除术引起术后尿失禁主要有以下几个原因,与尿道外括约肌损伤、未保留足够的膀胱颈组织、前列腺侧旁神经血管束损伤、膀胱逼尿肌功能不稳定、年龄有一定关系。

1. 保护尿道远端括约肌 一致公认尿道远端括约肌在男性控制排尿中起着重要作用。尿道膜部括约肌由平滑肌和横纹肌组成,平滑肌在尿道膜部围绕尿道纵向排列,而横纹肌起于阴茎根部会阴筋膜,止于前列腺尖部,呈马蹄形包绕前列腺尖部和膜部尿道。在离断前列腺背深静脉丛后,用小纱布分离球剥离,使半覆盖于前列腺尖部的横纹肌从前列腺分离,同时从前列腺尖部分离出 0.5 ~ 1.0cm 的尿道。应采用缝扎处理阴茎背侧静脉丛,避免使用止血钳钳夹处理阴茎背静脉丛和远端尿道,可最大限度地保留尿道膜部括约肌。

2. 保留或重建功能尿道 功能性尿道长度对前列腺癌根治性切除术术后尿流控制有直接影响。Coakley 通过术前经直肠 MRI 测量 211 名前列腺癌患者膜部尿道长度,发现膜部尿道长度与术后尿控成正比,术后获得较好尿控至少需保持 28mm 膜部功能尿道。因此,许多手术方法通过增加吻合后功能尿道长度来提高前列腺术后尿控率。多数研究认为前列腺癌根治性切除术后尿失禁的机制是损伤了尿道外括约肌,但许多尿动力学研究显示却与之不符。据 Gud 等报道,其所有前列腺癌根治性切除术后尿失禁患者尿道外括肌都是正常的。目前,越来越多学者认为,前列腺癌根治性切除术后尿失禁的原因主要是由于功能性尿道长度变短所致。根据流体力学定律,尿道阻力与功能性尿道长度成正比,与尿道直径成反比,功能性尿道长度变短,将影响尿道控制尿液的能力;同时尿道是一个有弹性的肌管,受腹(盆)压的压迫可以关闭,当功能性尿道长度缩短时,腹(盆)压对功能性尿道的压力相应减少,也可影响尿道的控尿能力。其次,手术中如前列腺段切除太靠近膜部,则可损伤尿道括约肌,两者共同使尿道关闭面积下降,导致尿失禁。功能性尿道是具有尿液控制功能的尿道(高于膀胱压的尿道),为后尿道的一部分,是尿道控制尿液的关键因素。

3. 保留前列腺侧旁神经血管束（neurovascular bundle，NVB）　Potter 等报道保留前列腺双侧 NVB 者尿控率为 94%，保留单侧 NVB 尿控率为 92%，而双侧 NVB 损伤者尿控能力仅为 81%。保留骨盆神经丛来的自主神经支配有利于尿控。John 等在手术期间、术后 6 周和 6 个月分别行活检组织检查，并行神经蛋白标记，在尿失禁与未失禁患者的比较中，未失禁组的神经纤维密度显著高于尿失禁组，术后神经恢复可以解释后期尿控的恢复。因此，认为保留神经可能是前列腺术后保持尿控的一个重要因素。保留神经和外括约肌的前列腺癌根治性切除术后，患者在肿瘤控制、尿控及阴茎勃起功能恢复方面均获得较好的效果。

4. 膀胱颈的保留及重建的争议　前列腺癌根治性切除术后吻合口狭窄概率是 3%～12%，术后 12 个月有 5% 的患者需尿道扩张，3.5% 的患者需腔内手术治疗吻合口狭窄。Gomes 和 Licht 认为保留膀胱颈部可减少膀胱颈狭窄，对预防尿失禁有重要作用。Malizia 认为膀胱颈平滑肌束和前列腺腺泡和腔管间并无真正的包膜，保留膀胱颈部可能使 2%～5% 可治愈的前列腺癌遗留下阳性切缘，而且站立位尿液排出是由尿道远端的横纹肌控制，并非是保留下来的膀胱颈的作用，因而认为保留膀胱颈不合适，建议对前列腺癌的膀胱颈部做广泛切除。膀胱颈保留在前列腺癌根治术中将膀胱颈从前列腺尿道部分离，可以延长功能尿道。虽然从解剖和手术理论上支持这个方法，但尚需考虑肿瘤控制的问题。在切除膀胱颈和保留膀胱颈的对照研究中显示：早期尿控率与长期尿控均有显著差异；如能适当地选择患者，膀胱颈、局部组织及生化指标均提示保留膀胱颈与切缘阳性率没有联系。此外，保留膀胱颈可减少膀胱颈挛缩从而间接地影响尿控。Marcovich 等对 222 名 BNP 及 529 名切除膀胱颈的患者的切缘肿瘤状况及游离前列腺特异抗原进行对照分析，总体上，两组切缘阳性率相近，但通过病理分期比较显示，BNP 的 pT_{3a} 期肿瘤患者的切缘阳性率及生化指标显著升高。

5. 耻骨前列腺韧带保留　耻骨前列腺韧带可能对尿控有一定的作用，PLP 可以增加尿道前方的支持力，从耻骨联合处结扎前列腺耻骨韧带，可以避免损伤阴部神经和盆神经的分支。目前关于 PLP 的临床研究尚有争论。Poore 等对 43 名患者分别在前列腺切除术中保留或不保留耻骨前列腺韧带，两组早期尿控恢复有显著差异，而术后 1 年后两组的尿控率相似。Deliveloitis 等将 149 名患者分别行 BNP、PLP 及膀胱颈和前列腺韧带均保留的前列腺根治术，统计分析提示三组在术后 1 年的尿控、切缘阳性率无差异，相比于 PLP 组，BNP 组和两者皆保留组有较好的早期尿控。

6. 保留肛提肌筋膜　Takenaka 等对 15 个男性尸体的盆腔进行解剖研究发现，保留肛提肌筋膜可以保护肛提肌和肛门括约肌及其神经分布；并对 23 名患者行保留肛提肌筋膜的前列腺根治术，结果表明，在术后 1、2、6、9 个月的尿控率分别为 44%、83%、96%、100%，优于传统方法。但要验证这些结果，需要做与标准术式前列腺根治术为对照的随机对照试验。

综上所述，术中熟悉前列腺局部解剖、熟练的手术操作技巧是预防术后尿失禁的重要环节。

（三）前列腺癌根治性切除术后尿失禁的治疗和护理

1. 心理护理　前列腺癌根治性切除术后尿失禁的发生率达 8%～30%。有学者对泌尿科肿瘤患者的心理障碍情况进行调查研究，结果表明心理障碍可明显影响患者的生活质量，对尿控能力障碍的发生也有明显的影响。由于心理障碍的产生使患者的求医信念减弱，情感障碍及自身的躯体感觉异常导致自我能力的否认，致使心理负担加重，病程、病情迁延，病程的延长又加重了心理障碍，从而导致尿控能力的恢复缓慢。只有积极早期消除患者的心理障碍，才有利于前列腺癌术后患者尿控能力的恢复。

2. 康复锻炼　包括盆底肌训练和膀胱训练，是一种简单易行且有效的方法。

（1）盆底肌训练：征得患者同意后，嘱其取侧卧位，戴一次性手套，示指蘸液状石蜡，轻轻插入患者肛门，嘱患者做肛门会阴收缩运动，感觉肛门收缩强劲有力，且每次收缩 3 秒以上者为有效。教会患者正确方法后，指导患者平卧或站立时有意识地收缩盆底肌，20～30 次为 1 组，每次 3～5 秒，每日 3 组，6 周为 1 个疗程。已痊愈的患者应再巩固 1 个疗程。

（2）膀胱训练：训练患者逐渐延长排尿间隔至每 2～3 小时 1 次。具体包括抑制逼尿肌收缩、控制括约肌等。方法：①每次小便前站立不动，收缩盆底肌直至紧迫感消失再放松。逐渐推迟想要小便时的排尿时间 10 ~ 15 分钟,渐进性增加膀胱容量,减少每天小便次数。②指导患者保证液体摄入,说明水分刺激排尿反射的必要性,解除其思想顾虑,增加液体的摄入量,保证每日在 2000 ~ 3000ml,并记录每次排尿量、早晚排尿次数、漏尿次数和量、每天总摄水量及排尿量,4 ~ 6 周为 1 个疗程。

3. **生物电反馈治疗**　生物反馈是指借助有关仪器监测人体通常觉察不到的生理活动过程如盆底肌肉的肌电活动,并将这些生理活动信息转化为听觉和视觉信号反馈给患者,使其了解自身发生的生理变化,并依据这些变化逐渐学会对这种生理活动加以随意控制的一种技术。生物反馈治疗尿失禁应用比较广泛,其作用在于可指导患者进行正确自主的盆底肌肉训练,从而获得正确的、更有效的盆底训练,以提高患者治疗的积极性和依从性。电刺激是以脉冲电流刺激诱发盆底肌收缩,生物反馈电刺激就是应用生物反馈治疗仪进行生物电兴奋的治疗。

4. **中医针灸**　尿失禁一般取以下穴位:气海、中极、水道、归来、三阴交、阴陵泉用补法,加温针,留针30 分钟,每日 1 次,10 次为 1 个疗程,一般为 2 ~ 4 个疗程。也可取得不错的疗效,其有效尿控率尚未有统计报道。

5. **男性会阴吊带术**　现代男性吊带术是从 20 世纪 70 年代 Berry 术式及后来的 Kaufman 术式的概念发展而来的。现在,最常用的男性吊带材料是骨锚会阴吊带或称 In Vance 手术。In Vance 前列腺球部尿道悬吊术治疗男性前列腺术后尿失禁的机制:推测为通过压迫和抬高尿道,增加尿道对腹压的阻力。手术的成功与悬吊松紧度密切相关,过松导致疗效不佳,过紧引起排尿困难和尿道腐蚀,因此如何确定吊带的松紧是手术成功的关键。目前没有成熟的方法,主要有以漏尿点压达到 60cmH$_2$O、术中患者咳嗽观察尿液喷出调整吊带松紧度、悬吊后尿道压力上升至 90 ~ 110cmH$_2$O 等。术中将增加腹压(咳嗽等)尿道口滴尿和漏尿点压测定两者结合起来,作为判断悬吊松紧的客观依据,既具有客观数据,又有主观感觉,更加科学。术中调节漏尿点压时需注意:吊带的上方(尿道远端)两点调节的压力变化大,而下方(尿道近端)的两点调节压力变化小,我们分别称为粗调和微调,可根据漏尿点压的大小,术中分别应用。术前尿失禁的严重程度影响治疗效果。国外 Castle 等报道术前尿失禁程度与手术成功率密切相关,轻度、中度和重度尿失禁术后达到可以控尿的比例分别为 67%(12/18)、50%(4/8)和 0(0/12)。Onur 等报道严重尿失禁患者治疗失败率 50%(5/10),轻中度尿失禁的成功率为 83%(30/36)。

6. **人工尿道括约肌**　人工尿道括约肌植入术是治疗完全性真性压力性尿失禁的可靠方法。人工尿道括约肌由袖套、储水囊、控制泵 3 部分组成,分别将袖套植入膀胱颈或球部尿道、储水囊置于盆腔、控制泵置于阴囊。两件套可膨胀性人工尿道括约肌,用于治疗重度尿失禁。目前常用两件套尿道人工括约肌治疗前列腺术后尿失禁,其组成是由带固定纽扣的可膨胀性尿道袖带和带储液室的阴囊泵由导管连接组成。尿道袖带作为充盈腔环绕阴茎后部尿道球海绵体,可任意选择适当长度利用纽扣固定,阴囊泵内设有单向阀,将储液囊的液体泵入袖带而膨胀,压迫尿道阻断尿液流出。排尿时触压阴囊泵单向阀开关,使袖带内液体反流入储液室,解除尿道压力而可随意控制排尿。人工尿道括约肌治疗前列腺癌术后尿失禁总的效果显著,除外在手术者的尿控率为 75% ~ 90%,患者满意率为 85% ~ 95%。

(刘荣福　邢金春)

十、前列腺根治术后勃起功能障碍的处理

前列腺癌根治性切除术是局限性前列腺癌的有效标准治疗方式。近年来,我国前列腺癌发病率有增加的趋势,由于生活水平的提高、前列腺特异性抗原(prostate specific antigen,PSA)检测的广泛应用和前列腺穿刺技术的提高,特别是 B 超引导下的前列腺穿刺技术的不断进步,使得越来越多的患者得以早期诊断;获得根治性切除的机会。社会的进步,使人们越来越追求生活的质量,特别是阴茎勃起功能。如何才能减少手术的并发症?盆底精细解剖学的进展,手术技巧的改进,可能是最重要的因素。

(一)　熟悉盆腔神经分布

前列腺癌根治性切除术后阴茎勃起功能障碍原因主要包括:①神经损伤。勃起反射弧躯体传入纤维为阴部神经,自主神经传出纤维为盆神经丛。在对一些肿瘤患者行前列腺癌根治性切除手术中由于牵拉或切断直肠侧韧带过程中损伤盆神经丛及其分支或经会阴手术切除范围过大,损伤阴部神经也可能导致

阴茎勃起功能障碍。另外,腹下神经位居中央,且行径较长,在行腹主动脉旁淋巴结清扫时,极易损伤该神经,导致射精障碍。②血管损伤及精神心理因素,也可能造成术后阴茎勃起功能障碍。

近年来,随着对盆腔自主神经解剖及功能的认识逐步深入,开展保留自主神经的前列腺癌根治性切除术,能明显降低术后阴茎勃起功能障碍的发生率,从而大大地提高了患者生存质量。许多学者报道在前列腺癌根治性切除术术中保留阴茎海绵体的神经血管束(neurovascular bundle,NVB),术后有部分患者可恢复阴茎勃起功能。因此,在手术过程时,应尽量避免阴茎海绵体的神经血管束的损伤。首先就必须对盆腔自主神经解剖结构要有一个清楚的认知。盆腔内脏神经的位置结构极其错综复杂,尤其是上腹下丛呈网络状分布。国内有学者经过大量人体尸体解剖,发现勃起神经及其分支(前列腺丛及阴茎海绵体丛)经过前列腺侧缘的落点集中分布在2点和10点附近,但整体呈向前下走行,近前列腺尖部基本垂直下行,前列腺尖部约分布在5点和7点附近,此处神经与前列腺包膜距离为0.5~1.0cm,而前列腺丛的神经主干最近距前列腺缘约5mm左右。其次,要熟悉盆腔的解剖结构。在开放前列腺癌根治性切除术手术过程中,局部空间较小,病变部位较深,且此处毗邻器官的解剖结构较为复杂,局部血管神经变异较大,若术者对此处血管、神经及筋膜等解剖结构认识模糊或暴露不充分,非常容易导致血管神经束的损伤,从而产生性功能障碍及尿失禁等严重并发症,显著降低患者的生活质量。

(二)提高手术操作技巧

1. **保护海绵体神经**　施行保留勃起神经功能的前列腺癌根治性切除术的目的是不仅有效切除前列腺中所有的肿瘤组织,而且还要保留阴茎勃起功能和控尿有关解剖结构的完整性。Walsh总结了以下技巧:①背静脉复合体缝扎离断后,为了避免背侧出血,前列腺表面的背静脉复合体近侧断端应予以缝扎,缝扎时采用连续V形缝扎,而非集束向中线缝扎,因为后者可能导致NVB向前列腺前侧移位,造成解剖困难。②横断尿道及周围括约肌时,仅分离至尿道侧方括约肌,避免分离尖端下组织,而尚未离断的后侧括约肌应在尿道远侧断端和前列腺尖部之间以直角钳提起后离断,且左右两侧分次离断。③当从前列腺侧面游离NVB时,为了避免过度牵拉NVB,尿道横断以后应该去除尿管,游离时应将前列腺推向对侧。④从膀胱颈部至前列腺尖部切开盆筋膜浅层后,前列腺变得更加活动,NVB也移向侧方,这时在前列腺后外侧可见一浅沟,NVB正是附着于此沟,循此沟至前列腺尖部可以在尿道横断面水平识别出NVB。此时才能进行分离前列腺直肠间隙的操作而不致损伤NVB。⑤自NVB进入前列腺的血管可能影响NVB的游离,为保护神经的完整性,这些血管应该用小血管钳结扎后离断,而不能用电凝切割。⑥离断从NVB发出经过精囊供应前列腺基底血供的小动脉,可以使NVB彻底从前列腺游离。⑦因为盆丛神经的中部覆于精囊尖部,分离精囊时应格外小心,特别在精囊外侧面,经常遇到小的动脉分支,结扎这些小动脉分支应贴近精囊。前列腺静脉丛结扎后分离前列腺外侧盆内筋膜,即可分离出NVB。此时,NVB从膜部尿道走行至精囊的全程清晰可见。Kundu对3477例连续进行的保留单侧或双侧神经的RRP患者的勃起功能、控尿情况和术后并发症进行了分析,结果显示行保留双侧勃起神经手术的患者,术后76%阴茎可以勃起,并足以进行性交,而保留单侧或部分勃起神经者仅为53%。

2. **精囊保留或部分切除**　Sanda报道191例患者在RRP术中保留精囊对性生活恢复的影响,结果显示保留精囊患者术后性生活比不保留或只保留一侧的患者要好。因此,有些学者认为,如果精囊远端受肿瘤浸润可能性很小,可以不切除精囊远端。Partin等研究表明,如果PSA低于10ng/ml,Gleason评分在2~4分,没有精囊受累,可以考虑保留精囊。

3. **海绵体神经重建**　虽然保留神经的解剖性前列腺癌根治使部分患者在术后恢复了比较满意的性功能。然而,其总体恢复率仍不理想,为11%~87%。有很多患者需要按照肿瘤根治的原则切除一侧或双侧的海绵体神经(CN),从而导致术后勃起功能的延迟恢复或永久丧失。为了解决这一难题,国内外学者运用各种移植物重建CN,为勃起功能障碍的治疗提供了新的途径。但目前结果尚待进一步验证。Walsh等在6例非保留神经的前列腺癌根治术中首次运用自体生殖股神经移植进行CN修复,但术后患者在勃起功能恢复方面并没有明显优势。Kim等自1997年首先运用腓肠神经供体(SNG)在前列腺癌根治术中修复CN损伤,SNG的平均长度为5.0~6.5cm。通过勃起功能问卷和夜间阴茎勃起试验记录术后勃起功能的恢复情况,通过1年的随访发现,在12例双侧CN修复的患者中有4例(33%)恢复了自发勃起并能进行满意的性交,另外 5 例(42%)部分恢复了自发勃起,而在同期 12 例对照组患者中无一例恢复勃起功能。

4. 采用腹腔镜技术行前列腺癌根治性切除手术(laparoscopic radical prostatectomy,LRP)　近年来 LRP 成为治疗早期前列腺癌的又一种规范手术,其在保留开放性手术优点的同时,又有创伤小、出血少和视野清晰的优点。1992 年 Schuessler 报道了第 1 例 LRP。术者在腹腔镜清晰的视野下,能更精细和有效地完成手术。目前,这项技术的关键步骤已经标准化。有 3 种方法完成保留勃起神经的 LRP:①使用磨尖了的直角分离钳顺行在提肛肌筋膜和前列腺包膜之间分离神经血管束;②术中用动脉夹控制前列腺血管蒂,减少分离神经血管束时的出血;③术中先分离前列腺侧韧带,再用 Ham-o-Lock 夹住前列腺包膜血管并剪断。处理前列腺尖部时,紧贴后尿道壁分离,保留前列腺尖部两侧的神经。腹腔镜能清楚地观察前列腺两侧的血管神经束,并在术中加以保护。术后 2~12 个月的随访调查显示,两侧神经保留勃起率达 40.0%~87.5%,单侧保留勃起率为 22.2%~51.0%。

(刘荣福　邢金春)

十一、前列腺穿刺后行根治术的手术时机

前列腺穿刺活检发现癌细胞是确诊前列腺癌的"金标准"。目前,大约98%的局限性前列腺癌的诊断依赖于前列腺穿刺活检,其中40%确诊为局限性前列腺癌的患者选择前列腺癌根治术。

前列腺穿刺术后,前列腺内反应性炎症和部分出血,严重者导致血肿形成。MRI 和 CT 等影像学检查表明,前列腺穿刺术后的影像学改变至少持续21天,部分病例甚至达到了4.5个月。

通常,泌尿外科医师主张前列腺穿刺活检后,患者至少间隔4~6周的时间施行根治术以消退因穿刺导致炎症和出血。认为前列腺穿刺术后,早期手术会加大手术难度且导致手术中出血增多。对于那些术后需要保留性功能,施行保留血管神经束的前列腺根治术,早期手术导致保留神经的手术难度加大,保留性功能的手术失败率增加。Dillioglugilo 等分析前列腺癌并发症的风险因素认为,前列腺根治术严重并发症和手术中出血量成正比。

前列腺穿刺后血清 PSA 升高,需要4~6周才能恢复到术前水平。Jerry 等报道前列腺穿刺活检后,血清 PSA 值升高5.91倍。Lechevallier 等通过描绘穿刺后 PSA 动力图得出结论:血清 PSA 在穿刺后1小时显著升高,并在穿刺后30天内恢复正常。

如果前列腺穿刺术后早期手术增加手术风险,导致术中失血量增多,术后并发症增加。采用延期手术方法,能够减少手术难度,降低术后并发症发生率。然而,延期手术是否影响疾病的预后,导致术后复发率升高呢?

为了研究推迟手术治疗是否影响局限性前列腺癌预后,Nam RK 回顾性分析了645名施行前列腺癌根治术治疗的前列腺癌患者。前列腺穿刺明确诊断后,根据诊断和根治术治疗间隔时间的不同,将患者分为间隔时间小于3个月组和大于3个月组,采用 PSA 值为评价生化复发和发现转移作为指标。645名患者平均间隔时间为68天(15~951天),其中间隔时间大于3个月患者人数为189名(29.3%),结果表明,间隔时间大于3个月组患者10年平均无生化复发率和无远处转移率为61.3%,低于间隔时间小于3个月组(平均74.6%);因此作者得出结论:延迟前列腺癌根治术和术后复发之间可能存在某种联系,延期前列腺癌根治术可能导致术后生化复发率和远处转移率升高。

然而,后来的研究却得出了不同的结论,Khan MA 等对926名患者进行研究,其中162名患者在前列腺穿刺后60天内施行根治术,764名患者穿刺后大于60天施行手术,作者比较了年龄、病理 Gleason 评分、临床和病理分期及生化复发率等指标。其研究结果表明,穿刺后小于60天施行根治术和其他组之间的术后复发率没有显著差异,穿刺后大于151天施行根治术患者拥有更高的5年和10年无病生存率。研究认为,延期施行前列腺癌根治术手术对于疾病的肿瘤控制没有影响,对于那些 Gleason 评分小于7分和病理分级为 T_{1c} 期的患者,可以在穿刺后等待数月后才施行前列腺癌根治术。

Vickers AJ 等得出类似的结论,他们对3149名施行前列腺癌根治术的患者进行研究,采用间隔时间、临床分期、病理 Gleason 评分、血清 PSA 水平作为预测复发的指标。在术后第3、5、8、10年分别进行多变量回归分析。其结果表明,没有显著的证据表明延期手术影响术后复发。对于等待时间小于6个月(96%的

患者)来说,其 3、5、8、10 年无病生存率的比值比分别为 1.04、1.07、1.08 和 1.02。因此,穿刺后到根治术的时间长短对于术后复发没有显著影响。此后 Blanco-Díez A(2008)研究得出了类似的结论。

如果穿刺后等待根治术的时间长短对于术后复发没有影响,那么就需要确定一个穿刺后最短进行根治术的适宜时间。DANIEL K. LEE 回顾性分析了 169 名穿刺活检确诊为局限性前列腺癌进行前列腺癌根治性切除术患者,采用单变量和多变量的回归分析。169 名患者间隔时间为 14 ~ 378 天,以平均间隔时间(70.5 天)分为两组。术后分别在第 1、3 和 6 个月进行随访。结果表明,两组患者在手术时间、输血率、手术切缘阳性率、保留血管神经束、住院时间、并发症发生率、术后控尿情况等指标都没有显著差异,低于平均间隔时间组在手术失血量高于平均间隔时间组,原因可能是因为未消退的炎症或者是组织难以分离。因为没有患者在穿刺后间隔时间小于 2 周进行根治术,因此这项研究不能确定小于 2 周的最少间隔时间。作者最后得出结论,穿刺和根治术的间隔时间对于患者预后没有直接影响,不能确定前列腺穿刺后根治术的最少间隔时间。建议可以在前列腺穿刺后 2 周进行根治术。

Scott E. Eggener 等改进了研究方法,增大样本量对 2996 名患者进行研究,以间隔时间为 4 周或 6 周将患者分为两组,增加了勃起功能障碍和身体质量指数等评价指标。结果表明,两组在手术出血量、手术时间、手术切缘阳性、术后勃起功能障碍、尿失禁等指标上没有显著差异。该研究同时证实了以前的其他的研究结论,身体质量指数越大,手术出血量越多,手术时间越长,预后越差。

尽管数据表明,穿刺术后延期施行前列腺癌根治术对于疾病的预后和复发没有显著影响,然而,因为根治术后的复发同疾病本身的临床床及病理分级相关,对于那些高级别的前列腺癌患者来说,等待手术时间长短是否会对预后产生影响呢?

Boorjian SA 对 3969 名患者进行研究,其数据表明,对于那些高复发风险的患者((PSA≥20,病理 Gleason 评分≥8 分,cT≥2c),穿刺后到根治术的间隔时间都同术后复发不存在相关性。

Graefen M 研究了 795 名患者数据,定义生化复发为 PSA>0.1ng/ml。研究表明,手术间隔时间和复发之间不存在显著相关性,对于那些高级别的前列腺癌患者来说,延期数月手术对于预后没有显著相关。术后复发同术前 PSA 水平、临床分期和病理 Gleason 相关。

尽管术后短期随访的研究表明,从穿刺后到等待根治术时间的长短对于术后生化复发没有影响,然而长期的随访却得出了不同的结论。

Suardi N 对 601 名施行根治术的前列腺癌患者进行了平均 11.4 年的长期随访,同时在 5、10、15 年和同期的两组分别来自不同的中心的 2963 名和 3178 名患者进行对照研究。结果表明,5、10、15、20 年的无生化复发生存率分别为 84.8%、71.2%、61.1% 和 58.6%。病理分级,手术切缘阳性率,病理 Gleason 评分,病理类型和辅助放疗同生化复发率相关。作者认为,在施行前列腺癌根治术后 15 年内,患者仍然存在生化复发风险。

多伦多大学的 Nam RK 等研究表明,他们通过 10 年术后随访发现,早期手术患者的生存率显著高于晚期手术者,而后者的生化复发率则高于前者。因此,穿刺后的最佳等待手术时间为小于 3 个月,特别是对于那些高风险的患者来说更是如此。

尽管目前缺少确切数据明确穿刺后施行根治术的时机。然而,由于确诊为前列腺癌常导致患者过度焦虑,影响患者生活质量,且有研究表明,延期手术可能影响远期的疾病复发。因此,建议对于前列腺癌患者,特别是高风险的患者,在穿刺明确诊断后 3 个月内施行前列腺癌根治术可能为适宜的选择。

(董培　周芳坚)

十二、前列腺根治术前是否行影像学分期

临床上对于确诊前列腺癌的患者而言,有无盆腔淋巴结转移与患者的预后密切相关,国外曾有报道前列腺癌患者就诊时,约 41% 已发生淋巴结转移,且最小转移灶仅 2mm。过去前列腺癌并盆腔淋巴结转移者通常不考虑手术治疗,一般采取内分泌治疗、放化疗等非手术治疗方案,近年来不断有研究证据显示,前列腺癌根治术+淋巴结清扫(RP+PLND)并结合辅助内分泌治疗能够改善这类患者预后。对于可疑淋巴结转移患者,如能通过准确的术前检查排除转移,则术中可不必行盆腔淋巴结清扫。准确评估盆腔淋巴结转移

情况对于前列腺癌患者预后及治疗方案的选择显得尤为重要。

根据影像学经验及相关报道,常规影像检查如 B 超,CT 对判断淋巴结是否转移有相当的局限性,因其通常依据淋巴结的体积来判断有无淋巴结转移,但体积不大的淋巴结也有可能为转移灶。体积增大者也可能是反应性淋巴结增生。文献报道约 25% 正常大小的淋巴结经手术活检证实为转移(微转移淋巴结)。超声多普勒是一种无创的检查方法,可通过检测淋巴结内的血流来鉴别转移性和非转移性淋巴结,但因检查者的经验及主观性使其可靠性降低。同样,CT 尽管分辨率理想,也仅能通过体积大小鉴别良恶性,增强扫描对转移性淋巴结的发现帮助不大。应用超顺磁性铁氧化颗粒行淋巴结造影 MRI 特异性和敏感性均较高,但患者需要注射造影剂前及注射造影剂后 24~36 小时进行 2 次扫描,检查过程相对繁琐,且不良反应发生率较高。应用 PET-CT 全身扫描能够全面评估肿瘤转移情况,但因其辐射量大,价格高昂从而限制临床广泛应用。

(一) 磁共振技术

MRI 对软组织具有较高的分辨率,且对比度强,常规 T1WI 和 T2WI 仅能够从形态上区别良恶性,但成像上无其他可靠依据鉴别。DWI 采用了磁共振运动敏感成像法,观测人体组织内部的质子微观扩散状况,近年有研究显示其可用于发现正常大小淋巴结内的转移灶。转移性淋巴结内部的肿瘤细胞核大,细胞较拥挤,外间隙小,阻碍 H 质子弥散运动,恶性肿瘤细胞增加且增殖迅速,生物膜结构亦能影响水分子扩散,这些共同导致了淋巴结内部弥散受限,提高了 DWI 诊断的敏感度。转移性淋巴结 DWI 图上一般呈高信号,ADC 伪彩图上呈现低信号,且不匀。而非转移性淋巴结呈现略高信号,而 ADC 伪彩图上呈现略低信号,相对均匀。从而降低了 ADC 值,使弥散图像呈现高信号。由于 DWI 的成像对比度的优势,因此在弥散受限的情况下,小淋巴结也呈现出高信号,能够有效避免微小淋巴结转移灶的漏诊。

国内一项研究报道前列腺癌患者淋巴结的平均 ADC 值要小于良性前列腺增生患者,根据影像学经验,常规影像上直径>1.0cm 的淋巴结多考虑为转移,该研究进一步比较前列腺癌患者与前列腺增生患者短径<1.0cm 的淋巴结 ADC 值,结果发现,前者淋巴结 ADC 值同样小于后者,提示小淋巴结有可能为转移灶。此外该研究还发现,不同形态淋巴结(衡量标准为短/长径之比)其 ADC 值亦有显著差异,可能作为判断淋巴结转移与否的一个标准。国外一项研究对 MRI 显示盆腔淋巴结<1cm(正常大小)的前列腺癌患者行根治术及淋巴结清扫,联合 PSA,Gleason 评分,阳性针数等多因素分析结果显示术前 MRI 作为微小淋巴结转移灶的独立预测因子,能够有效发现正常大小淋巴结内的转移灶(AUC 值:0.954),而通过列线图方法纳入多个 MRI 参数(如有无包膜外侵犯,精囊侵犯)建模进行预测,诊断准确性可能进一步提高。

随着 MRI 技术发展,特别是快速序列及并行采集等技术的发展使得在体部可以运用高的 b 值来进行DWI 检查,并通过多种图像后处理方法,获得类似于正电子断层扫描(PET)图像,对恶性病变的发现和诊断具有巨大的潜力,前列腺癌合并盆腔淋巴结转移时,MRI-DWI 下淋巴结的 ADC 值较非癌病变的盆腔淋巴结的 ADC 值降低,提示 DWI 可用于发现及评估前列腺癌淋巴结转移,辅助临床分期及治疗决策,尤其对于发现正常大小淋巴结内的转移灶有重要意义。

(二) PET/CT 在前列腺癌诊断、临床分期与再分期/远处转移的临床应用价值

1. PET/CT 与前列腺癌的早期诊断　PET/CT 在前列腺癌的早期诊断中的作用不断被人们所认识。目前 PET/CT 显像的主要显像剂是[18]F-FDG,由于其在前列腺癌组织的低摄取,其在前列腺癌早期诊断中的应用价值有限,但对于 Gleason 评分≥7 的中、高危患者,敏感度和阳性预测价值分别可达到 80% 和87%。虽然随着胆碱等显像剂为前列腺癌的 PET 检查提供了新的选择,但在初诊原发前列腺癌中的作用却仍存有争议。目前主要是在前列腺癌术后复发及骨转移中广泛的应用。

2. PET/CT 与前列腺癌临床分期的评估　PET/CT 对初诊前列腺癌原发灶准确率报道差别较大,敏感度在 33%~65%,与 MRI 相比并无明显优势,在初诊前列腺癌临床分期的影像评估上并未推荐应用。但 PET/CT 在发现潜在转移灶方面有一定优势,故在高 PSA 水平、Gleason 评分>7 分等患者的初诊评估中仍有一定的应用价值。

3. PET/CT 与前列腺癌术前淋巴结分期的评估　淋巴结转移情况是前列腺癌分期或治疗后再分期的重要评估指标之一。目前前列腺癌淋巴结分期常用的检查手段包括 CT 和 MRI。但这些检查手段对于

淋巴结直径在 5mm 以下的肿转移灶检出率低,而 5mm 以下淋巴结转移灶在约 27% 的前列腺癌患者术后可检出。不同显像剂的 PECT 报道前列腺癌淋巴结分期诊断率差别较大(表 15-4)。Vag 等报道,扩散加权成像和 ^{11}C-胆碱 PET/CT 定量成像对前列腺癌术前淋巴结分期均有类似的中等程度的诊断价值,但目前两者尚不能常规用于临床。总之,这些检查手段在检测前列腺癌转移灶,指导手术及放射治疗的价值有限,需要更好的检测手段来定位转移灶,其中近期 PET/MRI 的应用为前列腺癌的"精准诊断"提供了一个新的方向。

表 15-4 不同显像剂的 PET/CT 检测前列腺癌淋巴结分期诊断率

示踪剂	敏感度(%)	特异度(%)
^{18}F-FDG	47 ~ 75	100
^{18}F-choline	33 ~ 78	88 ~ 92
^{11}C-choline	19 ~ 78	82 ~ 90
^{11}C-acetate	38 ~ 90	67 ~ 96
^{68}Ga-PSMA	66 ~ 91	67 ~ 99

4. **PET/CT 与前列腺癌骨转移** 目前前列腺癌骨转移诊断的"金标准"仍是骨扫描。但由于骨扫描敏感度高而相特异度相对偏低,在临床上经常会碰到诊断骨转移的模棱两可的时候,往往需要结合 PET/CT 或 MRI 检查进一步评估。但 PET/CT 同样存在高敏感度而相对低特异度的问题。近几年全身 MRI 检查逐渐应用于前列腺癌分期评估,因其对前列腺癌骨转移的诊断特异性高,有逐渐代替其他骨扫描检查方法的趋势。

前列腺根治术前行影像学分期是必要的,超声和 CT 在术前的评估上有局限性。MRI 技术提高了诊断的准确性和术前的临床分期,尤其是全身 MRI 检查在前列腺癌分期的评估上有特殊的作用。PET-CT 为前列腺癌术前评估的一种可选择的方法,PET/MRI 可能是未来前列腺癌术前精准诊断和分期的最有前途的方法。

(肖克峰)

十三、前列腺癌盆腔淋巴结清扫

虽然目前各大指南对于中高危前列腺癌均推荐行扩大淋巴结清扫。但淋巴结清扫的范围、方式、目的、效果等仍有诸多争议。

(一)盆腔淋巴结清扫范围的界定

目前对于盆腔淋巴结清扫范围的界定基本上分为以下几种:①有限淋巴结清扫,主要清扫闭孔窝淋巴结;②标准淋巴结清扫,清扫范围包括髂内、髂外、闭孔淋巴结;③扩大淋巴结清,清扫范围包括髂内、闭孔淋巴结和输尿管跨越髂动脉以下的动脉周围淋巴结;④超扩大淋巴结清扫 1,清扫范围包括髂内、闭孔淋巴结和输尿管跨越髂动脉以下的动脉周围淋巴结,部分还要求包括骶前淋巴结;⑤超扩大淋巴结清扫 2,清扫范围包括髂内、闭孔淋巴结和腹主动脉分叉以下动脉周围淋巴结,部分还要求包括骶前淋巴结。如此多的定义让人无所适从。另外也有部分文献认为上述标准淋巴结清扫范围在前列腺癌中即为扩大淋巴结清扫范围,因为输尿管跨越髂血管的部位基本就在双侧髂总动脉分叉处附近,上下移动距离基本不超过 1cm。而标准淋巴结清扫的定义在文献中也较少出现。骶前淋巴结是否清扫也有颇多争议。理论上前列腺淋巴引流范围确实包括骶前淋巴结,但从临床报道结果观察,骶前淋巴结改变临床分期的效率不高,价值尚待进一步明确。髂总动脉周围淋巴结清扫的临床价值也受到质疑。文献报道髂总淋巴结发生转移,腹膜后淋巴结(包括腔静脉和腹主动脉周围淋巴结)也同时出现转移,而腹膜后淋巴结非区域淋巴结,其阳性须定义为远处转移。对于出现远处转移患者,淋巴结清扫的价值尚待进一步明确。

就目前临床操作实际而言,对盆腔淋巴结清扫范围的界定是当务之急。淋巴结清扫范围究竟是仅包括髂内、髂外、闭孔淋巴结还是包括输尿管跨越髂动脉以下的周围淋巴结,国内外特别是国内须达成共识。

同时也须对盆腔淋巴结清扫的名称进行明确。欧洲泌尿外科指南对淋巴结清扫范围的界定为仅包括髂内、髂外、闭孔淋巴结。近期美国文献报道,5 万例前列腺癌根治术,70% 接受淋巴结清扫,仅 26.6% 接受扩大淋巴结清扫,淋巴结转移仅 4.5%。可见扩大淋巴结清扫仍不是临床主要采用的淋巴结清扫方式。而系统述评建议行包括髂总动脉周围淋巴结在内的超扩大淋巴结清扫术。而前文已述,髂总淋巴结发生转移,腹膜后淋巴结(包括腔静脉和腹主动脉周围淋巴结)也同时出现转移,其价值尚待进一步研究。

(二) 盆腔淋巴结清扫方式的探讨

盆腔淋巴结清扫范围对淋巴结清扫方式有明确的影响。如行扩大淋巴结清扫,则必须行经腹腔路径。如行有限淋巴结清扫,经腹膜外路径即可。行标准淋巴结清扫,经腹膜外路径较为困难,特别是腹腔镜腹膜外路径。国内少部分单位采用机器人腹腔镜手术,对于低危患者行腹膜外路径,不行淋巴结清扫;对于中高危患者采用经腹腔路径,行扩大淋巴结清扫。但国内临床实践主流,大部分中、高危前列腺癌均采用腹腔镜腹膜外路径,行标准和扩大淋巴结清扫较为困难,容易出现气腹、输尿管损伤等并发症。

(三) 扩大淋巴结清扫在前列腺癌根治术中的价值

淋巴结清扫术的分期价值,在各大指南和文献中已经得到确认。明确分期后,以手术为主的综合治疗在中高危前列腺癌的治疗中起到重要作用。但与膀胱癌不同,淋巴结清扫术的治疗价值则尚未明确。目前文献报道结果矛盾较多。有文献报道,对于淋巴结阳性患者,切除淋巴结数目越多,患者预后越好。而多因素分析结果,则提示阳性淋巴结数目与患者预后相关,而与切除淋巴结数目无关。而大规模 SEER 数据库统计则显示,接受前列腺癌根治术患者的生化复发/转移/肿瘤特异性死亡与以下因素相关:阳性淋巴结数目>2 个,病理分期 T_4 期,Gleason 评分 8 分以上,切缘阳性等因素相关,而与淋巴结切除数目无关。因此淋巴结清扫的治疗价值尚需进一步明确。近期系统述评表明,扩大淋巴结清扫无治疗价值,仅有分期价值,且扩大淋巴结清扫的并发症高于对照。但由于随机对照研究数目少,样本例数少,对肿瘤预后的评价方式的差异,尚需进一步大样本多中心随机对照研究的结果来指导临床实践。

但近期术中淋巴结快速冷冻病理相关研究侧面证实淋巴结清扫的治疗价值。该研究在淋巴结清扫过程中,依据术中淋巴结快速冷冻病理结果,将术中淋巴结阳性患者分为两组,一组为淋巴结阳性,放弃行前列腺癌根治术患者;另一组为淋巴结阳性,继续行根治术患者。研究显示行前列腺癌根治术患者预后优于未行根治术患者。

对于中危前列腺癌,淋巴结清扫效果作用不明。文献报道,对于 Gleason 评分 ≤6 分,cT≤2b,PSA 在 10~20ng/ml 的中危前列腺癌,867 例接受淋巴结清扫患者,淋巴结转移仅 3.3%,平均清扫 11 个淋巴结,而另外 516 例患者未行淋巴结清扫,两者无生化复发生存、无转移生存、肿瘤特异性死亡无差别。

对于低危前列腺癌,行扩大淋巴结清扫的价值,NCCN 指南和 EAU 指南均认为无价值。但对于低危前列腺癌的定义。两种指南尚有差别。NCCN 定义为淋巴结转移概率<2%,而 EAU 指南定义为<5%,而 2015 版以前的 EAU 指南则定义为<7%。而不同指南采用的预测模型准确性各不相同,顾对低危前列腺癌淋巴结清扫尚需依据患者个人情况进行进一步细分。

对于目前比较时髦的高危或极高危前列腺癌行局部手术治疗,是否行扩大淋巴结清扫,笔者尚有不同看法。依据目前指南,此类患者是否接受前列腺癌根治术(实为局部治疗)尚无推荐,文献报道多依据专家个人经验。特别是对于寡转移患者,前列腺癌根治术(实为局部治疗)目的已经不是彻底切除肿瘤,而是减瘤并改善局部症状,提高生活质量,淋巴结清扫的意义何在? 当然对于上述情况,目前研究尚未给出确切意见,顾也是研究的热点之一。

(李伟　蔡伟忠　邢金春)

十四、减瘤手术在转移性前列腺癌中的治疗价值

我国初诊的前列腺癌患者的分期与欧美国家有很大的差异。以美国为例,其初诊的前列腺癌患者中,临床局限性病例占比 90% 以上,而我国的多中心研究资料显示初诊时近 50% 的患者已处于中晚期。分期构成的差异导致了我国前列腺癌患者的总体预后要远差于欧美国家的患者。对于转移性前列腺癌,根据目前主流的诊治指南,减瘤手术无任何价值。但是,转移性乳腺癌、卵巢癌、大肠癌患者中却有部分能够获

益于原发灶的手术切除或转移灶的肿瘤减灭,获得生存延长。近年来,国内外有多位学者开始研究转移性前列腺癌的减瘤手术的安全性和有效性,取得了一系列的进展。

经尿道前列腺电切术(transurethral resection of prostate,TURP)治疗转移性前列腺癌,是前列腺癌减瘤的治疗手段之一。复旦大学附属肿瘤医院报道的一项包括146例转移性激素敏感性前列腺癌的研究发现,39例接受TURP联合内分泌治疗的患者与仅接受内分泌治疗的107例患者对比,联合治疗组延缓了患者发展到去势抵抗性前列腺癌(castration-resistant prostate cancer,CRPC)的时间,并取得了更高的疾病特异性生存率和总体生存率。造成上述结果的生物学机制可能为:首先,转移性前列腺癌的原发病灶中存在具有持续转移潜能的肿瘤组织,TURP手术切除了部分这种组织,减少了后续转移的发生概率;其次,前列腺癌原发病灶可以分泌产生促进肿瘤发展的生长因子和免疫抑制细胞因子,上述因子进入血液循环后,可以促进转移灶的生长和再转移,原发灶减瘤后,减少了相关因子的释放,从而抑制了转移灶的生长。

根治性前列腺切除术(radical prostatectomy,RP)应用于转移性前列腺癌原发病灶的治疗也有一些回顾性的研究报道。一项利用美国SEER数据库的回顾性研究发现对于转移性前列腺癌(M1),根治性前列腺切除术组的5年总生存率(67.4%)比原发灶未治疗组和原发灶放疗组更高,差异具有统计学意义。另外一项来自德国慕尼黑癌症登记中心数据库的研究入组了1538例M1期的前列腺癌患者,研究者将其分为两组,其中一组为74例接受了根治性前列腺切除术的患者,另外一组为接受了放射治疗、内分泌治疗、其他治疗的患者,分别为389例、635例、440例。当评价两组的生存受益时,接受RP治疗的患者显示出55%的5年总生存率,而未接受RP治疗的患者则为21%。以上回顾性研究均表明,RP作为减瘤手段可以为转移性前列腺癌在不同阶段带来短期和长期的生存受益。但由于回顾性研究的限制,上述研究并不能提供高水平的循证医学证据,而且研究存在各种偏倚,包括影响患者生存的其他变量,包括全身治疗措施、患者健康状况等。

20世纪90年代中期,Hellman与Weichselbaum共同提出了"寡转移"的概念,寡转移状态是一段肿瘤生物侵袭性温和的时期,是存在于局限性疾病与广泛性转移之间的过渡阶段,转移瘤数目有限并且转移器官具有特异性,但尚不具备全身播散的倾向。Hellman等将寡转移前列腺癌的转移病灶数量定义为≤5个部位。最近有一些研究发现原发灶的完整切除或原发灶的根治性放射治疗,在寡转移性前列腺癌中存在延长患者生存期的作用,而且部分寡转移前列腺癌患者,在原发病灶接受根治性治疗后联合了全身系统性治疗,获得了非常好的疗效,5年生存率和原发病灶分期相同的非转移性前列腺癌患者接近。上述这些研究的初步结论,已经在欧洲泌尿外科年会和美国泌尿外科年会上有报道,我们期待看到这些研究在不久后正式发表。

转移性前列腺癌在进行减瘤手术时也应将手术的安全性考虑进去。随着手术技巧的不断改良和完善,TURP对于在改善转移性前列腺癌患者局部症状的同时,由其带来的并发症(尿失禁、出血等)发生率的降低已不再是开展此类减瘤性手术的限制因素。近年来,随着对前列腺及毗邻器官解剖的认识不断深入,临床局限型高危前列腺癌患者进行根治性前列腺癌切除术的围术期并发症及远期并发症发生率已大大降低。因此,对于转移性前列腺癌的原发灶行根治性前列腺切除术,在手术经验丰富的治疗中心也已经完全可行。

近2年来,复旦大学附属肿瘤医院开展了"一项开放、随机、对照的前列腺根治术或根治性放疗联合内分泌治疗对比单用内分泌治疗对寡转移性前列腺癌长期疗效的前瞻性Ⅱ期临床试验"。该研究已经对60余例寡转移性前列腺患者完成了根治性前列腺切除术,研究者对手术相关并发症发生率和严重程度进行了系统总结,结果发现根据Clavien-Dindo手术并发症分级标准,寡转移组Ⅰ度并发症发生率为12.0%,Ⅱ度为8.0%,Ⅲ~Ⅳ度为4.0%,而同时期临床局限型前列腺癌患者的手术相关并发症发生率分别为:Ⅰ度11.3%,Ⅱ度7.6%,Ⅲ~Ⅳ度为3.2%。将两组中Ⅰ、Ⅱ度并发症归为轻度并发症,Ⅲ、Ⅳ度归为严重并发症,分别进行比较,寡转移组轻度并发症(4.0%)与重度并发症(20.0%)分别高于非寡转移组的轻度并发症(3.2%)与重度并发症(18.9%),但无统计学意义上的差异。因此,研究者认为对寡转移性前列腺癌患者实施原发病灶的根治性切除术,其并发症发生率在可控范围内。

综上所述,减瘤手术的可能可以为转移性前列腺癌患者带来生存受益,而且其并发症基本可控。由于目前的相关报道均来自于回顾性研究,仍需大样本的前瞻性研究来进一步确认相关结果。特别需要强调的是,目前对转移性前列腺癌(包括寡转移)患者实施原发灶的根治性前列腺切除术,需要按照临床试验的流程进行,需要制定严格的入组和排除标准,不可推广至所有患者。

(戴波　叶定伟)

十五、前列腺癌术前预后分级与手术方式及术后辅助治疗的选择

目前前列腺癌的治疗选择大多建立在其生物学特性、患者年龄和身体一般情况等的基础上。由于前列腺癌自然病程相对较长,诊疗过程患者的主观选择也影响着疾病的预后。那么对前列腺癌组织相关预后因子的研究可以进一步了解前列腺癌恶性发展的分子病理学过程,提高预测其临床病程的能力,有助于临床做出治疗决策。

预后因子可能是疾病相关、患者相关或独立的变量。目前应用最多的前列腺癌显著的独立肿瘤相关性预后因子包括 Gleason 分级系统、TNM 分期、PSA 等。且患者个体的因素,如年龄、种族、一般情况和伴发疾病也影响疾病的预后。在欧美国家,人们通过对大样本人群的研究,综合各种预后因子,形成了各种预后判断模式,其中基于上述预后因子的列线图是一种最常用的模式。

(一) 前列腺癌预后相关因素

1. TNM 分期系统　TNM 分期系统是前列腺癌最常见的临床和病理分期系统,它可确定肿瘤的解剖学范围。术前通过 DRE。CT。MRI。骨扫描,根治性术后病理学上确定前列腺外侵犯的范围、阳性手术切缘和淋巴结情况,两者结合将会显著地提高分期精确度和临床结果的预测能力。目前使用较多的是 2002 年 AJCC 的 TNM 分期系统。TNM 分期应与系统性活检所预测的术前肿瘤体积和以体积为基础的预后指数相结合来综合评价患者的预后,同时还须考虑肿瘤体积与前列腺外扩散侵及精囊及淋巴结转移之间的关系。研究显示前列腺癌越早期预后越好,反之亦然。但临床分期实践中不易准确,使它的预后价值受到一定限制。

2. Gleason 分级系统　Gleason 分级是目前应用最广泛的组织学评价前列腺腺癌的分级系统,是决定前列腺癌患者治疗和预后最强有力的病理因素。在 ISUP 2005 Gleason 分级系统的基础上,2014 年的 ISUP 专家共识会议对前列腺癌 Gleason 分级系统进行了进一步的修订。2014 分级系统不仅更为详细和明确的界定了前列腺癌 Gleason 各级别的形态学标准,同时还提出了一套以预后区别为基础的 2014 新的分组,称为前列腺癌分级分组(grading groups)系统。主要区别在于经研究 Gleason 评分 =3+4 分和 4+3 分的患者具有不同的生物学特性,Gleason 评分 =4+3 分患者包膜外侵犯($P=0.01$)和精囊侵犯($P<0.001$)的风险较 Gleason 评分 =3+4 分高。Gleason 评分 =4+3 分与 Gleason 评分 =4+4 分患者有相似的临床预后。新的分组分级系统将 Gleason 评分与五星分级系统(GGG 系统)进行了整合。原来的 Gleason 6 为 GGG1,Gleason 3+4分与 Gleason 4+3 分区分为 GGG2 和 GGG3,Gleason 8 分与 Gleason 9 和 10 分区分为 GGG4 和 GGG5。来自纽约大学的 Loeb 等纳入了 5880 例 PCa 患者,其中有 4325 例接受前列腺癌根治术(RP),1555 例患者进行了放射治疗,中位随访时间为 4.6 年,评估了新的 GGG 评分系统在 RP 术后及放射治疗的 PCa 患者中的作用。结果表明新的 GGG 评分系统能够独立预测 PCa 手术和放疗后复发的风险,手术治疗的患者中,术前穿刺活检 GGG 评分 1~5 所对应的患者 4 年无生化复发生存率分别为89%、82%、74%、77%和49%。放射治疗患者中,穿刺活检 GGG 评分 1~5 对应的患者 4 年无生化复发生存率分别为95%、91%、85%、78%和70%。总的来说,新的 GGG 评分系统不仅可以预测 RP 术后和放疗后生化复发的风险,而且更加简洁明了,可以更好地指导 PCa 的治疗,同时更容易被患者理解。

3. 前列腺特异性抗原(PSA)及其衍生物　前列腺特异性抗原(PSA)作为前列腺癌(PCa)应用最广泛的诊断标志物,血清 PSA 增高较明显提示肿瘤体积较大,肿瘤侵犯前列腺被膜、精囊或有盆腔淋巴结扩散。PSA 与前列腺癌根治术后生化复发存在显著相关性,血清 PSA 值与 Gleason 分级有相关性,Gleason≥7 分比 Gleason<7 分的前列腺癌血清 PSA 高得多,且前列腺癌根治术后血清 PSA 水平有助于判断术后切缘阳性率。在提高早期诊断率、减少死亡率的同时,也暴露出低特异性、低敏感性的缺点。在总前列腺特异性抗原(tPSA)处于正常范围(<4.0ng/ml),前列腺癌穿刺阳性率为 15.2%;其次特异性偏低,在血清 tPSA 处于 4~10ng/ml 的人群中,78%的人群 PSA 水平因良性前列腺增生、炎症、按摩等原因而升高,却接受了不必要的前列腺穿刺活检,其中再次或多次行穿刺的阴性率高达 90%。并且预测肿瘤病理分级的精确度不足,据报道,tPSA 在<10ng/ml 时,难以鉴别有临床意义的 PCa(病理 GS 评分>7 分)和惰性肿瘤(局限性、低

风险、分化好)。前 2 肽前列腺特异性抗原([-2]proPSA/p2PSA)是 PSA 前体的一种同源异构体,具有不被水解的稳定性、肿瘤特异性、组织区域特异性的特点,[-2]proPSA 百分比值(% p2PSA)和前列腺健康指数(PHI)是[-2]proPSA 的两个衍生物。目前越来越多的研究表明,与传统的 PSA 等相比,[-2]proPSA 及% p2PSA、PHI 能显著提高 PCa 的诊断特异性,减少不必要的前列腺穿刺活检,并且在肿瘤恶性度预测及低风险、局限性的 PCa 患者的主动监测中均显示出良好的应用价值。但目前的研究也存在一些不足,尚需做进一步的探讨,为[-2]proPSA 及% p2PSA、PHI 作为前列腺癌的诊断标志物提供更多的依据。

4. 年龄和预期寿命 虽然通常年龄是前列腺癌的已知的预后因子,但是其在预测局限性前列腺癌的作用存在争议,特别是对于年龄较大的患者。此时,预期寿命是一个比较理想的指标。不管是早期前列腺癌或晚期前列腺癌,与年龄相关的老年人全身系统其他并发症对于前列腺癌的预后具有显著的影响。

5. 基因组 最近研究显示新的 Gleason 5 级预后分级系统每一组都与前列腺癌的生化复发的不同风险率相关联,在 426 例临床局限性前列腺癌行根治性切除术患者的全外显子及全基因组的测序数据研究中,大量的基因组数据观察结果支持预后分级越高基因组改变越多。

6. 其他因素 随着分子生物学的发展,越来越多的肿瘤标志物被证明与前列腺癌预后有关,例如长链非编码 RNA(PCA3)、肺腺癌转移相关性转录子-1(MALAT1)、跨膜丝氨酸蛋白酶与 ERG 融合基因(TM-PRSS2:ERG)和 miRNAs 等,但是这些肿瘤标志物目前多数处于研究阶段。

现在临床上仍将血清 PSA 水平、新的 Gleason 分级系统和临床 TNM 分期作为前列腺癌经典的预后因子,根据这三者 2017 年版欧洲泌尿外科学会(EAU)指南修订了旧版前列腺癌预后风险分级,依旧分为低度危险、中度危险、高度危险 3 个等级,用于判断预后和指导治疗(表 15-5)。

表 15-5 2017 年版欧洲泌尿外科学会(EAU)指南前列腺癌风险分级

风险	PSA(ng/ml)	Gleason 评分(分级)	病理分级
低度(满足所有)	<10	GS<7(ISUP grade 1)	$cT_{1～2a}$
中度(除外低级,满足其中一项)	10～20	GS<(ISUP grade 2/3)	cT_{2b}
高度(满足任一项)	>20	GS>7(ISUP grade 4/5)	$≥cT_{2c}$

(二)治疗选择

1. 低中危前列腺癌 PSA 筛查的扩散导致前列腺癌的诊断与治疗急剧增加,但很多人并未从后续干预中受益,因为前列腺癌诊断时可能是静止,也可能是扩散的。很多前列腺癌进展很慢,被诊断为前列腺癌的 15% ～20% 患者中,只有大约 3% 的患者危及生命。Hayes 等评估了观察法(等待观察和主动监测)与干预治疗(近距离照射治疗、放射治疗或根治性切除术)对最初诊断为局限低危前列腺癌患者(年龄 65～75 岁)的成本与效益分析,结果发现观察法比干预治疗效果更好和成本更低。尽管观察法效果较好,但不适于中危前列腺癌患者。Musunuru 等分析了主动监测的 237 例中危和 708 例低危前列腺癌患者,结果表明低危前列腺癌患者 10 年和 15 年生存率分别为 83.6% 和 68.8%,而中危前列腺癌患者则分别为 68.4% 和 50.3%,提示中危前列腺癌患者慎用主动监测。Carter 等在 Gleason 评分 ≤6 且术前 PSA<10ng/ml、临床 T≤2a 的患者中,随访 10～15 年,发现无论治疗与否,癌特异性死亡均<3%。但目前仍无明确证据显示等待观察或主动监测对临床局限性前列腺癌患者是安全的选择。

对于临床局限性前列腺癌的干预治疗,指南推荐可选择前列腺癌根治手术或根治性放疗两种非非手术治疗方案。但遗憾的是,截至目前,仍没有发表的临床随机对照试验来比较两者对治疗临床局限性前列腺癌的疗效差异,临床上更多取决于患者自身的选择。加拿大多伦多大学的研究人员利用现有的资料进行了一项系统评价和荟萃分析,首次报道了对于临床局限性前列腺癌,前列腺癌根治术与根治性放疗相比患者总死亡率和前列腺癌特异死亡率更低,生存预后更好。

与主动监测相比,手术和放疗都会降低疾病进展的发生率,表明这两种治疗的有效性,但这种有效性并未转化为最有意义的结果——疾病特异死亡率与全因死亡率。在平均随访 10 年时,不管怎样治疗,前列腺癌特异性死亡率都较低,因此还需随访更长时间。目前基于 PSA 的前列腺癌诊断可能存在一定程度的过度治疗,尚需更好的指标来判断哪些患者能从手术或放疗中受益。

2. 高危前列腺癌　高危前列腺癌的定义至今未统一,目前最常用是 D'amico 等提出的:PSA≥20ng/ml 或 GS(Gleason score)≥8 或临床分期≥T_{2c}是高危患者。表 15-6 为不同的高危前列腺癌的定义标准。

表 15-6　高危前列腺癌定义的使用情况

使用情况	定　义
D'amico 等	PSA≥20ng/ml 或 GS≥8 或临床分期≥T_{2c}
Thompson	PSA≥20ng/ml 或 GS≥8 或临床分期≥T_{2c}
Rrbt	PSA≥20ng/ml 或 GS≥8 或临床分期≥T_{3a}或者 2)以下任含两项:$T_{2b/c}$,GS=7,PSA 10~20ng/ml
Heiden reich	PSA≥20ng/ml 或 GS≥8 或临床分期≥T_{3a}
Rosenthal	PSA 20~100ng/ml,活检 GS≥7,任何临床分期。或者 PSA<100ng/ml 且 GS≥8,或临床分期≥T_2

前列腺根治术是治愈局限性前列腺癌的最有效方法,但一般不作为 T_3/T_4 期前列腺癌治疗的首选推荐。但是随着技术手段进步,有些研究显示经过筛选,一些病例接受了根治手术,进行积极的外科手术切除原发肿瘤是有利的。极高危患者[T_{3b}~T_4N_0 和(或)N_1]如果不经治疗有着极高的疾病进展和肿瘤相关死亡的风险。最佳的治疗方式往往需要多种治疗手段共用,但组合方式、时机和剂量(强度)等仍在激烈讨论中,现在仍无统一结论。有研究显示极高危组 7 年时总生存率和肿瘤特异性生存率分别为 76.69% 和 90.2%,局限性前列腺癌为 88.4% 和 99.3%,说明根治手术对即使有淋巴结转移的患者,仍是可以采取并且能有良好预后的治疗手段。因此对于 T_3/T_4 期前列腺癌患者,外科手术行肿瘤细胞减灭有利于全身治疗,并能提高机体对其他治疗措施的耐受性,因此是有利的。当然,有肿瘤转移而接受根治性切除手术的患者一般需要有较好的手术耐受性、转移灶也是越少越好、前列腺特异性抗原水平应低于 100ng/ml、肿瘤的体积不大可行手术切除。并且有研究显示接受了前列腺癌根治术、联合放疗+激素治疗的患者生存率最高。放射治疗、内分泌治疗和化疗都可以作为前列腺癌术后的辅助治疗。辅助放疗可以提高 5 年无生化进展生存(BRFS),并且无转移生存率和总体生存率都显著增高,那么是立即辅助还是应该复发后补救放疗,TRABUL-SI 等的对照研究中,从放射治疗(RT)完成后算起,5 年 BRFS 在早期辅助组为 73%,而在补救组为 50%;最近的一项高剂量放疗对照研究中,这一结果分别为 85% 和 65%。这些结果表明术后及时辅助 RT 可以获得比补救 RT 好的肿瘤控制结果。对于辅助内分泌治疗,一项纳入 309 人($pT_{3~4}$ pN_0)的随机试验中,使用氟他胺辅助治疗组的无疾病进展生存(PFS)显著提高,但是总体生存率并未发现显著改善。另外一项分析 191 例有精囊侵犯而接受辅助激素治疗(HT)的研究中,中位随访 10 年后,这些患者的 BRFS 和癌症特异性生存率与未接受 ADT 治疗的患者相比有了显著的提高,但两组的整体生存率并无显著差异。这表明辅助 ADT 治疗对高危患者术后肿瘤控制有益,但并不能显著提高整体生存率,因此临床医师在考虑术后辅助内分泌治疗利益的同时,必须要衡量其潜在的不良反应等不良影响。

在根治手术方式选择上,有一项研究比较了高危患者接受开放式根治性前列腺切除术(ORRP)、机器人辅助腹腔镜前列腺切除术(RALP)和腹腔镜下前列腺癌根治术(LRP)治疗后切缘阳性(PSM)的差异,三者之间无显著差异。最近另一项研究发现:ORRP/RALP 在术后并发症、阳性外科切缘及其他治疗上并无区别;但是,RALP 有着更少的输血率和住院时间。在淋巴节清扫方面,SILBERSTEIN 等研究显示 ORRP/RALP/LRP 3 种方法切除淋巴结量及术后病理结果并无显著差异。上述研究表明微创外科在执行 RP 时和开放手术一样安全、有效,并且具有开放手术无法比拟的侵犯损伤小、输血少、住院时间短等优点。

(王雪刚　吴卫真　邢金春)

十六、解剖性全重建在前列腺癌根治术后早期尿控中的应用

术后尿控是前列腺癌根治术后康复的关键。虽然有 74%~91% 以上的根治术后患者在术后 12 个月

可获得满意尿控,但术后早期特别是术后 3~6 个月内的尿控率为 40%~90%。如何提高前列腺癌根治术后早期尿控率是目前泌尿肿瘤医生研究的焦点和热点之一。目前已经有保留膀胱颈、膀胱颈折叠、保留耻骨前列腺韧带或重建耻骨前列腺韧带、前方悬吊、后方重建等方法在国外小规模应用,取得较好效果。但是否需要行重建在国内仍未有共识。

(一) 解剖性全重建的含义

目前有多种改善前列腺癌根治术后尿控的重建方式,包括前方重建、后方重建、全重建、解剖性全重建。前方重建包括保留耻骨前列腺韧带或重建耻骨前列腺韧带、背深静脉丛(DVC)悬吊或膀胱颈部悬吊等重建前方支持结构的方法。后方重建包括恢复狄氏筋膜连续性及其相关多种改良方法。全重建(total reconstruction)概念最早由 Tewari 提出,此方法联合了前方重建和后方重建等方法,同时也应用了诸如保留部分盆内筋膜、保留耻骨前列腺韧带、前方悬吊、弓形腱重建的方法。Hoshi 提出全盆底重建的概念,内容与全重建基本类似,只是表述方法上有所不同。解剖性重建(total anatomical reconstruction)由 Porpiglia 最先提出,内容与全重建类似,但添加了膀胱颈保留、前方多层重建等方法。解剖性全重建的内容不单包括重建,还应包括正常解剖结果的保留,比如耻骨前列腺韧带保留、功能尿道保留、神经血管束(NVB)保留等方面。可见解剖性全重建是一个包含保留和重建的"杂合体"。包括了目前已知的改善术后尿控的多种手术方式改良。

(二) 各种方法概述

1. 保留耻骨前列腺韧带 尿道前方支持结构包括是位于耻骨联合和前列腺膀胱之间的结缔组织。包括浅表的耻骨前列腺韧带、深部的耻骨尿道韧带和位于两者之间的背深静脉丛及其相关结缔组织。在部分患者,耻骨前列腺韧带延伸到膀胱前列腺交界处,形成"detrusor apron"结构。保留耻骨前列腺韧带方法最先由 Jarow 提出。Deliveliotis、Stolzenburg 和 Tewari 等在临床小规模应用,均认为可以改善术后早期尿控作用,联合后方重建效果更佳。方法上可分为保留耻骨前列腺韧带的背深静脉缝扎方法和不缝扎背深静脉丛的方法。如行 DVC 缝扎,则需行前方重建。我科均采用缝扎 DVC,行前方重建方法。

2. 保留膀胱颈 在膀胱与前列腺交界处将膀胱壁和前列腺基底部分离开来,可采用锐性和钝性相结合的方法。正确辨认膀胱前列腺交界处是关键,可采用牵拉气囊导尿管或尿道探子等方法。手术入路由前方、侧方、前侧方入路。在暴露尿道之前暴露精囊是本步骤的关键。分离过程中注意勿进入前列腺实质或膀胱壁肌层内。此步骤受前列腺本身情况及操作者熟练程度影响甚大。对于前列腺明显增大、中叶明显突入膀胱者或既往有前列腺电切术病史者较难完成,故以上可以考虑为保留膀胱颈部操作的相对禁忌证。根据我科经验,采用侧入路,优先暴露同侧精囊是手术保留膀胱颈成功的关键。该技术在 20 世纪 90 年代即被应用于开放耻骨后前列腺癌根治术中并证实对术后尿控有促进作用。Nyarangi 报道行机器人手术,完全保留膀胱颈患者术后 3 个月尿控率可达约 85%。近期荟萃分析提示应用保留膀胱颈技术可明显改善术后 3~6 个月的尿控,而术后 24 个月尿控则无差异。多篇文献报道发生在保留膀胱颈部局部切缘阳性率为 2%~6%,而对照组阳性率为 2%~4%。保留膀胱颈并不增加切缘阳性率。国人前列腺癌多为中高危患者,术后尚需行多学科辅助治疗。早期恢复尿控是行辅助多学科治疗的前提条件。而保留膀胱颈技术可以明显改善术后早期尿控情况。

3. 保留功能尿道 功能尿道长度在尿控中起着重要作用。采用分层逐层分离方法,将横纹括约肌、平滑括约肌、尿道黏膜分层剥离、离断,可以较好保留功能尿道长度。术前影像学确定功能尿道长度和前列腺尖部形态,对于术中保留功能尿道长度有重要作用。Van Randenborgh 早在 2004 年就报道保留部分膜性尿道可明显改善术后早期尿控功能。Tewari 提出膜性尿道长度在术后尿控中起到重要作用。Schlomm 应用分层分离方法,逐层暴露横纹括约肌和平滑括约肌,并保留全长功能尿道,拔除导尿管 1 周后完全尿控率为 50.1%,社会性尿控率达 76.2%,已经接近全重建术后尿控率。但保留尿道理论上也可能导致切缘阳性。但 Borin 报道,采用保留尿道技术,在不改变术后尿控的情况下,可明显降低前列腺尖部的切缘阳性率(13% vs 5.5%)。可见保留功能尿道方法在改善术后尿控,降低前列腺尖部的切缘阳性方面均有作用。但作者并未分析保留尿道技术降低前列腺尖部的切缘阳性的原因,考虑可能与仔细分离暴露了充分长度的功能尿道有关。

4. 保留神经血管束(NVB) 目前常用的 3 种入路分别为筋膜外、筋膜间、筋膜内切除三种入路。文献报道采用逆行法切除保留 NVB 的效果优于顺行发切除。对于 $_cT_{2b}$ 以内病变,保留对侧 NVB 可行。对于 $_cT_{2c}$ 以上病变,完整保留 NVB 较为困难。Steineck 的荟萃分析显示:以双侧筋膜内切除(最大程度保留双侧血管神经束)术后尿控为参考基线,双侧未保留血管神经束术后尿失禁的危险程度为 2.8,一侧保留部分血管神经束的危险程度为 2.0,双侧筋膜间切除(双侧保留部分血管神经束)的危险程度为 1.6,一侧筋膜间切除、另侧筋膜内切除(一侧完全保留、一侧部分保留)的危险程度为 1.03。可见 NVB 在术后尿控中仍起重要作用。Reeves 的荟萃分析则强调保留血管神经束对前列腺癌术后的早期尿控有着重要作用。Michl 则通过 12 000 例患者的超大样本研究,发现术后 12 个月时,保留神经与否对尿控无显著差异,但也从侧面验证了 Reeves 的观点,保留勃起神经对术后早期尿控有作用。通过上述荟萃和大样本分析,保留 NVB 在机器人前列腺癌根治术后尿控特别是早期尿控中的作用明确。而开放和腹腔镜下前列腺癌根治术的数据也同样支持保留神经在术后尿控中的作用。但国人前列腺癌多为中高危患者,完全保留 NVB 较为困难,Srivastava 提出的依据前列腺危险程度分级不同采用不同方法保留 NVB,对术后尿控也有促进作用。

5. 后方重建　完整切除前列腺后,需重建尿道膀胱吻合口后方支持结构。包括恢复狄氏筋膜连续性、重建膀胱后三角支持结构等步骤。依据文献报道及本科室经验,采用单层免打结缝线连续缝合较为适宜。2-0 号免打结缝线在尿道直肠肌处进针,向头端缝合,将尿道直肠肌和膀胱颈后方狄氏筋膜缝合,同时缝合膀胱后三角,最终重回尿道直肠肌出针,形成多个"U"形缝合轨迹。我们认为,单层免打结连续缝合包括了文献报道的 2 或 3 层重建的内容,不仅恢复狄氏筋膜连续性、重建膀胱后三角支持结构,同时能够缩短缝合时间。无论是 Rocco 和 Coelho 的双层后方重建方式还是 Dal Moro 的完全后方重建方式,与未行重建的对照组相比,重建后早期尿控率均有明显改善,尿失禁率有显著下降。术后尿瘘率也有明显下降。但大量相关报道均为回顾性研究。而 Joshi 和 Sutherland 进行的两项随机对照研究则显示,与对照组相比,后方重建并不能改善术后早期尿控情况。Ficarra 的荟萃分析也提示,与对照组相比,后方重建仅在术后 1 个月时有微弱优势。近期 Jeong 报道了一项小样本随机对照单盲研究。100 例患者随机分为对照和后方重建组,虽然获得完全尿控时间两组无显著差异,分别为 119 天和 106 天,但获得社会性尿控(每日 0 ~ 1 个尿垫)的时间分别 30 天和 18 天,差异有显著性。对比此 3 项研究,可以发现差别主要在评价指标和评价时间上。Joshi 和 Sutherland 的研究观察时间在 3 个月左右,评价标准采用多种生活质量评分。而 Jeong 的评估时间在 1 个月以内,评价标准为尿垫使用情况。因此单独应用后方重建对术后尿控的改善作用尚需大规模随机临床对照支持。

6. 前方重建　单独行前方重建的随机对照研究未见报道,现存随机对照研究均为前方重建联合后方重建。方法上采用 3-0 号免打结缝线连续缝合吻合尿道膀胱残端后,采用同一根缝线逆时针方向再次膀胱前壁和背深静脉丛再次缝合,形成前方双层缝合。进而将同一根缝线反向缝合与耻骨联合盆壁上,行前方悬吊。最后行弓形腱重建,将膀胱前侧壁与盆壁肌肉缝合重建前方支持结构。我们认为,尿道膀胱吻合口前方双层缝合,减少尿瘘发生机会,同时将吻合口固定悬吊与前方支持结构上,避免了腹腔压力直接作用于吻合口上,减少了术后压力性尿失禁发生概率。

7. 解剖性全重建　是一个包含保留和重建的"杂合体",特别是在解剖结构保留操作过程中,因疾病的分级分期或操作者的熟练程度等诸多因素,保留操作(如 NVB 保留、膀胱颈部保留、功能尿道保留等)并不能在每位患者身上全部实现,而重建操作基本在可在全部患者身上实施。因此重建步骤的可操作性高于保留步骤。但在叙述解剖性全重建基本步骤的过程中,仍应将保留和重建步骤完整包括在内。解剖性全重建的基本步骤包括:保留耻骨前列腺韧带,保留膀胱颈,保留 NVB,保留功能尿道,后方重建,前方重建等多个前述步骤。在 3 项随机对照研究中,与对照组相比,Menon 和 Sammon 认为全重建并未改善术后早期尿控情况。而 Hurtes 则认为,全重建可改善术后 1 个月和 3 个月两个时间点的尿控情况,对术后 15 天和 6 个月的尿控情况则无法改善。而在非随机对照研究中,全重建则能较好改善术后早期尿控。Menon 较早应用相关重建操作,但他进行的相关研究均认为全重建不优于对照组(后方重建或前方重建)。而 Tewari 首先提出全重建概念,认为全重建可改善术后早期尿控。Porpiglia 近期进行的一项非随机回顾性研究报道 252 例行解剖性全重建的患者,在术后拔除尿管(术后 5 ~ 7 天拔除导尿管)即刻、拔除尿管 1、4、12、24 周的尿控率分别为 71.8%、77.8%、89.3%、94.4% 和 98.0%,优于已知文献报道。在术后并发症方面,解剖性全重建术后 6 个月内尿潴留发生率 3.2%,尿瘘发生率 1.2%。

但应注意,上述研究主要来源于国外机器人手术经验,开放和腹腔镜手术相关报道较少。由于机器人手术在前列腺癌根治术中的优势作用(如放大作用、机械臂的多自由度活动),机器人前列腺癌根治术的术后早期尿控明显优于腹腔镜手术或开放手术。而根据国内少数几家行机器人前列腺癌根治术中心的经验,也认为最大限度地保留组织解剖结构,减少组织损伤在术后早期尿控中的作用更大,因而倾向于不施行各种重建方法。但目前国内大部分中心前列腺癌根治术基本采用腹腔镜手术甚至开放手术,国内文献报道的术后尿控率仍明显低于国外数据。

由于国内大多数中心的前例腺癌手术量明显低于国外。同时国内前列腺癌根治术患者多为中高危,术中保留正常组织解剖结构的某些操作并非每位患者都合适,并且中高危患者术后早期恢复尿控也便于开展术后多学科辅助治疗(如内分泌治疗和或放疗)。另一方面,从国内外文化差异考虑,国人对术后尿失禁的接受和理解程度要低于国外。从医疗保障制度考虑,国内对术后尿失禁患者的随访、护理、教育、处理等方面也与国外有差距。综合患者自身情况及多种因素影响,在前列腺癌根治术中采用解剖性全重建技术有望成为改善术后早期尿控的重要方法。尤其适合于高危和极高危前列腺癌根治术患者。

(李伟 张开颜 吴准 邢金春)

参 考 文 献

1. 张旭,王少刚,叶章群,等.腹腔镜前列腺癌根治术治疗早期前列腺癌的临床经验附例报告[J].临床泌尿外科杂志,2004,19(9):516-518.

2. 卢洪凯,宋鲁杰,王金平,等.男性尿道膜部括约肌支配神经的应用解剖[J].中国临床解剖学杂志,2005,23(5):497-500.

3. 陆佳荪,李光辉,温机灵,等.经会阴前列腺癌根治术(附16例报告)[J].中国男科学杂志,2009,23(3):54-56,58.

4. 徐丹枫,高轶,滕怀宁,等.单切口腹腔镜前列腺癌根治术治疗早期局灶性前列腺癌(附5例报告)[J].第二军医大学学报.2010,31(1):63-65.

5. 马春光,叶定伟,李长岭,等.前列腺癌的流行病学特征及晚期一线内分泌治疗分析[J].中华外科杂志,2008,46(12):921-925.

6. 张帆,马潞林,黄毅,等.腹腔镜前列腺癌根治术后控尿功能恢复与术前膜性尿道长度的相关性研究[J].中华泌尿外科杂志,2013,34(1):41-44.

7. Coelho RF, Chauhan S, Orvieto MA, et al. Predictive factors for positive surgical margins and their locations after robot-assisted laparoscopic radical prostatectomy[J]. Eur Urol, 2010, 57(6):1022-1029.

8. Paul A, Ploussard G, Nicolaiew N, et al. Oncologic outcome after extraperitoneal laparoscopic radical prostatectomy: midterm follow-up of 1115 procedures[J]. Eur Urol, 2010, 57(2):267-672.

9. Pierorazio PM, Epstein JI, Humphreys E, et al. The significance of a positive bladder neck margin after radical prostatectomy: the American Joint Committee on Cancer Pathological Stage T4 designation is not warranted[J]. J Urol, 2010, 183(1):151-157.

10. Schröder FH, van den Bergh RCN, Wolters T, et al. Eleven-year outcome of patients with prostate cancers diagnosed during screening after initial negative sextant biopsies[J]. Eur Urol, 2010 Feb;57(2):256-266.

11. Tilling K, Garmo H, Metcalfe C, et al. Development of a new method for monitoring prostate-specific antigen changes in men with localised prostate cancer: a comparison of observational cohorts[J]. Eur Urol, 2010, 57(3):446-452.

12. Walz J, Burnett AL, Costello AJ, et al. A critical analysis of the current knowledge of surgical anatomy related to optimization of cancer control and preservation of continence and erection in candidates for radical prostatectomy[J]. Eur Urol, 2010, 57(2):179-192.

13. Ali D, Le Scodan R. Treatment of the primary tumor in breast cancer patients with synchronous metastases[J]. Ann Oncol, 2011, 22(1):9-16.

14. Comen E, Norton L, Massagué J. Clinical implications of cancer self-seeding[J]. Nat Rev Clin Oncol, 2011, 8(6):369-377.

15. Weichselbaum RR, Hellman S. Oligometastases revisited[J]. Nat Rev Clin Oncol, 2011, 8(6):378-382.

16. Lecouvet FE, El Mouedden J, Collette L, et al. Can whole-body magnetic resonance imaging with diffusion-weighted imaging replace Tc 99m bone scanning and computed tomography for single-step detection of metastases in patients with high-risk prostate cancer? [J]. Eur Urol, 2012, 62(1):68-75.

17. Linton KD, Catto JWF. Whole-body magnetic resonance imaging and prostate cancer metastases: a new gold standard of detection, but does it help us and at what cost? [J]. Eur Urol, 2012, 62(1):76-77.

18. Qin XJ, Ma CG, Ye DW, et al. Tumor cytoreduction results in better response to androgen ablation-a preliminary report of palliative transurethral resection of the prostate in metastatic hormone sensitive prostate cancer[J]. Urol Oncol, 2012, 30(2):

145-149.

19. Culp SH,Schellhammer PF,Williams MB. Might men diagnosed with metastatic prostate cancer benefit from definitive treatment of the primary tumor? A SEER-based study[J]. Eur Urol,2014,65(6):1058-1066.

20. McAllister SS,Weinberg RA. The tumour-induced systemic environment as a critical regulator of cancer progression and metastasis[J]. Nat Cell Biol,2014,16(8):717-727.

21. Schymura MJ,Sun L,Percy-Laurry A. Prostate cancer collaborative stage data items-their definitions,quality,usage,and clinical implications:a review of SEER data for 2004-2010[J]. Cancer,2014,120(Suppl 23):3758-3770.

22. Vag T,Heck MM,Beer AJ,et al. Preoperative lymph node staging in patients with primary prostate cancer:comparison and correlation of quantitative imaging parameters in diffusion-weighted imaging and 11C-choline PET/CT[J]. Eur Radiol,2014,24(8):1821-1826.

23. Kiss B,Thoeny HC,Studer UE. Current Status of Lymph Node Imaging in Bladder and Prostate Cancer[J]. Urology,2016,96:1-7.

24. Walz J,Epstein JI,Ganzer R,et al. A Critical Analysis of the Current Knowledge of Surgical Anatomy of the Prostate Related to Optimisation of Cancer Control and Preservation of Continence and Erection in Candidates for Radical Prostatectomy:An Update[J]. Eur Urol,2016,70(2):301-311.

25. Conde-Moreno AJ,Herrando-Parreño G,Muelas-Soria R,et al. Whole-body diffusion-weighted magnetic resonance imaging (WB-DW-MRI) vs choline-positron emission tomography-computed tomography (choline-PET/CT) for selecting treatments in recurrent prostate cancer[J]. Clin Transl Oncol,2017,19(5):553-561.

26. Incerti E,Mapelli P,Gianolli L,et al. PET imaging for lymph node dissection in prostate cancer[J]. World J Urol,2017,35(4):507-515.

27. Wit EMK,Acar C,Grivas N,et al. Sentinel Node Procedure in Prostate Cancer:A Systematic Review to Assess Diagnostic Accuracy[J]. Eur Urol,2017,71(4):596-605.

28. Ficarra V,Gan M,Borghesi M,et al. Posterior muscolofascial reconstruction incorporated into urethrovescical anastomosis during robot-assisted radical prostatectomy[J]. Journal of endourology/Endourological Society,2012,26(12):1542-1545.

29. Tewari AK,Bigelow K,Rao S,et al. Anatomic restoration technique of continence mechanism and preservation of puboprostatic collar:a novel modification to achieve early urinary continence in men undergoing robotic prostatectomy[J]. Urology,2007,69(4):726-731.

30. Hoshi A,Nitta M,Shimizu Y,et al. Total pelvic floor reconstruction during non-nerve-sparing laparoscopic radical prostatectomy:impact on early recovery of urinary continence[J]. International journal of urology:official journal of the Japanese Urological Association,2014,21(11):1132-1137.

31. Porpiglia F,Bertolo R,Manfredi M,et al. Total Anatomical Reconstruction During Robot-assisted Radical Prostatectomy:Implications on Early Recovery of Urinary Continence[J]. European urology,2015.

32. Abou-Elela A,Reyad I,Morsy A,. Continence after radical prostatectomy with bladder neck preservation[J]. European journal of surgical oncology:the journal of the European Society of Surgical Oncology and the British Association of Surgical Oncology,2007,33(1):96-101.

33. Ko YH,Coe RF,Sivaraman A,et al. Retrograde versus antegrade nerve sparing during robot-assisted radical prostatectomy:which is better for achieving early functional recovery? [J]. European urology,2013,63(1):169-177.

34. teineck G,Bjartell A,Hugosson J,et al. Degree of preservation of the neurovascular bundles during radical prostatectomy and urinary continence 1 year after surgery[J]. European urology,2015,67(3):559-568.

35. Reeves F,Everaerts W,Murphy DG,et al. Stimulation of the Neurovascular Bundle Results in Rhabdosphincter Contraction in a Proportion of Men Undergoing Radical Prostatectomy[J]. Urology,2015.

36. Michl U,Tennstedt P,Feldmeier L,et al. Nerve-sparing Surgery Technique,Not the Preservation of the Neurovascular Bundles,Leads to Improved Long-term Continence Rates After Radical Prostatectomy[J]. European urology,2015.

37. Ficarra V,Novara G,Rosen RC,Artibani W,et al. Systematic review and meta-analysis of studies reporting urinary continence recovery after robot-assisted radical prostatectomy[J]. European urology,2012,62(3):405-417.

38. Jeong CW,Lee JK,Oh JJ,et al. Effects of new 1-step posterior reconstruction method on recovery of continence after robot-assisted laparoscopic prostatectomy:results of a prospective,single-blind,parallel group,randomized,controlled trial[J]. The Journal of urology,2015,193(3):935-942.

第十六章　前列腺癌的内分泌治疗

第一节　引　言

早在一个多世纪以前,人们就已经注意到去势手术可以引起前列腺上皮组织的萎缩。1941 年 Huggins 和 Hodges 首先报道了手术去势治疗和注射雌激素在转移性前列腺癌患者中的良好疗效。前列腺癌细胞的存活和生长需要一定水平的雄激素。当雄激素缺失时,前列腺上皮细胞通过一种程序性细胞凋亡过程使肿瘤体积减小,细胞数目减少,并出现前列腺特异性抗原(prostate-specific antigen,PSA)下降等表现。根据前列腺癌发展与机体内分泌水平密切相关的机制,证实前列腺癌细胞广泛表达雄激素受体,且依赖于雄激素而生长,从而确立了内分泌治疗的生物学基础。Huggins 等提出前列腺癌的内分泌治疗,其目的在于减少或消除雄激素对前列腺癌细胞生长的促进作用,从而缓解前列腺癌的症状或延缓病情的发展。

20 世纪 60 年代末到 70 年代初,甾体类和非甾体类抗雄激素药物研制成功,并开始应用于临床治疗晚期前列腺癌。1971 年 Sehally 和 Guillemin 分别从猪和羊的下丘脑中提取到黄体生成素释放激素(luteinizing hormone-releasing hormone,LHRH),并阐明了该激素的作用。随后出现了多种人工合成的黄体生成素释放激素类似物(luteinizing hormone-releasing hormone agonists,LHRH-α),并将之用于晚期前列腺癌的治疗,取得了与手术去势/雌激素治疗相同的临床疗效。20 世纪 80 年代,为了同时阻断睾丸和肾上腺来源的雄激素,研究者开始将抗雄激素药物和去势治疗联合应用,即最大限度雄激素阻断(maximal androgen blockade,MAB)。20 世纪 90 年代,为了延缓激素敏感型前列腺癌患者进展为激素抵抗型前列腺癌的时间,在动物实验的基础上,研究者们提出了间歇内分泌治疗(intermittent hormonal therapy,IHT)的方案。黄体生成素释放激素拮抗剂(luteinizing hormone-releasing hormone antagonists)是一种新型内分泌治疗前列腺癌的药物。2002 年 Trachtenberg 等报道了应用黄体生成素释放激素拮抗剂治疗晚期前列腺癌的临床研究结果,其疗效与 LHRH-α 类药物疗效相同,而且避免了使用 LHRH-α 最初阶段出现的一过性血清睾酮升高。

目前内分泌治疗的手段包括手术去势和药物治疗,国内广泛使用的药物是黄体生成素释放激素类似物(LHRH-α)和非甾体类抗雄激素药。早期的内分泌治疗主要用于局部晚期及转移性前列腺癌。由于前列腺癌流行病学的改变,内分泌治疗在前列腺癌治疗中的定位也随之改变。前列腺特异性抗原监测的广泛应用,使前列腺癌可以在更早的阶段和更低的 PSA 水平得以诊断。美国前列腺疾病研究中心公布的资料显示,新发的 T_{1c} 期前列腺癌比例、50 岁时及 PSA 水平正常时就得以确诊的前列腺癌比例均有所上升,T_3 和 T_4 期比例则有所下降。在早期,内分泌治疗并不是前列腺癌的一线治疗,不过随着未来研究的深入,这种观点有可能会有所改变。随着 LHRH 类似物、LHRH 拮抗剂、非甾体类雄激素阻滞剂等多种新药的应用,最大限度雄激素阻断(maximal androgen blockade,MAB)、间歇内分泌治疗(intermittent hormonal therapy,IHT)、新辅助内分泌治疗(neoadjuvant hormonal therapy,NHT)和辅助内分泌治疗(adjuvant hormonal therapy,AHT)等多种策略的推广以及人们对前列腺癌病理生理学方面的进一步认识,前列腺癌内分泌治疗已由早期作为失去手术机会患者的一种姑息治疗手段,发展成现在作为早晚期前列腺癌治疗的主要手段之一,包括对早期患者根治术前的新辅助治疗、术后的辅助治疗及对治愈性治疗后生化复发患者的治疗等。在美国,自 1995 年的前列腺癌治疗指南实施以来,在局限性前列腺癌的中低危组进行的内分泌治疗病例数不断增加。不过由于大部分关于早期前列腺癌内分泌治疗的资料均来自回顾性研究,并且大部分的研究没有专门针对 $T_1 \sim T_2$ 期患者,因此内分泌治疗还没有被认为是局限性前列腺癌的标准治疗。而在美国最近完成一项大规模前瞻性研究表明,在 19 271 名年龄>66 岁的 $T_1 \sim T_2$ 期前列腺癌患者中,相对于观察等待治疗,内分泌治疗并没有提高患者的肿瘤特异性生存率和总体生存率。

尽管内分泌治疗可以有效地减轻晚期前列腺癌患者的症状,有学者认为可在 80% ~90% 的晚期患者中取得症状缓解,平均的肿瘤无进展存活期可以达到 12 ~33 个月,但是其能否延长患者寿命也没有定论,同时雄激素抵抗也发生于部分前列腺癌患者身上。越来越多的证据显示,内分泌治疗会增加心血管疾病和糖尿病的发病风险,因此在这些患者中应用内分泌治疗可能导致明显的负面影响,不过不幸的是,这些患者往往是因为不适合于手术或者放射治疗才选择内分泌治疗的。内分泌治疗还有多种不良反应,潮热、贫血、肝损伤和性功能障碍为人所熟知,近年来骨骼系统的不良反应倍受关注。长期雄激素去除治疗能够导致骨骼疏松,从而明显增加了骨折的危险。此外,雄激素去除治疗引起的代谢改变(脂肪增加、胆固醇增加、糖耐量异常)和认知减退也逐渐被认识。因此对前列腺癌患者选择内分泌治疗时,必须权衡不同治疗方式的利弊,以及对患者生活质量可能造成的影响,方可做出合理决策。内分泌治疗将成为个体化、综合考虑的治疗方式。泌尿外科医生需要在有效治疗和无益干预、生存时间和生活质量、治疗效果和医疗费用、单一治疗和综合治疗、医生建议和患者期望之间取得平衡。

第二节　内分泌治疗的分子机制

早在 1941 年,Huggins 和 Hodges 发现了手术去势和雌激素可延缓转移性前列腺癌的进展,并首次证实了前列腺细胞在无雄激素刺激的状况下将会发生凋亡。对于男性而言,90% ~95% 的睾酮是由睾丸产生,其余是由肾上腺产生。雄激素代谢成睾酮和 5-α 双氢睾酮(DHT),后者在前列腺组织中的雄激素作用极强,双氢睾酮是由 Ⅰ 型和 Ⅱ 型 5-α 还原酶(5-αR)作用从睾酮还原而来,其活性是睾酮的 7 倍。肾上腺的雄激素主要是脱氢异雄甾酮和雄甾烯二酮,其活性很弱,但是它们可以在 17β-羟化类固醇脱水酶和 5-αR 代谢成为具有较强作用的 DHT。雄激素在睾丸和肾上腺中的产生受垂体分泌的促黄体生成素(luteinizing hormone,LH)和促肾上腺皮质激素(adrenocorticotrophic hormone,ACTH)的调节。类固醇雄激素受体复合物结合至特异 DNA 部位,启动 RNA 的转录。假如没有雄激素受体的结合,类固醇激素就难以发挥它们的生物学作用。内分泌治疗是前列腺癌治疗的主要途径,其机制主要是降低循环中雄激素的水平。雄激素去除主要通过以下策略:生理上抑制睾酮分泌和阻断雄激素与受体结合。绝大部分前列腺癌细胞为雄激素依赖性,这些细胞表面的雄激素受体与双氢睾酮结合,然后转移入细胞核调控细胞的基因表达和细胞生长。雄激素撤除通过凋亡导致雄激素敏感细胞死亡。

一、生理上抑制睾酮分泌

这一类主要包括手术去势或药物去势。

1. 切除双侧睾丸　对于男性而言,90% ~95% 的睾酮是由睾丸产生,切除双侧睾丸可去除体内绝大多数雄激素。由于手术去势可以在很短的时间内使患者睾酮达到去势水平,迅速缓解临床症状。因此可以将手术去势作为伴有严重骨痛、急性脊髓压迫等症状的晚期 PC 患者的急诊处理方案。但睾丸切除术后可刺激肾上腺皮质网状带增生,使肾上腺雄激素分泌增加,故睾丸切除常与其他疗法联合应用。

2. 促性腺激素释放激素类似物(luteinizing hormone releasing hormone analogues,LHRHA)　合成的 LHRH 类似物活性和强度均明显强于内源性 LHRH。内源性 LHRH 刺激 LH 释放,呈节律性。合成的 LHRH 改变了 LH 释放方式,早期刺激释放 LH,而后则抑制 LH 释放,从而可降低睾酮的产生,达到去势目的。其作用机制:LHRH-A 开始时促进 LH 和睾酮分泌,直至 LH 和卵泡刺激素(FSH)耗竭,最终睾酮浓度下降到去势水平;降低靶细胞促性腺素受体的敏感性而产生直接作用;人工合成的 LHRH-A 与垂体亲和力强,长期大剂量使用 LHRH-A 可造成垂体促性腺激素耗竭,使 LHRH 调节功能降低,从而起到选择性药物垂体切除作用。临床上目前最常用的药物有诺雷德和抑那通。

3. GnRH 拮抗剂 GnRH 拮抗剂可以竞争性结合垂体中的 GnRH 受体,快速抑制内源性 GnRH 对垂体的兴奋作用,在数小时内直接阻断 LH 和 FSH 的分泌,从而迅速地降低睾酮水平且不会出现睾酮一过性的激增现象。不同于 GnRH 激动剂竞争性抑制 LH,GnRH 拮抗剂是同时阻断 LH 和 FSH 的表达。由于没有 LH 刺激睾酮的产生,GnRH 拮抗剂治疗的结果是睾酮的迅速抑制,同时不会导致下丘脑-垂体-性腺轴的激活。地加瑞克(Degarelix)是 FDA 于 2008 年批准的最新一代 GnRH 拮抗剂,也是目前市场上唯一广泛使用的 GnRH 拮抗剂。

4. 雌激素 Huggins 等发现雌激素和手术去势有同样的去势效果后,人工合成的雌激素便开始用于治疗晚期前列腺癌。该类药物通过对下丘脑-垂体-性腺轴起反馈作用抑制垂体前叶释放黄体生成素(LH),从而减少睾酮的合成,使前列腺上皮细胞萎缩凋亡。常用药物有己烯雌酚和聚磷酸雌二醇。

二、通过阻断雄激素与受体结合

应用抗雄激素药物竞争性封闭雄激素与前列腺细胞雄激素受体的结合抗雄激素制剂与内源性雄激素竞争性结合靶器官上的受体位点,抑制双氢睾酮进入细胞核,阻断雄激素对前列腺的作用。拮抗前列腺的雄激素受体的药物可单一使用也可以和 LHRH 类似物联合使用。抗雄激素药物可根据结构分为类固醇类和非类固醇类。

1. 类固醇类抗雄激素制剂 此类制剂主要是孕激素类药物,包括环丙氯地黄体酮、甲羟孕酮等。这些药物具有从功能上有孕激素的效应,通过对下丘脑的反馈抑制从而抑制 LH 和睾酮的产生,因此会有性欲低下和勃起障碍,抑制促性腺激素,降低血浆睾酮浓度,竞争前列腺细胞内的雄激素受体等作用。

2. 非类固醇类抗雄激素制剂 包括氟他胺、康士德等。主要作用机制是与前列腺癌细胞表面雄激素受体结合,阻止雄激素进入细胞和(或)阻止雄激素与细胞核的结合,它只有抗雄激素作用而不引起循环睾酮的减少。许多患者的雄激素水平反而增高,因此它会保持一定的性欲。氟他胺是首次投放市场的药物,至今已 20 多年。单独应用这种药物的研究还很少,但它有望单独用于前列腺癌的治疗。最近 Zhoul 等研究了一种称为 DOC-2/DAB2 的蛋白。它通过与 C-Src 蛋白结合来拮抗由雄激素受体介导的前列腺癌细胞的生长,并对雄激素非依赖性前列腺癌有很好的疗效。这种蛋白的发现可为前列腺癌的治疗提供一种新方法。

三、其他

其他策略包括抑制肾上腺来源雄激素的合成,以及抑制睾酮转化为双氢睾酮等,包括咪唑衍生物及氨基哌酮类药物。如氨鲁米特阻断细胞色素 p450 系统,抑制肾上腺糖、盐皮质激素和性激素的合成。酮康唑能抑制体内雄激素的合成,作用迅速,但由于服用后可出现一些严重的并发症,因此限制了它在临床上的广泛应用。5α-还原酶抑制剂目前已经广泛应用于前列腺增生症的治疗。此类制剂可选择性地抑制 5α-还原酶,从而阻断睾酮转化为活性更强的双氢睾酮。实验表明有两种 5α-R 抑制剂分别是 MK386(5α-R1 抑制剂)和 MK906(5α-R2 抑制剂)。两种 5α-R 抑制剂都能显著抑制细胞增生,并呈剂量依赖性。MK906 比 MK386 效果好一些。5α-R1(主要促进雄性激素代谢)主要在上皮细胞表达,5α-R2(作用于 DHT 合成及释放)主要在间质细胞中表达。它们都能通过自分泌或旁分泌的机制抑制人类前列腺癌细胞的生长和发展,而且 5α-R 的抑制效应还可以通过雌激素来介导,这些观点为将来治疗前列腺癌提供依据。

除了上述方法外,Guerini 等最近进行了一项研究发现二氢睾酮的代谢物 5α-雄烷 3β,17β-二醇是不与雄激素受体结合而与雌激素受体 β 结合的物质。它是通过激活 ERbeta 的信号转导系统来发挥抑制癌细胞转移作用的,但雌二醇不能激活此受体,说明 5α-雄烷 3β,17β-二醇的激活途径与雌二醇不同。而且可通过激 ERbeta 诱导上皮细胞钙粘蛋白的表达,它是一种抑制前列腺癌转移的蛋白。以上说明循环的睾酮可能在前列腺的分解代谢中有雌激素效应而且虽然睾酮的衍生物与雌二醇是与不同的受体结合,但也会抑制癌细胞的转移。所以睾酮的衍生物也可以作为一种新药物来治疗前列腺癌。

(杨盛华 杨宇峰 邢金春)

第三节　内分泌治疗的适应证和禁忌证

一、适应证

早期的内分泌治疗主要用于局部晚期及转移性前列腺癌。由于前列腺癌流行病学的改变,内分泌治疗在前列腺癌治疗中的定位也随之改变。前列腺特异性抗原监测的广泛应用,使前列腺癌可以在更早的阶段和更低的 PSA 水平得以诊断。在早期,内分泌治疗并不是和等待观察、根治手术和放射治疗等作为前列腺癌的一线治疗,不过随着未来研究的深入,这种观点有可能会有所改变。前列腺癌内分泌治疗已由早期作为失去手术机会患者的一种姑息治疗手段,发展成现在作为早晚期前列腺癌治疗的主要手段之一,包括对早期患者根治术前的新辅助治疗、术后的辅助治疗以及对治愈性治疗后生化复发患者的治疗等。

内分泌治疗的适应证如下。

1. 转移前列腺癌,包括 N_1 和 M_1 期(去势、最大限度雄激素阻断、间歇内分泌治疗)。对于有症状患者主要目的是减轻症状和并发症(脊髓压迫、病理性骨折、输尿管梗阻、骨转移等),无症状患者应立即进行去势治疗以延缓症状和并发症的发生。淋巴结转移患者立即行去势治疗延长疾病无进展生存率(progression-free survival,PFS)和总体生存率(overall survival,OS)。

2. 局限早期前列腺癌或局部进展前列腺癌,无法行根治性前列腺切除术或放射治疗(去势、最大限度雄激素阻断、间歇内分泌治疗)。M_0 期患者立即进行去势治疗以提高无瘤生存率。

3. 根治性前列腺切除术或根治性放疗前的新辅助内分泌治疗(去势、最大限度雄激素阻断)。

4. 配合放射治疗的辅助内分泌治疗(去势、最大限度雄激素阻断)。

5. 治愈性治疗后局部复发,但无法再行局部治疗(去势、最大限度雄激素阻断、间歇内分泌治疗)。

6. 治愈性治疗后远处转移(去势、最大限度雄激素阻断、间歇内分泌治疗)。

7. 雄激素非依赖期的雄激素持续抑制(去势)。

8. 抗雄性激素药物短期给药作为 LHRH 的增效剂,减轻有进展性肿瘤转移患者病症加剧的风险。

9. 非甾体抗雄激素药物在局部进展前列腺癌患者中,可作为去势治疗外的另一个一线治疗方案。

二、禁忌证

内分泌治疗有多种不良反应,潮热、贫血、肝损害和性功能障碍为人所熟知,近年来骨骼系统的不良反应倍受关注。此外,雄激素去除治疗引起的代谢改变(脂肪增加、胆固醇增加、糖耐量异常)和认知减退也逐渐被认识。内分泌治疗的不良反应及对患者生活质量的影响将变得十分突出。对每一位患者选择合适的治疗并能保持最好的生活质量是临床医师面临的持续性挑战。

内分泌治疗的禁忌证如下。

1. **双侧睾丸切除术**　心理上无法接受手术去势者。
2. **雌激素**　已知的心血管疾病患者。
3. **LHRH 类似物**　高度具有病情加剧风险的肿瘤转移患者。
4. **抗雄性激素药物**　局限前列腺癌伴发肝功异常的一线治疗。

第四节　前列腺癌内分泌治疗的分类

一、去势治疗

（一）手术去势

正常男性雄激素 90% ~95% 来自睾丸产生的睾酮,切除双侧睾丸即可去除体内绝大多数雄激素,从而抑制前列腺癌细胞的生长。手术去势的目的是快速去除血清睾酮,主要用于晚期前列腺癌的内分泌治疗。

此为 1941 年 Huggins 和 Hodges 首先创立的方法,到目前为止仍是前列腺癌内分泌治疗的重要方法。Huggins 等对 21 例前列腺癌患者行双侧睾丸切除,发现 71%(15 例)的患者主客观症状都得到明显改善,如转移所致的疼痛和神经系统症状,部分反应好的患者的血清碱性磷酸酶下降。手术去势的优点是治疗耐受性好,可迅速去除体内 95% 的睾酮,从长期治疗角度来说也是目前最经济的治疗。其缺点是和药物去势相比,双侧睾丸切除术不可逆,不能行间歇内分泌治疗。患者有潜在精神创伤,丧失性欲和勃起功能。其方法有传统的睾丸完全切除及白膜下睾丸切除两种,后者可以保留原有的阴囊外观,与传统的方法相比去势效果相同。Lin 等的研究发现,手术去势后,患者的血清睾酮水平在 3 ~ 12 小时后达到最低水平,采用己烯雌酚 3mg/d 的剂量则要等到 21 ~ 60 天才能使血清睾酮水平达到去势效果。

(二)药物去势

1. **雌激素** LHRH 可促使 LH 从腺垂体释放,LH 使睾丸内的 Leydig 细胞产生和释放睾酮,睾酮及其代谢产物为前列腺增生和前列腺癌的促进激素。雌激素水平增加可反馈使 LH 释放减少,从而使血清中睾酮水平降低;此外雌激素对 Leydig 细胞有直接作用,对前列腺癌细胞有毒性作用。雌激素是最早应用于前列腺癌治疗的内分泌药物,目前临床上使用雌激素药物多为己烯雌酚(diethylstilbestrol,DES)、聚磷酸雌二醇(polyestradiol phosphate)和炔雌醇(Ethinyloestradiol),DES 常用剂量为 1 ~ 3mg/d。常见的不良反应有恶心、呕吐、水肿、勃起功能障碍、男性乳房女性化。大量研究表明日服 5mg 或 3mg DES 心血管毒不良反应很重。1995 年 Robinson 等报道双侧睾丸切除与 DES 每日 1mg 比较,最终分析肿瘤的发展速度和生存率没有明显的区别。欧洲癌症研究治疗中心报道 30 805 例前列腺癌患者随机分组后分别给予 1mg DES 或双侧睾丸切除术治疗,结果两组生存率及心血管并发症无显著差异。

2. **LHRH 类似物(LHRH-α)** Schally 于 1971 年首先揭示了下丘脑产生 LHRH 的结构,并且人工合成了其类似物和拮抗剂。LHRH-α 的结构与 LHRH 相似,其与垂体性腺质膜上的 LHRH 受体具有高度的亲和力,并且具有比 LHRH 更强更长的作用能力。给药初期可刺激垂体产生 LH 和 FSH,使睾酮水平反而一过性的升高,但两周以内垂体的 LHRH 受体丧失敏感性,使黄体生成素大量减少,睾酮分泌减少到去势水平。动物实验证明 LHRH 对前列腺癌细胞也有直接的抑制作用。有研究显示日静注 1mgLHRH-α 和日服用 3mg DES 对前列腺癌患者疗效相似。LHRH-α 的主要并发症是勃起功能障碍、性欲丧失、潮热和男性乳房女性化等。需要注意的是,对于晚期前列腺癌转移至胸、腰椎,特别是有脊髓压迫症状的患者,在用药初期由于睾酮水平短暂升高,可使转移症状突然加重,如骨痛和排尿困难加重,甚至出现截瘫,因此最好在使用这类药物前先进行 2 周左右的抗雄激素治疗,并密切观察病情变化。目前,临床常用的 LHRH-α 类药物有醋酸戈舍瑞林 3.6mg、醋酸亮丙瑞林 3.75mg 和醋酸曲普瑞林 3.75mg,3 种剂型有体内置入式和微胶囊两种,其释放量平稳,可持续作用 28 ~ 30 天。2009 年醋酸曲普瑞林 15mg 3 个月缓释剂型已经上市,每 3 个月注射 1 次即可,临床疗效相当,但极大的方便患者,该产品 2010 年也在中国应用。

3. **LHRH 拮抗剂** LHRH 拮抗剂作用机制与激动剂相似,使用后不会导致睾酮一过性升高及临床症状加剧,但由于可能产生严重的过敏反应,故美国 FDA 仅批准其在晚期前列腺癌患者无其他可选去势方法的情况下使用,常用药物为阿巴瑞克。2003 年美国 FDA 批准阿巴瑞克是在患者没有其他可供选择的疗法时,用于治疗晚期前列腺癌的一种药品。阿巴瑞克未发现有致癌和致畸作用,无致死病例报道,其不良反应与 LHRH-α 相似。第二代 LHRH 拮抗剂的最主要问题是过敏反应,而第三代拮抗剂已经减轻了过敏反应的发生率。使用阿巴瑞克适应证:①不适合应用 LHRH-α 类药物;②拒绝手术去势治疗;③患者存在以下情况之一,即与肿瘤转移相关的神经压迫危险,肿瘤所致的膀胱和输尿管出口梗阻,骨转移引起的严重骨痛。

此外还有地盖瑞利,2006 年 2 月开始进行的Ⅲ期临床试验中地盖瑞利连续给药 1 年可以快速持续地降低睾酮水平,同时还可以持久有效地降低血清 PSA 水平。主要不良反应主要是由睾酮水平下降所引起的,目前还没有发现严重的毒不良反应及局部过敏,也尚未发现它也具有像其他 LHRH 拮抗剂一样引起组胺释放的作用。

(胡志全 谌科)

二、抗雄激素治疗

抗雄激素治疗的机制在于利用雄激素受体与男性性器官细胞核的雄激素受体结合,形成拮抗合物,竞争性抑制二氢睾酮(dihydrotestosterone,DHT),从而阻断细胞素的摄取利用,促进细胞凋亡,阻止雄激素依赖前列腺癌细胞的增长。雄激素受体拮抗剂包括甾体类和非甾体类两种。这两类药物都表现为与雄激素受体竞争性结合而发挥作用,这也是非甾体类药物唯一的作用机制,不过甾体类药物还可以抑制垂体分泌LH及肾上腺分泌雄激素。非甾体类药物不降低睾酮,因此具有对性功能无明显影响的优点,也不会产生去势治疗中的体能下降及骨质疏松等不良反应。

(一) 甾体类抗雄激素

这类药物主要由羟基孕酮的衍生物合成,以醋酸环丙孕酮(cyproterone acetate,CPA)为代表,此外还包括醋酸甲地孕酮及醋酸甲羟孕酮等,但总体疗效低于CPA。甾类抗雄激素除了有阻断雄激素受体的作用外,还有抑制垂体分泌LH及肾上腺分泌雄激素的作用。此外,高浓度的醋酸甲地孕酮兼具细胞毒性作用。由于甾类抗雄激素降低血清睾酮,因此具有性趣降低、勃起功能障碍等不良反应,少数患者出现男性乳房发育、乳房胀痛、心血管毒性及肝损害。

1. **醋酸环丙孕酮(cyproterone acetate,CPA)**　CPA是最早及最广泛应用的抗雄激素药物,CPA单药治疗晚期前列腺癌的中位生存期短于戈舍瑞林,其远期随访的总体存活率及癌特异性存活率与氟他胺单药治疗相仿。多个研究表明,CPA可缓解骨痛,改善患者的体力状态。由于没有量效相关研究,因此无法确定CPA的最佳治疗剂量,一般推荐每次100mg,每日2~3次。不过,在一项利阿唑(一种维A酸代谢阻滞剂)与CPA Ⅲ期疗效对比的临床试验中,CPA的有效率仅为4%。CPA具有肝毒性,长期应用还有心血管不良反应。

2. **醋酸甲地孕酮(megesterol acetate)和醋酸甲羟孕酮(medroxyprogesterone acetate)**　关于这两个药物的研究较少,早期的研究显示,对于晚期前列腺癌可以缓解部分的临床症状,在少部分的激素抵抗性前列腺癌中也有作用。在既往的研究中很少把醋酸甲地孕酮和醋酸甲羟孕酮作为内分泌治疗的一、二线用药。

(二) 非甾体类抗雄激素

常用的有:尼鲁米特(nilutamide)、氟他胺(flutamide)及比卡鲁胺(bicalutamide,商品名:康士得)。这类药物作用机制单一,仅仅是与雄激素受体结合,因此又称纯抗雄激素。该类药物在竞争性抑制DTH对前列腺癌细胞刺激作用的同时,也竞争性抑制雄激素对下丘脑的负反馈,因此可引起下丘脑LHRH及垂体LH分泌的增加,最终刺激睾丸的睾酮分泌增加而降低疗效。由于纯抗雄激素不降低睾酮,因此具有对性功能无明显影响的优点,也不会产生去势治疗中的体能下降及骨质疏松等不良反应。最近一篇系统综述评价了最大雄激素阻断在晚期前列腺癌中的应用,结果显示采用非甾体类抗雄激素药的最大雄激素阻断提高了3%~5%的生存率,而甾体类抗雄激素药则增加了死亡危险。服用上述3种药物后乳房胀痛、乳房女性化、阵发性潮热的发生率相似。根据它们各自具有的其他不良反应,目前认为比卡鲁胺的安全性和耐受性最佳。尼鲁米特国内尚未上市,也未得到批准用于前列腺癌的单药治疗。

1. **氟他胺**　是第1个用于临床的非甾体类抗雄激素药,作为单药治疗的研究已有20多年的历史。氟他胺是一种前体药物,其半衰期为5~6小时,因此服用方法为250mg,每日3次。由于其需要在肝内转化为活性药物形式羟基氟他胺,因此药物具有肝毒性。轻度的肝损伤如氨基转移酶升高等往往在停药后可自行恢复,但也有报道服用氟他胺后致命性肝损害的发生率为3/10 000,高于普通人群10倍,因此服药期间应定期检查肝功能。另外还有腹泻的不良反应。Ⅱ期临床试验表明,氟他胺对于治疗晚期前列腺癌有一定的疗效,尤其在维持患者的性功能上有一定的优势。Fowler等的研究表明,在没有远处转移的激素非依赖性前列腺癌(androgen-independent prostate cancer,AIPC)患者中,有80%以上经过氟他胺治疗后PSA下降>50%,而在转移性患者中有AIPC患者中的有效率达54%。不过较早期的研究表明,单用氟他胺750mg/d与乙底酚3mg/d对比,氟他胺组治疗失败的时间较短(9.7个月 *vs* 26.4个月),说明单用氟他胺的治疗效果低于药物去势。而在最近的一项由欧洲癌症治疗研究组织(European Organization for

Research on Treatment of Cancer,EORTC)实施的Ⅲ期临床试验表明,在雄激素去除治疗失败的患者中,氟他胺与泼尼松治疗的有效率及生存率无显著差异,但是泼尼松组的生活质量评分高于氟他胺组,因此EORTC更推荐使用泼尼松治疗。氟他胺作为二线内分泌治疗激素非依赖型前列腺癌,国外有作者报道其有效率为22%～50%。

2. 比卡鲁胺(bicalutamide,商品名:康士得) 是一种较新的抗雄激素药物,其药物半衰期长,可每日单次服用,故用药依从性较好,并且与雄激素受体的亲和力比氟他胺高4倍。药物不需经肝代谢即具有药理活性,因此无明显肝毒性。其他不良反应也比氟他胺小。主要不良反应包括男性乳房发育、潮红等。比卡鲁胺的常规剂量为50mg/d。不过研究发现,50mg/d的剂量在总体生存率上劣于去势治疗,但对于去势治疗失败的患者仍有一定的效果。作为二线内分泌治疗,其PSA反应率为20%,并且明显提高了患者的生活质量。Scher等的研究表明,在去势治疗失败的患者中应用比卡鲁胺,其有效率(PSA下降>50%)为15%。有趣的是在氟他胺治疗失败的患者有效率达38%。作者认为可能是因为雄激素受体突变,使氟他胺产生了类雄激素作用,更换比卡鲁胺仍有抗雄激素作用。较近的研究表明,虽然50mg/d比卡鲁胺疗效不能达到去势治疗的效果,但150mg/d的比卡鲁胺与药物或外科去势比较,在总生存率、疾病进展时间(随访6.3年)等方面无显著差异,而且在维持性功能、生活质量方面优于去势组。同时由于比卡鲁胺药物不良反应较小,因此在314例服用比卡鲁胺的患者中,仅1.3%的患者因无法耐受药物不良反应而停药。在高剂量比卡鲁胺与最大雄激素阻断的对比中,研究者发现,两两者的总体生存率没有显著差异。根据这些发现,比卡鲁胺可能是去势疗法的一种合适的、较好耐受的替代;因此,目前需要进一步评估150mg/d的剂量在一线或者辅助的单药治疗上的作用。美国Milwaukee医学院的William A. See博士及其同事评估了在放疗后被随机分配接受比卡鲁胺(150mg)或安慰剂每日1次的1370例早期前列腺癌(T_{1-4} N_{any} M_0)患者的生存结果,中位随访期为7.2年。报道指出,比卡鲁胺治疗与疾病无进展和总生存率显著改善相关。与单用放疗比较,加用比卡鲁胺使客观进展风险降低44%。同样,这种药物治疗使总死亡风险降低35%。进一步分析显示,比卡鲁胺引起的总生存改善主要是由于其降低前列腺癌相关死亡的作用。与局部晚期疾病患者不同,有局灶性疾病的患者未从放疗加比卡鲁胺治疗中受益。作者指出,这是非去势疗法用于这类患者的总生存益处的首个证据。与去势疗法比较,比卡鲁胺在维持性欲、体能和骨矿密度方面提供更多的生活质量益处。因此,高剂量的比卡鲁胺可作为局限晚期前列腺癌(M_0)和部分转移性前列腺癌(M_1)患者去势治疗的另一种选择,可作为AIPC患者的二线内分泌治疗,但不建议在局限性前列腺癌中使用。

3. 尼鲁米特 尼鲁米特和比卡鲁胺一样属于长效抗雄激素药物,国内尚未上市,也未得到批准用于前列腺癌的单药治疗。有研究表明,睾丸切除治疗联合尼鲁米特治疗的肿瘤特异性生存率和总体生存率明显高于睾丸切除术。在激素抵抗性前列腺癌的二线内分泌上,尼鲁米特具有不错的效果,可明显降低氟他胺或比卡鲁胺治疗失败的非激素依赖性前列腺癌患者的血清PSA值。Desai等报道在二线治疗中其PSA反应率为50%,并且有2/3的骨痛患者得到明显缓解,在这此患者中有些用过氟他胺,有些用过比卡鲁胺和氟他胺,甚至有部分患者用过化学治疗。尼鲁米特的耐受性好,部分患者会出现视觉适应的问题。尼鲁米特对曾出现抗雄激素撤停反应者的疗效较无该反应者更为明显。对于缓解前列腺癌骨转移的骨性疼痛,尼鲁米特也达到较高水平。

1993年Kelly等发现氟他胺治疗有效的患者长期应用该药后,症状复发并加重,PSA水平升高,撤除药物后症状迅速好转,PSA亦下降。该现象被称为抗雄激素撤除综合征(anti-androgen withdraw syndrome,AAWS)。抗雄激素撤除综合征的发生可能与雄激素受体(androgen receptor,AR)突变相关,发生率为15%～20%,平均有效时间5个月,部分患者可以达到2年或者更长。最大的一项前瞻性临床Ⅲ期试验显示,2%的患者仅仅通过雄激素撤退就可以达到PSA下降>50%的治疗效果。有趣的是,最近进行一项大规模临床试验表明,比卡鲁胺和尼米鲁特的抗雄激素撤除反应效率高于氟他胺(风险率为1.53)。所以在采用抗雄激素药物治疗的患者中,如果出现病情恶化,应考虑是否与药物有关。因此抗雄激素撤除治疗可作为最大雄激素阻断治疗中一种标准治疗方案。在抗雄激素撤除综合征出现后,可考虑采用以下方案进行下一步治疗:①改用其他雄激素拮抗剂,但长期用药后亦可出现类似综合征。因不同药物作用于AR的部位不同,药物交替使用可能延缓耐药的产生;②采用肾上腺雄激素抑制剂,如酮康唑及皮质醇制剂;③采用雌激素治疗。甾体类抗雄激素药物孕激素(醋酸环丙孕酮和甲地孕酮)和雌激素(己烯雌酚)也有药物撤退反应。

总而言之,内分泌治疗在前列腺癌的治疗中具有重要的地位,但是其治疗方案在不同患者身上有不同的选择。对于局限性非转移性前列腺癌患者,当有进行内分泌治疗的必要时,抗雄激素单药治疗可作为去势治疗的另一种选择,在转移性前列腺癌中,抗雄激素单药治疗则劣于去势治疗,而在进展期的患者完全性雄激素阻断治疗会有更高的生存率,不过需要权衡治疗的不良反应及经济负担的问题。值得一提的是,雄激素受体的拮抗剂对于预防前列腺癌也具有重要的作用,5α-还原酶抑制剂非那雄胺已成为前列腺癌预防临床试验研究的首选药物。

(郑嘉欣　庄炫　邢金春)

三、靶向及其他药物治疗

化疗是激素抵抗性前列腺癌的主要治疗方法,目前临床使用的化疗药物主要有米托蒽醌、雌莫司汀、紫杉醇和多西紫杉醇,但化疗具有剂量限制性的毒不良反应,给药剂量受到限制,从而影响了化疗药物疗效的发挥,治疗指数低。前列腺癌细胞特异性地分泌大量的前列腺特异性抗原(PSA)、人腺激肽释放酶-2(HK2)和前列腺特异性膜抗原(PSMA),设计合成被 PSA、HK2 和 PSMA 水解活化的前药,可以针对前列腺癌进行靶向治疗。前药的结构是 PSA、HK2 和 PSMA 特异性寡肽和抗肿瘤药物的耦联物,作用原理是前药在血浆中没有活性,在癌组织中多肽链被 PSA、hK2 或 PSMA 水解释放抗肿瘤药物,杀伤癌细胞。前药既降低了抗肿瘤药物的毒副作用,又提高了治疗指数。

(一) 能被 PSA 水解激活的前药

PSA 是一种丝氨酸蛋白酶,能够选择性水解谷酰胺肽键。将 PSA 特异性的寡肽与抗肿瘤药物连接形成前药,在前列腺癌组织中,寡肽被 PSA 水解,释放活性形式的抗肿瘤药物,产生抗肿瘤作用。根据这一机制,已经成功地把多柔比星(Dox)[4-7]、长春碱(Vin)、5-氟脱氧尿苷(FudR)等制成抗前列腺癌的前药。

(二) 能被 HK2 水解激活的前药

HK2 是丝氨酸蛋白酶,具有胰蛋白酶样活性,是激肽释放酶基因家族中的一员。在血液中与血清蛋白酶抑制剂结合,失去活性。虽然 HK2 和 PSA 在一级结构中有 80% 相同,但是在酶解活性上显著不同。尽管在前列腺癌中 HK2 的水平比 PSA 低,但是 HK2 的酶解活性比 PSA 高。HK2 的水解底物裂解位点 P1 位必须是 Arg。Janssen 等把 Leu-12ADT 与多肽 AcGlyLysAlaPheArgArg 偶合生成 AcGlyLysAlaPheArgArgLeu12ADT,该偶合物在血浆中稳定,但能被 HK2 水解,1 小时后有 80% 以上生成 ArgLeu-12ADT 和 Leu-12ADT(1∶1.8)。

(三) 能被 PSMA 水解激活的前药

PSMA 是一个相对分子质量 $1×10^5$ Da 的前列腺上皮细胞 II 型跨膜糖蛋白,是谷氨酸羧肽酶 II,具有 N-乙酰化 α 键合酸性二肽酶活性,以及蝶酰基聚谷氨酸羧肽酶(叶酸水解酶)活性。在正常的前列腺上皮细胞和前列腺癌上皮细胞中都高表达,在肿瘤的新生维管结构中也高表达,而在正常组织内皮细胞中不表达。PSMA 在膜外有一个能与药物识别的结构域,为设计酶激活的前药提供了可能性。Mhaka 等合成一系列能被 PSMA 激活的甲氨蝶呤类偶合物,甲氨蝶呤的 4-N [N-(2,4 二氨基 6-蝶啶基-甲基)-N-甲基氨基-苯甲酰](简称 APA)部分和肽链的 N 端键合。PSMA 发挥外肽酶作用,α 最后释放出甲氨蝶呤。

在前列腺癌的单个病灶中,由于酶的高效性,只需要 1% 的癌细胞分泌特异性的活性酶,就能激活前药,在癌细胞外或附近释放细胞毒药物,抑制或杀死病灶癌细胞,并且降低了化疗药物的全身毒副作用。而其他的靶向治疗方法效率较低,如单克隆抗体治疗需要大多数的癌细胞都有靶点抗原,与单克隆抗体结合;病毒载体治疗需要大多数的癌细胞都能被病毒载体感染,将目的基因整合到细胞内。因此,研发酶激活的靶向治疗前药前景广阔。

(四) 阿比特龙

细胞素 CYP17 酶复合体作为雄激素生物合成的重要物质,广泛存在于睾丸、肾上腺、前列腺肿瘤组织中,阿比特龙可以选择性并不可逆地阻断细胞素 CYP17 酶复合体,从而阻断睾酮的生成。de Bono 等通过试验发现阿比特龙联合泼尼松可显著延长多西他赛化疗后 CRPC 伴转移（mCRPC）患者的总生存期（overall survival，OS），患者的功能状态机疲劳评分也较对照组有明显改善。阿比特龙已于 2011 年 4 月被美国 FDA 批准用于多西他赛治疗失败伴转移的 CRPC 患者。

（五）MDV3100

MDV3100 是另一种 AR 拮抗剂，与 AR 的结合力远高于比卡鲁胺，通过抑制 DNA 转位及聚合发挥功效。一项多国、随机对照、双盲的Ⅲ期临床试验显示，将约 1200 例先前接受过包括多西他赛在内的化疗患者随机分为两组，分析结果显示实验组的中位生存期高于对照组（18.4 个月 vs 13.6 个月）。

（六）Orteronel

又称 TAK-700，其作用机制同阿比特龙，选择性阻断 CYP17 酶复合体，抑制类固醇激素的合成，包括肾上腺及睾丸分泌的雄激素。已经完成的临床试验证实口服 Orteronel 的所有患者的血清 PSA 水平均降低。科研学者正在努力阐明 Orteronel 联合泼尼松分别在初次化疗的患者中及接受过多西他赛化疗的患者中不同的疗效，两项试验均已进行到了Ⅲ期临床阶段。理论上认为其临床价值优于阿比特龙，疗效仍需临床试验验证。

（七）镭-223

镭-223（Radium-233）能够发射高能 α 粒子，促使骨转移部位的肿瘤细胞双链 DNA 断裂。镭-223 的 3/4 级血液学毒性发生率较低（3% 的中性粒细胞减少，6% 的血小板减少症和 13% 的贫血）。

（八）分子靶向治疗

1. 内皮素-A 受体（ETA）拮抗剂　内皮素-1（ET-1）是前列腺癌细胞产生的一种多肽物质，既可以结合 ETA 促进肿瘤血管形成、侵犯周围组织、抑制肿瘤细胞凋亡，亦可与 ETB 结合诱导细胞凋亡。Zibotentan 是一种 ETA 的选择性拮抗剂，与 ET-1 竞争性结合 ETA，间接上调 ETB 的细胞凋亡通路。Ⅱ期临床试验已说明，Zibotentan 能延长 CRPC 患者生存时间长达 7 个月。目前几项随机双盲临床试验（ENTHUSE）正在进行，试图评价 Zibotentan 单药治疗或联合多西他赛对于转移及非转移性 CRPC 的疗效。

2. 抗血管生成药物　BIBF-1120 是一种针对血管内皮生成因子（VEGF）的人源化单克隆抗体，是新型抗血管生成药物。与传统的抗血管生成药物（如贝伐单抗）不同，BIBF-1120 可作用不同的受体，包括 VEGF 受体 1~3。Ⅰ期临床试验报道，在 19 例未经化疗的 mCRPC 患者中，联合使用 BIBF-1120、多西他赛及泼尼松，13 例血清 PSA 下降>50%。近年来研究显示，起初用于治疗骨髓瘤的药物来那度胺（Lenalidomide）在Ⅰ期临床试验中已经证实其与紫杉酚联合使用可以降低部分晚期前列腺癌患者的 PSA 水平，Ⅲ期临床试验正在评估来那度胺的临床安全性及其联合多西他赛、泼尼松的疗效及安全性。

3. 络氨酸激酶抑制剂　有研究表明，络氨酸激酶家族（SRC）在前列腺癌组织中存在着过表达现象，推测在雄激素非依赖前列腺癌的发展中扮演重要角色。达沙替尼（Dasatinib）作为 SRC 家族抑制剂，在两项Ⅱ期 mCRPC 治疗的临床试验中显示具有良好的疗效。单一用药，其能够延缓 19% 的患者肿瘤进程至少 24 周；而联合多西他赛，可维持无疾病进展生存时间达 19.4 周，57% 的患者伴有 PSA 下降。

四、联合治疗

（一）最大雄激素阻断

一旦前列腺癌发生转移，最有效的治疗就是雄激素去除。目前雄激素去除是通过切除双侧睾丸或是应用 LHRHa 达到的。但不管是手术去势还是药物去势都没有影响肾上腺产生的雄激素。研究发现即使很低量的雄激素也可以刺激前列腺癌细胞的生长。Huggins 认为，对于进行去势治疗后疾病进展的患者可以通过去除肾上腺分泌的雄激素抑制肿瘤细胞的增殖。因此他对这类患者进行肾上腺切除，并取得一定的疗效。并由此产生了最大雄激素阻断的概念。

最大雄激素阻断（maximal androgen blockade，MAB）是联合应用去除睾丸雄激素和在细胞水平阻断雄激素。MAB 的原理是肾上腺产生的少量激素（如雄烯二酮、双氢表雄酮）可能在前列腺癌细胞生长中起重要作用。有关 MAB 的理论还有好几种，比如可以延长前列腺癌对激素治疗的有效期。增加抗雄激素药物可以阻断肾上腺源雄激素的作用。虽然肾上腺雄激素只在循环雄激素中占很少的比例，但它对于雄激素受体的作用却明显大于这个比例。研究发现在激素抵抗性前列腺癌组织中雄激素水平与良性前列腺增生症类似,这表明此时雄激素的水平已经足以维持细胞活性。抗雄激素药物可以去除这些雄激素。在雄激素去除之后,雄激素受体的数量和敏感度可能都会增强,而 MAB 则可以预防这种增强。还有研究者认为抗雄激素药物可以修饰细胞对雄激素的反应,如影响配体结合、核共活化物和辅阻遏物的活性及配体非依赖的 AR 激活。

随着抗雄激素药物的出现,我们可以通过非手术的方式达到最大雄激素阻断。这些抗雄激素药物可以抑制 DHT 与雄激素受体的结合,从而抑制前列腺癌细胞的增殖。大量的前瞻性随机对照研究比较了 MAB 与单纯手术去势或药物去势治疗。抗雄激素药物包括氟他胺、尼鲁米特或醋酸环丙氯地孕酮,其中醋酸环丙氯地孕酮是一种甾体类抗雄激素药物,另外两种是非甾体类抗雄激素药物。从 1980—1991 年共有 27 项设计良好的研究,其中只有 3 项显示 MAB 在总生存率上有统计学优势。

最早进行的是美国国家肿瘤研究所资助的,共入选 600 例患者,结果显示联合应用氟他胺和醋酸亮丙瑞林与单用醋酸亮丙瑞林相比,可以明显延长无疾病进展生存期和总平均生存期(35.6 个月 vs 28.3 个月)。另一项研究双侧睾丸切除与双侧睾丸切除加尼鲁米特,经过 8.5 年的随访,发现 MAB 组的无疾病进展期明显长于对照组(21.2 个月 vs 14.7 个月),总平均生存期也长于对照组(37 个月 vs 29.8 个月)。EORTC 进行的研究发现联用戈舍瑞林与氟他胺可以将死亡率降低 23%,使总生存期延长 7 个月。

除了以上 3 项研究外,其他 24 项研究结果都显示 MAB 与单纯去势相比无明显优势。因此,对于 MAB 治疗引起了很大争论。随后进行的一项 Meta 分析,对超过 8000 例患者进行分析,结果显示 MAB 治疗可以使 5 年生存率提高 2%(70.4% vs 72.4%)。进一步的分析发现,虽然使用甾体类抗雄激素药物的效果明显差于非甾体类抗雄激素药物,甚差于单纯去势。如果只分析采用非甾体抗雄激素药物的患者,MAB 治疗与单纯去势相比可以明显提高 5 年生存率(27.6% vs 24.7%,$P=0.05$)。采用非甾体类抗雄激素药物的 MAB 患者的生存率可以提高 8%,而使用甾体类的 MAB 治疗则使生存率降低 13%。基于以上结果,很多专家认为与抗雄激素药物应用所带来的经济负担和药物不良反应相比,所提高的生存率并不够明显。另外有关 Meta 分析的结果还存在很多争论。而且这些研究中,仅将疾病进展作为唯一终点,并未检测 PSA 水平,也未考虑雄激素撤停综合征。

目前对于转移性前列腺患者,MAB 仍然是一个合理的治疗选择,虽然对于所有患者来说,总的优势并不太明显,但对于那些愿意承担 MAB 治疗经济负担和不良反应以提高预后的患者来说,MAB 治疗仍是一个不错的选择。

(二) 最小雄激素阻断

最小雄激素阻断即联合非那雄胺和氟他胺治疗晚期前列腺癌,起到持续抑制 PSA 的进展、保留性功能的一种安全性良好的治疗方法。

最小雄激素阻断方案治疗晚期前列腺癌的研究背景是最大雄激素阻断方案(MAB):抗雄激素药物联合手术或药物去势治疗。随访治疗 5 年后,与单一治疗相比,MAB 获得的生存优势很小(<5%),且该获益似乎仅局限于接受非激素抗雄激素药物的患者,且仅在随访 5 年后出现胃肠道、眼部、血液系统不良反应在联合抗雄激素药物后出现加重。

最小雄激素阻断其原理基于非那雄胺通过抑制 5α-还原酶减少前列腺内双氢睾酮水平,而抗雄激素与残存的双氢睾酮竞争性结合雄激素受体。这样可以使睾酮水平维持在正常范围内,从而保留了一定的性功能,提高了患者生活质量。

多项研究结果表明最小雄激素阻断方案治疗晚期前列腺癌长期疗效明显,小雄激素阻断方案安全性良好,使用非那雄胺联合氟他胺作为对晚期前列腺癌患者的初始内分泌治疗可获得显著的治疗应答。最小雄激素阻断方案在某些晚期前列腺癌患者中可持续抑制 PSA 的进展。Oh WK 等通过非那雄胺联合氟他胺治疗 342 例经组织学确诊的前列腺腺癌患者,采用最小雄激素阻断方案治疗证实有效,平均 PSA 下降达 94%,在氟他胺单药治疗之后,非那雄胺进一步抑制二氢睾酮并降低 PSA 水平,在基线时勃起功能正常的患者中,有 55% 的患者该功能未受影响。在一些 II 期临床试验中,通过 PSA 反应率来评价了同时服用非那雄胺、氟他胺或两者的序贯治疗对晚期前列腺癌或者生化复发的前列腺患者的治疗效果,尽管存在样本量偏小、随访时间偏短等不足,但这些研究结果显示几乎所有的患者 PSA 水平都大幅下降(与治疗前相比降幅达 96%),平均无去势生存期为 37 个月,平均无雄激素抵抗生存期为 48.6 个月,5 年总生存率达到 65%。得出这种联合治疗可以诱导肿瘤对激素反应时间达 4 年以上。所有这些临床试验报道大多数患者 (55%~86%)性功能得到了保留。目前的研究数据提示联合用药较适合于那些对生活质量要求较高的患者。J. Picus S 等认为也适合于对于那些经局部治疗后无肿瘤复发、转移,但 PSA 反复持续升高的患者。

联合非那雄胺和氟他胺最小雄激素阻断治疗晚期前列腺癌在某些方面具有一定的优势。然而,在长期随访结果和大样本临床对照试验结果出来之前,这种治疗方案仍只能当作是一种实验性治疗。

(三)间歇性雄激素阻断

晚期前列腺癌患者中有超过 80% 的患者对雄激素阻断治疗有效。几乎所有的患者都会出现 PSA 的下降。手术或药物去势的平均无疾病进展期为 12~33 个月,总平均生存时间为 23~37 个月。但雄激素阻断并不能清除所有的肿瘤细胞,而且传统的雄激素阻断治疗会加速雄激素非依赖的发生,一般经过 24 个月后,患者都不可避免的出现雄激素非依赖和 PSA 的上升。自 1980 年以来,有关前列腺癌激素治疗的研究多集中在最大雄激素阻断,但最大雄激素阻断在增加花费和药物不良反应的同时并没有明显延长患者发生雄激素非依赖的时间。有关间歇性雄激素阻断(intermittent androgen suppression,IAS)的理论依据包括以下几方面:①虽然雄激素去除可以推迟肿瘤进展,但很少能达到治愈,并且影响患者的生活质量;②有推论认为即刻的雄激素去除效果要优于延迟雄激素去除;③有假说认为在雄激素去除情况下生存的细胞在恢复雄激素后可以恢复雄激素依赖性,从而推迟发生雄激素非依赖的时间。

通过对动物模型的研究发现间歇性雄激素阻断可以调节肿瘤细胞对雄激素去除的适应。根据动物模型的结果,多个研究中心进行了非随机的研究,将 PSA 作为触发点进行间歇性雄激素阻断。结果显示 IAS 可以控制前列腺癌的进展,并且能提高患者的生活质量,而且有利于及早进行雄激素阻断治疗,延迟肿瘤进展提高生存率。同时还能减少治疗相关的不良反应和花费。

虽然雄激素去除治疗在 60 年前已经成为晚期前列腺癌的标准治疗,但对于无症状的前列腺癌患者何时开始雄激素去除治疗目前仍存在很大争论。尽早进行雄激素去除可以延缓疾病进展,但会带来一些代谢及心血管相关并发症。间歇性雄激素阻断治疗则提供了一种既能尽早进行雄激素阻断治疗,又能减少相关并发症的方法。

最早的进行间歇性雄激素阻断是采用雌激素。19 名晚期前列腺癌患者给予雌二醇直到出现明显的临床缓解,然后停用直到再次出现临床症状。另外还有一名患者用类似的方式接受氟他胺治疗。平均治疗时间为 30 个月(2~70 个月)。所有患者在头 3 个月都有明显的主观症状缓解。当停用药物后 20 名患者中有 12 人复发,平均复发时间为 8 个月(1~24 个月),所有的复发患者对于再次治疗均有效。10 名患者中有 9 人在治疗停止 3 个月内恢复勃起功能。由于减少了雌二醇的摄入,患者生活质量明显提高,而且未发生危及生命的并发症。

此后进行的 IAS 研究都采用 LHRHa 和抗雄激素药物。Goldenberg 等首次报道以 PSA 作为触发点的 IAS 治疗。他们对 80 名复发或是转移性前列腺癌患者平均随访 46 个月。平均初始 PSA 为 110ng/ml。最初给予 MAB 治疗并平均持续 9 个月。由于那些经过雄激素去除治疗后 PSA 仍不能降至正常的患者的预后较差,因此只对 PSA 降至 4ng/ml 的患者进行 IAS 治疗。经过 9 个月的 MAB 治疗后停用药物,直至 PSA 升至 10~20ng/ml。这样周期性治疗直至 PSA 无法降至正常。至作者发表文章止,仍有 32 名患者在第 2 个周期或是更多周期治疗中。前 3 个周期中到达 PSA 最低点的平均治疗时间为 5 个月。前 2 个周期中未接受药物治疗的时间占 45%,第 3 个周期的平均时间为 15.1 个月。血清睾酮水平在药物停止后 8 周后恢复正常水平。在每个治疗周期的非治疗期间,患者自我感觉较好而且恢复性欲和勃起功能。随访 43 个月后,在 29 名 D 期患者中有 10 人发生雄激素非依赖性疾病进展,而 41 名局限性前列腺癌患者中仅有 7 人。21 名 D2 期患者中有 12 人仍在接受 IAS 治疗,9 名死亡,其中 3 名死于其他疾病,患者的平均无进展生存时间为 26 个月,平均生存时间为 42 个月。

Higano 等对 22 名患者进行 IAS 治疗,其中 D2 期 7 名,D1 期 3 名,T2/T3 期 2 名,生化复发 10 名。平均随访时间为 26 个月,截止作者发稿为止,患者均存活,有 2 名出现雄激素非依赖进展(1 名 D1 期,1 名生化复发者),出现时间分别为 22 个月和 33 个月。对于 D2 期患者非治疗时间约占 35%,略低于生化复发患者。所有患者在非治疗期均有明显的生活质量提高。

另外还有许多报道与 Goldenberg 的结果类似。这些结果说明持续性雄激素阻断对于某些患者是过度治疗。这些 IAS 治疗都用 PSA 作为治疗反应的指标及治疗开始的指标。对于进行持续性雄激素阻断治疗的患者。

对于 TXN1-3M0 的前列腺癌具有正常性功能,并能进行严密随访的患者,或者是不能忍受雄激素去除不良反应的患者。根治治疗后生化复发的患者比较适合进行 IAS 治疗,患者比较容易接受,而且可以尽早开始治疗,减少花费和持续雄激素阻断治疗的不良反应。对于经过 6 个月治疗后 PSA 仍不能降至 4ng/ml 的患者,由于其对于雄激素去除治疗反应较差预后较差,因此不应给予 IAS 治疗。

目前多数 IAS 研究都采用 9 个月的治疗周期。主要是因为多数患者需要进过 8~9 个月的治疗才能使 PSA 降至最低点并使肿瘤组织退化。另外新辅助治疗的研究也证实须经过 6 个月以上时间才能使 PSA 降至最低点。以 PSA 0.2ng/ml 为标准,经过 3 个月治疗只有 34% 的患者能达到,而经过 8 个月治疗有 84% 的患者可以达到。治疗早期 PSA 的快速下降表示肿瘤细胞分泌 PSA 下降,而其后的缓慢下降才表示肿瘤体积的减少。

有关停止治疗后再次治疗的触发点目前还没有定论,多是经验性的。主要是要满足以下两个条件:①停止治疗时间要足以使患者提高生活质量;②要能使睾酮诱导前列腺癌细胞分化。触发点主要考虑治疗前 PSA 水平、肿瘤分期、PSA 速度、临床症状和对雄激素阻断治疗的耐受性。对于转移性前列腺癌或是治疗前 PSA 很高的患者,可以在 PSA 增加到 20ng/ml 后开始治疗。对于局部复发或是治疗前 PSA 轻度升高的患者,可以在 PSA 增加到 6~5ng/ml 后开始治疗。

虽然目前的研究都发现 IAS 治疗与持续性雄激素治疗相比在无进展生存时间和总生存时间上都无明显差别,但可以明显提患者生活质量。但目前有关 IAS 的信息还十分有限,还缺少Ⅲ期随机研究以证实。

(潘铁军)

五、辅助内分泌治疗

前列腺癌的辅助内分泌治疗(adjuvant hormonal therapy,AHT)是指前列腺癌根治性切除术后或根治性放疗后,辅以内分泌治疗。目的是治疗切缘残余病灶、残余的阳性淋巴结、微小转移病灶,提高长期存活率。

中危患者虽然有一定的复发概率,但是一半的患者无须接受内分泌治疗而长期生存,且常规随访血清 PSA 能够严密监测生化复发,辅助的内分泌治疗可以选择使用。目前,对于高危的局部进展的前列腺癌,放疗后辅助内分泌治疗已经成为常规,而根治术后采用内分泌治疗还处于发展阶段。

哪些患者术后需要辅助治疗? 首先比较肯定的就是局部晚期病变(精囊侵犯或淋巴结转移)和术后 PSA 持续升高者。若术后首次 PSA 值为不可测得,此时需要根据原发灶的病理情况决定治疗方案。对于高危的病理指标:Gleason 评分 8~10 分、PSA>20ng/ml、T_{2c},由于复发危险很高(>70%)同时早期治疗能够治愈微小转移灶,因此需要采取内分泌治疗。当然这种情况下,辅助放疗能够提高局部控制率,可以联合应用。中危患者(Gleason 评分 7 分、PSA 11~20ng/ml、T_{2b})虽然有一定的复发概率,但是一半的患者无须接受内分泌治疗而长期生存,且目前对生化复发有严密的检测,辅助的内分泌治疗可以选择使用。

近年来许多研究证实,放疗联合内分泌治疗显示出生存益处并减少了并发症。内分泌治疗在放疗的不同时期有着各异的作用:作为新辅助治疗能够缩小前列腺体积而减少照射区域并提高局部控制率;同期内分泌治疗与放疗协同诱导肿瘤细胞凋亡;作为辅助治疗能够消除微小病灶。局部晚期和高危患者经过长期(2~3 年)的内分泌治疗后生存明显改善。对于中危患者,4~6 个月的辅助内分泌治疗比较合适。

1. **放疗后辅助内分泌治疗**　放疗后辅助内分泌治疗的适应证为:①局部晚期前列腺癌,即肿瘤突破包膜,临床分期≥T_3;②治疗前 PSA>20ng/ml;③前列腺穿刺活检病理 Gleason 评分≥8 分。对于前列腺癌低危患者,即<T_{2a}且 PSA≤10ng/ml 且 Gleason≤6 的,已有临床试验证明早期辅助内分泌治疗无效。

Tyrrell 等对 1370 例前列腺癌放疗后患者展开随机对照临床试验,随访 5.3 年后发现对于临床进展型

（肿瘤突破包膜）前列腺癌,比卡鲁胺150mg/d能显著提高无进展生存期。Bolla等发现对于局部晚期型前列腺癌患者,从放疗开始第1天给予黄体生成素释放激素类似物(LHRHa),之后每4周1次,持续至少3年,能提高总体生存率。在RTOG85-10试验中,类似的患者从放疗的最后1周开始接受同样的治疗直到复发,结果在分化较差(Gleason评分>8分)的前列腺癌患者中观察到了总体生存率提高。Pilepich等在确切放疗后早期采用雄激素抑制治疗(戈舍瑞林,Goserelin),发现辅助内分泌治疗不但能够减少疾病进展,而且能显著提高患者的总体生存率,对于Gleason评分7~10分的患者来说,受益更加明显。这一点Bolla等的研究中也有提及。这些研究表明,对于前列腺癌高危患者,放疗后辅助内分泌治疗疗效确切,并能提高总体生存率;但是,对于这类辅助治疗的最佳应用周期还没有达到共识,有待进一步研究提供有力证据。

曾有报道78例≥T_3,无淋巴结侵犯,无远处转移的前列腺癌患者,在接受放疗后,随机分配到口服乙蒂酚(Diethylstilbestrol,DES)组或随访观察组,经过14.5年的中位随访期,治疗组5、10、15年的无病生存率要显著高于对照组;同时,由于雌激素心血管毒性如深静脉血栓、心肌梗死、短暂缺血障碍,两组在总体生存率上面并无显著差异。正是雌激素比较严重的不良反应,使其淡出临床。但是近年来,由于其他内分泌治疗的反应期有限,加上其不良反应如潮热、贫血、肝损、性功能障碍、骨骼疏松、代谢改变、认知减退等渐渐为人关注,乙蒂酚等雌激素类内分泌药物非口服途径(如经皮)给药的研究,以及在疾病进展到早期激素抵抗性前列腺癌时的使用,在欧美已出现重新活跃的态势。另外,考虑到中国人血黏度水平要明显低于欧美人群,雌激素引起心血管毒性的可能性相对较小,而且这类药物价格低廉,乙蒂酚在我国前列腺癌患者治疗中的应用值得进一步的研究。

2. 根治术后辅助内分泌治疗　根治术后辅助内分泌治疗的适应证为:①术后病理证实为T_3期(pT_3);②术后病理淋巴结阳性(pN+);③≤T_2期伴有高危因素(Gleason评分>7分,PSA>20ng/ml)。特别是对于精囊侵犯和(或)淋巴结阳性的患者,根治术后几乎全部复发,这些高危患者确切的需要辅助治疗。

Messing等认为,在根治术+盆腔淋巴结清扫术后早期应用辅助内分泌治疗,对于淋巴结阳性患者,能够减少复发,并能够提高总体生存率。Wirth等发表根治术后辅助内分泌治疗的随机对照临床试验结果,入组309例分期>T_3,无淋巴结侵犯,无远处转移的前列腺癌患者,中位随访期为6.1年,他们给予试验组氟他胺(Flutamide)750mg/ml,发现氟他胺组的无复发生存率有显著提高;而总体生存率,并没有出现Messing等之前的结果。两个研究的分歧,可能来自于入组偏倚,因为淋巴结阴性患者的生存期本来就长于阳性患者,后者的随访时间尚不足以观察到辅助治疗对于总体生存率的影响;另外,对于相对早期的患者,辅助内分泌治疗的不良反应可能表现出更大的影响。

Messing等增加随访时间后,再次表明在淋巴结样性的患者接受根治术+盆腔淋巴结清扫后立即应用内分泌治疗的确能提高疾病特异性生存率、无进展生存率和总体生存率;同时,他们发现早期辅助内分泌治疗组非前列腺癌相关死亡率(55%)高于延迟组(11%)这也是早期低危患者不建议采用辅助内分泌治疗的原因之一。不管如何,根据这个前瞻性随机研究结果,前列腺癌根治术后有淋巴结转移的患者接受早期辅助内分泌治疗可明显获益。

3. 方式　①最大限度雄激素全阻断(MAB);②药物去势;③抗雄激素药(anti-androgens),包括甾体类和非甾体类;④手术去势。

4. 时机　多数主张术后或放疗后即刻开始。

总之,AHT治疗主要针对切缘阳性、pT_3、pN+及≤pT_2期伴高危因素的患者,多数文献报道能延缓疾病进展,但能否提高患者的生存率尚无一致结论。治疗时机及时限的选择应综合考虑患者的病理分期、治疗不良反应和费用等,目前尚无定论。

（潘铁军）

六、新辅助内分泌治疗

新辅助内分泌治疗(neoadjuvant hormonal therapy,NHT)即根治性前列腺切除术或根治性放疗前给予辅助性的内分泌治疗。根治性治疗包括根治性前列腺切除术、外放射治疗和近距离放疗。其目的在于缩小肿瘤体积、降低临床分期、降低前列腺切缘肿瘤阳性率,进而提高生存率。

（一）根治性前列腺切除术前新辅助内分泌治疗

1. **适应证**　适合于 T_2、T_{3a} 期肿瘤。

2. **方法**　最常用方法常采用 LHRHa 与抗雄激素药物联合应用,疗程为 3~8 个月。多个研究认为 NHT3 个月时,PSA 水平未下降至最低水平,延长疗程至 6 或 8 个月时,在降低临床分期和切缘肿瘤阳性率方面优于 3 个月的治疗;PSA 下降程度、前列腺体积缩小程度高于 3 个月组。采用新辅助内分泌治疗需既要考虑达到最佳疗效的时间,但同时应考虑到推迟手术时间可能错过最佳手术时机。

3. **临床效果**

（1）NHT 治疗对 PSA 的影响:NHT 治疗后 80%~100% 的前列腺癌患者外周血中前列腺特异抗原 (PSA)水平降低。PSA 降低程度和 NHT 治疗时间有关,Gleave 等观察到 NHT 治疗 1 个月后,PSA 平均降低了 84%,随后的 3~8 个月 NHT 治疗,PSA 在此基础上又降低了 52%。NHT 治疗后 PSA 降低到什么程度比较适宜目前仍意见不一。McLeod 等对 149 例患者随机进行 NHT 治疗,发现 PSA 降至 0.1ng/ml 对切缘阳性率的影响没有显著差异,因此认为 NHT 治疗后没有必要达到极低值时才进行手术。

（2）NHT 治疗对前列腺体积的影响:根治性前列腺切除术前经过 3~6 个月的 NHT 治疗后,37%~100% 的前列腺癌患者可出现前列腺体积缩小。前列腺体积的变化和治疗时间、治疗模式、前列腺组织的性质、前列腺癌的病理分期、前列腺组织的分区相关。

（3）NHT 治疗对前列腺癌分期、分级的影响:1997 年欧洲前列腺癌 NHT 研究组报道,NHT 组经联合雄激素阻断治疗 3 个月后 32% 的患者出现临床降期,16% 的患者出现病理降期,而单纯手术组仅 6% 的患者出现病理降期,两组之间有显著差异。很多的研究报道所研究的对象绝大多数是临床 T_2 期患者,结果提示 NHT 治疗有可能使临床 T_2 期的患者根治术后出现病理降期,NHT 治疗时间越长这种现象表现得愈明显。但多数学者认为在诊断为临床 T_3 期的患者中 17%~28% 的患者属于临床分期过高,NHT 治疗后出现的"降期"其实是临床诊断时分期过高所致。所以 NHT 治疗对临床 T_3 期患者是否能够降低术后病理分期尚无一致意见。NHT 治疗对前列腺癌 Gleason 分级的影响:传统认为 NHT 治疗如能降低 Gleason 评分,则很可能改善预后。但一些研究表明,NHT 治疗后,Gleason 评分有增高趋势。研究认为增高的原因是因为治疗后前列腺组织发生明显变性,变性的组织很难和分化较差的癌相区分,从而人为造成的一种"假象"。

（4）NHT 治疗对术后切缘阳性率的影响:切缘阳性可增加前列腺癌的局部复发、远处转移、死亡率。多个随机的临床研究已经肯定了 NHT 治疗可明显降低局限性前列腺癌术后的切缘阳性率。上述研究对象大多数是临床 T_2 期以下的前列腺癌患者,但多个研究表明对临床 T_3 期的前列腺癌患者,NHT 治疗后切缘阳性率并没有显著降低,反而有所升高。原因可能是 NHT 治疗后淋巴细胞明显浸润,使间质成分增加,引起前列腺与周围组织粘连和纤维化,从而使前列腺尖部和基底部切除不彻底,使切缘阳性率增高。

（5）NHT 治疗对前列腺癌复发率及生存率的影响:欧洲研究组在 2000 年报道了 402 例前列腺癌患者的随访结果,其中 NHT 治疗组有 192 例患者,随访 4 年。结果表明临床 T_2 期患者 NHT 治疗组局部控制率较高,但在临床 T_3 组两组间局部控制率差异无统计学意义,提示 NHT 治疗对临床行根治术的前列腺癌患者可能有益,特别是临床 T_2 期患者,但 NHT 治疗须多于 3 个月。随着随访时间的延长,NHT 治疗有可能表现为延长根治术后患者的生化复发时间,提高局部控制率,最终提高患者的生存率。但对 T_3 期患者来说,NHT 治疗的意义有限。

4. **不良反应**　同内分泌治疗不良反应。

（二）治愈性放射治疗前的新辅助内分泌治疗

放射性治疗主要包括外放射和近距离放射治疗。激素治疗可以在放疗前、放疗中、放疗后或同时在放疗前后进行,故无法明确划分新辅助治疗及辅助治疗。放射治疗的新辅助内分泌治疗可以减少前列腺体积、控制肿瘤的发展、提高患者的生化控制率、延长血 PSA 的倍增时间等。有研究认为 6 个月疗程可以最大程度减小前列腺体积,故推荐放疗前行 NHT 治疗 6 个月为最佳。由于近距离放射性粒子植入治疗刚完成时,前列腺并没有接受足够的射线照射,所以配合粒子植入的新辅助内分泌治疗往往包括粒子植入术后 2~3 个月的治疗。

近距离照射治疗联合雄激素阻断治疗的适应证:前列腺体积>60ml。

新辅助内分泌治疗应用的药物多数学者采用 LHRHa 和抗雄激素药物的联合治疗。许多回顾性研究表明,外放射治疗前后的辅助内分泌治疗可以提高前列腺癌的局部控制率和患者的生存率。粒子植入前的内分泌治疗主要目的是为了缩小前列腺体积,以避免粒子植入过程中因为前列腺体积较大,造成尺骨弓阻挡穿刺针使得部分前列腺不能按治疗计划植入粒子我们认为内分泌治疗可以迅速降低患者 PSA,缩小前列腺体积,粒子植入术后继续短时间的内分泌治疗也可以在粒子的放射能量未完全发挥作用时起到抑制肿瘤生长的目的。新辅助内分泌治疗是否可以提高粒子植入治疗前列腺癌的局部控制率和患者长期生存率还需要进一步研究。

一组随机对照研究表明联合新辅助治疗组和单独放疗组两组疾病无进展率分别为 33% 和 21%,$P<0.05$;局部病变无进展率分别为 42% 和 30%,$P<0.01$。放疗前行 2 个月的 NHT 治疗可以显著提高 $T_2 \sim T_4$ 前列腺癌患者的生存预后。故大多数医学中心已将放疗前的 NHT 列为标准治疗的重要组成部分之一。

（潘铁军）

第五节　内分泌治疗的评估

一、不良反应

内分泌治疗的不良反应分为常见、少见不良反应。

（一）常见不良反应

1. 正常红细胞正常色素性贫血　由于缺乏睾酮、双氢睾酮刺激红细胞样干细胞,使得促红细胞生成素生成减少而产生。Strum SB 等研究表明激素治疗后 1 月内开始出现血红蛋白水平下降、6 月内血红蛋白降低最低点。他们认为发生率 13%,与单独使用 LHRH 激活剂相比,联合使用雄激素阻滞剂贫血会更严重。

2. 胃肠道症状　包括腹痛、腹泻、便秘、反胃、呕吐、厌食症。确切的机制目前尚不清楚。Langenstroer 等研究发现,106 名先前不管有没有放射治疗过接受氟他胺治疗没有显示在组间胃肠道不良反应的发生率有差异。研究者根据他们的发现提出假设:氟他胺导致的局部毒性作用不能完全解释胃肠道紊乱。与单纯性用抗雄激素物相比,Ferrari 等认为合用黄体生成素释放激素会产生更多的胃肠道症状,并且氟他胺和其他的抗雄激素物在不同程度上以肝功能异常、肝衰竭的形式表现出肝毒性。

3. 潮热　血管收缩所致,典型表现为突发体温升高,特别是感觉颜面、颈部、上胸部、背部温热感。与皮肤红化、大量发汗有关。确切的发病机制目前尚不清楚,但是 Smith 等认为,与下丘脑体温感觉中枢在继发于缺乏内源性睾酮的升高而受刺激导致温热感。持续时间从几秒至 1 小时。通常自发性发生,但是患者通常认为与天气热、压力、睡眠不好有关。潮热的程度:轻、中、重度,严重的潮热使人不适合,经常不会随时间而好转。

4. 疲乏/全身无力　常见而主要的不良反应表现。约有 2/3 接受黄体生成素释放激素类似物的患者会出现。发病因素:身体组成成分的改变,尤其是贫血也会导致。

5. 神经系统　认知能力下降、抑郁。Green 等发现记忆力、集中力、语言功能下降、其他认知能力丧失。激素剥夺:情感影响,如忧郁、脾气暴躁、压抑、焦虑、易激惹。Rosenblatt 等认为其发生机制:与血清睾酮水平低有关。Rosenblatt 等报道了 3 例患者在雄激素治疗后出现难治性地严重抑郁,只有在停用治疗后才好转。

6. 骨质疏松症、骨折　与骨密度下降有关。Orwoll 等研究表明健康老年男性每年骨密度降低 0.5% ~ 1%,在健康人中,作为老化中的正常部分,全身骨丢失男性比女性更低、更难发现。然而,对于男性而言,由骨质疏松症引起的致命性并发症的风险高于男性。骨矿化密度通常用来评估骨质疏松症,骨质疏松症在老年男性中是一个十分重要的健康问题,可以导致骨折甚至死亡。雄激素活化减少与骨质疏松症的关系 Stepan 等首次阐述,12 名接受睾丸切除术的男性患者与接受正常处理组骨密度相比较。Kiratli 等发现雄激素去势导致骨密度丢失 5% ~ 10%,性激素影响骨代谢活动。然而,Smith 等发现抗雄激素物比黄体生成素释放激素类似物更早影响骨丢失。单纯用氟他胺可能能维持骨密度并防止骨折。

（1）骨折:骨密度的下降、破骨活动风险的增加骨折发生的风险。Smith MR 等的一项研究表明,接受黄体生成素释放激素类似物治疗的前列腺癌患者是非接受黄体生成素释放激素类似物治疗的患者骨折发生的 1.4 倍。

（2）骨密度下降的机制:因去势治疗引起的骨转化增加有关。Maillefert 等发现,在血清和尿液中骨转化标志物表明同时有成骨细胞和破骨细胞活性增加并在去势治疗治疗 6 个月后得到一个平台。Leder 等认为骨骼对甲状旁腺激素的敏感性改变可能与破骨细胞活性增加和骨密度的下降有关。

7. 男性乳房发育、乳房疼痛

（1）男性乳房发育:是乳晕下乳腺组织的良性增生所致。因激素治疗而引起的激素平衡的改变导致前列腺癌男性血液循环中雌激素/雄激素比例的改变。发生率与治疗方式有关:使用雌激素和抗雄激素 40%～70%;Hedlund 等发现使用黄体生成素释放激素类似物和大部分雄激素阻断13%在第 1 年治疗中,停用激素治疗能自发性逆转。1 年以后,由于乳腺组织发生的纤维化、透明样变性使得成为永久的改变。

（2）乳房疼痛:乳头的触压痛。一旦乳房女性化发生超过 12 个月,放射治疗就不能逆转病变,但可以减轻反复发作的乳房疼痛。芳香化酶抑制剂、短效的他莫昔芬同样可以有效地改善疼痛。

8. 脂类代谢异常

（1）体重的增加:主要是皮下脂肪沉积。Smith 等发现接受黄体生成素释放激素类似物治疗的患者定性分析认为,在 1 年内脂肪量增加 9.4%～11%,而瘦体质下降 2.7%～3.8%。脂肪量的增加发生在皮下而不是在腹内脂肪。

（2）高三酰甘油血症:胆固醇、磷脂、载脂蛋白 A-Ⅰ和 A-Ⅱ浓度的升高、高胆固醇血症、总载脂蛋白、低密度载脂蛋白 B 均为心血管疾病的强烈危险因素。Moorjani 等认为,心血管并发症与雌激素使用有关,通过高三酰甘油血症而不是载脂蛋白谱的改变。并且,睾丸切除术与抗雄激素物联合使用比单独治疗对载脂蛋白谱有更大的好处。

9. 胰岛素抵抗

黄体生成素释放激素类似物增加空腹血浆胰岛素水平。Smith 等的一项前瞻性的研究表明,无糖尿病的前列腺癌患者在接受黄体生成素释放激素类似物治疗后空腹血浆胰岛素水平升高 26%,全身胰岛素的敏感指数下降11%。更倾向于增加皮下而不是腹内脂肪,增加而不是简单高密度脂蛋白胆固醇。

10. 性功能改变

（1）性欲消失、勃起功能障碍:激素剥夺治疗的常见不良反应。部分接受激素治疗的患者性欲的保存表明睾酮并不是一个单独的因子。性欲的影响因素有许多,如年龄、体质、治疗前睾酮水平。

（2）阴茎体积的减少、纤维化:可以通过维持性活动而改善。

（二）少见不良反应

主要包括脱发、眼睛干涩、眩晕、黄体生成素释放激素类似物注射部位肉芽肿等。

二、生活质量评估

前列腺癌如今比以往更早期、年龄更年轻化而被发现。许多前列腺癌患者在被诊断出来时无症状、体力和性生活活跃,并且他们当中有许多可以被治愈。这些趋势导致越来越多的前列腺癌患者可以有一个更长的生存期。对于许多前列腺癌患者而言,生活质量可能与存活一样重要。因此,生活质量(quality of life,QOL)在治疗方法的选择上是一个需要重点考虑的因素。对于前列腺癌患者治疗效果研究的广泛兴趣引起了对于健康相关的 QOL 测量方法的发展。实际上,有许多关于前列腺癌患者在治疗后对 QOL 的影响的调查问卷表被引入到临床实践中,如 SF-36、CARES、FACT、EORTC QLQ-C30、GRISS、UCLA PCI、PCOS。QOL 研究的最终目的是更好地改善临床关怀与准确选择治疗方法。

内分泌治疗的方法的选择与他们对 QOL 产生的不良反应有关,Herr 等发现这些不良反应包括对生理、性活动、性欲的影响,贫血,骨矿物密度,男子女性型乳房,乳房疼痛。运用抗雄激素治疗所带来的益处需要考虑与长期治疗所引起的疾病。Migliari 等认为,环丙氯地孕酮(cyproterone acetate,CPA)会带来严重的性欲丧失、阳痿,然而性欲和性功能在运用非甾体类抗雄激素治疗时可以得到保留。并且,CPA 还与心血管系统不良反应、肝毒性有关。McLeod 认为运用非甾体抗雄激素治疗的主要药理影响是男子女性型乳房,乳房疼痛。Wysowski 等发现,在非甾体类抗雄激素药中同样存在差异,主要是非药理学影响,如胃肠道症状、肝毒性、肺部事件。例如,与康士德或尼鲁米特相比,氟他胺引起的腹泻更常见。临床上康士德或尼鲁米特引起的严重的肝毒性很少发生,但是氟他胺引起的肝毒性达 3/10 000。间质性肺炎和视觉障碍是尼鲁米特罕见的并发症。康士德比其他非甾体抗雄激素药和 CPA 有更好的临床耐受性。康士德单药治疗与局限性进展性无转移的前列腺癌(M_0)患者行阉割去势治疗相比能改善健康相关 QOL。通过简单、自我管理的涵盖关于健康相关 QOL 的 10 个方面的患者问卷调查表,来自 Cleary 等的报道表明康士德在 8 ～ 9 个评估的参数中有利,在性欲($P=0.029$)、生理功能($P=0.046$)方面有显著差异。Iversen 等和 Tyrrell 等研究表明,该疗法对于早期的患者有益。在前列腺癌早期,有许多患者存在无症状的、男子女性型乳房,乳房疼痛的情况,这给患者带来了巨大的烦恼。比抗雄激素单独治疗引起的不良反应大。

黄体生成素释放激素类似物和抗雄激素药物运用,尤其是联合运用,大大增加了经济上和生理上的代价但没有从总体上降低死亡率。欧洲癌症治疗研究组织(European Organization for Research on Treatment of Cancer,EORTC)小组的 Da Silva 等从被新近诊断为 M_1 期的前列腺癌患者的 QOL 研究中得出这样的结论:内科医生的评价不能准确反映他们患者的功能上的健康和症状情况。长期的雄激素剥夺治疗对 QOL 的影响目前尚未有很好的定义,很难区分这些治疗对疾病多带来的影响。在 EORTC 试验中,在雄激素剥夺治疗后特别是下尿路症状,QOL 的总体改善有被报道。在雄激素治疗中,许多患者性活动有降低,尽管这与总体 QOL 和许多在开始接受内分泌治疗之前有勃起功能障碍的患者没有持续性相关。与轻度贫血、肌肉丢失一样,像疲劳、体力下降等非特异性症状在雄激素剥夺治疗后发生,尽管雄激素剥夺治疗在中枢神经系统功能和认知能力方面的影响尚不清楚。

在初始治疗后生化复发时和对于局限性进展性前列腺癌患者中运用雄激素剥夺疗法越来越多,在长期治疗中不良反应累计的影响更高。然而在 21 例荟萃分析中发现全雄激素诊断 5 年生存率有轻微的优势,但是是否轻微的生存改善等同于 QOL 的改善尚不清楚。与单独去势处理相比,全雄激素阻断所带来的不良反应和撤退综合征发生的概率要高。西南肿瘤组(the Southwest Oncology Group,SWOG)试验表明,随机接受全雄激素阻断的患者比药物去势带来更多的问题。一项非随机对照实验表明由于心理上的原因一些前列腺癌患者更愿意性黄体生成素释放激素类似物治疗,而不是行睾丸切除治疗。Cassileth 等认为行黄体生成素释放激素类似物治疗时是可逆的,可避免手术治疗,维持自尊。

三、经济效益分析

据 Haas 等统计,在美国,2000 年以前每年用于前列腺癌支付的医疗费用高达 14 亿美元。尽管转移性前列腺癌不能治愈,药物和手术治疗致雄激素抑制可缓解症状,延长寿命。目前为止,关于决定采取何种雄激素抑制治疗可以带来最好的回报的基础研究较少。通过手术方式达到抑制雄激素的治疗方法(即睾丸切除术)的疗效与其他药物治疗方法取得的疗效类似,但是每种方式的不良反应和费用却相差很大。联合治疗的策略可以提高疗效但同时增加了治疗的毒性作用和费用。联合运用不同种类的药物治疗,如非甾体类抗雄激素(nonsteroidal antiandrogen NSAA)(如尼鲁米特、康士德、氟他胺)与黄体生成素释放激素类似物(luteinizing hormone-releasing hormone LHRH agonist)(如诺雷德)联合运用和手术加药物治疗的方式治疗的方式正在研究中。

Byar 等认为,当前列腺癌组织对激素敏感时运用雄激素抑制治疗的策略可以降低 2/3 的疾病进展。Garnick 等和 Bubley 等认为,前列腺癌复发开始治疗时对激素敏感,但最终会形成对激素抵抗和临床疾病进展。

Ahmed 等首次建立了健康效应与雄激素抑制治疗策略的相关性研究。尽管对于接受内分泌治疗的前列腺癌患者每一种治疗方法都有相同的疾病进展风险降低,但总体存活率却不同,不良反应发生率不同。己烯雌酚(diethylstilbestrol,DES)运用于 65 岁进展性前列腺癌患者可以有平均 6.9 年的生存期。NSAA 治疗后增加生存期到 7.4 年,睾丸切除术后增加到 7.6 年。运用 LHRH 类似物或 MAB 治疗时可达到平均

7.5 年的生存期。对生活质量改善寿命的影响都相似,DES、睾丸切除术、LHRH 类似物、NSAA 和两种 CAB 治疗策略的平均生活质量改善寿命分别是 4.6 年、5.1 年、5.1 年、5 年。然而在生命-时间费用(lifetime cost)方面有巨大的差异。DES、睾丸切除术、LHRH 类似物、NSAA 分别为 3600 美元、7000 美元、27 000 美元、16 100 美元。NSAA 与睾丸切除术联合治疗、NSAA 与 LHRH 类似物联合治疗分别为 20 700 美元、40 300 美元。他们认为:相对于 DES 而言,睾丸切除术的增量成本-效益(incremental cost-effectiveness)是每年 6100 美元。当把生活质量效应纳入时,相对于 DES 而言,睾丸切除术的增量成本-疗效比是每生活质量改善寿命 7500 美元。

尽管 DES 比睾丸切除术的费用低,但疗效相对差。在大规模的消费费用中,相对于 DES,睾丸切除术的增量成本-疗效比例低于 20 000 美元每生活质量改善寿命。这个成本-疗效比例与 Tengs 等研究的可接受的健康干预治疗类似。在睾丸切除术的选择方面,每个患者都会不同。对于一些人而言,它是一中费用低但疗效好的治疗方式。但对于另一些人而言,睾丸切除术在心理上无法接受。据 Litwin 等的流行病学研究表明,当有两个接受睾丸切除术而获益的前列腺癌患者时,就有 5 个前列腺癌患者是选择运用 LHRH 类似物治疗。

MAB 治疗模式很受欢迎但费用较高,并且根据荟萃分析的结果,其与睾丸切除术的疗效在统计学上没有显著差异。

(杨斌　陈斌　邢金春)

第六节　热点评论

一、单纯去势治疗和抗雄激素联合治疗

单纯去势治疗定义为仅采用手术去势或药物去势的内分泌治疗,抗雄激素联合治疗是指手术或者药物去势联合抗雄激素药物的治疗手段。抗雄激素联合治疗相比单纯去势治疗能够延长患者的总生存时间,但生存获益有限而其不良反应和患者生活质量的下降也较后者严重。单纯去势治疗和抗雄激素联合治疗孰优孰劣的争论至今仍没有完全定论。

雄激素的产生途径是多样的。睾酮是人体雄激素的主要成分,血清睾酮有 95% 来自于睾丸,其他雄激素则由肾上腺合成,主要是雄酮和脱氢表雄酮,它们在外周组织和前列腺组织中进一步转化为睾酮。这些激素作用于雄激素受体(AR),从而产生一系列细胞生物学效应。

人们对前列腺癌内分泌治疗方法的认识逐步加深。20 世纪 40 年代,Huggins 创见性地发现雄激素能够刺激前列腺癌细胞增殖、生长,此后针对晚期前列腺癌的内分泌治疗主要围绕如何有效抑制雄激素分泌、阻断雄激素与 AR 受体结合等领域展开。50~60 年代,人们通过切除双侧睾丸抑制前列腺癌的发展,手术去势成为治疗晚期前列腺癌的有效方法。药物去势包括雌激素、黄体生成素释放激素类似物(LHRH-α)及黄体生成素释放激素拮抗剂等。雌激素较早应用于前列腺癌的内分泌治疗,但疗效不甚理想,不良反应明显。1971 年 Shally 发现 LHRH-α 也能够阻止前列腺的发展,随后曲普瑞林、戈舍瑞林及亮丙瑞林等药物陆续应用于临床。90 年代末黄体生成素释放激素拮抗剂得以发现,在最初给药后 8~24 小时,黄体生成素浓度下降 51%~84%,尿促卵泡素浓度下降 17%~42%,其迅速的治疗作用、无闪烁反应使其成为药物去势重要一员。早期的研究认为,手术去势和药物去势在有效性、患者总生存率、不良反应上类似。由于药物去势抑制作用可逆可控、心理负担小,成为目前治疗主流之一。但近年来,有部分欧洲学者再次重视手术去势,认为手术去势更简单易行、经济负担较轻、不良反应发生率也略低于药物去势,通过安装睾丸假体可减轻患者心理负担。前列腺癌内分泌治疗另一个里程碑是 Peets 于 1974 年发现氟他胺对前列腺癌的治疗作用。氟他胺及后来应用于临床的比卡鲁胺、尼鲁米特属于非甾体类抗雄激素,它们能够有效阻断睾丸源性雄激素及肾上腺源性雄激素与 AR 的结合。

单纯去势治疗对于晚期前列腺癌患者总体疗效不佳。20 世纪 80 年代,Labrie 等首先采用 LHRH-α 治疗转移性前列腺癌,在经过 1 年有效治疗后,有大约 50% 的患者由最初的激素敏感阶段进展为激素抵抗阶

段。分析认为单纯去势治疗仅能阻断源自睾丸的雄激素,但这种阻断是不完全的,来自于肾上腺的雄激素同样能够结合 AR,如不能完全阻断雄激素,前列腺癌细胞长期接触低浓度雄激素促进前列腺癌进展为激素非依赖状态。基于此理论假设,他们随后在去势治疗的基础上添加抗雄激素治疗药物,在动物模型和患者的临床研究中都得出了更加理想的治疗效果。

早期的研究认为相比单纯去势治疗,采用抗雄激素联合治疗的患者具有显著的生存获益。抗雄激素联合治疗的目的在于通过不同的方法最大限度阻断血清雄激素水平。自提出联合治疗概念以来,针对单纯去势治疗与抗雄激素联合治疗的比较研究层出不穷。例如,1989 年 Crawford 比较了醋酸亮丙瑞林联合氟他胺与单纯采用醋酸亮丙瑞林在 603 例转移性前列腺癌中的治疗作用,结果发现抗雄激素联合治疗组的患者相比单纯去势组的中位生存期获益超过 25%。

后继进一步的研究发现抗雄激素联合治疗的生存获益仍有待商榷。同样是 Crawford 小组的研究,几年后它们报道在 1387 例转移性前列腺癌中比较手术去势联合氟他胺治疗与单纯手术去势治疗的疗效。结果证明在总生存率上没有显著差异。许多 Meta 分析尝试评估抗雄激素联合治疗的潜在获益,2000 年报道了一项包含 8725 名患者,共纳入 27 个临床试验的 Meta 分析,在这些患者中,88% 已发生转移,50% 患者年龄超过 70 岁。前列腺癌 5 年特异生存率抗雄激素联合治疗组为 25.4%,单纯去势组为 23.6%,两组比较没有显著差异。分层分析提示接受环丙孕酮治疗的患者抗雄激素联合治疗组预后反而更差,为 15.4%而单纯去势组为 18%;接受氟他胺或者尼鲁米特的抗雄激素联合治疗组患者有生存优势,为 27.6%,单纯去势组为 24.7%。2006 年 Lukka 等发表的 Meta 分析得出与上述研究类似的结论。

总之,针对晚期前列腺癌的抗雄激素联合治疗能够给患者提供增加大约 5%的 5 年生存率优势。但这种生存率优势却没有统计学意义,如果考虑疾病进展时间以及进展后的进一步治疗,抗雄激素联合治疗的作用可能更不显著。另外,在抗雄激素联合治疗的不良反应上学者的意见仍有分歧,部分学者认为采用联合治疗并未产生不良反应的叠加现象,相反地,抗雄激素联合治疗反而可以消除单纯去势治疗的闪烁反应。另一些学者则认为采用抗雄激素联合治疗患者乏力、潮热、心血管疾病等风险仍然存在,从而降低了生活质量,与此同时长期的联合用药使患者的经济负担明显加重。

由此可见,抗雄激素联合治疗的应用价值仍有待更多的临床试验或者 Meta 分析来验证,究竟采取哪一种治疗方式需要综合分析患者的疾病分期、预期寿命、可能的生存获益和不良反应。尽管如此,抗雄激素联合治疗仍然是目前前列腺癌内分泌治疗最为广泛应用的方案。

(叶定伟　林国文)

二、间歇内分泌治疗和连续内分泌治疗

前列腺本身是雄激素依赖的器官,前列腺癌组织也是如此。内分泌治疗是晚期前列腺癌的最主要的治疗方法,大多数前列腺癌对于去雄激素治疗有明显的疗效。但有其局限性,一般仅能维持 1.5～4 年,几乎所有 CaP 患者最终均转为去势抵抗性前列腺癌(castration refractory prostate cancer,CRPC)。激素非依赖前列腺癌的发生机制有很多学说,包括雄激素受体突变学说,雄激素受体表达消失,在低雄激素环境下雄激素不敏感的细胞群扩增等学说。总之,激素非依赖的发生机制至今不明。目前对雄激素非依赖前列腺癌缺乏有效的治疗方法,放疗、化疗、生物治疗等均不能有效地控制肿瘤进展,患者一般均在 1 年左右死亡。因此,防止雄激素非依赖发生和延迟前列腺癌在内分泌治疗过程中由雄激素依赖向非依赖转变的时间是目前研究的热点。多年来人们根据不同学说采用各种不同方法试图阻止激素非依赖的发生,至今尚无有效的方法得以证实。

内分泌治疗虽能有效地控制前列腺癌的进展,但有许多不良反应,如性欲减退、阳痿、疲乏、忧郁、骨质疏松等。因此,在内分泌治疗期间,患者的生活质量较差。在 20 世纪 90 年代初、中期,人们进行了间歇内分泌治疗(intermittent hormonal therapy,IHT)的动物试验和临床观察,目的包括:①延迟雄激素非依赖的发生;②提高生活质量(QOL),包括在停止内分泌治疗期间的性欲恢复,精神状态改善等;③可能的生存优势,在延迟雄激素非依赖发生的基础上可能提高生存率;④降低治疗成本。

间歇内分泌治疗在动物实验表明能延长前列腺癌细胞对雄激素的依赖性,延迟了雄激素非依赖的发

生。关于间歇内分泌治疗能否确实延迟雄激素非依赖的发生和提高生存率,人们进行了长期大量的研究,有报道认为间歇内分泌治疗可使分化良好的前列腺癌长期保持对雄激素的敏感性。间歇内分泌治疗方案使患者受益最大的是提高生活质量和降低治疗费用。在脱离内分泌治疗期间,多数患者的生活质量得到明显改善,尤其是性欲恢复和精神状态的改善。

至今的绝大多数报道认为,间歇内分泌治疗与连续内分泌治疗比较肿瘤控制效果相似,包括 PSA 控制,无疾病进展生存和总生存率近似。多数临床研究并未观察到间歇内分泌治疗可以延迟激素非依赖的发生,但间歇期间生活质量明显提高,包括性欲和阴茎勃起恢复,精神状态好转。南欧洲泌尿肿瘤组(SEUOG)多年的随即对照 III 期临床研究结果,间歇内分泌治疗对于局部晚期和转移前列腺癌的治疗,与连续内分泌治疗比较激素非依赖发生时间和疾病控制效果相似,但其优势是间歇期间生活质量提高,医疗费用降低。

值得提出的是间歇内分泌治疗适应于部分选择性患者,大量的临床研究资料提示对于内分泌治疗不敏感的和一些高危预后差的患者采用间歇内分泌治疗可能会导致疾病进展。EAU 2009 年指南提到,间歇内分泌治疗应该作为临床治疗选择的方法之一,已不再是临床研究的话题。间歇内分泌治疗适应于部分选择性患者。因此,我们在临床工作中应该严格掌握适应证,在初期内分泌治疗(前 3~6 个月)证明有效,在一定时间 PSA 降至一定低水平方可采用间歇内分泌治疗。如果初期治疗证明对内分泌治疗不敏感的患者不可采用间歇内分泌治疗,应该选用联合治疗。选用间歇内分泌治疗的同时,应该向患者交代清楚有关间歇期疾病进展的风险。

间歇内分泌治疗多采用 LHRHa(药物去势)和抗雄激素药物联合用药,也可单独采用 LHRHa。治疗期间的观察指标目前仍以 PSA 为主,多数认为 PSA 降至 <0.2ng/ml 时停止内分泌治疗。新一轮内分泌治疗开始的时间点目前有较大的争议,国内指南推荐 PSA 升高达 >4ng/ml 时开始新一轮治疗。

总之,间歇内分泌治疗与连续内分泌治疗比较的优势在于脱离治疗期间患者的生活质量明显改善,包括性欲恢复和精神状态改善,同时治疗成本明显降低。间歇内分泌治疗并不能延迟雄激素非依赖的发生和提高生存率。

(李　鸣)

三、早期内分泌治疗与延迟内分泌治疗

晚期或局部晚期前列腺癌患者开始内分泌治疗的最佳时机,国内研究很少,国际上也仍有争议。传统意义上,有无临床症状是界定早期与延迟内分泌治疗的标准,大部分讨论内分泌治疗时机的研究也是以此为出发点;在 PSA 广泛应用的今天,生化水平的疾病变化(特别是根治性治疗后)已受到越来越多的关注;由此,临床把未行手术或药物去势的无症状前列腺癌患者分为 4 类,对应的也是早期内分泌治疗应用的 4 种情况:①第一类,根治性手术或放疗后复发、转移风险极高,即"高危"前列腺癌;②第二类,经病理确诊的淋巴结转移,无论是否接受前列腺根治性切除,即淋巴结阳性的前列腺癌;③第三类,不适合接受根治性手术或放疗的局限性或局部晚期前列腺癌;④第四类,诊断时就存在的或是诊断后在随访观察中进展出现的影像学的转移,即无症状的转移性前列腺癌。

Cochrane 图书馆发布的系统分析认为,对于接受根治行手术的局部晚期前列腺癌,早期内分泌治疗大大减少了疾病的进展及由于进展本身引起的并发症的发生率,但是并不能改善肿瘤特异性生存率;对于总体生存来说,只能提供相对较小的优势,而且这种优势在 10 年之后才有显著差异,此时早期内分泌治疗带来的总体生存率提高的绝对值为 5.5%。对于接受根治性放疗的无症状的局部晚期前列腺癌,早期内分泌治疗的生存益处已经得到肯定,即与放疗同期或者放疗后进行的辅助内分泌治疗能够推迟疾病的进展,并且能够延长总体生存时间。

在 PSA 广泛应用前,Messing 等的前瞻性随机对照临床研究,发现在根治术加上盆腔淋巴结清扫术后早期应用辅助内分泌治疗,即持续的药物或手术去势,对于淋巴结阳性患者,能够减少复发,提高疾病特异性生存率、无进展生存率和总体生存率。但是需要注意的是,一部分淋巴结转移的患者根治术联合扩大的淋巴结清扫术后不需要辅助治疗依然获得了长期生存,而且,美国临床肿瘤学会(ASCO)2007 年年会上也

有研究对于 PSA 时代淋巴结阳性患者接受早期内分泌治疗的价值提出了异议。

对于不适合接受根治性手术或放疗的局限性或局部晚期前列腺癌,EORTC 30891 研究发现,早期与疾病进展或出现严重并发症时才开始接受内分泌治疗相比,中位随访 7.8 年后,总体生存率提高 5.4%,并且有统计学意义,但在前列腺癌特异性生存与进展到激素抵抗阶段的时间方面,并没有显著差异。对于无症状的转移性前列腺癌,研究发现早期内分泌治疗能使前列腺癌特异性死亡的相对风险减少 17%,而非前列腺癌特异性死亡的相对风险增加 15%,综合起来,总体生存不受影响,因此就肿瘤控制来说尚不能给出明确的建议;但是,除非这些无症状的患者极度不能耐受或者不愿接受内分泌治疗可能的不良毒副作用,一般不要推迟内分泌治疗,而且,即使推迟,也要确保患者处于严密的临床随访中。

如果从成本-效益的角度出发,国外的一些荟萃分析认为,除非是根治性放疗后的辅助内分泌治疗,上述其余无论哪一类前列腺癌患者,在出现临床症状时开始内分泌治疗是最合适的,即临床偏向于延迟内分泌治疗;然而,与国外相比,国人的前列腺癌特征有所不同,临床研究的方向也有差异,而且经济状况对于卫生条件的影响亦有着自身的特点,前列腺癌内分泌治疗的应用尚需我辈不懈探索。根据笔者的临床经验结合现有的研究来看,早期内分泌治疗依然是目前我国晚期或局部晚期前列腺癌患者系统治疗的首选。

(叶定伟　秦晓健)

四、撤停综合征

(一) 简介

前列腺癌内分泌治疗主要通过抗雄激素药物阻止雄激素受体(androgen receptor,AR)通路激活及最终降低 PSA 水平达到控制肿瘤发展的目的,其中包括了数种能竞争性结合雄激素受体的药物。然而,Kelly 等在 1993 年首次报道了应用氟他胺治疗而导致肿瘤进展,表现为 PSA 进行性增高的病例。随后,一系列相关报道显示应用其他抗雄激素药物时也出现了类似的反应。而这些患者在停用抗雄药物后反而表现为 PSA 下降、临床症状好转。因此把这种现象称为"抗雄激素撤除综合征或撤停综合征"(antiandrogen withdrawal syndrome)。

(二) 临床特点

对于一部分前列腺癌患者,在接受最大限度雄激素阻断(maximal androgen blockade,MAB)治疗过程中可能出现肿瘤进展,而停用抗雄治疗后会出现血清 PSA 下降,常常伴随临床症状好转。这种激素撤退后反应最早出现在应用氟他胺治疗的患者中,而之后多种抗雄药物均出现了类似的反应,包括比卡鲁胺,尼鲁米特,类固醇性抗雄激素药物(丙环孕酮、氯地孕酮、己烯雌酚、甲地孕酮)等。然而,这种反应在非类固醇抗雄激素药物中更多见,而且单药疗法患者中很少出现撤停综合征,原因可能是停用抗雄激素药物后雄激素的作用促进前列腺癌细胞增殖。而部分随机对照试验(比较出现肿瘤进展时是否继续使用抗雄激素治疗)证实,若以 PSA 下降 50% 作为阳性标准,15%~80% 的患者会出现撤停综合征。但事实上,撤停综合征出现的比例比我们想象的要多。此外,这种反应会在停药后很短的时间内(6 周内)发生。因此,当若 MAB 治疗中发生 PSA 持续上升,可先尝试停用抗雄激素药物试其反应再考虑开始使用二线药物治疗。然后,这种反应只能持续 4~8 个月,而且之后会转变成雄激素非依赖性前列腺癌(androgen-independent prostate cancer,AIPC)。而一大型回顾性研究发现,无论撤停综合征出现与否,患者的生存时间没有显著差异。这个可能提示出现撤停综合征者在内分泌治疗开始时比想象中含更少真正激素非依赖型肿瘤细胞,或者说没出现撤停综合征者存在更多侵袭性更强的细胞。但目前并没有可以确定患者是否出现撤停综合征的因素,可能取决于以往的治疗方式、基础 PSA 值和抗雄激素治疗的时间。很可能的是,出现撤停综合征者前列腺癌细胞仍对激素治疗敏感,而抗雄激素药物可诱导细胞增殖、阻止其凋亡。但另一个方面是,撤停综合征可能是一个肿瘤转变为激素非依赖型的标志。

(三) 分子机制

发生此撤停综合征的确切机制仍不清楚。目前研究的重点集中在雄激素受体的突变上。另外雄激素受体共调节蛋白改变、促分裂原活化蛋白激酶(MAPK)通路激活、克隆选择、前列腺内雄激素生物合成的改变等也可能是原因之一。Scher 和 Kelly 提出氟他胺本身可能从一开始就刺激前列腺癌细胞的生长。

1. **雄激素受体基因变异**　AR 基因突变,使其与配体结合的敏感性和特异性均发生改变,导致抗雄药物体现出受体激动剂的作用。Wilding 等报道加入 Hydroxyflutamide、Nilutamide 或醋酸氯羟甲烯孕酮能加速 LNCaP 细胞系的生长,而对不表达 AR 的 DU145 细胞系无作用。Veldscholte 等发现了 LNCaP 细胞系的 AR 的突变。他们运用多聚酶链反应(PCR)技术检测到 AR 激素联结簇第 8 外显子上第 3157 号位点的点突变。突变导致其与激素结合的改变和抗雄激素制剂刺激生长的发生。不同的药物是对出现撤停综合征的患者可能有效,可作为二线治疗,而且每一种药物出现撤停综合征的机制不甚相同。

雄激素受体增加也可能是受体活性增加的机制,在 1/3 的 AIPC 患者中出现了 AR 增加的现象;所以若抗雄激素药物体现出受体激动效果而刺激细胞增殖,撤停综合征则可能出现。

直至目前,抗雄激素撤除综合征与 AR 的突变的关系仍未能确实证实。AR 的突变在早期前列腺癌中少见,但在晚期病变中可能起重要作用。也许在早期病变中,只有很少的肿瘤细胞发生 AR 突变,而这些细胞适宜于在低雄激素水平的环境中生长。

2. **雄激素受体共调节蛋白改变**　在抗雄激素治疗期间,若激素受体共调节蛋白的表达发生改变,受体拮抗剂可能会体现受体激动剂的作用。Kwiatkowski 等发现其中一个共调节蛋白,凝胶溶素在雄激素或抗雄激素药物存在的情况下均能明显增加受体转导的活性;而在雄激素缺乏的情况下,凝胶溶素的表达也会上调,而在初发前列腺癌中则扮演一个肿瘤抑制因子的角色。利用瞬时转染技术,已证实几种抗雄激素药物的受体激动作用,包括氟他胺、比卡鲁胺、醋酸环丙孕酮;类似的是其他共调节蛋白如 ARA55、β-连环蛋白等在肾上腺雄激素或抗雄激素药物存在情况下也能增强受体转录。这些结果提示抗雄激素药物的弱激动作用能因全雄阻断治疗后受体共调节蛋白表达的增加得到进一步放大。

3. **促分裂原活化蛋白激酶(MAPK)**　通路激活绕过了雄激素受体通路 某些多肽生长因子(EGF、IGF-1)可作为络氨酸激酶受体的配体(EGF 受体或 HER-2/neu),在雄激素缺乏的条件下提高 AR 转录活性。这种配体非依赖性的 AR 激活方式可能是 AIPC 发生一种潜在机制。最近,研究发现氟他胺通过 Ras/Raf 通道诱导 MAPK 通道激活,而且直接刺激 DU145 细胞增殖,而这种效应能被 EGF 受体拮抗剂及 EGF 受体的中和抗体抑制。除此之外,研究还发现,在经全雄激素阻断治疗的前列腺癌患者血标本中,激活的 MAPK 信号大大增加,而同组患者在抗雄激素治疗之前却并没有这样的改变。

4. **克隆选择学说**　在开始抗雄激素治疗的时候,非雄激素依赖肿瘤细胞可能已经与激素依赖肿瘤细胞共存,而且随着治疗进行通过克隆选择变成优势细胞。这理论也可同时解释了为什么抗雄激素药物刺激肿瘤细胞增殖的作用。全雄激素阻断治疗可能同时选择了 AR 突变、受体数目扩增,或者过表达突变的受体共调节因子。

5. **前列腺内雄激素生物合成改变**　研究发现,去势前列腺癌患者接受氟他胺治疗后,血中黄体生成素(LH)和卵泡刺激素(FSH)明显升高,原因可能为氟他胺治疗前列腺癌不仅在细胞水平竞争性抑制雄激素对前列腺癌的刺激作用,同时也在细胞水平竞争性抑制雄激素对下丘脑的负反馈作用,导致下丘脑分泌促性腺激素释放激素 GnRH 增加及垂体分泌更多 LH 及 FSH,刺激睾丸间质细胞分泌大量睾酮。

(四)临床意义及展望

30% ~75% 的非激素敏感性的晚期前列腺癌患者在抗雄激素撤除后 PSA 有显著下降,并且在大部分患者中同时伴有软组织或骨转移症状的好转。目前,尚未有明确的 PSA 值作为"显著好转"的标志。一些研究者建议连续 3 次检测,PSA 下降超过 50% 作为标准。还有学者提议要下降超过 90% 才能算。因此,对于已成为激素拮抗性前列腺癌,临床在改变治疗或运用毒性更大的药物治疗前,先采取抗雄激素撤除是一种可行的选择。而撤停综合征与激素拮抗性前列腺癌关系还需进一步深入研究。

(陈凌武　邢金春)

五、前列腺癌内分泌治疗的药物替换

对于晚期前列腺癌,内分泌治疗是目前前列腺癌的主要治疗方法。大多数患者起初都对内分泌治疗有反应,80% ~90% 的前列腺癌患者对激素治疗敏感。但经过中位时间 14~30 个月后,几乎所有患者病变都将逐渐发展为激素非依赖前列腺癌。在激素非依赖发生的早期有些患者对二线内分泌治疗仍有反应,称为雄激素非依赖性前列腺癌(androgen-independent prostate cancer,AIPC),而对二线内分泌治疗无反应或二线内分泌治疗过程中病变继续发展的则称为去势抵抗性前列腺癌(castration-refractory prostate cancer,CRPC)。

基于雄激素受体突变的原理,对于 AIPC 患者,主要进行二线内分泌治疗。二线内分泌治疗主要包括:加用抗雄激素药物、停用抗雄激素药物、抗雄激素药物替换、更换肾上腺雄激素抑制剂及雌激素药物等的治疗。因此当初始内分泌治疗时疾病进展时应首先确认患者目前是仍属于激素依赖或者已经对雄激素撤退也没有反应了,根据情况采取相应的治疗方案。

如果最大限度雄激素阻断(maximal androgen blockade,MAB)治疗无效并且抗雄激素撤退也没有效果时,就应该考虑更换抗雄激素药物。不同药物作用于雄激素受体的部位不同,药物交替使用可能延缓耐药的产生。氟他胺与比卡鲁胺相互替换,对少数患者仍有效。机制可能为:①对于野生型雄激素受体,氟他胺有弱的雄激素类似物的作用;②部分前列腺癌细胞对氟他胺耐受或抵抗;③氟他胺刺激蛋白选择性地刺激突变型雄激素受体;④比卡鲁胺和氟他胺与雄激素受体结合的位点不完全一致;⑤比卡鲁胺与雄激素受体的结合力比氟他胺强 4 倍。Scher 等的研究表明,在去势治疗失败的患者中应用比卡鲁胺,其有效率(PSA 下降>50%)为 15%。有趣的是,在氟他胺治疗失败的患者有效率达 38%。作者认为可能是因为雄激素受体突变,使氟他胺产生了类雄激素作用,更换比卡鲁胺仍有抗雄激素作用。总而言之,对于一线使用氟他胺治疗有效时间长的患者,换用比卡鲁胺效果较好。比卡鲁胺可抑制氟他胺所刺激的前列腺癌细胞生长。国外有作者尝试小剂量(80mg)或大剂量(150mg,200mg)的比卡鲁胺,有效率(PSA 下降>50%)为 22.5%~53.0%。平均维持 3.5~6.3 个月,最长 1 年以上。国内有作者用比卡鲁胺替换氟他胺治疗后有效率可达 53.5%,中位有效时间为 9 个月。晚期转移性前列腺癌更换抗雄药物氟他胺与比卡鲁胺二线内分泌治疗对部分激素非依赖型前列腺癌患者仍有效,特别是 Gleason 评分<7 分者。此外,50mg 治疗无效后增至 150mg 也有 20%的患者有效,提示加大比卡鲁胺治疗剂量可使血清 PSA 进一步下降,且不会明显增加不良反应。氟他胺作为二线内分泌治疗激素非依赖型前列腺癌,国外有作者报道其有效率为 22%~50%。而尼米鲁特作为氟他胺和比卡鲁胺的二线治疗也有见报道,有效率为 29%。有效性评价标准为 PSA 下降>50%并持续 2 个月以上。

替换抗雄激素药物,可使近 50%的患者病情缓解,且耐受性良好。尽管 MAB 是目前内分泌治疗的主要方案,但是也有部分的证据支持单药治疗的作用,因为即使单药治疗失效,也可通过药物替换达到理想的治疗效果。Wirth 等的研究表明,在 150mg 比卡鲁胺治疗中疾病进展的患者中,通过更换二线内分泌治疗,如去势治疗、LHRH 类似物、雌激素等,55%的患者在 3 个月或者更长的时间后出现 PSA 指标下降≥20%。联合应用抗雄激素撤退与抗雄激素替换可使内分泌治疗的平均有效时间>1 年。

抗雄激素药物替换不仅应用于 AIPC 患者中,对于初始治疗的患者也可应用。序贯雄激素阻断治疗(sequential androgen blockade,SAB)为另一处于研究中的间歇内分泌治疗治疗方案,序贯联合使用非那雄胺和一种雄激素拮抗剂(氟他胺、尼鲁米特或比卡鲁胺)。该治疗方案可于癌细胞水平上实现雄激素撤除,但不影响循环睾酮水平。有 Ⅱ 期试验显示,该治疗方案在大多数患者中可出现血清 PSA 水平的下降,并维持性功能。

(郑嘉欣 王惠强 邢金春)

六、进展期前列腺癌内分泌治疗的时机

在临床选择内分泌治疗时还需要考虑治疗时机的问题。对于具有骨痛、血尿、排尿梗阻等明显症状的晚期前列腺癌患者,立即采取适当的激素治疗手段以控制症状是必需的。而那些没有临床症状的晚期前列腺癌患者,是即刻开始激素治疗还是等待出现临床症状后再进行治疗则存在诸多争论。这类患者包括局部进展期前列腺癌及无症状的转移性前列腺癌患者。因此在临床工作中仍需结合患者病情及承受能力加以实施。

几项大样本的临床随机对照试验对这类患者在不同治疗时机进行激素治疗后的临床效果进行了报告。20 世纪 60 年代,美国泌尿外科协会退伍军人管理协作研究组设计的几项有关前列腺癌激素治疗的临

床对照试验中涉及了激素治疗时机的选择问题。如在 VACURG Ⅰ 中,入组患者均为无症状性晚期前列腺癌患者,其中 528 例局部进展期患者和 426 例转移性癌患者被随机分为安慰剂组(延迟治疗组)和即刻去势组。试验结果显示即刻激素治疗可以推迟疾病进展的时间,但远期癌特异性存活率差异却无统计学意义。此后对 VACURG Ⅰ 期的临床试验分析显示,由于较多入组患者在治疗过程中应用了己烯雌酚(DES),而此药物具有临床公认的心血管系统不良反应,因此可能导致一些患者虽然可能从即刻治疗中获益,但由 DES 导致的心血管并发症可能掩盖了真实治疗结果的观察。VACURG Ⅱ 期试验中将 DES 的用药剂量由 5mg 降低至 1mg,结果显示即刻治疗组能够延长存活年限,但对原始患者资料进行分层研究发现,只有高级别肿瘤患者组才能从即刻治疗中受益。此外,由于 1mg 己烯雌酚并不能有效抑制血清中的睾酮浓度,因此在 VACURG Ⅱ 期试验中部分患者并没有接受有效的激素治疗(与 VACURG Ⅰ 期对比)。英国医学研究委员会(MRC)设计了类似的随机对照试验。938 例局部进展期或者无症状性转移性前列腺癌患者被随机分为即刻激素治疗组(外科去势或 LHRHa 药物去势)和延迟治疗组。在超过 10 年的随访时间内,延迟治疗组患者出现尿路梗阻、病理性骨折、脊髓压迫的比例明显高于即刻治疗组,其发生率接近即刻治疗组的两倍。随访期间,即刻治疗组患者无论从死亡人数还是从癌症特异性死亡人数上均明显低于延迟治疗组($P \leq 0.001$)。对没有骨转移的患者,此差别更为显著。当然,即刻治疗也存在缺点,如治疗带来的不良反应及心理压力,以及早期开始治疗后相关的医疗费用问题,因此在临床工作中仍需结合患者病情及承受能力加以实施。

虽然内分泌治疗的效果显而易见,治疗开始的时间仍存在争论,主要包括 3 个方面:初发晚期前列腺癌、确切局部治疗后和生化复发后的内分泌治疗时机,其中确切治疗后立即内分泌治疗的选择参照辅助治疗的标准。

对于初发晚期患者,早期的内分泌治疗明显减少了肿瘤特异的死亡率,特别是 M_0 期患者,而且避免了疾病进展所引起的严重并发症。当然对于年龄较大、并发病较多而且没有症状的患者,可以推迟内分泌治疗的时间,因为预期寿命较短而且治疗带来的不良反应更明显。

生化复发后的治疗比较棘手,首先明确复发位于局部还是远处,以考虑局部挽救性治疗能否提供治愈的机会。对于很有可能挽救失败的病例,早期内分泌治疗最能体现优势。目前有许多的预测指标,其中 PSA 倍增时间(PSA doubling time,PSADT)最受重视。PSADT<1 年的患者需要立即内分泌治疗,>1 年的需结合 Gleason 积分、治疗前 PSA 值和复发的间隔期来综合判断。

目前较多的临床证据支持立即内分泌治疗,但是更为重要的是选择不同进展危险的患者进行针对性治疗。

(潘铁军)

七、内分泌治疗是否可作为局限性前列腺癌的一线治疗

自 Huggins 和 Hodges 在 1941 年报道去势或己烯雌酚治疗前列腺癌的效果后,内分泌治疗就成了治疗前列腺癌的主要方法之一,现已证实内分泌治疗能延缓所有阶段前列腺癌的进展、提高肿瘤特异性生存率。对于局限性前列腺癌(按 AJCC2002 年前列腺癌 TNM 分期标准一般包括 $T_1 \sim T_2$ 期)目前常见的一线治疗有根治性手术治疗、放射治疗、近距离照射治疗等,但是近年来越来越多内科医生和一些患者,特别是一些高龄患者,还是将内分泌治疗作为手术治疗和放射治疗的替代治疗。在 1999—2001 年的调查中发现原发性雄激素剥夺治疗(primary androgen deprivation therapy PADT)已经成为仅次于手术的第二常用治疗局限性前列腺癌的方法。因此有必要讨论内分泌治疗能否作为局限性前列腺癌的一线治疗。评价一种治疗方式能否作为一线治疗要看 3 个指标:①治疗的疗效,包括癌特异性死亡率,无进展性生存率及总生存率等;②治疗方式对生活质量的影响;③临床可操作性;④对患者经济方面的影响。

(一)　内分泌治疗的疗效

现在来源于各种治疗方式的对比研究,特别是与根治性手术的比较研究,都说明内分泌治疗对患者的生存率影响与其他治疗方式比较无显著差异。

这方面的直接证据有:2005 年 Bill-axelson 报道的北欧斯堪的纳维亚人前列腺癌协作组的一个随机性

前瞻性研究。在这一研究中,约700名早中期的前列腺癌患者分别采用不同的治疗方法,在随后平均8.2年的跟踪观察中发现手术组较其他组仅有微弱的生存优势,但在年龄<65岁的患者中,手术治疗组患者在术后10年因癌死亡率明显降低。这就说明年龄>65岁的局限性前列腺癌患者是可以选择内分泌治疗作为一线治疗。

这方面的直接证据还有Araud merglen等在2007年报道了以瑞士日内瓦人口为基数的所有844名局限性前列腺癌队列研究。在他们的研究中,1989年1月—1998年12月间844名诊治的局限性前列腺癌患者,经过不同的治疗方法(包括手术158例,放射治疗205例,等待观察378例,内分泌治疗72例,其他31例)。通过利用log-rank比较生存曲线及利用多变量COX风险模型评价各种治疗方式对前列腺癌特异性死亡率的独立影响,结果发现治疗方式对5年癌症特异性死亡率只有轻微的影响,但对10年癌症特异性死亡率则有重要的影响。手术组、放疗组及等待观察组10年特异生存率分别为83%、75%、72%。在10年后放疗组患者相对于手术组患者有明显升高的癌特异性死亡风险,是后者的2.3倍,且死亡风险主要是年龄<70岁和分化差(Gleason评分>7分)的患者。这说明在年龄>70岁,分化好的前列腺癌患者内分泌治疗可作为一线治疗。

另外,现有大量的证据证明根治性手术不宜普遍作为一线治疗,这也间接证明内分泌治疗有可能作为一线治疗。这些间接证据有:

David C等对13个监测中心及流行病学研究的登记资料用分层随机化分析及多元逻辑回归方程来定量分析不同年龄不同分级的患者绝对治愈率和相对治愈率,结果发现在2000-2002年间24 405例局限性前列腺癌患者中,包括手术治疗的13 537例患者,低风险年龄及低级肿瘤分级患者治愈的可能性与期望值之间有明显的差距,由此认为约10%的患者存在过度的根治性手术,45%的患者存在过度的放射治疗。

Peter C等也回顾性分析了1971年1月—1984年12月间收治的年龄在55～74岁的767名行非手术治疗的局限性前列腺癌患者,在平均跟踪观察24年后,发现前列腺癌在诊断后的前15年内的年死亡率为33/1000,15年后的年死亡率则为18/1000,两者比较统计学上无显著差异;但是低级别前列腺癌(Gleason评分2～4分)在20年内年死亡的风险低,为6/1000,而高级别前列腺癌(Gleason评分8～10分)在诊断后的10年内死亡的可能性较高为每年121/1000。他们由此得出结论前列腺癌患者在诊断后的15年内死亡率是相对稳定的,因此不支持对局限性低级别前列腺癌实行侵袭性治疗。

Grace L等也对1992—2002年间诊断的T_1～T_2期年龄>65岁的前列腺癌患者进行大规模群组跟踪研究,在平均年龄77岁的19 271名患者中7867例行PADT治疗,其余11 404例行其他方式的非手术治疗,在跟踪观察5年后,有1560例因癌死亡,有11 045例其他原因死亡;PADT治疗组与非手术治疗组比较,前者与癌相关10年生存率较后者低(80.1% *vs* 82.6%),总的10年生存率则没有区别。但是,在低分化的前列腺癌患者中,PADT治疗组与非手术治疗组比较,与癌相关10年生存率前者有明显的提高(59.8% *vs* 54.3%),总的生存率则无差异。这说明内分泌治疗对局限性低级别前列腺癌有明显治疗作用。

综合分析,从疗效上看,无论是直接证据还是间接证据都证明内分泌治疗可以成为一线治疗,特别是对高龄(>65岁)的局限性低分期低级别(T_1～T_2B、Gleason评分2～4分)前列腺癌。

(二) 内分泌治疗对患者生活质量的影响

内分泌治疗对患者生活质量的影响有性功能、心血管、骨代谢等的影响,但这些影响于手术治疗和放射治疗相比,它的影响要小得多,后者不仅存在手术的风险,包括术中失血、脏器损伤,术后的血栓栓塞、吻合口破裂等,而且存在术后直肠功能、膀胱泌尿系统和性功能的改变,包括膀胱颈狭窄、尿失禁、阳痿、便秘、里急后重和直肠出血等。所以对于高龄患者,特别是不能耐受手术的患者,内分泌治疗可作为一线治疗。

(三) 内分泌治疗的临床可操作性

内分泌治疗在临床操作上存在争议,即时内分泌治疗还是延时内分泌治疗,这一问题一直困扰着临床工作者。

前列腺癌的诊断和出现症状往往与它的发生存在着时间上的滞后性,PSA作为筛查指标的普及使得许多前列腺癌患者在发现前列腺癌后多年表现为无进展,一般有6年左右的早期治疗时间,过早进行内分泌治疗或其他治疗存在着过度治疗,浪费了大量的社会资源。另外,尽管内分泌治疗对生活质量的影响比根治手术和放射治疗的影响小,但是它对性功能、心血管、骨代谢等的影响还是影响了患者的生活质量。所以什么时候开始内分泌治疗就成为关键。

在 20 世纪 60 年代,美国泌尿外科协会退伍军人管理协作研究组(VACURG 1997)发现早期内分泌治疗与延时内分泌治疗对前列腺癌患者总的生存率影响没有差别,进行内分泌治疗的时间点依赖于疾病的临床分期。这方面,Fritz H Schröder 等发现在一经诊断前列腺癌就进行内分泌治疗的患者同那些在发现临床进展(如淋巴结转移)才开始内分泌治疗的患者在生存率上无显著差异,因此认为应以发现淋巴结转移为时间点行内分泌治疗;但也有学者认为应以利用 PSA 升高作为开始内分泌治疗的起始点,如 Collette 等就以 PSA 值(10ng/ml)的升高作为内分泌治疗的起始点进行比较,同样发现在生存率上无显著差异。

其实早期内分泌治疗和延时内分泌治疗还要参照诊断时自然病史的长短、肿瘤的分化程度及原发灶是否处理等。Pound 等发现在行前列腺癌根治术后 PSA 升高时开始行内分泌治疗,患者中位生存时间为 8 年;而在前列腺癌根治术后就行内分泌治疗,患者中位生存时间为 13 年或者更长。这一方面说明早期内分泌治疗存在优势,但也说明延时内分泌治疗时间点的选择存在不确定性——可在 8 年中任一时间点开始内分泌治疗。

从这些可看出内分泌治疗与等待观察有重叠,在临床操作上没有一致的标准,因此难以作为一线治疗。

(四) 内分泌治疗对患者经济方面的影响

内分泌治疗,特别是手术去势的内分泌治疗,与其他治疗方式相比,它给患者及家属带来的经济负担要小得多,因此对于难以承受高昂的治疗费用的患者,内分泌治疗可作为一线治疗。

内分泌治疗能否作为局限性前列腺癌的一线治疗就要看疾病的进展情况、内分泌治疗的利与弊、患者的一般情况、预期寿命、患者的经济状况等。对高龄(>65 岁)、低分期低级别($T_1 \sim T_{2b}$、Gleason 评分 2 ~ 4 分)、预期寿命<10 年、难以耐受手术、经济状况差的前列腺癌患者可选择内分泌治疗作为一线治疗。

(李有元　叶章群)

八、局限前列腺癌是否进行新辅助内分泌治疗

目前根治性前列腺切除是治疗局限性前列腺癌最有效的手段,其治愈率却远低于预期。研究表明,在施行前列腺癌根治术的患者中,约 66% 的患者术前临床分期被低估,手术切缘阳性率高达 30% ~ 60%。由于未能完全切除肿瘤,术后局部复发或远处转移,严重影响远期生存率。对于那些已确诊为局限性前列腺癌的患者,施行前列腺癌根治术仍有较高的复发率。

临床上使用如 PSA、临床分期、Gleason 评分和活检阳性率等指标将前列腺癌治疗失败的风险分为高、中、低 3 个等级。PSA ≥ 20ng/ml、Gleason 评分>7 分、临床分期为 T_3/T_4 的局限晚期前列腺癌为高危组,术后复发危险高,5 年无瘤生存率仅为 30% ~ 50%。

前列腺癌可分为雄激素依赖性和雄激素非依赖性两种类型,初次治疗的前列腺癌绝大多数为雄激素依赖性,雄激素阻断治疗能使肿瘤体积明显缩小,控制肿瘤进展。目前对于局部晚期前列腺癌主要采用雄激素阻断联合手术或放射治疗。Akakura 等进行了局部晚期前列腺癌患者采用雄激素阻断治疗+前列腺根治性切除与雄激素阻断治疗+外照射治疗方案的疗效比较,发现两组 5 年无瘤生存率(90.5% *vs* 81.2%)和 5 年疾病特异生存率(96.6% *vs* 84.6%,)均有显著差异。局部晚期前列腺癌患者采用雄激素阻断联合根治性手术能够获得更好的生存率。

新辅助内分泌治疗(neoadjuvant homonal therapy,NHT)是指在前列腺癌根治术前进行的阻断雄激素治疗,其目的在于减少肿瘤体积,降低临床分期,抑制潜在转移,减少手术切缘阳性率,进而提高治愈率,延长生存率,同时将根治术的适应证扩大至 T_3 期。NHT 另外一个重要的临床意义是在于提供治疗前列腺癌的临床新药的疗效评定。在根治术前采用内分泌治疗的药物治疗,能够评为临床价准确的分子和病理参数,为临床新药疗效提供更加迅速和准确的评价。

1944 年,Vallet 最早提出了雄激素阻断联合前列腺癌根治术的概念。他对 1 例前列腺癌患者施行前列腺根治术前先行睾丸切除术以达到去雄激素作用。然而,此后 40 年,这种观点却并没有获得更多的关注。直至 80 年代,出现了新的可逆并且更小毒性的雄激素阻断方法,在研究证实了其安全性和可靠性的基础上,NIH 才逐渐被接受和推广。目前,越来越多的治疗方案指南中都推荐采用 NHT。一项欧洲的研究表明,在 167 名患者在施行前列腺癌根治术前采用 NHT 治疗 3 个月,同对照组立即施行手术组相比,在手术时间、失血量、输血率等方面都没有显著差异。

NHT 目前采用联合雄激素阻断模式,采用促黄体激素释放激素类似物(LHRH-α),如用亮丙瑞林(醋酸亮丙瑞林)、戈舍瑞林(醋酸戈舍瑞林)、乙基酰胺(布舍瑞林)等,加上抗雄激素类药物,如氟他胺、尼鲁米特、比卡鲁胺等,也有采用联合类固醇类抗雄激素类药物,如醋酸环丙孕酮(环丙氯地孕酮)。通过阻断前列腺癌靶组织中的雄激素受体,从而抑制肾上腺源性雄激素的效应。

Labrie 等最早对 NHT 疗效进行了肯定性研究。他们研究了 161 名前列腺癌 B 或 C 期的患者。结果表明,单纯手术组的切缘阳性率为 33.8%,显著高于 NHT 组的 7.8%。研究同时发现,单纯手术组术前 53.8% 临床分期过低,而 NHT 组 23.4% 患者出现降期,同时 NHT 组有 6.7% 患者标本病检为 PT0,即肿瘤阴性,认为 NHT 能够下调肿瘤分期。后来的多项研究也证实了 NHT 的降期作用。

目前多项研究证实,NIH 能够显著降低临床 T_2 期患者的病理分期。然而,对 NHT 治疗能否降低 T_3 期术后的病理分期,仍未达成一致意见。有研究表明,17% ~ 28% 诊断为临床 T_3 期的患者属于临床分期过高。NHT 治疗后出现降期其实是由于缺乏临床分期降低的"金标准",导致术前临床分期估计过高,并且难以评价 NHT 治疗后前列腺包膜外浸润程度变化。

许多研究已经证实,NHT 能够降低手术阳性率,以 T_2 期最明显。Seolieri 报道术前行 NHT 的患者的切缘阳性率(14%)明显低于对照组(36%)。Meyer 等对 680 例前列腺癌患者进行研究。结果表明,NHT 组切缘阳性率为 25%,而对照组为 47%。研究结果同时表明,NHT 治疗的低切缘阳性率并不能提高 PSA 无进展生存率。

Soloway 对 282 例 T_{2b} 期前列腺癌患者进行研究。NIH 组切缘阳性率(18%)显著低于单纯手术组(48%)。然而,NIH 组 5 年生化复发率(64.8%)同单纯手术组(67.6%)无显著差异,淋巴结受累及精囊受累均无显著差异。认为 NIH 对于降低术后生化复发无显著意义。

McLeod DG 对于 282 名 T_{2b} 前列腺癌患者进行比较。NIH 组比单纯手术组有着较低的切缘阳性率(18% vs 48%),较低包膜穿透率(47% vs 78%)和较低的尿道肿瘤侵犯率(6% vs 17%)。另外,在 NHT 组中,PSA 值和切缘阳性率之间不存在相关性。比利时研究小组对于 NHT 治疗后前列腺不同部位阳性率降低程度进行了分析,结果表明前列腺体后外侧切缘阳性率显著降低,由 45.9% 降至 19.4%,前列腺尖部阳性率由 27% 降至 13.9%。

在一项大型的临床随机试验中,437 名患者被随机分为单纯手术组和 NTH 组,每月皮下注射戈舍瑞林 3.6mg 和口服氟他胺 250mg,每日 3 次,维持 3 个月后进行手术。NTH 组在切缘阳性率和阳性淋巴结率上显著低于单纯手术组,然而两组在生物复发、肿瘤局部复发和远处转移率方面没有显著差异。

值得注意的是,有学者报道对于临床分期 T_3 期的前列腺癌,进行 NHT 治疗,反而导致切缘阳性率升高。比利时发表的一项研究表明,同对照组相比,NHT 治疗组 T_3 期前列腺癌患者术后后外侧切缘阳性率为(40.0% vs 48.3%);前列腺尖部阳性率(28.0% vs 51.7%);基底部阳性率(8.0% vs 31.0%)。分析其原因可能为 NHT 治疗后局部淋巴细胞浸润,增加间质成分,使得前列腺于周围组织粘连及纤维化,导致前列腺切除不彻底,使得切缘阳性率上升。欧洲(1994 年)的一项对 126 名局限性前列腺癌患者的研究表明,术前采用 3 个月 NTH 疗法能够降低手术切缘阳性率(23.6% vs 45.5%)。然而,随访结果表明 NTH 不能降低肿瘤生物复发率(49.8% vs 51.5%)。采用 PSA 值作为评价指标,NTH 在术后 82 个月的随访中,并不能够延长生化复发时间。

Ferguson 等将 48 例患者随机分为单纯手术组和 NHT,结果表明,术后 Gleason 评分,单纯手术组中仅有 1 人 Gleason 评分 >8 分,而在 NHT 组 24 人中有 10 人 Gleason 评分 >8 分,两者存在显著差异。Vailancourt 等研究结果同样表明,单纯手术组 49 人中有 3 人(3%)术后 Gleason 评分增加,而在 NHT 治疗组中有 36 人(76%)Gleason 评分升高。两组之间差异显著。

为什么采用 NTH 能够显著降低切缘阳性率,甚至降低阳性淋巴结的比例,却对于术后 Gleason 评分及肿瘤生物复发没有显著性意义呢?目前研究认为一个可能的原因是因为雄激素阻断导致前列腺癌肿瘤发生形态学改变。这些改变表现为基底细胞突起、腺腔细胞空泡变、鳞状上皮及移行上皮化生;细胞质皱缩和空泡形成,细胞核固缩;腺体皱缩,黏蛋白破裂,胶原间质出现导致肿瘤腺体的缩小。由于这些继发的形态学的改变,变性的组织很难和分化较差的癌相区分,从而造成 Gleason 分级增高的一种"假象"。因此许多病理学家都不推荐对于 NHT 治疗后的前列腺切除标本进行 Gleason 评分。

有研究表明,3 个月的 NHT 治疗能够将 PT0 期前列腺癌肿瘤的比例从 5% 提升至 15% ,然而,这并不能降低术后生物复发的比例。最近的研究怀疑 NHT 治疗后的组织学评价标准。NHT 治疗后,免疫组化发现细胞角蛋白(AE1/AE3)在肿瘤细胞、阳性切缘、渗透的包膜缘中持续存在,而这通过常规的组织学检查则有可能报告为阴性。Kollermann 等对 20 名采用 NHT 治疗后,病理分期为 PT0 的前列腺癌患者的手术标本进行进一步组织学分析,结果发现标本中存在许多分化良好的微肿瘤,表现为在前列腺癌中一些孤立的细胞群或细胞团。因此认为,NHT 治疗的降低病理学的分期的疗效是因为观察误差导致。

有的学者认为采用更长时间的 NHT 治疗能够提供更好的疗效,其理论依据为:运用 NHT 3 个月时,血清 PSA 水平尚未到达最低值,而血清 PSA 水平能够间接反映细胞增殖程度及肿瘤大小。理论上,血清 PSA 水平与肿瘤大小成反比。Gleave 等对 50 名患者手术前采用可逆性雄激素阻断治疗 8 个月。结果表明,第 1 个月后 PSA 值下降了 84% ,第 8 个月末比第 3 个月末 PSA 值降低了 54% 。在 22% 的患者第 3 个月末时 PSA 值达到最低值;第 5 个月月末有 42% 患者,第 8 个月有 84% 患者达到了 PSA 最低值。仅有 4% 患者发现手术切缘阳性。Martin 等研究表明,相比 3 个月 NIH 治疗组,8 个月 NIH 治疗组 5 年生化复发率降低 12.7% ,NIH 治疗 3 个月后 90% 患者的 PSA 小于 0.12μg/L,治疗 8 个月后患者的 PSA 进一步降至 0.052μg/L。随治疗时间延长,肿瘤体积进一步萎缩。8 个月治疗组的手术切缘阳性率(12%)低于 3 个月组(23%)。结果同时表明,联合应用 LHRH-α 及抗雄激素药物可以改善患者预后,而治疗时间小于 3 个月未见上述效果。

目前 NHT 对于局限性前列腺癌的作用仍然存在争议。首先,针对抗雄激素治疗有效的早期前列腺的治疗,在前列腺癌进展到其他阶段是否仍然有效?其次,雄激素抵抗的前列腺癌细胞是否是最开始就存在,还是因为抗雄激素的药物应用导致?再次,NHT 治疗导致无法在手术前对于前列腺癌进行准确分期。NHT 可能使得手术操作过程复杂,并且增加术后并发症的风险。对于 NHT 治疗无效的前列腺癌,可能会因为手术的延期而导致病情进展,延误治疗。

前列腺癌根治术前采用 NHT 能够降低血清 PSA 水平,减少前列腺体积,降低手术切缘阳性率及减少阳性淋巴结转移。然而却对于术后的肿瘤生物复发没有显著意义。对 T₂ 期患者,NHT 可能延长根治术后的生化复发时间,降低复发率,提高患者生存率,但对 T₃ 期患者疗效不确定。NHT 治疗使前列腺体积缩小有益于手术的操作,但同时也使前列腺周围组织失去正常解剖层次,粘连严重,反而增大了手术的难度,对于 T₃ 期患者导致术后切缘阳性率升高。目前尚缺少大规模随机对照研究,运用 NHT 时需注意不良反应发生。

(董培　周芳坚)

九、前列腺癌内分泌治疗联合早期化疗现状和争议

针对较早期的前列腺癌,局部治疗即能取得较好的临床疗效。自从 20 世纪 40 年代,Huggins 开创了雄激素剥夺治疗(androgen deprivation therapy, ADT) 后,人们对转移性前列腺癌也不再束手无策。目前 ADT 已成为转移性前列腺癌的标准治疗方案,且有着较好的疗效。但是随着时间的推移,转移性前列腺癌的患者会逐渐对 ADT 治疗不再敏感,最终发展成转移性去势抵抗前列腺癌(metastatic castration-resistant prostate cancer, mCRPC)。

20 世纪 50 年代开始将化疗运用于前列腺癌,但由于较小的样本量及不合理的实验设计,前列腺癌一度被认为是一种对化疗不敏感的肿瘤、化疗并不能令前列腺癌患者有生存获益。直到 1996 年,FDA 才批

准了米托蒽醌+泼尼松作为第一种用于治疗 mCRPC 的化疗方案,但此方案仅能获得疾病缓解,对延长生存期方面并无明显获益。直到 SWOG9916 与 TAX327 两个前瞻性随机对照试验结果证明了多西他赛治疗 mCRPC 的有效性,其不仅能有效降低 PSA 水平,也能使延长患者生存期有。2004 年 FDA 正式批准多西他赛用于 mCRPC 的治疗;随后,其衍生物卡巴他赛也经临床试验证明其有效性,而被批准用于 mCRPC 的二线治疗。

学者们并不满足于化疗在 mCRPC 治疗领域取得的长足进步,继续展开临床试验尝试能否将多西他赛使用时间节点提前至转移性激素敏感性前列腺癌阶段。因为部分学者相信早期化疗联合 ADT 治疗将使两者相得益彰:化疗的细胞毒效应与 ADT 介导的细胞凋亡作用产生协同作用,对癌细胞杀伤作用更强;并且疾病早期阶段患者一般状态更好,对化疗的毒副作用耐受性更佳。而另一方面,学者们也针对雄激素受体及信号通路方面进行深入研究,希望能在 mCRPC 治疗方面取得更大突破。以阿比特龙、恩杂鲁胺等为代表的新一代药物的问世,以其口服的方便途径、新颖的作用机制、更优异的临床疗效及广阔的应用前景吸引了人们的眼球,并且一定程度上挤占了化疗的地位,成为治疗 mCRPC 新选择。

近年来几项临床研究重新引起学者们对前列腺癌化疗的关注。GETUG-AFU 15 是一个 2004 年注册开始的 III 期临床随机对照试验,目的在于探索化疗结合内分泌治疗能否令激素敏感的转移性前列腺癌有更佳的生存。研究纳入 385 例初发的转移性前列腺癌患者并分为两组,一组给予 ADT+多西他赛(每 3 周 75mg/m^2,9 个周期以上),另一组给予单纯 ADT,以 OS 为研究终点。9 年后研究结果显示 ADT+化疗组 OS 较单纯 ADT 组延长 4.7 个月,但结果没有统计学意义。次年另一项 III 期临床随机对照试验 CHAARTED 也报道了研究结果。此研究样本量为远大于前者的 790 例,一组给予 ADT+多西他赛(每 3 周 75mg/m^2,6 个周期以上),一组给予单纯 ADT,以 OS 为研究终点。研究结果与前者相反,ADT+化疗组 OS 较单纯 ADT 组显著延长了 13.6 个月,且结果差异具有统计学意义。对两个临床试验相反的结果,学者们做出的解释为:其一,比起 CHAARTED 的 790 例,GETUG-AFU 15 样本量较小,仅有 385 例,统计学上难以充分显示两组间的差异;其二,对 CHAARTED 结果的分层分析发现,高肿瘤负荷的患者对 ADT+化疗获益更多,而低肿瘤负荷者获益不明显。CHAARTED 中高负荷的前列腺癌病例占了 2/3,而在 GETUG-AFU 15 中,高负荷的病例不足一半。CHAARTED 研究结果公布后,更多学者更加倾向 ADT 联合化疗能令激素敏感的转移性前列腺癌的患者获益更多。2016 年发表在《Lancet》上的 STEMPEDE 研究纳入近 3000 例高危局部进展期前列腺癌和转移性前列腺癌患者,分为四组:分别给予 ADT,ADT+多西他赛,ADT+唑来膦酸,ADT+多西他赛+唑来膦酸。最终 ADT+多西他赛组 OS 较单纯 ADT 组延长了 10 个月,结果具有统计学意义。此研究样本量较大,且肿瘤负荷的高低充分纳入考虑,因此研究结果获得广泛认可:比起单纯 ADT,联合化疗能令激素敏感的转移性前列腺癌的患者获益更多。2016EAU 与 NCCN 均更新了前列腺癌指南,推荐 ADT 联合多西他赛化疗作为激素敏感的转移性前列腺癌的标准治疗方案。

但是,仍有一些问题需要探讨。其一,上述 3 个临床试验纳入研究的患者年龄均较为年轻,一般状态较好,故上述研究未能充分回答 ADT 联合化疗在较年老的患者或一般状态较差的患者中的安全性和有效性;即使仍然有效,安全性能否保障。其二,上述研究表明,低肿瘤负荷的患者仍能从 ADT 联合化疗的方案中获益。但也有研究认为,某些肿瘤寡转移的患者使用放疗等局部治疗更能获益,而另一些却对全身系统性治疗更为敏感,因此如何区分两两者并给予最适宜的治疗方式需要人们进一步思考。其三,既往使用过多西他赛联合 ADT 治疗的转移性前列腺癌患者在疾病发展至 mCRPC 阶段时,若使用其他药物仍无法阻止疾病进展,能否再使用多西他赛化疗? 其四,卡巴他赛联合 ADT 治疗激素敏感的转移性前列腺癌效果仍有待进一步评价。

前列腺癌的治疗选择多样,如何选择最优方案需要研究者与临床医师共同进一步研究与思考,仍有许多临床研究的结果尚未公布,期待未来将有进一步突破。

(薛学义 许宁 魏勇)

十、雄激素双相疗法

自从 Charles Huggins 在 20 世纪 40 年代发现后,雄激素剥夺疗法仍然是治疗复发性/转移性癌症的标准。虽然雄激素剥夺治疗提供了显著的缓解,但所有人最终将发展为去势抵抗性前列腺癌(castration-resistant prostate cancer,CRPC)。

研究结果表明,一些"去势抵抗"前列腺癌细胞可能通过异常 AR 信号继续生存。试验观察发现有 AR 表达的"雄激素敏感"的前列腺癌细胞系在含有去势水平雄激素的生长培养基血清生长最佳。这些表达 AR 的"雄激素敏感"的前列腺癌细胞的生长可以被加入到生长基质的外源性雄激素抑制。当 AR 阴性前列腺癌细胞转染 AR 基因时,也观察到外源雄激素的生长抑制作用。

国内陈等发现,人类 AR 表达的前列腺癌细胞系通过增加 AR 的表达容易适应体外和体内水平低雄激素。在这项研究中,适应低雄激素水平的前列腺癌细胞变得抵抗,由标准浓度比卡鲁胺带来的生长抑制,反而因高浓度的比卡鲁胺、氟他胺或者环丙孕酮而刺激生长。该研究显示,AR 表达前列腺癌细胞可以通过上调 AR 表达适应低雄激素环境。在低雄激素条件下 AR 表达增加可能是激素敏感转变激素难治性的原因。

这些早期的观察形成在前列腺癌患者进行间歇性雄激素撤退(intermittent androgen withdrawal,IAW)临床试验的基础。采用间歇激素撤退治疗,前列腺癌患者接受医疗去势降低血清睾酮水平。一旦观察到最大 PSA 反应就停止药物去势治疗,患者随访直至 PSA 开始再次上升,此时患者再次接受去势治疗。这种方法的主要问题是,大多数人接受去势治疗在去势治疗停止时不能很快恢复到正常的血清睾酮水平。通常情况下,这可能需要数月或更长时间,特别是在老年男性。因此,正如前列腺癌细胞有时间适应细胞内 AR 水平至去势的血清睾酮水平,这些细胞有足够的时间来重新适应 AR 水平,以应对数月缓慢增长的血清睾酮。因此,虽然间歇雄激素撤停可能是由于减少不良反应,延长去势所致代谢综合征的雄激素剥夺治疗的首选方法,相比于作为使细胞适应环境条件的慢性去势治疗,间歇雄激素撤停是不可能产生增强效果。

体外研究显示"雄激素敏感"的人前列腺癌 LNCaP 细胞系在含10%胎牛血清和雄激素去势基线水平的标准组织培养基生长时对雄激素补充存在一个双相反应。在这些细胞的培养基中添加低水平的补充雄激素会导致增殖和 PSA 产生的轻微增加。矛盾的是,较高水平的雄激素则抑制这些所谓的"雄激素敏感"细胞的生长。随着雄激素缺乏介质连续传代,LNCaP 前列腺癌细胞适应并能够较非适应的细胞在雄激素缺乏介质里以更高的增殖率生长。这些适应细胞为了适应低水平的雄激素,不再增加增殖率,而在加入低水平的雄激素后显著降低增殖率。体外适应低雄激素的条件可以模拟 CRPC 患者的病程。

在体内研究使用低雄激素适应的 LNCaP 前列腺癌移植瘤也证明生长的抑制作用可以通过外源性雄激素的治疗获得。例如,Chuu 等记载,来自雄激素适应的 LNCaP 细胞移植物在外源性睾酮缺乏的情况下,在完整的裸鼠(即非去势)生长良好。然而,通过植入颗粒增加血清睾酮到超生理水平(如4倍高于正常小鼠睾酮水平)的睾酮治疗,导致快速和持续的肿瘤消退。在这项研究中,持续睾酮治疗在100天的暴露后最终导致肿瘤再生长。有趣的是,在睾酮的影响下已经开始重新生长的肿瘤,通过去除睾酮植入物回到去势状态,导致肿瘤完全停止生长。

雄激素结合到 AR 可以稳定受体并转位到细胞核。在体外和在体内分析表明,AR 似乎在积极将前列腺癌细胞分裂的有丝分裂过程中出现降解。已经证实 AR 在癌症细胞中的 DNA 复制发挥一个授权因子的作用。在正常的 AR 水平,癌细胞能够完全降解核/DNA 结合的 AR,允许通过有丝分裂成功的进展,要么进入 G1 进入另一轮的细胞分裂亦或退出细胞周期。然而,在较高的细胞水平的 AR,见于 CRPC 患者前列腺癌细胞,在睾酮治疗产生雄激素水平的急性升高,导致足够稳定的 DNA 结合 AR 蛋白,不足以在有丝分裂过程中被完全降解。在有丝分裂中没有及时和完全降解的 AR,是 DNA 复制的起源,由于仍然保持 AR 绑定,因此终止 DNA 重新授权,导致细胞周期阻滞,降低细胞的增殖率。

研究表明高剂量的睾酮急性循环给药,在有限的时间内达到超生理血清睾酮水平,之后突然返回到去势水平,这种"雄激素双相疗法(bipolar androgen therapy,BAT)"会提高 ADT 的效果。这样,在每个雄激素恢复周期中没有时间完全下调 AR,导致 DNA 复制再授权的问题,从而抑制前列腺癌细胞的生长。

同时,最近的数据表明,对雄激素缺乏前列腺癌细胞补充雄激素也可产生显著的 DNA 双链断裂,导致染色体和基因重排,包括 TMPRSS2-ERG 融合。在相关的研究中,Ju 等表明雌激素信号在乳腺癌细胞中涉及一起招募雌激素受体和拓扑异构酶Ⅱβ(top2b)至雌激素受体的靶位点,其中top2b介导瞬态双链断裂。最近的证据表明,雄激素同样诱导top2b介导AR靶基因的双链断裂。根据这一观察,在高剂量的雄激素下,这种断裂可能会持续,最终导致生长抑制。用依托泊苷(一种可以防止top2酶解的药物),可以诱导双链断裂,导致对处理细胞形成DNA双链断裂的叠加效应。这些结果表明,通过抑制top2b酶稳定双链断裂,依托泊苷联合大剂量睾酮治疗能进一步提高这一增长抑制作用。

雄激素的饱和模型为前列腺癌使用睾酮治疗提供了理论依据。该模型认为雄激素是前列腺组织生长的关键因素。血清睾酮浓度在饱和点以下,睾酮或DHT相对稀缺,导致雄激素浓度作为前列腺细胞增殖中的限速步骤。但在该饱和点之上,血清睾酮浓度的变化对前列腺细胞生长,恶性或良性几乎没有或没有影响。Miahael J Morris等于2009年发表的Ⅰ期临床试验数据:给予12例晚期CRPC患者高剂量外源性雄激素治疗,证实了高剂量外源性雄激素治疗晚期前列腺癌的安全性。Michael T Schweizer等开展的一项临床前研究数据表明雄激素双相疗法(BAT)展现了作为治疗CRPC的希望。在16名具有低至中等转移负荷的无症状CRPC患者,用丙酸睾酮(400mg肌内注射,第1~28天)和依托泊苷(100mg/d口服;28天的第1~14天)治疗。同时维持去势治疗继续抑制内源性睾酮产生,从而获得从超生理学到接近去势血清睾酮水平的快速循环(即BAT疗法)。经过3个周期,前列腺特异性抗原(PSA)下降的患者继续进行单一的间歇性睾酮治疗。研究中患者对BAT耐受性良好,具有高的PSA(14例可评估患者中的7例)和放射学检查(10例可评估患者中的5例)反应率。尽管所有男性最终出现PSA进展,但是4名男性仍然维持BAT超过1年。所有患者(10/10)在BAT后接受雄激素剥夺治疗证实PSA降低,表明BAT可能能够恢复对ADT的敏感性。

最近,在一项BATMAN二期研究中,Michael T等进一步证实BAT在激素敏感阶段即表现出治疗效果,并且是安全的。研究纳入无症状激素敏感伴低转移性负荷或非转移性生化复发性的前列腺癌患者。BAT通过肌内注射睾酮(T)环戊丙酸盐或戊酸庚酸400mg/d(第1、29和57天)和在整个研究中维持ADT来实现。通过注射睾酮使睾酮从接近去势至超生理范围内睾实现快速循环。经过6个月的ADT,那些PSA<4ng/ml的患者,继续接受3个月周期交替的BAT和ADT。主要终点是18个月后PSA<4ng/ml患者的百分比。次要终点包括影像学反应和生活质量(QOL)。33例中的29例患者在ADT诱导后接受BAT。59%(17/29,90%置信区间42%~74%)达到主要终点。10例接受BAT时具有RECIST可评估的病灶,观察到8例(80%)出现客观反应(4例完全缓解;4例部分缓解)。3例出现符合RECIST标准的进展,3例骨扫描出现未经证实的进展。患者在ADT治疗6个月后接受第一个周期的BAT治疗,通过F-36、FACT-P和IIEF问卷调查显示存在生活质量的改善。BAT在激素敏感接受6个月ADT的前列腺癌患者上显示出初步疗效。BAT可能改善ADT治疗患者的生活质量。

目前初步的证据支持BAT交替ADT是安全的,并且对男性复发性或转移性激素敏感型前列腺癌的治疗是有效的。BAT作为较多的通过抑制AR信号功能治疗方法的有效替代,为CRPC的治疗开创了新的思路与方向。如果将来能够在较大的研究中证明有效,BAT有望成为一个新的治疗策略,因为该疗法不仅控制肿瘤的生长,而且还保留了患者的生活质量。

(张开颜　郑松　邢金春)

参 考 文 献

1. 孙颖浩,高旭.前列腺癌内分泌治疗的合理选择[J].现代泌尿外科杂志,2007,12(1):1-3.

2. 沈益君,叶定伟,姚旭东,等.更换抗雄药物治疗转移性激素非依赖型前列腺癌[J].中国男科学杂志,2008,22(4):32-36.

3. 李宁忱,宋毅,姜昊文,等.长效促性腺激素释放激素类似物治疗转移性前列腺癌的有效性和安全性[J].中华外科杂志,2008,46(21):1653-1657.

4. 梁文立,周利群.前列腺癌的新辅助内分泌治疗[J].中华临床医师杂志,2009,3(4):11-16.

5. Huggins C,Hodges CU. Studies on prostate cancer I. The effect of castration,of estrogen and of androgen injeetion on serum phosphatases in metastatic carcinoma of theprostate[J].Cancer Res,1941,1:293.

6. Roach M,DeSilvio M,Lawton C,et al. Phase Ⅲ trial comparing whole-pelvic versus prostate-only radiotherapy and neoadjuvant versus adjuvant combined androgen suppression:Radiation Therapy Oncology Group 9413[J]. J Clin Oncol,2003,21:1904-1911.

7. Collette L,de Reijke TM,Schroder FH,et al. Prostate specific antigen:a prognostic marker of survival in good prognosis metastatic prostate cancer? (EORTC 30892)[J]. European Urology,2003,44:182-189.

8. Hanks GE,Pajak TF,Porter A,et al. Phase Ⅲ trial of long-term adjuvant androgen deprivation after neoadjuvant hormonal cytoreduction and radiotherapy in locally advanced carcinoma of the prostate:the Radiation Therapy Oncology Group Protocol 92-02 [J]. J Clin Oncol,2003,21(21):3972-3978.

9. Amico AV,Moul JW,Carroll PR,et al. Surrogate end point for prostate cancer-specific mortality after radical prostatectomy or radiation therapy[J]. J Natl Cancer Inst,2003,95(18):1376-1383.

10. Studer UE,Hauri D,Hanselmann S,et al. Immediate versus deferred hormonal treatment for patients with prostate cancer who are not suitable for curative local treatment:results of the randomized trial SAKK 08/88[J]. J Clin Oncol,2004,22(20):4109-4118.

11. Langenstroer P,Porter HJ 2nd,McLeod DG,Thrasher JB. Direct gastrointestinal toxicity of flutamide:comparison of irradiated and nonirradiated cases[J]. J Urol,2004,171:684-686.

12. WirthMP,Weissbach L,Marx FJ,et al. Prospective randomized trial comparing flutamide as adjuvant treatment versus observation after radical prostatectomy for locally advanced,lymph node-negative prostate cancer[J]. Eur Urol,2004,45(3):267-270;discussion 270.

13. Smith MR. Changes in fat and lean body mass during androgen-deprivation therapy for prostate cancer[J]. Urology,2004,63:742-745.

14. Amico AV,Manola J,Loffredo M,et al. 6-month androgen suppression plus radiation therapy vs radiation therapy alone for patients with clinically localized prostate cancer:a randomized controlled trial[J]. JAMA,2004,292(7):821-827.

15. Smith MR,Lee WC,Brandman J,et al. Gonadotropin-releasing hormone agonists and fracture risk:a claims-based cohort study of men with nonmetastatic prostate cancer[J]. J Clin Onco,2005,23:7897-7903.

16. Tyrrell CJ,Payne H,See WA,et al. Bicalutamide(Casodex)150mg as adjuvant to radiotherapy in patients with localised or locally advanced prostate cancer:results from the randomised Early Prostate Cancer Programme[J]. Radiother Oncol,2005,76(1):4-10.

17. Carver BS,Bianco FJ Jr,Scardino PT,et al. Long-term outcome following radical prostatectomy in men with clinical stage T3 prostate cancer[J]. J Urol,2005,176(2):564-568.

18. Zhoul J,Hernandez G,Tu SW,et al. The role of DOC-2/DAB2 inmodulating androgen receptor-mediated cell growth via the nongenomic c-Src-mediated pathway in normal p rostatic ep ithelium and cancer[J]. Cancer Res,2005,65(21):9906-9913.

19. Guerini V,Sau D,Scaccianoce E,et al. The androgen derivative 5alpha-androstane-3beta,17beta-diolinhibits p rostate cancer cellmigration through activation of the estrogen receptor beta subtype[J]. Cancer Res,2005,65(12):5445-5453.

20. Peter C,Albertsen James A,Hanley Judith Fine,et al. 20-Year Outcomes following conservative management of clinically localized prostate cancer[J]. JAMA,2005,293(17):2095-2101.

21. Bill-Axelson A,Holmberg L,Ruutu M,et al. Radical prostatectomy versus watchful waiting in early prostate cancer[J]. N Engl J Med,2005,352:1977-1984.

22. David C,Miller,Stephen B,et al. Incidence of initial local therapy among men with lower-risk prostate cancer in the United States [J]. Journal of the National Cancer Institute,2006,98(16):2013-2019.

23. Zeliadt SB. Survival benefit associated with adjuvant androgen deprivation therapy combined with radiotherapy for high-and low-risk patients with nonmetastatic prostate cancer[J]. Int J Radiat Oncol Biol Phys,2006,66:395-402.

24. Smith MR,Lee H,Nathan DM. Insulin sensitivity during combined androgen blockade for prostate cancer[J]. J Clin Endocrinol Metab,2006,91:1305-1308.

25. Lam JS,Leppert JT,Vemulapalli SN,et al. . Secondary hormonal therapy for advanced prostate cancer[J]. J Urol,2006,175(1):27-34.

26. Kawakami J,Cowan JE,Elkin EP,et al. Androgen deprivation therapy as primary treatment for localized prostate cancer:data from Cancer of the Prostate Strategic Urologic Research Endeavor(CaPSURE)[J]. Cancer,2006,106(8):1708-1714.

27. Ueno S,Namiki M,Fukagai T,et al. Efficacy of primary hormonal therapy for patients with localized and locally advanced prostate cancer:a retrospective multicenter study[J]. Int J Urol,2006,13(12):1494-1500.

28. Studer UE,Whelan P,Albrecht W,et al. Immediate or deferred androgen deprivation for patients with prostate cancer not suitable for local treatment with curative intent:European Organisation for Research and Treatment of Cancer(EORTC)Trial 30891[J].

J Clin Oncol,2006,24:1868-1876.

29. Donohue JF,Bianco FJ,Kuroiwa K,et al. Poorly differentiated prostate cancer treated with radical prostatectomy:long-term outcome and incidence of pathological downgrading[J]. J Urol,2006,176:991-995.

30. Messing ME,Manola J,Yao J,et al. Immediate versus deferred androgen deprivation treatment in patients with node-positive prostate cancer after radical prostatectomy and pelvic lymphadenectomy[J]. Lancet Oncol,2006,7(6):472-479.

31. Kaneko Y,Maekawa S,Arakaki R. Intermittent androgen deprivation therapy may prolong the duration of androgen dependence of well-differentiated prostate cancer[J]. Hinyokika Kiyo,2006,52(4):259-264.

32. Lukka H,Waldron T,Klotz L,et al. Maximal androgen blockade for the treatment of metastatic prostate cancer-a systematic review[J]. Curr Oncol,2006,13:81-93.

33. Studer UE,Whelan P,Albrecht W,et al. Immediate or deferred androgen deprivation for patients with prostate cancer not suitable for local treatment with curative intent:European Organisation for Research and Treatment of Cancer(EORTC)Trial 30891[J]. J Clin Oncol,2006,24(12):1868-1876.

34. Loblaw DA,Virgo KS,Nam R,et al. Initial hormonal management of androgen-sensitive metastatic,recurrent,or progressive prostate cancer:2006 update of an American Society of Clinical Oncology practice guideline[J]. J Clin Oncol,2007,25(12):1596-1605.

35. Petraki CD,Sfikas CP. Histopathological changes induced by therap ies in the benign prostate and prostate adenocarcinoma[J]. Histol Histopathol,2007,22(1):107-118.

36. Prayer-Galetti T,Sacco E,Pagano F,et al. Long-term follow-up of a neoadjuvant chemohormonal taxane-based phase II trial before radical prostatectomy in patients with non-metastatic high-risk prostate cancer[J]. BJU Int,2007.

37. Messing EM,Manola J,Yao J,et al. Immediate versus deferred androgen deprivation treatment in patients with node-positive prostate cancer after radical prostatectomy and pelvic lymphadenectomy[J]. Nat Clin Pract Urol,2007,4(1):20-21.

38. Hsu CY,Joniau S. Comparing results after su gcryin patientswith clinical unilateral T3a prostate can cer treated with or without neoadjuvant androgen-deprivation therapy[J]. BJU Int,2007,99(2):311-314.

39. Balk SP,Knudsen KE. AR,the cell cycle,and prostate cancer[J]. Nucl Recept Signal,2008,6:e001.

40. Salonen AJ,Viitanen J,Lundstedt S,et al. Finnish multicenter study comparing intermittent to continuous androgen deprivation for advanced prostate cancer:interim analysis of prognostic markers affecting initial response to androgen deprivation[J]. J Urol,2008,180(3):915-919;discussion 919-920.

41. Calais da Silva FEC,Bono AV,Whelan P,et al. Intermittent androgen deprivation for locally advanced and metastatic prostate cancer:results from a randomised phase 3 study of the South European Uroncological Group[J]. Eur Urol,2009,55(6):1269-1277.

42. Kirby RS,Fitzpatrick JM,Clarke N. Abarelix and other gonadotrophin-releasing hormone antagonists in prostate cancer[J]. BJU Int,2009,104(11):1580-1584.

43. Lin C,Yang L,Tanasa B,et al. Nuclear receptor-induced chromosomal proximity and DNA breaks underlie specific translocations in cancer[J]. Cell,2009,139(6):1069-1083.

44. Prapotnich D,Cathelineau X,Rozet F,et al. A 16-year clinical experience with intermittent androgen deprivation for prostate cancer:oncological results[J]. World J Urol,2009,27(5):627-635.

45. Sedelaar JPM,Isaacs JT. Tissue culture media supplemented with 10% fetal calf serum contains a castrate level of testosterone[J]. Prostate,2009,69(16):1724-1729.

46. Simmons MN,Klein EA. Combined androgen blockade revisited:emerging options for the treatment of castration-resistant prostate cancer[J]. Urology,2009,73(4):697-705.

47. de Bono JS,Oudard S,Ozguroglu M,et al. Prednisone plus cabazitaxel or mitoxantrone for metastatic castration-resistant prostate cancer progressing after docetaxel treatment:a randomised open-label trial[J]. Lancet,2010,376(9747):1147-1154.

48. Gravis G,Fizazi K,Joly F,et al. Androgen-deprivation therapy alone or with docetaxel in non-castrate metastatic prostate cancer(GETUG-AFU 15):a randomised,open-label,phase 3 trial[J]. Lancet Oncol,2013,14(2):149-158.

49. Sweeney CJ,Chen YH,Carducci M,et al. Chemohormonal Therapy in Metastatic Hormone-Sensitive Prostate Cancer[J]. N Engl J Med,2015,373(8):737-746.

50. Gravis G,Boher JM,Joly F,et al. Androgen Deprivation Therapy(ADT)Plus Docetaxel Versus ADT Alone in Metastatic Non castrate Prostate Cancer:Impact of Metastatic Burden and Long-term Survival Analysis of the Randomized Phase 3 GETUG-AFU15

Trial[J]. Eur Urol,2016,70(2):256-262.

51. James ND,Sydes MR,Clarke NW,et al. Addition of docetaxel,zoledronic acid,or both to first-line long-term hormone therapy in prostate cancer(STAMPEDE):survival results from an adaptive,multiarm,multistage,platform randomised controlled trial[J]. Lancet,2016,387(10024):1163-1177.

52. Schweizer MT,Wang H,Luber B,et al. Bipolar Androgen Therapy for Men With Androgen Ablation Naïve Prostate Cancer:Results From the Phase Ⅱ BATMAN Study[J]. Prostate,2016,76(13):1218-1226.

53. Markowski MC,Carducci MA. Early use of chemotherapy in metastatic prostate cancer[J]. Cancer Treat Rev,2017,55:218-224.

第十七章　前列腺癌的放射治疗

第一节　外照射治疗

一、定义

前列腺癌的体外放射治疗(external-beam radiotherapy,EBRT),简称外照射,是利用高能量光子破坏细胞的 DNA 从而达到杀伤肿瘤细胞的目的。传统的外照射是利用人的骨性标志和标准的射野来给盆腔一定的放射剂量。随着性能更强的计算机出现而推动放疗计划技术上的进步,以及配合更加个体化的解剖定位,外照射的方式已经出现很明显的改进。

二、历史回顾

外照射在前列腺癌的治疗中历来都有十分重要的地位。随着放疗设备和放疗技术的不断更新完善,前列腺癌的放疗也越来越精确,靶区剂量越来越高而并发症的发生率则逐步降低,从而其治疗效果也越来越好。

三、适应证与禁忌证

(一)适应证
1. 早期但不愿手术的患者。
2. 前列腺癌局部晚期的患者。
3. 前列腺癌根治术后残端阳性或病理诊断为 T_3 及以上的患者术后通常需要辅助性外照射治疗。
4. 前列腺癌根治术后复发的患者。

(二)禁忌证
凡是有放疗禁忌证或是前列腺癌广泛转移伴一般情况差不能耐受的患者。

四、分类

(一)常规放疗
1. **常规模拟定位**　体表标记前列腺中心点。模拟定位片包括从 L_5-S_1 至坐骨节结下 1cm。在定位片或 CT 重建的前后位片上勾划靶区和正常组织/器官。为协助定位和确定 PTV,通常在膀胱和直肠内插入导管并注入造影剂。应用 Foley 16 号管插入膀胱,注入90%泛影葡胺5ml 使球囊膨胀,轻拉球囊使其依附于膀胱三角区固定。然后从导管内注入 30% 泛影葡胺 30ml 入膀胱。第 2 个 Foley 管插入直肠,球囊内注入空气,依附于直肠内括约肌并显示肛门位置,导管内注入 30% 泛影葡胺显示直肠。

(1) 前列腺照射野:采用前后野和两侧野四野照射法,射野上界位于 Foley 球囊上 2cm,包括约 30% 的膀胱,下界位于肛门括约肌下缘,即坐骨节结下缘。侧野前界位于耻骨骨皮质后缘,后界包括直肠前壁后 6~10mm,但需避开直肠后壁。前后野两侧界常为射野中心各旁开 3.5~4.0cm。

（2）盆腔照射野：采用前后野和两侧四野照射法，射野上界位于 S_1 上缘，下界至坐骨节结下缘，前后侧野位于真骨盆缘外 $1.5 \sim 2.0\,cm$，但射野上下方向上可挡铅以尽量保护部分骨髓。侧野前界位于耻骨联合前缘，后界上方在 S_2-2_3，后界下方则至直肠中部。可做文身标明前野和侧野射野中心。使用整体挡铅或多叶光栅（MLC）适形。

2. 照射剂量 典型的常规外照射计划为四野等中心照射，每日照射剂量 $1.8 \sim 2.0\,Gy$，每周 5 次，每天照射四野。总剂量 $65 \sim 70\,Gy/7 \sim 8$ 周。如果做全盆腔照射，照射剂量为 $45 \sim 50\,Gy/5$ 周，然后缩野照射前列腺，补量 $20 \sim 25\,Gy$。受前列腺周围直肠和膀胱的限制，常规照射时，前列腺的照射剂量通常不超过 $70\,Gy$。

3. 结果 早期前列腺癌（$T_{1\sim2}N_0M_0$）单纯放疗和根治术疗效相同，长期随访 20 年，手术和放疗后复发率相同。

（二）三维适形放疗

三维适形放疗是一种放疗技术，使得高剂量区分布的形状在三维方向上与靶区的形状一致。一般用体模固定患者体位后通过 CT 来定位。由于是选择性的给予靶区剂量并避开周围正常组织，因此与常规放疗相比可以进一步提高照射剂量，同时减少肠道和膀胱的并发症。

1. 三维适形计划设计 通过 CT 定位，三维重建靶区和正常器官，勾画 GTV/CTV 和 PTV，同时勾画正常组织如直肠、膀胱、小肠、睾丸、股骨头、髂骨和软组织。常用 $5 \sim 7$ 个射野共面照射，在各个照射野上对 PTV 适形。计算等剂量曲线和剂量体积直方图（DVH）。如果肿瘤巨大，放射治疗前可应用激素治疗 3 个月，使肿瘤缩小，并减少靶区体积和 PTV。

2. 校位和射野验证 应用 CT 模拟定位机和常规模拟定位机对射野中心和各种照射参数，在加速器下应用射野电子成像系统摄射野验证片。

3. 照射剂量 应用三维适形放疗技术，可以提高肿瘤照射剂量至 $76 \sim 80\,Gy$，并更为有效的保护周围正常组织。提高照射剂量，提高了肿瘤的局部控制率和无生化失败生存率/无 PSA 复发生存率，但在短期随诊条件下，未提高总生存率。

4. 结果 三维适形放疗显著改善了患者的 bNED，多个肿瘤中心的 $5 \sim 7$ 年随访资料证明，三维适形放疗增加了 bNED 的生存率。治疗前 PSA>10ng/ml 的患者，3D CRT 和常规外照射比较，提高了 bNED 约 30%。

中国医学科学院肿瘤医院于 1998 年 8 月—2004 年 7 月应用 3D-CRT 或 IMRT 治疗 36 例局限期无远处转移的前列腺癌。其中 35 例同时接受内分泌治疗，13 例患者先接受盆腔照射，然后前列腺和精囊补量照射；23 例患者的临床靶区仅包括前列腺加精囊。3 年和 5 年总生存率为 91.4% 和 83.7%。3 年和 5 年癌症相关生存率均为 91.4%，其无病生存率均为 55.9%。

（三）调强适形放疗

调强放疗是一种高精度放疗。它通过二维调强器，使通过调强器后的射野输出剂量率沿射野 X、Y 轴方向变化，从而实现剂量分布与靶区形状在三维方向上的一致。与普通的适形放疗相比，调强适形放疗不但进一步提高了靶区剂量，同时也减少了放疗的并发症。

Memorial Sloan-Kettering 癌症中心报道了 772 例前列腺癌患者分别接受 $81 \sim 86.4\,Gy$ 的调强适形放疗。在 24 个月的中期随访里，尽管患者接受了更高剂量的照射，但其不良反应明显改善，只有不到 1% 的患者出现迟发性的 3 级或 4 级的肠道和膀胱的毒性。对于低危、中危和高危组，其早期 PSA 无复发生存率分别为 92%、86% 和 81%。

五、放疗前的准备

（一）治疗体位

仰卧或俯卧位，体模固定。前列腺位置受直肠和膀胱体积影响，有学者建议每次模拟定位和治疗时排空膀胱和直肠，以减少前列腺的活动。但也有学者建议充盈膀胱和直肠，以尽量保护正常组织。对于老年和肥胖的患者，仰卧位更舒适，并且可以应用超声定位（BAT）系统做等中心位置的校正。

前列腺癌治疗体位的研究中,Bayley 等进行了一项随机分组试验,评价和比较了仰卧位也俯卧位在器官运动,摆位误差和危及器官受照射剂量之间的差异。28 例局限期前列腺随机分为以仰卧位开始放疗或者以俯卧位开始放疗两组,治疗进行一半时再分别改为另外一种体位。在仰卧位要排空直肠并且保持膀胱充盈,而在俯卧位均排空直肠和膀胱。临床靶区包括前列腺。结果显示,俯卧位时前列腺的运动显著大于仰卧位,所以其 PTV 也大于仰卧位,危及器官受到照射的体积增加。两种体位的器官运动差别得到校正后,仰卧位能够显著改善小肠、直肠和膀胱的受照射剂量水平。此外,Kitamura 等对不同体位时的前列腺运动进行了研究,结果证明治疗前列腺癌过程中,在仰卧位时的内部器官的运动明显小于俯卧位时,前者的运动范围不大于 5mm。因此,前列腺癌的治疗体位适宜选择仰卧位。

(二) 治疗固定

体位固定能够减少摆位误差或系统误差,盆腔肿瘤应用体模固定技术显著降低了盆腔肿瘤的等中心位置变化,并且未显著延长治疗时间或降低患者治疗时的舒适度。Kneebone 等分析了 96 例接受根治性放疗的膀胱癌或前列腺癌患者,随机分成使用和不使用体模固定技术两组,均采用俯卧位,每周拍摄前后位和侧位验证片。结果显示,等中心点的平均位移在对照组和使用体模固定技术组分别为 8.5mm 和 6.2mm ($P<0.001$),前者有 30.9% 的验证片显示等中心点的位移>10mm,而后者只有 10.6% ($P=0.001$)。对照组在前后、左右和上下方向上的位移分别为 5.2mm、3.2mm 和 4.3mm,而使用体模固定技术组分别为 2.9mm、2.1mm 和 3.9mm。两组患者的 RTOG2 级皮肤毒性反应分别为 28% 和 10% ($P=0.68$),治疗体位的满意度(87% 和 90%)及治疗时间(15.5 分钟和 16.1 分钟)方面均无显著差异。

六、放疗并发症及放疗后注意事项

放疗的近期和远期毒副作用主要为直肠和泌尿道毒性,远期并发症包括直肠出血、前列腺炎、直肠或肛门狭窄、膀胱炎、尿道狭窄、膀胱挛缩等,尿道狭窄主要发生在经尿道前列腺切除的患者。部分患者放疗后出现性功能障碍。放疗后 12~15 个月,73%~82% 的患者能保留性功能,但勃起功能障碍随着放疗后时间延长而逐渐降低,放射治疗 5 年后为 30%~61%。性功能障碍与放疗引起的血管和神经丛损伤有关。适形放疗或调强适形放疗能更好地保护正常组织,降低直肠或膀胱的毒副作用,改善了患者的生活质量。

(一) 常规外照射

常规外照射剂量 70Gy 时,耐受性好。60% 的患者将出现 RTOG/EORTC 近期直肠和泌尿道 2 级或 2 级以上毒性。症状在放射治疗第 3 周出现,放射治疗结束后几天至数周恢复。通过饮食调节可控制盆腔照射引起的肠道不良反应。

晚期毒副作用通常在放疗结束 3~6 个月后发生,2 级以上晚期直肠毒副作用发生的中位时间为 12~18 个月。常规剂量照射 70Gy 的晚期毒副作用发生率非常低,仅有 7.3% 的患者需要住院治疗慢性泌尿道毒副作用,如膀胱炎、尿道狭窄和膀胱挛缩。尿道狭窄易发生于经尿道前列腺切除患者。3.3% 的患者因慢性肠道毒性如慢性腹泻、直肠或肛门狭窄、直肠出血或溃疡等需住院诊断和治疗,仅 0.6% 的患者出现肠梗阻或穿孔。致命毒性极罕见,一般<0.2。

应用常规照射技术,如果照射剂量超过 70Gy,晚期毒副作用危险性增加。Leibel 等报道前列腺癌照射>70Gy,6.9% 的患者出现 3~4 级毒副作用,而低于 70Gy,仅 3.5%。Sandler 等报道照射剂量>68Gy,3 年时 3~4 级直肠毒性为 9%,低于 68Gy 照射仅 2%。Schultheiss 等报道 712 例患者接受常规照射或适形放射治疗,5 年 2 或 3 级晚期直肠毒性 71~74Gy 为 27%,74~77Gy 为 35%,>77Gy 为 43% ($P<0.001$)。直肠并发症和直肠前壁照射的剂量和体积有关,称为体积效应。Lee 等报道 PTV 为 76Gy,使用直肠铅挡块降低 2~3 级直肠毒性至 7%,无直肠铅挡块为 22% ($P=0.003$)。

(二) 三维适形放疗和调强适形放疗

三维适形放疗能更好地保护正常组织,减少膀胱和直肠毒性。M. D. Anderson 癌症中心的随机研究证明了三维适形放疗能减少长期毒副作用。 $T_{1b\sim3}$ 前列腺癌随机接受 70Gy 和 78Gy 照射,常规四野照射 46Gy 后,前组缩野至前列腺常规四野补量 24~70Gy,后组用六野三维适形照射补量 32~78Gy。根据 RTOG 标准评价晚期正常组织毒副作用,适形放疗和常规照射后的 5 年 ≥2 度膀胱毒性分别为 9% 和 20% ($P=$

0.8),≥2 度直肠毒性分别为 21% 和 14%(P=0.04)。晚期直肠毒性有明显的剂量体积效应,25% 直肠接受≥70Gy 和<25% 直肠接受≥70Gy 的 5 年≥2 度直肠毒性分别为 37% 和 13%(P=0.05),所有 3 度直肠毒性均发生在>30% 直肠接受≥70Gy。因此,适形放疗时,超过 70Gy 照射剂量的直肠体积应低于 25。Dearnaley 等随机分组,适形放疗或常规放疗比较,2 级胃肠和泌尿道毒副作用分别有 34% 和 57%(P<0.001)。Zelfsky 等用三维适形或 IMRT 治疗 1100 例 T_{1C}~T_3 期前列腺癌,肿瘤剂量以 5.4Gy 为剂量梯度从 64.8Gy 增加到 86.4Gy。三维适形放疗时,照射剂量和直肠毒性有关,64.80~70.2Gy 和 75.6~81Gy 患者在 5 年时 2 度直肠毒性分别为 5% 和 14%(P<0.001),但调强适形放疗降低了直肠照射剂量和并发症。Zelefsky 等报道 3D CRT 和 IMRT 直肠壁接受 75Gy 照射体积分别为 14% 和 9%(P<0.001),但 IMRT 并未降低泌尿道毒副作用,与 MSKCC 采用排空膀胱和未限制膀胱照射剂量有关。

七、相关问题

(一) 常规放疗的局限性

前列腺癌常规外照射是以光子为基础的,由于光子的特性,在建成区后吸收剂量随着深度的增加而逐渐减少,因此一味提高靶区剂量,其周围正常组织所接受的剂量也势必会增加,从而导致严重的放疗并发症,这也是常规放疗的局限所在。

(二) 提高剂量的研究

无论是普通的三维适形还是调强适形放疗,目的都是为了提高靶区的剂量并尽量减少周围正常组织的损伤。但由于光子本身的性质,仍不能将两者兼顾的很好。随着质子加速器的问世,这种愿望逐渐可变成现实。由于质子具有布拉格峰效应,因此可以达到比以光子为基础的调强放疗更高的剂量同时将周围正常组织的损害降到最低。

Loma Linda 质子中心在 2004 年报道了一项研究旨在比较质子放疗和其他局部治疗方法,共有 1277 例患者参加,最后发现在达到同等控制率的前提下,质子放疗的毒性反应最小。

(三) 雄激素抑制剂与放疗

现在已明确放疗前短期使用雄激素抑制剂有两个优点:一是可以起到协同效应增加肿瘤细胞的凋亡;二是可以使前列腺体积平均缩小 20%,体积缩小不仅可减少肿瘤细胞同时减少放疗中直肠和膀胱的被照射体积,从而减少并发症的发生。

D Amico 等在一项前瞻性研究中将 PSA>10ng/ml,Gleason 评分 7 分或影像学证明有前列腺外侵犯的患者随机分为两组,一组接受外照射(70Gy)而另一组接受同样的外照射并联合抗雄激素治疗 6 个月。在 4.5 年的中期随访中,联合治疗组在无病生存率和总生存率上都有明显优势。

RTOG(Radiation Therapy Oncology Group)9413 临床试验设计在高危[淋巴结阳性可能性>15% 或者肿瘤局部晚期(Gleason 评分 6 分,分期大于 cT_{2c})]患者中,增加全盆腔照射并且同步给予雄激素抑制剂治疗。在治疗到 59.9 个月时的中期分析中,Roach 等发现接受全盆腔照射并同时雄激素抑制剂治疗组的患者 4 年疾病无进展生存率为 60%,而接受其他治疗的患者则为 44%~50%。最近更新的第 7 年随访资料显示该组患者的无病生存率有更加显著的提高。

(四) 立体定向放射治疗

由于前列腺癌的 α/β 值类似或低于造成放疗报告中大部分毒性的周围组织,因此适当设计放射治疗野和提高单次照射剂量或使用大分割方案应得到相似的癌症控制率,而不会增加晚期毒性的风险。

多项随机试验已对中度大分割影像引导 IMRT 方案(每次 2.4~4Gy,共 4~6 周)进行过测试,其疗效和毒性在大部分试验中与常规分割 IMRT 相似。出现临床指征时,可以考虑使用这些放疗技术代替常规分割方案。

立体定向体部放疗(SBRT)是一种新兴的治疗技术,在 5 次或更少次数分割治疗中提供高适形、高剂量辐射,只有精确、影像引导下提供时,这种治疗才是安全的。中位随访时间长达 6 年的单机构系列研究报道,相比标准放射技术,SBRT 具有优异的生化无进展生存率和相似的早期毒性(膀胱、直肠和生活质量)。根据一项二期试验的汇总分析,低风险、中度风险和高风险患者的 5 年无生化复发生存率分别为

95%、84%和81%。在具有合适的技术、医师和临床经验的情况下,可以谨慎考虑使用SBRT代替常规分割方案。评估长期结果需要更长期的随访和多机构数据,特别是因为大分割方案与常规分割(每次1.8～2.0Gy)相比,理论上晚期毒性可能会更严重。一项4005名患者的回顾性研究报道,在24个月后,SBRT具有比IMRT更高的泌尿生殖毒性(44% *vs* 36%;$P=0.001$)。

（五）质子放疗

质子束放疗在1950年开始就被用于治疗癌症患者。这种形式的放疗在某些临床情况下可能优于X射线(光子)为基础的照射。质子治疗和类似IMRT的基于X射线的治疗可以将高度适形的剂量送到前列腺。以质子为基础的治疗在一些周围正常组织照射到剂量更低。可能造成前列腺癌治疗并发症的前列腺邻近关键正常结构包括膀胱、直肠、血管神经束和小肠。

虽然电脑模拟的剂量学研究表明正确的治疗计划可以使IMRT计划优于质子治疗计划,反之亦然,但是这些研究并没有获得临床意义的终点。有研究试图在质子和光子治疗的毒性和肿瘤学结局之间进行比较。两项质子或EBRT治疗患者之间的比较报道了类似的早期毒性反应率。使用EPIC工具进行的一项IMRT(204位患者)和质子治疗(1234位患者)之间前瞻性生活质量比较在2年随访后得出的结论是,"总体来说,2个队列在尿失禁、尿道刺激/梗阻和性功能领域没有总分上的差异"。一项对接受质子治疗的421名患者对应842名接受IMRT治疗的患者队列进行的Medicare分析显示,质子治疗在6个月时显示较轻的泌尿生殖毒性,但是这种差异在1年后消失。两组间没有其他显著差异。

与此相反,一项前瞻性地收集治疗后3个月、12个月和大于2年生活质量数据的单中心报道显示接受质子治疗后出现大小便失禁、肠道功能障碍和阳痿等显著问题。在该报道中,有正常勃起功能的患者在治疗后仅有28%保持正常勃起。目前IMRT和质子治疗最大的回顾性比较效益分析是使用SEER-Medicare索赔数据进行的,数据针对了下列长期终点:胃肠并发症、尿失禁、非失禁泌尿道并发症、性功能障碍和髋骨骨折。通过长达80个月的随访,并使用倾向评分和工具变量分析,作者得出的结论是,接受IMRT治疗的患者下消化道发病率低于接受质子治疗的患者,结果具有统计学意义,而尿失禁、非失禁泌尿道并发症、性功能障碍、髋骨骨折和附加癌症治疗在两个队列之间没有统计学差异。但是,因为回顾性/观测性研究的固有局限性,在质子和光子治疗之间毒性和效益方面无法得出严格的结论。

（陈元 李夷民 林勤）

第二节 放射性粒子近距离治疗前列腺癌

一、定义

近距离放射治疗(brachytherapy)亦称内照射治疗,即放射源与肿瘤距离很近的放射治疗,是指将封装好的放射源,通过施源器或导管直接植入或放入患者的肿瘤部位进行照射的放射治疗方法。其具有放射源贴近肿瘤组织、使肿瘤组织得到有效的杀伤剂量、邻近的正常组织由于辐射剂量随距离增加而迅速跌落、受照射的剂量较低、损伤较小等优点。

近距离治疗(brachytherapy)来源于希腊语brachy,在希腊语中是近或短的意思,它与希腊语tele"远"是相对的。远距离治疗(teletherapy)是指外照射,即通过人体体表的照射,如钴-60远距离治疗,电子直线加速器的高能X线及电子束治疗等。多年来,近距离治疗在国内主要应用于妇科肿瘤,剂量学相对于外照射而言较薄弱。近年来,随着放射源、后装机和治疗计划系统的发展,近距离治疗范围已扩展到全身各类肿瘤,如直肠癌、前列腺癌、胰腺癌、鼻咽癌等等。近距离治疗主要分为腔内照射(intracavitary irradiation)、管内照射(intraluminal irradiation)、组织间照射(interstitial irradiation)、表面敷贴照射(surface application)、术中照射(intraoperative irradiation)等。本节着重介绍放射性粒子近距离治疗前列腺癌。

放射性粒子组织间近距离治疗前列腺癌是放射治疗的一种形式,又称近距离放射治疗,是在术中、超声或CT引导下将多个封装好的具有一定规格、活度的放射性核素通过施源器或导管直接植入前列腺内,从而近距离杀死癌细胞,而对周围正常组织影响较少的一种放射疗法。放射性粒子植入治疗包括短暂性和永久性植入治疗两种。前列腺癌放射性粒子植入治疗一般指的是永久性植入治疗。近些年,随着新型、低能、安全、易防护的放射性核素^{125}I 和^{103}Pb 的研制成功,放射肿瘤学和影像学技术的发展,放射性粒子植入治疗计划系统不断提高与完善及植入治疗设备不断改进,目前放射性粒子近距离治疗前列腺癌可以达到与开放手术同样的治疗效果。因其疗效肯定、并发症少的优势逐渐被人们重视,已成为治疗局限性前列腺癌的一种公认的、有效的治疗方法。美国和英国的最新研究表明,放射性粒子近距离治疗已经成为继手术治疗之后首选的治疗局限性前列腺癌的方法。

二、历史回顾

放射性粒子近距离治疗前列腺癌有 100 多年的历史。1898 年居里夫人发现镭(radium),并用放射性核素镭制成镭针,进行了第 1 例镭针插植治疗,这既是放射性核素插植治疗的开始,也是当代近距离治疗的起点。1901 年 Pierre Curie 首先提出近距离治疗术语(brachytherapy),并发明了能够埋入组织内带有包壳的同位素。1909 年 Pasteau 和 Degrais 首次使用镭管经尿道插入治疗前列腺癌,开创了组织间近距离治疗前列腺癌的新时代。1917 年美国纽约纪念医院肿瘤中心 Barringer 完成了第 1 例镭针插植治疗前列腺癌。早期治疗前列腺癌主要使用的放射性核素有^{226}Ra、^{222}Rn 和^{192}Ir 等,这些核素释放中到高能 γ 射线,引起并发症发生率较多,且不易防护,因此临床应用进展十分缓慢。1952 年美国 Iowa 州立大学 Flocks 首先在术中组织间注射胶体金溶液治疗前列腺癌。20 世纪 60 年代末期,^{125}I 粒子在美国纽约纪念医院肿瘤中心研制成功。1965 年 Pierquin 和 Dutrex 建立了巴黎系统,1972 年,Whitmore 等开创了经耻骨组织间^{125}I 粒子种植治疗前列腺癌的先河,奠定了今天放射性粒子近距离治疗前列腺癌的基础。随后各种植入方法不断出现,放射性粒子近距离治疗前列腺癌又逐渐在临床推行。80 年代末,又引入^{103}Pd 作为粒子源,开拓了选择放射性粒子治疗的领域。20 世纪 80 年代后期,随着计算机三维计划系统(treatment plan system,TPS)和数字影像导引技术的成熟,放射性粒子近距离治疗前列腺癌进入了第二次革命时代,可精确保证前列腺局部更高的放射剂量,相邻正常组织创伤小,使得放射性粒子近距离治疗前列腺癌再次焕发了青春。2001 年 11 月我国北京大学第三医院进行了首例在超声引导下放射性粒子近距离治疗前列腺癌。至今,我国有近 300 家医院开展放射性粒子近距离治疗前列腺癌工作。目前,作为一种有效、安全、可靠的治疗方法,放射性粒子近距离治疗正在世界范围内被越来越多的前列腺癌患者所接受。

三、特点

放射性粒子近距离治疗属于近距离放疗范畴,根据植入时间分为短暂性植入和永久性植入治疗两种,短暂性植入是指根据治疗计划将放射源植入到肿瘤,经过一定时间达到处方剂量后,把放射源取出。永久性植入是指根据治疗计划将放射源植入到肿瘤部位,永远保留在体内,不再取出。前列腺癌放射性粒子植入治疗一般指的是永久性植入治疗。目前常用的前列腺癌近距离治疗的放射性粒子有^{125}I 和^{103}Pd,属于低能放射源,它们的半衰期、光子能量和初始剂量率分别为 59.6 天、17 天;27keV、21keV;8 ～ 10cGy/h、20cGy/h。它们在组织中剂量分布有几何学下降的特点,在植入粒子周围的正常组织有很大的剂量坡度分布,因此对前列腺周围组织、直肠和膀胱照射剂量较低。但是,它们能量低、穿透距离短,因此临床治疗时需要精确确定放射性粒子植入的位置和分布,确保剂量分布均匀。该方法有以下优势:①剂量分布更适于肿瘤的形状和大小,对周围正常组织损伤较小,并发症较轻;②比外放射治疗给予前列腺局部更高的剂量,且持续低剂量放疗,作用时间长,治疗效果更好;③比根治性前列腺切除术创伤小,治疗方便,远期并发症少。

四、机制

放射性粒子近距离治疗的原理,是利用放射性核素发生衰变时,释放的射线对病变进行集中照射并在局部产生电离辐射生物学效应,可直接使核酸、蛋白质等生物大分子的化学键断裂,导致细胞分子结构和功能改变,造成细胞周期阻滞和细胞凋亡;同时,射线可引起水分子的电离和激发,形成多种活泼的自由基,导致照射部位的神经体液失调、生物膜和血管壁通透性改变等,这些物理、化学和生物学综合反应最终抑制或破坏病变组织而达到治疗目的,邻近正常组织由于治疗所用射线射程短、辐射吸收剂量低而损伤很小。正常细胞和病变的细胞群体对射线的敏感性不同,一般细胞分裂越快对射线越敏感。肿瘤细胞对放射线的敏感性与细胞分裂周期有关。处于 M 期和 G2 期的肿瘤细胞对放射线敏感,而处于 S 期的细胞对射线不敏感。外放射治疗,分次短时的照射只能对肿瘤组织中的分裂期细胞起作用,对那些处静止期仍有较快恢复增殖能力的肿瘤细胞不起作用,反而缩短了它们的细胞倍增时间。这就造成在两次照射间隙,肿瘤细胞仍能迅速生长,是直接影响外放射治疗效果的主要原因,也是临床上采用超分割放疗的放射生物学基础。相反,放射性粒子植入治疗肿瘤,虽然粒子发射的射线能量相对较小,但能持续地对肿瘤细胞起作用,可产生"交叉火力"(cross fire)效应,因此能不断地杀伤肿瘤细胞,只要有足够的剂量和半衰期,就能够使肿瘤细胞全部失去繁殖能力,从而达到彻底杀伤肿瘤细胞的治疗效果。

五、适应证和禁忌证

依据美国近距离治疗协会(American Brachytherapy Society,ABS)推荐,放射性粒子近距离治疗前列腺癌适应证和禁忌证如下。

(一) 适应证

1. 放射性粒子近距离治疗作为单一治疗前列腺癌的适应证是局限早期前列腺癌,即为低危、预后好的早期前列腺癌,其具体指标是:①前列腺特异性抗原(PSA) ≤ 10μg/L;②肿瘤临床分期为 $T_1 \sim T_{2a}$ 期,孤立结节≤2cm;③Gleason 评分 2 ~ 6 分;④前列腺体积< 60ml;⑤前列腺活检提示单侧病变。

2. 放射性粒子近距离治疗作为外照射治疗补充治疗措施的适应证(即外照射+粒子植入):①前列腺特异性抗原(PSA)> 20μg/L;②肿瘤临床分期 T_{2b} 期、T_{2c} 期,孤立结节> 2cm;③Gleason 评分 7 ~ 10 分;④前列腺体积< 60ml;⑤前列腺活检提示多点病变,双侧病变或局部包膜受侵;⑥MRI 检查明确有前列腺包膜外侵犯。

3. 对介于上述两组之间的中危患者,可以根据具体情况进行选择。

(二) 禁忌证

1. 临床禁忌证 主要有:①预期生存期< 5 年;②经尿道前列腺电切(transurethral resection of the prostate,TURP)术后前列腺缺损较大或愈合较差;③一般情况差;④肿瘤远处转移。

2. 临床相对禁忌证 主要有:①前列腺中叶较大;②既往盆腔放疗史;③多次盆腔手术史;④严重糖尿病患者,伤口愈合困难;⑤有 TURP 史;⑥前列腺体积>60ml;⑦精囊受侵;⑧根据美国泌尿外科学会(American Urological Association,AUA)症状指数,评分高者(>20)。

六、剂量标准

美国近距离治疗协会(ABS)建议使用如下剂量:①单纯放射性粒子近距离治疗者,^{125}I 的处方剂量为 144Gy,^{103}Pd 为 115 ~ 120Gy。②外照射+粒子植入者,外放疗剂量为 40 ~ 50Gy,^{125}I 和 ^{103}Pd 的照射剂量分别调整为 100 ~ 110Gy 和 80 ~ 90Gy,一般粒子植入在外照射后 1 个月进行。③对前列腺癌有包膜外侵犯可能和放射性粒子植入后前列腺体积有可能发生变化者,前列腺癌粒子治疗靶区体积应大于前列腺总体积,处方剂量所覆盖的范围应包括前列腺及其周边 3 ~8cm 范围,前列腺靶区大约是前列腺实际体积的 1.75 倍。

七、各种准备

放射性粒子近距离治疗前列腺癌需要设备有:①放射性粒子;②放射性粒子三维治疗计划系统与质量验证系统;③放射性粒子治疗所需要的辅助设备;④影像引导系统。

(一) 放射性粒子

放射性核素(radionuclide)是指原子处于不稳定状态,需通过核内结构或能级调整才能趋于稳定的核素。放射性核素的原子由于核内结构或能级调整,自发地释放出一种或一种以上的射线并转化为另一种核素的原子核的过程称为放射性衰变(radiation decay)。放射性核素的物理特征包括:核素半衰期、释放射线类型、核素丰度及其能谱。不同放射性核素具有不同的物理特征。表17-1列举了应用于粒子种植治疗常用的放射性核素。

表17-1　用于近距离治疗放射性核素的物理特征

项目	^{226}Ra	^{198}Au	^{192}Ir	^{125}I	^{103}Pd	^{131}Cs
半衰期	1600 年	2.7 天	73.8 天	60.2 天	17 天	9.6 天
射线	B,γ	B,γ	B,γ	γ	γ	γ
平均能量(KeV)	780	410	350	27	21	29
组织穿透距离(cm)		4.5		1.7	1.6	
初始剂量率(cGy/h)	50	107	30	7.7	18	
半价层(铅,mm)	70	2.5	2.5	0.025	0.008	0.028

用于近距离治疗理想的放射性粒子源必须满足:①在组织中有足够穿透力;②易于放射防护;③半衰期不要过长;④易制成微型源。

早期临床使用的放射性粒子主要是^{226}Ra、^{198}Au 和^{192}Ir,后来的^{125}I 和^{252}Cf,最近的^{103}Pd 和^{131}Cs 等。临床上根据治疗时间的长短,放射性粒子近距离治疗分为短期插值治疗(temporary implant)和永久种植治疗(permanent implant)。用于短期插值治疗的放射性核素主要有^{226}Ra、^{222}Rn 和^{192}Ir 等,永久性种植治疗的放射性核素包括^{198}Au、^{125}I、^{103}Pd 和^{131}Cs 等。由于^{226}Ra、^{222}Rn、^{198}Au 和^{192}Ir 能发射能量较高的 γ 射线,防护颇难处理,^{226}Ra、^{222}Rn、^{198}Au 已经停止使用,^{192}Ir 也仅用于后装治疗。目前临床常用的永久种植治疗的放射性粒子是^{125}I 和^{103}Pd。

1. ^{125}I 粒子　^{125}I 的半衰期为 60.2 天,γ 射线能量为 35.5KeV,^{125}I 的衰变过程 7% 通过电子俘获,转变为^{125}Te 的激发态,同时释放 35.5KeV 的 γ 射线回到基态,93% 的衰变过程通过内转换释放 27 ~ 35KeV 的特征 X 射线和电子线,部分低能射线被钛壳吸收。因此^{125}I 属于低能放射源,8.0cm 厚的组织会使其照射量下降 10 倍,0.2mm 厚的铅箔就可以提供安全的防护。^{125}I 组织间穿透距离为 1.7cm,大约 95% 剂量在 1 年内衰变完。此外,其初始剂量率较低,为 8 ~ 10Gy/h,所以在临床应用中易于防护和保存,使用也方便。^{125}I 粒子源长度为 4.5mm,直径为 0.8mm,外壳为镍钛合金包壳。我国于 1998 年正式启动放射性^{125}I 粒子研制开发工作,2000 年中国原子能科学院研究成功研制出我国具有独立知识产权的放射性粒子^{125}I,并进入临床试用,2001 年获得我国药品监督管理局药品 GMP 认证正式进入临床使用,为我国开展放射性粒子组织间近距离治疗奠定了坚实的基础。

2. ^{103}Pd 粒子　^{103}Pd 是从稳定的^{102}Pd 在反应堆中经过中子俘获转化而来。它的半衰期为 17 天,射线能量为 21KeV。^{103}Pd 经电子俘获衰变为亚稳态的^{103}铑,在衰变或内转换过程中外层电子填充空位而发射能量为 21KeV 的特征 X 线。^{103}Pd 是低能放射源,半价层为 0.008mm 的铅,初始剂量率为 20 ~ 24cGy/h,适合于治疗生长快速的肿瘤。^{103}Pd 粒子的大小与^{125}I 粒子相似,外壳为铂合金包壳。由于^{103}Pd 的半衰期短,射线能量较低,易于防护和保存,目前在临床放射性粒子种植治疗中越来越发挥其重要作用。

（二）放射性粒子近距离治疗计划与质量验证系统

放射性粒子近距离治疗是根据肿瘤靶区的形态和范围,将一定规格的多个封装了的放射源按一定的排列法则通过施源导管直接植入到肿瘤部位,以期在肿瘤部位产生高剂量照射,为了使治疗部位获得满意的剂量,必须根据放射源周围的剂量分布特点,按一定的规则排列放射源和进行质量验证。

1. 放射性粒子近距离治疗计划系统　早期放射性粒子近距离治疗主要是根据巴黎剂量学系统(paris dosimetry system,PDS)进行布源。PDS 要求植入的放射源应呈直线排列、彼此相互平行、各线源等分中心位于同一平面、各源相互等间隔、排列呈正方形或等边三角形、源的线性活度均匀等值、线源与过中心点的平面垂直。20 世纪 70 年代以来,随着电子技术、计算机的发展,超声、CT 和 MRI 等影像学技术的进步,放射性粒子植入近距离治疗被赋予许多新的内容,尤其是三维立体放射性粒子植入治疗计划系统(treatment

plan system,TPS)问世,确保了放射性粒子近距离治疗的精度和质量评估。TPS是指在计算机平台上利用患者三维图像信息设计出粒子的空间分布和剂量的空间分布,提供最合适的空间布源方案,经评估和验证生成实际治疗计划的系统。美国近距离治疗协会(ABS)规定,所有粒子植入治疗的患者必须有术前治疗计划,给出预期的剂量分布。标准做法是用CT、MRI、超声图像等影像学确定靶区,根据肿瘤轮廓、横断面制定植入导针数、粒子数量及粒子活度、总活度。通过TPS观察剂量分布情况,实时调整导针及粒子位置,得出最佳的剂量分布。前列腺癌治疗时治疗计划必须具有术中实时计划功能,即时指导治疗。目前国外应用较多的粒子植入治疗计划系统包括B超引导下的三维治疗计划系统、CT引导下的三维治疗计划系统和模拟定位机引导下的治疗计划系统。其中的前两种已经广泛应用于临床治疗。2003年我国先后研制出我国自己的放射性粒子植入治疗计划系统,并进入临床使用。

2. 放射性粒子近距离治疗质量验证系统 放射性粒子植入治疗同其他的局部肿瘤治疗一样,治疗操作完成后结果就不可更改,植入粒子既不能取出也不能改变位置。但由于粒子植入过程中,患者体位的变化、器官的运动、操作的误差、麻醉状态和粒子位置的迁移等均可导致粒子植入后肿瘤实际照射剂量与术前或术中计划比较发生变化,影响了放射性粒子近距离治疗质量,因此,粒子植入后对肿瘤和肿瘤周围危险器官实际所接受的剂量应进行评估和质量验证。具体的做法通过CT图像产生肿瘤和粒子的三维图像信息,根据重建信息进行计算,分析植入后的粒子空间分布是否与植入前、植入术中的治疗计划相吻合,剂量分布是否有变异和植入粒子是否发生移位。这一点粒子植入治疗与后装治疗、外放疗均有差别。美国近距离治疗协会(ABS)建议每个患者行粒子植入治疗后都应进行剂量学评估。如果不这样做,就不能确定肿瘤实际受量,也无法发现治疗计划实施过程是所发生的偏差;验证后如果局部剂量过高,应该采取补救措施以便减少不良反应。如果局部"冷点区域"超出肿瘤治疗允许的范围,应该考虑重新植入粒子或者采取其他的治疗手段。在前列腺癌放射性粒子植入治疗后4周左右,对前列腺行3~5mm CT扫描,将图像传送到计划系统,进行验证,所得剂量学参数为前列腺实际接受的真实剂量。目前初步研究结果发现D_{90}值低于120Gy时,前列腺癌复发率增高。美国近距离治疗协会(ABS)推荐粒子植入后需要通过CT实施剂量验证,描述前列腺靶区剂量学参数为D_{90}和D_{100}。

(三) 放射性粒子近距离治疗的辅助设备

根据不同部位肿瘤选择粒子的辅助设备,必备设备有植入器、植入针、粒子仓、清毒盒、手术导行和固定系统、表面剂量检测仪、铅眼镜、防护铅衣、铅玻璃防护屏、铅手套、活度计、个人剂量检测仪等。

1. 植入器 目前国外应用较多的是美国Mick公司生产的笔式粒子植入枪,配有10个粒子储存仓,每个仓内存有10颗粒子。植入枪的前端连接粒子植入针,后端是撞针,通过撞针的推送将粒子植入肿瘤内。枪上配有旋钮,控制进针距离。这种植入枪具有精度高、防护安全和不易卡源等优点。主要适于前列腺癌治疗和术中治疗。

目前国产的植入器主要有转盘式、弹壳式和软导管式植入枪。枪内可装30颗粒子,撞针与植入枪分离,通过撞针将枪中的粒子植入肿瘤内。转盘式和弹壳式植入枪适用于包括前列腺癌在内的各个系统肿瘤治疗。软导管式植入枪适用于各种腔镜引导下粒子植入治疗。

2. 植入针 直径一般为18G,设计内有针芯,外有套管,针芯略长于套管,确保粒子能够推出。末端依植入枪种类,设计成不同类型,便以连接,治疗时保证不脱落。套管表面刻有刻度。针的长度有长针和短针两种,长针适于体内深部肿瘤治疗,短针适于表浅肿瘤治疗。

3. 固定穿刺架 根据不同部位肿瘤选择不同固定穿刺架,如脑肿瘤可利用Leksell头架辅助三维立体定向植入粒子,前列腺癌有3种特制固定穿刺架,分别为万向节固定架,落地式固定架和联体式固定架,这种3种固定架各有优缺点,依照手术者习惯选用。前列腺癌粒子植入治疗还有专门治疗床。

(四) 影像引导系统

放射性粒子植入途径有超声、CT或MRI引导下经皮穿刺植入,手术中直视下植入,以及经内镜植入等。数字影像学技术是放射性粒子近距离治疗精确导向的"眼睛"。

1. 超声引导 经直肠超声(transrectal ultrasound,TRUS)导向技术是放射性粒子近距离治疗前列腺癌最常用的方法。包括术前前列腺体积测定和术中适时引导。超声波仪内部应该配备粒子治疗前列腺的软件。术前经直肠超声自前列腺底部到顶部每间隔 5mm 扫描采集前列腺横断面图像,将图像传送到计划系统进行计划。术中进行实时治疗计划,给植入操作者提供明确的进针、布源指导。

2. CT 引导　CT 引导放射性粒子近距离治疗前列腺是现代数字影像技术与古老的前列腺癌治疗方法相结合的完美体现。CT 引导有以下优点:①CT 扫描图像提供了一个清晰的解剖结构,提供了尿道、前列腺、直肠和骨盆的关系;②CT 图像可以直接输入三维计划系统进行重建,并根据模板与其他结构的位置调整进针的角度;③不受前列大小的限制,避免了植入时耻骨干扰;④术中可即时优化设计,调整粒子的数量、位置;⑤术后即刻行粒子剂量验证,及时得到粒子植入后的信息,明确周边匹配剂量、是否有放射冷点,是否需要加外放疗等。尽管 CT 引导放射性粒子植入前列腺有诸多优点,然而,这种技术对设备的要求较高,如 CT、特殊设计的模板,而且治疗过程相对繁琐、费时等。因此,到目前为止,85% 的前列腺癌采用了 TRUS,只有 1% 左右的患者利用 CT 引导技术。

八、操作

放射性粒子近距离治疗是多学科交叉和延伸的学科,需要外科、超声诊断科、影像介入治疗科、放射治疗科和核医学科共同合作开展的临床治疗工作。超声引导经会阴放射性粒子植入治疗前列腺癌的手术由泌尿外科、超声诊断科、放射治疗科和核医学科医师密切配合、共同完成,泌尿科医师负责患者体位摆放、粒子植入术;超声诊断科医师负责固定架安装、调试直肠探头、获取图像;放射治疗科或核医学科医师负责确定靶区和周围危险器官剂量计算。超声引导经会阴放射性粒子植入治疗前列腺癌的关键是体位的摆放和前列腺步进器的固定。患者体位摆放精确、固定器械位置理想和前列腺超声图像清晰,可使粒子治疗时间大大缩短。

(一)术前准备

术前 1 周患者经直肠超声自前列腺底部到顶部每间隔 5mm 扫描采集前列腺横断面图像,图像经计算机绘制前列腺轮廓,再输入粒子类型(如 ^{125}I)、放射活度和最小外周剂量(145Gy),TPS 自动生成符合处方剂量的粒子在前列腺内的分布及穿刺针数量和穿刺方位,手工调整粒子分布以控制直肠及尿道周围的剂量。设定完成后打印出计划书。术前 24 小时进行肠道准备。患者在粒子植入治疗术前签署治疗知情书。

(二)放射性粒子植入

手术采用全身麻醉或硬膜外麻醉,体位截石位,会阴部尽可能保持与床垂直,留置导尿管,固定阴茎和阴囊。将前列腺固定支架与床连接,固定步进器,模板,使之保持与会阴部保持平行,模板尽可能贴近会阴部。固定直肠探头使之与步进器连接,通过直肠探头采集前列腺图像,间距 5mm,一般为 8～12 层,将超声图像直接传送到计算机治疗计划系统,三维重建,实时计划,并将超声图像调整至与术前治疗计划所摄图像完全一致后,在经直肠超声引导下,严格按 TPS 经会阴通过专用模板进行前列腺穿刺,用植入枪将放射性粒子(^{125}I)植入设定位置。术中可以通过 X 线透视了解及调整粒子分布情况。根据剂量-体积直方图(dose volume histogram,DVH)要求 $D_{90}>120Gy$,V_{100} 为 90%,尿道剂量低于 400Gy。粒子植入结束后行尿道膀胱镜检查,查看粒子是否落入膀胱或尿道内,若落入膀胱或尿道内,把粒子取出。用表面沾污仪对手术室进行检查,防止粒子残留。术后留置导尿管 2～5 天,24～48 小时后行盆部平片或 CT 扫描进行质量验证。

(三)术后随访

术后随访 3～29 个月,每月检测血 PSA,连续 3 次检测无 PSA 升高为生物化学控制(biochemical control),连续 3 次检测 PSA 升高为失败。尿道症状根据美国近距离治疗协会(ABS)推荐分为 5 级:①0 级,没症状;②1 级,轻至中度尿频,每晚 2～3 次;③2 级,中度烧灼感,尿频,每晚 4～6 次或肉眼血尿;④3 级,严重的烧灼感,尿频,每晚 7～10 次或肉眼血尿;⑤4 级:尿道梗阻需要住院。

(四)放射性粒子近距离治疗前列腺癌的疗效判定

评价一种治疗手段的优劣应包括以下 4 个方面:①局部控制率;②疾病特异生存率;③治疗后针吸活检结果;④前列腺特异抗原(PSA)生物化学无进展生存率。疗效判定方法主要有:①直肠指检,是最原始的评价方法,目前已鲜有单纯应用。②针吸活检,理论上讲活检是较为理想的疗效评价方法,但针吸活检阳性结果的预后存在争议,因为放射损伤在细胞内蓄积,需要分裂 1~2 次后才发生细胞死亡,细胞死亡后需要 1 年方能变得十分明显,所以 12 个月或少于 12 个月时,针吸活检的阳性结果往往有偏差。因此,粒子治疗 18~24 个月后进行针吸活检比较合适。③PSA 标准,近年来通常以 PSA 作为评判疗效、随访复发的指标,也有将患者存活,且 PSA 无升高或无进展定义为生物化学控制。另外,一般认为 PSA<1.0ng/ml 是局部控制的重要预后因素,PSA<0.5ng/ml 则与患者无病生存率的提高密切相关。

(五) 放射性粒子近距离治疗前列腺癌的疗效

目前为止尚没有前瞻性随机研究评估放射性粒子近距离治疗前列腺癌的疗效。所有报道均是单一研究的回顾性分析。大量研究表明,对前列腺癌早期患者行单纯放射性粒子近距离治疗都能取得满意的疗效,在早期前列腺癌患者生物指标的 5 年控制率上,单纯放射性粒子近距离治疗与根治性前列腺切除术、外放射治疗相当。Block 等对 118 例临床分期 T_{1c}~T_{2a},Gleason 评分<7 分,PSA<10μg/L 的"低危"前列腺癌患者行单纯 ^{125}I 粒子近距离治疗的患者随访观察,5 年无 PSA 复发生存率为 94.7%,PSA 复发 6 例(5.3%),复发时间在术后 8~20 个月之间。复发的 6 例患者中,3 例为局部肿瘤复发,另 3 例出现远处转移。Zelefsky 等对 2693 例 T_1 和 T_2 期前列腺癌行 ^{125}I 和 ^{103}Pd 粒子治疗进行多元分析后发现,放射性粒子组织间近距离治疗前列腺癌的疗效与 PSA 水平、放射性粒子剂量、Gleason 评分等因素有关,与放射性粒子的种类无关。^{125}I 粒子剂量≥130Gy 组 8 年实际无病生存率 93%,而剂量<130Gy 组为 76%;PSA 在 0~0.49ng/ml,0.5~0.99ng/ml,1.0~1.99ng/ml 和>2.0ng/ml 的 8 年实际无病生存率分别为 92%、86%、79% 和 67%;早期并发症轻微,偶尔有一过性尿梗阻症状。对于前列腺癌中、高危的患者,可以作放射性粒子植入配合外照射及内分泌治疗,也可取得相当好的疗效,成为治疗前列腺癌的主要手段之一。美国西雅图前列腺研究中心 Sylvester 等对 223 例 T_1~T_3 期前列腺癌患者行外照射联合放射性粒子植入治疗经过 15 年临床观察,全组 15 年无病生存率为 74%,低、中、高危患者无病生存率分别为 85.8%、80.3% 和 67.8%。Ragde 等用 ^{125}I 治疗 219 例 T_1~T_3 前列腺癌,其中 147 例早期前列腺癌接受单纯粒子植入治疗,其余 72 例高危患者接受外照射联合放射性粒子植入治疗,全组 12 年无病生存率为 70%,单纯粒子植入治疗和外照射联合粒子植入治疗的分别为 66% 和 79%。

九、并发症

经会阴穿刺放射性粒子植入近距离治疗(TIPB)前列腺癌是一种有效、安全、可靠的前列腺癌治疗手段,在临床应用越来越广泛,但作为一种放射治疗,它还是有相应的并发症。主要并发症有直肠损伤、尿道狭窄和性功能障碍。还可能发生急性尿道狭窄和前列腺炎。这些并发症的发生与粒子植入的剂量、位置有直接关系。治疗前谨慎计划、治疗后进行剂量测定评估都可减少并发症的发生。并发症主要分为急性反应和延迟反应两大类。

(一) 急性反应

经会阴穿刺放射性粒子近距离治疗后的急性并发症可持续到 12 个月。大多数症状为轻度到中度,可以通过药物治疗有效缓解。常见类型如下。

1. **尿频、尿痛** 大多短期内表现明显,但持续时间短暂,随后逐渐缓解。

2. **血尿** 是最常见泌尿症状之一,通常术后 24 小时内自行消失。

3. **血肿** 针刺部位的血肿与穿刺有关,治疗结束后局部加压包扎就会自行消失。个别患者可出现阴囊血肿。

4. **尿潴留** 是常见并发症,发生率为 1%~34%,多见于 IPSS 评分较高及前列腺长度较长的患者。术前常规应用 α 受体阻滞药可以有效地降低尿潴留的发生率,一般 3 周内可顺利拔除导尿管,否则应行耻骨上膀胱造瘘术。

5. **直肠炎** 多见黏液便、血便、腹泻或便秘,多为自限性,多于 1~2 天内自行缓解或者对症处理即可。

6. **性功能障碍** 有些患者感到射精不适,一般 2 个月后即可恢复。

（二）延迟反应

1. **慢性尿潴留**　为常见的晚发泌尿并发症之一,发生率为2%,与膀胱颈部及尿道的放射性损伤而导致的瘢痕有关,约有8.3%的患者最终需要耻骨上造瘘或TURP来改善排尿。

2. **尿失禁**　是最常见的晚发泌尿并发症,一般植入粒子后尿失禁的发生率为1%~2.4%,无TURP手术史者发病率<1%,而有TURP手术史的患者粒子植入的尿失禁的发生率高达20%~85%。

3. **慢性膀胱炎**　发生率为3%~7%,可对症处理。

4. **直肠溃疡或直肠瘘**　发生率<2%,多表现为直肠出血,较轻者可自愈,较重者需做造瘘,但因直肠损伤需做造瘘术者<1%。

5. **尿道坏死**　可能与尿道受到射线照射剂量过高有关,一旦发生,可行膀胱尿道镜检查明确,一般以非手术治疗为主,如抗感染治疗。必要时行尿道成形术。

6. **性功能障碍**　大多数患者性功能不受影响,部分患者表现为勃起功能障碍,可行药物治疗。因此,放射性粒子近距离治疗前列腺癌的最大优势是保护患者的性生活能力。

十、注意事项

放射性粒子植入治疗是在外科、影像学等技术帮助下实施的,因此,在治疗过程中应注意以下几点。

1. 放射性粒子治疗是多学科交叉技术,需要外科、影像介入科、超声诊断科、放射治疗科和核医学科等学科配合,发挥相关学科优势,各学科团结协作和不断沟通是保证粒子治疗成功的关键。

2. 早期开展前列腺癌粒子植入最好采用全麻,避免由于操作时间长,患者劳累造成体位移动。

3. 一旦开始超声采图,自采第一幅图像起,至所有植入针插入前列腺,要保证患者体位不能移动,否则实际穿刺位与TPS计划针位图不能吻合,造成粒子植入困难或粒子植入不均匀。

4. 粒子植入应在治疗计划指导下并在超声引导下实施的,在术中超声引导时需要准确判断前列腺底部超声图像,保持与治疗计划采集的图像一致。

5. 实际穿刺位与TPS提供针图互相参考,保证粒子植入均匀。穿刺植入过程中前列腺会被推动移位,可用两根固定针固定前列腺,避免粒子在同一地方叠加。

6. 对于前列腺体积较大者,术前给予2~6个月的激素治疗以缩小前列腺体积;对耻骨弓较狭窄的患者,在穿刺较边缘位点时往往会受到耻骨弓的阻挡,可通过调整术中超声探头的角度指导略有倾斜进针方式。

7. 插入植入针要超声实时监视,避免植入针过深进入膀胱或穿入尿道。另外,当粒子植入需要靠近前列腺底部时,应调整穿刺针的位置,避免植入针刺入膀胱或粒子植入膀胱。

8. 术后需进行膀胱镜检查,查看粒子是否残留在膀胱或尿道中,若有立即取出。否则会增加术后尿路并发症的发生率和因粒子随尿液排出,造成环境放射污染。

9. 粒子植入结束后用表面剂量检测仪对手术室进行检查,防止粒子残留。

十一、辐射防护

放射性粒子近距离治疗是属于内照射。工作人员在使用放射性粒子植入治疗过程中如不遵守操作规程、不注意辐射防护,可能受到外照射。为了保护辐射工作人员的健康和安全、保护公众和环境,放射工作人员必须严格遵守操作规程和注意辐射防护。

（一）术前准备

1. 根据放射实践的正当化,放射防护的最优化的原则,制定合理的治疗计划,包括粒子选择、植入方式、方法、粒子数量、总活度、模拟剂量及其分布等各环节,确保治疗过程的顺利进行。

2. 辐射防护用品,包括铅衣、铅帽、铅围脖、铅手套、铅眼镜和长柄镊子等。

3. 放射性废物桶。

4. 个人剂量计、γ射线测量仪。

5. 熟练的操作,尽量缩短接触放射源的时间。

（二）术中防护

1. 正确使用防护用品和佩戴个人剂量计。

2. 进行粒子植入时：植入针穿刺是在无放射源情况下进行的,避免照射。用长柄镊子取放粒子仓,仓口朝地,尽量远离人体,准确而迅速地放入粒子仓座,然后用粒子枪按计划植入粒子。整个植入过程中,几乎是在密闭情况下进行的,射线泄漏很少。

3. 术中详细记录粒子数目和总活度,做到所用粒子数目与总活度账物相符。

4. 废弃的放射性粒子应放入放射性废物桶,并标出核素名称、活度、日期。

5. 医用放射性废弃物处理,遵照 GBZ133-2002《医用放射性废弃物管理卫生防护标准》办理,不得乱扔乱放。

6. 每次工作后,认真检查工作面和地面是否有遗散的粒子,有无粒子泄漏污染环境。必须时用 γ 测量仪进行测量。

7. 如发生放射性事故,按照《放射性事故管理规定》(卫生部、公安部令第 16 号)办理。

（三）术后防护

1. 术后一般护理(如观察病情),不需要特殊防护,只有近距离(<50cm)护理时需在患者粒子植入部位覆盖 0.18 ~ 0.25mm 铅当量橡胶布或工作人员穿铅衣。

2. 术后定期检查,粒子有无移位,对易脱落者采取有效措施,防止丢失。交代患者如有放射性粒子从体内掉出来,将粒子用镊子捡起放入带盖闭瓶中,立即送交医护人员,不可随着丢放。

3. 患者回病房后最好住单人房间。如住多人房间时,患者床间距 1m 以上。

4. 患者勿抱儿童,与家人保持 1m 以上距离即可达到防护要求,6 个月后无须防护。

5. 早期死亡者,依照 GBZ120-2002《临床核医学卫生防护标准》规定为不需要特殊防护。

（苏新辉　吴华）

第三节　热点评论

一、放射性粒子近距离治疗与外照射对比

放射治疗是治疗前列腺癌的重要手段之一,且肿瘤局部控制率与照射剂量成正相关,目前认为,前列腺癌获得最大治愈率的照射剂量至少为81Gy,高剂量照射显著改善了无 PSA 复发生存率,但放射治疗并发症也随之增多。放射性粒子近距离治疗比外照射治疗给予前列腺局部更高的剂量,且持续低剂量放疗,作用时间长,对周围组织损伤较小,治疗后有较高生活质量。多数学者认为,放射性粒子近距离治疗早期局限性前列腺癌与根治性前列腺切除术、外照射的疗效相当。D'Amico 等采用多因素 Cox 回归分析了分别行前列腺癌根治术、外照射或组织间放射性粒子^{103}Pd 植入治疗前列腺癌患者,共 1872 例,结果发现:在低危组 3 种治疗方法效果差异无统计学意义($P>0.25$);中高危组近距离治疗效果差于根治术或外照射。PSA≤10ng/ml 或 Gleason 评分≤6 分组,3 种治疗方法治疗效果差异无统计学意义($P>0.25$);PSA>20ng/ml 或 Gleason 评分≥8 分组,近距离治疗效果差于根治术或外照射者($P≤0.01$);PSA 为 10 ~ 20ng/ml 或 Gleason 评分为 7 分的患者,近距离治疗效果明显较差($P≤0.003$)。作者认为低危组患者放射性粒子近距离治疗效果等同于根治术或外照射,单纯放射性粒子近距离治疗不适用于中危及高危前列腺癌患者。Brachman 等对 2222 例 T_1 ~ T_2 期前列腺癌患者分别行单纯放射性粒子^{125}I 或^{103}Pd 近距离治疗($n=695$)或外照射治疗($n=1527$),近距离治疗与外照射 5 年总生存率差异无统计学意义(71% 和 69%,$P=0.91$)。对 T_1 期,2 种治疗方法 5 年总生存率差异无统计学意义(78% 和 83%,$P==0.47$),对 T_2 期也无统计学意义(67% 和 67%,$P=0.89$)。但 Gleason 评分 8 ~ 10 分的患者,近距离治疗的效果不如外照射者(28% 和 52%,$P=0.04$);PSA 为 10 ~ 20ng/dl 的患者,近距离治疗的效果也差于外照射(53% 和 70%,$P=0.001$)。作者认为 Gleason 评分 8 ~ 10 分或 PSA > 10ng/dl 的患者不应行单纯近距离治疗。Elle 等进行了一项前瞻性研究表明,根治性前列腺切除术、外放射治疗、放射性粒子近距离治疗三种治疗方法对患者的生活质量

有着明显不同的影响,后者并发症发生率最低,症状也最轻,可以有效提高患者的生活质量。

总之,放射性粒子近距离治疗前列腺癌是继根治前列腺切除术及外放射治疗后又一种有望根治局限性前列腺癌的新方法,其疗效肯定、创伤小、并发症少,尤其适合于低危前列腺癌患者即:分期 $T_1 \sim T_{2a}$,Gleason 评分 2 ~ 6 分,PSA<10μg/L。对危险因素较高者(分期较晚,Gleason 评分较高,治疗前 PSA 较高),应考虑外照射治疗联合放射性粒子组织间近距离治疗,才能取得较好疗效。

(苏新辉　吴华　王俊杰　林勤　李夷民)

二、放疗与根治手术对比

前列腺癌的临床治疗包括等待观察,手术治疗,放射治疗(外放射治疗和近距离照射治疗)和内分泌治疗。1982 年,Walsh 和 Donken 第一个描述保留性神经的前列腺切除术的解剖学基础后,很快保留性神经的前列腺根治性切除术被一些学者公认为是治疗局限性前列腺癌的"金标准"。但是等待观察,放射治疗和内分泌治疗仍广泛用于临床局限性前列腺癌($T_1 \sim T_3N_0M_0$),哪一种治疗方式为最佳方案仍然存在较大的争议。到目前为止,除了一些零星的报道认为一种治疗方式优于另一种治疗方式外,没有大规模的随机性队列研究比较各种治疗方式的疗效,对于局限性前列腺癌的治疗选择很大程度上依赖于患者和临床医师的经验和喜好。评价一种治疗方法的好坏,应从 3 个方面评价:首先是治疗方式对生存率的影响,其次是对生活质量的影响,最后是经济方面的影响。

(一) 根治手术和放疗对生存率影响的比较

早期的文献中很少有两两者的直接比较,大多是与等待观察对比,并认为根治性前列腺切除是唯一有证据表明存在生存优势的治疗方式,但是随着放疗方法的改进,包括3D 适形放射治疗、局部组织间放射治疗的应用和射线放射剂量的改变,这一状况正发生变化。比较两者对生存率影响的报道已越来越多。

Araud 等在 2007 年报道了以瑞士日内瓦人口为基数的所有 844 名局限性前列腺癌患者的队列研究,自 1989 年 1 月—1998 年 12 月 844 名局限性前列腺癌被诊断,并采取不同的治疗方法,包括手术 158 例,放射治疗 205 例,等待观察 378 例,内分泌治疗 72 例,其他 31 例。利用 log-rank 比较生存曲线及多变量 COX 风险模型评价各种治疗方式对总的生存率和肿瘤特异性死亡率的影响。结果发现治疗方式对 5 年的肿瘤特异性死亡率只有轻微的影响,但是对 10 年的肿瘤特异性死亡率则有重要的影响。手术组、放疗组、等待观察组 10 年生存率分别为 83%、75%、72%。放疗组患者相对于手术组患者有较高的 10 年的肿瘤特异性死亡风险,前者是后者的 2.3 倍,且死亡风险主要存在于年龄<70 岁和分化差(Gleason 评分>7 分)的患者。

Koichiro 等为了确定理想的局限性进展性前列腺癌的治疗方法,开展了一个前瞻性随机对照研究以比较根治手术联合内分泌治疗与外照射治疗联合内分泌治疗的疗效。95 例患者中 46 例行根治性前列腺切除及盆腔淋巴结清扫,49 例用直线加速器外照射,40 ~ 50Gy 照射骨盆,20Gy 照射前列腺,所有患者在手术或外照射前两周开始内分泌治疗。跟踪 102 个月后发现在 10 年的总生存率方面,外科手术组优于外照射组,无生化进展率为 76.2% vs 71.1%,无临床进展率为 83.5% vs 66.1%,疾病特异性生存率为 85.7% vs 77.1%,总生存率为 67.9% vs 60.9%,但统计学上无显著差异。由此可见对局限性进展期前列腺癌在结合内分泌治疗时,无论是根治性手术治疗还是外照射治疗都可获得满意的长期疗效,照射剂量应大于 60 ~ 70Gy。

对于局限性低风险前列腺癌,回顾性分析发现根治性手术治疗与外离子束照射治疗的疗效相当,但对于局限性进展期高风险病例则不能依靠单一的治疗手段,因此大多建议结合内分泌治疗来提高疗效。

由此可见,根治性前列腺切除治疗局限性前列腺癌在对癌特异性死亡率方面比放射治疗存在微弱的优势,特别是对年龄<70 岁和分化差(Gleason 评分>7 分)的患者。而对于低风险的局限性前列腺癌,两者的疗效是相仿的。

(二) 根治手术和放疗对生活质量影响的比较

根治手术或放疗对生活质量影响表现最明显的是直肠功能、膀胱泌尿系统和性功能的改变。根治性手术治疗术后患者常表现为膀胱颈狭窄、尿失禁和阳痿,而放疗患者约有 60% 出现 2 级放射性直肠和泌尿系症状,近距离照射的发生率更高。根治手术与放疗相比,前者在勃起功能障碍及尿失禁方面表现尤为明显,尿失禁的发生率为8% *vs* 1%;在性欲、性交频率、性满意度方面两者相差不明显;但在勃起功能障碍方面两者5年后发生率为79.3% *vs* 63.5%;与之相反,后者在排便相关的并发症上表现增多,主要是便秘、里急后重和直肠出血。

在不同的时期,不同的方法对生活质量的影响是不同的。日本学者 Katsuyoshi 根据在入院时1、3、6、12个月与健康相关的生活质量评分研究两种方法对生活质量的影响。在入院1月时的生活质量评分,放疗组明显优于手术组,手术组患者与疾病相关的排尿功能和性功能明显减退。照射组在排尿功能优于手术组,在6个月内排尿症状持续加重,随后逐渐恢复,而手术组在治疗后12个月,排尿功能在手术组依然没能恢复。照射组在6个月内排便功能没有变化,但在6个月后排便症状逐渐加重。另外在手术组中,保留性神经的患者在性功能上好于未保留性神经的,但不能达到照射组的水平。尽管治疗对两组患者在排尿、排便及性功能方面影响不一,但在3个月后,生活质量评分并无差异。

Krahn 等进行了一项研究,比较根治手术和放疗对生活质量的影响,68例患者行根治性手术治疗,66例行放射治疗。根据治疗前、治疗后2个月和12个月的心理测试和生活质量测试结果发现:手术组存在明显的排尿异常和性功能异常,而放疗组存在明显的排便异常;至于疲劳度和疼痛两两者无显著差异;两两者均存在严重的心理问题,且在治疗后2个月达到顶峰,随后部分患者逐渐恢复,但是有的患者在治疗后1年依然存在心理问题。在1年后,有30%~60%的患者心理评分低于治疗前的基线水平,一般来讲治疗的不良反应持续约1年。

由此可见,根治手术对生活质量的影响上较放疗稍明显,且存在手术的风险,包括术中失血、脏器损伤,术后的血栓栓塞、吻合口破裂等,但两两者都存在对患者的心理影响。

(三) 其他

近年来新的治疗方法陆续出现,腹腔镜下前列腺癌根治性切除、保留性神经的根治性前列腺切除、3D适形放射治疗、局部组织间放射治疗都取得了满意的疗效,明显降低了治疗对患者生活质量的影响,包括减少了术中失血,减少了术后勃起障碍的发生率,减少了肠道并发症。但是在考虑新的治疗方式时,卫生系统有责任考虑成本,迄今为止,新的治疗方法包括近距离照射,腹腔镜,机器人与传统的手术治疗相比费用明显高。

(王志华　胡志全)

三、前列腺癌放射治疗与内分泌治疗联合

大多数前列腺癌患者对放射治疗十分敏感,因此放射治疗对早期局限前列腺癌能够达到根治的目的。放射治疗包括体外放射治疗和体内放射治疗(近距离照射治疗,brachytherapy),在临床工作中可根据患者具体情况选择。对于低危前列腺癌单独放射治疗即可达到治愈的目的,对于高危前列腺癌需要联合治疗,主要是联合内分泌治疗。

(一) 体外放射治疗联合内分泌治疗

体外放射治疗主要有三维适形放疗(3D-CRT)和调强放疗(IMRT)等技术。放射治疗的目的有根治性放射治疗,辅助性放射治疗和姑息性放射治疗。对于低危前列腺癌放射治疗可达到根治目的,大多不需要联合治疗。以下情况往往需要联合内分泌治疗。

1. 局限高危前列腺癌　肿瘤局限于前列腺,但 PSA>20ng/ml,或 Gleason 评分>7 分的高危患者放射治疗后可辅助内分泌治疗。

2. 局部进展前列腺癌($>T_3 N_{0-1} M_0$)　对于局部进展前列腺癌患者单独放射难以达到最佳治疗效果,往往需要联合内分泌治疗。可以放射治疗后辅助内分泌治疗或放疗前新辅助内分泌治疗。

3. 转移前列腺癌　对于转移前列腺癌的治疗以内分泌治疗为主。如果患者出现疼痛症状,可联合局部放射治疗以缓解疼痛。

(二) 近距离照射治疗(brachytherapy)

近距离照射治疗适应于局限前列腺癌,对于低危前列腺癌可达到根治的目的。而对于局限高危前列

腺癌单独近距离照射治疗效果欠佳。以下情况可考虑联合内分泌治疗：

1. 局限高危前列腺癌　肿瘤局限于前列腺,但 PSA>20ng/ml,或 Gleason 评分>7 分的高危患者近距离照射治疗后可辅助内分泌治疗。

2. 前列腺体积过大　对于前列腺体积过大(>60ml)的患者单独行近距离治疗可能会导致置入的粒子缺少、不均匀和置入粒子过多增加费用。可先行新辅助内分泌治疗使前列腺体积缩小后在行粒子置入。

3. 近距离照射治疗后剂量缺少　放射性粒子置入后经过剂量评估发现有剂量缺失区,可行补充粒子置入或体外放射治疗,也可联合内分泌治疗。

总之,放射治疗联合内分泌治疗是上述情况常用的联合方案,其 PSA 控制,无疾病进展生存率和总生存率均优于单独治疗。联合或辅助内分泌治疗的方案和时间因具体情况而定。

（李　鸣）

四、质子放射治疗的应用

前列腺恶性肿瘤(prostate cancer)是老年男性最常见的恶性肿瘤之一,前列腺癌的发病率和死亡率在不同国家和地区分布具有明显的差异性,中国是前列腺癌发病率和死亡率较低的地区之一,但是近年来由于人口老龄化及生活饮食习惯的西化,前列腺癌的发病率和死亡率呈逐年明显上升趋势。前列腺癌的主要治疗手段包括等待观察、手术治疗(根治性前列腺切除术或姑息性手术治疗)、内分泌治疗、化疗及放射治疗(外放射治疗和近距离照射治疗)等。目前保留性神经的前列腺根治性切除术被一些学者公认为是治疗局限性前列腺癌的"金标准",但是放射治疗(外放射治疗和近距离照射治疗)仍在前列腺癌综合治疗中起到重要的作用,早期局限性前列腺癌行根治性放射治疗可达到和根治性前列腺切除术相同的疗效;对于前列腺切除术后或术前辅助放疗可以降低前列腺癌病理分期,增加肿瘤局部控制率,降低复发风险;对于局部晚期前列腺癌不能手术者,放疗可以有效地减轻症状,改善生活质量。

前列腺癌的外放射治疗(external-beam radiotherapy,EBRT)简称外照射,是通过放射线直接和间接作用在细胞内形成高活性的自由基进而造成 DNA 损伤,使肿瘤细胞失去无限增殖的能力,使得肿瘤细胞在增殖过程中死亡,这就是放射治疗在恶性肿瘤中治疗的机制。前列腺癌传统的外照射治疗是利用 X 射线发送电离射线,其本质是以光子为基础,由于光子的特性在放射区域吸收剂量随着深度的增加而逐渐减少,临床上为了达到杀灭深度肿瘤细胞的目的,需要提高靶区的剂量,其周围的正常组织所接受的剂量也势必会增加,从而导致周围正常组织的损害,产生严重的放疗并发症。比如前列腺癌常规外照射剂量超过70Gy 时,将有 60% 的患者在放射治疗第 3 周期后开始出现近期并发症,主要包括尿道炎、膀胱炎、前列腺炎和直肠炎等,这些症状一般在放射治疗结束后几天至数周恢复。远期并发症主要发生在放射治疗结束3~6 个月后,主要表现为直肠出血、直肠或肛门狭窄、尿道狭窄、膀胱挛缩等,部分患者放疗后还可出现性功能障碍,这可能与放疗引起的血管和神经丛损伤有关。20 世纪 80 年代后期,随着计算机三维计划系统(treatment plan system,TPS)技术的成熟,体外放射治疗前列腺癌进入了第二次革命时代,体外放射治疗通过三维适形放射治疗或调强放射治疗能精确保证前列腺靶区局部更高的放射剂量并尽量减少周围正常组织的损伤,使得体外放射治疗前列腺癌再次焕发了青春。Memorial Sloan-Kettering 癌症中心报道了 772 例前列腺癌患者分别接受 81~86.4Gy 的调强放射治疗,在 24 个月的中期随访时间中,对于低危、中危和高危组前列腺癌患者,其早期 PSA 无复发生存率分别为 92%、86% 和 81%,尽管患者接受了更高剂量的照射,但其不良反应较普通放射治疗明显改善,只有不到 1% 的患者出现迟发性的 3 级或 4 级的肠道和膀胱的毒性反应。但是无论是三维适形放射治疗或者调强放射治疗都是利用 X 射线发送电离射线,目的都是为了提高靶区的剂量并尽量减少周围正常组织的损伤,但是由于光子本身的性质,仍不能将两者兼顾的很好。而随着质子加速器的问世,这种愿望逐渐可变成现实,由于质子具有布拉格峰效应,因此可以达到比以光子为基础的调强放疗更高的剂量同时将周围正常组织的损害降到最低。质子线放射治疗也是体外放射治疗的一种形式,它用的是质子而不是 X 射线传送离子射线。质子是一种极其微小、带正电荷的离子,质子线是由质子经过同步加速器加速至约 70% 光速时产生的离子射线,它的特点是放射线在到达肿瘤病灶时,其速度突然降低并停止,可以瞬间释放出大量能量,产生布拉格峰(Bragg 峰),通过调节质子线能量,这种电离能量可以包绕整个肿瘤体积,从而破坏肿瘤细胞的 DNA,而在到达肿瘤病灶前能量释放很少,从而达到对肿瘤病灶的定点照射,同时又避开正常组织,最大限度的保护周围正常组织,达到疗效的最大化。这正是质子线的优势所在,并且通过调节质子线能量,可以更好地对肿瘤进行立体适型;此外质子线不同于传统的放射线,使得受损的正常细胞有能力自行修复,而肿瘤细胞却因为受到不可逆损伤而无法修复,质子线的这些特性使得质子放射治疗具有治愈率高、不良反应小、精确度高等特点。

前列腺恶性肿瘤质子放射治疗是目前国际上最先进的放射治疗技术之一,可应用于局限性前列腺恶性肿瘤的根治治疗、分化较差的前列腺恶性肿瘤的姑息治疗、前列腺癌根治术后残端阳性或病理诊断为 T_3 及以上的患者术后通常需要辅助性外照射治疗或前列腺癌根治术后复发的患者,其可以相对有效的改善前列腺恶性肿瘤的局部控制率,缓解晚期前列腺恶性肿瘤的进展。质子放射治疗常采用两侧野照射,照射野包括前列腺和精囊,外放 1.2cm 边缘;每天照射 1 次,每周 5 次,总剂量 50~70CGE/37 次。目前采用质子线治疗前列腺癌的临床报道并不多,在美国只有为数不多的几个中心在开展此项目,初步结果显示,5 年无 PSA 复发率平均为 80.2%,前列腺内癌症越小,肿瘤细胞接受全剂量照射的概率越大,治愈的可能性就越大,质子线治疗的远期疗效还有待进一步观察。目前大多数学者认为,对于临床局限性前列腺癌,根治性前列腺切除术是取得长期无进展存活最为有效的手段,但逐渐有学者提出不同的观点。洛玛连达大学医学中心回顾性研究 1200 名患者使用质子放射治疗局限性前列腺癌患者,中位数随访时间为 62 个月,与同期常规放射治疗局限性前列腺癌相比,前列腺癌质子放射治疗组 5 年和 8 年无生化复发生存率分别为 75% 和 73%,虽然随访时间较短,但其他研究机构也显示了类似的前列腺癌质子放射治疗的无生化复发生存率,这使得质子放射照射成为一种安全且有效治疗前列腺癌的手段之一。Daniell 等在比较前列腺癌质子放射治疗和前列腺癌根治术后血清睾酮水平后发现,质子治疗后血清睾酮水平较后者下降27.3%。然而 Grigsby 等认为,在经过质子治疗后,血清睾酮水平未发生变化,但双氢睾酮水平显著下降,黄体生成素和促卵泡激素出现上升现象。最近 Kil 等报道对于低、中危前列腺癌患者经过质子放射治疗是安全有效的。

对于所有类型的前列腺癌放射治疗来讲,放射损伤主要来自于接近前列腺的正常组织处,前列腺癌传统外照射会导致的近期并发症(主要包括尿道炎、膀胱炎、前列腺炎和直肠炎等)和远期并发症(主要表现为直肠出血、直肠或肛门狭窄、尿道狭窄、膀胱挛缩及性功能障碍等)。质子放射治疗通过调节质子线能量,可以更好地对肿瘤进行立体适型;同时质子线在肿瘤区域产生布拉格峰(Bragg 峰),而在到达肿瘤病灶前能量释放很少,能够达到对肿瘤病灶的定点照射,同时又避开正常组织,最大限度的保护周围正常组织,达到疗效的最大化。Loma Linda 质子放疗中心在 2004 年报道了一项旨在比较质子放射治疗和其他局部治疗方法对前列腺癌治疗及毒副作用的研究显示,共有 1277 例患者参加该项研究,最后发现在达到同等控制率的前提下,质子放射治疗的毒性反应最小。虽然质子治疗既能精确高效的杀伤肿瘤细胞,同时最大限度的保护周围正常组织,但质子放疗所导致的直肠炎、直肠损伤和勃起功能异常者仍有发生。

外照射放射治疗在前列腺癌的治疗中历来都有十分重要的地位,随着放疗设备和放疗技术的不断更新完善,前列腺癌的放疗也越来越精确,靶区剂量越来越高而并发症的发生率则逐步降低,从而其治疗效果也越来越好。质子放射治疗具有治愈率高、精确度高、不良反应小等特点是其他放射治疗技术所不可比拟的,因此质子治疗在前列腺恶性肿瘤的应用也越来越广泛,但是由于该设备价格昂贵,并且技术含量较高,因此只有少量先进发达国家的大型实验室拥有该技术,目前国内复旦大学附属肿瘤医院质子重离子中心(上海市质子重离子医院)等率先实现了前列腺癌质子治疗的临床治疗阶段,但前列腺癌质子治疗的广泛开展还需要很长的一段道路,相信随着我国医疗事业的不断发展,质子治疗在前列腺癌的应用将会越来越广泛。

(白培德　罗鹏　邢金春)

五、局部进展性前列腺癌的治疗选择

(一)概述

随着血清前列腺特异抗原(prostate specific antigen,PSA)筛查的广泛应用,前列腺癌(prostate cancer,

PCa)的早期诊断率显著提高,局限性肿瘤病例明显增加,前列腺癌死亡率显著降低。然而,即使广泛开展人群 PSA 筛查,美国仍有约 10% 新发前列腺癌病例为局部进展性前列腺癌(locally advanced prostate cancer,LAPC)。我国人群 PSA 筛查尚未普及,且 PCa 发病隐匿,我国新发 PCa 中 30% ~ 40% 为 LAPC。LAPC 是导致 PCa 患者死亡的重要原因,改善此类患者的疗效对降低 PCa 的整体死亡率有重要意义。

(二)定义

目前对 LAPC 尚无明确定义。LAPC 包括临床 LAPC 及病理性 LAPC。临床诊断 LAPC 主要基于临床检查(如直肠指检、影像学检查等)提示前列腺侵犯包膜(cT_{3a})、侵及精囊(cT_{3b})或侵及邻近器官(cT_4)等。病理性 LAPC 是指局限性 PCa 根治术后约 30% 病理具有不良因素如包膜外侵犯、精囊侵犯、淋巴结转移等。本部分讨论的 LAPC 是更广的范畴,包含了有局部或盆腔淋巴结侵犯,但没有远处转移的患者($T_{3~4}N_{0~x}M_0$)。

(三)治疗

局部进展性前列腺癌尚缺乏统一的标准治疗方案。目前主要的治疗方式有:观察等待、放射治疗、根治性手术(RP)及内分泌治疗(HT)。相对低中危及局限性前列腺癌而言,上述治疗方法对 LAPC 的疗效显然不如前者,长期(5 ~ 10 年)无生化复发生存率介于 60% ~ 70%,远低于前者的 85% ~ 98%。通常认为单一的治疗方式对 LAPC 难以奏效,复发率高。在国外以放疗联合内分泌治疗为代表的综合治疗被认为是 LAPC 的较佳治疗方式得到较为广泛的应用与认可,但近年来根治性手术在 LAPC 的作用得到重新认识和重视。

1. 观察等待 局部进展性前列腺癌患者,若未予早期治疗而采取等待观察的方案,则肿瘤进展和相关性死亡的风险极高。Adib 等报道,采取等待观察延迟治疗的 LAPC 患者临床进展和中位死亡时间分别为 10 个月和 48 个月。另有作者报道若延迟治疗 LAPC 患者 15 年癌症特异性死亡率与 Gleason 评分相关,分别为 18% ~ 30%(Gleason 6 分)、42% ~ 70%(Gleason 7 分)、60% ~ 87%(Gleason 8 ~ 10 分)。故 LAPC 患者建议早期积极进行治疗以减低癌症死亡率。

2. 放射治疗 包括外放射治疗(EBRT)和近距离照射治疗(粒子植入)。以放射治疗作为主要治疗的综合治疗,在治疗 LAPC 上有着广泛的共识,既可以处理局部病灶,又可以治疗潜在的转移灶,可达到与根治性手术(RP)相当的临床疗效。与 RP 相比,其并发症相对较少,性功能障碍、尿道狭窄、尿失禁等并发症的发生率较低,患者生活质量较高。前列腺癌放射治疗的主要并发症为急、慢性泌尿道、消化道反应及性功能障碍。放射治疗引起的副反应因单次剂量和总剂量、放疗方案、照射体积的不同而异。近年来,随着计算机辅助三维适形放射治疗技术(Three dimensional conformal radiation therapy,3D-CRT)以及调强放疗(intensity-modulated radiotherapy,IMRT)技术的发展,使肿瘤定位更为精准,提高了肿瘤靶区照射剂量,减少周围正常组织如膀胱、直肠的剂量,从而能有效地提高肿瘤局部控制率,降低并发症。然而,部分前列腺癌对放射治疗不敏感,行单一放射治疗失败后可能丧失根治性手术切除的机会。

$T_{3~4}$ 期前列腺癌若单用放射治疗,10 年局部复发率可达 30% 左右。国内外目前多采用放疗+内分泌治疗的综合方案治疗 LAPC,联合内分泌治疗不仅可缩小靶体积、消灭微转移灶,还可增强放射治疗诱导的细胞程序性死亡,从而减少局部复发及其导致的远处转移。大量证据表明提高放疗剂量(≥75 ~ 80Gy)可明显提高 T_3 期前列腺癌的疗效,5 年及 10 年局部无进展生存率可达 96% 及 88%。联合粒子植入及外放射治疗比单纯调强放疗能够更安全地增加放疗剂量,疗效满意。至少已有 3 个临床研究(RTOG 85-31、RTOG 86-10、EORTC 22863)证实内分泌治疗+放疗治疗 LAPC 比单纯放疗能够提高对局部病灶的控制,提高癌症特异性生存率及总体生存率。关于联合内分泌治疗的疗程,RTOG 92-02、EORTC 22961、RTOG 85-31 研究均提示长疗程优于短疗程,因此目前 EAU 及 NCCN 指南对局部进展性前列腺癌均推荐放射治疗联合 2 ~ 3 年内分泌治疗。有意思的是,有研究提示放疗联合内分泌治疗,全雄激素阻断(MAB)较单纯应用 LHRH 激动剂癌症特异性死亡率降低。

低中危局限性前列腺放疗失败后局部治疗可选择补救性根治手术、冷冻治疗或补救性粒子植入等,但 LAPC 放疗失败后较少采用以上补救性治疗方法,主要由于手术风险高,疗效不佳且并发症如尿失禁、勃起障碍等发生率较高。

3. 手术治疗　近年来,越来越多的证据表明前列腺癌根治性手术可降低 LAPC 患者肿瘤特异性死亡率及转移率,减少局部病灶进展导致的出血、尿路梗阻等并发症,近年的病例报道显示 5 年及 10 年癌症特异性生存率可达 85% ~92% 及 79% ~82%。选择手术可使部分对放射治疗不敏感的患者得到及时治疗,更为重要的是手术可获得准确的病理分期分级,从而为后续辅助治疗和预后判断提供可靠的依据。25% ~30% 的 LAPC 患者在 RP 术后修正为 pT_2 期,从而使这一部分患者获得手术根治效果。部分单侧局限性 pT_{3a},尤其是肿瘤局限于标本(R0)者单独手术治疗也能彻底切除肿瘤,取得满意疗效。

Lowrance 等统计 1998—2005 年数据,近 50% LAPC 接受了放射和内分泌的联合治疗方案,约仅有 10% 的此类患者接受了 RP 治疗方案。LAPC 根治手术需切除前列腺、精囊、肿瘤侧的血管神经丛及膀胱颈部并行扩大淋巴结清扫,既往认为 LAPC 进行 RP 治疗后存在较高的尿失禁、勃起功能障碍、淋巴囊肿等围术期并发症发生率。近年来随着医疗器械和技术的进步,尤其以机器人辅助的腹腔镜根治性手术的逐步开展,使其手术并发症明显降低,接受 RP 治疗方案的患者比例呈逐年增加趋势。欧洲泌尿外科学会(European Association of Urology,EAU)指南推荐,只要前列腺癌瘤体未与盆壁固定且未侵及尿道括约肌,根治性前列腺切除+扩大淋巴结清扫可作为 LAPC 综合治疗的初始治疗方案。美国泌尿外科学会(American Urological Association,AUA)指南亦推荐,LAPC 可行根治性手术治疗。

LAPC 术后许多患者存在一个或多个预后不良的病理因素如切缘阳性(10% ~30%)、淋巴结转移(30% ~40%)、包膜外侵犯、精囊侵犯等,术后生化复发率高达 50% ~60%,这些患者如单独手术治疗可能无法达到长期控瘤效果,AUA 指南推荐术后具有不良病理因素者行辅助放疗可提高对肿瘤的局部控制,减少术后生化复发及临床进展,进而降低转移发生率并提高总体生存率。术后辅助内分泌治疗可针对性治疗亚临床转移病灶,但目前尚无法证实辅助内分泌治疗可提高总体生存率。术后辅助化疗不良反应大,目前临床例数比较少,其有效性尚不明确。

前列腺癌根治性手术后无复发迹象,1 ~6 个月内可对前列腺、精囊床及盆腔淋巴结区域进行辅助放射治疗(adjuvant radiation therapy,aRT)。RP 术后出现生化复发,则可对前列腺床及周围组织进行补救性放疗(salvage radiation therapy,sRT)。由于放疗不良反应以及高昂的费用限制,在美国仅 20% 具有不良病理因素患者术后接受即刻 aRT。Abdollah 等研究发现,并非所有具有不良病理因素的患者预后都相同,Gleason 评分≥8 分、pT_{3b}/T_4、≥1 个阳性淋巴结是与癌症特异性死亡率密切相关 3 个独立危险因素,具有至少 2 个以上危险因素者才能从根治术后辅助放疗明显获益。Fossati 的长期随访资料显示,生化复发后采取早期补救性放疗(PSA≤0.5ng/ml)与术后即刻行辅助放疗疗效相当,远处转移率与总生存率不受影响,且可避免部分患者接受过度治疗。Jackson 等报道,辅助放疗联合内分泌治疗可显著提高 LAPC 患者无生化复发生存率,对高危患者(Gleason 评分 8 ~10 分,精囊侵犯,放疗前血 PSA>1ng/ml)辅助内分泌治疗超过 1 年疗效更好,但能否提高无转移生存率及总生存率仍存在争议。

LAPC 很可能伴随前列腺包膜外侵犯和盆腔淋巴结转移,根治术前新辅助内分泌治疗能缩小前列腺及肿瘤体积,降低肿瘤临床分期、手术难度和手术切缘阳性率,从而使更多 LAPC 患者有机会接受手术治疗。新辅助内分泌治疗一般采用 MAB 方案,持续 3 ~9 个月,有研究显示 8 个月的新辅助治疗较 3 个月的降期效果更明显,切缘阳性率更低。但荟萃分析显示新辅助内分泌治疗并不能提高肿瘤特异性生存率及总体生存率。Messing 研究发现,RP 术后淋巴结阳性患者早期行辅助内分泌治疗可显著延长高危患者无进展生存期,降低死亡率,目前各大指南对根治术后淋巴结阳性者建议行辅助内分泌治疗。

许多临床研究比较了手术与放疗对于 LAPC 的疗效,结论不一,主要由于这些研究绝大多数为非随机的回顾性分析,往往存在入组患者的选择偏倚、放疗剂量及范围不同、是否联合应用内分泌治疗、是否采用补救性治疗及其时机不同及随访时间较短等问题。就目前的循证医学证据而言,根治性手术无论是否结合辅助放疗对于 LAPC 的疗效,应认为与高剂量的放射治疗疗效相当。我们认为对于一些年轻、肿瘤负荷较小的 LAPC 患者应优先选择手术为初始治疗,如治疗失败还可选择补救性放疗,而选择放射治疗为初始治疗的 LAPC 患者治疗失败后则极少采用补救性手术治疗,而多采用内分泌治疗。

4. 内分泌治疗　目前,内分泌治疗仍是 LAPC 的主要治疗手段之一,多与放射治疗或根治手术联合使用。早期内分泌治疗可提高 LAPC 患者生存率,尽管初始治疗的反应率高,但单用内分泌治疗无法治愈

LAPC,且存在其固有的并发症,因此,单用内分泌治疗只适用于患者无法耐受或不愿意接受局部治疗者。

T94-0110 研究纳入 1205 例 LAPC 患者,随机分为两组,一组接受终身内分泌治疗(睾丸切除或 LHRH 激动剂),另一组内分泌治疗+外放射治疗,中位随访 6 年,10 年癌症特异性死亡率放疗组低于单纯内分泌组(23 % vs 15 %),总体死亡率也低于单纯内分泌治疗组(HR 0.77,P=0.03)。另一项研究(SPCG-7/SFUO-3)也得出类似的结论,提示单用内分泌治疗 LAPC 不够彻底,联合使用局部治疗如放射治疗可提高约 10% 的总体生存率。

间歇内分泌治疗(IHT)是通过对雄激素的间歇性抑制,诱导残留的癌细胞正常分化后再致其凋亡,可能使癌细胞转变为雄激素非依赖性的时间延迟。该方案可显著减少不良反应及治疗费用、改善生活质量包括性功能等。虽然对 IHT 治疗何时暂停及何时再次开始的观点仍有争论,目前有研究显示 IHT 治疗 LAPC 就总体生存率而言不劣于持续内分泌治疗组,有作者提出最适合行 IHT 治疗者应符合以下条件:①M0;②T3 期;③治疗前血 PSA<100ng/ml;④经过 3 个月诱导期的内分泌治疗血 PSA 降至 <4ng/ml(最好 <1ng/ml)。

综上所述,局部进展性前列腺癌的诊断及治疗仍然面临着巨大的挑战,需要积极治疗降低癌症死亡率,单一治疗往往疗效不佳,放疗或根治手术为主要治疗的综合疗法是目前被循证医学证实有效的主流方式,如何选择应根据肿瘤相关因素、患者具体情况及各种治疗可能产生的不良反应及疗效等综合判断,实现个体化治疗。

(叶烈夫)

参 考 文 献

1. 陈万青,张思维,郑荣寿,等.中国肿瘤登记地区 2007 年肿瘤发病和死亡分析[J].中国肿瘤,2011,20(3):162-169.

2. 张大宏.局部进展期前列腺癌的治疗策略[J].临床泌尿外科杂志,2015,30(3):193-199.

3. 朱广迎.放射肿瘤学[M].2 版.北京:科学技术文献出版社,2007:105-111.

4. 夏同礼.前列腺癌的基础与临床[M].北京:科学出版社,2008:270-273.

5. 殷蔚伯.肿瘤放射治疗学[M].4 版.北京:中国协和医科大学出版社,2008:945-981.

6. Voulgaris S,Nobes JP,Laing RW,et al. State-of-the-art:prostate LDR brachytherapy[J]. Prostate Cancer Prostatic Dis,2008,11(3):237-240.

7. Zelefsky MJ,Levin EJ,Hunt M,et al. Incidence of late rectal and urinary toxicities after three-dimensional conformal radiotherapy and intensity-modulated radiotherapy for localized prostate cancer[J]. Int J Radiat Oncol Biol Phys,2008,70(4):1124-1129.

8. Bolla M,van Poppel H,Tombal B,et al. Postoperative radiotherapy after radical prostatectomy for high-risk prostate cancer:long-term results of a randomised controlled trial(EORTC trial 22911)[J]. Lancet,2012,380(9858):2018-2027.

9. Budäus L,Bolla M,Bossi A,et al. Functional outcomes and complications following radiation therapy for prostate cancer:a critical analysis of the literature[J]. Eur Urol,2012,61(1):112-127.

10. Lowrance WT,Elkin EB,Yee DS,et al. Locally advanced prostate cancer:a population-based study of treatment patterns[J]. BJU Int,2012,109(9):1309-1314.

11. Mendenhall NP,Li Z,Hoppe BS,et al. Early outcomes from three prospective trials of image-guided proton therapy for prostate cancer[J]. Int J Radiat Oncol Biol Phys,2012,82(1):213-221.

12. Spahn M,Briganti A,Capitanio U,et al. Outcome predictors of radical prostatectomy followed by adjuvant androgen deprivation in patients with clinical high risk prostate cancer and pT3 surgical margin positive disease[J]. J Urol,2012,188(1):84-90.

13. Abdollah F,Suardi N,Cozzarini C,et al. Selecting the optimal candidate for adjuvant radiotherapy after radical prostatectomy for prostate cancer:a long-term survival analysis[J]. Eur Urol,2013,63(6):998-1008.

14. Calais da Silva F,Calais da Silva FM,et al. Locally advanced and metastatic prostate cancer treated with intermittent androgen monotherapy or maximal androgen blockade:results from a randomised phase 3 study by the South European Uroncological Group[J]. Eur Urol,2014,66(2):232-239.

15. Ishiyama H,Satoh T,Kitano M,et al. High-dose-rate brachytherapy and hypofractionated external beam radiotherapy combined with long-term hormonal therapy for high-risk and very high-risk prostate cancer:outcomes after 5-year follow-up[J]. J Radiat Res,2014,55(3):509-517.

16. Wiegel T,Bartkowiak D,Bottke D,et al. Adjuvant radiotherapy versus wait-and-see after radical prostatectomy:10-year follow-up of the ARO 96-02/AUO AP 09/95 trial[J]. Eur Urol,2014,66(2):243-250.

17. Bai PD,Hu MB,Xu H,et al. Body mass index is associated with higher Gleason score and biochemical recurrence risk following radical prostatectomy in Chinese men:a retrospective cohort study and meta-analysis[J]. World J Surg Oncol,2015,13:311.

18. Hu MB,Bai PD,Wu YS,et al. Higher body mass index increases the risk for biopsy-mediated detection of prostate cancer in Chinese men[J]. PLoS ONE,2015,10(4):e0124668.

19. Silberstein JL,Poon SA,Sjoberg DD,et al. Long-term oncological outcomes of a phase II trial of neoadjuvant chemohormonal therapy followed by radical prostatectomy for patients with clinically localised,high-risk prostate cancer[J]. BJU Int,2015,116(1):50-56.

20. Sineshaw HM,Gray PJ,Efstathiou JA,et al. Declining Use of Radiotherapy for Adverse Features After Radical Prostatectomy:Results From the National Cancer Data Base[J]. Eur Urol,2015,68(5):768-774.

21. Jackson WC,Schipper MJ,Johnson SB,et al. Duration of Androgen Deprivation Therapy Influences Outcomes for Patients Receiving Radiation Therapy Following Radical Prostatectomy[J]. Eur Urol,2016,69(1):50-57.

22. Cornford P,Bellmunt J,Bolla M,et al. EAU-ESTRO-SIOG Guidelines on Prostate Cancer. Part II:Treatment of Relapsing,Metastatic,and Castration-Resistant Prostate Cancer[J]. Eur Urol,2017,71(4):630-642.

23. Fossati N,Karnes RJ,Boorjian SA,et al. Long-term Impact of Adjuvant Versus Early Salvage Radiation Therapy in pT3N0 Prostate Cancer Patients Treated with Radical Prostatectomy:Results from a Multi-institutional Series[J]. Eur Urol,2017,71(6):886-893.

24. Gandaglia G,Briganti A,Clarke N,et al. Adjuvant and Salvage Radiotherapy after Radical Prostatectomy in Prostate Cancer Patients[J]. Eur Urol,2017.

25. Gandaglia G,De Lorenzis E,Novara G,et al. Robot-assisted Radical Prostatectomy and Extended Pelvic Lymph Node Dissection in Patients with Locally-advanced Prostate Cancer[J]. Eur Urol,2017,71(2):249-256.

26. Leyh-Bannurah S-R,Gazdovich S,Budäus L,et al. Population-Based External Validation of the Updated 2012 Partin Tables in Contemporary North American Prostate Cancer Patients[J]. Prostate,2017,77(1):105-113.

27. Mottet N,Bellmunt J,Bolla M,et al. EAU-ESTRO-SIOG Guidelines on Prostate Cancer. Part 1:Screening,Diagnosis,and Local Treatment with Curative Intent[J]. Eur Urol,2017,71(4):618-629.

第十八章　去势抵抗性前列腺癌的治疗

第一节　定　义

前列腺癌在西方国家是男性人群中最常见的恶性肿瘤,在我国的发病率也呈明显的上升趋势。目前晚期转移性前列腺癌患者的一线治疗方案仍然为内分泌治疗,但经过中位时间为 18~24 个月的内分泌治疗,几乎所有患者都将进展为去势抵抗性前列腺癌(castration-resistant prostate cancer,CRPC)。患者一旦进入 CRPC 阶段,预后一般较差。因此,如何正确地应用目前的治疗手段,为 CRPC 患者制定最佳的诊疗方案是摆在我们临床医师面前的重要问题。

CRPC 指持续雄激素剥夺治疗后疾病依然进展的前列腺癌。诊断 CRPC 应同时具备以下 2 个条件:①血清睾酮达到去势水平(<1.7nmol/L);②生化进展,间隔 1 周或以上连续 3 次测量前列腺特异抗原(prostate specific antigen,PSA)上升,连续两次较最低值升高 50% 以上,且 PSA>2μg/L;或影像学进展,骨扫描发现 2 个或 2 个以上。

第二节　治 疗 方 法

一、单纯紫杉类药物

在过去很长一段时间内,前列腺癌一直被认为是一种对化疗不敏感的恶性肿瘤。1988—1992 年间,先后曾有 26 种化疗单药用于前列腺癌的治疗,然而总体反应率仅为 8.7%,疗效不佳。化疗带来诸多的毒副作用,使化疗一度遭遇冷落。紫杉类抗肿瘤药物的研发为前列腺癌的化疗开辟了崭新的前景,包括紫杉醇和多西紫杉醇。

紫杉类药物在 HRPC 治疗中显示了一定的优势。其抗肿瘤的主要作用机制是抑制微管的解聚,抑制 Bcl-2 基因表达的作用,破坏了细胞正常的有丝分裂过程,使细胞分裂停滞于 G_2/M 期,最终导致细胞凋亡。紫杉类也可以诱导 Bcl-2 蛋白磷酸化,从而促进细胞凋亡。而就紫杉醇和多西紫杉醇两者比较,研究表明多西紫杉醇对紫杉醇抵抗的 HRPC 仍有一定的作用。

多西紫杉醇是一种独特的抗肿瘤药物,作为紫杉醇的半合成药物,具有阻断细胞有丝分裂的作用。在正常情况下,三磷酸鸟嘌呤核苷和其他一些辅助蛋白因子与 β-微管蛋白结合,从而完成细胞内微管聚合,当细胞内存在多西紫杉醇时,其竞争性与 β-微管蛋白结合,导致微管在没有三磷酸鸟嘌呤核苷等时发生聚合,这种聚合起到破坏肿瘤细胞的有丝分裂,抑制肿瘤生长、促进肿瘤凋亡的作用。另一方面,基于转移性前列腺癌无论是原发灶或转移灶均呈高表达 Bcl-2 抗凋亡基因,Bcl-2 的磷酸化会抑制其抗凋亡作用,而多西紫杉醇是一个高效的磷酸化促进剂,因此它可抑制 Bcl-2 基因的抗凋亡作用,诱导前列腺癌细胞凋亡。与紫杉醇相比,其在细胞内浓度高且停留时间长,对于过度表达 P-糖蛋白的多数人体肿瘤具有抗肿瘤活性,它对多种小鼠和人癌细胞株有细胞毒活性,其杀伤作用为紫杉醇的 1.3~9.3 倍。目前,多西紫杉醇对晚期前列腺癌的疗效正在显现出来。

Roth 等采用单一紫杉醇 $135mg/m^2$ 持续 24 小时静脉点滴治疗,虽然有部分患者症状缓解及 PSA 下降 50%,但中位生存时间为 9 个月,毒性作用明显,26% 患者有发热,其中 1 例患者死于毒性反应。每周应用紫杉醇,PSA 下降率为 39%。与之相反,紫杉醇 $75mg/m^2$,每 3 周应用 1 次,PSA 下降率为 46%,可检测的肿瘤反应为 28%,中位生存时间为 27 个月。每周应用紫杉醇 $36\sim45mg/m^2$,PSA 下降率为 41% ~ 46%。最近研究紫杉醇 $36\sim40mg/m^2$,每周应用 1 次,共 6 ~ 8 周,证实了以前的观察结果,PSA 下降 48% ~ 64%。不良反应包括流泪、周围神经炎、液体潴留。

二、杉类药物的联合化疗

(一) 雌莫司汀联合紫杉类药物的治疗

雌莫司汀的抗肿瘤作用,开始认为是通过其烷化基,后又逐渐认识到其对胞质微管有破坏,抑制核基质聚集和 P2 糖蛋白。单一给药,雌莫司汀每日口服 $14mg/kg$,19% 的患者 PSA 下降 50%。体外试验证实雌莫司汀与 VP16、长春碱、紫杉醇、多西紫杉醇治疗 HRPC 有协同作用。

经过完全雄激素阻断后的 HRPC 的患者中约有 25% 的患者对雌莫司汀敏感,使用雌莫司汀后其中约 50% 的患者表现出血清 PSA 水平明显下降和生存期的提高。雌莫司汀是硝基氮芥和雌二醇的稳定结合物,但是单独应用雌莫司汀效果欠佳。研究表明,如果将雌莫司汀联合其他同样作用于癌细胞分裂期微管的化疗药物,可增加临床疗效。过去,雌莫司汀常与一磷酸腺苷(AMP)、环磷酰胺(CTX)、长春碱(VLB)等联用,PSA 反应率较低(20% ~60% 之间),毒副作用也较明显,治疗相关死亡率为 1.3% 左右。现在,新开展的将雌莫司汀与多西紫杉醇(Docetaxel)、卡铂(Carboplatin)等联合应用,PSA 反应率较前提高(43% ~ 77%),毒副作用主要包括血栓形成和骨髓抑制,大多数患者均可耐受,治疗相关死亡率为 0.8% 左右。目前,在众多方案中,效果最好的是二联方案是雌莫司汀+多西紫杉醇。雌莫司汀+多西紫杉醇的 Ⅰ、Ⅱ 期临床试验均完成,表明联合应用多西紫杉醇和雌莫司汀有明显的 PSA 下降,有效缓解骨疼痛。

目前,雌莫司汀+多西紫杉醇可作为激素抵抗性前列腺癌的推荐治疗方案,其优点在于能明显延长 HRPC 的生存期,同时,PSA 的反应率也高达 77%。两项研究揭示了多西紫杉醇在治疗 HRPC 中取得的良好效果。一项为 SWOG-9 研究组比较了雌莫司汀+多西紫杉醇和米托蒽醌+泼尼松静脉给药对 HRPC 患者生存率的影响,结果表明,应用雌莫司汀+多西紫杉醇治疗 HRPC 不仅降低了患者 PSA 的水平,还改善了患者的生存时间。SWOG-9916 研究组将入组的 770 例 HRPC 患者随机分为两组:①D/E 组(386 例),多西紫杉醇($60mg/m^2$,第 2 天,21 天为 1 个周期)联合雌莫司汀(280mg,口服,每日 3 次,第 1 ~ 5 天);②M/P 组(384 例),米托蒽醌(12mg/ml,静脉滴注,21 天为 1 个周期)联合泼尼松(5mg,口服,每天 2 次,持续使用)。研究结果显示,D/E 组的中位生存时间(18 个月)长于 M/P 组(16 个月)($P=0.01$)。中位无进展生存时间,D/E 组为 6 个月,明显长于 M/P 组的 3 个月($P<0.001$),即 D/E 联合治疗使患者的总生存率提高 20%($P<0.01$),无进展生存期提高 27%($P<0.001$)。D/E 组和 M/P 组的有效率分别为 17% 和 11%,无显著差异(PADM=0.15)。就 PSA 水平来看,PSA 下降超过 50% 的 DM 患者 D/E 组有 50%,而 M/P 组仅有 27%,两组比较差异显著($P<0.001$)。结论:多西紫杉醇联合雌莫司汀治疗 HRPC 能明显延长患者的生存时间。两组的主要不良反应均为血液学毒性,这些不良反应发生率 D/E 组高于 M/P 组,但差异均无显著性。

此外,有研究表明,联合应用雌莫司汀和紫杉醇可以缓解约 60% 患者的疼痛症状,联合应用雌莫司汀和紫杉醇也可使患者的生活状态评分提高 60% 以上。

(二) 多西紫杉醇和泼尼松的联合应用

2004 年美国临床肿瘤学会(American society of clinical oncology,ASCO)年会上,报告了两项以多西紫杉醇为主治疗 HRPC 的 Ⅲ 期临床研究 TAX327 和 SWOG9916 试验,结果显示能明显提高生存时间,从而改变了化疗在 HRPC 治疗中的地位。美国 FDA 已于 2004 年批准多西紫杉醇联合泼尼松通过静脉给药方案治疗 HRPC。

TAX327 试验:选择 1006 例 HRPC 患者,随机分为 3 组。①每周组:多西紫杉醇 $30mg/m^2$,每周 1 次联合泼尼松 10mg 每日口服。②3 周组:多西紫杉醇 $75mg/m^2$,联合泼尼松 10mg 每天口服。③标准组:米托

蒽醌 $12mg/m^2$,每 3 周 1 次,联合泼尼松 10mg 每日口服。结果多西紫杉醇 3 周组、多西紫杉醇每周组和标准治疗组的总生存期分别为 18.9、17.3、16.4 个月,疼痛减轻的比例分别为 35%、31%、22% 。同米托蒽醌相比,多西紫杉醇 3 周方案使患者死亡危险降低 24%,疾病无进展生存率有提高趋势,而多西紫杉醇 3 周方案联合泼尼松还能提高肿瘤缓解率、疼痛缓解率及 PSA 缓解率。多西紫杉醇最常见的不良反应为脱发、疲乏和恶心,但发生率与米托蒽醌相比无显著差异,其不良反应经处理可减轻。提示多西紫杉醇联合泼尼松 3 周方案与米托蒽醌联合泼尼松化疗比较,可以显著改善症状,延长生存期。SWOG9916 试验:比较多西紫杉醇联合雌莫司汀(D/E 组)和米托蒽醌联合泼尼松(M/P)治疗 674 例 HRPC 的治疗效果,结果 D/E 组的中位生存时间为 17.5 个月,长于 M/P 组的 15.6 个月($P=0.01$),D/E 组的中位无进展生存时间为 6.3 个月,长于 M/P 组的 3.2 个月,D/E 联合治疗的总生存率提高 20%($P<0.01$),无进展生存提高 27%($P<0.001$);D/E 组有 50% 的患者 PSA 下降超过 50%,M/P 组的患者有 27% 下降超过 50%($P<0.001$)。Ⅲ/Ⅳ的骨髓抑制、发热、恶心、呕吐和心血管毒性的发生率 D/E 组较高,但两组没有显著差异。这两个试验设计不同,但证明了同一个结果,即多西紫杉醇对于 HRPC 具有明确的生存益处。因此,2004 年 5 月 FDA 批准多西紫杉醇 $75mg/m^2$ 联合泼尼松的 3 周方案为治疗 HRPC 的标准治疗方案。

两项Ⅲ期临床试验都是以多西紫杉醇为中心的,目前还尚未试验比较多西紫杉醇联合泼尼松和多西紫杉醇联合雌莫司汀之间的治疗差异,因此,这两项方案究竟哪个更好尚不得而知。但是,因为雌莫司汀有较明显的致静脉血栓作用,应用时必须加用抗凝药物,如阿司匹林等。相比之下,联合泼尼松的治疗并没有增加太多的毒副作用,而且血液毒性和胃肠道反应也相对较轻,绝大多数患者可以耐受。因此,多西紫杉醇联合泼尼松可能更容易被患者接受。

三、靶向及其他药物治疗

化疗是激素抵抗性前列腺癌的主要治疗方法,目前临床使用的化疗药物主要有米托蒽醌、雌莫司汀、紫杉醇和多西紫杉醇,但化疗具有剂量限制性的毒副作用,给药剂量受到限制,从而影响了化疗药物疗效的发挥,治疗指数低。前列腺癌细胞特异性地分泌大量的前列腺特异性抗原(PSA)、人腺激肽释放酶-2(HK2)和前列腺特异性膜抗原(PSMA),设计合成被 PSA、HK2 和 PSMA 水解活化的前药,可以针对前列腺癌进行靶向治疗。前药的结构是 PSA、HK2 和 PSMA 特异性寡肽和抗肿瘤药物的偶联物,作用原理是前药在血浆中没有活性,在瘤组织中多肽链被 PSA、hK2 或 PSMA 水解释放抗肿瘤药物,杀伤癌细胞。前药既降低了抗肿瘤药物的毒副作用,又提高了治疗指数。

(一) 能被 PSA 水解激活的前药

PSA 是一种丝氨酸蛋白酶,能够选择性水解谷酰胺肽键。将 PSA 特异性的寡肽与抗肿瘤药物连接形成前药,在前列腺癌组织中,寡肽被 PSA 水解,释放活性形式的抗肿瘤药物,产生抗肿瘤作用。根据这一机制,已经成功地把多柔比星(Dox)[4-7]、长春碱(Vin)、5-氟脱氧尿苷(FudR)等制成抗前列腺癌的前药。

(二) 能被 HK2 水解激活的前药

HK2 是丝氨酸蛋白酶,具有胰蛋白酶样活性,是激肽释放酶基因家族中的一员。在血液中与血清蛋白酶抑制剂结合,失去活性。虽然 HK2 和 PSA 在一级结构中有 80% 相同,但是在酶解活性上显著不同。尽管在前列腺癌中 HK2 的水平比 PSA 低,但是 HK2 的酶解活性比 PSA 高。HK2 的水解底物裂解位点 P1 位必须是 Arg。Janssen 等把 Leu-12ADT 与多肽 AcGlyLysAlaPheArgArg 偶合生成 AcGlyLysAlaPheArgArgLeu12ADT,该偶合物在血浆中稳定,但能被 HK2 水解,1 小时后有 80% 以上生成 ArgLeu-12ADT 和 Leu-12ADT(1:1.8)。

(三) 能被 PSMA 水解激活的前药

PSMA 是一个相对分子质量为 $1×10^5$ Da 的前列腺上皮细胞Ⅱ型跨膜糖蛋白,是谷氨酸羧肽酶Ⅱ,具有 N-乙酰化 α 键合酸性二肽酶活性,以及蝶酰基聚谷氨酸羧肽酶(叶酸水解酶)活性。在正常的前列腺上皮细胞和前列腺癌上皮细胞中都高表达,在肿瘤的新生维管结构中也高表达,而在正常组织内皮细胞中不表达。PSMA 在膜外有一个能与药物识别的结构域,为设计酶激活的前药提供了可能性。Mhaka 等合成一系列能被 PSMA 激活的甲氨蝶呤类偶合物,甲氨蝶呤的 4-N〔N-(2,4 二氨基 6-蝶啶基-甲基)-N-甲基氨基-苯甲酰](简称 APA)部分和肽链的 N 端键合。PSMA 发挥外肽酶作用，α 最后释放出甲氨蝶呤。

在前列腺癌的单个病灶中，由于酶的高效性，只需要 1% 的癌细胞分泌特异性的活性酶，就能激活前药，在癌细胞外或附近释放细胞毒药物，抑制或杀死病灶癌细胞，并且降低了化疗药物的全身毒副作用。而其他的靶向治疗方法效率较低，如单克隆抗体治疗需要大多数的癌细胞都有靶点抗原，与单克隆抗体结合；病毒载体治疗需要大多数的癌细胞都能被病毒载体感染，将目的基因整合到细胞内。因此，研发酶激活的靶向治疗前药前景广阔。

四、新辅助化疗

新辅助化疗最早由美国的 Frei 提出，作为综合治疗的一部分，主要用于颈部癌、骨肿瘤、乳腺癌等实体肿瘤，是指在手术或放疗前应用的全身化疗。目的是减轻肿瘤负荷、缩小肿瘤、降低临床分期、提高手术切除率、控制微小癌及亚临床癌、控制医源性转移、帮助术后化疗方案的选择、早期化疗防止远处转移等。中危和高危的临床局限性前列腺癌根治术后复发率分别为大于 30% 和大于 50%。如何提高此类患者的预后，是前列腺癌研究的重要课题，而微转移灶的存在被认为是手术后复发的原因。破坏微转移灶的沉积和提高手术的切除率成为前列腺癌新辅助化疗的主要目的。

目前，相关的研究已有报道。MD Anderson Cancer Center (Houston,TX) 报道 33 例患者行根治手术前 12 周采用酮康唑 (ketoconazole)、阿霉素、长春新碱及雌莫司汀 (KAVE)，加 LHRH 拟似剂和抗雄激素治疗。分期为 T_3 期及 Gleason 评分>7 分的高危患者没有降至 T_0 期，但 33% 的患者根治术中发现为器官局限肿瘤。在所有患者中，33% 出现术后并发症，其中 1 例术后 30 天内死亡。一项多中心研究表明，55 例局部进展期前列腺癌患者采用 LHRH 拟似剂加紫杉醇、雌莫司汀、卡铂治疗 4~6 个月后行根治术及放疗等。23 例行根治术的患者 45% 术中为器官局限性肿瘤，但无一例降为 P_0 期。Clark 等对 18 例局部进展期前列腺癌患者在行根治术前采用 VP216 和雌莫司汀治疗 3 个疗程，每个疗程共 28 天，结果所有患者前列腺内均有癌残留，但 31% 的患者为器官局限癌，56% 的患者切缘阴性。

确定一个有意义的研究终点一直是新辅助化疗的一个挑战。生存期是最相关的研究终点，但是需要很长时间的随访，即使无瘤生存时间也需几年的随访。新辅助治疗如能够延长生存期，将比产生病理学上的反应更有意义。

五、辅助化疗

关于根治术及放疗后的辅助化疗的报道及经验较少。NPCP (national prostate cancer project) 于 1978 年开始两项随机化试验，患者随机分入环磷酰胺 ($1mg/m^2$，每 3 周静脉应用至 2 年) 或雌莫司汀 ($200mg/m^2$，每日 3 次至 2 年)，结果对生存期没有影响。但接受雌莫司汀治疗明显对无瘤进展生存有益。目前新辅助及辅助化疗还没有标准化，还有多项研究正在进行中。

六、更换抗雄药物治疗

以多西紫杉醇为基础的细胞毒化疗方法已证实能延长激素抵抗性前列腺癌患者的生存期，但作用仍然有限，患者的中位生存时间仍不超过 2 年。二线内分泌治疗的药物主要包括加用或更换抗雄激素药物，如比卡鲁胺、氟他胺、尼鲁米特。比卡鲁胺为单纯的雄激素受体拮抗剂，具有外周选择性，无雌激素、糖皮质激素或盐皮质激素等活性，比卡鲁胺与雄激素受体的结合力更强，并且对突变或超敏的雄激素受体仍有拮抗作用。国内华立新等对 28 例 HRPC 患者给予比卡鲁胺治疗后，18 例患者 PSA 水平下降，平均持续 8.5 个月，其中 10 例患者 PSA 下降>50%，临床症状改善 8 例，比卡鲁胺作为二线激素治疗药物对于激素抵抗性前列腺癌有一定疗效。国外有作者尝试小剂量 (80mg) 或大剂量 (150mg 和 200mg) 的比卡鲁胺，有效率 (PSA 下降>50%) 为 22.5%~53.0%，特别是一线使用氟他胺治疗有效时间长的患者，换用比卡鲁胺效果较好。进行疼痛评价的患者，更换抗雄激素药物后部分患者有疼痛的减轻，生活质量有所提高。换用常规剂量比卡鲁胺治疗无效者可以增加剂量，且不会明显增加不良反应。

比卡鲁胺与氟他胺同属非甾体类抗雄激素药物，前者与雄激素受体的亲和力比后者强 4 倍，两种药物的不完全交叉耐药现象机制仍未明确,被一种药物刺激而突变的雄激素受体可被另外一种药物所抑制,这可能与雄激素受体突变有关,有待在分子生物学水平阐明。

（刘菲　吴准　邢金春）

第三节　早期去势抵抗的预测因素

经过长期的临床实践,学者们发现大部分的转移性前列腺癌患者在初期激素敏感阶段进行一段时间的治疗后,会变得对雄激素剥夺治疗不再敏感,即出现病程的进展,临床将之称为转移性去势抵抗性前列腺癌(metastatic castration-resistant prostate cancer,mCRPC)阶段。激素敏感的转移性前列腺癌进展为mCRPC有多种机制,但由于前列腺癌具有异质性,不同患者进展为mCRPC的时间差异较大,生存预后各异。若能探索出激素敏感的转移性前列腺癌进展为mCRPC的预测因子,及早发现易进展为mCRPC的患者,尽早对此类患者进行干预,则可提高患者的生活质量、延长患者的生存时间。

一、Gleason 评分

Gleason 评分目前已广泛运用于前列腺癌的临床诊疗中,Gleason 评分越高则表明肿瘤的分化越差。Kelly 等研究表明 Gleason 评分 9~10 分的前列腺癌患者预后明显差于评分较低的患者,且对雄激素剥夺治疗的反应更差。Yoshimoto 等则指出,Gleason 评分较高的前列腺癌患者其可能拥有更高的肿瘤异质性,并且伴有 AR 通路以外重要抑癌基因变异的可能更大,这合理解释了上述临床现象。Yang 等回顾性分析 205 例伴有骨转移的前列腺癌老年患者的临床资料,发现 Gleason 评分是伴有骨转移的前列腺癌患者总生存率的重要预测因子,Gleason 评分>8 分的患者的总生存时间明显短于较之评分更低的患者,且 Gleason 评分较高者更易转变为 CRPC。翟建坡等对 50 例激素敏感性前列腺癌患者的回顾性分析也显示 Gleason 评分是激素敏感转移性前列腺癌进展为 CRPC 的独立预后因素。

二、PSA

作为最常用前列腺癌诊断和疗效检测指标,学者们围绕 PSA 进行了大量的研究。Nayyar 等对 412 例转移性前列腺癌患者临床资料进行了回顾性研究,发现治疗前有着更高 PSA 水平的患者其生存率更低。翟建坡等对 50 名激素敏感的转移性前列腺癌患者进行预后因素分析,发现 PSA 基础值越高的转移性前列腺癌患者对雄激素剥夺治疗反应越差,且越容易进展为去势抵抗性前列腺癌。这是否可以说明 PSA 基础值越低的转移性前列腺癌患者使用雄激素剥夺治疗效果越好? 然而也有其他学者提出不同的观点。徐凡等对 102 例雄激素剥夺治疗的前列腺癌骨转移的患者回顾性分析发现,治疗前 PSA 水平与疾病进展为 CRPC 没有明显关系;Yamamoto 等发现 PSA 基线值<10ng/ml 的转移性前列腺癌患者使用雄激素剥夺治疗效果反而更差。他们认为即便是 PSA 处于正常值范围的人群行前列腺穿刺活检后,也有一部分会被诊断为前列腺癌,其至病理提示为高级别前列腺癌;且 PSA 水平会受到种族、年龄、前列腺体积等影响,故认为 PSA 基线值并不一定能可靠地预测转移性前列腺癌患者的预后。相较于雄激素剥夺治疗前 PSA 的基线值,治疗后 PSA 的最低值的预测作用得到学者们更广泛的认可。Choueiri 等认为,经雄激素剥夺治疗后的前列腺癌患者若 PSA 最低值<0.1ng/ml,则可能意味着患者预后较好且发展至 CRPC 的概率更低,上述现象是对雄激素剥夺治疗敏感的表现。Hori 等对 155 名行雄激素剥夺治疗的前列腺癌患者进行回顾性研究也得出类似结论。目前多数研究认为治疗后 PSA 降至越低水平,意味着残余的肿瘤细胞越少,患者预后越好。经过雄激素剥夺治疗后,大部分患者的 PSA 在最初 1 个月可下降 80% 以上。据此有学者便提出,是否治疗后 PSA 下降的越快,表示肿瘤对治疗越敏感,疾病预后越好? 有趣得是,多项研究发现与之正相反的情况。Sasaki 等发现到达 PSA 最低值时间更长的患者(≥9 个月 vs<9 个月)其总生存期明显更长;Huang 等也得出相似结果,他们研究了 650 例行雄激素剥夺治疗的晚期或者转移性前列腺癌患者,发现具有较高 PSA 最低值(≥0.2ng/ml)和较短的 PSA 达谷峰时间(<10 个月)的患者更快进展为 CRPC。有学者认为,雄激素剥夺治疗后 PSA 迅速下降并不代表肿瘤细胞被杀灭,而只是 AR 通路被抑制并导致 PSA 分泌

减少的生物学效应,在快速下降的阶段之后,如果PSA可以进一步缓慢下降,这才是肿瘤负荷减少的表现。PSA短期下降至低点者更易进展为CRPC的机制目前尚未明确,仍需更多基础研究探索。但是也有学者持不同观点。Kiper等进行的一项单中心研究分析了149例患者的临床资料,得出了相反的结果,他们认为雄激素剥夺治疗后短期内PSA降至正常的患者的疾病进展将更为缓慢。这些临床研究结果的差异可能由于研究设计的局限性所致,还需要通大样本前瞻性研究进一步验证。

三、骨及内脏转移情况

前列腺癌易转移至中轴骨,包括脊柱、骨盆及肋骨等,较少发生四肢骨及内脏转移。有研究表明,转移的部位不同预后也不尽相同,发生四肢骨或内脏转移的前列腺癌患者较发生中轴骨转移的患者预后差。Rigaud等对86例行雄激素剥夺治疗的骨转移患者进行随访,研究发现中轴骨转移组患者和四肢骨转移组患者的中位生存期分别为53个月和29个月。目前多个研究认为伴有中轴骨转移的前列腺癌患者比伴有四肢骨转移的前列腺癌患者具有更好的预后,四肢骨转移及内脏转移是激素敏感的转移性前列腺癌进展为mCRPC的独立预测因素。

四、其他血清学指标

患者的碱性磷酸酶、血红蛋白水平、血乳酸脱氢酶水平、红细胞沉降率等指标也有学者报道与转移性前列腺癌患者预后相关,但尚未引起广泛认可,仍需进一步研究验证。

（许宁　薛学义）

第四节　目前对雄激素抵抗性前列腺癌有效的主要化疗药物

一、一线用药(多西紫杉醇)

多西紫杉醇(Docetaxel、多西他赛、泰素帝)最初是由法国赛诺菲-安万特公司开发的用于治疗晚期乳腺癌和非小细胞瘤,1995年首次在墨西哥上市。2004年两个具有里程碑意义的以多西紫杉醇为主治疗HRPC的Ⅲ期临床研究TAX327和SWOG9916试验结果表明,多西紫杉醇可显著延长生命,减轻症状并控制PSA,是目前唯一被证实的能延长患者生存期的前列腺癌化疗药物,并于2004年5月19日被美国食品与药品管理批准用于临床,作为治疗晚期HRPC的一线药物。

多西紫杉醇属于紫杉类化合物,是一种半合成的紫杉醇衍生物,中文名称:5B,20-环氧-1,2A,4,7B,10B,13A-六羟基紫杉烷-11-烯-9-酮-4,10-二乙酸酯-2-苯甲酸酯-13-(2cR,3cS)-N-苯甲酰-3c-苯基异丝氨酸酯,为白色或近似白色粉状物,相对分子量为80 719Da。其结构式见图18-1。

多西紫杉醇抗肿瘤的主要机制是抑制微管的解聚,影响细胞有丝分裂,细胞系研究显示,多西紫杉醇主要在细胞内发挥稳定微管的作用。通常情况下,GTP和一些辅助蛋白因子与β-微管蛋白结合,从而完成细胞内微管聚合。当细胞内存在多西紫杉醇时,其能优先结合β-微管蛋白,导致微管在缺少GTP和其他一些辅助蛋白因子时发生聚合,这种静态的聚合破坏了细胞正常的有丝分裂过程,并使细胞分裂停滞于G_2/M期,最终导致细胞凋亡。目前发现它还有抑制Bcl-2和Bcl-xL基因表达的作用。Bcl-2基因是致癌基因,在多种恶性肿瘤包括前列腺癌中均过度表达,它的正常磷酸化可以激活半胱天冬酶的级联过程,经过溶解细胞蛋白质结构,促进细胞有丝分裂,抑制细胞凋亡,促进肿瘤生长。多西紫杉醇能诱导Bcl-2蛋白的磷酸化,导致Bcl-2/Bax异二聚体减少,Bcl-2/Bax二聚体增加,最终导致肿瘤细胞凋亡。与紫杉醇相比,多西紫杉醇在细胞内浓度高且停留时间长,对于过度表

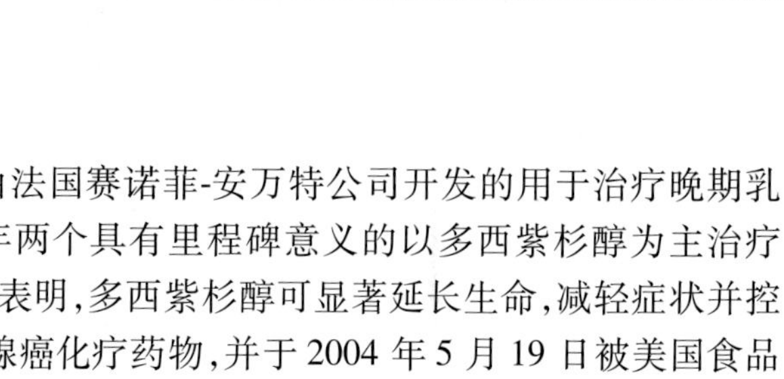

图18-1　多西紫杉醇的结构式

达 P-糖蛋白的多数人体肿瘤具有抗肿瘤活性,它对多种小鼠和人癌细胞株有细胞毒活性,其杀伤作用为紫杉醇的 1.3 ~ 9.3 倍。而对顺铂、依托泊苷、5Fu 或紫杉醇耐药的细胞株,多西紫杉醇不产生交叉耐药。

在药动学方面,按剂量 $100mg/m^2$ 静脉滴注多西紫杉醇 1 ~ 2 小时,体内平均分布容积为 113L,$t_{1/2}\alpha$ 为 4 分钟,$t_{1/2}\beta$ 为 36 分钟,$t_{1/2}\gamma$ 约为 11.2 小时。体内清除率约为 $20L/(h\cdot m^2)$,具有高蛋白结合率和低肾排泄率。在肝中代谢,主要经胆道从粪便排出,而经尿排泄仅占所给剂量 5% ~ 7%;肝功能异常者使本品在体内清除率减少,但年龄差异对本品在体内的药动学无明显改变。

以多西紫杉醇为基础的联合化疗已成为 HRPC 的主要化疗方法。TAX327 和 SWOG9916 试验结果证实,多西紫杉醇联合泼尼松或雌莫司汀能降低患者 PSA 的水平,改善患者的生存时间,有效缓解骨疼痛,提高患者的生活状态评分。与米托蒽醌相比,多西紫杉醇联合泼尼松 3 周方案的化疗方案能显著改善晚期 HRPC 患者的生存期,而毒副作用比雌莫司汀低,是目前治疗 HRPC 患者的标准方案。

多西紫杉醇的推荐用量是 $75mg/m^2$,每 3 周 1 次,1 小时内静脉滴注,加用泼尼松 5mg,每日 2 次口服。如出现严重不良反应,多西紫杉醇应减量至 $60mg/m^2$,每 3 周 1 次。

多西紫杉醇最常见的不良反应为脱发、疲乏、恶心和骨髓抑制。TAX327 试验中多西紫杉醇 3 周方案组观察到的主要不良反应事件发生率依次为:脱发 65%,疲乏 53%,恶心呕吐 42%,3/4 级中性粒细胞减少症 32%,指甲改变 30%,感觉神经病 30%,口腔炎 20%,外周水肿 19%,味觉改变 18%,厌食 17%,呼吸困难 15%,心血管事件 10%。发热性中性粒细胞减少症和感染少见。

虽然上述化疗方案在治疗 HRPC 中取得的良好效果,但效果仍有限,且总体毒副作用发生率高。为寻求疗效确定、不良反应较低、又能明显提高患者生存率的化疗方案,目前多个以多西紫杉醇为基础的其他联合化疗方案的临床研究正在进行中,如多西紫衫醇联合长春瑞滨,多西紫衫醇联合唑来膦酸,多西紫杉醇联合骨化三醇,多西紫杉醇联合卡培他滨等,并显示出具有潜在的应用前景。

大多数 HRPC 患者最终可能由于疾病进展或不能耐受化疗的不良反应而退出以多西紫杉醇为基础的一线化疗方案,在这部分患者当中,少数患者可能仍对多西紫杉醇的治疗有反应,此时,再进行多西紫杉醇治疗是一个合理的选择。对采用一线化疗方案进行治疗时出现 PSA 进展的患者,重新进行每周 1 次的多西紫杉醇治疗方案,相当一部分患者可出现 PSA 反应。对于那些没有接受以多西紫杉醇作为一线化疗方案的患者,多西紫杉醇可作为二线治疗的选择。

二、二线用药

(一) EGFR 抑制剂

表皮生长因子受体(epidermal growth factor receptor,EGFR)是一种膜受体,在多种恶性肿瘤都有过度表达,激活 EGFR 会加快肿瘤细胞繁殖,促进肿瘤血管生成,加速肿瘤转移,阻碍肿瘤凋亡。40% ~ 80% 的前列腺癌细胞过度表达 EGFR,研究表明 EGFR 的表达与前列腺 Gleason 总分及雄激素的非依赖具有相关性。目前对 EGFR 的研究有了很大进展,已经设计出多种 EGFR 抑制剂,多为酪氨酸激酶抑制剂和单克隆抗体,为 EGFR 依赖性肿瘤或部分依赖性肿瘤的治疗提供了希望。

吉非替尼(Gefitinib,ZD1839,Iressa)是小分子苯胺喹唑啉类化合物,为口服 EGFR 酪氨酸激酶的可逆性抑制剂。一项包括 100 例 CRPC 患者的 II 期临床研究发现,吉非替尼的治疗效果甚微。当与多西紫杉醇联合治疗,效果与多西紫杉醇单独治疗相似。目前吉非替尼对 CRPC 的疗效尚不确定,有关吉非替尼与 Akt/mTOR 抑制剂、依维莫司连用治疗转移性 CRPC 的 II 期临床试验正在进行中。

另一个 EGFR 抑制剂西妥昔单抗(Cetuximab,IMC-C225,erbitux)Cetuximab,是一种人鼠嵌合型单克隆 IgG 抗体,其在 HRPC 中的疗效目前正在评价中。

(二) 抗血管生成药

有许多因子能够刺激血管形成,VEGF(血管内皮细胞生长因子)是其中最重要的生长因子,它可直接作用于血管内皮细胞,刺激其有丝分裂的发生,从而促进新生血管的生长。因此,通过抑制 VEGF 通路来抑制血管生成成为抗血管生成的主要途径。

贝伐单抗(bevacizumab,Avastin)是由 Genentech 公司开发的一种新型的抗 VEGF 的人源化单克隆抗体,作用机制主要通过中和 VEGF,阻断它和位于内皮细胞表面的受体结合,从而减少肿瘤血管生成,达到抑制肿瘤生长的作用。2004 年 2 月,贝伐单抗作为首个抗血管生成制剂被 FDA 批准于静脉给予的、以氟尿嘧啶(5-FU)为基本药物的化疗方案联合应用治疗转移性结直肠癌。一项贝伐单抗联合化疗治疗转移性 HRPC 的 Ⅱ 期临床试验结果提示,贝伐单抗与多西紫杉醇及雌莫司汀联用较单用多西他赛加雌莫司汀治疗,可以明显延长患者的生存时间。贝伐单抗主要不良反应有高血压、白细胞减少、口腔炎、充血性心力衰竭、呕吐和腹泻等。贝伐单抗联合多西紫杉醇标准疗法治疗 CRPC 的Ⅲ期已经结束,试验结果尚未公布。

沙利度胺(thalidomide,反应停)是 20 世纪 50 年代末上市的一种镇静药,用于缓解孕妇呕吐症状,但很快因致畸而被停用。1994 年发现其致畸作用是由于抑制胎儿发育过程中肢芽的血管生成,在经过一系列动物实验后,开始用于治疗激素不敏感性前列腺癌等临床试验。在I/Ⅱ期临床研究结果显示单药治疗 CRPC,PSA 缓解率低。而 Dahut 报道已转移的 HRPC 患者首次化疗接受多西紫杉醇每周方案或多西紫杉醇加沙利度胺(200mg/d),生存期达 18 个月的患者联合治疗组为 69.3%,而单用多西紫杉醇组为 47.2%($P<0.05$)。最近报道的一项Ⅱ期临床试验使用多西紫杉醇、沙利度胺和贝伐单抗治疗 HRPC,PSA 有效率达 80%,但神经毒性较大。沙利度胺的主要不良反应有深静脉血栓形成、镇静、外周神经病变、便秘和疲乏。

Lenalidomide 和 CC-4047 是沙利度胺类似物,其不良反应少,抗癌作用更强,目前正在进行有关研究。

索拉非尼(Sorafenib)是靶向于 C-Raf、B-Raf1、VEGFR-2、VEGFR-3、PDGFR-β、c-KIT、FLT-3 的小分子酪氨酸激酶抑制剂,主要用于阻断由于 Ras 基因突变所激活的 Raf/MEK/ERK 通路,从而达到抗肿瘤效果。Ⅱ 期临床试验结果发现索拉非尼可减缓影像学进展率,缩小骨转移灶,但对 PSA 无影响。目前索拉非尼联合另一个新的多靶点酪氨酸激酶抑制剂凡德他尼(Vatalinib)治疗 CRPC 的 Ⅱ 期临床试验正在进行中,单药治疗对多西紫杉醇耐药的 CRPC 的Ⅲ期临床试验也在评价中。

(三) 疫苗

肿瘤疫苗是用肿瘤细胞、肿瘤细胞裂解物或肿瘤抗原激活机体免疫系统产生特异性抗肿瘤细胞免疫效应。它是一种治疗性的、新型的肿瘤治疗方法,也是一种主动性免疫疗法。

Provenge(APC-8015)是由 Dendreon 公司开发的一种肿瘤免疫治疗药物,它通过刺激患者自身的免疫系统来对抗前列腺癌。在 95% 的前列腺癌中均能发现一种前列腺酸性磷酸酶的重组物(PA2024),将其作为抗原,在与患者自身的树突状细胞结合后灌注到患者体内以刺激免疫应答反应,特异性地杀死癌细胞。在一项双盲安慰剂对照的Ⅲ期临床研究中,HRPC 患者随机分组接受 Provenge 或安慰剂。结果治疗组有前列腺特异性免疫反应,治疗组和对照组中位生存期为 25.9 个月和 22.0 个月($P=0.02$),3 年生存期分别为 33% 和 11%,但 PSA 反应率均低,无疾病进展时间无延长,Gleason 评分 ≤7 分的患者受益最大。Provenge 的常见不良反应是发热、寒战和肌痛,但严重程度较低且延续时间较短。目前该药已获 FDA 批准。

GVAX 是一种同种基因的前列腺癌细胞系(PC-3 和 LNCap)经基因修饰后得到的疫苗,能分泌 GM-CSF。Simon 等报道接受 GVAX 治疗后,43% 的患者骨扫描病灶缩小或无进展,62% 的患者溶骨性标志物水平下降。

PROSTVAC™ 是 Bavaian nordic 公司开发的是针对前列腺特异性抗原(PSA)的牛痘和鸡痘病毒构建的重组疫苗。一项随机双盲的 2 期临床试验 3 年的研究结果显示 PROSTVAC 可使 CRPC 的总体生存期延长。目前,PROSTVAC 联合多西紫杉醇治疗转移性 CRPC 的Ⅲ期临床研究正在计划中。

(四) 分化因子

骨化三醇是类固醇激素维生素 D 的活性形式,其受体分布于前列腺癌细胞内,高剂量的骨化三醇具有一系列的抗癌活性,包括抗增殖、促进分化和促凋亡作用。一项共有 250 例 HRPC 的 Ⅱ 期临床研究(ASCENT 研究)结果显示,骨化三醇和多西紫杉醇联合组有 63% 的患者 PSA 下降超过 50%,而单纯多西紫杉醇治疗组为 52%,但两者无显著差异。随后一项大型的Ⅲ期临床试验(ASCENT-2 研究)用多西紫杉醇单用或联合骨化三醇治疗转移性 CRPC,由于骨化三醇组疗效未达预期,且死亡率上升,故该试验提前结束。目前正在分析联合治疗方案组死亡率上升的原因。

其他分化因子还包括组蛋白去乙酰化酶抑制剂等。研究发现,组蛋白的乙酰化与去乙酰化的调控与肿瘤的发病机制密切相关。组蛋白去乙酰化酶抑制剂可以抑制细胞内组蛋白去乙酰化酶的活性,使细胞内组蛋白的乙酰化程度增加,提高 p21、p53 等基因的表达,进而抑制肿瘤细胞的增殖,诱导其分化、凋亡。帕比司他(Panobinostat,LBH-589)是一种口服组蛋白去乙酰化酶抑制剂,目前正在进入Ⅰ/Ⅱ期临床研究,辅助多西紫杉醇治疗 CRPC。

(五) 内皮受体拮抗剂

内皮素(endothelin,ET)及其受体(ET$_A$和 ET$_B$)相互作用在前列腺癌进展和转移的发生中发挥了重要的作用。目前研究最多的 ET 受体拮抗剂是阿曲生坦(Atrasentan),阿曲生坦是一种口服的高度专一的 ET$_A$ 受体拮抗剂,可阻滞 HRPC 中 ET-1 所引起的癌细胞增殖效应,降低 HRPC 患者骨转移标志物水平。Ⅱ期临床研究显示阿曲生坦在转移性 HRPC 中可延长疾病进展时间。但是在两项Ⅲ期临床试验结果显示阿曲生坦未能使疾病进展的风险降低。目前有关阿曲生坦联合多西紫杉醇治疗转移性 CRPC 的Ⅲ期临床试验还在进行。

Zibotentan(ZD4054)是一种新的小分子特异性 ET$_A$ 受体拮抗剂,由阿斯利康公司开发,目前正在进行Ⅲ期临床试验。

(六) 反义寡聚核苷

自从发现抗凋亡调节蛋白 Bcl-2 表达见于 HRPC 后,Bcl-2 便成为治疗 HRPC 重要的分子靶点。在前列腺癌细胞中,Bcl-2 过量表达介导了激素依赖性前列腺癌向雄激素非依赖性前列腺癌转化,并可能介导化疗的耐药作用。Oblimersen 是 Genta 公司开发的一个合成的反义寡核苷酸药物,可与 Bcl-2 mRNA 杂交,从而抑制 Bcl-2 蛋白的表达。多西紫杉醇本身具有抑制 Bcl-2 和 Bcl-xL 基因表达的作用,故 Oblimersen 联合多西紫杉醇治疗 HRPC 是一种合理的选择。Tolcher 等报道多西紫杉醇联合 Oblimersen 治疗 HRPC,结果 PSA 反应率为 52%,客观缓解率为 33%,中位生存期为 19.8 个月。Oblimersen 主要的不良反应有发热(多在用药开始后 2~3 天发生)、肝酶升高、低磷酸盐血症和深静脉血栓形成。最近 Sternberg 等报道一项多西紫杉醇联合 Oblimersen 与单纯多西紫杉醇治疗转移性 HRPC 的Ⅱ期临床研究,结果不尽如人意。两组的效果相似,但联合治疗组的毒副作用更多。

OGX-011(OncoGeneX)是抗 Clusterin 反义寡核苷酸药物,由 Oncogenex 公司与 Isis 制药公司联手开发。Clusterin 是一种多功能蛋白质,近来发现其具有抗细胞凋亡作用,其产生可导致前列腺癌以及其他癌症治疗中耐药性的产生,且对激素治疗、化疗、放疗等各种癌症疗法均有影响。故对 Clusterin 的抑制能增加肿瘤对化疗和其他治疗的敏感性,促进肿瘤细胞死亡。一项包含 82 例 CRPC 患者的Ⅱ期临床试验中,OGX-011 联合标准的多西紫杉醇及泼尼松 3 周方案的治疗效果能延长患者的总体生存期,显示出该途径具有一定的优势。

(陈凌武　齐琳)

三、目前主要的化疗方案

在美国,男性肿瘤新发病例中前列腺癌占有最大比例(33%),在肿瘤所致男性死亡的病因中占第二位(10%)。在我国,近年来随着生活水平的提高和检测技术的进步,前列腺癌的发病率呈显著增长趋势,且发现时已多属中晚期。治疗晚期前列腺癌的主要方法是内分泌治疗,经去势治疗后大部分患者可获得病情好转,然而,在经过中位时间为 18~24 个月的缓解期后,原来对内分泌治疗敏感的前列腺癌,常常转为激素难治性前列腺癌(hormone-refractory prostate cancer,HRPC)。过去,由于晚期前列腺癌对化疗不敏感,而且受疗效评价指标缺乏及化疗本身的毒副作用等因素的限制,激素难治性前列腺癌的化疗一直不为人们所重视。近 5 年来,由于对前列腺癌的发病机制及化疗药物的作用机制有了进一步的认识,化学治疗再次成为激素难治性前列腺癌的研究热点,并已成为目前治疗 HRPC 的主要方法之一。

(一) 以蒽环类为主的方案

1. 米托蒽醌加泼尼松　是目前应用最普遍、疗效也最肯定的化疗方案,主要特点在于能明显缓解骨痛症状。目前成为许多化疗新方案Ⅲ期临床试验的对照。Kantoff 等报道的Ⅲ期临床试验结果证实米托蒽醌对 HRPC 患者是有效的。该研究共纳入了 242 例 HRPC 患者;研究方法是比较氢化可的松联合米托蒽醌($14mg/m^2$,每 3 周 1 次)和单独使用氢化可的松($40mg/d$)的疗效;其研究终点是患者的生存率、疾病进展时间、治疗失败时间和反应率、患者的生活质量;其研究结果证实联合用药组能改善患者的生活质量特别是对疼痛的控制;但该项研究结果都没有改善患者的生存率。Berry 等也对 120 例无症状雄激素抵抗性前列腺癌患者进行了多中心的Ⅲ期临床试验(米托蒽醌 $12mg/m^2$,每 3 周静脉给药 1 次,重复 6 个疗程;泼尼松 5mg,每日 2 次口服),结果显示联合组有 48% 患者的血 PSA 下降≥50%,高于单用泼尼松组的 24%,中位生存期分别为 23 个月和 19 个月,差异无统计学意义。

2. 米托蒽醌加泼尼松、氯膦酸盐 2003 年 Ernst 等进一步研究了在有疼痛的 HRPC 患者使用米托蒽醌和泼尼松、氯膦酸盐(抗骨质疏松药)联用对照米托蒽醌和泼尼松、安慰剂联用的疗效。研究方法:患者随机化接受米托蒽醌(静脉注射 $12mg/m^2$,每 3 周 1 次)、泼尼松(口服 5mg,每日 2 次)、氯膦酸盐(1500mg,每 3 周 1 次)或安慰剂(每 3 周 1 次)。主要研究终点是患者的生存率、疼痛缓解率、生活质量等。结果显示患者的生存率并没有改善,但米托蒽醌和泼尼松、氯膦酸盐联用组提高了患者的生活质量特别是对疼痛的控制。

3. 阿霉素 单药 ADM 用于 HRPC 的治疗已有较长时间,虽然单独使用对离体 HRPC 细胞的生长有一定的抑制作用,但总体疗效甚微,而且骨髓抑制明显,故不主张使用。然而,国内有学者进行的临床研究显示,联合用药能增加其疗效,其中,两药联合以 5-FU+ADM 作用较强,三药联合以 EMP+VLB+ADM 和 5-FU+ADM+DPP 作用较强,这对临床化疗可能具有一定的参考意义。

(二) 以雌莫司汀为主的方案

雌莫司汀是硝基氮芥和雌二醇的稳定结合物,使烷化剂结合到雌激素受体阳性的癌细胞对前列腺组织有一定的特异性,但是,单独应用雌莫司汀的反应率欠佳,仅为 19% 左右。然而,研究表明,如果将雌莫司汀联合其他同样作用于癌细胞分裂期微管的化疗药物,可起到协同作用,增加临床疗效,因此,近年来人们在对探讨雌莫司汀与微管抑制剂、雌莫司汀与质拓扑异构酶抑制剂联用的疗效上颇感兴趣。过去,雌莫司汀常与 AMP、NVB、CTX、VLB 等联用,PSA 反应率较低(20% ~60%),毒副作用也较明显,治疗相关死亡率为 1.3% 左右;现在,新开展的将雌莫司汀与 Docetaxel、Paclitaxel、Carboplatin 等联合应用,PSA 反应率较前提高(43% ~77%),毒副作用主要包括血栓形成(应用小剂量阿司匹林等抗凝药物,可有效预防血栓形成)和骨髓抑制,大多数患者均可耐受,治疗相关死亡率为 0.8% 左右。目前,在众多方案中,效果最好的是二联方案雌莫司汀加泰素帝。

1. 雌莫司汀加泰素帝 此方案的优点在于能明显延长 HRPC 的生存期,同时,PSA 的反应率也高达 77%。Petrylak 等报道了 SWOG-9916 的研究结果,770 例 HRPC 患者随机分为两组:一组接受泰素帝+雌莫司汀治疗,另一组接受米托蒽醌+泼尼松治疗,结果显示:中位生存期分别为 17.5 个月和 15.6 个月($P=0.02$),中位 TTP 分别为 6.3 个月和 3.2 个月($P<0.001$),50% 的 PSA 的下降率分别为 50% 和 27%($P<0.001$),但泰素帝+雌莫司汀治疗组毒副作用Ⅲ~Ⅳ度粒细胞减少性发热、心血管毒性及呕吐等的发生率高。该研究首次显示泰素帝联合雌莫司汀作为一线治疗 HRPC 可提高生存期。Sitka 等也对该化疗方案进行了疗效和不良反应评估。30 例接受评估的患者,口服雌莫司汀(第 1、2 周前 3 天),泰素帝 15mg(第 1、2 周第 2 天),3 周为 1 个疗程,平均 5 个疗程。结果显示 76% 的患者 PSA 下降>50%,56% 的患者 PSA 下降>75%,70% 的患者有疼痛或其他主观感受评分的改善;毒副作用主要是 1~3 级的恶心、疲乏、腹泻和水肿,患者多可耐受,安全性高。

2. 雌莫司汀加泰素帝 雌莫司汀和紫杉类药物联用特别有效,有研究表明,联合应用雌莫司汀和紫杉醇可以缓解 60% 患者的疼痛症状,联合应用雌莫司汀和多西紫杉醇也可使患者的生活状态评分提高 60% 以上。目前,雌莫司汀和多西紫杉醇的联用研究比较广泛。2004 年来自哥伦比亚大学长老会医学中心的 Petrylak 等报道了 SWOG-9916 研究结果,SWOG-9916 是一项多中心开放研究,共纳入了 770 例转移性前列腺癌患者。其第 3 期的实验是比较雌莫司汀联用多西紫杉醇和米托蒽醌联用泼尼松静脉给药对 HRPC 患者生存率的影响。该 770 例前列腺癌患者被随机分为 2 组,一组给米托蒽醌 $12mg/m^2$,每 3 周 1 次;泼尼松 5mg,每日 2 次。另一组给多西紫杉醇 $60mg/m^2$,每 3 周 1 次;雌莫司汀 280mg,每日 3 次,共 5 天。两组患者在年龄、种族及治疗前疾病状态评分、PSA 水平、症状相似。研究终点为总生存率、疾病无进展生存率。结果显示,雌莫司汀联用多西紫杉醇组患者中位生存期为 18 个月,对照组为 15 个月,其死亡危险率降低 20%,患者疾病无进展中位时间显著高于对照组,两组疾病缓解率无显著差异。患者对多西紫杉醇耐受良好,不良反应可以预测,处理可减轻。雌莫司汀和多西紫杉醇的联用对 HRPC 患者的治疗是有效的,不仅降低了患者 PSA 的水平,还改善了患者的生存时间。

3. 雌莫司汀加长春碱 Hudes 等报道了雌莫司汀和长春碱联用与单用长春碱对照治疗 HRPC 的研究结果。该实验共纳入了 201 例经过激素治疗和雄激素去势疗法后转移性前列腺癌患者。主要研究方法:静脉注射雌莫司汀 600mg/m^2,每日 1 次,连续给药 42 天,间隔 8 周后再重复给药。结果显示 25% 患者 PSA 水平降低≥50%,联合用药组患者病情改善时间较长为 3.7 个月,对照组为 2.2 个月,差异没有统计学意义,但联合用药组存活期较长,为 11.9 个月。然而,雌莫司汀可引起严重的胃肠道反应和血栓栓塞,导致其使用受限,患者用雌莫司汀后血栓栓塞的总体危险度为 7%,深静脉血栓形成的危险度为 6%,使用抗凝治疗的预防效果尚不清楚。雌莫司汀组水肿及恶心的发生率较高,但粒细胞减少的不良反应明显较少,说明雌莫司汀对骨髓有一定的保护作用。

4. 雌莫司汀加长春瑞滨 长春瑞滨为长春碱的半合成衍生物,与长春碱相比,其优势在于神经系统的毒副作用降低。然而,将其单独用于 HRPC 治疗 PSA 反应率却仅在 16%~17%。在一项研究中,将 EMP 与长春瑞滨联合应用:第 1 和第 8 天长春瑞滨 25mg/m^2,第 1~14 天,EMP140mg,每日 3 次,PSA 反应率可达到 24%,能否进一步增加临床疗效还需要进一步研究。

5. 雌莫司汀加米托蒽醌 给予患者雌莫司汀(140mg,口服,每日 3 次)和米托蒽醌(2 周为 1 个疗程,每疗程总剂量 20mg),研究显示 50% 患者血 PSA 下降>50%,平均生存期为 15 个月。不良反应主要表现为嗜中性粒细胞减少和血小半减少,患者均可耐受。

6. 雌莫司汀加长春瑞滨 Smith 等报道了单独使用长春瑞滨治疗 HRPC,其患者前列腺癌特异性抗原(PSA)反应率为 16%~17%;在加用了雌莫司汀后(长春瑞滨 25mg/m^2,第 1 天和第 8 天;雌莫司汀 140mg,每日 3 次,第 1~14 天),PSA 的反应率可达 24%,其化疗优势为不良反应减轻。

7. 其他 国内尚有学者联合应用雌莫司汀、米托蒽醌、酮康唑及鬼臼乙叉苷联合治疗 HRPC,结果显示 CR 为 17%,PR 为 58%,SD 为 17%,CR 和 PR 可持续 4~14 个月,平均 9 个月,目前疗效较为肯定。

(三)以泰素帝为主的多种联合方案

泰素帝主要通过增强微管蛋白聚合作用和抑制微管解聚作用,导致形成稳定的非功能性微管束,起到破坏肿瘤细胞的有丝分裂,抑制肿瘤生长、促进肿瘤凋亡的作用。另一方面,基于转移性前列腺癌无论是原发灶或转移灶均高表达 Bcl-2 抗凋亡基因,Bcl-2 的磷酸化会抑制其抗凋亡作用,而泰素帝是一个高效的磷酸化促进剂,因此它可抑制 Bcl-2 基因的抗凋亡作用,诱导前列腺癌细胞凋亡。以泰素帝为核心的化疗是当今 HRPC 治疗中唯一可提高患者存活率的治疗。最近 2 个Ⅲ期临床试验发现:每周泰素帝 40mg/m^2,3~4 周为 1 个周期,此剂量泰素帝作为 HRPC 米托蒽醌化疗失败后二线治疗方案,且安全有效。

1. 泰素帝联合泼尼松 美国 FDA 已于 2004 年 5 月 19 日批准多西紫杉醇联合泼尼松静脉给药以治疗 HRPC。TAX327 小组对 1006 例 HRPC 患者进行了临床研究,入组的 1006 例 HRPC 患者被随机分为 3 组:①每周组,多西紫杉醇 30mg/m^2,每周 1 次联合泼尼松 10mg 每日口服;②3 周组,多西紫杉醇 75mg/m^2,每 3 周重复 1 次,联合泼尼松 10mg 每日口服;③标准组,米托蒽醌 12mg/m^2,每 3 周 1 次,联合泼尼松 10mg 每日口服。研究终点为总生存率、疼痛缓解率、PSA 缓解率及生活质量等。结果显示多西紫杉醇 3 周方案组、每周方案组、盐酸米托蒽醌组中位生存期分别为 18.9、17.4、16.5 个月,生活质量改善分别为 22%、23%、13%,PSA 反应率分别为 45%、48%、32%,3/4 级中性粒细胞减少症发生率分别为 32%、1.5%、22%。可测量病灶缩小。多西紫杉醇 3 周方案组和盐酸米托蒽醌组疼痛缓解率分别为 35% 和 22%($P<0.01$)。同米托蒽醌相比,多西紫杉醇 3 周方案使患者死亡危险降低 24%,疾病无进展生存率有提高趋势。而多西紫杉醇 3 周方案联合泼尼松能提高肿瘤缓解率、疼痛缓解率及 PSA 缓解率。多西紫杉醇最常见的不良反应为脱发、疲乏和恶心,但发生率与米托蒽醌相比无显著差异,其不良反应经处理可减轻。发热性中性粒细胞减少症和感染在各组并不常见,多西紫杉醇 3 周方案组无败血症致死的病例。3/4 级非血液系统毒副作用发生率低。

尽管多西紫杉醇对无症状性转移性 HRPC 患者显示出明显优势,但仍有待研究的问题是多西紫杉醇对非转移性 HRPC 患者是否有效。假如有效,如何比较它和第二线内分泌治疗(Ketoconzole 和氢化可的松)治疗效果。目前美国 ECOG-1899(美国东部合作肿瘤部中心)正进行研究。ECOG-1899 研究将在 36 个月时间吸纳 590 例患者进行研究,患者被随机分为两组:一组给予 Ketoconzole 400mg,每日 3 次;氢化可的松 20mg,每日 2 次。另一组给予多西紫杉醇 60mg/m² ,每 3 周 1 次;雌莫司汀 280mg,每日 3 次,共 5 次。这项研究的结果也将为多西紫杉醇治疗 HRPC 患者提供有力的证据。

2. 泰素帝联合雌莫司汀　多西紫杉醇联合雌莫司汀可作为激素难治性前列腺癌的推荐治疗方案。SWOG-9916 研究组对 770 例 HRPC 患者进行了临床研究,将入组的 770 例 HRPC 患者,随机分为两组:①D/E组(386 例),多西紫杉醇(60mg/m² 第 2 天,21 天为 1 个周期)联合雌莫司汀(280mg,口服,每日 3 次,第 1~5 天);②M/P组(384 例),米托蒽醌(12mg/m² 静脉滴注,21 天为 1 个周期)联合泼尼松(5mg,口服,每日 2 次,持续使用)。为减少 EMP 相关血管事件,D/E 组患者口服华法林(2mg/d)和阿司匹林(325mg/d)。研究结果显示:D/E 组的中位生存时间(18 个月)长于 M/P 组(16 个月)(P=0.01)。中位无进展生存时间,D/E 组为 6 个月,明显长于 M/P 组的 3 个月(P<0.001),即 D/E 联合治疗使患者的总生存率提高 20%(P<0.01),无进展生存提高 27%(P<0.001)。D/E 组和 M/P 组的有效率分别为 17% 和 11%,无显著差异(P=0.15)。就 PSA 水平来看,D/E 组有 50% 的患者 PSA 下降超过 50%,而 M/P 组仅有 27% 的患者 PSA 下降超过 50%,两组比较差异有显著性(P<0.001)。从疗效数字看,多西紫杉醇联合雌莫司汀治疗激素难治性前列腺癌能明显延长患者的生存时间。两组的主要不良反应均为血液学毒性,D/E组Ⅲ度血液学毒性发生率较高,为 20% 左右;其余Ⅲ度及Ⅲ度以上不良反应有疼痛、神经毒性、感染、胃肠道反应、感冒样症状、心血管毒性,这些不良反应发生率 D/E 组高于 M/P 组,但差异均无显著性。

3. 泰素帝联合长春瑞滨　最近 Di Lorenzo 等报道了多西紫杉醇联合长春瑞滨作为 HRPC 治疗的一线药物的研究结果。研究方法:连续 6 个星期静脉注射多西紫杉醇 25mg/m² 和长春瑞滨 20mg/m² ,随后休息两个星期再重复上述过程直到疾病进展。在每周治疗期间对 KPS 状态和疼痛进行评估,如果这些评估参量连续(≥4 周)有改善则说明两者联用在临床上是有效的。结果在 19 例患者当中 42% 的患者 KPS 和疼痛有明显改善;47% 的患者 PSA 水平达到了 50% 或有明显的降低。其中最重要的不良反应是嗜中性粒细胞减少症,发生率约为 32%。该研究表明每周多西紫杉醇和长春瑞滨联合使用是有效的。

4. 泰素帝联合沙利度胺　Dahut 等选择 75 例 HRPC 患者入组,随机分为两组,一组给予泰素帝 30mg/m² ,每 3 周 1 次;另一组给予相同剂量泰素帝加沙利度胺 200mg,每日 1 次,该Ⅱ期临床研究表明泰素帝合用沙利度胺组的患者 PSA 水平下降超过 50%,中位进展生存时间为 5.9 个月,而单用泰素帝组 PSA 水平下降为 37%,中位进展生存时间为 3.7 个月。18 个月以后,所有生存者单用组为 42.9%,联用组为 68.2%。可见泰素帝联合沙利度胺能降低患者 PSA 水平,提高 HRPC 患者生存率。

5. 泰素帝联合骨化三醇　骨化三醇是人体内维生素 D_3 最重要的活性产物,作用同维生素 D_3。Beer 等在比较评估大剂量口服泰素帝联合骨化三醇化疗的安全性和有效性研究中发现,37 例 HRPC 患者入选,在第 1 天口服骨化三醇 0.5mg/kg,第 2 天给予泰素帝 36mg/m² ,每周重复 1 次,共 6 周,8 周为 1 个周期。30 例患者(81%)PSA 下降>50%,其中 22 例(59%)患者 PSA 下降>75%,中位生存期为 19.5 个月,1年总生存率为 89%,治疗相关毒性与泰素帝单药使用相似。该研究小组进一步研究结果显示:对于有症状的转移性 HRPC 患者,泰素帝和骨化三醇联合应用能减轻疼痛和改善患者生存质量,可见泰素帝联合骨化三醇方案给有症状的 HRPC 患者带来了希望。

6. 泰素帝联合雌莫司汀　雌莫司汀是一种口服片剂,为去甲氮芥与雌二醇通过氨基甲酸酯的形式结合而成。该药作为一种烷化剂,主要用于治疗前列腺癌。雌二醇作为载体,引导氮芥基团到达前列腺癌细胞中,进行烷基化。紫杉类药物与雌莫司汀合用,效果显著。一些临床研究将雌莫司汀与、紫杉醇或多西紫杉醇合用治疗 HRPC,虽然剂量与用法有所变化,但 PSA 水平下降大于 50% 的患者普遍超过 50%,而且耐受性较好。由于服用大剂量雌莫司汀有明显的毒性,而联合用药的剂量小,低剂量的雌莫司汀的有效性亦没有明显降低,因此许多研究者采用紫杉类与雌莫司汀合用作为标准治疗方案,但最佳剂量和用法仍需进一步确定。此方案 PSA 反应率有所提高,不良反应主要为血栓形成和粒细胞减少,但在监测下可耐受,是一种目前可行的雄激素抵抗性前列腺癌治疗方法,可能是目前疗效最佳的组合方式。

7. 泰素帝联合唑来膦酸 骨转移是前列腺癌常见的并发症,唑来膦酸是活性最强的第三代双膦酸类药物,主要用于治疗肿瘤引发骨转移所致高血钙代谢并发症。有研究表明泰素帝和唑来膦酸联用是安全的,可使患者 PSA 水平下降 50%,对患者生存有益处,其第Ⅲ期的随机实验还在继续进行中。Efstathiou 等研究发现泰素帝、雌莫司汀及唑来膦酸联合应用对于 HRPC 患者来说是有效、耐受性好、症状改善明显的治疗手段。

8. 泰素帝联合贝伐单抗(Bevacizumab) 贝伐单抗是一种血管内皮生成因子单克隆抗体,能抑制肿瘤血管的生长而发挥抗肿瘤作用。在一项Ⅱ期非对照临床研究 CALGB-90006 中,贝伐单抗与泰素帝、雌莫司汀联合运用于 75 名未使用过化疗的 HRPC 进展期患者,PSA 反应率达到 77%,PSA 中位无进展时间为 10.3 个月,不良反应主要是非致命性的深静脉血栓,可用华法林预防。

9. 泰素帝联合阿曲生坦(Atrasentan) 阿曲生坦是一种内皮素受体拮抗剂,内皮素-1 在 HRPC 进展过程中参与成骨细胞的损害,并通过 MAPK 通路影响癌细胞凋亡。一项 Meta 分析收集了 1002 例口服阿曲生坦 10mg/d 的Ⅱ期和Ⅲ期临床研究结果,证实了阿曲生坦对于无症状的 HRPC 患者延缓生化复发和临床症状是有效的。

(四) 以环磷酰胺为主的方案

业已证实,静脉使用环磷酰胺不论单用还是联用,对 HRPC 患者疗效甚微,而口服给药对皮下种植瘤的模型动物有抑制肿瘤生长的作用,30 例患者行小剂量环磷酰胺口服,PSA 反应率约 30%。研究还证实,联合用药能进一步增加其疗效。

1. 环磷酰胺加雌莫司汀 Brerds 报道了 32 例转移性 HRPC 患者每 28 天接受 14 天口服雌莫司汀和环磷酰胺的研究结果,14 例血 PSA 下降不小于 50%,12 例稳定,仅 6 例上升,14 例治疗前有骨痛的患者,7 例骨痛消失,1 例骨痛部分缓解。

2. 环磷酰胺加地塞米松(或泼尼松) 给予患者环磷酰胺 50mg 每日早晨口服,地塞米松 1mg 每日晚上口服,Glode 等的Ⅱ期临床试验结果显示:29% 的患者血 PSA 较治疗前下降≥80%,39% 的患者下降 50%~79%,6% 的患者下降<50%,中位有效时间为 8 个月,总的疗效肯定,不良反应较轻,患者可以很好耐受。

3. 环磷酰胺加地塞米松(或泼尼松)加雌二醇 30 天为 1 个周期,环磷酰胺 100mg 第 1~20 天,泼尼松 10mg,每日 1 次,雌二醇 1mg,每日 1 次。Hellerstedt 等的研究显示 PSA 反应率为 42%。

(五) 其他方案

1. 吉西他滨为主的化疗方案 该方案是泰素帝治疗无效时的又一选择。

(1) 吉西他滨+顺铂:吉西他滨(Gemcitabine,商品名:Gemgar,健择)是阿糖胞苷类似物,属于抗代谢类抗癌药物。国内外临床研究证实,健择对胰腺癌、非小细胞肺癌等具有确切的疗效。Morant 等发现,吉西他滨具有明显镇痛和缓解其他症状的作用,即便 PSA 并无下降,患者的生活质量也有所改善。Zisman 等研究表明,健择在体外试验中可诱导激素非依赖性前列腺癌细胞发生凋亡。Vogel 等单独使用健择治疗泌尿及男性生殖系肿瘤,结果表明健择对前列腺癌具有一定的治疗效果。国内报道前瞻性将健择与顺氯铵铂联合应用于激素非依赖性晚期前列腺癌的治疗,近期效果明显。具体方案为:吉西他滨 1000~1200mg/m²,第 1、8 天,顺铂 30mg/m²,第 2、8、9 天。患者化疗结束后,12 例 PSA 值降至正常水平(<4ng/L),4 例 PSA 值下降超过 50%,2 例 PSA 值变化不明显。患者接受全身化疗后疼痛缓解较快和(或)较明显者其 PSA 下降亦显著,2 例 PSA 变化不明显者其疼痛及临床状况无明显改善。化疗的毒副作用主要有恶心、呕吐、白细胞减少、血红蛋白减少及血小板减少等,这些毒副作用全都在可耐受的范围,没有引起严重的后果。因此,Gemzar+DDP 是治疗激素非依赖性晚期前列腺癌比较理想的方案,其疗效肯定,毒副反应可耐受,可作为激素非依赖性前列腺癌的一种辅助治疗措施。

(2) 吉西他滨与紫杉醇:本试验研究显示,紫杉醇对细胞周期的影响是将其阻滞于 G_2/M 期,吉西他滨则将细胞周期阻滞在 S 期,与文献报道相似。同时研究显示,两者协同作用后 G_2/M 期细胞比例有所下降,S 期细胞比例增加,表现为吉西他滨部分地逆转了紫杉醇所致的 G_2/M 期阻滞,但两者协同使 PC-3 细胞的总细胞周期进展得到显著阻滞,显著地增强了它们抑制肿瘤发生发展和诱导凋亡的作用。紫杉醇与吉西他滨协同作用可以显著增强对前列腺癌 PC-3 细胞增殖的抑制,促进其凋亡,抑制其细胞周期的进展,下调其 Cyclin D1 的表达,进而可以用于协同加强对激素非依赖性前列腺癌的治疗效果。

2. 阿霉素加5-氟尿嘧啶加甲酰四氢叶酸加三苯氧胺　给予患者第 1 天阿霉素 $30mg/m^2$,每天 5-FU:$2000mg/m^2$ 24 小时静脉滴注,第 15、29 天甲酰四氢叶酸 $200mg/m^2$ 24 小时静脉滴注,第 1、2、16、17、30、31 天三苯氧胺 $50mg/m^2$,每日 3 次,Lin 等进行的 II 期临床试验结果显示 PSA 反应率为 67%,与大多数有效方案相当,并且不良反应较低。

3. 苏拉明　Vogelzang 等目前正在进行苏拉明治疗 HRPC 的研究,其第二期研究主要目的是测定 58 例激素难治性前列腺癌患者在连续 3 个月每月 1 次注射苏拉明后其前列腺癌特异性抗原(PSA)水平及客观有效率。研究方法:第 1 天静脉注射苏拉明 $2400mg/m^2$,第 29 天静脉注射苏拉明 $1620mg/m^2$,第 57 天静脉注射苏拉明 $1292mg/m^2$,所有患者均服用 0.5mg 地塞米松,每天 2 次。其主要结果显示 56 例可评估患者(中位 PSA 水平,229.5ng/ml)中,有 21 例 PSA 有降低(37.5%)。在 27 例可预测性疾病的患者中,有 5 例有效(4 例部分和 1 例全部),其中位生存时间为 15.3 个月。该项研究表明苏拉明可使前列腺癌患者前列腺癌特异性抗原(PSA)降低,对激素难治性前列腺癌是有作用的。

4. Genasense 加米托蒽醌　目前,Genasense 在动物实验中的作用明确,但临床治疗效果还不确定,很可能是尚未发现合适的与之联合的化疗药物。Chi 等对 26 例 HRPC 患者给予 Genasense 0.6 ~ 5.0mg/$(kg \cdot d)$,第 1 ~ 14 天持续静脉滴注,米托蒽醌第 8 天 4 ~ 12mg/m^2 快速静脉滴注,28 天为 1 个疗程,结果显示:仅有 2 例 PSA 下降>50%。但用药过程安全,无重大并发症。Miayake 等在早些时候完成了临床前期研究,方案是 Bcl-2 反义寡聚脱氧核苷酸联合泰素帝,发现 Bcl-2 反义寡聚脱氧核苷酸可以增强泰素帝的细胞毒副作用,对前列腺癌细胞有抑制作用。

5. 顺铂或卡铂联合依托泊苷和 EMP 治疗 HRPC　患者有 PSA 反应和可测量病灶缩小。0h 等报道对 EMP 联合多西紫杉醇和卡铂 3 周方案进行了评价,结果 PSA 反应率为 68%,可测量病灶缩小患者为 52%。由于缺乏大规模随机试验,铂类药物在联合用药治疗前列腺癌中的价值尚不清楚。

6. PC-SPES　是从草药中提取的一种植物制剂,能够抑制肿瘤细胞的生长,但其作用机制不甚清楚。体内外试验表明 PC-SPES 能够抑制微管蛋白的聚合,联合应用紫杉醇有望在临床治疗晚期 PCa 患者时取得较好的疗效。

(六) HRPC 化疗及疗效评估

在 20 世纪 90 年代以前,化学药物治疗前列腺癌的疗效令人失望。究其原因,主要归结于两个方面:①因为 PSA 尚未应用于临床,所以试验终点和疗效的判断都要依赖于可测量的肿瘤的多少(或者体积的大小)。然而,对于晚期前列腺癌患者,只有少部分(<30%)存在这种"可测量"肿瘤,而且往往提示预后不良,因此,所得试验结论可能并未真正反映其治疗效果。②当时化疗多采用单药方案,化疗不良反应对临床疗效的判断同样起到了相当大的负面影响。

近年来,随着新药的不断出现,随着研究的不断深入,不仅原有的诸多药物不断被尝试用于前列腺癌的治疗,而且,各种新药、新化疗方案也不断应用于临床,大大提高了前列腺癌的化疗效果;同时,新的临床疗效评价指标(主要为 PSA,如 50% PSA 下降率、PSA 的缓解期生存率等,此外,还有疾病进展时间和生活质量等)的应用,对 HRPC 化疗效果的临床评价也发挥了重要作用。现在,化疗作为晚期前列腺癌患者的后期防线,正日益受到人们的关注。目前,虽然尚没有试验可证实化疗能提高患者的生存率,但是有试验表明经化疗后 PSA 有反应者的生存率高于无反应者。

由于单纯骨转移和单纯血清 PSA 水平变化的病情难以评价,仅 10% ~ 20% 的患者伴有可测量的软组织转移,故进展期前列腺癌治疗效果评价较难,PSA 水平下降≥50% 多被认为是病情缓解的一个有效监测指标,称为 PSA 反应。动态 PSA 指标如 PSA 倍增时间和 PSA 速率可能较单纯的 PSA 变化对治疗效果评价更有价值。化疗后 PSA 升高速率下降与生存期延长有相关性,治疗前后 PSA 比率是已转移 HRPC 患者死亡率评价的有效指标。

(七) 小结

由于 HRPC 的病因学机制尚未完全明了,且其具有特殊的生物学属性,因此,目前对于 HRPC 的化学治疗仍较为棘手,临床上也尚未形成统一的治疗方案。但是,随着许多新的化疗药物的不断问世,随着许多新的化疗方案不断应用于临床,HRPC 的化疗效果也在不断提高。然而,现在尚没有一种疗效确定,同时又能明显提高患者生存率的化疗方案。随着研究的不断深入,随着诸多临床试验的不断开展,我们有信心在不久的将来,疗效确定,同时又能明显提高患者生存率的化疗方案一定会问世。

(安汉祥　邢金春)

第五节　非转移性去势抵抗性前列腺癌的治疗

非转移性去势抵抗性前列腺癌(non-metastatic castration-resistant prostate cancer,nmCRPC)在临床上,是一组尚未发现有转移灶的 CRPC 病例,这类病例尚缺乏的流行病学资料。初诊为去势抵抗性前列腺癌(castration-resistant prostate cancer,CRPC)患者中由于许多患者不会在第一时间选择评估是否转移,因而 nmCRPC 和 mCRPC 的具体比例是难以确定的。根据一项使用骨扫描作为转移评估工具的 meta 分析,CRPC 患者中转移者比例约为 84%,由于受检测手段所限,实际转移比例可能更高。有专家认为 PSA 倍增时间(PSA double time,PSA-DT)较快(<8 个月)的患者容易发生远处转移,因此,应每 3~6 个月进行影像学检查。目前 1/3 的 nmCRPC 患者会在 2 年内出现骨转移,然而没有研究证实立即治疗能为患者带来获益。其中可能原因在于 nmCPRC 患者群体转归存在明显的异质性,即使出现转移,其时间跨度也非常大。PSA 水平、PSA 升高速率、PPSA-DT 与发生转移的时间相关,参考这些指标有助于建议哪些患者有需要评估转移风险,然而这些指标对于 nmCRPC 患者的治疗并无指导意义。

nmCRPC 的治疗目标是延缓肿瘤进展,改善生活质量。鉴于化疗的敏感性,能有效地推迟化疗时间或是许是获益的。与 mCRPC 不同,目前对于 nmCRPC 的治疗没有特定模式,且存在争议,首选加入临床试验。目前有专家在对这类病例,进行根治性手术、多西他赛化疗、根治性放疗(外放射或粒子置入等)、靶向治疗、免疫治疗等等临床试验研究,仍未达成统一的意见,有待进一步观察。

等待观察是另一种选择,尤其是 PSA-DT≥10 个月者,因为这些患者预计进展缓慢。对于 PSA-DT<10 个月者,由于雄激素受体可能保持活性,二线激素治疗是可以选择的,对于最初接受药物或手术去势患者,包括加用抗雄激素药物、抗雄激素撤药、抗雄激素互换、肾上腺雄激素合成抑制剂、低剂量雌激素药物。

1. **加用抗雄激素药物**　在单一去势(手术或药物)治疗的基础上联合抗雄激素药物,25%~40% 的患者 PSA 下降>50%,平均有效时间为 4~6 个月。

2. **抗雄激素撤药**　对于采用联合雄激素阻断治疗的患者,推荐抗雄激素撤退治疗。一般停药 4~6 周后,约 1/3 的患者出现"抗雄激素撤除综合征",PSA 下降>50%,平均有效时间 4 个月。

3. **抗雄激素药物互换**　对于初次内分泌治疗后恶化的前列腺癌患者,交替使用抗雄激素药物治疗,25%~40% 患者仍能获益,平均有效时间 4~6 个月。

4. **肾上腺雄激素合成抑制剂**　如酮康唑,氨基苯乙哌啶酮,皮质激素(氢化可的松、泼尼松、地塞米松)。人体中肾上腺分泌约 10% 循环雄激素。某些 CRPC 患者的肿瘤细胞仍然保留雄激素敏感性,双侧肾上腺切除或肾上腺皮质类固醇合成抑制剂的使用可导致循环雄激素水平进一步降低从而诱导临床反应。安鲁米特、酮康唑、皮质类固醇激素主要是通过这种机制在约 25% 的患者中产生一个持续约 4 个月的 PSA 反应。

2004 年美国圣弗朗西斯科大学发表在《JOURNAL OF CLINICAL ONCOLOGY》一篇研究显示,酮康唑联合泼尼松相对于单纯的抗雄激素撤药有更好的 PSA 下降反应。该实验入组了 260 名非雄激素依赖性前列腺癌患者,被随机分为仅抗雄激素撤药反应组(AAWD 组)及抗雄激素撤药反应同时联合口服酮康唑及泼尼松(AAWD/K)。结果显示 11% 的 AAWD 组有 PSA 反应(PSA 下降≥50%),而 AAWD/K 组有 27%(P=0.002)。另外,AAWD 组客观应答率只有 2%,而 AAWD/K 组有 20%。但两者的生存率却没有显著差异。并且,联合酮康唑组的患者耐受情况比较好。

5. **低剂量雌激素药物**　如雌二醇、甲地孕酮等可实现介于 24%~80% PSA 治疗反应,持续时间 4~8 个月,需警惕血栓栓塞事件的风险增加。

来自 Kantoff PW 等的研究发现,已烯雌酚(DES)能使非雄激素依赖性前列腺癌患者的 PSA 下降。该研究是一个多中心前瞻性 Ⅱ 期临床试验,入组 90 名非雄激素依赖性前列腺癌,通过盲法,随机分配口服特殊中草药(PC-SPES)组及口服 DES 组,到该实验结束发现 DES 组(42 人)中的 24% 有 PSA 反应(下降 ≥ 50%),(95% CI = 12% ~ 39%),但服用 DES 组,深静脉血栓的发生率显著升高,达 9%。

然而,根据尚未接受多西他赛为基础化疗的患者中进行的随机临床试验结果,以上策略均未能表现出延长生存期的效果。

(李毅宁 穆鑫 林东旭)

第六节 转移性去势抵抗性前列腺癌的治疗方法

一、单纯紫杉类药物

紫杉类药物在 HRPC 治疗中显示了一定的优势。其抗肿瘤的主要作用机制是抑制微管的解聚,抑制 Bcl-2 基因表达的作用,破坏了细胞正常的有丝分裂过程,使细胞分裂停滞于 G_2/M 期,最终导致细胞凋亡。紫杉类也可以诱导 Bcl-2 蛋白磷酸化,从而促进细胞凋亡。而就紫杉醇和多西紫杉醇两者比较,研究表明多西紫杉醇对紫杉醇抵抗的 HRPC 仍有一定的作用。而新型的紫杉类药物卡巴他塞尔(Cabazitaxel)对多西紫杉醇失败的晚期激素抵抗性前列腺癌也显示出了优越的疗效。

多西紫杉醇是一种独特的抗肿瘤药物,作为紫杉醇的半合成药物,具有阻断细胞有丝分裂的作用。正常情况下,三磷酸鸟嘌呤核苷和其他一些辅助蛋白因子与 β-微管蛋白结合,从而完成细胞内微管聚合,当细胞内存在多西紫杉醇时,其竞争性与 β-微管蛋白结合,导致微管在没有三磷酸鸟嘌呤核苷等时发生聚合,这种聚合起到破坏肿瘤细胞的有丝分裂,抑制肿瘤生长、促进肿瘤凋亡的作用。另一方面,基于转移性前列腺癌无论是原发灶或转移灶均呈高表达 Bcl-2 抗凋亡基因,Bcl-2 的磷酸化会抑制其抗凋亡作用,而多西紫杉醇是一个高效的磷酸化促进剂,因此它可抑制 Bcl-2 基因的抗凋亡作用,诱导前列腺癌细胞凋亡。与紫杉醇相比,其在细胞内浓度高且停留时间长,对于过度表达 P-糖蛋白的多数人体肿瘤具有抗肿瘤活性,它对多种小鼠和人癌细胞株有细胞毒活性,其杀伤作用为紫杉醇的 1.3 ~ 9.3 倍。目前以多西紫杉醇为基础的化疗方案已经成为此类患者的标准化疗方案。

Roth 等采用单一紫杉醇 135mg/m² 持续 24 小时静脉滴注治疗,虽然有部分患者症状缓解及 PSA 下降 50%,但中位生存时间为 9 个月,毒副作用明显,26% 患者有发热,其中 1 例患者死于毒性反应。每周应用紫杉醇,PSA 下降率为 39%。与之相反,紫杉醇 75mg/m²,每 3 周应用 1 次,PSA 下降率为 46%,可检测的肿瘤反应为 28%,中位生存时间为 27 个月。每周应用紫杉醇 36 ~ 45mg/m²,PSA 下降率为 41% ~ 46%。最近研究紫杉醇 36 ~ 40mg/m²,每周应用 1 次,共 6 ~ 8 周,证实了以前的观察结果,PSA 下降 48% ~ 64%。不良反应包括流泪、周围神经炎、液体潴留。

卡巴他塞尔 JEVTANA(Cabazitaxel)是一种抗肿瘤药物,属于紫杉烷类。通过用从红豆杉萃取的前体半合成制备。Cabazitaxel 是一种微管抑制剂,可结合微管蛋白,抑制分解的同时进入微管。抑制有丝分裂和分裂间期细胞功能的同时,对微管起到稳定作用。Cabazitaxel 除了在多西紫杉醇敏感肿瘤有活性外,在对化疗包括多西紫杉醇不敏感肿瘤模型中 Cabazitaxel 显示活性。

在前期大量的临床试验中,其疗效优于米托蒽醌,每 3 周使用卡巴他塞尔注射液 25mg/m² 静脉滴注 1 次,PSA 缓解率为 39.2%,中位 PFS 为 2.8 个月,OS 为 15.1 个月。主要不良反应包括骨髓抑制、腹泻、疲劳、恶心、呕吐、便秘和肾衰竭等。

二、杉类药物的联合化疗

(一)多西紫杉醇和泼尼松的联合应用

2004 年美国临床肿瘤学会(American society of clinical oncology,ASCO)年会上,报告了两项以多西紫杉醇为主治疗 HRPC 的 Ⅲ 期临床研究 TAX327 和 SWOG9916 试验,结果显示能明显提高生存时间,从而改变了化疗在 HRPC 治疗中的地位。美国 FDA 已于 2004 年批准多西紫杉醇联合泼尼松通过静脉给药方案治疗 HRPC。

　　TAX327 试验：选择 1006 例 HRPC 患者，随机分为 3 组：①每周组，多西紫杉醇 $30mg/m^2$，每周 1 次联合泼尼松 10mg 每日口服；②3 周组，多西紫杉醇 $75mg/m^2$，联合泼尼松 10mg 每日口服；③标准组，米托蒽醌 $12mg/m^2$，每 3 周 1 次，联合泼尼松 10mg 每日口服。结果多西紫杉醇 3 周组、多西紫杉醇每周组和标准治疗组的总生存期分别为 18.9、17.3、16.4 个月，疼痛减轻的比例分别为 35%、31%、22%。同米托蒽醌相比，多西紫杉醇 3 周方案使患者死亡危险降低 24%，疾病无进展生存率有提高趋势，而多西紫杉醇 3 周方案联合泼尼松还能提高肿瘤缓解率、疼痛缓解率及 PSA 缓解率。多西紫杉醇最常见的不良反应为脱发、疲乏和恶心，但发生率与米托蒽醌相比无显著差异，其不良反应经处理可减轻。提示多西紫杉醇联合泼尼松 3 周方案与米托蒽醌联合泼尼松化疗比较，可以显著改善症状，延长生存期。SWOG9916 试验：比较多西紫杉醇联合雌莫司汀（D/E 组）和米托蒽醌联合泼尼松（M/P）治疗 674 例 HRPC 的治疗效果，结果 D/E 组的中位生存时间为 17.5 个月，长于 M/P 组的 15.6 个月（$P=0.01$），D/E 组的中位无进展生存时间为 6.3 个月，长于 M/P 组的 3.2 个月，D/E 联合治疗的总生存率提高 20%（$P<0.01$），无进展生存提高 27%（$P<0.001$）；D/E 组有 50% 的患者 PSA 下降超过 50%，M/P 组的患者有 27% 下降超过 50%（$P<0.001$）。Ⅲ/Ⅳ期的骨髓抑制、发热、恶心、呕吐和心血管毒性的发生率 D/E 组较高，但两组没有显著差异。这两个试验设计不同，但证明了同一个结果，即多西紫杉醇对于 HRPC 具有明确的生存益处。因此，2004 年 5 月 FDA 批准多西紫杉醇 $75mg/m^2$ 联合泼尼松的 3 周方案为治疗 HRPC 的首选的标准治疗方案。

（二）雌莫司汀联合紫杉类药物的治疗

　　雌莫司汀的抗肿瘤作用，开始认为是通过其烷化基，后又逐渐认识到其对胞质微管有破坏，抑制核基质聚集和 P2 糖蛋白。单一给药，雌莫司汀每天口服 14mg/kg，19% 患者 PSA 下降 50%。体外试验证实雌莫司汀与 VP16、长春碱、紫杉醇、多西紫杉醇治疗 HRPC 有协同作用。

　　经过完全雄激素阻断后的 HRPC 的患者中约有 25% 的患者对雌莫司汀敏感，使用雌莫司汀后其中约 50% 的患者表现出血清 PSA 水平明显下降和生存期的提高。雌莫司汀是硝基氮芥和雌二醇的稳定结合物，但是，单独应用雌莫司汀效果欠佳。研究表明，如果将雌莫司汀联合其他同样作用于癌细胞分裂期微管的化疗药物，可增加临床疗效。过去，雌莫司汀常与一磷酸腺苷（AMP）、环磷酰胺（CTX）、长春碱（VLB）等联用，PSA 反应率较低（20% ~60% 之间），毒副作用也较明显，治疗相关死亡率为 1.3% 左右。其后开展的将雌莫司汀与多西紫杉醇（Docetaxel）、卡铂（Carboplatin）等联合应用，PSA 反应率较前提高（43% ~77% 之间），毒副作用主要包括血栓形成和骨髓抑制，大多数患者均可耐受，治疗相关死亡率为 0.8% 左右。在众多方案中，效果最好的是二联方案是雌莫司汀+多西紫杉醇，有明显的 PSA 下降，有效缓解骨疼痛。

　　雌莫司汀+多西紫杉醇可作为激素抵抗性前列腺癌有效的治疗方案，其优点在于能明显延长 HRPC 的生存期，同时，PSA 的反应率也高达 77%。两项研究揭示了多西紫杉醇在治疗 HRPC 中取得的良好效果。一项为 SWOG-9 研究组比较了雌莫司汀+多西紫杉醇和米托蒽醌+泼尼松静脉给药对 HRPC 患者生存率的影响，结果表明应用雌莫司汀+多西紫杉醇治疗 HRPC 不仅降低了患者 PSA 的水平，还改善了患者的生存时间。SWOG-9916 研究组将入组的 770 例 HRPC 患者随机分为两组：①D/E 组（386 例），多西紫杉醇（$60mg/m^2$，第 2 天，21 天为 1 个周期）联合雌莫司汀（280mg，口服，每日 3 次，第 1~5 天）；②M/P 组（384 例），米托蒽醌（$12mg/m^2$，静脉滴注，21 天为 1 个周期）联合泼尼松（5mg，口服，每日 2 次，持续使用）。研究结果显示 D/E 组的中位生存时间（18 个月）长 M/P 组（16 个月）（$P=0.01$）。中位无进展生存时间，D/E 组为 6 个月，明显长于 M/P 组的 3 个月（$P<0.001$），即 D/E 联合治疗使患者的总生存率提高 20%（$P<0.01$），无进展生存期提高 27%（$P<0.001$）。D/E 组和 M/P 组的有效率分别为 17% 和 11%，无显著差异（PADM=0.15）。就 PSA 水平来看，PSA 下降超过 50% 的 DM 患者 D/E 组有 50%，而 M/P 组仅有 27%，两组比较差异有显著性（$P<0.001$）。结论：多西紫杉醇联合雌莫司汀治疗 HRPC 能明显延长患者的生存时间。两组的主要不良反应均为血液学毒性，这些不良反应发生率 D/E 组高于 M/P 组，但差异均无显著性。

　　此外，有研究表明，联合应用雌莫司汀和紫杉醇可以缓解约 60% 患者的疼痛症状，联合应用磷酸雌二醇氮和紫杉醇也可使患者的生活状态评分提高 60% 以上。但因为雌莫司汀有较明显的致静脉血栓作用，应用时必须加用抗凝药物如阿司匹林等。

（三）卡巴他赛尔和泼尼松的联合应用

卡巴他赛尔（Cabazitaxel）是一种微管抑制剂。Cabazitaxel 与微管蛋白结合和促使它组装至微管同时抑制微管分解，这导致微管稳定化，导致细胞功能有丝分裂和分裂间期的抑制。

Cabazitaxel 与泼尼松联用的功效和安全性通过在先前利用多西他赛包括食物疗法治疗后激素难治的转移性前列腺癌的患者进行随机法、公开标签、国际的、多中心研究进行评价。总共有 755 名患者随机地接受最高 10 个周期的每 3 周由静脉输注给予 $25mg/m^2$ 的 Cabazitaxel 和每日口服 10mg 的泼尼松（$n=378$），或者接受最高 10 个周期的每 3 周由静脉输注给予 $12mg/m^2$ 的米托蒽醌和每日口服 10mg 的泼尼松（$n=377$）的治疗。结果表明，其疗效优于米托蒽醌，每 3 周由静脉输注给予 $25mg/m^2$ 的 Cabazitaxel 和每日口服 10mg 的泼尼松 PSA 缓解率 39.2%，中位 PFS 为 2.8 个月，OS 为 15.1 个月。

Cabazitaxel 是一种微管抑制剂，其与泼尼松联用治疗目前也成为激素难治的转移性前列腺癌的有效方案之一。多适用于既往用含多西紫杉醇治疗方案激素难治转移性前列腺癌患者。

三、靶向及其他药物治疗

精准医学的概念是由美国国家科学研究委员会于 2011 年首次提出。精准医学是通过整合每个个体的分子信息和临床数据，为更精确的疾病分子分类提供支撑，以提高疾病诊断与治疗的效益，最终实现对特定患者的特种疾病的个体化治疗。精准医学的核心是基于个体基因组信息的个体化治疗。Collin 等指出，"精准医学"并不是新概念，如输血匹配血型、基于分子标志物进行的肿瘤分子靶向治疗，实际均是"精准医学"的体现。基因组测序技术的快速革新、生物医学分析技术的进步及大数据分析工具的出现使其应用成为可能，且日益重要。2015 年 1 月美国总统奥巴马在国情咨文演讲中宣布启动精准医疗计划，标志着精准医学问题已不仅仅是医学研究的一个重要方向，而是被提升到了国家战略的层次。

Robinson 等报道了一项前瞻性多中心队列研究，对 150 例 CRPC 患者的肿瘤组织进行了全基因外显子组和全转录组测序，40%~60% 的患者中存在 AR、ETS、TP53 和 PTEN 的频发突变，综合分析显示 89% CRPC 患者均携带着至少一种激活突变，为精确筛选 CRPC 治疗靶点提供了强有力的支持。这是国际上第一项对 CRPC 开展全面深入的分析研究，具有里程碑意义，标志着 CRPC 治疗已进入到个体化精准治疗的新时代。

（一）神经内分泌转化型 CRPC 的靶向治疗

PCa 内分泌治疗后还可能出现向高分级神经内分泌癌（treatment related neuroendocrine prostate cancer, tNEPC）转化，转化后的细胞对小细胞肺癌的化疗方案敏感。Wang 等对 123 例内分泌治疗后转化为 tNEPC 的 PCa 患者临床病理和生存资料进行了系统评价和整合分析，结果显示 PCa 转化为 tNEPC 的中位时间为 20 个月，转化后的 tNEPC 尽管对后续标准的小细胞肺癌化疗方案敏感，但预后极差，中位生存时间仅为 7 个月，提示 PCa 向 tNEPC 转化可能是内分泌治疗耐药重要机制之一。据估计，这种 tNEPC 约占 CRPC 的 25%。研究 PCa 转化为 tNEPC 过程中关键基因存在的异常，以寻找有效的治疗靶点尤为重要。Beltran 等试图通过抑制 tNEPC 转化的关键通路来治疗这部分 CRPC 患者，该研究发现 AURKA 和 MYCN 基因共扩增在 65% 后续出现 tNEPC 转化的原发性 PCa 标本中发生，而在普通 PCa 标本中仅为 5%，提示这两个基因在 tNEPC 发展中可能发挥重要作用。进一步研究证实，AURKA 抑制剂 PHA-739358 在体内和体外实验中能有效杀伤 tNEPC，提示其是有前景的 tNEPC 治疗靶点。

（二）PI3K/PTEN/AKT/mTOR 通路的靶向治疗

PI3K 通路是与前列腺癌密切相关的信号通路之一，PI3K 通路的激活可导致细胞恶性转化、增殖活跃、侵袭性增强和新生血管形成，从而使肿瘤对抗内分泌治疗。

PTEN 是 PI3K/AKT/mTOR 通路的主要抑制靶点。Mulholland 等证实内分泌治疗获得性耐药是 PTEN 缺失 PCa 的固有特性，与癌症的发展阶段无关。PTEN 缺失通过调控 AR 转录因子活性导致雄激素反应性基因表达抑制。当条件性敲除 AR 基因时，发现 PTEN 缺失 PCa 增殖加快。该研究表明 PI3K 与 AR 信号通路相互作用是 CRPC 的重要分子机制。另外 mTOR 是 PI3K/AKT 通路下游的关键性分子，研究显示抑制 mTOR 可能抑制 PI3K 通路的激活，从而达到抑制肿瘤的作用。在机制上阻断 PI3K 通路有可能逆转 CRPC。由于 CRPC 患者中发现 PI3K 信号途径激活的比例较高，因而研究者试图通过抑制 PI3K 通路的激活来治疗 CRPC 患者。PI3K 抑制剂 BKM120 可抑制大量细胞系及激素非依赖 PC3 小鼠移植瘤的生长。因此,目前有大量关于 PI3K 抑制剂对 CRPC 治疗效果的探讨。

(三) PARP 抑制剂

多聚腺苷二磷酸核糖聚合酶(poly ADP ribose polymerase,PARP)在 DNA 损伤修复和细胞凋亡过程中起重要作用。抑制 PARP 的活性可使 DNA 损伤修复受挫,继而诱发肿瘤细胞凋,构成 PARP 抑制剂发挥抗肿肿瘤活性的内在机制。另外,研究发现 PARP 抑制剂能减少前列腺癌细胞系和鼠模型中 TMPRSS2:ERG 融合基因的表达,并阻止肿瘤转移,而对那些无基因融合现象的肿瘤细胞则不产生影响。由于 CRPC 常存在 DNA 同源重组功能缺失或 TMPRSS2:ERG 融合基因表达,所以 PARP 抑制剂用于 CRPC 的靶向治疗值得深入研究。一项关于口服 PARP 抑制剂奥拉帕尼的研究结果显示,4 例携带 BRCA2 突变的内脏转移性 CRPC 患者接受了奥拉帕尼单药治疗,2 例患者分别显示持续 34 个月和 26 个月的 PSA 和影像学客观反映,其中 1 例还维持了后续 10 个月的疾病稳定期。2015 年,美国临床肿瘤学会年会公布了一项名为 TOP-ARPA 的多中心 II 期临床研究,对未经选择的 50 例转移性 CRPC 患者给予奥拉帕尼单药治疗,同时采用第二代测序技术进行基因组分析来确定预测疗效的生物标志物。结果显示在整体研究人群中,奥拉帕尼总有效率(overall response rate,ORR)为 32.7%,而在具有 DNA 修复基因缺陷(如 BRCA2 和 ATM)的特定亚组患者中,ORR 则高达 87.5%。这可能是第一个临床试验数据支持 CRPC 分子分层治疗,下一阶段的研究将招募分子标志检测阳性的亚组患者来验证该标志物的疗效预测价值(NCT0 1682772)。

近几年,CRPC 的精准医学研究进展可谓日新月异,多种相关治疗药物获批用于临床为 CRPC 的个体化治疗带来了新的契机,并取得了举世瞩目的成绩。

(四) 抗血管生成药物

1. **来那度胺**　来那度胺是一种具有抗血管生成和抗肿瘤作用的免疫调节药物。临床试验 MAINSAIL,对 1046 例化疗初治转移性进展期 CRPC 患者使用多西他赛+泼尼松+来那度胺与多西他赛+泼尼松+安慰剂进行疗效比较。该试验中来那度胺组和安慰剂组 1 年生存率分别为 71.37% 和 78.18%,安慰剂组无进展生存期较长(10.6 个月 vs 10.4 个月),来那度胺联合多西他赛和泼尼松引起不良反应增加,来那度胺联合多西他赛和泼尼松方案对生存期非优先选择。

2. **阿柏西普**　阿柏西普是一种由人血管内皮生长因子受体的胞外结构域和人免疫球蛋白 G1 的 Fc 段聚合组成的重组人聚合蛋白,具有抑制血管生成作用。VENICE 试验评估了阿柏西普联合多西他赛+泼尼松的总体生存期,在多西他赛+泼尼松基础上随机分组,行阿柏西普或安慰剂治疗,阿柏西普组中位生存期为 22.1 个月,安慰剂组 21.2 个月。两组间总体生存期无显著差异,阿柏西普组发生不良反应较多。

四、新辅助化疗

新辅助化疗最早由美国的 Frei 提出,作为综合治疗的一部分,主要用于颈部癌、骨肿瘤、乳腺癌等实体肿瘤,是指在手术或放疗前应用的全身化疗。目的是减轻肿瘤负荷、缩小肿瘤、降低临床分期、提高手术切除率、控制微小癌及亚临床癌、控制医源性转移、帮助术后化疗方案的选择、早期化疗防止远处转移等。中危和高危的临床局限性前列腺癌根治术后复发率分别为大于 30% 和大于 50%。如何提高此类患者的预后,是前列腺癌研究的重要课题,而微转移灶的存在被认为是手术后复发的原因。破坏微转移灶的沉积和提高手术的切除率成为前列腺癌新辅助化疗的主要目的。

相关的研究已有报道。MD Anderson Cancer Center(Houston,TX)报道 33 例患者行根治手术前 12 周采用酮康唑(Ketoconazole)、阿霉素、长春新碱及雌莫司汀(KAVE),加 LHRH 拟似剂和抗雄激素治疗。分期为 T_3 期及 Gleason 评分>7 分的高危患者没有降至 T_0 期,但 33% 的患者根治术中发现为器官局限肿瘤。在所有患者中,33% 出现术后并发症,其中 1 例术后 30 天内死亡。一项多中心研究表明,55 例局部进展期前列腺癌患者采用 LHRH 拟似剂加紫杉醇、雌莫司汀、卡铂治疗 4~6 个月后行根治术及放疗等。23 例行根治术的患者 45% 术中为器官局限性肿瘤,但无一例降为 P_0 期。Clark 等对 18 例局部进展期前列腺癌患者在行根治术前采用 VP216 和雌莫司汀治疗 3 个疗程,每个疗程共 28 天,结果所有患者前列腺内均有癌残留,但 31% 的患者为器官局限癌,56% 的患者切缘阴性。

确定一个有意义的研究终点一直是新辅助化疗的一个挑战。生存期是最相关的研究终点,但是需要很长时间的随访,即使无瘤生存时间也需几年的随访。新辅助治疗如能够延长生存期,将比产生病理学上的反应更有意义。

五、辅助化疗

关于根治术及放疗后的辅助化疗的报道及经验较少。NPCP(national prostate cancer project)于 1978 年开始两项随机化试验,患者随机分入环磷酰胺($1mg/m^2$,每 3 周静脉应用至 2 年)或雌莫司汀($200mg/m^2$,每日 3 次至 2 年),结果对生存期没有影响。但接受雌莫司汀治疗明显对无瘤进展生存有益。目前新辅助及辅助化疗还没有标准化,还有多项研究正在进行中。

(一) 比卡鲁胺

比卡鲁胺为单纯的雄激素受体拮抗剂,具有外周选择性,无雌激素、糖皮质激素或盐皮质激素等活性,比卡鲁胺与雄激素受体的结合力更强,并且对突变或超敏的雄激素受体仍有拮抗作用。国内华立新等对 28 例 HRPC 患者给予比卡鲁胺治疗后,18 例患者 PSA 水平下降,平均持续 8.5 个月,其中 10 例患者 PSA 下降>50% 临床症状改善 8 例,比卡鲁胺作为二线激素治疗药物对于激素抵抗性前列腺癌有一定疗效。国外有作者尝试小剂量(80mg)或大剂量(150mg 和 200mg)的比卡鲁胺,有效率(PSA 下降>50%)为 22.5% ~ 53.0%,特别是一线使用氟他胺治疗有效时间长的患者,换用比卡鲁胺效果较好。进行疼痛评价的患者,更换抗雄药物后部分患者有疼痛的减轻,生活质量有所提高。换用常规剂量比卡鲁胺治疗无效者可以增加剂量,且不会明显增加不良反应。

比卡鲁胺与氟他胺同属非甾体类抗雄激素药物,前者与雄激素受体的亲和力比后者强 4 倍,两种药物的不完全交叉耐药现象机制仍未明确,被一种药物刺激而突变的雄激素受体可被另外一种药物所抑制,这可能与雄激素受体突变有关,有待在分子生物学水平阐明。

(二) ODM-201

ODM-201 是用于治疗转移性 CRPC(mCRPC)的新型二代雄激素受体抑制剂,作用机制与恩杂鲁胺相似,但与雄激素受体的亲和力更高。ARADES 试验表明逐渐增加患者 ODM-201 剂量未引起剂量限制性毒性,且耐受性良好。ODM-201 600mg,每日 2 次具有抗肿瘤活性,且未接受过化疗的 mCRPC 患者的耐受性良好。

(三) 恩杂鲁胺

恩杂鲁胺是一种作用于 AR 信号雄激素受体的抑制 AR 核易位配体结合结构域及其与 DNA 结合。一项Ⅲ期临床试验 PREVAIL 显示,恩杂鲁胺组患者的影像学无进展生存率为 65%,而安慰剂组为 14%,表明对于无症状或症状轻微且未行化疗的 mCRPC 患者,口服恩杂鲁胺可显著延迟影像学疾病进展及死亡发生并改善总体生存期。

TEPPAIN 研究比较了恩杂鲁胺和比卡鲁胺作用于 mCRPC 患者的安全性和有效性,发现与比卡鲁胺相比,恩杂鲁胺显著改善患者中位无进展生存期(15.7 个月 vs 5.8 个月),恩杂鲁胺显著降低了疾病进展和死亡风险。恩杂鲁胺对未行化疗和已行化疗的患者都有持久的抗肿瘤活性和良好耐受性,长期应用安全性较好。

(四) 阿比特龙

阿比特龙是不可逆性细胞色素 P450 酶 17 抑制剂,通过抑制肾上腺和肿瘤自身合成雄激素而减弱 AR 信号。一项试验评估了阿比特龙对无症状或症状轻微且未行化疗的 mCRPC 患者的疗效,结果表明阿比特龙联合泼尼松组的影像学无进展生存期为 16.5 个月,而泼尼松单药组为 8.3 个月,总体生存期有改善趋势,并且在化疗起始时间、肿瘤生存期有改善趋势,并且在化疗起始时间、肿瘤相关性疼痛镇静药使用及 PSA 进展方面优于泼尼松单药。研究表明体力状况评分≥2 分的 mCRPC 患者与体力状况评分 0 ~ 1 分的患者相比,阿比特龙治疗尤其在总体生存期的结果更差,因此阿比特龙应在体力状况下降之前较早地开始使用。

(安汉祥　邢金春)

第七节 热 点 问 题

一、去势抵抗性前列腺癌手术治疗的意义和争论

目前,去势抵抗性前列腺癌(CRPC)形成的原因和机制尚不明确,由于现有的医学手段仍不能有效控制 CRPC,使肿瘤进一步进展出现转移,这是导致几乎所有前列腺癌患者的死亡的根源。Alemayehu 等报道近 84% 的 CRPC 患者在诊断时便出现肿瘤转移,而另外 5% 的患者在诊断后 2 年内发生转移。以往,CRPC 患者的中位生存期仅为 14 个月,近年来,随着技术的进步、新药的研制及对化学、内分泌和免疫综合治疗的逐步深入研究,据统计,反应良好的 CRPC 患者中位生存期可以达 34.7 个月。对患者而言,虽然极大延长了预期寿命,但是由于肿瘤原发灶的不断进展和(或)骨盆或腹膜后淋巴结转移,随之而来的局部并发症则成为困扰患者生活的主要问题,这同时也是我们临床工作者当前面临的巨大挑战。

CRPC 患者的局部并发症主要包括膀胱出口梗阻(bladder outlet obstruction,BOO)和上尿路扩张积水。而手术和放射治疗作为局部肿瘤控制的手段在晚期前列腺癌发挥着重要作用。Michael 学者研究发现肿瘤局部控制可降低前列腺癌远处转移和死亡率;Andy CM 等回顾性分析了 2006 年 3 月—2011 年 3 月期间来自悉尼 5 个不同医院共 263 名 CRPC 患者,研究结果发现,进行前列腺局部治疗(RRP 或 EBRT)的晚期前列腺癌患者发展至 CRPC 的平均时间明显长于未予以治疗(4 年 vs 8 年,$P<0.05$);与观察组相比,局部治疗组具有更低的并发症(32.6% vs 54.6%,$P=0.001$);进一步分析发现,同样是行局部治疗,手术治疗较放射治疗在降低局部并发症方面更具优势(20.0% vs 46.7%,$P=0.007$)。由此可见,对于 CRPC 患者,手术治疗在实现癌症局部控制、减缓疾病进展及提高患者生活质量方面具有一定的优势。

(一)手术目的

①缓解下尿路梗阻,复发性肉眼血尿;②解除上尿路扩张、直肠尿道或直肠膀胱瘘和直肠梗阻;③减轻骨骼相关并发症,如骨痛、病理性骨折或脊髓压迫/浸润。采取安全及合适的手术,尽可能彻底的切除肿瘤,减缓疾病进展及复发、延长患者生命、最大限度改善梗阻症状,以利于提高生存质量。

(二)手术方式的选择

对于出现尿路并发症的 CRPC 患者,根据梗阻的严重程度、患者的一般情况、预期寿命以及患者的要求或经济情况等进行综合评估来决定是否手术及手术方式。常见的手术方法有:姑息性经尿道前列腺电切术(palliative transurethral resection of prostate,pTURP)和姑息性根治性手术(palliative radical prostatectomy,pRP),后者又包括根治性前列腺膀胱切除术和根治性前列腺切除术。

1. 姑息性经尿道前列腺电切术 CRPC 患者行 pTURP 的适应证:①CRPC 引起的膀胱出口梗阻(BOO)和复发性肉眼血尿而不接受膀胱造瘘或长期留置导尿;②化学治疗及放射治疗无明显效果;③不适合行姑息性根治性手术。对于这些晚期带瘤生存患者,LUTS 是主要困扰因素,pTURP 手术治疗对患者有重大的获益。

目前国外多项研究一致表明,pTURP 在解除 BOO 和预防复发性肉眼血尿方面具有显著的优势,手术成功率达到 70%~90%。Krupski TL 等对 29 361 例前列腺癌患者展开流行病学研究,随访 3.5 年后发现对于需行 pTURP 治疗的前列腺癌(9.3%)患者预后更差,更易出现局部肿瘤复发及下尿路症状。Martin 等研究发现,对于前列腺癌患者行 pTURP 手术治疗的患者术后 5 年生存率可达 61%。国内学者通过比较 39 例接受去势(CAB)联合 TURP 治疗与 107 例仅接受 CAB 治疗的转移性激素敏感前列腺癌患者的预后,证实接受 TURP 治疗组患者在延长无进展生存率上较后者有优势(67% vs 48%,$P=0.007$),而在术后总生存率(OS)及癌症特异生存率(DSS)方面则没有显著差异。这就说明手术治疗组较对照组仅有微弱的生存优势,其主要作用是改善患者的下尿路症状。

pTURP 在前列腺癌中应用的目的主要切除部分癌组织使下尿路通畅,并不要求把包膜内的前列腺组织都予以切除。虽然该手术对改善患者下尿路症状有一定的获益,然而 TURP 作为一种创伤性手术,不可避免会伴随一些手术并发症,如 2 次手术、长期留置尿管、尿失禁等;DONALD S 曾报道过一组小样本研

究,结果发现姑息性 TURP 与用于治疗良性前列腺增生(BPH)的标准 TURP 相比,术后尿潴留及二次手术率明显高于后者。此外,Martin 等研究发现,行姑息性 TURP 的 89 例患者,围术期死亡率(2%)及术后随访死亡率(25%)明显高于标准 TURP。并发症方面,2 次 pTURP(25%)、长期留置尿管(11%)及尿失禁(10%),这对患者来说,不仅降低了生活质量,也给患者带来极大的心理负担。

但是近年来,Axel 等报道了 83 例行姑息性 TURP 的 CRPC 患者的研究显示,13 例(15%)患者出现并发症,主要为急性尿潴留(2.4%)、膀胱血块(3.6%)、永久性耻骨上造瘘(3.6%)、二次 TURP(3.6%)及尿失禁(2.4%)。所以 Axel 等认为,姑息性 TURP 手术可以使患者下尿路症状得以缓解,且不会增加并发症的发生率。

TURP 诊治 CRPC 患者显示出诸多优势,但其是否导致肿瘤细胞脱落加速全身转移,仍存在一定的争议。Forman 等学者很早研究了行 pTURP 与经穿刺活检确诊前列腺癌的预后,发现前者复发率和远处转移发生率明显高于后者,尤其在晚期及中低分化 Pca。一项系统研究展示 TURP 手术可使前列腺静脉窦开放,进而导致 PCa 细胞的扩散和转移。然而,也有与此相反的报道,一些研究表明 TURP 本身对疾病进展、生存和骨转移无显著性影响。Mansfield 认为前列腺癌患者发生转移是因为其存在转移特性的 PCa 细胞,与 pTURP 手术无关。此外,我国学者康健在 TURP 治疗晚期前列腺癌疗效分析研究中,证实经尿道前列腺手术不会造成癌症扩散、疾病进展及肿瘤相关死亡率增加,认为 TURP 术中即使少量的癌细胞进入循环后,高频电刀产生的高温可杀死大部分肿瘤细胞,配合内分泌治疗,肿瘤细胞缺乏必需的生长微环境,难以继续生存。然而,针对去势抵抗性前列腺癌患者,其肿瘤细胞已失去对抗雄激素药物的敏感性,TURP 是否增加这部分患者的全身转移的可能仍有待进一步研究。

总而言之,姑息性 TURP 在 CRPC 的治疗中具有重要的地位,通过减轻肿瘤负荷,不仅可以解除膀胱出口梗阻和复发性肉眼血尿,达到改善患者 LUTS 的目的,而且通过减少原发灶内癌细胞和间质细胞的数量,具有改善患者预后的趋势。不过值得一提的是,姑息性 TURP 也是一种创伤性手术,伴有一定的手术风险,手术需要严格把握适应证,权衡手术并发症及考虑患者要求或经济状况。此外,手术过程中肿瘤细胞脱落是否会导致全身转移,目前仍存在争议,但近年来国内外文献研究倾向于不会造成转移的风险。尽管如此,手术过程中仍必须严格精确操作、保持低压灌洗、定时放空膀胱,这对于预防全身转移至关重要。

2. 姑息性根治性手术　对于临床局限性前列腺癌,根治性前列腺切除术(radical prostatectomy,RP)术一直被认为是标准治疗方案。患者手术后长期效果十分理想,部分患者甚至可以达到临床治愈的效果。然而,与欧美国家不同,我国前列腺癌患者在就诊时多已处于晚期或伴骨转移,失去手术时机,虽然多数患者在患病初期和开始一段时期内对雄激素剥夺(androgen deprivation therapy,ADT)治疗有效,但随着疾病的发展,PCa 逐渐对内分泌治疗失效,转变为去势抵抗性前列腺癌(CRPC)。

目前,对于 CRPC 患者是否行姑息性根治性手术尚有争议,前列腺癌根治术一般很少用于 CRPC 患者的治疗,原因在于手术难度大、并发症多,患者一般情况差、手术意愿不强烈等,同时随着新药的研制和进展,新内分泌治疗的效果不断增加。所以,根治性手术仅仅作为"减瘤"治疗策略,用于改善患者症状,并未广泛应用。然而,有作者提出即使肿瘤发生转移,局部"减瘤"手术仍具有重要的作用,不仅可以改善症状,还可以增加后续对系统治疗的应答效果,鼓励临床医师应积极去探索的外科手术在晚期前列腺癌的作用。

近年来,姑息性根治性手术应用于 CRPC 的治疗逐渐成为学者探索的热点领域。D. Pfister 等研究表明姑息性根治性手术可以使 CRPC 患者实现有效的局部症状控制(80%),提高中位无症状生存率(75.4%)。不过本研究样本数据仅 20 例,尚不能对 pRP 控制局部症状得出肯定结论;Heidenreich A 等纳入 51 例行内分泌治疗的骨微转移前列腺癌患者,分为联合 RP 手术组(23 例)与观察组(38 例),结果发现联合 RP 手术治疗使患者能够临床受益。不仅可以延缓发展至去势抵抗性前列腺癌的时间(40 个月 vs 29 个月,$P=0.04$),而且显著提高临床无进展生存期(38.6 vs 26.5 个月,$P=0.032$)和癌症特异性生存率(95.6% vs 84.2%,$P=0.043$),但总生存期相似。Axel 等完成了 65 例接受姑息性 RP 手术的 CRPC 患者,结果表明 80%(53/65)患者局部症状获得减轻。最重要的是,在平均随访时间为 27 个月过程中,无症状生存期占总生存时间的 75%。这结果于患者而言,不仅延长患者寿命,而且也最大程度减轻症状。作者提出手术适应证,包括:①ECOG 体力状态:0 ~ 1;②Charlson 并发症评分≤10 分;③ASA 评分≤2 分;④预期寿命>1 年;⑤术前 MRI 提示无盆底浸润;⑥复发性肉眼血尿需反复输血;⑦复发性膀胱阻塞;⑧骨盆难治性疼痛。特别是对于复发性肉眼血尿和膀胱阻塞的患者,该症状严重降低患者生活质量,这些患者确切需要手术治疗。虽然如此,但这些获益存在选择偏倚的可能,因为能手术的患者一般身体能耐受、肿瘤转移率低。

虽然姑息性根治性手术有缓解局部症状,延长患者总生存期的优点,但是相比于非手术治疗,手术并发症及不良反应亦是不容忽视的问题。这些出现的并发症和不良反应会导致生活质量下降,甚至危及患者生命。研究统计 CRPC 患者行姑息性根治性手术常见并发症包括直肠损伤、输尿管损伤、盆腔囊肿、淋巴囊肿、直肠尿道吻合口漏、吻合口狭窄、尿潴留、肠梗阻等,这与患者情况、术式选择及手术者经验有关。其中,手术较严重的并发症是直肠损伤,患者需永久性结肠造瘘,这对患者而言,严重影生活质量,甚至部分患者无法接受,此时在术前应与患者及家属充分沟通,需对患者手术危险性做细致的评估,权衡手术利弊,避免过度治疗,以免造成不必要的医疗纠纷。

38 例晚期前列腺癌患者行根治性手术,出现直肠损伤 5 例(13%),因手术并发症需再次手术 8 例(24%)。Axel 等完成的 65 例 CRPC 患者,只有 5 例(7.69%)患者出现并发症如淋巴囊肿,盆腔脓肿和麻痹性肠梗阻,且无 Clavien 3 ~ 5 级并发症。这结果相比于标准根治性手术而言,未明显增加相关并发症。因此,临床工作中不仅要综合评估患者情况,严格掌握适应证,更需要有经验的医师细致认真完成手术,才能把并发症降到最低。

迄今为止,关于姑息性根治性手术在 CRPC 患者上的应用研究较少,尽管一些术后短期随访的研究表明,从姑息性根治性手术可缓解局灶症状、延长患者的无复发生存率,然而目前尚缺少大规模前瞻性随机对照研究及长期的随访,而且目前相关国内外指南未明确推荐积极手术治疗,同时手术带来的相关并发症问题,这导致部分学者不倾向于积极行姑息性根治性手术。所以,目前姑息性 RP 应用于去势抵抗性前列腺癌仍然存在争议且富有挑战性,我们在制定手术方案时需充分权衡利弊、多学科共同商讨、减少手术并发症,做到在延长患者总生存期的同时,减轻患者的尿路症状,从而提高患者生活质量。

综上所述,手术治疗在去势抵抗性前列腺癌的地位越来越重要,目前相关国内外指南未明确推荐积极手术治疗,但是目前较多的临床证据支持手术能改善患者局部症状及无症状生存率,提高患者的生活质量。然而手术不可避免处在存在风险,更为重要的是我们应综合评估,多学科探讨,选择不同进展危险的患者进行针对性治疗,使患者获益最大。

(许宁　薛学义)

二、如何看待 CRPC 治疗中的"闪烁"现象

PSA flare 是指在治疗(包括内分泌治疗、细胞毒性药物治疗/化疗及阿比特龙治疗)之初出现 PSA 短暂升高,随后下降并且低于基线水平。PSA flare 现象可出现在 5% ~ 30% 的接受 LHRHa 治疗的患者;将近 8% ~ 20% 的接受化疗的 CRPC 患者可出现 PSA flare;而接受醋酸阿比特龙治疗的 CRPC 患者中,约 8.7% 的患者出现 PSA flare。

目前关于 PSA flare 的现象,没有明确的机制,可能与以下几点相关:前列腺癌细胞在药物敏感性、细胞周期动力学、PSA 表达方面具有异质性和多样化;治疗初期的 PSA flare 现象可能与治疗初期对于肿瘤细胞溶解酶的释放导致 PSA 表达升高有关,提示对于出现 flare 的患者,对于后续治疗可能会比较敏感;前列腺癌细胞的快速破坏,增加了前列腺癌前提细胞的分化,或者增加了 PSA 的转录效能。

细胞毒药物治疗的最佳效应出现至少需要治疗 12 周,治疗 12 周内可出现 PSA 升高、肿瘤增大及症状加重的情况,而内分泌治疗起效时间更长。FLAC 回顾性研究发现,在经多西他赛治疗期间或之后进展继而接受卡巴他赛治疗的患者中,PSA 初始 flare 的发生率为 8.3% ~ 30.6%,flare 的持续时间不超过 2.6 个月,伴有 PSA flare 且之后较基线下降≥30% 或 50% 的患者的生存获益非常类似于即刻 PSA 缓解的患者。这一结果支持了 PCWG3 推荐,即在确定 PSA 缓解时,应当忽略采用细胞毒性药物导致的早期(≤12 周) PSA 升高。PCWG3 指南强调,治疗开始后 12 周内的早期变化(包括 PSA 升高,疼痛加剧,放射性核素骨扫描改变)可被忽略,不应因此终止治疗,除非有令人信服的疾病进展的证据;疗前的治疗和一线化疗持续时

间应至少12周,单纯的PSA升高不能作为停止CRPC治疗的依据。

(吴准　张开颜　邢金春)

参 考 文 献

1. 何志嵩,李学松. 激素难治性前列腺癌治疗进展[J]. 中国肿瘤,2003,12:669-703.

2. Antonarakis ES,Feng Z,Trock BJ,et al. The natural history of metastatic progression in men with prostate-specific antigen recurrence after radical prostatectomy:long-term follow-up[J]. BJU Int,2012,109(1):32-39.

3. Divrik RT,Türkeri L,Şahin AF,et al. Prediction of response to androgen deprivation therapy and castration resistance in primary metastatic prostate cancer[J]. Urol Int,2012,88(1):25-33.

4. He J,Zeng ZC,Yang P,et al. Clinical features and prognostic factors for patients with bone metastases from prostate cancer[J]. Asian J Androl,2012,14(3):505-508.

5. Qin XJ,Ma CG,Ye DW,et al. Tumor cytoreduction results in better response to androgen ablation—a preliminary report of palliative transurethral resection of the prostate in metastatic hormone sensitive prostate cancer[J]. Urol Oncol,2012,30(2):145-149.

6. Botticella A,Guarneri A,Filippi AR,et al. May non-metastatic clinically localized castration-resistant prostate cancer after primary androgen ablation benefit from salvage prostate radiotherapy? [J]. J Cancer Res Clin Oncol,2013,139(11):1955-1960.

7. Grivas PD,Robins DM,Hussain M. Predicting response to hormonal therapy and survival in men with hormone sensitive metastatic prostate cancer[J]. Crit Rev Oncol Hematol,2013,85(1):82-93.

8. Karantanos T,Corn PG,Thompson TC. Prostate cancer progression after androgen deprivation therapy:mechanisms of castrate resistance and novel therapeutic approaches[J]. Oncogene,2013,32(49):5501-5511.

9. Won ACM,Gurney H,Marx G,et al. Primary treatment of the prostate improves local palliation in men who ultimately develop castrate-resistant prostate cancer[J]. BJU Int,2013,112(4):E250-255.

10. Yang C,Qi GS,Rong RM,et al. Clinical features and treatment strategies for older prostate cancer patients with bone metastasis[J]. Asian J Androl,2013,15(6):759-763.

11. Yoshimoto M,Ding K,Sweet JM,et al. PTEN losses exhibit heterogeneity in multifocal prostatic adenocarcinoma and are associated with higher Gleason grade[J]. Mod Pathol,2013,26(3):435-447.

12. Gontero P,Spahn M,Marchioro G,et al. Salvage radical prostatectomy in nonmetastatic castration-resistant prostate cancer patients who received previous radiotherapy:a feasibility study[J]. Eur Urol,2014,65(1):254-255.

13. O'Kelly F,Elamin S,Cahill A,et al. Characteristics of modern Gleason 9/10 prostate adenocarcinoma:a single tertiary centre experience within the Republic of Ireland[J]. World J Urol,2014,32(4):1067-1074.

14. Studer UE,Whelan P,Wimpissinger F,et al. Differences in time to disease progression do not predict for cancer-specific survival in patients receiving immediate or deferred androgen-deprivation therapy for prostate cancer:final results of EORTC randomized trial 30 891 with 12 years of follow-up[J]. Eur Urol,2014,66(5):829-838.

15. Wenisch JM,Mayr FB,Spiel AO,et al. Androgen deprivation decreases prostate specific antigen in the absence of tumor:implications for interpretation of PSA results[J]. Clin Chem Lab Med,2014,52(3):431-436.

16. Gillessen S,Omlin A,Attard G,et al. Management of patients with advanced prostate cancer:recommendations of the St Gallen Advanced Prostate Cancer Consensus Conference (APCCC) 2015[J]. Ann Oncol,2015,26(8):1589-1604.

17. Heidenreich A,Pfister D,Porres D. Cytoreductive radical prostatectomy in patients with prostate cancer and low volume skeletal metastases:results of a feasibility and case-control study[J]. J Urol,2015,193(3):832-838.

18. Heidenreich A,Porres D,Pfister D. The Role of Palliative Surgery in Castration-Resistant Prostate Cancer[J]. Oncol Res Treat,2015,38(12):670-677.

19. Karantanos T,Evans CP,Tombal B,et al. Understanding the mechanisms of androgen deprivation resistance in prostate cancer at the molecular level[J]. Eur Urol,2015,67(3):470-479.

20. Miyoshi Y,Noguchi K,Yanagisawa M,et al. Nomogram for overall survival of Japanese patients with bone-metastatic prostate cancer[J]. BMC Cancer,2015,15:338.

21. Miyoshi Y,Yoneyama S,Kawahara T,et al. Prognostic value of the bone scan index using a computer-aided diagnosis system for bone scans in hormone-naive prostate cancer patients with bone metastases[J]. BMC Cancer,2016,16:128.

22. Cornford P,Bellmunt J,Bolla M,et al. EAU-ESTRO-SIOG Guidelines on Prostate Cancer. Part Ⅱ:Treatment of Relapsing,Metastatic,and Castration-Resistant Prostate Cancer[J]. Eur Urol,2017,71(4):630-642.

第十九章　前列腺癌免疫治疗

　　前列腺癌是发达国家中男性最常见的癌症,总体死亡率位于第三位。局限性前列腺癌一线治疗方法有手术治疗、放射治疗和观察等待等。患者行手术或放射治疗后疾病复发时可行手术去势或药物去势治疗。转移性前列腺癌接受一定时间去势治疗后多转变为激素难治性前列腺癌,主要治疗方法为化疗,然而由于化疗不良反应较多等原因促使寻找新的治疗方法。肿瘤免疫治疗是一种使患者体内产生抗肿瘤反应的治疗方法,近年来发展较快。

　　前列腺癌适合采用免疫治疗的条件有:①前列腺癌生长缓慢,机体免疫系统在接受刺激后有足够的时间产生抗肿瘤免疫反应;②前列腺特异性表达多种肿瘤相关抗原,在其他组织中极低表达,采取特异性抗原免疫治疗时全身不良反应很小;③前列腺不是致命器官,患者可以耐受治疗引起的前列腺正常组织破坏;④使用 PSA 检测前列腺癌早期是否复发可在疾病负担较小时就开始行疫苗免疫疗法。

　　目前前列腺癌免疫治疗包括主动免疫治疗和被动免疫治疗两种。近年来更多前列腺特异抗原的发现促进了大量疫苗和预防接种治疗前列腺癌研究的发展。

一、主动免疫治疗

(一) 免疫疫苗

1. 多肽和蛋白质疫苗　肿瘤抗原 I 类限制性抗原决定簇的识别促进了肽类疫苗的研究。HLA-A＊0201是第一个结构分析清楚的组织相容性白细胞抗原(histocompatibility leukocyte antigen,HLA)分子。多数肽类疫苗主要集中于 HLA-A＊0201 限制性抗原决定簇应用研究方面。尽管研究显示出可重启免疫活性和具有抗肿瘤反应证据,肽类疫苗临床反应率并不理想。近期一项对前列腺癌复发患者接受多肽疫苗治疗研究报道了结果,疫苗包括来自 PSA、PSMA、Survivin、Prostein、Trp 等的 11 种 HLA-A＊0201 限制性抗原决定簇。19 例接受疫苗治疗患者中有 4 例 PSA 水平稳定或上升减慢。目前正在进行的肽类疫苗临床试验研究对象主要为来自 PSMA/TARP 和 NY-ESO-1 抗原决定簇。

2. 树突状细胞疫苗(dendritic cell vaccines,DCs)　DCs 是专职抗原体呈细胞(antigen presenting cell,APCs),能摄取、加工处理抗原,并将抗原递呈给淋巴细胞,还能够刺激初始 T 细胞增殖和激活 B 细胞和 NK 细胞,是机体免疫应答的启动者,在免疫系统中占有独特的地位。DCs 主要由骨髓中髓样干细胞分化而来,组成性表达 MHC-II 类抗原和其他参与 T 细胞活化的共刺激分子。基于以上特性,从 90 年代起已有多项 DCs 用于肿瘤免疫治疗研究。

　　临床试验中主要采用单核细胞起源的 DCs,通过白细胞单采术采集,在体外向未成熟 DCs 加入 GM-CSF 和 IL-4 促使其分化,DCs 再与靶抗原一起孵育,其在接种患者前成为成熟 DCs。研究用于孵育的靶抗原有 PSA、PSMA、PAP、PSCA 和端粒等。细胞因子混合物(TNFα、IL-1β、PGE$_2$ 和 IL-6)或 CD40L 可诱导 DCs 分化成熟过程。目前,基于 DCs 疫苗临床研究结果最理想的是靶向 PAP 的 Sipuleucel-T(Provenge,Dendreon Corporation,Seattle,WA)。前列腺酸性磷酸酶(prostatic acid phosphatase,PAP)作为靶抗原是由于其在组织和肿瘤中具有高度特异性,并且在临床前鼠类模型研究中显示出免疫原性。动物模型研究显示靶向 PAP 的疫苗能打破正常动物免疫耐受,引起机体产生明显的前列腺炎。

Sipuleucel-T 是一种源于患者外周血单核细胞（PBMCs）的个性化疫苗,通过白细胞单采术采集PBMCs,离心提取 DCs,体外与 PAP 和 GM-CSF 重组融合蛋白（PA2024）共培养。GM-CSF 可刺激单核细胞向树突状细胞 DCs 转化,可促进 DCs 与 PAP 靶向结合,同时可促进 DCs 成熟。DCs 在刺激性环境中可将靶抗原递呈给 T 淋巴细胞,活化的 T 淋巴细胞在机体内广泛游走,理论上能够识别并杀死肿瘤细胞。

在一项对无症状或症状轻微、去势治疗失败的转移性前列腺癌患者研究中,患者随机分配入Sipuleucel-T 组或安慰剂组,两组比例为 2∶1,Ⅲ期临床试验总人数为 127 例。研究结果显示 Sipuleucel-T 组生存时间 25.9 个月和安慰剂组 21.4 个月相比具有统计学意义。由于患者人数较少其结果说服力不强。2007 年一个更大的设计相似的研究开始进行（入组人数 526 例）,Ⅲ期临床试验数据于 2 年后发表。Sipuleucel-T 每 2 周静脉注射 1 次,共注射 3 次。研究结果与先前研究相似,Sipuleucel-T 组平均生存时间25.8 个月比安慰剂组 21.7 个月长 4.1 个月,死亡风险相对减少 22%。36 个月生存率 Sipuleucel-T 组为31.7%,而安慰剂组为 23%。研究也通过使用 COX 模型和时序检验观察治疗效果,两组患者中疾病进展时间接近。接受 Sipuleucel-T 治疗组免疫反应症状较多,包括寒战、发热和头痛等。美国 FDA 已于今年 4月批准 Sipuleucel-T 用于无症状或症状轻微、去势治疗失败的转移性前列腺癌患者,这也是 FDA 批准的第一个治疗性肿瘤疫苗。

3. **DNA 疫苗**　2009 年的一项重要的研究是通过临床评估了基于质粒 DNA 的前列腺癌免疫治疗。质粒DNA 是一种具有较强可塑性和简单易得的平台。虽然有很强的可塑性优势,但这种疫苗免疫原性相对较弱,不如基于病毒的疫苗免疫原性强。这种相对中等的免疫原性和在前列腺癌较小时对成功免疫的阻碍较小的理念引导下,McNeel 等用包含 PAP 抗原基因的质粒 DNA 疫苗在早期前列腺癌患者中进行了Ⅰ期临床试验,没有发现明显的毒不良反应,且激发了针对特定抗原的免疫反应。并且观察到 PSA 倍增时间延长,但目前还不能肯定其临床意义。基于 DNA 疫苗构建相对容易是令人看好的,并且质粒载体在理论上还可以一个接一个的同时包含多个特异性抗原基因。

4. **基于细胞的疫苗**　虽然肿瘤细胞一般自身没有免疫原性,但是却可以通过皮内注射经过人工修饰使其表达促炎因子的肿瘤细胞来诱导抗肿瘤免疫。一种被称作前列腺 GVAX 的试剂即基于上述原理发挥作用而应用于临床。前列腺 GVAX 包含两种异种的细胞系（PC3 和 LNCaP）,通过基因修饰使其表达 GM-CSF。这种细胞疫苗途径有多种理论优势,其中最重要的一点就是能同时表达大量的肿瘤抗原。在Ⅱ期临床试验取得较好效果的基础上,分别于 2004 年和 2005 年启动两项大的前列腺 GVAX 的Ⅲ期临床试验（VITAL-1 和 VITAL-2）。VITAL-1 收录了 626 例没有经过化疗的对去势治疗不敏感的（castrate-resistant prostate cancer,CRPC）前列腺癌患者,随机分配到前列腺 GVAX 组和多西他赛/泼尼松组。VITAL-2 收录了 600 例患者,随机分配到多西他赛/泼尼松组和多西他赛/前列腺 GVAX 组。预定的试验终止点是计算出一定时期的总生存率。但是两个试验都提前终止了。终止时因为一个偶然的数据分析发现总生存率的提高不明显。而 VITAL-2 的提前终止是因为发现在多西他赛/前列腺 GVAX 组患者死亡率增加,这种死亡率增加的原因尚未查明,但目前分析认为因免疫治疗引起毒副作用导致死亡的可能性不大。虽然两项实验都提前终止,但在理论上 VITAL-1 试验的长期结果仍然可能有意义。

前列腺癌疫苗治疗局限性:针对前列腺癌的多种免疫治疗方法已通过临床试验进行评估。不过临床上在抑制肿瘤和提高患者总体生存状况成功的报道有限。肿瘤疫苗研究面临的挑战有:除了病毒相关性肿瘤,肿瘤抗原本身一般被识别的免疫原性较弱;机体免疫系统参与防御抵抗病原体,且具有保护自身细胞免受免疫攻击的严格控制机制;肿瘤免疫逃避和免疫抑制机制也是肿瘤疫苗临床研究失败的主要原因。

（二）转基因生物技术的前列腺癌免疫治疗

1. **病毒载体**　近 20 年,病毒已经可以经基因工程加工成为可表达肿瘤抗原的重组病毒载体。病毒载体可以采用 RNA 病毒如反转录病毒,或 DNA 病毒如腺病毒、痘病毒等。RNA 病毒能够使自身基因与宿主基因组稳固重组,在宿主细胞中可持续表达转基因产物,此种方式可避免重复接种疫苗,但同时基因组插入诱变可能性升高,持续升高可引起继发性肿瘤。DNA 病毒一般设计为复制缺陷型,在宿主细胞中不能复制,但所编码转基因可表达 2~3 周。具有感染复制能力 DNA 病毒经修饰后只在特定靶向细胞内表达。病毒载体的优点有基因转染效率高;仿自然感染过程可激活免疫系统;较大基因组可同时插入多基因如肿瘤相关抗原基因(TAAs)、共刺激分子和细胞因子;基于病毒疫苗的制备较易,价格相对低廉。不足方面主要包括安全方面,如具有复制能力感染性 DNA 病毒载体;重复免疫可引起机体产生中和抗体结合病毒蛋白造成免疫反应减弱,此种现象可通过使用主要-辅助两种不同类型病毒载体避免。

最初的 PSA 重组牛痘病毒载体(rV-PSA)临床研究显示中和抗体反应限制了 rV-PSA 的持续治疗,随后出现了使用 PSA 重组鸡痘病毒(rF-PSA)治疗方案。ECOG 进行的一项小规模、随机 II 期试验显示 rV-PSA 后行辅助 rF-PSA 治疗引起的免疫效应最佳,长期随访提示按此顺序免疫治疗可提高患者无疾病进展生存率。

基于病毒制剂 PROSTVAC-VF 由重组牛痘病毒载体、重组鸡痘病毒载体和 B7-1(CD80)、ICAM-1(CD54)、LFA-33(CD58)3 种共刺激分子组成,两种病毒载体可分别编码转基因 PSA,3 种共刺激分子细胞内黏附分子-1(ICAM-1)、B7-1 和白细胞功能相关抗原-3(LFA-33)合称 TriCom。

Wayne Godfrey 报道的一项 Prostvac-Vf、安慰剂治疗 125 例转移性、去势治疗失败前列腺癌患者的随机、临床 II 期试验取得了良好的结果。该试验以 2:1 比例随机分配试验组(82 例)和对照组(40 例),主要终点疗效两组无疾病进展生存率接近,然而 3 年总体生存率 Prostvac-Vf 组 30% 高于对照组的 17%,Prostvac-Vf 组中位生存时间为 25.1 个月而对照组为 16.6 个月。Prostvac-Vf 治疗比对照组 3 年死亡率减少 44%,中位生存时间增加 8.5 个月。

2. 主动免疫细胞因子　粒细胞-巨噬细胞集落刺激因子(granulocyte-macrophage colony stimulating factor,GM-CSF)是一种生长因子,其增强抗肿瘤效应的作用有:激活树突状细胞(dendritic cell,DC),通过促进白细胞介素(interleukin-1,IL-1)释放间接激活 T 细胞,激活巨噬细胞并引起肿瘤坏死因子(tumor necrosis factor,TNF)释放。有研究显示外源性 GM-CSF 可以调节激素非依赖性前列腺癌(CRPC)患者 PSA 水平。14 例转移性患者接受连续 14 天,随后每周 3 次 GM-CSF 治疗后除 1 例其余均出现 PSA 下降,中位下降幅度为 32%,1 例 PSA 下降>99%。虽然 PSA 改变还不是公认抗肿瘤反应标志,上述数据提示 GM-CSF 可能具有生物学和抗肿瘤效应。

和其他细胞因子一样,使用 GM-CSF 可引起抗调节免疫反应,后者减弱细胞毒性 T 细胞扩散,限制 GM-CSF 抗肿瘤效应。治疗过程中需要控制抗调节反应提高治疗效果。GM-CSF 和 $CD34^+$ 髓样抑制细胞有关,后者能释放转化生长因子 β 抑制 T 细胞作用。头颈部肿瘤分泌 GM-CSF 和含有 $CD34^+$ 肿瘤抑制细胞疾病转移复发率高于未分泌 GM-CSF 者。

GM-CSF 作为疫苗辅助治疗研究中,剂量范围为 40~500μg,多为每日应用连续 7 天。通常低剂量 GM-CSF 可以刺激产生较高免疫反应,而高剂量并不能增加免疫反应。机制是高剂量 GM-CSF 可激活髓样抑制细胞抑制免疫反应。这就需要使用 GM-CSF 应适量,达到最佳免疫反应效果。

有学者评估了其他细胞因子用于治疗前列腺癌效果,IL-6 可通过激活雄激素受体引起激素敏感性前列腺癌生长。阻断 IL-6 可成为激素敏感性前列腺癌患者潜在治疗方法。有研究显示化疗引起释放 IL-8,后者可减少激素敏感性前列腺癌细胞,促进前列腺癌细胞凋亡。干扰素 γ 诱导癌症细胞凋亡,降低前列腺癌细胞系黏附性和侵袭性。

二、被动免疫

(一) 前列腺特异性膜抗原为基础的免疫治疗

针对肿瘤细胞表面表达蛋白的多克隆抗体治疗属于被动免疫治疗,在临床肿瘤治疗中广泛应用,如 CD20 抗体(利妥昔单抗)、人类生长因子受体-2 抗体(曲妥珠单抗)等。早期前列腺癌多克隆抗体研究靶抗原主要为前列腺特异性膜抗原(prostate specific membrane antigen,PSMA),后者在前列腺癌血管和组织细胞表面过表达,有利于靶向治疗。

J591 是一种针对 PSMA 的 IgG1 修饰后多克隆抗体,结合有放射性同位素[177]镥(^{177}Lu)或[90]钇(^{90}Y)杀伤前列腺癌细胞。两种放射性元素性质不同,[177]Lu 发射 β 和 γ 混合射线,总能量部分以 γ 射线释放(15%)可用作 γ 成像;[90]Y 只发射 β 射线,成像和定量检测需要抗体增加其他放射性元素标记。[177]Lu 释放低强度 β 射线,适宜肿瘤治疗范围为 1.2~3.0mm,[90]Y 释放释放射线强度较高,治疗范围为 28~42mm。

Ⅰ期前列腺癌治疗试验中 ^{90}Y 组有 29 例 CRPC 患者接受治疗,前列腺和转移病灶靶向良好,可观察到 PSA 反应; ^{177}Lu 组抗体靶向结果相似,35 例患者中 21 例证实出现 PSA 反应。

(二) 细胞毒性 T 淋巴细胞抗原-4(CTLA-4) 为基础的免疫治疗

前列腺癌患者前列腺组织中可出现 CD4 和 CD8 T 细胞浸润,然而通过对细胞显型分析和大量动物试验发现浸润细胞在溶解作用中并不起作用。多种 T 细胞分子参与上述现象,其中最主要的是细胞毒性 T 淋巴细胞抗原-4(cytotoxic T-lymphocyte-associated antigen-4,CTLA-4)。CTLA-4 是一种 T 淋巴细胞表面分子,具有负性调节 T 细胞活性作用,引起 T 细胞对肿瘤细胞反应减弱。T 细胞活性主要受 T 细胞受体识别 APCs 递呈的主要组织相容性复合体(MHC)特异性抗原决定簇的能力影响,产生 T 细胞反应还需要其他共刺激信号。T 细胞表面表达两种相关受体,CD28 和 CTLA-4,两者都与 APCs 递呈的相同配体结合。当 CD28 与 APCs 表面 B7 分子结合可刺激 T 细胞,CTLA-4 和 CD28 相互作用时则抑制 T 细胞激活。有种假说为使用 CTLA-4 相关抗体封闭 CTLA-4,防止其与 CD28 相互作用可促进 T 细胞激活,增加 T 细胞抗肿瘤反应。有动物试验结果提示封闭 CTLA-4 可提高基于细胞免疫治疗产生的抗肿瘤反应。

Tremelimumab 和 Ipilimumab 为人 CTLA-4 抗体,已在包括黑色素瘤、肾细胞癌、结肠癌和前列腺癌的多种肿瘤中测试。首个前列腺癌患者接受抗 CTLA-4 抗体治疗Ⅰ期试验中,14 例进展的转移性 CRPC 接受一次 Ipilimumab,50% 患者之前接受过化疗。研究结果显示 2 例患者 PSA 水平降低≥50%,2 例 PSA 增倍时间延长。Ⅰ/Ⅱ期 Ipilimumab 单一疗法和Ⅰ期增大剂量 Ipilimumab 联合使用 GM-CSF 两项研究结果显示患者 PSA 水平下降且影像学有改变。另一项较高剂量 Ipilimumab 联合 GVAX 研究发现患者出现客观临床反应。一项联合应用 Ipilimumab 和放射疗法治疗多西他赛治疗失败患者骨转移灶Ⅲ期试验在多研究中心正在进行。Ipilimumab 常见不良反应有乏力、恶心、皮疹、瘙痒、便秘和体重减轻等。免疫学不良反应有肾上腺功能低下、肝炎和自身免疫性肠炎等。

三、联合免疫治疗

晚期癌症患者的治疗大都采用联合治疗,比如多种化疗药物的联合或者放疗与化疗的联合。以后肿瘤免疫治疗也可能成为肿瘤联合治疗中的一部分。幸运的是,目前的很多治疗前列腺癌或其他癌症的方法都包含了有意义的免疫学方面作用,这就让免疫治疗融入联合治疗成为一个很有希望很有意义的方案。即使是被广泛认为有免疫抑制作用的化疗,可能也在一定程度上增强了抗肿瘤免疫。然而,目前推动这一方案的关键是什么样的免疫治疗剂量和疗程安排是合适的。而Ⅱ期试验就是要摸索这个剂量和疗程安排问题并为以后开展更大规模的试验打下基础。

(一) 雄激素消除/去势治疗

去势治疗的免疫学作用让人惊讶,因为它涉及胸腺,而胸腺被普遍认为并非是雄激素的靶器官。在成年的大鼠中,去势治疗可能会导致胸腺的再生并通过促进 T 细胞受体去除循环(T cell receptor excision circles)使更多新的 T 细胞释放进入血液。类似的反应在人体内也被观察到。就如同上面所述一样,前列腺癌手术治疗前的去势治疗会导致 CD4 $^{+}$T 细胞渗透入前列腺组织内,并且这些 T 细胞都有一致的表现型。最新的研究结果去势治疗后诱导新的特异性抗体产生也支持了其具有促进产生免疫性的作用。因此雄激素能增强抗前列腺癌免疫反应的观点有强大的科学依据并被多个临床试验所肯定。一个早期的试验尝试用痘病毒-PSA 疫苗(ProstVac)联合去势治疗治疗,发现这种联合治疗能被机体很好的耐受。后来的随机对照试验表明,在免疫治疗前就接受了去势治疗的患者比在主动免疫治疗后行去势治疗的患者更能产生普遍的针对 ProstVac 的免疫反应。Sipuleucel-T 也被与去势治疗联合试用。在这个试验中,免疫治疗是在去势治疗治疗之后再被引入的,但试验结果依然有意义。综上所述,上面各项试验表明,免疫治疗和激素治疗联合应用是有临床价值的,值得进一步探索。尽管免疫治疗联合其他治疗的概念可以很好地被接受应用于其他激素敏感性癌症,如乳腺癌,但目前还没有有关其他激素相关性癌症和免疫治疗联合其他治疗的报道出现。

(二) 放射治疗

尽管人们一致认可放疗的细胞毒性作用,但最近的研究显示放疗有协助抗肿瘤免疫的作用。这个过程可能和抗原递呈细胞摄取死亡的肿瘤细胞并将肿瘤细胞抗原递呈给其他免疫细胞有关,并且放射治疗还可以促使局部产生促炎症反应微环境。研究表明,在患前列腺癌的患者中,放疗可以诱导出一种新的抗原特异性的抗体,进一步支持了放疗的免疫学效应。尽管这种效应的分子机制非常复杂,但近期的研究显示从死亡的肿瘤细胞中释放出的 HMgB1(high mobility group box 1)能作为 TLR4 的激动剂,促进肿瘤实体内的或引流淋巴结内的抗原递呈细胞,并诱导启动免疫反应。需要注意的是这种免疫学效应不仅仅存在于放射治疗后,在某种化疗药物杀灭肿瘤细胞后也能被启动。许多临床前的研究表明,放疗和免疫治疗联合使用能在启动抗肿瘤反应的过程中相互促进。这个理念在一个较小规模的临床随机对照治疗前列腺癌的试验中得到证实。17 例接受放疗和免疫治疗的前列腺癌患者中 13 例患者在 PSA-特异性 T 细胞的数目上增加 3 倍以上,但在仅仅接受放疗的患者中 PSA-特异性 T 细胞的数目没有增加。然而在化疗联合免疫治疗的病例中,两种治疗的先后顺序可能就比较关键。在一项正在进行的对已有转移的并且化疗失败的 CRPC 患者的Ⅲ期随机对照临床研究中,包括一个低剂量的放射治疗以启动抗肿瘤免疫反应。虽然放疗已经在多种肿瘤治疗中应用,如果针对各种肿瘤的免疫治疗的药物能够研制出来,那么联合放疗和免疫治疗将能提高肿瘤治疗效果。

(三) 检查点阻滞(免疫调节剂)

联合应用多种免疫治疗药物不仅启动抗肿瘤免疫同时抑制肿瘤的免疫逃逸是一种新的治疗途径。在前列腺癌的研究中,第 1 个使用这种方法的就是联合一种 CTLA-4 特异性抗体(Ipilimumab)和 GM-CSF 以诱导内源性的抗肿瘤免疫反应。在高剂量的 Ipilimumab 作用下,影像学能发现可检测的抗肿瘤反应。研究数据显示,Ipilimumab 治疗效果有明显的阈值效应,即必须用量超过 3mg/kg。另一个相关的概念就是联合主动特异性免疫治疗和免疫检查点阻滞剂。在早期的关于这个途径的研究中,前列腺 GVAX 联合 Ipilimumab 做了剂量递增试验。发现 PSA 水平下降和影像学可检测的抗肿瘤免疫,但有时患者服用 Ipilimumab 会产生与免疫反应相关的不良反应,包括脑垂体炎。用 ProstVac V 做的一项类似的研究结果目前还没有出来。胰腺 GVAX 和 Ipilimumab 的一项联合治疗也正在做早期临床试验。需要指出的是,Ipilimumab 较严重的不良反应可能是这方面研究的制约因素。PD1 特异性抗体被证明有较好的耐受性,并且有较好的检测点阻滞作用,联合 PD1 特异性抗体和其他药物可能会更加容易和可行。

综上所述,联合各种不同的免疫治疗或者免疫治疗联合其他的传统治疗具有强大的科学依据。在某些癌症,如乳腺癌,治疗可能包括肿瘤靶向单克隆抗体,或是其他靶向药物如 Ipilimumab 治疗淋巴瘤。但是这样的途径会增加临床试验设计的复杂性,并使剂量和治疗方案的确定变得非常困难。

(胡志全　鲁海洋)

参 考 文 献

1. 李伟,肖亚军.基于树突状细胞的前列腺癌的免疫治疗[J].临床泌尿外科杂志,2004,19(3):190-191.

2. 尹礼烘,王慧民,赵凤达.前列腺癌的免疫治疗研究进展[J].实用癌症杂志,2004,19(5):550-551.

3. 王可兵,高新.前列腺癌的免疫治疗[J].国际泌尿系统杂志,2006,26(5):585.

4. Kaufman HL,Wang W,Manola J,et al. Phase ii randomized study of vaccine treatment of advanced prostate cancer (e7897): a trial of the eastern cooperative oncology group[J]. J Clin Oncol,2004,22:2122-2132.

5. Arlen PM,Gulley JL,Todd N,et al. Antiandrogen,vaccine and combination therapy in patients with nonmetastatic hormone refractory prostate cancer[J]. J Urol,2005,174:539-546.

6. Bander NH,Milowsky MI,Nanus DM,et al. Phase i trial of 177lutetium-labeled j591,a monoclonal antibody to prostate-specific membrane antigen,in patients with androgen-independent prostate cancer[J]. J Clin Oncol,2005,23:4591-4601.

7. Small EJ, Schellhammer PF, Higano CS, et al. Placebo-controlled phase iii trial of immunologic therapy with sipuleucel-t (apc8015) in patients with metastatic,asymptomatic hormone refractory prostate cancer[J]. J Clin Oncol,2006,24:3089-3094.

8. Madan RA, Gulley JL, Schlom J, et al. Analysis of overall survival in patients with nonmetastatic castration-resistant prostate cancer treated with vaccine, nilutamide, and combination therapy[J]. Clin Cancer Res,2008,14:4526-4531.

9. Higano CS,Corman JM,Smith DC,et al. Phase 1/2 dose-escalation study of a gm-csf-secreting,allogeneic,cellular immunotherapy for metastatic hormone-refractory prostate cancer[J]. Cancer,2008,113:975-984.

10. McNeel DG,Dunphy EJ,Davies JG,et al. Safety and immunological efficacy of a dna vaccine encoding prostatic acid phosphatase in patients with stage d0 prostate cancer[J]. J Clin Oncol,2009,27:4047-4054.

11. Madan RA,Arlen PM,Mohebtash M,et al. Prostvac-vf:a vector-based vaccine targeting psa in prostate cancer[J]. Expert Opin Investig Drugs,2009,18:1001-1011.

12. Harzstark AL,Small EJ. Immunotherapeutics in development for prostate cancer[J]. Oncologist,2009,14:391-398.

13. Drake CG. Prostate cancer as a model for tumour immunotherapy[J]. Nat Rev Immunol,2010,10:580-593.

14. Kantoff PW,Schuetz TJ,Blumenstein BA,et al. Overall survival analysis of a phase ii randomized controlled trial of a poxviral-based psa-targeted immunotherapy in metastatic castration-resistant prostate cancer[J]. J Clin Oncol,2010,28:1099-1105.

15. Tagawa ST,Beltran H,Vallabhajosula S,et al. Anti-prostate-specific membrane antigen-based radioimmunotherapy for prostate cancer[J]. Cancer,2010,116:1075-1083.

16. Kantoff PW,Schuetz TJ,Blumenstein BA,et al. Overall survival analysis of a phase ii randomized controlled trial of a poxviral-based psa-targeted immunotherapy in metastatic castration-resistant prostate cancer[J]. J Clin Oncol,2010,28:1099-1105.

17. Kantoff PW,Higano CS,Shore ND,et al. Sipuleucel-t immunotherapy for castration-resistant prostate cancer[J]. N Engl J Med, 2010,363:411-422.

18. Cha E,Fong L. Therapeutic vaccines for prostate cancer[J]. Curr Opin Mol Ther,2010,12:77-85.

第二十章 前列腺癌的其他治疗

第一节 高强度聚焦超声治疗前列腺癌

前列腺癌的传统治疗方法包括手术切除、观察等待、内分泌治疗、放疗和试验性前列腺癌局部治疗等。局限性前列腺癌治疗首选根治性前列腺切除术,但存在一定并发症,如伤口感染、出血、尿失禁、阳痿和直肠损伤等。晚期和复发性前列腺癌易出现非激素依赖性,对去势药物和化疗药物都不敏感,放疗则由于不良反应多、并发症较明显而受到限制。

高强度聚焦超声(high intensity focused ultrasound,HIFU)作为一种新兴的局部治疗前列腺癌的微创技术,由于具有创伤小、疗效较好的优点在国内外正日益得到重视和发展。它通过聚焦较低强度超声在靶组织上形成高能量的焦域,造成靶组织破坏,从而达到治疗肿瘤的目的。早在 20 世纪 40 年代,国外就开始研究使用 HIFU 治疗中枢神经系统肿瘤。80 年代开始美国和法国的学者对 HIFU 在泌尿外科中应用做了基础性研究。Bihrler 等 1993 年首先应用 HIFU 治疗前列腺增生。1996 年,Gelet 等首先报道了使用 HIFU 治疗前列腺癌患者,并取得了良好效果。目前 HIFU 用于治疗前列腺癌的设备主要有广泛应用于日本的 Sonablate 系统和广泛应用于欧洲的 Ablatherm 系统。

一、机制

高强度聚焦超声(HIFU)治疗肿瘤的主要机制是将体外发射的高强度超声波聚焦在选定的病灶组织区域内,通过产生高温效应、空化效应、机械效应等使肿瘤靶组织发生凝固性坏死达到杀灭肿瘤细胞的目的。目前利用 HIFU 治疗前列腺癌的主要机制是高温效应。

1. **高温效应** 组织吸收声波的强度决定了高强度超声的高温效应程度。组织中温度几秒钟内迅速上升至 60°或更高,引起组织的凝固性坏死。聚焦可致特定区域和较小体积(直径 1～9mm)内超声的高强度,这种聚焦可使聚焦部位外超声强度较低,因而对发生器和聚焦部位之间的组织的热损伤降到最低。

2. **空化效应** 是声波区域空洞的产生或运动,如暴露于声波区域液相介质空泡的振动运动。空化效应是由于当超声通过时声压幅值很大,组织发生交替的压缩和扩张,如果组织扩张负压足够大,空气可以从组织中逸出形成气泡。有两种产生空泡的形式,稳定的空化效应和惯性的空化效应。惯性的空化效应可使空泡迅速增大,最终导致空泡的破裂,空泡崩溃时产生的高温高压能使邻近组织受到严重破坏,当细胞膜附近发生惯性的空化效应时对细胞产生的损害主要是机械性的而不是热效应。

3. **对化放疗的增强作用** 另有研究表明,HIFU 治疗可显著增强自然杀伤(NK)细胞的活性,增加辅助性 T 细胞数量,增强机体的细胞免疫功能。

二、HIFU 系统

目前应用最为广泛 HIFU 系统的是 Ablatherm(EDAP SA,法国)和 Sonablate(Focus Surgery,Inc,USA)。这两种系统在 TRUS 成像上相似,治疗所采用的探头都埋置于充满除气液的球囊内;在患者治疗时体位、超声频率、照射时间和间隔时间、治疗模式和安全措施等方面有所区别。

Ablatherm 系统包括一个治疗台、一个可放入直肠内探头、探头定位系统、超声波发生器、保护直肠壁的冷却系统和控制台。HIFU 探头由一个工作频率为 7.5MHz 的二维成像探头和一个工作频率为 3MHz、最大焦距为 45mm 的换能器组成。Ablatherm 采用的单一探头可以适合任何前列腺大小，并且同时具有成像和治疗功能。保护直肠壁的实时控制系统会自动根据与直肠壁的距离调整探头，多项安全措施用来防止超声意外聚焦于直肠，避免其损伤。Ablatherm 系统治疗对象包括首次行 HIFU 者，再次行 HIFU 者和之前接受放疗 HIFU 作为挽救性治疗的患者。

Sonablate 系统没有专用的治疗台，患者仰卧位在全身麻醉下行 HIFU 治疗。该系统使用多个探头，治疗时根据治疗区域大小选择探头，焦距为 25 或 45mm 探头产生长 10mm、直径 2mm 损伤区域；焦距为 30mm、35mm 或 40mm 探头产生纵轴 10mm、横截面直径 3mm 损伤区域，前列腺体积较大时选择焦距更长的探头。在治疗过程中至少需要更换一次探头。系统没有配置自动、实时直肠距离控制系统，需要操作者手动指导。Sonablate 系统的局限性意味着只适合 $T_{1\sim2}$ 期前列腺癌患者，不宜作为挽救性治疗。

三、HIFU 适应证

尤其适用于因年龄、身体一般情况等原因不适合根治性前列腺切除术或不愿接受手术的 $T_{1\sim2}N_0M_0$ 期、Gleason 评分 $1\sim3$ 分的局限性前列腺癌患者。根据临床经验 HIFU 治疗前列腺癌适应证扩宽为：$T_{1\sim2}aNx/_0M_0$ 期，$PSA\leqslant20ng/ml$，Gleason 评分 <7 分，前列腺体积 <40ml 前列腺癌患者；第一线治疗（包括根治性前列腺切除术、放疗、内分泌治疗）后复发无远处转移者，无 PSA 和 Gleason 评分限制；$T_{3\sim4}Nx/_0M_0$ 期前列腺癌患者，可行局部减瘤治疗，无 PSA 和 Gleason 评分限制。与放疗相比 HIFU 还可应用于中危和高危患者。由于高强度聚焦超声设备的穿透深度为 $26\sim28mm$，前列腺体积较大者可行 TRUP 和（或）激素（促黄体激素释放激素）治疗减小腺体体积后再行 HIFU。HIFU 治疗后 PSA 增速超过每年 0.7ng/ml，病理检查阳性证实复发者可重复行 HIFU。

四、HIFU 禁忌证

①前列腺体积 >40ml；②经直肠超声无法准确显示前列腺组织界线者；③治疗区域有较大的前列腺结石（>5mm 串珠样结石）；④凝血功能异常；⑤严重泌尿系感染者；⑥直肠局部急性感染；⑦行放疗后不久或直肠壁受损（如直肠瘘或直肠壁血供不足）；⑧既往有直肠手术史；⑨尿道、膀胱颈狭窄，直肠狭窄。

五、治疗步骤

【术前检查】

①常规检查，血常规、尿常规、肝肾生化、心肺检查。②特殊检查，经直肠前列腺 B 超、尿流动力学检查、PSA 检查。前列腺体积较大者，术前宜应用激素治疗 3 个月，待前列腺体积略为缩小后行经直肠前列腺全消融治疗。

【术前准备】

行 HIFU 2 小时前清洁灌肠。在治疗开始时，插入导尿管，预防性应用抗生素避免行 HIFU 后出现尿路感染，因为 HIFU 治疗后坏死组织是细菌生长的良好底物。行 HIFU 期间及术后维持导尿管导尿控制膀胱充盈及出血，避免膀胱刺激引起患者移动。导尿术可以采用经耻骨上导尿或经尿道导尿。行 HIFU 联合 TRUP 时多采用经耻骨上导尿，防止 TRUP 综合征，并有助于操作过程中持续膀胱冲洗。

【麻醉】

行 HIFU 可以采用硬膜外麻醉或全身麻醉，推荐采用硬膜外麻醉加镇痛镇静药。如果使用全身麻醉，肌肉松弛状态应维持至操作结束直肠探头撤出，患者提前觉醒时，患者不受控制的移动可以导致直肠穿孔。

【患者体位】

HIFU 使用 Sonablate 系统时采取截石位，使用 Ablatherm 系统时患者右侧卧位。

【操作步骤】

1. **插入探头**　直肠内探头转换器外部覆以球囊,在放入直肠前应涂以超声凝胶,以确保球囊与直肠壁紧贴并能平滑移动,超声凝胶不应直接注入直肠内。插入探头前应确保没有粪便残留。直肠指诊用手指将肛门扩张至两横指宽度以便探头能顺利通过,过度扩张肛门可能会导致探头在治疗时突然脱出。存在痔并不是 HIFU 禁忌证,扩张时引起肛门周围黏膜少量出血并不影响。将患者左边臀部抬起并使探头稍侧向移动插入探头会比较容易。

当探头放入直肠后,向球囊内注入除气液,它是一种具有抗空化效应、冷却作用蓝色液体,能够通过使直肠黏膜和前列腺之间形成温度梯度防止直肠壁损伤。注满除气液后充盈的球囊能够充分扩张直肠壶腹而紧贴直肠壁,并排除气体和残渣,提高 HIFU 治疗效果。通过压力泵将冷却液从球囊缓慢泵至一个冷却装置,冷却后的液体约15℃再循环至球囊内,这样可以起到冷却作用避免直肠损伤。

2. **制订治疗计划**　HIFU 进行消融时对消融范围控制的精确性较高,可以针对患者病灶部位解剖特点制订个性化的治疗方案。依据 TRUS 图像设定包括整个前列腺在内照射区域,必要时应包括精囊。对前列腺尖部照射时应注意把握提高治疗效果和防止尿失禁之间的平衡。HIFU 治疗时从距前列腺尖部5mm 处开始向膀胱方向移动,由前列腺左叶照至右叶。可以根据患者局部解剖结构、精囊大小和肿瘤位置来选择是否照射精囊。当肿瘤位于前列腺底部时应同时治疗精囊,但体积较小时治疗较为困难。前列腺腹侧组织未充分照射可能是 PSA 水平持续上升和前列腺癌复发的原因之一。

HIFU 使用 Ablatherm 系统治疗时应注意前列腺癌患者类型,未行 HIFU 治疗者、再次行 HIFU 治疗者和放疗后患者。Ablatherm 治疗仪上有 3 档能量设定,分别适用于上述 3 类患者。因放疗后前列腺组织和未放疗者吸收 HIFU 能量系数升高,所以在对放疗后患者行 HIFU 治疗时能量设定较首次或再次行 HIFU 治疗者低,以免增加直肠壁损伤。治疗前应注意软件设定中模式的选择,标准治疗、再次行 HIFU 治疗或挽救性治疗。治疗模式误选可增加并发症如直肠尿道瘘概率。参数提交后系统软件会自动生成 HIFU 治疗计划。Sonablate 系统使用单一的治疗方法其消融的能量可以手动调节,特别是当靠近周围易受伤组织时可以减少消融的能量。

3. **消融操作**　在整个照射过程中患者需保持姿势稳定以便精确治疗。治疗时间约为95 分钟(30～150 分钟),治疗过程可以录像在操作后回顾。为达到消除肿瘤最佳疗效,治疗范围应包括整个前列腺。因为 PCa 常表现为多中心生长,一侧腺体发病时,另一侧也可能已存在微小病灶,所以对整个前列腺进行扩大的 HIFU 治疗后肿瘤复发概率大大降低,但易造成术后性功能障碍。在对前列腺行 HIFU 照射前应将导尿管从尿道中后撤5cm 防止对超声波产生反射。

HIFU 系统按照治疗计划设定的指令自动进行治疗。探头发出一系列 HIFU 脉冲束作用于前列腺一薄层组织,通过局部产生强烈的热能损伤组织。每一次脉冲的有效作用范围为层厚1.6mm,长度和宽度适应前列腺形态的区域。通过这种方式对整个前列腺进行照射。多数情况下,操作者需要手动微调泵入和泵出球囊内液体的流量或重新调整外部移动探测器。

4. **安全方面**

(1) 患者体位:两种系统在治疗时采用不同的体位。Sonablate 系统采取截石位,入路简单。然而,如果治疗的换能器周围液体中存在气泡或在治疗过程中产生的气泡会上升存在于换能器和前列腺之间。这种情况下由于空气反射超声能力强会影响靶向和消融的质量。Ablatherm 系统治疗时采取患者右侧卧位,这样的体位能够避免气泡带来的影响。HIFU 治疗全程中患者保持体位很重要,治疗时间约为95 分钟(30～150 分钟),应确保患者治疗中舒适。使用 Ablatherm 系统时患者在治疗台上右侧卧位,躯干、左臂、膝盖和脚部分别放置合适软垫。应特别注意患者右侧肩部和右臂舒适度,HIFU 治疗接近结束时受到干扰多数是由于患者右肩不舒服而移动引起的。

(2) 直肠壁检测:高强度聚焦超声产生的能量使整个腺体及邻近的组织器官温度上升。直肠壁对温度变化敏感,温度升高时易受损伤。为了避免损伤直肠,两种系统采取在治疗过程中循环冷却直肠壁;持续检测直肠壁温度;持续测量前列腺和直肠壁的距离。Ablatherm 和 Sonablate 系统通过联合运用这些措施可以将直肠瘘的发生率降至接近零。另外,Ablatherm 系统使用红外系统检测患者体位,如果检测到患者有身体移位将发出预警信号并暂停设备。

（3）测量反射率：Sonablate 系统通过增加监测反射率来避免空洞的形成。通过分析反射超声信号和对比之前图像可以检测出温度升高引起的组织改变。当温度升高时反射系数发生改变,由此反射系数实时反馈可以提示产生的热能是否过多。如果检测到某一区域反射系数变化较大设备会自动暂停直到过多的热量散去才可以继续。

【手术期间护理】

行 HIFU 治疗后前列腺可因炎症和水肿随即肿胀,因此需要留置导尿管避免尿道受到挤压。炎症和水肿在行 HIFU 后通过对症治疗在 3～8 天内可消失。术后大出血少见,如出现应输血并加强护理;血栓和肺栓塞罕见。患者术后多出现轻微疼痛,无须用镇痛药。腰椎麻醉后可有左下腹疼痛,可相应给予镇痛药物。预防性应用抗生素至术后 1 周或持续至拔除耻骨上导尿管。

六、HIFU 联合 TURP

局限性前列腺癌患者行 HIFU 前行前列腺电切术的优点有:可以去除妨碍 HIFU 的移行带钙化;利于前列腺体积较大者行 HIFU,外围带可以在单次 HIFU 中完全照射;减少行 HIFU 后尿道中腐肉的形成。Chaussy 和 Thuroff 比较了一组 175 例行 HIFU 联合 TURP 患者和 96 例单独应用 HIFU 者结果,HIFU 联合 TURP 组和仅行 HIFU 组平均随访时间分别为 10.9 个月和 18.7 个月,平均 PSA 最低值分别为 0.26ng/ml 和 0.48ng/ml(无统计学差异),HIFU 组和 HIFU 联合 TURP 组首次行 HIFU 后病理检查阴性率分别为 66.3% 和 70.6%,末次行 HIFU 后病理检查阴性率分别为 87.7% 和 81.6%。HIFU 组和 HIFU 联合 TURP 组重复行 HIFU 治疗率分别为 25% 和 4%。结果显示两组之间无显著差异,这应该是受联合治疗组随访时间较短的影响。HIFU 联合 TURP 组重复行 HIFU 治疗率受益于 HIFU 照射前行 TURP 可将干扰 HIFU 的前列腺钙化灶切除。

一项 30 例行 HIFU 联合 TURP 或膀胱颈切开患者随访结果显示,中位随访时间为 20 个月,1 年期 22 例(73.3%)患者活组织检查阴性,PSA 均值为 0.9ng/ml;5 例(16.7%)活检阳性结果患者再次接受 HIFU 治疗,6 个月后其中 4 例患者活检结果阴性,此时 PSA 均值为 0.4ng/ml。行 HIFU 单次或两次者总体病检阴性和 PSA 控制率为 86.6%。Poissonier 等报道行 HIFU 联合 TURP 者经生化和病理检测 5 年无疾病生存率为 70%。目前还没有研究报道患者单独接受 HIFU 与 HIFU 联合 TURP 有显著差异。

七、HIFU 作为挽救性治疗

临床上对局限性前列腺癌患者行体外放射治疗(external-beam radiotherapy,EBRT)或间质性放疗根据 ASTRO 标准生化复发率为 20%～30%,可采取冷冻疗法、近距离放射疗法和 HIFU 作为挽救性治疗方法。挽救性治疗成功率低于首选治疗。行根治性 EBRT 患者生化复发提示前列腺局部复发或有转移灶。过去行 EBRT 局部复发者接受根治性前列腺切除术、去势疗法或观察治疗,上述方法并发症较多,近年来冷冻疗法、近距离放射疗法和 HIFU 成为新的选择。行根治性切除术、近距离放射疗法和冷冻疗法者 5 年无生化复发率分别为 31%～83%、20%～89% 和 18%～74%,而平均直肠瘘发生率分别为 4.7%、3.4% 和 2.5%,尿失禁率分别为 17%～67%、0～31% 和 4.3%～96%。

HIFU 的优点之一是在患者接受包括 EBRT、根治性前列腺切除术等在内的局部治疗失败后作可以为挽救性治疗方法。Hayashi 等报道了 4 例患者使用 Sonablate 系统行 HIFU 作为挽救性治疗。治疗前 PSA 水平为 0.318～0.898ng/ml,Gleason 评分为 5～7 分。6 轮 HIFU 治疗后 PSA 平均水平从 0.555 降至 0.137ng/ml,每次照射后平均 PSA 最低值为 0.054ng/ml,治疗期间患者没有出现明显并发症。Gelet 等报道了 71 例患者行放射治疗失败后在巴黎和里昂接受 HIFU 作为挽救性治疗方法。所有患者在首选治疗方法后出现生化复发,并经病检证实,其中 34 例为低分化前列腺癌。平均随访时间为 15 个月,每 3 个月做一次 PSA 检查,第 3 个月取活组织检查作为对照。80% 的患者或组织检查结果阴性(第 30 个月为 73%),平均 PSA 值为 0.2ng/ml。使用 ASTRO 标准,活检阴性没有出现生化复发,第 30 个月无疾病率为 38%。50% 以上的患者需要辅助治疗(激素治疗或激素合并化疗),9 例疾病发生转移,4 例死亡。行体外放射治疗后平均复发时间为 38.5 个月,HIFU 治疗前平均 PSA 值为 7.7ng/ml,平均随访时间为 14.8 个月,末次随访 57 例(80%)患者活检阴性。最近,Murat 等对 167 例 EBRT 治疗失败的患者行 HIFU 治疗,结果 122 例(73%)活检阴性。5 年总体生存率为 84%。

八、随访

HIFU 治疗后患者每 3 个月检查 PSA 水平,PSA 值连续 3 次升高时行活组织检查,PSA 增速超过每年 0.5ng/ml 时应做前列腺活组织检查,鉴别是否有前列腺癌复发,结果如为阳性应再次行 HIFU 治疗。完全缓解应为或组织检查阴性、低 PSA 水平和 PSA 增速稳定在低于每年 0.2ng/ml。HIFU 作为辅助姑息治疗患者中只有在局部治疗还有意义时才做活组织检查。

九、疗效

由于前列腺癌自然病史的特点决定在中短期研究中无法使用死亡率作为评估疗效标准,而多采用生化复发。目前为止还没有关于前列腺癌患者行 HIFU 治疗后生化复发的统一定义。HIFU 早期研究中将完全反应(complete response)定义为活组织检查阴性和 PSA<4.0ng/ml。Gelet 等提出了一个治疗失败的严格反应标准,活组织检查结果阳性或 PSA 值连续 3 次升高、PSA 速率≥每年 0.75ng/ml。2005 年法国泌尿外科协会指南提出在超过 3 个月时间 PSA 值连续 3 次升高,且 PSA 最低值≥1ng/ml。美国治疗放射学和肿瘤学协会(American Society for Therapeutic Radiology and Oncology,ASTRO)关于 PSA 复发定义为 PSA 最低值后连续 3 次升高,具体复发日期为 PSA 最低值与第一次上升之间的中点。Phoenix 标准随后对 ASTRO 定义进行了修订,将复发时间定义为 PSA 最低值达到+2.0ng/ml 时。许多 HIFU 研究采用了 ASTRO 或 Phoenix 定义。治疗对象同为 $T_{1 \sim 2}NxM_0$ 患者,早期研究报道使用 ASTRO 定义 5 年生化无复发生存率为 66%~77%,最近研究使用 Phoenix 定义 5 年生化无复发生存率为 75%~77%。

一些研究使用活组织检查阴性来评估 HIFU 治疗效果。据报道的活检阴性率最低者为 Gelet 等使用原型机研究的 75%,Ficarra 等研究因对象包括高危患者,其活检阴性率为 77%,其他研究这一指标均大于 80%,近期报道中活检阴性率在 93%~96%。

Blana 等对在线数据库®-Registry 中 763 例患者的一项研究,是目前关于 HIFU 治疗前列腺癌研究中入组人数最多的。患者平均年龄 69.0±6.0 岁,HIFU 治疗前平均 PSA 值为 7.0ng/ml,中位 Gleason 评分为 6 分,中位分期为 T_{1c}。该研究采用 Kaplan-Meier 分析判定生化无复发生存率,Phoenix 标准(PSA 最低值>2ng/ml)定义生化进展。总体 5 年生化无复发生存率为 85%,低危和中组前列腺癌患者 5 年生化无复发生存率分别为 86% 和 83%。

里昂大学 Sebastien Crouzet 等报道的多中心前列腺癌患者行 HIFU 治疗取得了良好效果。803 例前列腺癌患者低危、中危和高危组比例分别为 40.2%、46.3% 和 13.5%。平均随访时间为 42±33 个月,接受 HIFU 治疗后 12.9 周,患者平均 PSA 降至最低点,平均 PSA 低值为 1.0±2.8ng/ml,其中 54.3% 的患者 PSA 低值≤0.3ng/ml。PSA 低值是 HIFU 治疗是否成功的重要预后因素,HIFU 治疗成功表现有活组织检查阴性、PSA 水平稳定和无须额外治疗。85% 患者随访中活检结果阴性。8 年总生存率和肿瘤特异性生存率分别为 89% 和 99%,8 年无转移生存率为 97%。基线 PSA 值和 Gleason 评分显著影响无病生存率(DFSR)。低危、中危和高危组 5 年生化无复发生存率(Phoenix 标准)分别为 83%、72% 和 68%,7 年生化无复发生存率分别为 75%、63% 和 62%;低危、中危和高危组 5 年无额外治疗生存率分别为 84%、68% 和 52%,7 年无额外治疗生存率分别为 79%、61% 和 54%。行 HIFU 治疗后癌症局部控制和 DFSR 水平接近体外放射治疗效果。

十、并发症及相应治疗措施

(一) 泌尿系感染

欧洲多中心研究中 13% 行 HIFU 患者出现尿路感染,并由常见细菌引起。Gelet 等对 242 例患者进行至少 1 年的随访发现出现有症状尿路感染率为 1.4%,1999 年之前这一数字为 4.8%。行 HIFU 期间可以预防性应用抗生素。

（二）尿潴留

尿潴留多出现于 HIFU 治疗前未行 TURP 者，可在 HIFU 治疗后立即出现，主要是由于前列腺水肿和坏死组织脱落。HIFU 治疗后前列腺体积增大 20%～40%。经尿道导尿管放置中位时间为 5 天，耻骨上膀胱造瘘管放置中位时间 1 个月。有尿潴留延长者约为 8.6%，其行二次切除者为 5%～30%。2000 年 1 月之后行前列腺切除能够较大减少尿潴留发生率，TURP 使 HIFU 后留置导尿管平均时间从 11 天降至 6 天。目前，膀胱出现尿潴留的时间为 3～4 天。

HIFU 照射前行 TURP 的益处应得到重视。Vallancien 等对 22 例行 TURP 和 8 例行膀胱颈切开术患者研究发现，6.6% 的患者行 HIFU 后尿潴留的时间延长，且国际前列腺评分表（international prostate symptom score，IPSS）评分增加，只有 2 例患者治疗后 IPSS 评分超过 12 分。其中半数患者出现尿急，并治疗 3 周以上。TURP 导致 75% 患者出现中度血尿，但并不增加尿失禁率。IPSS 评分显示关于排尿问题 88% 的患者满意 HIFU 治疗后的生活质量，而 HIFU 治疗前为 63%。Chaussy 和 Thüroff 比较仅行 HIFU 和 HIFU 联合 TURP 治疗两组患者排尿方面的并发症，仅行 HIFU 和 HIFU 联合 TURP 治疗后尿潴留的平均时间分别为 40 天和 7 天，IPSS 评分分别为 8.91 和 3.37，出现尿失禁的概率分别为 15.4% 和 6.9%。

（三）直肠尿道瘘

直肠尿道瘘是经直肠行前列腺高强度聚焦超声治疗主要并发症之一（欧洲多中心研究中出现 5 例）。这个危险已经通过增加局部治疗时的安全设备消除，主要是控制距直肠距离恒定的传感器，以及通过冷却液流通冷却直肠壁。放疗后应用 HIFU 作为挽救性治疗时出现直肠尿道瘘的概率也较高。欧洲多中心研究中 2 个直肠尿道瘘出现在增加直肠冷却系统之前，两个患者直肠前壁很厚（>6mm），1 例在重复 HIFU 治疗的第 2 个月出现。相应治疗措施包括 3 例膀胱引流，1 例注射胶原蛋白，1 例手术修补。在对 242 例患者至少 1 年的随访中，按照现行标准（自 2000 年后）没有出现直肠尿道瘘患者。

（四）前列腺部尿道或膀胱颈狭窄

HIFU 治疗后前列腺部尿道或膀胱颈狭窄发生率为 26%，采用 HIFU 联合 TRUP 治疗后降至 9%。HIFU 照射后 6 个月通过膀胱颈切开解除狭窄部位。长期随访中尿路狭窄的出现率为 3.6%，治疗采用尿路切开术。

（五）尿失禁

对行 HIFU 治疗前列腺癌患者随访发现行 TURP 并不增加尿失禁的发生，HIFU 联合 TURP 与仅行 HIFU 患者 1 级尿失禁发生率分别为 4.5% 和 6.5%，2 级尿失禁发生率分别为 1.4% 和 2.3%，未出现 3 级尿失禁。欧洲多中心研究中接受 Ablatherm 系统未行 TRUP 治疗的患者 10.6% 出现 1 级尿失禁，2.5% 出现 2 级尿失禁。中度尿失禁可以自然消失或行物理治疗。

（六）勃起功能障碍/阳痿

在对前列腺行完全照射的病例中，60%～70% 出现勃起功能障碍，治疗中对勃起神经保护者出现勃起功能障碍的概率为 20%～30%，当随访中病理检查显示癌症控制不良时，重复行 HIFU 者勃起功能障碍率增加 15%。

十一、HIFU 预后

前列腺癌行根治性切除术者其预后因素主要为病理特征，如肿瘤种类、淋巴结和周围组织是否受侵和 Gleason 评分等。HIFU 的预后影响因素除活组织病理检查还包括其他因素。HIFU 治疗前预后因素有疾病分期、PSA 水平和活检 Gleason 评分。一项对 102 例接受 HIFU 治疗的 T_1～T_2 期患者研究发现，平均随访 19 个月后总体无病生存率为 66%，根据各指标细分后无病生存率（disease-free survival rate，DFSR）有显著差异，行 HIFU 前 PSA 值低于 10ng/ml 和高于 10ng/ml 者 DFSR 分别为 73% 和 50%，Gleason 评分低于 6 分和高于 6 分者 DFSR 分别为 81% 和 46%，6 点穿刺法检查 1 至 4 针阳性和 5～6 针阳性 DFSR 分别为 68% 和 40%。Poissonier 等对 227 例患者随访发现 5 年 DFSR 为 66%，PSA 低于 4ng/ml、4.1～10ng/ml 和 10.1～15ng/ml 者 DFSR 分别为 90%、57% 和 61%。

PSA 最低值是 HIFU 治疗临床复发的一个预后关系较强因素。一项对 115 例患者的 6 个月的研究中，PSA 最低值 0.0~0.2ng/ml 者 HIFU 治疗失败率为 11%（4/36），PSA 最低值 0.21~1ng/ml 者 HIFU 治疗失败率为 46%（17/37），PSA 最低值>1ng/ml 者 HIFU 治疗失败率为 48%（20/42）。PSA 最低值还与术前 PSA 水平和残余前列腺体积有较大关系。Ganzer 等对患者的一项长期随访中，中位随访时间为 4.9 年，根据 PSA 最低值分为≤0.2,0.21~1 和≥1ng/ml 3 组，治疗失败依据 ASTRO 标准。研究显示行 HIFU 治疗后 PSA 最低值与治疗失败和 DFSR 关系密切。随访中 3 个组的治疗失败率分别为 4.5%、30.4% 和 100%,5 年 DFSR 分别为 95%、55% 和 0%。这些研究提示 PSA 最低值<0.2ng/ml 时预后较好。

十二、未来发展方向

（一）聚焦治疗

前列腺癌未来治疗方法方向包括发展中的聚焦疗法和免疫疗法。更多的前列腺癌聚焦疗法目标将是选择性消融已知病灶并减少相关发病率。肿瘤在前列腺一侧,性功能对患者而言重要时治疗范围应排除对侧前列腺和神经血管束,而不是整个前列腺。治疗范围不包括对侧叶 5mm 组织,仅 90% 前列腺组织。对于单侧、低 Gleason 评分、肿瘤体积小的年轻前列腺癌患者应选择上述部分性治疗方法,并告知患者未治疗区域有肿瘤复发风险,要求患者在随访中保持良好的依从性。前列腺癌聚焦治疗有几个关键问题需要解决:治疗中对拟治疗区域边界识别的准确性,聚焦治疗效果和随访时采取的检测方法,检测 PSA 或活组织检查。

（二）成像系统和评估 HIFU 治疗区改进

应用程序和各种成像持续发展在今后可促进可视化和 HIFU 消融评估。磁共振成像（MRI）技术是评估高强度聚焦超声治疗的疗效"金标准",通过钆增强的 T1 加权相图像可以清楚地看出坏死程度。MRI 检查也用于通过监测组织温度变化指导 HIFU 治疗。磁共振弹性成像（magnetic resonance elastography, MRE）通过检测组织力学性能评估热消融对组织的影响。B 超可以判断 HIFU 致病变,但在准确性上受到限制,其他以超声为基础的技术,如 MRE、24 对比增强多普勒等可对促进 HIFU 消融区域评估提供帮助。

（胡志全）

第二节　冷　冻　疗　法

一、发展历史

冷冻疗法（cryosurgery）最早出现于 20 世纪 60 年代。当时是用液氮在 1 根探针中循环进行冷冻手术。由于很难检测冷冻范围,时常发生尿道直肠瘘和尿道会阴瘘,疗效也不满意,术后 3 个月的前列腺活检阳性率高达 73%。20 世纪 80 年代后经直肠超声引导可以精确定位放置探针,控制冷冻,疗效显著提高,术后 5 年前列腺活检阴性率为 71%;尿道加温设备及直肠灌注热盐水,防止了尿道、直肠壁的冷损伤。20 世纪末的第三代冷冻技术,采用新型气体驱动超低温靶向冷冻设备氩氦刀,用液氩代替液氮,经探针顶部的细喷气口将加压气体射出,使冷冻可在瞬间开始或终止,完全革新了前列腺的冷冻消融技术。尖锐超薄 17 号冷冻探针和粒子植入模板在经会阴穿刺中的应用,保证了前列腺穿刺的准确性和微创性。技术进步显著缩短了手术时间,改善了临床疗效,前列腺癌组织清除率提高 3.5 倍,降低了并发症,特别适合伴有并发症的老年患者。1996 年美国泌尿学会承认冷冻消融可以作为临床局限性前列腺癌的正式治疗选择。2000 年美国国家医疗保险允许将挽救性冷冻疗法用于局限性前列腺癌患者。目前应用在原发性前列腺癌、前列腺癌放射治疗后复发的挽救性治疗及前列腺癌次全冷冻治疗。未来发展方向:①保留神经:目前仍在试验阶段。为保留性功能,通过加温神经血管束使其冷冻损伤最小化;或对饱和穿刺确定的单灶性肿瘤仅行瘤灶侧冷冻消融。②联合疗法:如冷冻疗法与放疗或化疗联合应用可能显著改善高、中风险患者的冷冻疗效;对于局部治疗不够彻底、易远处转移患者,靶向冷冻消融和放疗可联合辅助或新辅助雄激素阻断疗法。

二、作用机制

利用深低温冷冻的肿瘤组织,组织细胞产生生理或代谢性抑制,包括物理、化学和电解质变化,细胞功能受到损伤,继而发生结构破坏,受冷冻的腺体组织、肿瘤组织坏死、脱落。冷冻还可导致局部组织内的毛细血管和小血管痉挛,局部血液循环障碍,血液停滞。此外,冷冻直接损伤微血管壁,导致血栓形成,局部组织缺血缺氧,引起组织坏死。细胞坏死组织内化学和形态学变化如下:①脱水引起电解质浓度增加;②细胞膜结晶和破裂;③细胞内脂蛋白分子变性;④温度休克;⑤血管内血液滞留;⑥酶代谢紊乱。

低温、冷冻、热融是冷冻治疗的3个过程,冷冻外科技术通过对肿瘤组织的快速冷冻和热融造成肿瘤细胞的损伤和死亡。目前多数学者认为低温冷冻破坏肿瘤细胞的机制有以下几点:①冰晶学说;②微血管栓塞;③免疫学效应;④凋亡机制。

三、影响冷冻的因素

冷冻温度、降温速度、冷冻时间、复温速度及冻融循环次数是目前认为影响冷冻的主要因素。

(一)冷冻温度、降温速度、冷冻时间、复温速度的影响

1964 年 Cooper 提出组织温度低于-20℃并保持 1 分钟,就可以造成组织坏死。Kuylenstierna 等报道及动物实验证实-40～-50℃为组织致死温度。虽然在不同动物或不同组织的实验中,造成组织坏死的实验温度并不相同,但综合这些结果,绝大多数组织在-40℃已发生死亡。Rerte 等研究表明如果温度下降速度缓慢,会先在组织细胞间质中形成冰晶,这些冰晶可以从细胞内吸收水分,细胞内失水会妨碍细胞内冰晶的形成,从而对细胞的低温损伤起到相对保护作用。只有当温度骤降时,细胞内外同时冻结、形成冰晶,细胞内冰晶形成所造成的损伤最大,因此快速降温是确保冷冻治疗效果的重要因素。Yang 等利用离体细胞观察不同冷冻速度后冷冻边缘与细胞坏死边缘的距离发现,降温速度越快,冷冻边缘与细胞坏死边缘越接近。由于冷冻致细胞损伤的关键在于细胞内冰晶的形成,当组织温度低于-50℃时,几乎所有组织内液体全部结冰,这就确保了手术疗效。目前国内外多数文献报道冷冻时间在 3～10 分钟。涂汉军等研究发现,在冷冻过程中各种液体所形成的冰球,无论横径和重量都随时间的延长而增加,7 分钟内增长速度最快,7～13 分钟上升缓慢,13 分钟时达峰值并稳定不变,提示在冷冻过程中,无限延长冷冻时间是无效的。冷冻结束后的复温过程是造成细胞损伤的另一关键步骤。Salt 等认为复温过程会使残余细胞再受破坏,早期小冰晶重结晶产生剪切作用及融化时细胞处于低渗透环境导致细胞膨胀破裂。与降温的情况相反,缓缓融化的破坏力更大。造成组织微血管栓塞,进一步加重组织缺氧致细胞死亡,因此缓慢升温可以达到更好的治疗效果。但近年来的动物实验并未能证实这一理论,Woolley 等利用犬的肾观察不同复温过程的差别,结果自然复温与快速复温对于组织损伤并无显著差异。Finelli 等也指出并无确凿证据证实不同复温过程对组织坏死产生影响,但快速复温可以缩短手术时间,具有一定优势。

(二)冻融循环次数

实验证明重复冷冻可使温度下降速率增大。为了确保冷冻手术的疗效,二次冻融循环的治疗方法已被广泛采用。一般认为二次循环冷冻在确保组织坏死的同时能扩大坏死范围,特别是在冷冻区的周边部分。越远离冷冻中心,其组织降温速度越慢,冷冻周边的组织细胞可能因此幸存。但在重复的冻融过程中,组织温度下降会加快,周边温度会更低,会进一步加重组织细胞损伤。近年的实验研究也证实了此种效应的存在。Seifert 等对猪肝冷冻实验发现,单次冻融循环造成的组织坏死区直径为 37mm,而相同条件下二次循环的坏死区直径扩大为 46mm。Mala 利用磁共振测量肝转移癌冷冻手术中不同冻融循环的冰球体积时发现,第二次冷冻结束后的冰球体积平均比第一次大 42%。Woolley 等在犬肾冷冻实验中还发现,二次冻融循环可以增大冷冻中心液化坏死的范围,提示二次冻融循环对冷冻中心区的治疗也有价值。向国元等通过电镜发现骨肿瘤经至少 3 次冻融才能彻底破坏活细胞;而金冶林认为,一次性冷冻即可造成冷冻骨边缘 3cm 以内所有组织坏死。Marcove 等研究发现反复冷冻会使瘤巢周围正常骨发生病理性改变,冻死的骨壳及冻伤的软组织血液循环遭到破坏,坏死的组织修复时间延长,易发生病理性骨折。因此,反复冷冻虽然可以增强肿瘤细胞灭活效果,但对骨愈合等方面是不利因素。综合上述,在对组织冻融过程损伤

机制不断探索的基础上,冷冻外科技术形成了快速降温、慢速复温和连续冻融循环的基本框架,可作为肿瘤治疗的一种手段,值得更多的研究和推广。

四、应用冷冻解剖

前列腺底部是前列腺与直肠最接近的部位。Denonvillier 筋膜是前列腺和直肠之间的纤维脂肪内间隙。较大的前列腺肿瘤可侵犯进入 Denonvillier 筋膜。确保冷冻切除肿瘤效果的关键是冷冻要达到 Denonvillier 筋膜,即冰球的边要达到前列腺底部的直肠固有肌。与前列腺靠近的这段直肠的血供主要来源于黏膜血管,如果冰球延伸到直肠黏膜,可导致肠壁损伤和引起瘘口。在前列腺顶部,直肠固有肌弯转进入直肠外括约肌。由于直肠外括约肌是很厚的肌肉屏障,此处的直肠黏膜对低温耐受能力强。在前列腺顶部的肿瘤可以用较强的冷冻,而前列腺底部的肿瘤冷冻时要谨慎。

五、适应证

初次治疗适应证:①不适合做外科手术或预期寿命<10 年的局限性前列腺癌;②血清 PSA<20ng/ml;③Gleason 评分<7 分;④前列腺体积≤40ml,以保证有效的冷冻范围。如前列腺体积>40ml,先行新辅助内分泌治疗使腺体缩小。

前列腺癌冷冻挽救治疗的适应证:无临床转移的复发性前列腺癌患者,PSA<4ng/ml,PSA 翻倍的时间长、无精囊的浸润、预计寿命>10 年。

六、并发症及处理

(一) 全身并发症

1. **冷休克反应**　在冷冻复温时,可产生面颈潮红、发热头痛、心悸、血压下降、脉搏变慢等情况,严重者可发生休克,如不及时抢救可造成死亡。故在冷冻及复温时应密切观察患者,一旦发生上述症状,应立即停止治疗,让患者取平卧位,并采取适当复温措施。

2. **促进肿瘤的扩散作用**　正如所有免疫反应一样,冷冻免疫也存在着两面性,在患某些免疫性疾病时,冷冻治疗可导致肿瘤扩散。

3. **高热**　患者冷冻前若继发感染,治疗后可引起高热,可采用抗生素治疗。

4. **荨麻疹**　少数病例于冷冻后发生风团样皮疹及瘙痒,呈急性荨麻疹表现,这可能与冷冻局部释放组胺类活性物质有关,可用抗组胺药物治疗。此外,冷冻治疗可引起哮喘、全身性水肿、精神障碍等全身反应,应引起重视。

(二) 短期并发症

1. **尿潴留**　术后第 1、2 周持续性出现。急性尿潴留可以插 Foley 气囊导尿管或耻骨上穿刺造瘘术。预防措施:冷冻术后应用抗炎药物可以减轻腺体水肿。

2. **阴茎、阴囊水肿**　术后第 1、2 周常见的症状但有自愈性,通常需要 2 个月恢复正常。

3. **阴茎感觉异常**　可能发生,尤其是在前面的探针使用最大功率时容易发生。通常需要 2~4 周恢复正常。

4. **出血**　一般出血很少,绝大多数只是淡红色血尿,经 12~14 小时后自行消失,出血量一般不超过80ml。大出血往往是由于探针冷冻区尚未完全解冻,所形成的冰球还没有融脱就拨动探杆,拉裂组织所致。为了避免术后的出血,必须待自然充分复温,一般需 10~15 分钟,再轻轻捻动探杆以了解消融情况,待探杆能松滑捻转后再慢慢拔出。

(三) 长期并发症

1. **尿道直肠瘘**　目前发生率为 0~0.5%。主要与冷冻设备有关。在 20 世纪 60~70 年代早期的冷冻设备最常见的并发症,一直持续到 90 年代初期才明显有所改善。

2. **尿失禁**　在前列腺完全性冷冻治疗时,尿道外括约肌尽管有尿道加温导尿管的保护作用但是仍不可避免地会受到冷冻的影响。但是目前通常会发生轻度的尿失禁。永久性尿失禁文献报道的发生率为

$1\% \sim 8\%$。

3. **勃起功能障碍**　文献报道术后第 1 年发生率为 49% ~ 93%。在前列腺完全冷冻时,冰球的范围超过前列腺包膜到达神经血管束从而引起。因此尤其适合于术前对于对勃起功能没有太多要求的患者。最近一项研究表明术后阴茎复原可以在第 1 年恢复 41.4%,第 4 年为 51.3%。

4. **尿路上皮脱落**　使用尿道保温导尿管时发生率为 0 ~ 15%。主要发生在精阜的两侧沟(此部位通常与尿道保温导尿管表面没有接触)作为目前标准的冷冻过程中的手术步骤——应用尿道保温导尿管可以明显地降低尿路上皮脱落的风险。前列腺尿道部黏膜坏死,形成线状溃疡——使坏死的前列腺组织暴露在尿流中,从而会引起严重的脓尿、尿潴留,甚至需要行 TUR 切除坏死的组织的严重并发症。

5. 尿道狭窄。

七、治疗方法

(一)穿刺式冷冻

在内镜观察下,将冷冻探针直接戳入肿瘤组织进行冷冻,是对前列腺癌的一种最有效的治疗方式。对较大的前列腺癌可进行多点穿刺冷冻。优点:由于被摧毁的组织位于黏膜以下肿瘤深部,可避免伤口感染。同时被破坏的腐脱组织抗原可刺激产生抗体,导致免疫反应,术后疗效显著。穿刺途径:①经会阴部穿刺冷冻,切开会阴外组织,借助直肠内指检引导,将冷冻探针戳入前列腺或膀胱底部进行冷冻。该路径适用于侵入包膜周围或不经直肠的前列腺癌。对于巨大的前列腺增生中叶及二侧叶可分别予以穿刺冷冻。②经尿道穿刺冷冻,在内镜直视下,冷冻探针经尿道戳入前列腺中叶或膀胱肿瘤处,或者经尿道旁穿刺戳入前列腺尖部或肿瘤中心冷冻,该路径适合于前列腺侧叶的增大及肿瘤。

(二)接触式冷冻

将冷冻探针的冷冻区置于病灶组织表面,通过热传导破坏病变细胞组织。主要适用于较小的前列腺增生或不规则的前列腺癌等。患者行全身麻醉,取膀胱截石位,留置耻骨上膀胱造瘘管和尿道内保温导尿管。通过经直肠超声检测直肠和两侧血管神经束温度,计算前列腺体积(最好 <40ml),计划放置探针数目,前列腺过大的可放置 2 次。

(刘昌明　李惠长　江玮　许恩赐)

第三节　前列腺癌经尿道切除术

1980 年 McGowan DG 首先描述诊断性经尿道前列腺切除术(transurethral prostatectomy, TURP),如果用 TURP 来作为预处理的诊断方法,对于 B、C 期肿瘤的生存率会很低。外科手术处理导致肿瘤播散的可能性被许多作者提出,认为必须采取预防措施来减少术中血管内恶性细胞的发生率。Jonasson 等详细描述了在 TURP 术中的恶性细胞在循环系统中存在的。对于恶性疾病由于手术对肿瘤组织的机械损失而产生肿瘤转移的发生。Jonasson 等在 TURP 术中发现循环血液中有孤立的恶性细胞存在。Leibel 等在 1984 年报道了与经直肠或经会阴途径细针穿刺活检相比,预先在 343 名肿瘤患者中经尿道切除会增加肿瘤转移的概率。

一、并发症

主要包括:出血、损伤、败血症、继发出血、心肌梗死、前列腺包囊损失、休克、急性尿潴留、尿路感染、血尿、心肌缺血、附睾睾丸炎、心律失常、勃起功能障碍、尿失禁。

二、适应证

(一)前列腺肿瘤并发急性尿潴留

对于先前治疗过的前列腺肿瘤、代谢性、局部进展性患者,经尿道切除前列腺组织来减轻排尿梗阻症状。Crain 等报道与 BPH 的标准型 TURP 手术相比姑息性 TURP 同样可以安全地明显改善高级别前列腺肿瘤患者的尿路症状。

（二）姑息性经尿道前列腺切除术

对于尿道或膀胱出口梗阻的前列腺癌患者而言,是一种可以选择的治疗方法。Mazur AW 等认为该治疗方法的主要并发症:完全性尿失禁、压力性尿失禁、前列腺癌再生致梗阻需再次手术治疗。Forman JD 等和 Engelhardt PF 等提出姑息性经尿道前列腺切除术与前列腺癌转移播散的机会增加,通过肿瘤溢出、血行播散途径。Crain 等和 Marszalek 等提出,姑息性 TURP 对于已经接受过内分泌治疗或放射治疗膀胱出口处局限性进展性前列腺癌患者有效。虽然对于转移性前列腺癌患者进展或肿瘤特异性死亡率的影响存在争议,但是影响还是较小。膀胱出口处明显梗阻的前列腺癌患者行姑息性 TURP 术获益匪浅。

（高祥勋）

第四节　镇痛治疗

（一）三阶梯药物镇痛

根据疼痛的不同性质和原因,单独和(或)联合应用以阿司匹林为代表的非甾体类抗炎药,以可待因为代表的弱阿片类药,以吗啡为代表的强阿片类药加以其他必要辅助药物能使大多数患者(80% ~90%)癌痛获得满意缓解。最新研究表明快速静脉注射吗啡可以缓解重度癌痛。但是由于骨转移癌疼痛是由炎症和神经病理机制所致非常复杂的疼痛,临床上常常表现为对吗啡耐药,从而需要更大剂量、更持久作用的阿片类药物,这样会不可避免地增加药物不良反应。镇痛药物与吗啡类药物联合使用为骨转移癌痛的控制提供了一个理想途径。氟吡汀(Flupirtine)是一种非阿片类中枢性镇痛药物,并具有肌肉松弛和神经保护作用。最近研究证实氟吡汀在前列腺癌骨转移大鼠模型中能增强吗啡的镇痛作用,可以作为吗啡镇痛的有效辅助药。目前临床上应用的镇痛药物多为非甾体类抗炎镇痛药和阿片类镇痛药,都因不良反应严重而限制了药物的长期应用。作为一种新型镇痛药,氟吡汀和阿片类药物联合使用具有良好的应用前景。

（二）硬膜外输注法（椎管内给药）

椎管内给药系统(intrathecal drug delivery system,IDDS)适用于晚期癌痛口服吗啡或其他全身途径给药镇痛效果差或发生严重的全身用药物不良反应的患者。近期一项研究证实,患者接受椎管内注射吗啡治疗癌痛后,疼痛指数从 10 降至 3.5,生活质量得到大大提高。尽管 IDDS 最近几年技术上并没有大的进步,但新型的非阿片类镇痛药来考诺肽的使用更有利于患者接受 IDDS 治疗。来考诺肽是一种 W-芋螺毒素,N 型电压敏感性钙通道阻滞剂,具有毒性小、鞘内注射安全、耐受性好等特点,且可以静脉注射而不会产生严重的心血管毒性。

（三）患者自控镇痛

患者自控镇痛技术(patient-controlled analgesia,PCA)的最大特色是让患者自己尝试控制自身疼痛。它将传统的一次性口服、肌内注射或静脉给药方式改为小剂量、分次给予,满足了个体对镇痛药的需求。根据给药途径的不同可分为:①患者静脉自控镇痛(patient controlled intravenous analgesia,PCIA);②患者硬膜外自控镇痛(patient controlled epidural analgesia,PCEA);③患者皮下自控镇痛(patient controlled subcutaneous analgesia,PCSA)。国内目前采用最多的 PCEA,是使用 PCA 泵将小剂量阿片类药物或与低浓度局麻药配伍以均匀一致的速度注入硬膜外腔而发挥镇痛作用的镇痛手段。PCEA 技术较其他 PCA 方法能更好地控制疼痛,且 PCEA 可以在家庭中使用,同样安全有效。

（张开颜　邢金春）

参 考 文 献

1. Finelli A,Rewcastle JC,Jewett MA. Cryotherapy and radiofrequency ablation:pathophysiologic basis and laboratory studies[J]. Curr Opin Urol,2003,13:187-191.

2. Seifert JK,Gerharz CD,Mattes F. A pig model of hepatic cryotherapy. In vivo temperature distribution during freezing and his-

topathological changes[J]. Cryobiology,2003,47:214-226.

3. Kollmar O,Richter S,Sc hilling MK,et al. Advanced hepatic tissue destruction in ablative cryosurgery:potentials of intermittent freezing and selective vascular inflow occlusion[J]. Cryobiology,2004,48:263-272.

4. Yang WH,Liao ST,Shen SY,et al. The speed of ice growth as an important indicator in cryosurgery[J]. J Urol,2004,172:345-348.

5. Crain DS,Amling CL,Kane CJ. Palliative transurethral prostate resection for bladder outlet obstruction in patients with locally advanced prostate cancer[J]. J Urol,2004,171:668-671.

6. Blana A,Walter B,Rogenhofer S,et al. High-intensity focused ultrasound for the treatment of localized prostate cancer:5-year experience[J]. Urology,2004,63:297-300.

7. Engelhardt PF,Riedl CR. Re:Palliative transurethral prostste resection for baldder outlet obstruction in patients with locally advanced prostate cancer[J]. J Urol,2005,173:324-325.

8. Marszalek M,Ponholzer A,Rauchenwald M,et al. Palliative transurethral resection of the prostate:functional outcome and impact on survival[J]. BJU Int,2006,99:56-59.

9. Ficarra V,Antoniolli SZ,Novara G,et al. Short-term outcome after high-intensity focused ultrasound in the treatment of patients with high-risk prostate cancer[J]. BJU Int,2006,98:1193-1198.

10. Poissonnier L,Chapelon JY,Rouviere O,at al. Control of prostate cancer by transrectal hifu in 227 patients[J]. Eur Urol,2007,51:381-387.

11. Anton Kolosov,Goodchild CS,Williams ED,et al. Flupirtine Enhances the Anti-Hyperalgesic Effects of Morphine in a Rat Model of Prostate Bone Metastasis[J]. Pain Medicine,2012,13(11):1444-1456.

12. Lin CP,Lin WY,Lin FS,et al. Efficacy of intrathecal drug delivery system for refractory cancer pain patients:A single tertiary medical center experience[J]. Journal of the Formosan Medical Association,2012,111(5):253-257.

13. Upadhyay SP,Mallick PN. Intrathecal Drug Delivery System (IDDS) for Cancer Pain Management:A Review and Updates[J]. American Journal of Hospice & Palliative Care,2012,29(5):388-398.

第二十一章　前列腺癌骨转移的治疗

第一节　骨转移的生物学基础

骨骼是前列腺癌远处转移最常见的部位,最常累及的部位是脊柱、股骨、骨盆、肋骨、颅骨和肱骨。目前已提出多种假说解释前列腺癌骨转移的非随机模式,其中最重要的是"种子-土壤"学说及血液循环学说。

一、种子-土壤学说

自 Paget1898 提出"种子-土壤"学说至今已有一百多年的历史,目前越来越多的研究都倾向于支持这种学说。在前列腺癌的转移中,"种子"是循环中的前列腺癌细胞,"土壤"是骨,前列腺癌细胞与骨微环境有着特异的生物学相互作用。尽管前列腺癌细胞会通过血液循环向全身各系统转移,但由于这种特异的相互作用使得前列腺癌细胞最终容易在骨骼而不是其他器官形成转移灶。这个学说能很好地解释前列腺癌骨转移的倾向性和转移部位的多发性。

和其他肿瘤的转移一样,前列腺癌的转移也经过多个步骤,包括肿瘤细胞的脱落、血液循环中的游走、趋化、黏附及转移后的生长等过程。这一过程是前列腺癌细胞、循环系统及骨局部微环境相互作用的结果。

(一) 循环系统中的前列腺癌细胞与骨转移

循环系统中出现肿瘤细胞是前列腺癌转移最早的指征,Corey 等应用免疫组化染色和反转录聚合酶链反应(RT-PCR)技术,在外周血和骨髓抽吸标本中发现了前列腺癌细胞。最早在初次诊断为局限性前列腺癌时,PSA 和腺体激肽释放酶(hK2)就被在骨髓标本中发现,骨髓抽吸标本中的 PSA 是外周血样中的 2 倍,这提示骨髓比普通的循环系统可能存在更多的前列腺癌细胞。与此相似的是,Oberneder 等在局限性前列腺癌患者的骨髓中发现了细胞角蛋白-18,后者为一种前列腺上皮细胞标志物。但大多数的研究表明,在根治性前列腺切除术前,外周血或骨髓抽吸标本中发现 PSA 和细胞角蛋白-18 等前列腺上皮标志物与前列腺癌的预后和临床结果无相关性,但术后早期外周血或骨髓抽吸标本中发现 PSA 与前列腺癌的进展有关。能够表达 PSA 和细胞角蛋白-18 的细胞在外周血或骨髓抽吸中出现不代表前列腺癌细胞能够在骨中成长和发展为转移灶。

(二) 前列腺癌细胞与骨细胞的黏附

前列腺癌细胞要在骨微环境中栖留,必须通过附着于骨髓内皮细胞,随后移行至内皮层而停留在窦状隙。这个过程包括不同的黏附分子(如选择素、整合素及钙黏素)呈递在转移的前列腺癌细胞和内皮细胞表面。

前列腺癌细胞通过血液循环到达骨组织,并与骨髓内皮细胞发生特异性结合。骨髓内皮细胞与其他组织的内皮细胞不同,有一种筛孔状结构,瘤细胞可以直接穿过毛细管与之结合,而不是结合于暴露的细胞外基质成分。Cooper 等将骨髓内皮细胞预先在多种细胞基质中培养,结果发现 PC-3 细胞对其的黏附性最强,而其他内皮细胞却无类似的结果。

　　Dimitroff 发现诱导白细胞定向黏附的内皮细胞选择素也可以在骨髓内皮细胞中表达,并证实了前列腺癌细胞在生理血流条件下黏附到骨髓内皮细胞,这种动态的黏附作用依赖于骨髓内皮细胞选择素的表达,在此基础上发现骨转移的前列腺癌细胞表面存在一种糖蛋白和鞘糖脂结构,其可作为内皮细胞选择素的潜在配体。Kierszenbaum 等研究发现了一种存在于前列腺癌细胞表面的半乳糖受体,它通过特异性的糖识别或与糖基连接来介导肿瘤细胞与骨髓内皮细胞结合。这种受体在正常前列腺细胞和前列腺癌细胞均可以存在,利用外源性的抗体阻断这种受体与特异的糖类结合,可以阻碍前列腺癌细胞与内皮细胞黏附。

　　前列腺癌细胞和骨髓内皮细胞共同存在的局部微环境中,两者分泌的细胞因子也参与了前列腺癌细胞的黏附作用。Simpson 等在体外利用骨髓内皮细胞(BMEC-1、trHBMEC)和前列腺癌细胞(PC-3、PC-3M-LN4、DU145、LNCaP)相互作用来探讨两者间的黏附机制,发现具有高侵袭性的 PC-3、PC-3M-LN4 能快速、特异性地黏附于骨髓内皮细胞(70%～90%),而不易在脐静脉内皮细胞上黏附(15%～25%),这种现象依赖于前列腺癌细胞周围基质中透明质酸的存在。

（三）前列腺癌细胞在骨微环境中的存活与生长

　　原发灶前列腺癌细胞生长相对较慢,而一旦循环到骨组织与骨髓内皮细胞黏附,通过利用丰富的优势"土壤"其在微环境中生长速度明显增加。在骨基质中含有许多生长因子,这些生长因子可刺激细胞生长,并增强与微环境中骨细胞的相互作用。骨的非胶原成分(如骨桥蛋白和骨连接素)在肿瘤的转移中发挥着重要的作用,如骨桥蛋白是整合素 $\alpha_v\beta_3$ 的配位子,在细胞的黏附、迁移、生存及存活骨的再建过程中有广泛的作用。骨桥蛋白水平通常在高分级的肿瘤、腺瘤及转移瘤中较高。前列腺癌细胞株骨桥蛋白的过度表达被证实为这些细胞的生长及侵袭提供便利。骨连接素(也是富含半胱氨酸的分泌性蛋白)已被证明能促进前列腺癌细胞的生长、侵袭和存活。

二、血液循环学说

　　前列腺癌容易转移到富含血管的承重骨,以转移至低位腰椎最常见,有学者认为可能是骨骼能够优先获得从前列腺回流的血液,导致循环系统中的前列腺癌细胞向骨骼发生转移的概率大大提高。1940 年,Batson 首次提出,在前列腺与低位腰椎之间存在着一个"门样"静脉系统,使得前列腺癌向脊椎转移的概率明显增加,这个"门样"静脉系统后来被证实并命名为 Batson 静脉丛(椎静脉丛)。通过脊椎静脉丛(Baston 脊椎静脉系统)转移至脊椎。Batson 静脉丛无静脉瓣,胸腹腔、盆腔静脉、肋间静脉及静脉瓣少的四肢静脉与脊椎静脉丛彼此交通,组成脊椎静脉丛。此静脉系统血流缓慢、压力低、容积大,有时可发生逆流,咳嗽、喷嚏及肌肉牵拉等因素可致胸腹腔压力增高,可使胸腹腔内静脉中的肿瘤细胞不经肝、肺而直接进入这一系统,直接转移至脊柱、胸廓及骨盆等处。

　　尽管这个学说比较好地解释了前列腺癌细胞选择性发生骨转移,尤其是脊柱转移的现象,但却不能很好地解释前列腺癌转移部位的多发性。

（苏耀武　胡志全）

第二节　骨转移的临床评估

　　前列腺癌最常见的转移部位为骨骼,临床上 5%～27% 的患者有骨转移,而死于前列腺癌的患者中 83%～90% 有骨转移。前列腺癌骨转移患者除表现为相关下尿路症状外,还可表现为下列临床特征。

　　1. **骨痛**　骨转移性疼痛是引起前列腺癌患者疼痛的常见原因,其病理生理机制目前了解甚少,可能包括肿瘤引起的骨质溶解及成骨、肿瘤生长因子和细胞因子的产生、神经的直接浸润、离子通道的刺激及内皮素和神经生长因子在局部组织中的产生。骨转移至不同部位可引起不同的临床疼痛综合征,椎体转移瘤可引起相应部位的疼痛及继发于硬膜外刺激所产生颈部和背部神经性的疼痛;骨盆和股骨转移常出现骶尾部、下肢疼痛。

　　2. **病理性骨折**　前列腺癌骨转移引起的骨质破坏降低其承重能力和使其产生裂纹,遭受较小的外力即可引起骨折。骨折明显降低晚期前列腺癌患者的生活质量,应积极预防骨折的发生。以下影像学特征可能提示骨折即将发生骨损伤较大,主要部分溶解,骨皮质破坏。Mirels 根据骨质破坏的位置、破坏的特点、大小和转移部位的症状提出一种评分系统,根据这个评分系统,评分>7 分需要外科干预,评分≥10 分骨折的风险>50%。

3. 脊髓及马尾压迫症状　脊髓压迫症是一种紧急事件,对于疑似患者应行紧急评估和治疗。大多数患者出现疼痛,活动后硬膜内压力增加常使疼痛加重,也可出现肢体、胸部及腹部的神经性疼痛,局部疼痛通常先于神经根性疼痛。脊髓压迫大多数患者出现无力或瘫痪、感觉缺失、尿潴留和尿失禁。在脊髓圆锥水平病变早期可以出现膀胱、直肠和生殖器的自主神经功能紊乱。

4. 贫血　前列腺癌侵犯骨髓并占据正常骨髓造血空间,使正常造血组织减少导致贫血和血小板减少,同时前列腺癌骨转移后几乎所有患者均接受雄激素阻断治疗,这进一步加重贫血。

前列腺癌发病隐匿,早期无疼痛症状,出现上述临床症状应高度怀疑骨转移。部分患者可触及隆起包块,但明确诊断有赖于影像学检查。骨转移患者影像学评估的目的是:尽可能早发现骨转移,了解前列腺癌分期及指导治疗;评价有无骨转移所致的并发症(如病理性骨折、脊髓压迫);监测治疗后的反应;指导放射治疗的定位。早期、精确地诊断骨转移对前列腺癌的分期及治疗方案的制定起决定性作用,对肿瘤的预后也有重要意义。

PSA 是当前人群中筛查前列腺癌的一线方法,一般认为 PSA 水平对前列腺癌患者的诊断和治疗后监测复发或转移具有重要意义。但由于 PSA 不是前列腺细胞的特异蛋白,其值升高通常与前列腺肥大、前列腺癌等有关,在良性和恶性病变之间重叠较大,因此不宜单独用 PSA 浓度来判断骨转移,但可以根据 PSA 浓度范围确定是否需要进行全身核素骨显像。研究发现,对于中低危患者,骨扫描探测到骨转移的可能性小,对于 PSA<20ng/ml 并且 Gleason 评分<8 分的患者骨扫描有 1%～13% 是阳性的。其他研究发现 PSA<10ng/ml 并且没有骨骼系统症状的骨扫描检查到骨转移的阳性率很低,因而不需要把它作为常规检查,除非肿瘤进入 T_3 或 T_4 期,或者 Gleason 评分≥8 分。通常把 PSA>15～20ng/ml 作为是否需要做骨扫描检查的分界点,但是对于那些有骨骼系统症状、Gleason 评分较高或者肿瘤进展期的患者骨扫描评估是必不可少的。

影像学检查可以早期诊断前列腺癌骨转移,有助于前列腺癌的分期及治疗方案的制定。同时也有助于判断前列腺癌骨转移治疗效果和预后,各种治疗后骨转移灶减少、消失或不再增多,则说明治疗有效;反之则表明治疗效果不满意或者无效,提示患者预后不良。因此,定期复查骨显像对前列腺癌治疗效果评估、检测病情发展及评价患者预后有很大帮助。

前列腺癌骨转移治疗反应的监测及随访没有统一的最佳方案,骨转移病灶被认为是无法测量的,难以按 RECIST 评估确定治疗后完全缓解或部分缓解,其原因是很难鉴别残存肿瘤与骨修复过程。即使达到临床上的完全缓解,骨的"正常化"也晚于软组织病灶的消退,即使病灶被完全消灭,骨骼在形态学上仍然可表现为异常。

（苏耀武　胡志全）

第三节　骨转移的诊断方法

用于评估前列腺癌骨转移的影像学检查方法包括放射性核素全身骨显像、CT、MRI、PET、X 线片等,不同的影像学方法对不同的恶性肿瘤骨转移有不同的适应范围。对同一患者应综合多种影像学方法对其进行评价,方能正确指导临床决策(前列腺癌骨转移的诊断方法详见第七章第五节)。

第四节　骨转移的治疗

一、内分泌治疗

自从 20 世纪 40 年代 Huggins 和 Hodges 首先提出内分泌治疗对前列腺癌骨转移具有姑息性治疗以

来,内分泌治疗目前仍是治疗转移性前列腺的有效手段,其目的是通过抑制雄激素对前列腺生长的促进作用,来达到缓解转移性前列腺癌的症状和并发症(如脊髓压迫、病理性骨折、输尿管梗阻、骨转移等),无症状患者应立即进行去势治疗以延缓症状和并发症的发生。淋巴结转移患者立即行去势治疗延长疾病无进展生存率(progression-free survival,PFS)和总体生存率(overall survival,OS)。

转移性前列腺癌的内分泌治疗通常包括双侧睾丸切除或药物去势治疗。药物治疗通过使用雌激素、抗雄激素或黄体释放激素类似物等药物阻断雄激素与雄激素受体的结合或体内雄激素的产生。

(一) 手术去势治疗

一直以来,手术去势或睾丸切除术是国内外对转移性前列腺癌的内分泌治疗的首选方法,晚期前列腺癌患者施行睾丸切除术后,体内的雄激素在短期内即可降低至 $10\mu g/L$ 以下,70%~80%的患者症状可获得不同程度的缓解。已发生骨转移的前列腺癌患者手术后80%~90%的患者骨痛可以消失。术后4~6周前列腺肿瘤的体积将明显缩小,下尿路症状缓解。睾丸切除术还可以用于由前列腺癌引发双侧肾积水及脊椎骨受侵犯后即将发生脊髓受压、尿毒症等危急情况,可迅速缓解病情。虽然睾丸切除术能减少体内90%~95%的睾酮,但肾上腺分泌的少量睾酮可干扰术后的治疗效果,但临床试验发现,双侧睾丸加肾上腺切除对于改善前列腺癌转移灶所引起的正常并无显著差异,而鉴于肾上腺切除伴有严重的后遗症,目前手术去势不包括切除肾上腺。术后的主要不良反应是由睾丸雄激素水平迅速下降会导致性欲下降和勃起功能障碍。约70%的患者手术后会发生面色发红、发热等现象,若同时使用类固醇类抗雄激素药物醋酸环丙孕酮(cyproterone acetate,CPA),其具有的促孕作用可以缓解这种现象的发生。手术去势后的其他不良反应还包括骨质疏松、体重增加、易疲劳和贫血等。

(二) 雌激素治疗

在雄激素作用阻断过程中雌激素类药物的作用是抑制脑垂体分泌释放促黄体生成激素(luteinizing hormone,LH),从而使血清睾酮下降而发挥治疗作用。最常用的是己烯雌酚,其疗效与手术去势相当。因此,手术去势加雌激素类药物的联合应用曾经成为晚期前列腺癌内分泌疗法的首选。但这类药物的应用因其严重的不良反应所制约,如血栓形成、心脑梗死、水钠潴留、乳房增大及男性乳房女性化等不良反应。因促性腺激素释放激素类似物(luteinizing hormone releasing hormone analogues,LHRHA)具有与雌激素类似的疗效,且无心血管并发症,使得雌激素不再作为药物去势的一线选择。

(三) 抗雄激素治疗

即雄激素受体阻滞剂,通过与前列腺癌细胞核内的雄激素受体结合,从而降低血清睾酮和双氢睾酮对细胞生长的促进作用。因其不良反应小且避免了手术去势后患者的心理异常,因而广泛应用于转移性前列腺癌的治疗。根据化学结构可分为甾体类和非甾体类两种。甾体类药物还可以抑制垂体分泌黄体生成素及肾上腺分泌雄激素。非甾体类药物不降低睾酮,因此具有对性功能无明显影响的优点,也不会产生去势治疗中的体能下降及骨质疏松等不良反应。

1. 甾体类抗雄激素　醋酸环丙孕酮(cyproterone acetate,CPA)CPA 是最早及最广泛应用的抗雄激素药物,欧洲的一项研究表明,CPA 治疗组中治疗晚期前列腺癌的中位肿瘤进展期次于戈舍瑞林治疗组,其远期随访的总体存活率及癌特异性存活率与氟他胺单药治疗相仿,CPA 可缓解骨痛,改善患者的体力状态。CPA 具有肝毒性,长期应用还有心血管不良反应。

2. 非甾体类抗雄激素　常用的有氟他胺(Flutamide)和比卡鲁胺(Bicalutamide)。氟他胺是第一个用于临床的非甾体类抗雄激素,已有20多年的历史。二期临床试验表明,氟他胺对于治疗晚期前列腺癌有一定的疗效,尤其在维持患者的性功能上有一定的优势。Fowler 等的研究表明,在没有远处转移的雄激素非依赖性前列腺癌(androgen-independent prostate cancer,AIPC)患者中,有80%以上经过氟他胺治疗后PSA 下降>50%,而在转移性患者中有 AIPC 患者中的有效率达54%。一项随机临床试验将转移性前列腺癌患者随机分组后,分别给予氟他胺治疗或手术去势,结果显示两组患者的 PSA 中位进展期分别为370天和396天,两组之间无显著差异。然而,一些近期发表的随机试验及荟萃分析结果却显示,单独使用氟他胺治疗的患者可能较早出现肿瘤进展。比卡鲁胺是一种较新的抗雄激素药物,其药物半衰期长,可每日单次服用,故用药依从性较好,与氟他胺相比,比卡鲁胺对晚期前列腺癌患者生活质量的提高、PSA 控制率及症状缓解效果类似,但其肝毒性及其他毒不良反应均低于氟他胺。Ⅲ期随机临床试验结果显示,在晚期前列腺癌中比卡鲁胺治疗效果劣于手术去势、黄体生成素释放激素类似物(luteinizing hormone-releasing hormone agonists,LHRH-a)或雄激素完全阻断治疗,还可降低患者的总体生存率。

尼鲁米特和比卡鲁胺一样属于长效抗雄激素药物,国内尚未上市,也未得到批准用于前列腺癌的单药治疗。有研究表明,睾丸切除治疗联合尼鲁米特治疗的肿瘤特异性生存率和总体生存率明显高于睾丸切除术。在激素抵抗性前列腺癌的二线内分泌上,尼鲁米特具有不错的效果,可明显降低氟他胺或比卡鲁胺治疗失败的非激素依赖性前列腺癌患者的血清 PSA 值。Desai 等报道在二线治疗中其 PSA 反应率为 50%,并且有 2/3 的骨痛患者得到明显缓解,在此患者中有些用过氟他胺,有些用过比卡鲁胺和氟他胺,甚至有部分患者用过化学治疗。尼鲁米特的耐受性好,部分患者会出现视觉适应的问题。尼鲁米特对曾出现抗雄激素撤停反应者的疗效较无该反应者更为明显。对于缓解前列腺癌骨转移的骨性疼痛,尼鲁米特也达到较高水平。

(四) 药物去势治疗

药物去势是指在不切除睾丸的前提下,通过使用药物使睾酮浓度下降到去势水平,从而抑制前列腺癌细胞的增长。药物去势与手术去势的效果大致相同,药物去势的优点在于无手术危险及切除睾丸造成的潜在性精神创伤。

1. **黄体生成素释放激素类似物(luteinizing hormone-releasing hormone agonists,LHRH-α)**　LHRH-α 是欧美国家转移性前列腺癌治疗中首选的一线化学去势药物。LHRH-α 能与脑垂体的促性腺激素产生细胞上的受体结合,并在治疗初期导致短暂的黄体素、促卵泡生长激素释放及血清中睾酮上升。故接受 LHRH-α 治疗的患者在最初数周内可能出现转移灶症状加重的现象。因此,伴有严重尿道梗阻及疼痛性脊椎转移的前列腺癌患者不应单独使用 LHRH-α 治疗,而应在 LHRH-α 治疗的前 1 周给予为期 2 周的抗雄激素治疗。

2. **黄体生成素释放激素拮抗剂(luteinizing hormone-releasing hormone antagonists,LHRH)**　LHRH 拮抗剂的作用机制与激动剂相似,但由于其特殊的分子结构,LHRH 拮抗剂仅具有拮抗作用,而无促进作用,在一项比较 LHRH 拮抗剂阿巴瑞克与雄激素完全阻断的Ⅲ期临床试验表明,两组患者治疗后血清 PSA 的降低速度相同;阿巴瑞克组中 71% 的患者于治疗第 15 天达到去势效果且未出现睾酮峰,而联合治疗组中仅 21% 的患者在治疗第 15 天达到去势效果,且 14% 的患者出现睾酮峰。由于阿巴瑞克的有效性与安全性,美国食品药物管理局(FDA)已于 2003 年批准阿巴瑞克作为晚期前列腺癌的一线内分泌治疗药物。

骨转移性前列腺癌患者的雄激素阻断治疗属于姑息治疗。欧美的多项大型随机临床试验结果显示这一治疗可有效缓解症状或延缓病情的发展,故在前列腺癌患者被确诊出现转移时即应采取内分泌治疗。内分泌治疗是晚期尤其是转移性前列腺癌的最主要手段之一。未接受过内分泌治疗者,经雄激素阻断治疗骨转移灶所引起的疼痛控制率可达 80% 以上。另外,内分泌治疗对骨骼以外的复发病灶也有良好的姑息治疗效果。然而,雄激素阻断治疗的有效治疗期仅 2~3 年,绝大多数患者逐渐对内分泌治疗失效,发展为激素非依赖性前列腺癌。对转移性前列腺癌患者应首先考虑双侧睾丸切除术或以 LHRH 类似物为方案的单一雄激素阻断治疗。由于手术去势具有有效、简便、安全、廉价及高依从性等特点,目前仍是转移性前列腺癌的首选内分泌治疗手段。药物去势的治疗方案建议戈舍瑞林皮下注射(3.6mg,每月 1 次)或缓释醋酸亮丙瑞林皮下注射(3.75mg,每月 1 次)。对于单一去势治疗无效或失效的患者,建议进一步采用雄激素完全阻断治疗。尽管雄激素阻断治疗对 80% 以上的晚期前列腺癌患者的症状控制有显著作用,但其治疗作用一般在开始治疗约 2 年后减低并逐渐失效。二线内分泌治疗对激素非依赖性前列腺癌的总有效率介于 20%~60%。对曾接受抗雄激素药物治疗的患者,应首先进行抗雄激素药物撤停,如该手段无效并出现疾病进展,则可使用其他的抗雄激素药物(如尼鲁米特)、P450 酶抑制剂或泼尼松治疗。虽然激素非依赖性前列腺癌的二线内分泌治疗的疗效仍缺乏大样本随机临床试验的证明,故不易评估其确切临床疗效,但因内分泌治疗较全身化疗的毒副作用少,故应在全身化疗之前对激素非依赖性前列腺癌患者优先给予。

(杨盛华　杨宇峰　邢金春)

二、前列腺癌骨转移的放射治疗(体外照射)

(一) 定义

体外放射治疗是利用直线加速器产生 X 射线或 ^{60} 钴治疗机产生的 γ 射线杀伤肿瘤细胞。

(二) 适应证

1. 前列腺癌骨转移后可致骨痛、脊髓压迫和截瘫,体外照射主要适用于有以上症状的骨转移灶,可以有效地缓解疼痛和恢复功能。

2. 前列腺癌骨转移主要发生在中轴骨如脊柱、骨盆或股骨等部位,对以上负重部位骨转移进行体外照射,可以预防病理性骨折、截瘫的发生。

(三) 治疗方法

1. **标准分次照射**　对于骨转移相对较局限的病灶,体外照射常用剂量及分割方法有 3 种方案:每次 300cGY,共 10 次;每次 400cGY,共 5 次;每次 800cGY,单次照射。3 种照射方法的骨痛缓解疗效和耐受性无显著差异。选择哪种方案治疗应该根据患者的病情综合考虑,如对于预期生存时间短的患者,应在尽可能短的时间内获得有效的治疗。

2. **半身放射治疗**　对于有明显症状的广泛病灶的骨转移,而且全身治疗措施无效的患者,可采用半身放射治疗。半身放射治疗方法,一般分为上半身和下半身放疗两种。照射剂量上半身为每次 600 ~ 700cGY,下半身每次 600 ~ 800cGY。

(四) 疗效

前列腺癌细胞对放射线敏感,但对于前列腺癌骨转移,放疗只能起到姑息性的治疗效果,不能达到控制整个病情的目的。体外照射能有效缓解骨转移引起的骨痛,有效率可达到 70% ~ 90%,其中疼痛完全缓解率为 20% ~ 50%,大多数在放射治疗 10 ~ 14 天开始显效,90% 患者的骨痛症状在 3 个月内达到缓解,效果一般可持续 1 年以上。

(陈　元)

三、放射性同位素治疗

使用放射性核素治疗骨转移性灶已有 50 年历史,自 20 世纪 90 年代以来,趋骨性放射性药物治疗骨转移性灶得到较快发展。静脉注射这些趋骨性放射性药物,这些药物进入体内在前列腺癌骨转移部位浓聚,利用放射性药物发射短程 β 射线的电离辐射生物效应,可达到减轻疼痛和抑制病灶增长的姑息性治疗目的。临床上应用的治疗药物主要包括 ^{32}P、^{89}Sr、^{153}Sm-EDTMP、^{186}Re-HEDP、^{90}Y 等。目前被广泛应用于临床的主要为 ^{89}Sr 和 ^{153}Sm-EDTMP 等。

(一) ^{89}Sr(锶)

^{89}Sr 发射纯 β 射线,能量 1.49MeV,半衰期为 50.5 天,辐射剂量低,组织中平均射程 2.4mm,最大射程 8mm,能有效杀死周围的肿瘤细胞而对周围人员不造成任何影响,使用安全,常用剂型为 ^{89}SrCl$_2$。静脉注入后,30% ~ 80% 的 ^{89}Sr 与羟基磷灰石晶体结合,骨转移灶平均摄取量是正常骨的 15 倍以上,可在骨转移灶中滞留 100 天左右。这 100 天内 ^{89}Sr 对转移灶的辐射剂量可达全量的 75%,转移灶和骨髓的吸收剂量之比约为 10∶1,不良反应少。所以 ^{89}Sr 不但镇痛效果好,还有预防和延缓骨痛发生的优点,对部分骨转移灶起治疗作用,且能推迟新的骨转移灶的出现。^{89}Sr 是目前国内外应用最多的治疗骨转移的放射性药物。

(二) ^{153}Sm(钐)

^{153}Sm 发射 β 和 γ 射线,能量 0.81MeV,半衰期为 1.9 天,织中平均射程 0.55mm,还发射 103KeV 的 γ 射线,适于体外显像,以追踪治疗效果和进行疗效评价,常用剂型为 ^{153}Sm-EDTMP(乙二胺四甲撑膦酸)。EDTMP 为膦酸盐,参与骨质代谢,易被以成骨细胞代谢为主的骨组织摄取,抑制破骨细胞,具有很强的趋骨性和亲肿瘤特性,病变骨/正常骨放射性摄取比值约为 16∶1。临床应用证实,它不仅缓解骨痛,改善患者的生活质量,而且也可以对骨转移病灶有一定的修复作用。由于 ^{153}Sm 半衰期短、β 射线能量低、在组织中射程短等优点,现在越来越多地受到关注,在国内的应用也越来越多。

（三）其他

近 10 余年来，^{186}Re（铼）的研究成为放射性核素治疗骨转移癌疼痛领域中的热点之一。Re 半衰期为 0.7 天，发射 β 射线能量最大为 1.07MeV（77%）和 0.934MeV（23%），最大作用距离 5mm，平均 3.8mm，还发射 γ 射线．可了解其在体内的分布情况，追踪和观察治疗效果，常用剂型为 ^{186}Re-HEDP。^{186}Re-HEDP 亲骨性强，T/NT 平均 22:1，血液清除快，易聚集于骨，对造血系统损害很轻，骨髓不会受抑制。因此，^{186}Re 又是一个有希望用于治疗骨转移灶的核素。^{188}Re、^{90}Y（钇）也因其良好的物理性能日益受到临床关注。

^{32}P（磷）由于 β 射线能量高，对骨髓有较大损害，衰变时无 γ 射线，不能进行体外显像。因此，被上文所述更为优良的放射性药物所替代。

（韩云峰 赵明）

四、双膦酸盐

双膦酸盐类（Bisphosphates）药物是 20 世纪 70 年代开发出来的一种抗代谢骨病药物，主要作用是抑制破骨细胞的活性，诱导破骨细胞的凋亡。现该药已广泛用于预防和治疗骨转移瘤所致骨相关事件（SREs），如高钙血症、骨痛、病理骨折及骨转移需要放疗或化疗等，是治疗 SREs 的首选药物。

双膦酸盐是焦磷酸盐类似物，在其结构中 P-C-P 是产生活性的必要条件，药物的作用强度取决于 C 原子侧链上的 R1 和 R2 基团。根据侧链的不同，双膦酸盐可分为三代：第一代为不含氮的双膦酸盐，代表药物为氯屈膦酸；第二代为含氨基的双膦酸盐，如帕米膦酸、阿伦膦酸，其抗骨质吸收作用明显优于第一代产品；第三代为异环型含氮双膦酸盐，如唑来膦酸、依班膦酸，其抗骨质吸收作用更强，临床应用也更具优势。

双膦酸盐具有高度的骨亲和力，能选择性的迅速结合到骨矿物质表面，尤其是破骨细胞性骨吸收后暴露的部位，被有活性的破骨细胞摄取后抑制破骨细胞的活性、诱导破骨细胞凋亡、抑制未成熟破骨细胞的增生，从而阻止转移性肿瘤引起的溶骨性病变、减少骨吸收、减轻疼痛和降低由骨转移所致的高钙血症及其他并发症的发生率。双膦酸盐可抑制肿瘤细胞对骨基质的黏附、扩散或侵袭，抑制血管生长，体外研究发现第三代双膦酸盐还有直接抑制肿瘤细胞增殖和诱导肿瘤细胞凋亡的作。此外双膦酸盐还与其他抗肿瘤药有协同作用。

双膦酸盐于 1995 年被批准用于防治以溶骨改变为主的多发性骨髓瘤及乳腺癌骨转移瘤的骨相关事件。而在前列腺癌中，骨转移病灶在 X 线上通常表现为成骨性病变，但研究发现合并有溶骨性吸收改变。在骨转移病灶做病理检查，可观察到同时有成骨细胞及溶骨细胞的激活；同时许多前列腺癌患者也伴有溶骨性骨吸收指标的增高，提示其成骨与破骨是相伴随的。有研究评价过唑来膦酸、氯屈膦酸、帕米膦酸和依班膦酸各自在前列腺癌骨转移中的疗效，但只有唑来膦酸被证实能减少前列腺癌骨转移导致的骨相关事件，并能持久缓解疼痛，成为唯一被 FDA 批准用于预防前列腺癌等的骨转移患者骨相关并发症的药物。

唑来膦酸是继帕米膦酸之后的第 3 代双膦酸盐类药物，是目前药理活性最强的双膦酸盐。有研究证实，唑来膦酸对多种肿瘤引起的溶骨性、成骨性和混合性骨转移均有较好疗效。唑来膦酸在体外可抑制前列腺癌细胞增殖及诱导凋亡，在动物体内可减少成骨性转移及溶骨性破坏。一项针对 HRPC 的随机临床试验中，634 例伴有骨转移的 HRPC 患者随机分为唑来膦酸治疗组（每 3 周 4mg）或安慰剂组，首要的观察终点为首次发生骨相关事件（SRE）。结果显示唑来膦酸使 SRE 的发生率减少 25%，安慰剂组发生 SRE 的中位时间为 321 天，唑来膦酸组在 420 天时 SRE 的发生率仍<50%，唑来膦酸组首次发生 SRE 的时间延迟至少 100 天。在治疗 15 个月后，122 例患者继续给予唑来膦酸治疗 9 个月，结果显示其临床疗效与前 15 个月相似。唑来膦酸组至少发生一次 SRE 的人数和 SREs 的年发生率明显地狱安慰剂组。唑来膦酸显著缓解了前列腺癌患者的骨痛症状，虽然疼痛评分在两组中均有增加，但在治疗的 3、9、21、24 个月时，唑来膦酸组出现疼痛加重低于安慰剂组。研究结果表明静脉给予唑来膦酸对延缓前列腺癌骨转移患者并发症的发生疗效显著，但对尚未发生转移者是否有益尚需要进一步研究证实。

唑来膦酸（每 3~4 周 4mg）是目前降低前列腺癌骨转移 SREs 风险的标准疗法。有学者研究口服氯屈膦酸在前列腺癌骨转移中的疗效，结果发现口服氯屈膦酸较安慰剂虽可延缓了 HRPC 患者骨转移病情的发展并降低了患者的死亡率，但这两项指标均未达到统计学意义。

双磷酸盐类药物存在一定的肾毒性,10%～15%的患者在应用唑来膦酸(4mg,15 分钟)的过程中出现肾功能损伤,但多数是暂时性的,且程度较轻,停药后多可恢复至正常。仅少数患者可发展为急性或慢性肾衰竭。其他常见的不良反应有流感样症状、贫血、头痛、结膜炎、胃肠道反应、血细胞减少等。多为轻至中度反应,一般给予支持治疗即可。不良反应的类型不随肿瘤类型而变化。其他少见的不良反应还有严重的低钙血症,少数患者长期应用有发生骨坏死(主要是颌骨坏死)的风险。依班膦酸较唑来膦酸的肾毒性小,但有关其在 HRPC 骨转移中的治疗资料很少,需进一步研究。

(林焕懿　陈凌武)

五、外科手术

前列腺癌发生骨转移的好发部位有脊柱、骨盆、肋骨、长骨(尤其是肱骨、股骨)。由于前列腺癌的这种成骨性破坏的生理表现,病理性骨折很少见。前列腺癌骨转移的 5 年生存率 33%。

Chisholm GD 等报道近 10%进展期的前列腺癌患者会形成脊椎椎管压迫。急性、严重的椎管压迫必须需要进行外科手术减压,并且不稳定的脊椎可能需要通过支架或外科融合治疗来支持。病理性骨折除发生在脊柱,身体的其他部位也可以发生。

骨转移的主要并发症:骨痛、脊柱塌陷或畸形、行动不便、高钙血症、椎管受压、病理性骨折。这些并发症可导致畸形、姿势问题、运动及感觉功能障碍,从而降低总体生活质量。

根据骨转移的部位、数量、骨破坏的程度、疼痛的程度、患者的一般情况、有无骨折、预计生存期及患者的要求或经济情况等进行综合评估,采取积极的措施,进行手术以延长患者生命、减轻症状、改善功能、提高生存质量。

(一) 手术目的

采取尽可能小的手术,尽可能彻底的切除肿瘤,最大限度保留功能并减轻疼痛,以利于提高生存质量。

(二) 手术指征

手术指征主要为病理性骨折和即将发生的病理性骨折。Fidler 等认为手术指征之一是病灶的直径>2.5cm 和(或)侵犯骨皮质周径超过 50%。另一个手术指征是转移相关的、难以控制的疼痛。Chao 等认为直径>3cm 或侵犯骨皮质周径超过 50% 的病灶,发生骨折的可能性>50%。侵犯骨皮质周径超过 75% 的病灶骨折的可能性更大。其他的一些作者认为局部疼痛也是一个决定性的手术指征。他们认为疼痛的转移病灶通常骨折的危险性较高。对于多发骨转移的患者,手术的选择要根据对其原发癌的类型、一般情况、预期生存期等进行综合评估来决定。对于预期生存期超过 3 个月、能耐受手术的患者建议行手术治疗以利于缓解疼痛、便于护理。对于股骨小粗隆的撕脱骨折、通过股骨距的骨折、有应力性疼痛的患者也建议行手术治疗。Dijkstra 等认为,即使对于那些选择手术的主要或唯一原因是心理问题的患者,鉴于他们的预后不明确,对每一个病理性骨折患者的手术风险都要进行认真论证。卧床不起的患者不考虑手术治疗。除了组织病理学和临床症状以外,从原发瘤的确诊到转移癌的出现之间的时间也非常重要,这不仅对肿瘤进展快慢进行评估非常关键,而且对于大手术选择与否尤其重要,因为大手术的选择需要在很多因素之间进行权衡,手术的风险、手术创伤的大小、住院时间、患者的预期生存期及术后患者生存质量提高的程度等,比较复杂。但是从原发瘤的确诊到转移癌的出现之间的时间这一点,对于某些患者来说,可有力的证明大手术的选择是正确的。

(三) 手术时机的选择

应尽可能地在骨折发生前进行手术治疗,所以骨折危险性的评估对于手术非常重要,这和预后有关。预防骨折内固定手术简单易行,而且手术时间短。与病理性骨折的手术相比,危险性大大降低。根据前述Fidler、Chao 等的标准来预测骨折的危险性对于手术时机的选择可能有指导意义。

(四) 手术方法的选择

常见的手术方法有病灶外肿瘤切除假体置换术、髓内针内固定术(必要时可行复合内固定术)、肿瘤局部切除术、肿瘤切除骨水泥填充+髋滑动螺钉钢板固定 γ-钉固定、病灶内刮除骨水泥填充、截肢等。

(杨斌　徐胤烨　邢金春)

第五节　热点问题

一、挽救性内分泌治疗的时机：立即、间歇或者延迟治疗

挽救性内分泌治疗，不等同于辅助内分泌治疗，实际上特指接受根治性手术或放疗的前列腺癌患者在治疗后出现单纯生化复发者的内分泌治疗。由于这部分人群的自然病程存在明显异质性，使得相关研究结论相互矛盾，存在争议，对于生化复发者而言是否使用内分泌治疗及使用的时机目前处于两难的境地。挽救性内分泌治疗，不仅需要考虑延缓转移及死亡的时间，还需考虑避免不必要的过度治疗及治疗后不可忽视的不良反应。

在接受根治性手术或放疗的前列腺癌患者中有 27%～53% 会出现生化复发，此类患者没有明确的影像学或病理学证据，PSA 水平升高是唯一肿瘤复发的证据。尽管 PSA 升高是前列腺癌进展转移的前奏，但是单纯的生化复发者往往历经漫长自然病程，大多数患者有着良好的 15 年预后且并非必然走向进展转移。根据目前仅有的一项随机对照研究结果，早期内分泌治疗相比较延迟内分泌治疗 5 年生存率分别为 91% 和 86%，提示早期内分泌治疗能提供轻微的生存获益。然而大多数研究并未发现早期内分泌治疗、延迟内分泌治疗及不做内分泌治疗之间存在差异。

Moul 等研究表明，在 1352 名根治性前列腺切除术术后 PSA 复发的患者中在早期（在 PSA 复发后出现临床转移之前）与推迟（在出现临床转移时）接受去势治疗差异没有统计学意义。然而，在风险方面，早期接受去势治疗对于 Gleason 评分>7 分和（或）PSADT≤12 个月的高风险的前列腺癌患者可以推迟临床转移的发生。

Mayo 的回顾性研究表明，在术后 90 天内行辅助性去势治疗可以对于根治性前列腺切除术后有高风险的前列腺癌患者有轻微提高肿瘤特异性生存率和全身性无疾病进展时间。然而，当去势治疗在疾病进展的时候（PSA 复发或全身性进展）继续使用，这种优势将丧失。在另一项回顾性研究中，422 名根治性前列腺切除术术后发生生化复发，其中 123 名有远处转移，在这 123 名当中有 91 名患者接受延迟的去势治疗。

基于前列腺肿瘤巨大生物学差异所带来的临床转归异质性，探索肿瘤预后的预测因子，早期区分肿瘤进展转移的高危人群将有助于实施精准的个体化治疗。一般认为，较短的 PSA 倍增时间（PSA double time，PSA-DT）、较高的 Gleason 评分、较高的 PSA 水平、高龄及并发症影响着患者的预后。部分研究表明，高的 Gleason 评分及 PSA-DT<6 个月被认为是高危人群，似乎能从早期内分泌治疗中获益，尤其是预期寿命长的患者。而对于高龄及有并发症的患者而言，内分泌治疗的不良反应可能甚至会降低预期寿命，尤其是合并有心血管疾病者。因而对于生化复发患者而言，其使用内分泌治疗的时机受到 PSA-DT、患者焦虑程度、内分泌治疗不良反应及患者潜在并发症等诸多因素的影响，在早期使用内分泌治疗益处尚不明确的时候，治疗应个体化直到完成确定的研究。

持续内分泌治疗可能引起大量不良反应，而间歇性内分泌治疗是一种基于以下假设的治疗方法，即雄激素去势治疗中断继以再暴露可能延缓激素抵抗的进程、减少治疗并发症和改善生活质量。选择内分泌治疗的患者可以考虑间歇性内分泌治疗。一项随机对照试验对比了间歇性内分泌治疗与连续性内分泌治疗，发现前者尽管死于前列腺癌较后者多 7%，但这被连续性内分泌治疗组更多非肿瘤性死亡所抵消，因而在总生存时间不劣于后者，且生活质量和不良反应方面间歇性内分泌治疗具有轻微优势。亚组 COX 生存分析显示，Gleason 评分>7 分者接受间歇性内分泌治疗中位生存时间（6.8 年）较持续性内分泌治疗少 14 个月，因此在某些情况下应向患者提供选择来权衡内分泌治疗对生存期的影响及对生活质量的影响。

综上所述，挽救性内分泌治疗的时机尚无定论，早期与晚期的定义（即 PSA 水平）亦存在争议，人群自然病程与预后的巨大差异是这场争议的症结所在，恰当的人群分层及个体化治疗是解答问题的关键所在。当然，有学者提出对于高危患者（Gleason 评分≥8 分和 PSA-DT <6 个月），在 PSA 水平超过 1.0ng/ml 之前，应在 PSA 最低点（<0.2ng/ml）后开始挽救性内分泌治疗或许是获益的。

（李毅宁　穆鑫）

二、寡转移前列腺癌的治疗

Hellman 和 Weichselbaum 在 1995 年首次提出了寡转移概念。作者认为,肿瘤在其进展链早期可能存在一种局部病灶与广泛转移之间的中间状态,即寡转移。新出现的基因组数据表明,有限的转移性病变与广泛传播的多发性原发癌疾病之间存在明显的生物学差异。提出寡转移概念的实际意义在于,这种状态下的一些患者可以通过明确的定向治疗而获得长期生存或治愈。

虽然在过去 20 年中,我们对前列腺癌寡转移状态的认识逐渐增多,但是由于缺乏描述病情的统一性,关于寡转移前列腺癌(oligometastatic prostate cancer,OPC)的定义及与其相关的治疗策略仍然存在不少困惑。

(一)定义寡转移

文献上对如何定义寡转移前列腺癌患者,存在多种争议。Soloway 和 Singh 等研究了每位患者观察到的转移性病变数与生存率的关系,发现≤5 个病灶的患者与无转移的患者相似,生存率明显高于>5 个病灶的患者($P=0.02$),因此将≤5 个病灶的转移性前列腺癌定义为寡转移前列腺癌。随后许多研究根据这一阈值定义寡转移,进一步证实了病灶计数在临床结果中的作用。除了病灶计数外,研究显示转移部位也是影响预后的重要因素。实际上,病灶数量和位置似乎影响临床结果,因此影响转移的临床定义。当然,这种临床定义的区别受到几个因素的限制,最显著的是影像学检测的灵敏度。在精准医学时代,更精确的定义将纳入肿瘤特异性数据,以便为观察到的表型提供分子基础。例如,Lussier 等确定了肿瘤 microRNA 表达模式,可以潜在地区分可能保持在稳定的,有限的转移状态(≤5 个病变)中的癌症和即将进入多发转移疾病的肿瘤。研究显示 miR-200 家族表达可以预测晚期肿瘤患者是否处于寡转移状态。

(二)确认寡转移

不同的影像学方法检出率存在明显差异,目前的临床实践常规的确认寡转移方法是通过腹部和盆腔 CT 扫描及锝^{99}同位素骨扫描的结果来定义前列腺癌转移的程度。然而为了改善前列腺癌检测的敏感性,过去几年来见证了针对骨骼和软组织病灶的新型 PET 放射性示踪剂的大量研究。F^{18}-氟化钠(NaF^{18})也许是用于前列腺癌成像的最广泛的 PET 放射性示踪剂。像^{99m}Tc-亚甲基二膦酸盐一样,NaF^{18}可以转移到骨骼重塑区域,从而能够检测成骨细胞的转移。一直以来,NaF^{18}-PET-CT 被证明可以提供优于传统骨扫描检测骨转移的灵敏度。

同时,直接靶向癌细胞的放射性示踪剂的 PET-CT 为前列腺癌成像提供了更有效和潜在的敏感方法。这些放射示踪剂包括 C^{11}-胆碱,F^{18}-氟乙基胆碱,F^{18}-FACBC 以及靶向前列腺特异性膜抗原(prostate-specific membrane antigen,PSMA)的多种分子,如 Ga^{68}-PSMA-11 和 F^{18}-DCFPyL。由于在许多报道中显示出,靶向 PSMA 的放射性示踪剂提供了检测在常规成像上不可检测的小病灶前列腺癌的突出灵敏度,PSMA 靶向成像获得越来越多的关注。例如,使用 Ga^{68}-PSMA-11 PET-CT,van Leeuwen 等观察到在根治前列腺切除术后,常规成像阴性伴有 PSA 值上升(均<1.0ng/ml)的患者的前列腺癌检出率为 54%。另外,全身 MRI+DWI 在骨转移的检出敏感性甚至可高达 100%。

文献关于这些新兴的前列腺癌成像检测是非常有希望的,然而在目前阶段仍然不成熟,并且由于没有足够的证据证明这些检查可以使患者获益,因此,目前的指南仍将骨扫描和 CT 扫描作为判断转移病灶的常规推荐检查。然而,鉴于使用 PET-CT 增强敏感性的潜力,分子靶向成像可能在定义寡转移状态及协助转移性定向治疗中起着越来越大的作用。

(三)治疗原发病灶及治疗转移病灶

1. 原发病灶的治疗 对原发病灶的治疗,可以通过"远处效应"引起远处转移病灶的消失。目前对转移性前列腺癌进行原发病灶治疗的数据主要来自回顾性研究。使用 2004—2010 年 SEER(Surveillance, Epidemiology, and End Results)数据库,Culp 等评估了接受局部治疗的前列腺癌患者的总体生存率和癌症特异性生存率(cancer-specific mortality,CSM)。局部治疗包括根治性前列腺切除术或近距离放射治疗。通过多变量竞争风险回归分析,与无局部治疗相比较,根治性前列腺切除术后的患者 CSM 风险降低了 62%(SHR 0.38,95% CI 0.27~0.53,$P<0.001$);近距离放射治疗 CSM 降低 32%(SHR 0.68,95% CI 0.49~

0.93,P=0.018）。值得注意的是,根治性前列腺切除术与所有 M 期的 CSM 降低均有关,近距离放射治疗改善了 M_1C 疾病男性的 CSM。Gratzke 等的数据随后分析了 1998—2010 年间在慕尼黑癌症登记处发现转移性前列腺癌的 1538 例患者。共有 74 名患者(5%)接受前列腺切除术,5 年总体生存率为 55%,而无前列腺切除术组仅为 21%(*P<0.01*)。

此外,Heidenreich 等报道了首个病例对照研究。该研究纳入了 23 名男性,骨扫描≤3 个病变,无内脏或远处淋巴结转移。另外,38 名具有相似临床和病理特征的男性作为对照组。根治性前列腺切除术组中位随访 40.6 个月,非根治前列腺切除术组为 44.0 个月(*P>0.05*),接受根治性前列腺切除术治疗的男性显著增加去势抵抗时间(中位数 40 个月 *vs* 29 个月,*P=0.014*),无临床进展(中位数 38.6 个月 *vs* 26.5 个月,*P=0.032*)。

近期,国内叶定伟等报道了一组开放、随机、对照的前列腺根治术或根治性放疗联合内分泌治疗对比单用内分泌治疗对寡转移性前列腺癌长期疗效的前瞻性 Ⅱ 期临床试验数据。将寡转移性前列腺癌定义为前列腺患者影像学检查发现存在转移病灶,且转移病灶局限于淋巴结或骨骼(非内脏转移),且转移病灶数目≤5 个。研究发现寡转移性前列腺癌患者行前列腺癌根治术治疗,其并发症发生率和严重程度可控,手术安全、有效且不影响患者的生活。

2. 转移性导向治疗　立体定向体部放射治疗(stereotactic body radiation therapy,SBRT)方便了针对骨转移或淋巴转移病灶进行导向治疗。Muacevic 等使用 SBRT 治疗了共计 40 例伴有 1~2 处骨转移的患者,其中 34 例(85%)无显著症状。作者观察到治疗后 2 年内 95.5% 的患者在疾病进展获得局部控制。Ahmed 等随后在 17 名男性的队列中使用 SBRT,观察到相似的结果并且所观察到的毒副作用仅为 1~2级。2014 年,Decaestecker 等描述了用 SBRT 治疗 50 例淋巴结(54%),骨(44%)或内脏(2%)转移的男性患者。在中位随访 2 年后,所有患者观察到局部控制。治疗后 1 年和 2 年无进展生存率分别为 64% 和35%。同时,中位延迟 ADT 的时间为 25 个月,其中 82% 的男性在治疗 1 年后免于使用连续或间歇系统性雄激素剥夺治疗(ADT)。综合分析证实使用 SBRT 在治疗人群中无进展生存期得到改善,并且是安全的,没有 3 级毒性。

手术在远处转移情况的作用数据要少得多。在针对 M_{1a}/M_{1b} 疾病进行根治性前列腺切除术/扩大盆腔淋巴结清扫术(ePLND)的 106 名男性的多机构报道中,CSS 为 89%,中位数为 22.8 个月,围术期的并发症与 M_0 疾病行根治性前列腺切除术/ePLND 报道的总体相似。基于人群样本的数据同样支持手术或放射治疗的肿瘤学益处。减瘤性根治性前列腺切除术与更长的去势抵抗性时间(40 个月 *vs* 29 个月),改善临床无进展生存期(PFS)(39 个月 *vs* 28 个月)和改善的 CSS(96% *vs* 84%)有关。

(四)局部治疗及系统治疗

ADT 是转移性前列腺癌治疗的基石。此外,无论是在激素敏感和去势抵抗性前列腺癌,研究显示化疗能够改善患者的总体生存。全身治疗的目标包括疾病控制,症状减轻,降低并发症和延长生命。然而,其在寡转移前列腺癌中的作用并未完全阐明。有学者认为,微转移疾病的控制结合寡转移的靶向治疗可能会改善预后,甚至可能达到治愈目的。

寡转移前列腺癌的治愈性治疗方案可能需要 3 层方法:首先,原发性肿瘤的局部治疗;其次,转移性导向治疗;最后为全身性治疗。早期的局部治疗可能会延缓系统性治疗的开始,如 ADT,这对生活质量有重大影响。毫无疑问,这种做法的最终目标是提高生存率。关于 ADT 的最佳时机和持续时间的争议仍然存在,但它仍然是全身治疗的基础。

目前提倡对局限性转移疾病采取更积极的治疗方法可能是有益的。通过局部治疗其他原发性癌症的转移性疾病中观察到临床表现的改善,意味着减瘤可以通过延长到致命性肿瘤负荷的时间使前列腺癌获得的类似益处。

手术治疗寡转移前列腺癌的作用在近年来受到越来越多的关注。然而,晚期前列腺癌手术的概念并不新鲜。例如,20 世纪 90 年代的观察性研究报道根治性前列腺切除术和 ADT 治疗改善了淋巴结阳性(pN+)前列腺癌患者,与单独的 ADT 相比,根治性前列腺切除术与总体生存率(OS)改善相关。潜在的机制包括重建肿瘤负荷(即"复位时钟"),防止原发性继续转移扩散,减轻肿瘤免疫抑制。

对于未治疗的局部和术后局部复发性前列腺癌,放射治疗是一种完善的治愈性治疗,也是对有症状的转移性疾病的有效姑息治疗。然而再提高生存率方面,其在寡发性疾病中的作用仍未知。目前,NCCN 指南建议如果有症状或位于承重骨骼中的转移瘤应考虑放疗;否则,M_1 疾病的主体治疗仍然是系统性治疗,包括药物或手术去势或化学激素治疗(CHT)。然而,ADT 存在许多不良反应和潜在的并发症,因此如果间歇给药而不损害总体生存,则可以延迟 ADT 开始和(或)延长治疗时间,这是值得追求的。

除了以内分泌治疗为基础的系统治疗外,越来越多的证据显示早期使用包括多西紫杉醇在内的化疗加上 ADT 可以提高生存率。最近,GETUG、CHAARTED 和 STAMPED 3 项随机对照试验集体数据支持这样的假设,即在转移性前列腺癌早期的全身积极的治疗可以改善预后。事实上,最近对这些研究的数据进行了荟萃分析,证实早期使用 CHT 比单纯 ADT 的患者生存率有所提高(HR 0.77;95% CI 0.68 ~ 0.87;$P <$ 0.01)。因此,在 PSA 复发和高危局部疾病的设置中应用系统性治疗结合局部治疗是合理的。

总的来说,虽然新型的影像学检查方法的不断发展,目前基于 CT 或骨扫描多达 5 个可检测病灶的寡转移定义被广泛使用,并且是合理的。在未来,随着精准医学时代的到来,除了相关的临床标准之外,可能增加基于基因组和生物学特征来定义寡转移前列腺癌。现有数据表明,对转移性病灶可以安全地进行局部治疗,如前列腺切除术和放射治疗,从而可能减少对未来姑息治疗的需要。类似地,诸如 SBRT 的转移靶向治疗具有低的毒性风险并提供优异的局部控制。越来越多的证据表明,更积极的治疗在转移性前列腺癌病程的早期能够获益,因此利用全身性治疗结合局部靶向治疗应当是寡转移前列腺癌的治疗策略。当然,目前能够获得的循证医学证据还不足够。因此,需要进一步的前瞻,随机对照的临床试验数据指导寡转移前列腺癌的诊断治疗。

(张开颜　邢金春)

三、放射性同位素治疗与化疗联合应用

放射性同位素治疗不仅可减缓前列腺癌骨转移导致的疼痛症状,且能降低患者的血清 PSA 值,具一定抗癌活性,这已被多项研究证实。虽然有如此多的优点,但是迄今为止还没有一个临床试验能证实其有提高总体生存率的作用,加之临床上观察到骨痛的缓解与肿瘤细胞的死亡无关联性,故而单用核素治疗,虽能缓解骨疼痛,并不能导致肿瘤细胞的持续性死亡,因而提出了与化疗药物相结合的方法。理论上,化疗药物能有效地治疗肿瘤(种子),放射性核素能调整骨基质的内环境(土壤),两者联用可以打破前列腺癌细胞与骨之间的相互促进机制,提高疗效。因此,欧美学者展开了一系列放射性同位素与化疗联合治疗伴骨转移激素非依赖性前列腺癌的临床试验,在放射性核素治疗与化疗联合应用方面做出了尝试。

在一项小样本的随机临床试验中,72 例同位素骨扫描呈阳性的激素非依赖性前列腺癌患者完成 2 ~ 3 个疗程诱导化疗(交替雌莫司汀、长春碱、多柔比星、酮康唑方案)后随机接受了 ^{89}Sr(4mCi) + 多柔比星 [20mg/($m^2 \cdot$ w)] 或同剂量的多柔比星单药化疗。结果显示,尽管两组患者的血清 PSA 值无显著差异,但 ^{89}Sr 治疗组的疾病进展时间及患者中位存活期较多柔比星单药化疗组显著延长,分别为 13 个月 *vs* 7 个月,与 28 个月 *vs* 17 个月。^{89}Sr 治疗组患者IV度中性粒细胞减少症较单一化疗组常见(16% *vs* 3%),但未增加IV度血小板减少症。在另一项 ^{89}Sr、雌莫司汀、长春新碱联合试验中,以需要进一步外放射治疗患者的百分数为标准。发现联合用药患者中 25% 需要进一步外放射治疗,与单纯 ^{89}Sr 治疗后 70% 的患者需要外放射治疗相比,明显降低。还有一些研究者应用 ^{153}Sm-EDTMP 联合肿瘤放疗药物做了一些有益临床试验。

然而,放射性同位素与化疗的联合应用目前尚缺乏大样本的III期临床试验的佐证,因此这一治疗手段目前在临床试验的范畴外不适合采用。

(韩云峰　胡志全)

参 考 文 献

1. 张仲一,周利群.双膦酸盐在前列腺癌治疗中的应用现状[J].现代泌尿外科杂志,2010,15(1):79-81.

2. 李高翔,戴波,叶定伟,等.寡转移性前列腺癌根治术的临床初步疗效观察及围手术期并发症分析[J].中国癌症杂志, 2017,27(1):20-25.

3. Hricak H, Choyke PL, Eberhardt SC, et al. Imaging prostate cancer: a multidisciplinary perspective[J]. Radiology, 2007, 243(1): 28-53.

4. Fuchsjäger M, Shukla-Dave A, Akin O, et al. Prostate cancer imaging[J]. Acta Radiol, 2008, 49(1): 107-120.

5. Morgan C, Wagstaff J. Is there a role for ibandronate in the treatment of prostate cancer patients with bony metastases? [J]. Acta Oncol, 2009, 48(6): 882-889.

6. Boorjian SA, Thompson RH, Tollefson MK, et al. Long-term risk of clinical progression after biochemical recurrence following radical prostatectomy: the impact of time from surgery to recurrence[J]. Eur Urol, 2011, 59(6): 893-899.

7. Crook JM, O'Callaghan CJ, Duncan G, et al. Intermittent androgen suppression for rising PSA level after radiotherapy[J]. N Engl J Med, 2012, 367(10): 895-903.

8. Schick U, Jorcano S, Nouet P, et al. Androgen deprivation and high-dose radiotherapy for oligometastatic prostate cancer patients with less than five regional and/or distant metastases[J]. Acta Oncol, 2013, 52(8): 1622-1628.

9. Culp SH, Schellhammer PF, Williams MB. Might men diagnosed with metastatic prostate cancer benefit from definitive treatment of the primary tumor? A SEER-based study[J]. Eur Urol, 2014, 65(6): 1058-1066.

10. Decaestecker K, De Meerleer G, Lambert B, et al. Repeated stereotactic body radiotherapy for oligometastatic prostate cancer recurrence[J]. Radiat Oncol, 2014, 9: 135.

11. Heidenreich A, Bastian PJ, Bellmunt J, et al. EAU guidelines on prostate cancer. Part II: Treatment of advanced, relapsing, and castration-resistant prostate cancer[J]. Eur Urol, 2014, 65(2): 467-479.

12. Higano CS. Intermittent versus continuous androgen deprivation therapy[J]. J Natl Compr Canc Netw, 2014, 12(5): 727-733.

13. Matsumoto K, Mizuno R, Tanaka N, et al. Optimal timing of hormonal therapy for prostate-specific antigen recurrence after radical prostatectomy[J]. Med Oncol, 2014, 31(7): 45.

14. Ost P, Decaestecker K, Lambert B, et al. Prognostic factors influencing prostate cancer-specific survival in non-castrate patients with metastatic prostate cancer[J]. Prostate, 2014, 74(3): 297-305.

15. Heidenreich A, Pfister D, Porres D. Cytoreductive radical prostatectomy in patients with prostate cancer and low volume skeletal metastases: results of a feasibility and case-control study[J]. J Urol, 2015, 193(3): 832-838.

16. O'Farrell S, Garmo H, Holmberg L, et al. Risk and timing of cardiovascular disease after androgen-deprivation therapy in men with prostate cancer[J]. J Clin Oncol, 2015, 33(11): 1243-1251.

17. Bayne CE, Williams SB, Cooperberg MR, et al. Treatment of the Primary Tumor in Metastatic Prostate Cancer: Current Concepts and Future Perspectives[J]. Eur Urol, 2016, 69(5): 775-787.

18. Duchesne GM, Woo HH, Bassett JK, et al. Timing of androgen-deprivation therapy in patients with prostate cancer with a rising PSA (TROG 03. 06 and VCOG PR 01-03[TOAD]): a randomised, multicentre, non-blinded, phase 3 trial[J]. Lancet Oncol, 2016, 17(6): 727-737.

19. Schulman C, Cornel E, Matveev V, et al. Intermittent Versus Continuous Androgen Deprivation Therapy in Patients with Relapsing or Locally Advanced Prostate Cancer: A Phase 3b Randomised Study (ICELAND)[J]. Eur Urol, 2016, 69(4): 720-727.

20. Sooriakumaran P, Karnes J, Stief C, et al. A Multi-institutional Analysis of Perioperative Outcomes in 106 Men Who Underwent Radical Prostatectomy for Distant Metastatic Prostate Cancer at Presentation[J]. Eur Urol, 2016, 69(5): 788-794.

21. van Leeuwen PJ, Stricker P, Hruby G, et al. (68) Ga-PSMA has a high detection rate of prostate cancer recurrence outside the prostatic fossa in patients being considered for salvage radiation treatment[J]. BJU Int, 2016, 117(5): 732-739.

第二十二章　前列腺癌淋巴结转移

第一节　前列腺癌淋巴结的转移模式

前列腺癌是泌尿外科常见的肿瘤,世界范围内,发病率在男性所有恶性肿瘤中占第二位。前列腺癌淋巴结转移并不罕见,不同分期不同分级的肿瘤,淋巴结转移的概率不同。来自意大利的 Abdollah 等的研究分析了 5274 例前列腺癌患者行扩大盆腔淋巴结清扫的数据显示:低危前列腺癌淋巴结转移风险为 2% ~ 6% ,中危 6% ~14% ,高危 25% ~44% 。是否淋巴结转移对前列腺癌预后有重要影响,因此,对于前列腺癌淋巴结转移相关问题的探讨成为泌尿科医生关注的热点。

前列腺淋巴管起自前列腺实质和包膜内的毛细淋巴管网,相互吻合成淋巴管丛,主要注入髂内淋巴结,有时也汇入髂外淋巴结或骶淋巴结。目前认为前列腺的淋巴引流的路径主要有 3 条:①前列腺前部发出的集合淋巴管沿膀胱上动脉的分支走行,注入膀胱前淋巴结,然后经膀胱外侧淋巴结直接注入髂内和髂外淋巴结;②从前列腺外侧部发出的集合淋巴管沿膀胱外侧壁走向后上方,经直肠的外侧注入骶淋巴结或主动脉下淋巴结;③从前列腺后部发出的集合淋巴管大部分与精囊的淋巴管汇合,离开前列腺沿髂内动脉走行并加入髂外淋巴结组。

一、前列腺癌的淋巴转移模式

前列腺癌最常见的转移部位为盆腔淋巴结,常累及闭孔、髂内、髂外和髂总淋巴结。为了探索淋巴结转移的途径,Nguyen 等在 42 名前列腺癌患者的前列腺基底部、中部、左叶、右叶注射吲哚青绿(indocyanine green,ICG),使用近红外敏感探针确定术中淋巴引流分布图,学者发现:①在髂内、髂外区域包含了大多数的淋巴结;②髂总区域共占所有淋巴结的 22% ;③一侧前列腺叶可以引流到对侧组的盆腔淋巴结;④Marcille 窝有相当一部分的淋巴引流;⑤几乎前列腺的所有部位都可以向两侧排出到骨盆的不同区域。其他学者通过 SPECT 扫描,也发现前列腺初始淋巴引流位点还包括骶前、直肠旁、腔静脉旁、主动脉旁淋巴结,有时甚至包括腹股沟淋巴结。在这些淋巴引流模式中,并没有发现前列腺解剖区域存在明显的淋巴通路。位于闭孔神经周围有一淋巴链,即所谓的闭孔神经淋巴结,一般认为此组淋巴结为前列腺癌淋巴转移的第一站。然而,Briganti 等学者在对 565 例接受扩大淋巴结清扫(extensive pelvic lymphadenectomy,ePLND)的患者中发现 42 例存在闭孔淋巴结阳性(28 例局限在闭孔窝,14 例合并髂内或髂外淋巴结阳性),21 例越过闭孔淋巴结直接转移到髂内或髂外淋巴结转移,我们把这种直接越过闭孔淋巴结转移至髂内或髂外等其他淋巴结的现象称为淋巴结跳跃性转移。总的来说,前列腺癌淋巴结转移具有一定的转移模式,但是它又不遵循预定的转移扩散途径,个体的淋巴引流也存在差异,可能出现淋巴结跳跃性转移。

二、前列腺癌淋巴转移的诊断

越来越多的证据显示淋巴结微转移的患者最可能获益于盆腔淋巴结清扫或淋巴结区放疗,然而对所有中、高危人群都采取侵袭性的治疗方案可能会带来众多的不良反应。因此局部治疗方案的个体化应用有赖于准确的盆腔淋巴结评估——在治疗前确认有无淋巴结转移。

目前盆腔淋巴结的影像学评估手段分为3个层次：①常规的断层扫描CT或MRI；②肿瘤功能性成像胆碱PET/CT；③前列腺癌特异性成像PSMA PET/CT。Budaus等学者发现Ga⁶⁸-PSMA（prostate-specific membrane antigen）PET-CT在诊断前列腺癌淋巴结转移的灵敏度高达66%，高于常规的CT/MRI的42%和胆碱PET-CT的60%，虽然Ga⁶⁸-PSMA PET/CT的诊断效力较CT/MRI提升显著，但是仍然有1/3的淋巴结转移被漏诊，无法取代手术的分期作用。

除了影像学检查，以前列腺特异性抗原（prostate specific antigen，PSA）和Gleason评分等参数做成的风险列阵图可以用来预测淋巴结转移。目前，开发用于预测前列腺癌淋巴结侵犯（lymph node invasion，LNI）风险的风险列阵图并不多，Briganti诺模图是唯一通过外部验证的风险列阵图。它是由Briganti等学者首次以PSA、临床分期、活检Gleason评分和穿刺活检阳性针数的百分比作为协变量制作的风险预测模型。Briganti研究发现诺模图取5%的截点，即LNI风险低于5%时，无须进行ePLND，大约2/3的患者将免于ePLND，而遗漏的LNI只有1.5%。因此，在没有支持ePLND在前列腺癌结局中的作用的前瞻性数据的情况下，所有LNI风险<5%的患者中，无须进行ePLND。该结果与美国国家综合癌症网络（National Comprehensive Cancer Network，NCCN）指南所推荐的结果一致。近来，Gandaglia等学者认为Briganti诺模图缺乏肿瘤的部分特性，比如穿刺阳性针数中肿瘤的累及范围，并且没有将不同穿刺针的病理分级异质性考虑在内，这可能会高估了LNI风险。因此该学者在原风险列阵图中加入了阳性针数Gleason评分最高分级和最低分级的百分比作为参数开发了新的诺模图，将LNI风险截点提高至7%，避免了70%的ePLND，同样也只遗漏了1.5%的LNI。

前哨淋巴结示踪技术也是诊断淋巴结转移的另一种方法。前哨淋巴结（sentinel lymph node，SLN）是指原发肿瘤引流区域淋巴结中的特殊淋巴结，是原发肿瘤发生淋巴结转移所必经的第一批淋巴结。前哨淋巴结示踪技术是指在行前列腺癌根治术术前从原发肿瘤处注射放射性核素示踪剂，采用SPECT/CT技术对淋巴引流区域进行探测，从而精确定位。Monserrat-Monfort等学者研究发现，采用SLN示踪技术，在73%（33/45）的病例中SPECT-CT探测的淋巴结转移的范围超过了行eLND所能清扫到了淋巴结的范围，并且在eLND范围发现的淋巴结转移的病例中，该技术至少都能检测出一个阳性淋巴结，灵敏度高达100%。此技术可以显著提高隐匿性淋巴结转移的识别率。使用Briganti诺模图进行前列腺癌患者筛选后，如果患者具有低度淋巴结转移风险（转移风险<5%），不推荐使用ePLND，但发生淋巴结转移的风险约1.5%。对于这些患者，Caroline Rousseau等学者建议单独使用SLN技术，因为它探测到非典型引流的潜在转移性淋巴结，这些患者可以从中获益。

第二节　前列腺癌淋巴结转移的治疗

一、前列腺癌盆腔淋巴结清扫

（一）盆腔淋巴结清扫范围

目前，对前列腺癌PLND的清扫范围争议较大，并且清扫范围的表述也并不统一。国外学者颈盆腔淋巴结的清扫分为3级：①Ⅰ级，髂总动脉分叉水平以下，真骨盆内的区域淋巴结，包括双侧髂外、闭孔、髂内淋巴结组；②Ⅱ级，髂总动脉分叉水平以上至腹主动脉分叉水平的区域淋巴结，包括双侧髂总和骶前淋巴结组；③Ⅲ级，腹主动脉分叉水平以上至肠系膜下动脉起始部的区域淋巴结，包括腹主动脉和下腔静脉远端周围的淋巴结。国内张旭等学者将PLND的范围分为以下4种。

1. **常规 PLND**　包括闭孔淋巴结、髂内淋巴结和髂外淋巴结。

2. **改良 PLND 范围**　包括髂内淋巴结和闭孔淋巴结。

3. **局限性 PLND 范围**　包括：①前侧，髂外静脉后缘；②后侧，闭孔淋巴结；③头侧，髂外、髂内静脉汇合处；④尾测，耻骨韧带的髂耻分支；⑤内侧，脐内侧壁；⑥外侧，盆腔侧壁肌群。

4. **扩大 PLND 范围**　包括常规、髂总淋巴结和骶前淋巴结。2017年美国泌尿科协会AUA（American Urological Association）指南中指出：局限性PLND范围包括闭孔窝淋巴结；扩大PLND范围包括闭孔窝淋巴结和髂内血管内外侧淋巴结。2017 年欧洲泌尿科学会 EAU(European Association of Urology)指南中指出：扩大 PLND 范围包括覆盖髂外动/静脉的淋巴结、闭孔窝淋巴结(闭孔神经的头尾侧)和髂内动脉内外层的淋巴结。2017 年 NCCN 指南中指出：扩大 PLND 范围包括：①前侧，髂外静脉；②外侧，盆腔侧壁；③内侧，膀胱壁；④后侧，盆底；⑤远侧，耻骨梳韧带；⑥近侧，髂内动脉。

（二）前列腺癌淋巴结清扫的争议

迄今为止，PLND 仍然是检测淋巴结转移前列腺癌的最佳手段。在当代患者行 PLND 中能够发现 1.1%~26% 的 LNI，PLND 能够提供有价值的病理分期，这可能有助于指导未来的治疗，并提供可靠的长期肿瘤控制，PLND 的分期准确性取决于使用的解剖清扫模式。清扫的淋巴结数量越多，检测淋巴结转移的可能性越大。但是在前列腺根治术中，PLND 对于前列腺癌患者的治疗作用一直存在争议。有学者认为盆腔淋巴结清扫并不改善前列腺癌预后，而且增加手术时间，并发症发生率较高，如淋巴囊肿 3.3%，下肢水肿 4.1%，深静脉血栓 1.6%，盆腔脓肿 0.8%，输尿管损伤 0.8%，深静脉血栓引起的肺栓塞死亡率很高。各大指南的建议也未完全统一，2017 年美国泌尿科协会 AUA 指南建议：PLND 可适用于所有行前列腺癌根治术的临床局限性 PCa，尤其对于中危和高危患者，推荐行 PLND；2017 年欧洲泌尿科学会 EAU 指南建议：低危 PCa 不推荐 PLND，淋巴结转移风险>5% 的中危 PCa 推荐行 ePLND，高危 PCa 推荐行 ePLND，不推荐术中冷冻活检，也不推荐行局限性 PLND；2017 年 NCCN 指南建议：PLND 适用于淋巴结转移风险>2% 的中危和高危 PCa 患者；基于能更完整的分期和可治愈微转移灶，主张行 ePLND。

根据指南建议，是否行 PLND，以及 PLND 的范围，主要还是由外科医生决定。目前对 PLND 的优势尚没有清晰的认识，也没有标准化的 PLND 定义和规范模板。因此 PLND 是一系列的"经验性治疗"，各种方法之间对比困难，充满不确定性。PLND 在不同患者群体中(低、中、高危患者)效果的区别也并不明确。不仅如此，PLND 可能与不良事件、并发症、住院时间和治疗费用相关。但范围更广 PLND 导致高并发症的说法也并没有总被验证。

最近，Fossati 等学者进行了一项纳入 66 个研究共 275 269 名患者的回顾性研究。评估 PLND 的优缺点，同时对不同范围的 PLND(无 PLND，局限性 PLND(iPLND)，标准 PLND(sPLND)，扩大 PLND(ePLND))进行比较，定义哪些患者可以从 PLND 中获益最多。研究发现，21 项研究中，均没有提示 PLND 在肿瘤相关预后(生化复发、远处转移、肿瘤别死亡率和总体死亡率)上有优势。同样，也没有高质量证据支持 ePLND 与 iPLND、sPLND 相比，有肿瘤相关预后上的优势。共 13 项研究(一项为 RCT 研究)，给出了矛盾的结果：2 项研究(包括 RCT)指出，在短期随访中，ePLND 与 iPLND、sPLND 相比，生化复发没有显著差异；2 项研究指出在整体上，ePLND 与 lPLND、sPLND 相比，在生化复发方面没有显著差异，但仅仅在特定的亚组中，接受 ePLND 的患者比接受 iPLND/sPLND 的患者，在生化复发方面有较好的结果；另外 9 项研究指出，ePLND 与 iPLND、sPLND 相比，在生化复发方面没有显著差异。

最后，在非肿瘤相关预后(术中和围术期的结局、功能性预后)方面，20 项回顾性研究提出，PLND 与较差的术中和术后结局存在显著的关系。3 项回顾性研究提出，是否接受 PLND 在尿控和勃起功能的功能性结局没有显著差异。18 项对 iPLND、sPLND、ePLND 的对比研究中，也未发现 iPLND、sPLND、ePLND 在尿控和勃起功能的功能性结局上的差异。

没有高质量的证据支持 PLND 在肿瘤相关预后中的优势，而 PLND 的害处也较明确，因此不应该在全部的前列腺根治术中行 PLND。但是，也不能盲目地阻止 PLND 在所有患者中应用，因为也同样没有铁证证实 PLND 对于提升患者肿瘤相关预后没有作用。因为更广范围的 PLND 能帮助更好地进行淋巴结分级，因此，当确定需要进行 PLND 时，行 ePLND 总是明智的。但当 ePLND 带来的危害可能大于获益时，应该避免 ePLND。开发准确评估淋巴结转移风险的预测模型可能是帮助临床医师进行决策的最佳工具。

二、盆腔淋巴结清扫术后的辅助治疗

淋巴结转移性前列腺癌是介于局限和远处播散性病变的中间阶段，除了局部手术治疗以外，后续的辅助治疗具有重要价值。早在 2006 年，Messing 教授就通过随机对照临床试验比较淋巴结转移性前列腺癌早期内分泌治疗与随访观察孰优孰劣。结果显示随访观察增加了 84% 的死亡风险，明显差于早期内分泌治疗（$P=0.04$）。除了内分泌治疗以外，放疗也是淋巴结转移性前列腺癌术后的可选方案。

　　Briganti 教授通过回顾性资料比较术后选用单纯内分泌治疗和内分泌治疗联合放疗两组病例的长期疗效。结果显示两组的 5 年生存率差异为 8%，10 年则扩大为 19%，采用内分泌治疗联合放疗组的 10 年总体生存率高达 74%。进一步的多因素分析提示辅助放疗的获益人群为两组：①转移淋巴结 1~2 枚，Gleason 评分 7~10 分，$pT_{3b/4}$ 或切缘阳性；②转移淋巴结 3~4 枚。由于辅助放疗对于局部病灶较轻（Gleason 评分 ≤6 分，T 分期 ≤T_{3a}），或者转移程度过重（阳性淋巴结>4）的患者均没有显著生存改善，因此其适用人群应当是术后局部残留可能性大的病例。

　　总结而言，淋巴结转移性前列腺癌的诊治在近年来有许多突破性的进展，总体的 5 年生存率可以达到 70% 以上，使得这一类型前列腺癌的慢性疾病化成为可能。

（许宁　薛学义）

参 考 文 献

1. 朱耀. 前列腺癌盆腔淋巴结转移的诊治：新手段和新策略[J]. 中国肿瘤外科杂志，2016（2）：69-70+75.

2. Riggs S, Burks RT. Extended pelvic lymph node dissection in prostate cancer：a 20-year audit in a single center[J]. Ann Oncol, 2013,24(6):1423-1424.

3. Pano B, Sebastia C, Bunesch L, et al. Pathways of lymphatic spread in male urogenital pelvic malignancies[J]. Radiographics, 2011,31(1):135-160.

4. Tokuda Y, Carlino LJ, Gopalan A, et al. Prostate cancer topography and patterns of lymph node metastasis[J]. Am J Surg Pathol, 2010,34(12):1862-1867.

5. Nguyen DP, Huber PM, Metzger TA, et al. A Specific Mapping Study Using Fluorescence Sentinel Lymph Node Detection in Patients with Intermediate-and High-risk Prostate Cancer Undergoing Extended Pelvic Lymph Node Dissection[J]. Eur Urol,2016, 70(5):734-737.

6. Briganti A, Chun FK, Salonia A, et al. A nomogram for staging of exclusive nonobturator lymph node metastases in men with localized prostate cancer[J]. Eur Urol,2007,51(1):112-119;discussion 119-120.

7. Budaus L, Leyh-Bannurah SR, Salomon G, et al. Initial Experience of (68)Ga-PSMA PET/CT Imaging in High-risk Prostate Cancer Patients Prior to Radical Prostatectomy[J]. Eur Urol,2016,69(3):393-396.

8. Briganti A, Larcher A, Abdollah F, et al. Updated nomogram predicting lymph node invasion in patients with prostate cancer undergoing extended pelvic lymph node dissection：the essential importance of percentage of positive cores[J]. Eur Urol,2012,61 (3):480-487.

9. Briganti A, Chun FK, Salonia A, et al. Validation of a nomogram predicting the probability of lymph node invasion among patients undergoing radical prostatectomy and an extended pelvic lymphadenectomy[J]. Eur Urol, 2006,49(6):1019-1026;discussion 1026-1017.

10. Gandaglia G, Fossati N, Zaffuto E, et al. Development and Internal Validation of a Novel Model to Identify the Candidates for Extended Pelvic Lymph Node Dissection in Prostate Cancer[J]. Eur Urol,2017.

11. Monserrat-Monfort JJ, Martinez-Sarmiento M, Vera-Donoso CD, et al. Beyond the Briganti nomogram：Individualisation of lymphadenectomy using selective sentinel node biopsy during radical prostatectomy for prostate cancer[J]. Actas Urol Esp,2017,41 (1):23-31.

12. Rousseau C, Rousseau T, Mathieu C, et al. Laparoscopic sentinel lymph node dissection in prostate cancer patients：the additional value depends on preoperative data[J]. Eur J Nucl Med Mol Imaging,2016,43(10):1849-1856.

13. Fossati N, Willemse PM, Van den Broeck T, et al. The Benefits and Harms of Different Extents of Lymph Node Dissection During Radical Prostatectomy for Prostate Cancer：A Systematic Review[J]. Eur Urol,2017,72(1):84-109.

第二十三章 前列腺癌根治术后复发的治疗

第一节 生化复发的定义

　　根治性前列腺切除术后生化复发(radical prostatectomy biochemical recurrence,RPBCR),目前定义尚不统一。有些学者认为,任何可以检测到的 PSA 水平都可以作为治疗失败的证据,但大多数人认为某些 PSA 水平作为复发的界限。PR 术后生化结果在一定程度上取决于定义治疗失败的 PSA 水平界限。尽管通常认为任何可见检测到的 PSA 代表疾病持续或发展,但是并不是总是这样。有些前列腺癌患者可以发展到可以检测的 PSA 水平但稳定存在,这不代表疾病进展。这些低水平持续存在的 PSA 可能是根治性前列腺切除术中残留的前列腺组织,尤其是前列腺尖部或膀胱颈部,它们的尿道周围腺体可以产生 PSA。成功行根治性前列腺切除术后所有的前列腺组织都被清除,术后任何水平的血清 PSA(用标准的免疫检查方法)提示有残留的前列腺组织。如果血清 PSA 水平没有降至不能检查到的水平,或快速升高,被认为是复发。反过来讲,如果血清 PSA 水平在 2~4 年内没有检测到,后逐渐升高,局限性肿瘤复发的可能性很高。提示有残留或复发的血清 PSA 水平定义有不同划分方法。一些研究认为,任何可检测到的 PSA 定义为复发;另一些作者认为,单次 PSA>0.4ng/ml 或 0.5ng/ml 为复发;还有一些作者认为,连续两次 PSA 水平至少达到 0.2ng/ml。Amling 等研究认为,在近 2400 名接受根治性前列腺切除术的前列腺癌患者,复发的合适的界限为至少达到 0.4ng/ml。Freedland 等认为,PSA>0.2ng/ml 是术后生化复发的最好的定义标准。推荐按照 EAU 标准,血清 PSA 连续 2 次≥0.2ng/ml 定义为生化复发。

第二节 历史回顾

　　尽管生化复发被认为是阐述治疗结果的合理的终点事件。但它的临床重要性尚不清楚。生化复发与肿瘤相关性死亡的关系仍是一个难题。在克利夫兰医学中心,1132 名接受根治性前列腺切除术的前列腺癌患者术后血清 PSA 水平升高时 10 年生存率与没有生化复发的前列腺癌患者相类似,分别为 88% 和 93%。

　　约翰·霍普金斯医院在 1982—1987 年中有 1997 名前列腺癌患者接受了根治性前列腺切除术,其中 315 例(15%)发展为生化复发,304 例在出现临床转移症状之前没有进行进一步治疗,在平均 8 年的时间内,仅有 34% 的患者发展到有临床证据证明有转移灶形成,并且发展到转移灶形成到死亡的中位数时间是 5 年。Gleason 评分分级 8~10 分,术后 PSA 复发时间少于 2 年,PSA 倍增时间(PSA doubling time,PSADT)少于 10 年都是降低无转移存活的不利因素。这些数据表明,在前列腺癌患者中有长的生化进展自然史。然而,克利夫兰医学中心和约翰·霍普金斯医院的研究存在选择上的偏倚,使得这些数据不能用于一般的患者人群。而且,约翰·霍普金斯医院患者的平均随访时间只有 5.3 年,只有 17% 的总体人群随访达到 10 年。在一项研究中,根治性前列腺切除术术后 2 年内、2 年以上单纯生化复发的前列腺癌患者 10 年无肿瘤转移的概率分别为 25%、63%。在另一项相似的研究中,对于 PSA 倍增时间达到 6 个月和超过 6 个月根治性前列腺切除术术后 3 年的无肿瘤转移存活的概率分别是 64% 和 80%。

第三节　评　估　方　法

一、直肠指检

直肠指检的作用不是很大。根治性前列腺切除术后前列腺窝通常不明显。

二、经直肠超声检查和活检

经直肠超声和活检在确定复发部位和指导再次治疗的选择方面有一定的作用。经直肠超声阳性预测率为50%~95%。穿刺活检前列腺窝:根治性前列腺切除术术后通常阴性。但阴性并不一定排除局部复发可能。同样地,阳性也不是说局部复发或远处转移不是现在所引起的。

三、影像学检查

(一) 腹部、盆腔CT

对于小体积的复发敏感性受限。在一项22例前列腺癌患者活检证实为根治性前列腺切除术术后盆腔复发的研究中,只有8例盆腔CT检查发现复发,9例CT为阴性结果对于真实的疾病分级下降,剩下的5例定为不确定。

(二) 核素骨扫描

研究发现,在没有应用辅助内分泌治疗时,出现骨扫描阳性的最低血清PSA为46ng/ml。在单变量分析和多变量分析中,只有血清PSA值及快速上升(每月5ng)可作为骨扫描阳性结果的预测指标。除非血清PSA水平在40~45ng/ml时,骨扫描的阳性率低于5%。在一个小样本的研究中,放射治疗比手术根治性治疗骨扫描的阳性率高(30% vs 5%),其中有7名前列腺癌患者骨扫描阳性时血清PSA中位数是6.79ng/ml,但是血清PSA上升的幅度很高,每年上升达21.5ng/ml。骨扫描的指征:当血清PSA<1.0ng/ml,除非有关于骨方面的症状(如骨痛),骨扫描通常没有必要。推荐:血清PSA≥10ng/ml或先前行内分泌治疗时≥5ng/ml。

(三) 直肠内磁共振显像

应用直肠内的线圈来检查前列腺、骨盆,发现只有PSA复发的局限性复发。但应用受限,主要用于学术性的机构。

(四) 正电子放射扫描术

由于正电子放射扫描术(positron emission tomography,PET)不能很好地区分原发性前列腺癌、良性前列腺增生和术后瘢痕,所以在前列腺癌评估的应用上受限。并且,PET对于骨转移的敏感性低于放射性骨扫描。尽管PET能发现在原发性治疗后PSA水平升高患者中的区域淋巴结复发,但在低血清PSA水平或低PSA速率的患者中敏感性低。

(五) ProstaScint扫描

ProstaScint扫描:基于前列腺特异性膜抗原的^{111}铟放射性标记的卡罗单抗喷地肽显像试验检测复发的病灶。敏感性、特异性、总体准确率分别为75%、86%、81%,能发现隐藏的转移性病灶。因此,它的主要作用是在根治性前列腺切除术后区分局限性和远处复发,从而改善挽救性治疗的患者选择。应用推荐:局部治疗后血清PSA≤4ng/ml。

应用的局限性:对操作者的依赖、特殊的训练从而准确理解扫描的结果。腹部、血管结构可能会造成假阳性。

第四节　治　　疗

生化复发的前列腺癌患者的处理方法复杂,需要考虑以下因素:PSA升高的水平与局限性疾病、远处疾病或局限性和远处疾病生物学行为的关系,其他一些预后因子,初始治疗的方法,可能实行的挽救性治疗的比例,合适的治疗时间,以及患者的选择。而且,医生和患者都要有这样一个认识:目前尚未有资料表明挽救性治疗可以提高肿瘤特异性存活率。大体上来讲,如果怀疑有亚临床或临床转移性疾病存在,标准的治疗包括抗雄激素药物的应用。然而,如果考虑只有局限性复发,可选择的挽救性治疗有:挽救性放射治疗(salvage radiotherapy)、挽救性前列腺切除术(salvage prostatectomy)、挽救性内分泌治疗(salvage hormonal therapy)、观察等待(watchful waiting,WW)、冷冻疗法(cryotherapy)、近距离照射(brachytherapy)、高强度聚焦超声(high intensity focused ultrasound,HIFU)。本节着重从3个方面阐述前列腺癌生化复发的治疗方法:挽救性内分泌治疗、挽救性放射治疗和观察等待。

一、挽救性内分泌治疗

尽管内分泌治疗是进展性前列腺癌的标准治疗方法,它在非转移性前列腺癌复发治疗中的作用尚有争议,涉及相当高的费用和不良反应。临床医师在治疗 PSA 复发的患者时面对着这样的一些问题:哪些患者需要接受内分泌治疗,从什么时候开始治疗。内分泌治疗的形式对于根治性前列腺切除术术后 PSA 复发的应用存在争议。

(一)去势治疗

尽管根治性前列腺切除术术后 PSA 复发的患者经常在有转移证据之前就行去势治疗,但是这种治疗方式的好处目前尚不清楚。Moul 等研究表明,在 1352 名根治性前列腺切除术术后 PSA 复发的患者中在早期(在 PSA 复发后出现临床转移之前)与推迟(在出现临床转移时)接受去势治疗没有显著差异。然而,在风险方面,早期接受去势治疗对于 Gleason 评分>7 和(或)PSADT≤12 个月的高风险的前列腺癌患者可以推迟临床转移的发生。一项来自 Mayo 的回顾性研究表明,在术后 90 天内行辅助性去势治疗可以对于根治性前列腺切除术后有高风险的前列腺癌患者有轻微提高肿瘤特异性生存率和全身性无疾病进展时间。然而,当去势治疗在疾病进展的时候(PSA 复发或全身性进展)继续使用,这种优势将丧失。Siddiqui 等认为,必须强调的是去势治疗没有总体生存率的优势(两组均为 83%),对于在肿瘤特异性生存率和全身性无疾病进展存活率的差异分别为 3% 和 5%。在另一项回顾性研究中,422 名根治性前列腺切除术术后发生生化复发,其中 123 名有远处转移,在这 123 名患者中有 91 名接受延迟的去势治疗。作者提出,对于行前列腺癌根治性切除后发生生化复发的患者而言,延迟行去势治疗可以获得很好的效果,并且从根治性前列腺切除术到死亡的失败中位数时间有 168 个月。这 3 个研究均为回顾性研究,存在研究设计缺陷。另外,目前没有一个较长的关于去势治疗的不良反应的报道。在提出能够应用于临床早期内分泌治疗的证据需要设计合理的随机对照研究。

(二)抗雄激素药物

Moul 等报道了小剂量的氟他胺(250mg/d)目前正在应用于生化复发的患者中,比卡鲁胺(150mg/d)在临床对照中尚未研究。

(三)间歇内分泌治疗

与最大限度雄激素阻断(maximal androgen blockade,MAB)相比,间歇内分泌治疗(intermittent hormonal therapy,IHT)可以推迟雄激素抵抗的时间和激素不敏感疾病的发生,尽量减低不良反应和减少延长治疗的费用。科克伦协作组织(Cochrane Collaboration)揭示:目前尚未有大规模的随机对照研究可以证实间歇内分泌治疗比最大限度雄激素阻断在生存率上有优势。有限的资料表明 IHT 可能会稍微降低治疗的不良反应。总之,Conti 等认为 IHT 与 MAB 一样有潜力,但是在停止治疗周期时更优越。目前,一项评估 IHT 和 MAB 对根治性前列腺切除术后 PSA 复发治疗结果的随机、Ⅲ期临床试验正在欧洲进行。所有的患者早期接受联合应用亮丙瑞林治疗 3 个月的去势治疗 6 个月后再初始 4 周给予环丙氯地孕酮治疗。他们被随机接受 MAB 或 IHT 治疗。整个治疗期为 6 个月,在治疗期结束时 PSA 水平上升到>3ng/ml 时开始给予 IHT 治疗。骨丢失比 MAB 治疗组更严重。IHT 在 QOL 方面有明显改善。Tunn U 等对这些数据进行期中分析时发现 IHT 与 MAB 在无疾病进展存活期上相似。与此同时,IHT 更具有选择的吸引力。

(四) 最小雄激素阻断

最小雄激素阻断(minimal androgen blockade)是最近提出的方案,Barqawi 等在研究中发现,在根治性前列腺切除术后生化复发的患者中联合应用 5α-还原酶抑制剂非那雄胺(10mg/d)和氟他胺(250mg/d),患者能够很好地耐受并且有不错的疗效。

(五) 内分泌治疗与放射治疗或化疗联合应用

挽救性前列腺癌放疗治疗或许能够治愈根治性前列腺切除术后复发的前列腺癌患者。Stephenson 等的一项回顾性研究表明:挽救性前列腺癌放疗治疗后,对于高级别和(或)快速 PSADT 的前列腺癌患者(也就是通常被认为是转移性前列腺癌)有一个较长的生化控制期。在北美放射肿瘤协作组(RTOG-9061)的随机对照Ⅲ期研究中,前列腺癌放疗+安慰剂与前列腺癌放疗+比卡鲁胺(150mg/d)在根治性前列腺切除术术后治疗中的比较研究已经完成,数据结果正常处理分析中,这些结果值得期待。目前化疗不仅仅是有生化复发前列腺癌的适应证。Heidenreich 等认为当内分泌治疗不敏感时,化疗可作为另一种治疗选择,但是从什么时候开始进行治疗还存在争议。

二、挽救性放射治疗

当前列腺癌只有局限性复发时可考虑使用挽救性放射治疗。美国放射治疗学会和肿瘤学会(American Society for Therapeutic Radiology and Oncology, ASTRO)推荐:在血清 PSA<1.5ng/ml,前列腺床放射的最低剂量为 64～65Gy。根据假说,放射治疗可以使细胞数量呈对数性减少,那么前列腺细胞水平低应该可以达到一个好的预后水平。一些文献报道认为,当患者 PSA<1ng/ml 时挽救性放射治疗有较好的预后。但是,当 PSA<0.2ng/ml 时,比较难推测是否有比较好的预后。尽管 60%～90% 的病例可以在挽救性治疗后早期下降到不能检测的水平,但是,3～5 年 PSA 复发的比例只有 10%～50%。

1. 联合抗雄激素治疗的挽救性放射治疗　一项小的回顾性、单中心研究显示,在接受放射治疗(60Gy)的 81 例前列腺癌患者中,联合应用 3 个月的新辅助治疗(ADT)时,3 年和 5 年无 PSA 生化复发的概率分别为 75% 和 50%。

2. 治疗的预后因子　当根治性前列腺切除术术后 PSA 水平从不能检测的水平上升时,鉴别局限性复发和全身性复发很重要但同时又比较困难。病理因素据报道与预后有关联。Gleason 评分>7 分的前列腺癌复发患者有较高的全身性复发的概率。切缘:阳性切缘有残留前列腺癌组织存在,挽救性放射治疗可能有效,与之相反的是,切缘阴性、前列腺癌组织彻底切除时前列腺癌复发反应的是全身的情况。可触及的前列腺窝的肿块、精囊腺被侵犯、放射剂量<65Gy 被认为是不佳的预后因素。

3. 挽救性放射治疗的前列腺特异性抗原界限、前列腺特异性抗原动力学　在挽救性放射治疗后超过 180 天才出现可检测的 PSA 水平有较高的成功率。PSA 术后升高的时间同样被认为是一个预测转移的独立指标。与术后连续出现可检测到 PSA 的患者相比,前列腺癌根治性切除术后 PSA 水平较晚升高是挽救性放射治疗的较好治疗人群。但是一些研究报道得出相反的结论。一项多中心研究认为,在 8669 名前列腺癌患者中,PSA 升高的水平每年>2ng/ml、生化复发的间隔时间<3 年、术后 PSA 倍增时间<3 个月,有较高的转移危险,这些患者局限性挽救性治疗的效果不佳。基于此该研究者提出,局限性挽救性治疗的理想患者是:PSA 升高的水平每年≤22ng/ml;生化复发的间隔时间>3 年;术后 PSA 倍增时间>12 个月;Gleason 评分 8～10 分;精囊腺及淋巴结未受累。

4. 不良反应　因为根治性前列腺癌切除术倾向于把膀胱颈拉入前列腺窝中,挽救性放射治疗时暴露于放射线中正常膀胱增多。挽救性前列腺癌放疗的最终影响目前仍不清楚,目前尚未有长期的随访的文献报道。

三、观察等待

Fumitaka 等认为,观察等待(watchful waiting, WW)患者的选择需要考虑:患者的年龄、并发症、生活质量的影响。适应证:年龄偏高、具有较短的 PSADT 同时具有较多的严重的并发症的前列腺癌患者。在有较长 PSADT(>12 个月)组中年龄相对年轻具有较少并发症的患者接受挽救性治疗后可获得预期寿命。

Eisenberge 等认为,PSADT 取代了 Gleason 评分和生化复发的时间来预测行前列腺癌根治性切除术后出现骨转移发生的时间。Pound 等报道当根治性前列腺切除术术后生化复发时不采取挽救性治疗,转移发生的中位数实际时间为 8 年。对于这些患者而言,需要更多的特异性发现来避免不必要的挽救性治疗。D'Amico 等认为局限性前列腺癌发生复发的概率较小,但是对于有精囊腺侵犯或淋巴结转移的前列腺癌患者复发的风险很高。对于局限性前列腺癌患者采取观察等待治疗可以大多数获益,但是 Messing 等认为如早期积极给予治疗可以提高总体存活率。

(杨斌 陈斌 邢金春)

参 考 文 献

1. Partin AW,Pearson JD,Landis PK,et al. Evaluation of serum prostate specific antigen velocity after radical prostatectomy to distinguish local recurrence from distant metastasis[J]. Urology,1994,43:649-659.

2. Cher ML,Bianco FJ,Lam JS,et al. Limited role of radionuclide bone scintigraphy in patients with prostate antigen elevations after radical prostatectomy[J]. J Urol,1998,160:1387-1391.

3. Hinkle GH,Burgers JK,Neal CE,et al. Multicenter radioimmunoscintigraphic evaluation of patients with prostate carcinoma using indium-111 capromab pendetide[J]. Cancer,1998,83:739-747.

4. Quintana JC,Blend MJ. The dual-isotope Prostascint imaging procedure:clinical experience and staging results in 145 patients [J]. Clin Nucl Med,2000,25:33-40.

5. Kahn D,Williams RD,Manyak MJ,et al. 111Indium capromab pendetide in the evaluation of patients with residual or recurrent prostate cancer after radical prostatectomy;discussion 2046-2047[J]. J Urol,1998,159:2041-2046.

6. Sanz G,Robles JE,Gimenez M,et al. Positron emission tomography with 18 fluorine-labelled deoxyglucose:utility in localized and advanced prostate cancer[J]. B Ju Int,1999,84:1028-1031.

7. Formenti SC,Lieskovsky G,Skinner D,et al. Update on impact of moderate dose of adjuvant radiation on urinary continence and sexual potency in prostate cancer patients treated with nerve-sparing prostatectomy[J]. Urology,2000,56:453-458.

8. Amling CL,Bergstralh EJ,Blute ML,et al. Defining prostate specific antigen progression after radical prostatectomy:what is the most appropriate cut point? [J]. J Urol,2001,165:1146-1151.

9. D'Amico AV,Cote K,Loffredo M,et al. Determinants of prostate cancer-specific survival after radiation therapy for patients with clinically localized prostate cancer[J]. J Clinc Oncol,2002,20:4567-4573.

10. Raj GV,Partin AW,Polascik TJ. Clinical utility of indium 111-capromab pendetide immunoscintigraphy in the detection of early, recurrent prostate carcinoma after radical prostatectomy[J]. Cancer,2002,94:987-96.

11. Freedland SJ,Sutter ME,Dorey F,et al. Defining the ideal cutpoint for determining PSA recurrence after radical prostatectomy [J]. Urology,2003,61:365-369.

12. Eisenberger MA,Partin AW,Pound C,et al. Natural history of progression of patients with biochemical(PSA)relapse following radical prostatectomy:update [abstract 1527][J]. Proc Am Soc Clin Oncol,2003,22:380.

13. Barqawi AB,Moul JW,ZIHTa A et al. Combination of low-dose flutamide and finasteride for PSA-only recurrent prostate cancer after primary therapy[J]. Urology,2003,62:872-876.

14. Liauw SL,Webster WS,Pistenmaa DA,et al. Salvage radiotherapy for biochemical failure of radical prostatectomy:a single-institution experience[J]. Urology,2003,61:1204-1210.

15. Macdonald OK,Schild SE,Vora SA,et al. Radiotherapy for men with isolated increase in serum prostate specific antigen after radical prostatectomy[J]. J Urol,2003,170:1833-1837.

16. Katz MS,Zelefsky MJ,Venkatraman ES,et al. Predictors of biochemical outcome with salvage conformal radiotherapy after radical prostatectomy for prostate cancer[J]. J Clin Oncol,2003,21:483-489.

17. Duchesne GM,Dowling C,Frydenberg M,et al. Outcome,morbidity,and prognostic factors in post-prostatectomy radiotherapy:an Australian multicenter study[J]. Urology,2003,61:179-183.

18. Moul JW,Wu H,Sun L,et al. Early versus delayed hormonal therapy for prostate specific antigen only recurrence of prostate cancer after radical prostatectomy[J]. J Urol,2004,171:1141-1147.

19. Lee AK,D'Amico AV. Utility of prostate-specific antigen kinetics in addition to clinical factors in the selection of patients for salvage local therapy[J]. J Clin Oncol,2005,23:8192-8197.

20. Pearce A,Choo R,Danjoux C,et al. Effect of combined treatment with salvage radiotherapy plus androgen suppression on quality of life in patients with recurrent prostate cancer after radical prostatectomy[J]. Int J Radiat Oncol Biol Phys,2006,65:78-83.

21. Tunn U. The current status of intermittent androgen deprivation（IHT）therapy for prostate cancer:putting IHT under the spotlight. BJU Int,2007,99（Suppl 1）:19-22;discussion 23-14.

22. Conti PD,Atallah AN,Arruda H,et al. Intermittent versus continuous androgen suppression for prostatic cancer[J]. Cochrane Database Syst Rev,2007,4:CD005009.

23. Fumitaka Shimizu,Ataru Igarashi,Takashi Fukuda,et al. Decision Analyses in Consideration of Treatment Strategies for Patients with Biochemical Failure After Curative Therapy on Clinically Localized Prostate Cancer in the Prostate-Specific Antigen Era [J]. Jpn J Clin Oncol,2007,37（10）:763-774.

24. Heidenreich A,Aus G,Bolla M,et al. EAU guidelines on prostate cancer[J]. Eur Urol,2008,53:68-80.

25. Siddiqui SA,Boorjian SA,Inman B,et al. Timing of androgen deprivation therapy and its impact on survival after radical prostatectomy:a matched cohort study[J]. J Urol,2008,179:1830-1837,discussion 1837.

26. Makarov DV,Humphreys EB,Mangold LA,et al. The natural history of men treated with deferred androgen deprivation therapy in whom metastatic prostate cancer developed following radical prostatectomy[J]. J Urol,2008,179:156-161;discussion 161-152.

第二十四章　前列腺癌多学科协作治疗模式和全程管理

第一节　前列腺癌多学科协作治疗

一、概述

前列腺癌是男性最常见的恶性肿瘤之一。根据一名前列腺癌患者的病情阶段不同,其诊疗要点也存在区别:对于 1 名 PSA 升高的患者而言,尽早确定诊断有利于对患者进行准确的评估及恰当的处置方式,并同时避免过度治疗与延误诊治。对于早期局限性的前列腺癌,可以选择主动监测、手术、放疗及局灶治疗。进展期前列腺癌和术后复发的前列腺癌患者需要对病灶负荷、位置进行准确的评估,并选择放疗、内分泌治疗(即雄激素剥脱治疗,ADT)、化疗及其他新型疗法等。可以看出,前列腺癌患者所需的治疗方案往往包含了多个亚专业学科下的治疗选项,而且在很多情况下这些选项之间没有明显的优劣。在这样的前提下,在医院中形成一个包含多个相关科室在内的多学科协作团队(multi-disciplinary team,MDT)和平台是开展前列腺癌的综合治疗及系统治疗的有力保证。其效果也被越来越多的单位和临床医师所认可。Magnani 等报道,自 2006—2009 年 MDT 患者的就诊数量比例从 40% 上升至 61%。

尽管如此,前列腺癌的 MDT 治疗模式的开展程度却仍有很大提升空间。Dundee 等报道,截至 2015 年澳大利亚只有不到 1/3 的医院开展了前列腺癌的 MDT 治疗。而且在前列腺癌患者就诊比例更高的私立医院当中,MDT 治疗模式开展的比例则更低。

一般认为,肿瘤的 MDT 治疗模式应包含以下要件。

1. 治疗团队由多个学科科室组成,其核心原则是以整合的理念提供优质及全面的医疗实践。
2. 治疗计划的制定由团队内成员以交流沟通的形式共同制定。
3. 无论患者所处位置及医疗机构规模,MDT 团队成员均能参与到每一个患者的治疗全程当中。
4. 治疗方案可以包含多学科交叉的新技术新方案,但仍需遵守合乎国家规定的流程标准。
5. 治疗方案的最终制订需要患者的共同参与。

总而言之,MDT 治疗模式旨在促进不同专科医生之间的沟通和协作,并保证患者能够接受依目前证据和指南支持下的最优治疗。同样地,和与单独一名医生面诊相比,接受 MDT 治疗模式的患者也更容易参与到新疗法的临床试验当中并从中获益。

二、前列腺癌 MDT 治疗模式的目标人群

众所周知,前列腺癌可依其疾病进展分为器官局限性前列腺癌、局部进展性前列腺癌和转移性前列腺癌。对于低风险的器官局限性前列腺癌患者而言,MDT 能够在相当程度上避免过度治疗。既往文献报告,低位前列腺癌的患者最终选择的治疗方案往往正是他们造访的专科医生所在专科所提供的治疗方案,而 MDT 的治疗模式则能有效纠正这一便宜。Magnani 等报道,约 80% 的低危前列腺癌患者在经 MDT 讨论后选择了更受目前证据推荐的主动监测,避免了疾病的过度治疗。Alzer 等报道了 701 例低危前列腺癌患者,其中接受 MDT 治疗模式的患者采取主动监测方案的比例是在单一临床医师处就诊患者的 2 倍(43%

vs 22%），而接受根治手术和放疗的患者的比例则下降了 30%。不仅如此，MDT 团队中的医生和参与科室的数量也和低位前列腺癌患者中采取主动监测者的比例成正相关，提示正是 MDT 这种多学科合作的诊疗模式有助于患者选择最为恰当的治疗方案。在 PSA 筛查时代，局限性前列腺癌的患者所占比例整体呈逐渐上升的趋势。这一部分患者数量众多，如果全部采用 MDT 治疗模式无疑会极大地消耗医疗资源。同时，接受手术治疗的器官局限性前列腺癌的 10 年生存率接近 100%，MDT 治疗模式能够带来的额外生存获益有限。Gomella 等报道，对器官局限性前列腺癌应用 MDT 治疗模式不会对患者生存有所改善。因此，从使就诊患者获益最大化和临床资源浪费最小化的角度出发，多数医院的 MDT 治疗团队接诊的前列腺癌患者多为初诊为局部进展性及转移性前列腺癌、前列腺癌术后复发及 CRPC 的患者。

三、前列腺癌 MDT 治疗团队的构成

一般而言，一个标准的前列腺癌 MDT 治疗团队核心成员应包括以下成员：①两名组内医生担任协调员负责统筹管理；②泌尿外科医生，需以前列腺癌作为亚专业方向，职业时间 50% 以上处理前列腺相关疾病，每年至少经手 100 例前列腺癌病例、完成 25 例前列腺癌根治手术，每周至少一次前列腺癌专科门诊；③一名专门从事前列腺穿刺活检的泌尿外科医生或超声医生，有 70% 的工作时间从事超声引导下前列腺穿刺活检，每年穿刺在 400 例以上；④泌尿病理医生，有至少 30% 的时间进行前列腺疾病的病理判读，每年判读前列腺穿刺活检标本至少 250 例；⑤肿瘤放疗医生，花费至少 50% 以上时间进行前列腺疾病的诊疗，每年施行前列腺癌放疗至少 25 例以上；⑥肿瘤化疗医生，花费至少 30% 的之前从事前列腺疾病的诊疗工作，每年至少治疗 50 例前列腺癌患者；⑦影像科医生，均以泌尿系统或前列腺作为亚专业方向，一位医生主要从事 MRI 影像判读，一位从事超声工作，还有一位则为核医学亚专业。同时，理想状态下核心团队还可包含一个负责临床研究的科研团队成员、一位前列腺癌专科护士、一位专门负责前列腺癌的门诊医生、一名心理医生、一名临床数据管理员及临终关怀专业的医生。

除此之外，转介患者的门诊医生或住院部患者的主管医生、在科室接受培训的住院医生和专科医生也欢迎加入到 MDT 会议当中来。MDT 团队的组长应为 1 名以前列腺癌作为泌尿亚专业方向的专科医生，并且对前列腺癌的临床治疗和临床研究都有相当的造诣。MDT 团队应该有规律和频繁的诊疗活动，每年应至少接诊 100 例以上的病例，每 10 天左右举行一次例会并讨论转诊来的患者。除了临床诊疗工作，科研的执行和产出也应是 MDT 团队的重要工作之一，包括进行新药试验和交叉学科的临床试验。

在这样的一次 MDT 就诊中，患者即有机会同时得到来自影像、手术、放（化）疗及内分泌治疗等多个方向的专家意见，能够在影像学专家对自己是否存在术后复发进行判读后，再由放疗医生研判是否可以进行补救性放疗，泌尿外科医生考虑是否应该增加内分泌治疗等。患者能够在同一时间全面地了解目前自己可以选择的、来自各个临床科室提供的各种治疗方案，也能够以一种非常开放和互动的方式和不同专科的医生探讨治疗方案的选择，以减少可能的医生决策便宜，并达到医患共同决策的目的和效果。

除开泌尿肿瘤的专科问题之外，接受 ADT 治疗的患者还经常有骨质减少、骨质疏松、心血管疾病、体重改变及情感认知障碍等问题，这些问题的处理也是前列腺癌治疗的重要组成部分。对于任何一个接受 ADT 治疗的前列腺癌患者而言，其肿瘤治疗和除肿瘤之外的系统综合治疗应是同等重要。

除此之外，进展期前列腺癌的患者往往会因为自身生活质量的改变而产生巨大的心理负担。接受 ADT 治疗的患者中存在抑郁和焦虑的比例显著升高，尤其是关于手术后自己健康状况的不确定性、等待每个月 PSA 结果的焦虑、对未来不确定性的担忧及对死亡的恐惧。而 ADT 带来对患者认知带来的影响无疑会进一步加重患者的精神负担，对患者将来的精神健康状况造成不良影响。虽然目前对于前列腺癌患者的精神干预的临床证据尚不充分，但对于进展期前列腺癌患者的精神健康应引起充分的重视。从这一角度而言，患者的社区医生和至少一名心理科医生也应纳入到 MDT 的讨论中来。

四、前列腺癌 MDT 治疗模式和传统治疗模式的比较

Sciarra 等报道了 292 名接受 MDT 治疗的前列腺癌患者，其中 145 名尚未确诊为前列腺癌而另外 147 名则为既往已经确诊前列腺癌的病例。这 145 名尚未确诊的患者被纳入前列腺癌早期诊断项目之中，从

纳入至获取穿刺病理学结果的平均时间为22.3±5.4天。如此相对应的,在同一医院就诊的未参加MDT模式的患者则平均需要32.7±6.6天才能获知其病理学结果。该医院能够提供的穿刺前的诊断性检查包括血清PSA值、PCA3测定、直肠指检、多参数MRI等。穿刺活检方式为经直肠超声引导下14针系统穿刺并可根据MRI结果进行额外的靶向穿刺。接受MDT诊疗模式的患者中建议进行穿刺活检的比例及穿刺阳性的比例分别为64%和45%,而在单一医生处就诊的患者这两个指标分别为52%和41%。事后通过交叉回顾病例,MDT小组认为单一医生建议穿刺活检的患者全部都应该进行穿刺活检,而另一方面,单一临床医师则认为在MDT小组建议穿刺活检的患者中,仅76%需要进行穿刺活检。此外,多项研究表明,肿瘤患者采用MDT模式进行治疗往往与诊断后开始治疗的间隔时间更短、完成各专科会诊时间更短、开始治疗前就诊次数更少等有利指标相关。另有报道指MDT治疗模式也有利于患者的治疗方案与现有证据及指南推荐更好地保持一致。

第二节　前列腺癌全程管理

一、概述

前列腺癌的临床自然病程的发展过程较长,自诊断到死亡可长达15年以上。在这个过程中,不同阶段的前列腺癌的诊断、治疗需要多个学科的配合与协调,其诊治目标也存在着较大的区别。从这一角度来看,采用MDT诊疗模式既有利于不同阶段的前列腺癌患者均接受最恰当的治疗方式,又有利于一名患者在自己的疾病的各个阶段都能够接收到熟悉自己病情的、不同专科的相关专家对自己提出恰当的咨询意见和建议。下面以一个真实的临床病例,展示MDT治疗模式下对不同阶段的前列腺癌患者的评估和诊治过程。

二、病例介绍

患者,男性,48岁。因"尿频、尿急半年"至泌尿外科门诊就诊。既往无特殊病史。直肠指检提示,前列腺体积稍增大,右侧叶质地较硬,未及明显结节及压痛。在排除可能干扰血清PSA检测结果的影响因素后,重复两次PSA检查发现tPSA值分别为87.5ng/ml和93.7ng/ml。门诊医生遂安排了MRI检查。前列腺增强MRI扫描结果提示前列腺癌可能。全身骨显像、胸部及全腹增强CT扫描均未见异常。患者随机接受B超引导下前列腺穿刺活检术。术后活检结果显示穿刺12针,右侧叶外带1~5针、左侧叶外带7~8针查见腺癌浸润;Gleason评分为4+5=9分;可见少量乳头状导管内癌(IDCP)成分,约5%。肿瘤细胞免疫组化结果显示:PSA(+),PSAP(灶区+),AMACR(+),p63(-),HCK(-),AR(+),ARV567(+),ARV7(+),CgA(-)。综合上述病理改变,考虑诊断腺泡腺癌成分为主的前列腺癌。

三、病情分析及制定初始治疗方案

本例患者系中年男性,以尿路刺激为主要症状;首诊时经直肠指检发现前列腺异常,并经血清PSA筛查和前列腺MRI检查高度怀疑前列腺癌可能。最终,患者经前列腺穿刺活检证实为前列腺癌。患者的前列腺癌具有以下特点:年轻,身体一般情况佳,预期寿命长;血清PSA水平高(>20ng/ml);前列腺穿刺活检为以前列腺腺泡腺癌为主的前列腺癌,GS评分为4+5=9分,且肿瘤内检出5%前列腺导管内癌成分;MRI检查提示器官局限性前列腺肿瘤可能性大,肿瘤与周围邻近器官分界尚清楚,且全身检查排除远处转移病灶。需要特别指出的是,常规直肠指检即可单独发现14%左右的前列腺癌,本病例恰恰是门诊医生通过DRE发现的,充分显示了前列腺查体的重要性。依据NCCN风险评估标准,该患者为高危/极高危局限性前列腺癌。多项前瞻性临床试验早已证实,根治性放疗联合内分泌治疗对于高危/极高危局限性前列腺癌具有确切的临床疗效。各大指南也据此将根治性放疗联合内分泌治疗以1类证据进行推荐。但近年来,随着外科器械、设备及手术技术的不断改进,多项区域性回顾性大数据分析结果则显示:对于高危,甚至极高危局限性前列腺癌患者(<80岁),以根治性手术为主的系统治疗似乎显示出较根治性放疗联合内分泌

治疗更好的生存获益。至于新辅助治疗(包括新辅助内分泌治疗和化疗),目前尚无改善生存的充足证据,但新辅助治疗可能达到缩小肿瘤体积,减少切缘阳性率和淋巴结转移概率的效果。有报道指出,含有前列腺导管内癌的前列腺癌患者出现内分泌治疗抵抗的时间更短;同时,本病例穿刺组织的免疫组化结果中雄激素受体剪切变异体-7(ARV7)阳性表达,可能亦提示患者肿瘤细胞对抗雄激素治疗不敏感,对该患者的治疗可能需要重视对肿瘤病灶的局部治疗。

该患者至 MDT 就诊后,MDT 团队经讨论建议:团队讨论建议:患者年轻,预期寿命长,影像学检查肿瘤尚局限在前列腺/盆腔局部,有接受根治性治疗的指征。考虑近期的临床证据,推荐尝试以根治性外科手术为主的系统治疗。同时,患者肿瘤评估为高危/极高危,尽管证据欠足,推荐考虑在手术治疗前行新辅助内分泌治疗,尽可能达到缩小肿瘤体积,减少切缘阳性率的效果,提高外科手术的成功率。

根据 MDT 讨论推荐意见,患者接受 RHLHa 治疗 4 个月后,PSA 降至 0.78ng/ml,行腹腔镜下前列腺癌根治术+扩大淋巴结清扫术,术后病理报告:前列腺左前、左后、右前、右后均查见腺癌(细胞呈治疗后反应,变形明显,不宜评分),局灶癌组织临近前列腺周纤维结缔组织;免疫组化示肿瘤细胞 PCK(+)、PSA(+)、PSAP(+)、AMACR(+)、P63(−),支持前列腺癌诊断。标本之前列腺左、右侧尖部及基底部可见少量癌组织位于涂墨之切缘。癌未累及标本之左、右侧精囊腺及输精管。送检淋巴结未见癌转移。术后 1 个月和 2 个月,患者 PSA 分别为 0.32ng/ml 和 0.28ng/ml。

四、根治性治疗后辅助治疗的选择

患者根治术后病检结果提示肿瘤切缘阳性,同时,NCCN 肿瘤风险评估为极高危局限性前列腺癌(肿瘤病理分期 pT_{3a},血清基线 PSA>20ng/ml,GS 评分为 9 分),患者肿瘤局部复发甚至远处转移可能性大(>30%)。患者术后 2 月内连续监测 PSA 水平均超过外科手术根治标准,可能与患者术后 PSM(+)有关,亦可能与高危患者存在肿瘤微转移有关。3 项经典的 RCT 显示,对于根治术后 PSM(+)或评估为高危(特别是 pT_3 及以上分期)患者,术后辅助放疗(ART)可以使患者取得确切的生存获益,包括总生存期、无转移生存期及无生化进展生存期。目前争论较多的是,高危前列腺癌患者根治术后放疗的时机选择,到底是选择即刻 ART,还是可以考虑补救性放疗(SRT)。尽管证据等级不及 RCT 研究,但多数回顾性研究及 Meta 分析结果还是支持:建议前列腺癌根治术后高危患者及 PSM(+)患者应尽快接受即刻 ART。与单纯 ART 相比,ART 联合内分泌治疗(ADT)能使前列腺癌根治术后患者获得更大的生存获益。尽管术后放疗对于延缓甚至防止高危前列腺癌患者术后复发或转移有益,但在临床应用时,特别需要注意放疗对于根治术后患者尿控恢复机会和程度的影响。综合以上考虑,MDT 团队讨论建议,患者术后评估为高危局限性前列腺癌伴有 PSM(+),术后复发风险较高,目前临床证据支持患者在术后尿控改善后尽早行辅助放疗联合内分泌治疗。

患者由于个人原因,并未接受 MDT 的建议,仅以比卡鲁胺间断口服治疗,且术后随访欠规律。根治术后 7 个月,复查 PSA 升高至 6.14ng/ml,血清睾酮水平为 4.77ng/ml。复查前列腺 MRI 及超声造影检查提示前列腺癌术后局部复发。患者随即接受前列腺癌局部病灶活检:穿刺 4 针,均查见腺癌,结合病史符合前列腺癌诊断。IDCP 肿瘤成分较前增加,约占 50%,ARV7(+)。全身骨扫描及胸腹部 CT 未见确切远处转移。

五、复发性前列腺癌补救性治疗的施行

患者影像学和组织病理学均证实前列腺癌术后局部复发,全身检查尚未查见远处转移病灶。至今,前列腺癌根治术后局部复发尚缺乏标准方案,补救性放疗应该是临床应用最多的一种治疗方案。补救性放疗这一概念实际上是针对根治术后生化复发患者提出的,在此,对于明确局部复发患者的放疗只是借用补救性放疗这一概念。回顾性研究显示针对高危患者前列腺癌根治术后补救性放疗 5 年无疾病复发率可能在 50%,补救性放疗的疗效与患者高复发风险因素无关,但与患者接受补救放疗前的 PSA 水平有关。遂 MDT 团队讨论建议:目前患者诊断前列腺癌术后局部复发明确,需要采取针对肿瘤复发局部的补救性治疗。尽管治疗时机选择、放疗区域及放疗剂量尚存争议,但补救性放疗可能仍是目前较适宜的治疗方案。

EAU 2016 指南推荐补救性放疗应尽早进行(PSA<0.5ng/ml),推荐放疗剂量至少 66Gy,联合内分泌治疗对于高危患者控制疾病进展有益。MDT 建议患者应立即接受补救性放疗同时联合辅助内分泌治疗,并密切随访。

患者接受总剂量为 66Gy 放疗,同时行 LHRHa 药物去势治疗。PSA 在放疗后 3 个月时降至 0.056ng/ml。考虑到患者高危且术后复发,在放疗结束后,MDT 建议计划维持趋势治疗 2~3 年。补救性放疗联合内分泌治疗后 PSA 稳定 6 个月,随后患者 PSA 再次出现缓慢上升。期间加用比卡鲁胺行完全抗雄激素治疗(MAB),但至放疗后 10 个月,PSA 达 18.7ng/ml,测睾酮水平 0.14ng/ml,期间 PSA 持续性上升,骨扫描示全身多处骨转移,PET-CT 怀疑左肾上腺转移。此时,患者肿瘤完全进展为 CPRC。该患者在随后的 9 个月内,先后接受了两种二线抗雄药物治疗(氟他胺和己烯雌酚)和抗雄药物撤退,但收效甚微。

六、mCRPC 的治疗方案选择

目前 CPRC 诊断的最基本同时亦最重要的标准之一是血清睾酮水平必须维持在 50ng/dl 以下,在此基础上尚需满足以下条件之一:监测 PSA 出现连续升高 25%~50% 以上,且绝对值需>2ng/ml;或影像学检查出现新的骨转移病灶;或其他器官和软组织出现转移病灶或按 RECIST 标准转移病灶进展。严格地讲,患者在接受放疗后 6 个月时已经可以诊断 CRPC。回顾性研究显示,二线抗雄药物的更替或序贯治疗可以适当延缓患者 PSA 的进展,但总体有效率偏低(13.8%~62%),且维持时间较短(3~8 个月),患者无法获得更长的生存时间。2015 年 APCCC 会议(圣加仑会议)中特别提出:前列腺癌患者诊断 mCRPC 明确后,在有条件使用标准治疗药物时,不推荐二线抗雄药物的更换或序贯使用,建议立即考虑针对 mCRPC 治疗的标准方案,包括多西他赛为基础的化疗,阿比特龙或恩杂鲁胺等。但结合我国国情,考虑到上述治疗方案的高昂医疗费用及部分患者对化疗毒副作用的顾虑,在部分患者中选择性的推荐使用二线抗雄激素药物也是可以考虑的。此外,尽管无法进一步延长 mCRPC 患者总生存时间,但唑来磷酸和 Denosumab 是目前降低的唯一药物,对于存在骨转移病灶的患者,上述两种药物的使用不但能降低 SREs 的发生概率,同时可以改善患者抗雄治疗造成的严重骨质疏松。基于以上考虑,MDT 团队讨论建议:目前患者诊断 mCRPC 明确,基于现有病情,结合患者经济状况,首先推荐患者接受多西他赛联合泼尼松化疗。针对患者已出现的骨转移病灶,为降低 SREs 的发生,建议同时使用唑来磷酸治疗。患者完成 10 个周期的标准化疗,PSA 下降率高达 78.1%。停止化疗期间,PSA 维持在 58~70ng/ml。但停止化疗后 9 个月,病情再次出现进展,患者出现 PSA 升高、肝肺转移病灶。此时,患者接受 6 个月阿比特龙联合泼尼松治疗,但病情并未得到有效控制。

七、后续治疗方案的进一步探讨

自 2010 年以来,先后有至少 9 种新药为 FDA 批准用于 mCRPC 的治疗,mCRPC 的一线及二线标准治疗方案选择范围明显增多,不同药物均可能给患者带来生存获益。但如何优化治疗药物的使用是目前临床治疗最大的困惑。ARV7 在循环肿瘤细胞中的检测,可能帮助医生挑选出不适合阿比特龙或恩杂鲁胺治疗的患者,但实际上 ARV7(+)患者在 mCRPC 中比例仅为 19%~46%。所以继续寻找预测药物治疗疗效的生物标记仍是未来一段时间前列腺癌临床研究的重要方向之一。本病例虽然未能接受 ARV7 的液态活检,但其多次组织病理切片 IHC 均显示 ARV7(+),这一结果也可以解释为何患者对包括阿比特龙、比卡鲁胺和氟他胺在内的抗雄激素药物治疗反应差。患者在整个治疗或城中时机已经以一线和二线药物的形式先后接受了多西他赛和阿比特龙治疗,但病情仍然无法得到控制。选择什么样的后续治疗困扰着医生和患者。尽管没有前瞻性临床研究,但多个回顾性分析发现初次化疗效果佳的患者(即 PSA 下降>50%)、化疗后病情稳定维持时间较长的患者(>6 个月)及患者一般情况佳(ECOG<2,血红蛋白>120g/L)可能会从再次化疗中获益。MDT 团队据此建议,再次尝试多西他赛联合泼尼松化疗,治疗 5 个周期后 PSA 降低 52.3%,实体器官转移病灶亦出现缩小。

八、总结

以上病例可以看出,由于现代的筛查、诊断和多维度的治疗措施的干预,前列腺癌的自然病程较很多其他恶性肿瘤更长。在其不同的疾病进展阶段,需要的检查、评估和干预的措施也不尽相同,而且很多时候需要多个学科医生的参与。在这样的情况下,如患者能在一个 MDT 小组就诊且次小组的医生能够在该患者疾病发展的全过程中参与其治疗计划的制定,无疑对该患者的临床疗效是有益的。虽然根治性放疗仍是高危局限性前列腺癌的标准方案,但是越来越多的证据显示,以根治性手术为基础的系统治疗可能给患者带来更大的生存获益。尤其是对于根治性手术术前/术后评估为高危或存在切缘阳性、淋巴结阳性等情况,术后应尽早采取适当的辅助治疗,延缓肿瘤的复发和转移。根治性手术术后的生化复发或肿瘤临床复发可以考虑补救性放疗,而 ADT 治疗后进展为 CRPC 的患者则应该改用多西他赛、阿比特龙或恩杂鲁胺。不同治疗方式的序贯、联合应用是前列腺癌全程治疗的重要组成部分。

(魏　强)

参 考 文 献

1. Gomella LG, Lin J, Hoffman-Censits J, et al. Enhancing prostate cancer care through the multidisciplinary clinic approach: a 15-year experience[J]. Journal of oncology practice, 2010, 6: e5-e10.

2. Magnani T, Valdagni R, Salvioni R, et al. The 6-year attendance of a multidisciplinary prostate cancer clinic in Italy: incidence of management changes[J]. BJU international, 2012, 110: 998-1003.

3. Dundee PE, Wong L-M, Corcoran N, et al. Prostate cancer multidisciplinary care: improving patient outcomes[J]. Trends in Urology & Men's Health, 2015, 6: 18-20.

4. Payne HA and Gillatt DA. Differences and commonalities in the management of locally advanced prostate cancer: results from a survey of oncologists and urologists in the UK[J]. BJU international, 2007, 99: 545-553.

5. Fowler Jr FJ, Collins MM, Albertsen PC, et al. Comparison of recommendations by urologists and radiation oncologists for treatment of clinically localized prostate cancer[J]. JAMA, 2000, 283: 3217-3222.

6. Moore MJ, O'Sullivan B and Tannock IF. How expert physicians would wish to be treated if they had genitourinary cancer[J]. Journal of Clinical Oncology, 1988, 6: 1736-1745.

7. Aizer AA, Paly JJ, Zietman AL, et al. Multidisciplinary care and pursuit of active surveillance in low-risk prostate cancer[J]. Journal of Clinical Oncology, 2012, 30: 3071-3076.

8. Cherrier M, Aubin S and Higano C. Cognitive and mood changes in men undergoing intermittent combined androgen blockade for non-metastatic prostate cancer[J]. Psycho-Oncology, 2009, 18: 237-247.

9. Sciarra A, Gentile V and Panebianco V. Multidisciplinary management of Prostate Cancer: how and why[J]. Am J Clin Exp Urol, 2013, 1: 12-17.

10. Molyneux J. Interprofessional teamworking: what makes teams work well? [J]. Journal of interprofessional care, 2001, 15: 29-35.

11. Mosel D and Shamp MJ. Enhancing quality improvement team effectiveness[J]. Quality Management in Healthcare, 1993, 1: 47-58.

12. Heidenreich A, Bastian PJ, Bellmunt J, et al. EAU guidelines on prostate cancer. Part Ⅱ: Treatment of advanced, relapsing, and castration-resistant prostate cancer[J]. Eur Urol, 2014, 65: 467-79.

13. Abdollah F, Sun M, Thuret R, et al. A competing-risks analysis of survival after alternative treatment modalities for prostate cancer patients: 1988-2006[J]. European urology, 2011, 59: 88-95.

14. Cooperberg MR, Vickers AJ, Broering JM, et al. Comparative risk-adjusted mortality outcomes after primary surgery, radiotherapy, or androgen-deprivation therapy for localized prostate cancer[J]. Cancer, 2010, 116: 5226-5234.

15. Shelley M, Kumar S, Wilt T, et al. A systematic review and meta-analysis of randomised trials of neo-adjuvant hormone therapy for localised and locally advanced prostate carcinoma[J]. Cancer treatment reviews, 2009, 35: 9-17.

16. Zhao T, Liao B, Yao J, et al. Is there any prognostic impact of intraductal carcinoma of prostate in initial diagnosed aggressively metastatic prostate cancer? [J]. The Prostate, 2015, 75: 225-232.

17. Trock BJ, Han M, Freedland SJ, et al. Prostate cancer-specific survival following salvage radiotherapy vs observation in men with biochemical recurrence after radical prostatectomy[J]. JAMA, 2008, 299: 2760-2769.

18. Thompson IM, Tangen CM, Paradelo J, et al. Adjuvant radiotherapy for pathological T3N0M0 prostate cancer significantly reduces risk of metastases and improves survival: long-term followup of a randomized clinical trial[J]. The Journal of urology, 2009, 181: 956-962.

19. Van der Kwast TH, Bolla M, Van Poppel H, et al. Identification of patients with prostate cancer who benefit from immediate post-operative radiotherapy: EORTC 22911[J]. Journal of Clinical Oncology, 2007, 25:4178-4186.

20. Stephenson AJ, Bolla M, Briganti A, et al. Postoperative radiation therapy for pathologically advanced prostate cancer after radical prostatectomy[J]. European urology, 2012, 61:443-451.

21. Da Pozzo LF, Cozzarini C, Briganti A, et al. Long-term follow-up of patients with prostate cancer and nodal metastases treated by pelvic lymphadenectomy and radical prostatectomy: the positive impact of adjuvant radiotherapy[J]. European urology, 2009, 55: 1003-1011.

22. Bastide C, Rossi D, Lechevallier E, et al. Seminal vesicle invasion: what is the best adjuvant treatment after radical prostatectomy? [J]. BJU international, 2012, 109:525-530.

23. Suardi N, Gallina A, Lista G, et al. Impact of adjuvant radiation therapy on urinary continence recovery after radical prostatectomy [J]. European urology, 2014, 65:546-551.

24. Stephenson AJ, Scardino PT, Kattan MW, et al. Predicting the outcome of salvage radiation therapy for recurrent prostate cancer after radical prostatectomy[J]. Journal of Clinical Oncology, 2007, 25:2035-2041.

25. Briganti A, Wiegel T, Joniau S, et al. Early salvage radiation therapy does not compromise cancer control in patients with pT3N0 prostate cancer after radical prostatectomy: results of a match-controlled multi-institutional analysis[J]. European urology, 2012, 62:472-487.

第二十五章　前列腺癌的随访和预防

第一节　前列腺癌的随访

前列腺癌自然病史较长,即使经过根治性前列腺切除术和(或)放射性治疗等治愈性治疗仍有复发的可能,部分患者甚至可在治疗后 10 ~ 15 年内出现复发。对前列腺癌患者进行随访可以体现一个好的治疗模式,患者有机会获得二次治疗机会,可以在术后早期进行激素治疗。另外,对患者的随访也是临床研究的一项内容。因此前列腺癌随访非常重要,并且需要终身随访。

前列腺癌的复发包括局部复发和远处转移。前列腺癌的随访包括临床症状的观察,如排尿情况、体重和骨骼疼痛等。直肠指检有助于了解前列腺区局部情况。影像学检查,如 CT、MRI 和骨扫描有助于了解前列腺癌局部和远处转移情况。血清 PSA 检查是基本且重要的随访内容。

一、不同治疗方式前列腺癌的随访

(一) 前列腺癌根治术后随访

前列腺癌根治术后大部分患者的血清 PSA 在 3 周内降至无法检测到的水平(普通检测方法,<0.1ng/ml)。如果无法降至这一水平往往提示肿瘤残留。另外,血清 PSA 水平再度升高是前列腺癌根治术后复发的首先表现。在根治性前列腺切除术后,连续 2 次血清 PSA 水平超过 0.2ng/ml 提示前列腺癌生化复发。通常前列腺癌根治术后出现生化复发时,大部分患者并没有临床表现,进一步发展为临床复发往往需要一段较长时间,通常为 6 ~ 18 个月之后出现。在这段时间里,相当一部分患者即使没有进行干预性治疗仍可以维持无疾病状态,因此是否进行干预性治疗仍存在争议,但是密切随访是非常必要的。PSA 动力学此时可以作为一种重要的预后判断指标。当 PSA 倍增时间(PSADT)短于 3 个月提示与前列腺癌特异性死亡率关系密切,对于这样的患者可以考虑进行补救性内分泌治疗。

(二) 前列腺癌放射治疗后的随访

1. **血清 PSA 水平的变化**　前列腺放射治疗后腺体仍然存在,PSA 水平下降缓慢。放疗后 PSA 降至最低值是生化治愈的标志,也是一个重要的预后判断因素。总的来说这个值越低治愈率越高,一般认为在 3 ~ 5 年之内 PSA 水平最低值达到 0.5ng/ml 者的预后较好,放疗后 10 年生存者中 80% 的 PSA 水平低于 1.0ng/ml。前列腺癌放射治疗后生化复发的定义与前列腺癌根治术后不同。放疗后 PSA 水平达到最低值后连续 3 次 PSA 增高或 PSA>2.0ng/ml 被认为是放疗后前列腺癌生化复发的标志,复发时间被认为是放疗后 PSA 达到最低值和第一次 PSA 升高之间的时间中点。

2. **直肠指诊(DRE)**　直肠指诊有助于发现局部复发病灶。然而直肠指诊发现前列腺区异常结节可能是由于局部组织纤维化或残存前列腺组织增生所致,故直肠指诊应该结合其他检查。临床上出现前列腺癌复发病灶而 PSA 水平不升高的情况极少,一般仅见于高级别的前列腺癌。骨扫描和盆腔 CT 扫描可以了解是否出现转移病灶。

3. **骨扫描与腹部 CT/MRI**　骨扫描与腹部 CT/MRI 检查的目的是发现前列腺癌的转移灶,对于没有症状和无生化复发证据的患者骨扫描与腹部 CT/MRI 不推荐作为常规的随访手段,有骨骼症状的患者可以进行骨扫描检查。在生化复发的早期,骨扫描与腹部 CT 或 MRI 的临床意义有限。骨扫描与腹部 CT/MRI 可以用于 PSA 水平>20ng/ml、PSADT<6 个月或 PSA 速率每月>0.75ng/ml 者。如果患者有骨骼疼痛,应进行骨扫描,不必考虑血清 PSA 水平。

4. 经直肠超声和活检　检查的目的是发现局部复发的组织学证据,前列腺活检不作为常规的随访手段。放射治疗后,如果不考虑补救性前列腺切除术和其他治疗方法不推荐进行前列腺活检。如需活检,应该在放射治疗 18 个月以后进行。生化复发者前列腺活检阳性率为 54%,DRE 异常者前列腺活检阳性率为 78%。根治术后如果 PSA>0.5ng/ml、DRE 发现局部结节或经直肠超声检查发现局部低回声病变,建议进行前列腺窝活检。

二、随访方案

(一) 前列腺癌根治术后的随访

1. 前列腺癌根治术后的随访　治愈性治疗之后就是随访的开始,第一次随访主要检查与治疗相关的并发症,如有无尿失禁、肠道症状以及性功能状态等。可以根据肿瘤或患者的特点对随访方法做出相应修改,如与高分化、局限在包膜内或手术标本内的前列腺癌患者相比,对于低分化、局部进展的肿瘤或手术切缘阳性的患者应该随访更加密切。

2. 对于无症状的患者监测　前列腺癌有关的临床表现、血清 PSA 水平的检测以及 DRE 为常规随访方法,在治疗后前 2 年之内随访应该每 3 个月进行 1 次,2 年后每 6 个月随访 1 次,5 年后每年随访 1 次。

(二) 前列腺癌内分泌治疗后的随访

随访的目的在于根据疾病的不同阶段,明确进一步治疗的作用,以避免造成无用的检查和超额经济负担。另一方面,如果疾病进展,能够给予有效的治疗方案,因此必须明确严格的随访方案。

1. 内分泌治疗后随访项目

(1) PSA 检查:根据治疗前 PSA 水平和治疗初期 3~6 个月 PSA 水平下降情况,判断内分泌治疗的敏感性和反应的持续时间。文献中对治疗前 PSA 水平的预后判断价值尚有争议,因此不可以用于预测内分泌治疗反应的持续时间。治疗后 3 个月和 6 个月的 PSA 水平与预后相关,然而患病个体不同,这个标准并没有绝对价值。治疗后 3 个月和 6 个月的 PSA 水平越低或不能够发现者,相对于高 PSA 水平患者,可能对治疗反应性持续时间更长。

内分泌治疗的早期阶段,应对患者进行有规律监测。对于无症状患者进行规律的 PSA 监控可以更早发现生化复发,如 PSA 水平升高通常早于临床症状数月。然而必须强调 PSA 水平并非一个可靠的逃逸标志物,不可以单独作为随访检查。15%~34% 的患者发生临床进展,其 PSA 水平可正常。

(2) 肌酐、血红蛋白、肝功能的监测:在进展肿瘤中监测肌酐是有价值的,因为可以发现上尿路梗阻。血红蛋白、肝功的监测也可以显示疾病进展和内分泌治疗的毒性。后者常导致治疗的中断(如非类固醇类抗雄激素药物的肝毒性)。

碱性磷酸酶及其骨特异性同工异构酶可以用于检测 M_{1b} 期患者。同 PSA 相比,这些标志物有不受内分泌治疗的直接影响的优点。内分泌治疗可使血清碱性磷酸酶升高,这种情况下骨特异性碱性磷酸酶可能有帮助。

(3) 骨扫描、超声和 X 线胸片:PSA 正常的无症状患者不需要行骨扫描。对内分泌治疗过程中出现 PSA 升高,骨痛等症状者应行骨扫描检查。必要时行 B 超和 X 线胸片检查。

2. 随访时机　推荐在内分泌治疗开始后每 3 个月进行随访。对于 M_0 期患者中治疗反应良好者,如症状改善,心理状况良好,治疗依从性好,PSA 水平<4ng/ml,可每 6 个月随访一次。对于 M_1 期患者中治疗反应良好者,如症状改善,心理状况良好,治疗依从性好,PSA 水平<4ng/ml,可每 3~6 个月随访 1 次。疾病进展时,随访间期应缩短,因为此时停止抗雄激素治疗对患者有益。对于内分泌治疗抵抗的患者,发生疾病进展、按标准治疗无反应,可行个性化随访方案。

(张开颜　何延瑜　邢金春)

第二节　前列腺癌的预防

前列腺癌相对其他恶性肿瘤来说自然病史较长。从疾病的发生发展到临床可以发现肿瘤的间期可长达 20～25 年。随着对前列腺癌认识的深入，没有理由认为前列腺癌是不可预防的。基于前述有关前列腺癌风险因子的分析，我们知道前列腺癌除了与年龄、家族和种族有关外，我们还知道前列腺癌与饮食等生活习惯和环境密切相关。关于前列腺癌预防的研究非常广泛。本节主要介绍近来的一些研究成果。

一、激素抑制剂

1. 5α 还原酶抑制剂　在 2003 年，美国前列腺癌预防试验（the Prostate Cancer Prevention Trial，PCPT）小组发布了一项前列腺癌预防Ⅲ期临床试验结果。PCPT 小组将 18 882 名男子随机分成非那雄胺（Finasterde）组（5mg/d）和安慰剂组，随访 7 年。受试者年龄在 55 岁以上，直肠指检（DRE）阴性并且 PSA≤3ng/ml。所有受试者每年进行血清 PSA 检测和直肠指检，随访 7 年后接受终点前列腺活检。结果显示，非那雄胺组患前列腺癌的概率比对照组低 24.8%（95% CI18.6%～30.4%）。这种风险的降低与年龄、种族、家族史或基础血清 PSA 水平无关，提示非那雄胺具有预防前列腺癌的作用。另外一项Ⅲ期临床试验（the Reduction by Dutasteride of Prostate Cancer Events trial，REDUCE trial）使用度他雄胺（Dutasteride）作为试验组。最近得出研究结果显示度他雄胺能够降低 23% 前列腺癌风险，并且不增加患高级别前列腺癌的风险。REDUCE 与 PCPT 的差异见表 25-1。

表 25-1　REDUCE 与 PCPT 的差异

	PCPT	REDUCE
药物	非那雄胺（抑制 5α-还原酶Ⅱ）	度他雄胺（抑制 5α-还原酶Ⅰ和Ⅱ）
研究周期	7 年	4 年
纳入例数	18882	8000
地点	美国	国际多中心
基线活检?	无	有（一次阴性活检结果）
预定活检	7 年	2 到 4 年
入选 PSA 水平	≤3.0ng/ml	2.5～10.0ng/ml
游离 PSA	无	无
年龄	≥55 岁	≥50 岁

2. 雄激素受体阻滞剂　非甾体类雄激素抑制剂，如比卡鲁胺（Bicalutamide）（商品名：康士德）、氟他胺（Flutamide）和尼鲁米特（Nilutamide）可以干扰雄激素受体信号，已经被成功应用在晚期或复发性前列腺癌的治疗。在大鼠致癌机制模型中，比卡鲁胺可以抑制前列腺肿瘤细胞的生长，并具有量效关系。可以想象这类药物有预防前列腺癌的作用。但是，由于尚无法确定这类药物在人体的毒性和肿瘤风险的平衡点，故目前尚未进行人体预防试验。不过，相关的研究仍在进行。

二、抗氧化剂

前列腺组织的亲氧化状态可以导致重要蛋白、脂类和 DNA 的损害，是肿瘤的致癌机制之一。抗氧化剂，如硒、胡萝卜素、维生素 E 和一些酶（如谷胱甘肽转移酶），可以避免这种损害，从而起到预防肿瘤的作用。

1. 硒　是面包、谷物、鱼和肉等食物里含有的一种痕量元素。它是谷胱甘肽过氧化物酶发挥保护细胞 DNA 对抗氧应激功能的一种关键元素。研究表明，硒可以通过作用于细胞凋亡、细胞周期和血管生成等环节起到抑制肿瘤的作用。研究显示趾甲和血清中硒的含量与前列腺癌的风险成反比。在一项预防非黑色素瘤的随机双盲试验中，那些 4.5 年内每天摄入 200μg 硒的患者，前列腺癌的患病率下降 63%。虽然如此，SELECT 试验（Selenium and Vitamin E Cancer Prevention Trial）最近得出初步结论，硒和维生素 E 单独或联合服用没有显示具有预防前列腺癌的作用。SELECT 是一项美国国家癌症机构开展的Ⅲ期、随机、双盲对照临床试验，平均随访时间为 5.46 年。总共 35 533 名受试者被随访分成 4 组：①安慰剂组；②维生素 E+硒安慰剂组；③硒+维生素安慰剂组；④维生素 E+硒组。结果显示，维生素 E+硒安慰剂组患前列腺癌的危险概率（Hazard ratios）为 1.13（99% CI 0.95～1.35，$n=473$）；硒+维生素安慰剂组患前列腺癌的危险概率为 1.04（99% CI 0.87～1.24，$n=432$）；维生素 E+硒组患前列腺癌的危险概率为 1.05（99% CI 0.88～1.25，$n=437$）。各组之间均没有显著差异（$P>0.15$）。

2. **维生素 E**　是作用于膜磷脂水平的主要抗氧化剂，能够保护磷脂、蛋白和核酸免遭氧化损伤，被认为具有广泛的潜在抗肿瘤特性。支持维生素 E 具有预防前列腺癌作用的有力证据来自 ATBC（Alpha-Tocopherol Beta Carotene）研究的一个子项目。该研究是芬兰发起的一项随机试验，主要是研究维生素 E 和 β-胡萝卜素对 29 000 名成年吸烟男性降低肺癌发生率的影响。虽然研究结果未提示维生素 E 或 β-胡萝卜素能够降低肺癌的发生，但是每天摄入 50mg 维生素 E 组前列腺癌发病率和死亡率分别下降 32% 和 41%。但是，如前所述，最近的 SELECT 试验并没有得出相似的结论。

3. **番茄红素**　是直链类胡萝卜素，不能被转化为维生素 A。在试管内它是一个非常有效的抗氧化剂。富含番茄红素的植物为番茄、番石榴和西瓜。在职业健康随访研究（the Health Professionals Follow-up Study）中，番茄红素摄入量最多的人群较摄入量最少的人群前列腺癌风险降低了 21%。一些研究显示，血清或血浆番茄红素的水平与前列腺癌风险成反比。关于番茄红素的临床试验目前均局限于Ⅱ期临床。研究表示，番茄红素级降低血清 PSA 水平，减少 DNA 的损害。然而，也有研究未能得出类似结果。

三、抗炎制剂

在人体组织中，前列腺环氧化物酶-2（COX-2）mRNA 的含量最高，而前列腺素可以通过激活 COX-2 表达而促进前列腺肿瘤细胞的生长。研究证实 COX-2 在前列腺癌中高表达，COX-2 水平与前列腺癌的分级存在正相关。因此，COX 的抑制剂可能具有预防前列腺癌的作用。

1. **非甾体类抗炎药（nonsteroidal antiinflammatory drugs，NSAID）**　NSAID 具有潜在的预防肿瘤的作用，但研究结果仍存在争议。一些研究显示常规服用 NSAID 可以降低前列腺癌的相对风险，而另外一些研究则未能提示 NSAID 与前列腺癌的关系。

2. **一氧化氮释放型 NSAID（NO-releasing NSAID，NO-NSAID）**　NO-NSAID 口服后可以在胃黏膜中释放出一氧化氮（NO），后者通过增加胃黏膜血流、促进黏黏液分泌，从而可以起到保护胃黏膜的作用。研究显示，NO-NSAIDS 对大肠癌有预防作用。另外，NO-NSAIDS 对前列腺细胞的前体凋亡细胞复合物具有潜在的抗增殖作用。这种前体凋亡细胞作用是通过 Caspase-3 介导的，并且独立于前列腺细胞。这一发现有助于研发新的药物用于治疗和预防前列腺癌。

四、饮食

1. **大豆**　亚洲人比欧美人前列腺癌发病率低的一个原因与饮食结构有关，其中豆类食品摄入的存在显著差异。多项研究表明大豆及大豆制品具有预防前列腺癌的作用。日本一项持续 17 年，共有 265 000 名男性参加的大型研究显示，大豆相对于其他日常食品具有显著的预防前列腺癌的作用。在这组研究中，大豆摄入量高的人群相对于摄入量低的人群，患前列腺癌的风险降低 40%。居住在夏威夷的日本人，前列腺癌患病率较低与进食豆腐有关。另一项研究显示，美国素食者因豆奶的摄入而降低前列腺癌的发病率。最近的研究观察到，中国人豆腐和大豆的摄入可以降低前列腺癌的发病率。体外和试管内研究也显示，大豆异黄酮具有抑制前列腺癌细胞株和前列腺肿瘤组织生长的作用。

2. **绿茶**　实验室研究证明绿茶多酚具有抑制前列腺癌作用。给转基因小鼠喂食绿茶多酚可以显著抑制前列腺癌生长和转移。流行病学资料也显示绿茶与前列腺癌存在负相关。一项病例对照研究显示，每日饮用绿茶者相对于不饮茶者患前列腺癌的优势率（odds ration，OR）为 0.28（95% CI0.17，0.47）。红茶由于发酵后多酚的含量明显下降，故抑制前列腺癌的作用不明显。

五、维生素 D

前列腺细胞包含维生素 D 受体和维生素 D 代谢必需的酶。1,25-二羟维生素 D 是维生素 D 的活化形式。1,25-二羟维生素 D 具有抗增殖作用，它可以导致细胞凋亡，介导细胞分化，抑制端粒酶表达，抑制肿瘤细胞浸润和抑制肿瘤介导的血管生成。在体外和体内试验显示维生素 D 对前列腺癌细胞株具有抗细胞增殖和分化的作用。在体内 1,25-二羟维生素 D 对前列腺癌细胞具有抗肿瘤转移的作用。然而大部分流行病学研究并未得出维生素 D 的摄入量与前列腺癌风险存在相关性。血清 1,25-二羟维生素 D 水平与前列腺癌风险的关系也存在争议。

六、能量平衡、体育锻炼、脂肪摄入控制

1. **肥胖** 流行病学研究显示，肥胖与前列腺癌的发病率、疾病进展和预后差存在正相关性。一些激素和细胞因子的调节机制可以用来解释肥胖对前列腺癌的作用。这包括甾体类激素水平的变化、IGF-1 及其结合蛋白的变化、高胰岛素血症、与肥胖相关的慢性炎症及血循环来普汀和白细胞间介素-6 的升高有关。在动物模型中，能量限制导致的负氮平衡和体重减轻是前列腺癌生长的有力抑制因素。体重指数下降可以导致性激素结合蛋白显著下降，从而降低前列腺癌的风险。

2. **体育锻炼** 可以通过调节能量平衡和控制肥胖达到降低前列腺癌的风险。在一项随访研究中显示一周内至少 4 小时剧烈运动者相对于不运动者可以降低 54% 的前列腺癌转移概率。加拿大的一项病例对照研究也得出类似的结论：剧烈运动可以降低前列腺癌的发病率。虽然目前体育锻炼影响前列腺癌自然病程的机制尚不清楚，但考虑到体育锻炼可以有效地控制体重，有助于预防其他肿瘤、糖尿病和心血管疾病，因此仍值得推荐。

（张开颜 何延瑜 邢金春）

参 考 文 献

1. 那彦群，孙光. 中国泌尿外科疾病诊断治疗指南[M]. 2009 年版. 北京：人民卫生出版社，,2009:57-58.

2. Chan JM, Pietinen P, Virtanen M, et al. Diet and prostate cancer risk in a cohort of smokers, with a specific focus on calcium and phosphorus(Finland)[J]. Cancer Causes Control,2000,11(9):859-867.

3. Irani J, Ravery V, Pariente JL, et al. Effect of nonsteroidal anti-inflammatory agents and finasteride on prostate cancer risk[J]. J Urol,2002,168(5):1985-1988.

4. Leitzmann MF, Stampfer MJ, Ma J, et al. Aspirin use in relation to risk of prostate cancer[J]. Cancer Epidemiol Biomarkers Prev, 2002,11(10 Pt 1):1108-1111.

5. Hanlon AL, Diratzouian H, Hanks GE. Posttreatment prostate-specific antigen nadir highly predictive of distant failure and death from prostate cancer[J]. Int J Radiat Oncol Biol Phys,2002,53(2):297-303.

6. Kestin LL, Vicini FA, Martinez AA. Practical application of biochemical failure definitions:what to do and when to do it[J]. Int J Radiat Oncol Biol Phys,2002,53(2):304-315.

7. Thompson IM, Goodman PJ, Tangen CM, et al. The influence of finasteride on the development of prostate cancer[J]. N Engl J Med,2003,349(3):215-224.

8. Okotie OT, Aronson WJ, Wieder JA, et al. Predictors of metastatic disease in men with biochemical failure following radical prostatectomy[J]. J Urol,2004,171(6 Pt 1):2260-2264.

9. Li H, Stampfer MJ, Giovannucci EL, et al. A prospective study of plasma selenium levels and prostate cancer risk[J]. J Natl Cancer Inst,2004,96(9):696-703.

10. Tuohimaa P, Tenkanen L, Ahonen M, et al. Both high and low levels of blood vitamin D are associated with a higher prostate cancer risk:a longitudinal, nested case-control study in the Nordic countries[J]. Int J Cancer,2004,108(1):104-108.

11. Sahin K, Ozercan R, Onderci M, et al. Lycopene supplementation prevents the development of spontaneous smooth muscle tumors of the oviduct in Japanese quail[J]. Nutr Cancer,2004,50(2):181-918.

12. Platz EA,Leitzmann MF,Hollis BW,et al. Plasma 1,25-dihydroxy-and 25-hydroxyvitamin D and subsequent risk of prostate cancer[J]. Cancer Causes Control,2004,15(3):255-265.

13. Freedland SJ,Humphreys EB,Mangold LA,et al. Risk of prostate cancer-specific mortality following biochemical recurrence after radical prostatectomy[J]. JAMA,2005,294(4):433-439.

14. Naya Y,Okihara K,Evans RB,Babaian RJ. Efficacy of prostatic fossa biopsy in detecting local recurrence after radical prostatectomy[J]. Urology,2005,66(2):350-355.

15. Jacobs EJ,Rodriguez C,Mondul AM,et al. A large cohort study of aspirin and other nonsteroidal anti-inflammatory drugs and prostate cancer incidence[J]. J Natl Cancer Inst,2005,97(13):975-980.

16. Patel AV,Rodriguez C,Jacobs EJ,et al. Recreational physical activity and risk of prostate cancer in a large cohort of U. S. men [J]. Cancer Epidemiol Biomarkers Prev,2005,14(1):275-279.

17. Tavani A,Bertuccio P,Bosetti C,et al. Dietary intake of calcium,vitamin D,phosphorus and the risk of prostate cancer[J]. Eur Urol,2005,48(1):27-33.

18. Tseng M,Breslow RA,Graubard BI,et al. Dairy,calcium,and vitamin D intakes and prostate cancer risk in the National Health and Nutrition Examination Epidemiologic Follow-up Study cohort[J]. Am J Clin Nutr,2005,81(5):1147-1154.

19. Ahn J,Peters U,Albanes D,et al. Serum vitamin D concentration and prostate cancer risk:a nested case-control study[J]. J Natl Cancer Inst,2008. 100(11):796-804.

20. Andriole G. Late breaking news. Headline results from the REDUCE trial:the effect of dutasteride on prostate cancer risk reduction[J]. AUA. 2009.

21. Lippman SM,Klein EA,Goodman PJ,et al. Effect of selenium and vitamin E on risk of prostate cancer and other cancers:the Selenium and Vitamin E Cancer Prevention Trial (SELECT)[J]. JAMA,2009,301(1):39-51.

22. Heidenreich A,Aus G,Bolla M,et al. EAU guidelines on prostate cancer[J]. Actas Urol Esp,2009,33(2):113-126.

55检